Die klinische Untersuchung
von Herz und Kreislauf
beim Erwachsenen

Die klinische Untersuchung von Herz und Kreislauf beim Erwachsenen

Erich Zeh

101 Abbildungen

1994
Georg Thieme Verlag Stuttgart · New York

Prof. Dr. Erich Zeh
ehem. Direktor der 2. Medizinischen Klinik
des Städtischen Klinikums Karlsruhe
Strählerweg 30
76227 Karlsruhe

Die Deutsche Bibliothek – CIP-Einheitsaufnahme
Zeh, Erich:
Die klinische Untersuchung von Herz und Kreislauf beim Erwachsenen / Erich Zeh. – Stuttgart ;
New York : Thieme, 1994

© 1994 Georg Thieme Verlag,
Rüdigerstraße 14, D-70469 Stuttgart
Printed in Germany
Satz: Druckhaus Götz GmbH, Ludwigsburg
Gesetzt auf CCS Textline (Linotronic 630)
Druck: Gulde Druck, Tübingen

ISBN 3-13-115401-2   1 2 3 4 5 6

Gewidmet ist dieses Buch
meiner verständnisvollen lieben Frau

Geschrieben ist dieses Buch
im Gedenken an meine Landarzteltern,
meine medizinischen Lehrer
und meine Schüler, denen ich viel verdanke.

Vorwort und Einführung: zur Bedeutung der klinischen Untersuchung in der Herz-Kreislauf-Diagnostik

Für die Untersuchung bleibt die Maxime:
Zuerst der Mensch, dann die Maschine.

Mit diesem Buch wird versucht, einen Überblick zu geben über die Möglichkeiten der klinischen Untersuchung, der klinischen Diagnose/Differentialdiagnose und der Beurteilung von Herz, Kreislauf und Gefäßen ohne technische Hilfsmittel. Es liegt dabei das Bemühen zugrunde, die wesentlichen Kenntnisse auf diesem Gebiet wiederzugeben, wie sie in den Zeitschriften und kardiologischen Büchern der Weltliteratur dargestellt sind. Man wird aber in diesem Buch auch nicht wenig persönliche Erfahrung finden, die auf einer jahrzehntelangen intensiven Beschäftigung mit diesem Gebiet in einer kardiologisch ausgerichteten großen inneren Klinik beruht, fußend auf der Schule des unvergessenen großen Meisters und Lehrers der Kardiologie Paul Wood in London.

Ohne Zweifel hat die technische Diagnostik in der gesamten Medizin, ganz besonders in der Kardiologie und Angiologie, die klinische Diagnostik an Genauigkeit, Umfang, Objektivität und Beweiskraft übertroffen. So ist die technische Diagnostik zum sicheren Nachweis oder sicheren Ausschluß von Krankheiten an Herz und Gefäßen unentbehrlich, auch wenn die klinische Diagnostik durch und mit der technischen Diagnostik mitgewachsen, leistungsfähiger geworden ist.

Es besteht jedoch ebenso kein Zweifel, daß die klinische Diagnostik immer noch ein unentbehrliches Werkzeug des Arztes ist, und zwar aus folgenden Gründen:

1. Für einen großen Teil der Ärzte steht die apparative Diagnostik nicht oder zumindest nicht sofort oder immer zur Verfügung.

2. In jedem Falle, auch beim Spezialisten, entscheidet primär die klinische Untersuchung über Art und Umfang der evtl. notwendigen technischen Untersuchungen.

3. In akuten Situationen ist die klinische Untersuchung die schnellste und einfachste Möglichkeit, die notwendigen therapeutischen Entscheidungen zu treffen; sie ist auch die billigste.

4. Für jeden Arzt, auch für den Spezialisten in der Klinik, ist die kurz- und langfristige Verlaufsbeobachtung und -beurteilung eines Kranken durch die klinische Untersuchung vielfach ausreichend.

5. Es gibt immer noch Krankheiten, die ausreichend genau klinisch diagnostiziert und beurteilt werden können.

6. Auch die aufschlußreichste technische Diagnostik hat ihre Schwächen und Grenzen. Sie erfordert u. a. außerdem einen sehr erfahrenen Untersucher und Interpreten der Ergebnisse und liefert nicht automatisch das richtige und maßgebliche Resultat. Auch sind optimale Untersuchungsbedingungen eine Voraussetzung, die z. B. bei dem so wichtigen UKG nur in 70–80% gegeben sein dürften (Hall u. Julian 1989*). Dies bedeutet, daß man bei 20–30% der Herzpatienten – auch bei optimaler technischer Ausstattung – auf die klinische Diagnostik ganz wesentlich angewiesen ist.

7. Selbst die objektiven Ergebnisse der technischen Untersuchungen bedürfen möglichst einer Kontrolle. Dafür dienen nicht nur Ergebnisse anderer technischer Untersuchungen, sondern auch der klinischen Untersuchung, die manchmal – gerade in Grenzfällen und bei entscheidenden Fragen, wie z. B. bei einer Operationsindikation – evtl. das letzte Wort hat.

8. Die klinische Untersuchung ist eher als die apparative geeignet, ein Vertrauensverhältnis zwischen Arzt und Patient herzustellen als Basis einer optimalen Betreuung.

Für die klinische Untersuchung von Herz, Kreislauf und Gefäßen ist allerdings unabdingbar: Sehen, Fühlen und Hören voll und kundig einzusetzen, die Beschwerden des Patienten und sein Anliegen geduldig anzuhören, ernst zu nehmen, Verständnis und ggf. auch ein ehrliches Mitgefühl spürbar walten zu lassen. Entschlossen muß man

danach trachten, jedem Patienten jede nur denk-
bare Hilfe für Leib und Seele zukommen zu lassen, direkt oder indirekt, selbst oder mit der Unterstützung anderer.

Auch bei vorbehaltloser Wertschätzung der Appa-
ratemedizin sollte man gewärtig sein, daß der Arzt
nach wie vor der wichtigste „Apparat" ist und es
auch bleiben muß. Man kann es nicht besser sagen
als Braunwald (1992)*: „... their (gemeint sind
die technischen Untersuchungen) appropriate use
is to supplement but not to supplant a careful clinical examination, which remains the cornerstone
of the assessment of the patient with known or
suspected cardiovascular disease".

Aus Überzeugung von der Wichtigkeit der klinischen Untersuchung auch im Zeitalter faszinieren-
der technischer diagnostischer Möglichkeiten,
und in der Erkenntnis, daß klinische und technische Untersuchungen nur zusammen eine optimale Beurteilung sichern, aber auch um die Kunst
der klinischen Diagnostik und Feindiagnostik auf
dem Gebiet der Kardiologie zu erhalten und zu fördern, wurde dieses Buch verfaßt. Vielleicht kann
es für Lernende und für Lehrende nicht nur eine
Hilfe sein, sondern auch ein Impuls, die analytische und synoptische Kunst der klinischen kardiologischen Untersuchung zu pflegen und weiterzu-
entwickeln.

Karlsruhe, im Frühjahr 1994   Erich Zeh

Abkürzungen

A.	Arteria	MST	Mitralstenose
A_2	2. Ton. Anteil durch Aortenklappenschluß	nm	nieder-mittelfrequent
		NYHA	New York Heart Association
AI	Aorteninsuffizienz	P_2	2. Ton, Anteil durch Pulmonalklappenschluß
AIST	Aortenisthmusstenose		
ARDS	adult respiratory distress syndrome	PH	pulmonaler Hochdruck
ARVD	arrhythmogene rechtsventrikuläre Dysplasie	PI	Pulmonalklappeninsuffizienz
		PKS	Perikarditis
ASD	Vorhofseptumdefekt	p.m.	Punctum maximum
ASKL	Aortensklerose	PMI	Papillarmuskelinsuffizienz
AST	Aortenstenose	PPH	primäre pulmonale Hypertonie
AV-Block	atrioventrikulärer Block	PT	paroxysmale Tachykardie
BE	bakterielle Endokarditis	PST	Pulmonalklappenstenose
CK	Kreatinkinase	PVT	paroxysmale ventrikuläre Tachykardie
CK-MB	Kreatinkinase vom Muscle-brain-typ	RCM	restriktive Kardiomyopathie
DCM	dilatative Kardiomyopathie	RH	Rauhigkeit (Geräusche) im hochfrequenten Bereich
EF	Ejektionsfraktion		
EIS	Eisenmenger-Syndrom	RM	Rauhigkeit (Geräusche) im niederfrequenten Bereich
ES	Extrasystole(n)		
HDL	High-density-Lipoproteine	QF	Querfingerbreite
HI	Herzinsuffizienz	RIS	Rechtsinsuffizienz
HKSR	hypersensitiver Karotissinusreflex	S_{3l}	3. Ton vom linken Ventrikel
hm	hochmittelfrequent	S_{3r}	3. Ton vom rechten Ventrikel
HNCM	hypertrophe nichtobstruktive Kardiomyopathie	S_{4l}	4. Ton vom linken Herzen (Vorhofton links)
HOCM	hypertrophe obstruktive Kardiomyopathie	S_{4r}	4. Ton vom rechten Herzen (Vorhofton rechts)
HVD	Halsvenendruck	TEE	transösophageales UKG
ICR	Interkostalraum	T_1	1. Ton, Anteil durch Trikuspidalklappenschluß
KHK	koronare Herzkrankheit		
KSS	Karotissinussyndrom	TI	Trikuspidalinsuffizienz
LCM	latente Kardiomyopathie	TKP	Trikuspidalklappenprolaps
LDL	Low-density-Lypoproteine	TÖT	Trikuspidalöffnungston
LDH	Lactatdehydrogenase	TÖZ	Trikuspidalöffnungszeit
LP	Leberpuls	TST	Trikuspidalklappenstenose
LIS	Linksinsuffizienz	u.E.	unseres Erachtens, d. h. nach unserer persönlichen Erfahrung und Meinung
M_1	1. Ton, Anteil durch Mitralklappenschluß		
MCL	Medioklavikularlinie	V.	Vena
mh	mittel-hochfrequent	VD	Venendruck
MI	Mitralinsuffizienz	VHF	Vorhofflimmern
mn	mittel-niederfrequent	VP	Venenpuls
MKP	Mitralklappenprolaps	VSD	Ventrikelseptumdefekt
MÖT	Mitralöffnungston	Z	Zyanose
MÖZ	Mitralklappenöffnungszeit	ZVD	zentraler Venendruck

Zum Text und zur Literatur

Die in diesem Buch mitgeteilten Kenntnisse und Meinungen beruhen vorwiegend auf den am Ende des Buches genannten, anerkannt hervorragenden kardiologischen Büchern (im Text genannte Autoren werden mit * markiert) und den gängigen kardiologischen Zeitschriften. Sie beruhen aber auch auf den persönlichen Erfahrungen und Ansichten des Autors, die mit u. E. (= unseres Erachtens) gekennzeichnet sind.

Am Ende eines Kapitels sind jeweils nur einzelne aktuelle und wichtig erscheinende spezielle Literaturstellen aus Zeitschriften angegeben, in denen weitere wesentliche Literaturangaben zum betreffenden Thema zu finden sind.

Wenn in vielen Kapiteln Bemerkungen zur pathologischen Anatomie, Physiologie oder Pathophysiologie gemacht werden, so sind diese nur auf die klinische Diagnostik zugeschnitten.

Bei den Phonokardiogrammen (aufgenommen mit verschiedenen Körperschallmikrophonen und verschiedenen EKG-Geräten) mit 3 Ableitungen handelt es sich jeweils um eine Aufzeichnung der niederen, mittleren und hohen Frequenzen. Bei Phonokardiogrammen mit 5 Ableitungen handelt es sich um niedere, mittlere (M_1 und M_2) und hohe Frequenzen sowie um die sog. „gehörsähnliche" Aufzeichnung nach dem System von Maaß und Weber. Die zeitliche Markierung ist dann besonders angegeben, wenn es sich nicht um die übliche Papiergeschwindigkeit von 50 mm/s handelt (= 0,10 s zwischen zwei dicken Strichen).

Die Frequenzdiagramme von Herztönen und -geräuschen wurden mit unserem System der automatischen Phonoanalyse (über ein handelsübliches Stethoskop) aufgenommen, wie es von Herrn Dr. Quante vom Fraunhofer-Institut IITB in Karlsruhe zusammen mit uns entwickelt wurde. Herrn Dr. Quante danke ich an dieser Stelle sehr dafür, nicht zuletzt auch für seine immerwährende Hilfe in technischen Fragen.

Inhaltsverzeichnis

Untersuchungsmethoden, Beschwerden, Befunde 1

Kreislaufregulationsstörungen und -Erkrankungen   157

Herzkrankheiten   185

Erkrankungen der Aorta und der Arterien   367

Thrombosen, Embolien, Infarkte im großen Kreislauf   375

Anhang   379

Untersuchungsmethoden, Beschwerden, Befunde

Untersuchungsmethoden

Eine Untersuchung hat den Sinn, eine Erkrankung (Schweregrad und Bedeutung) festzustellen oder auszuschließen. Dafür stehen folgende prinzipielle Methoden zur Verfügung:

a) die klinische Untersuchung = Anamnese und Befund durch nichtapparative, direkte körperliche Untersuchung,

b) die physikalisch-technischen Untersuchungen,

c) die chemischen Untersuchungen.

Klinische Untersuchung: Bedeutung, Inhalt, Voraussetzungen

Allgemeine Bedeutung: Die klinische Untersuchung ist die unverzichtbare Grundlage einer jeden Untersuchung (s. Vorwort).
Sie vermittelt den direkten persönlichen Kontakt mit dem Patienten.
Sie ist Ausgangspunkt und Grundlage weiterführender technischer Untersuchungen.
Sie genügt nicht selten allein zur Diagnosestellung.
Sie vermittelt manchmal Einsichten, die anders nicht gewonnen werden können.
Sie ist einfach, schnell und kostengünstig.
Ihre **Nachteile** sind: Sie ist vorwiegend subjektiv, ihre Ergebnisse nicht direkt dokumentier- und meßbar.
Sie kann nicht immer alle notwendigen Informationen bieten.

Inhalt und Programm der klinischen Untersuchung von Herz, Kreislauf und Gefäßen (Einzelheiten in den entsprechenden Kapiteln):

1. *Anamnese* (jetzige und frühere Beschwerden, frühere Erkrankungen, soziale Anamnese, Familie, Arzneimittel);

2. *Untersuchungsbefunde* (in Ruhe, evtl. mit Belastung, S. 379):

   a) Inspektion,

   b) arterielles System,

   c) zentrales Venensystem,

   d) Palpation und Größenbestimmung des Herzens,

   e) Auskultation des Herzens;

3. *Synopsis* der Befunde mit der Anamnese zu einer konkreten Diagnose oder zumindest zu Verdachts- oder Differentialdiagnosen;

4. Festlegung eventuell notwendiger *weiterer technischer oder konsiliarischer Untersuchungen* und einer evtl. notwendigen Soforttherapie.

Eine auf Herz und Kreislauf ausgerichtete klinische Untersuchung erfordert außerdem:

a) auch *alle anderen Organe* gewissenhaft zu untersuchen, weil Herzbeschwerden vom Patienten manchmal irrtümlich angenommen werden, in Wirklichkeit aber eine andere Erkrankung vorliegt;
weil Herzbeschwerden Folge einer anderen Erkrankung sein können;
weil eine Herzkrankheit Teil einer anderen Erkrankung sein kann;
weil eine Herzkrankheit andere Organe verändern kann;
weil eine Herzkrankheit nicht die einzige Erkrankung zu sein braucht;

b) *ergänzende technische Untersuchungen* durchzuführen, zumindest bei der Erstuntersuchung

(EKG, UKG, Thoraxröntgenaufnahmen, basis-chemische Untersuchungen mit Cholesterin, Neutralfetten, Nierentesten, Elektrolyten).

Voraussetzungen einer optimalen klinischen Untersuchung sind:

a) *umfassende Kenntnisse* der Krankheiten und ihrer Symptome, weil nur so u. a. Anamnese und Befund voll genutzt werden können;

b) *konzentrierte Aufmerksamkeit* bei Anamnese und Befunderhebung;

c) die klinische Untersuchung *immer nach demselben Schema* durchführen;

d) aus jedem einzelnen Befund jeweils die *vorläufigen* diagnostischen und differentialdiagnostischen *Schlüsse* ziehen, sowohl in qualitativer wie quantitativer Hinsicht,

e) nach Möglichkeit Anamnese und Befund bei Gelegenheit *kontrollieren,* was bei neuen Krankheitssymptomen und am Schluß einer Behandlung unabdingbar ist;

f) die Beschwerden des Patienten immer *ernst nehmen* und unvoreingenommen untersuchen;

g) der absolute Wille, dem Kranken/Ratsuchenden so rasch wie möglich und so gut wie möglich zu *helfen.*

Wichtige physikalisch-technische Untersuchungen

Herz

UKG: Ruhe und Belastung, transösophageales Echokardiogramm (TEE), intrakoronares UKG, Doppler-UKG, Farb-Doppler-Sonographie. Aussagen über Größe der einzelnen Herzhohlräume, Muskeldicke, Beweglichkeit und Funktion der Muskulatur und der Klappen (auch intra- und perioperativ), systolischer Druck im rechten Ventrikel bzw. der A. pulmonalis, Schweregrad von Klappenstenosen bzw. -insuffizienzen, Klappenöffnungsfläche, Ejektionsfraktion, Perikarderguß, Vegetationen an den Herzklappen, intrakardiale Thromben, Aneurysmen, Septumdefekte, Tumoren, Aortenweite, Funktion der Klappenprothesen.

EKG: Ruhe und Belastung, Langzeit-EKG, elektrophysiologische Testung, Spätpotentiale.

Röntgen: Thoraxaufnahme und -durchleuchtung, Kontrastdarstellung des Herzens und der Koronararterien, Computertomographie.

Herzkatheterung: Druckmessung und Sauerstoffsättigung. Aussagen über Herzzeitvolumen, Ejektionsfraktion, Schweregrad von Klappenstenosen (Druckgradient und Klappenöffnungsfläche), Klappeninsuffizienzen, Shunts, Ventrikelgröße und Kontraktion (Ventrikulographie), Darstellung der Koronarien (Koronarographie).

Kernspintomographie: Darstellung des Herzmuskels mit Dicke, Beweglichkeit und Struktur, der Klappen, einiger Bypassgefäße, der Blutströmung bei Klappeninsuffizienzen, von Perikardergüssen.

Phonokardiogramm auf der Brustwand und intrakardial: Objektivierung der Herz- und Gefäßtöne und -geräusche, ihr zeitlicher Bezug zueinander und ihr zeitlicher Ablauf; Nachweis von auskultatorisch stummen Tönen und Geräuschen.
Die Phonoanalyse dient zur Differenzierung des akustischen Inhalts von Tönen und Geräuschen (= Klang).

Thermodilution: Bestimmung des Herzzeitvolumens, Nachweis eines Shunts.

Nuklearmedizin: Herzbinnenraum- bzw. Myokardszintigraphie und Positronen-Emissionstomographie: Wandbeweglichkeit und Leistung insgesamt und einzelner Abschnitte des linken Ventrikels, Lokalisation ischämischer und infarzierter Bezirke des linken Ventrikels.

Myokardbiopsie: Untersuchung des Myokards vom linken und rechten Ventrikel.

Angioskopie: Betrachtung der Herzhöhlen, der Koronarien, des Perikards bei Ergüssen.

Aorta, Arterien, Venen

a) Nativröntgenuntersuchung und Kontrastdarstellung,

b) Sonographie der Pars abdominalis aortae und der großen Gefäße,

c) Oszillographie und Plethysmographie,

d) Doppler-Methoden einschließlich der Duplexsonographie sowie Angioskopie.

Wichtige klinisch-chemische Untersuchungen

In der Diagnostik von Erkrankungen von Herz, Kreislauf und Gefäßen tritt die chemische Untersuchung gegenüber den klinischen und physikalischen Untersuchungsmethoden zurück. Bei bestimmten Fragestellungen ist sie aber unentbehrlich und kann dabei sogar eine zentrale Bedeutung erhalten, wie z. B. beim *Herzinfarkt* die Bestimmung von SGOT, SGPT, CK bzw. CK-MB und LDH evtl. auch der Nachweis von Myosinleichtketten (Troponintest).

Wichtig ist die Bestimmung der *arteriosklerotischen Risikofaktoren:* Neutralfette, Cholesterin (LDL, HDL), Lipoprotein a, Fibrinogen, evtl. Insulinspiegel, Zucker-stoffwechsel, Harnsäure.

Die arterielle Sauerstoffsättigung und die Zahl der Erythrozyten ist von unmittelbarer Bedeutung für die Beurteilung eines eventuellen *Rechts-links-Shunts und einer pulmonalen Hypoxie.* Eine Polyglobulie und eine Hyperfibrinogenämie können die Viskosität des Bluts erhöhen und damit die *Thrombosegefahr.*

Im Rahmen der *Therapie* kann die Bestimmung von Natrium und Kalium im Serum von Bedeutung sein sowie die Kenntnis des Digitalisspiegels und evtl. anderer Arzneien.

Vielleicht gewinnen gentechnische (z. B. bei der hypertrophen obstruktiven Kardiomyopathie) und immunologische Untersuchungen noch eine praktische Bedeutung.

Beschwerden

Anamnese

Allgemeine Regeln

1. **Bedeutung:** Eine gute, d. h. systematische allgemeine und spezielle Anamnese ist und bleibt ein *fundamentaler Pfeiler einer Untersuchung* und damit einer Diagnose. Manche Krankheiten lassen sich leicht durch die Anamnese bzw. die Beschwerden des Patienten erkennen. Dies gilt bei den Erkrankungen des Herzens und des Kreislaufs u. a. für die leichte Linksinsuffizienz und für die koronare Herzkrankheit, wobei man viel mehr auf die Anamnese als auf den klinischen Befund angewiesen ist.

Eine gute Anamnese bzw. die Kenntnis der subjektiven Beschwerden ist bei manchen Krankheiten und Befunden für die *Therapie* und die *Prognose ausschlaggebend,* wie z. B. Turina u. Mitarb. (1988) am Beispiel der Aortenstenose höchst eindrucksvoll belegt haben:

„Allein betrachtet erwiesen sich weder der hämodynamische Schweregrad des Aortenvitiums noch die klinische Symptomatik als zuverlässige Parameter der Spätprognose. Ihre Kombination erlaubt aber eine Aussage über die weitere Prognose."

Eine gute Anamnese ist und bleibt auch die Voraussetzung für die *Erfassung der Persönlichkeit* des Kranken, was für die Bewertung seiner Beschwerden wichtig ist, aber auch zur Schaffung eines gegenseitigen Vertrauensverhältnisses dient, Vorbedingung für eine gute Compliance.

2. **Voraussetzung** für eine Anamnese, d. h. optimale Erfassung der Beschwerden ist,

a) daß man alle Beschwerden *ernst nimmt,* alle, auch wenn diese bedeutungslos erscheinen, weil ein Patient, der sich nicht ernst genommen fühlt oft erbittert ist und weil es für den Arzt sehr unan-

genehm werden kann, einem Patienten Unrecht getan zu haben;

b) daß man sich *Zeit nimmt,* zuhört und auf die Beschwerden eingeht;

c) daß man sich immer bewußt ist, daß es sowohl auf die *spontane Anamnese des Patienten* ankommt (die der Arzt allerdings oft etwas „lenken" muß, um Wesentliches zu erfassen) und ebenso auf die *systematische Anamnese des Arztes,* die sich an den Beschwerden des Patienten einerseits und den Kenntnissen des Arztes andererseits orientiert. Denn: Für die Anamnese ist der *Arzt verantwortlich.*

3. Bei **wiederholten Begegnungen** mit einem Patienten sollte man sich nicht nur um die Kontrolle von Befunden kümmern und um die augenblicklichen Beschwerden, sondern auch immer wieder auf die Anamnese eingehen. Dies ist dann unabdingbar, wenn diese oder gar die Diagnose noch nicht klar sind. Selbst Arzt und Patient vergessen und verdrängen manchmal entscheidende Fakten bei der ersten Anamnese.

4. Bei der **Bewertung** der Herzbeschwerden ist zu beachten, daß sie vom Patienten dann und wann *überbewertet* und entsprechend geschildert werden. Gerade dann sind sie oft nur Ausdruck von Nervosität und Angst bzw. einer larvierten Depression. Dies läßt sich oft leicht an der Art der Beschwerden, deren Schilderung und am Verhalten der Gesamtpersönlichkeit erkennen.

Aber Herzbeschwerden werden vom Patienten auch *unterbewertet* und dementsprechend spontan gar nicht geäußert oder nur beiläufig erwähnt. Und dies kommt auch bei bedeutsamen Erkrankungen vor und kann für den Arzt ein großes Problem sein, so daß manchmal die vollständige Anamnese und richtige Diagnose erst bei einer späteren Untersuchung oder durch Mithilfe von Angehörigen erhalten werden. Dieses Verhalten kann mehrere Gründe haben: Gewöhnung an die Beschwerden, Vergessen, Verdrängen, falsche Einschätzung. Schließlich *dissimulieren* bzw. *verschweigen* auch manche Personen ihre Beschwerden, weil sie nicht krank sein wollen oder vor einer Krankheit bzw. der unangenehmen Wahrheit Angst haben.

Systematische, spezielle Herzanamnese

Voraussetzung ist eine **allgemeine Anamnese,** wie sie bei jedem Patienten erhoben werden muß. Diese beinhaltet nicht nur frühere Erkrankungen, sondern auch Fragen nach Appetit, Schlaf, Gewicht, Medikamenten und „Pille", Beruf, Sport usw. und wird hier nicht weiter besprochen. Dies steht jedoch nicht am Anfang des Gesprächs mit dem Patienten, sondern erst vor der Familienanamnese (s. unten).

1. Jetzige Beschwerden: Immer nach den *Hauptbeschwerden* fragen! Immr nach eventuellen *früheren Diagnosen* (für die jetzigen Beschwerden) fragen (u. U. mit Hilfe der Angehörigen)!

a) Fragen nach der *Art* der Beschwerden:
- Herzbeschwerden bzw. Herzschmerzen (Druck, Enge, Stechen, Weh- oder Wundgefühl, Krampfgefühl oder einfach „ein spürbares Herz" in der Herzgegend selbst oder irgendwo auf der Brust, unter dem Brustbein)?

- Abnormer Herzschlag (zu schnell, zu langsam, unregelmäßig, „Stolpern", „Stillstehen", Unruhegefühl)?

- Atemnot (vertiefte, erschwerte, beschleunigte Atmung, Husten, Auswurf, Pfeifen oder Brummen, atemabhängiger Schmerz)?

- Blaufärbung der Lippen oder der Haut, Gelbfärbung der Haut oder der Skleren beobachtet?

- Schwellung der Füße, Knöchel, Beine, des Leibes?

- Schwäche, Müdigkeit, Leistungsinsuffizienz?

- Übelkeit, Appetitlosigkeit, Erbrechen, Druck- oder Völlegefühl im Oberbauch, Gewichtsänderung?

- Kollaps oder Kollapsgefühl (Präkollaps), Schock?

- Welche Blutdruckwerte sind bekannt?

- Änderung der Urinausscheidung tags oder nachts?

- Zerebrale Symptome (Schwindel, Schwarzwerden vor den Augen, Sehstörungen, Benommenheit oder Bewußtlosigkeit, Gefühlstörungen oder Lähmungen)?

- Abnormes Durstgefühl oder Trockenheit im Munde?

- Embolien, Thrombosen, Venenentzündungen?

- Durchblutungsstörungen an den Beinen oder Armen (Schmerzen, Kältegefühl, Taubheitsgefühl, intermittierendes Hinken)?

b) Fragen nach dem *Ort* der Beschwerden: Wo sind die Beschwerden am stärksten? Sind sie punktförmig oder diffus, quer über der Brust, über dem Herzen selbst, unter dem Brustbein, unterhalb oder oberhalb des Herzens, immer am gleichen Ort? Wohin strahlen sie aus, in den Hals, Unterkiefer, Schultern, Arme, Rücken, Oberbauch?

c) Fragen nach dem *zeitlichen Auftreten* der Beschwerden: Wann zum erstenmal, unter welchen Umständen (Tageszeit, geistig-seelische oder körperliche Belastung, Essen, Schlaf, Kälte, feuchte Witterung) und wie oft treten sie auf?

e) Fragen nach dem *Schweregrad* einer Erkrankung: leicht, mäßig, stark? Wie oft pro Tag, Woche, Monat? Beim Vorliegen einer *bestimmten Herzkrankheit* kann der Schweregrad nach den *Richtlinien der New York Heart Association* angegeben werden:
I^0 = keine Beschwerden,
II^0 = Beschwerden nur bei starker körperlicher Belastung,
III^0 = Beschwerden schon bei leichter körperlicher Belastung,
IV^0 = Beschwerden in Ruhe (hier kann man noch differenzieren ob im Liegen, Sitzen, Stehen).

d) Fragen nach dem *Verlauf:* Veränderungen seit dem ersten Auftreten?

2. Frühere Beschwerden und Krankheiten.

3. Familienanamnese: angeborene oder erworbene Kerzkrankheiten, Herzinfarkt, Angina pectoris, Schlaganfälle, Hochdruck, Hyperlipidämien, Diabetes, Gicht, Mißbildungen, Allergien?

Hinweis

Der Anamnese kommt bei den kardiovaskulären Erkrankungen – wie im gesamten Gebiet der inneren Medizin – immer noch eine überragende Bedeutung zu. Wenn man mit ihr allein auch nicht jede Herzkrankheit diagnostizieren kann, so spielt sie doch u. a. für die Erkennung und Bewertung einer Koronarinsuffizienz nach wie vor eine überragende Rolle. Erfahrene Kliniker sollen (Sox u. Mitarb. 1981) bei über 90% der Patienten mit Brustschmerzen in der Lage sein, diese richtig zu interpretieren. Auch bei einer leichten Herzinsuffizienz sind Angaben über Atemnot, abendliche Beinödeme, Leberdruck oft bessere diagnostische Wegweiser als der klinische Befund.

Zeit und Mühe bei gewissenhafter Erhebung der Anamnese sind deshalb notwendige und gute Investitionen eines gewissenhaften Arztes.

Literatur

Turina, J., O. M. Hess, H. P. Krayenbühl: Spontanverlauf der Aortenvitien und Indikation für den Aortenklappenersatz. Schweiz. med. Wschr. 118 (1988) 508–516
Sox, H. C., I. Margulis, C. H. Sox: Psychologically mediated effects of diagnostic tests. Ann. intern. Med. 95 (1981) 680–685

Herzbeschwerden/ Herzschmerzen (Abb. 1)

Allgemeines

Definition

Alle Mißempfindungen im Bereich der Herzgegend, der Brust und angrenzender Bereiche, die ursächlich auf das Herz bezogen werden und für die sich kein anderer Grund findet.

Erscheinungsformen

1. Palpitationen und/oder „uncharakteristische Herzbeschwerden",
2. ischämischer Herzschmerz (Angina pectoris und Herzinfarkt),
3. perikardialer Schmerz,
4. aortaler Schmerz beim Aneurysma dissecans der Aorta ascendens.

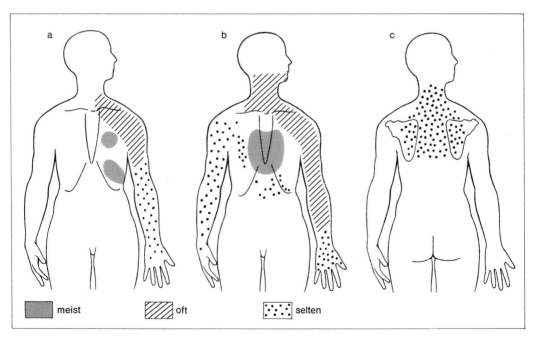

Abb. 1 Lokalisation der „uncharakteristischen Herzbeschwerden" (a) und der typischen Angina pectoris: b Brust, c Rücken.

Allgemeine Bedeutung

1. Herzbeschwerden gehören zu den häufigsten Beschwerden neben Kopfweh, Schlafstörungen, Atemnot und Wirbelsäulenschmerzen.

2. Herzbeschwerden kommen sehr oft bei völlig gesunden Personen vor.

3. Manche auf die Herzgegend und das Herz bezogene Beschwerden sind Ausstrahlungen von anderen Organen: Pleura, Rippen, Nerven, Muskeln (Thoraxwand), Gallenblase, Magen, Ösophagus, Mediastinum, Wirbelsäule, Schulter.

4. Aus der Art der Herzbeschwerden läßt sich oft allein ihre Ursache erkennen oder eine Verdachtsdiagnose stellen.

5. Herzbeschwerden können das klinisch einzig faßbare Kriterium einer Herzerkrankung sein (vor allem die koronare Herzkrankheit).

6. Herzbeschwerden können – umgekehrt – selbst bei schweren Herzerkrankungen fehlen, z. B. bei einer Herzinsuffizienz und beim stummen Herzinfarkt, ja sogar bei Verschlechterung des Herzleidens verschwinden (koronare Herzschmerzen verschwinden oft bei einer Herzinsuffizienz).

Palpitationen, uncharakteristische und funktionelle Herzbeschwerden
(s. auch S. 157 ff und 361 ff)

Definition

Unter *Palpitation* wird der spürbare Herzschlag verstanden.
Als *uncharakteristische Herzbeschwerden* werden hier Beschwerden bezeichnet, die ursächlich auf das Herz bezogen werden, für die sich an anderen Organen keine Ursache findet und die weder dem typischen ischämischen, perikardialen oder aortalen Schmerz entsprechen. Sie können jeweils allein oder zusammen mit Palpitationen sowohl bei Herzgesunden wie Herzkranken vorkommen.
Als *funktionelle Herzbeschwerden* werden uncharakteristische Herzbeschwerden bezeichnet, die jeglicher organischer Ursache entbehren. Synonyma hierfür sind: irritables Herz, Herzneurose, vegetative Herzbeschwerden, Neurasthenie, nervöse Herzbeschwerden, Herzphobie, submammarian pain usw.

Keine dieser Bezeichnungen ist ganz befriedigend: So ist, um nur *ein* Beispiel zu nennen, der meistgebrauchte Begriff funktionelle (nervöse) Herzbeschwerden oder auch irritables Herz insofern nicht ganz treffend, als die vasospastische Angina pectoris auch funktionell ist und doch schwerwiegende (organische) Folgen haben kann, selbst bei einem völlig intakten Koronarsystem.

Ursachen und pathologische Physiologie

Der genaue Pathomechanismus dieser Art von Beschwerden ist bis heute nicht geklärt. Offensichtlich spielt dabei die Sensibilität des Betreffenden bzw. das Nervensystem eine Rolle. Ob dabei die Kontraktionsgeschwindigkeit oder -stärke oder andere Faktoren eine ursächliche Rolle spielen oder sekundär dabei beteiligt sind, bleibt dahingestellt.

Vorkommen

1. Sehr oft bei Herzgesunden – mehr bei Frauen –, besonders bei erregbaren oder erregten sensiblen Personen (mit irritablem Herzen), nicht selten bei oder nach geistig-seelischer Anspannung, bei ängstlichen und depressiven Personen, zusammen mit Schlafstörungen und in Konfliktsituationen, nicht selten als Zeichen einer larvierten Depression;

2. bei einem hyperkinetischen Herz-Kreislauf-Syndrom (s. dort);

3. bei Hypotonien;

4. bei Hypertonien;

5. beim Mitralklappenprolaps mit und ohne Mitralinsuffizienz;

6. bei Herzfehlern mit starker Volumenbelastung (z. B. bei Aorten- oder Mitralinsuffizienz, aber auch als atypische Angina pectoris bei der Koronarinsuffizienz und sogar ausnahmsweise beim Herzinfarkt (Gillmann 1992);

7. ausnahmsweise aber auch bei leichter Herzinsuffizienz, dilatativer Kardiomyopathie, Myokarditis;

8. bei Rhythmusstörungen als unregelmäßiges Herzklopfen, aber auch nur in Form uncharakteristischer Herzbeschwerden;

9. bei verkürzter PQ-Dauer, wie wir es bei einer AV-Interferenzdissoziation beobachtet haben (verstärktes Zuschlagen der AV-Klappen?).

Lokalisation (Abb. 1a)

Diese Beschwerden werden meist auf die Herzgegend selbst lokalisiert – im Gegensatz zum ischämischen Schmerz –, aber oft auch unterhalb oder lateral der Herzspitze (submammarian pain) oder oberhalb des Herzens angegeben. Sehr charakteristisch ist die oft – nicht immer – punktförmige Lokalisation. Schmerzen unter dem Brustbein oder quer über den ganzen Thorax ausgebreitet – typisch für den ischämischen Schmerz – kommen bei den funktionellen Herzbeschwerden nur ausnahmsweise vor. Ausstrahlungen in die linke Schulter, den linken Arm, sogar in die linke Halsseite sind nicht selten, aber praktisch nie in beide Halsseiten, die Unterkiefer oder isoliert in die Unterarme oder Handgelenke – wie manchmal beim ischämischen Schmerz.

Qualität (Art der Beschwerden)

Spürbares Herzklopfen, regelmäßig oder unregelmäßig, schnell oder langsam. Wehgefühl, Schweregefühl, Druck, Enge, Stiche, Ziehen, selten auch krampfartige Schmerzen, aber nur ausnahmsweise Brennen. Die Beschwerden sind unabhängig von direkter körperlicher Belastung, doch kommt es ausnahmsweise vor, daß die Patienten Angst haben, sich stärker zu bewegen, wenn die Schmerzen stark sind; Kälte und Essen – im Gegensatz zum typischen ischämischen Schmerz – haben keinen Einfluß. Oft besteht ein zeitlicher Zusammenhang mit geistig-seelischer Belastung.
Die Beschwerden können Sekunden, aber auch Stunden und Tage anhalten, und sie treten oft intermittierend auf. Durch Ruhe werden sie in der Regel – und im Gegensatz zur typischen Angina pectoris – nicht sofort gebessert.
Nitrokörper haben auf diese Beschwerden üblicherweise keinen Einfluß, doch kommt es gelegentlich vor, daß die Patienten einen wohltätigen Effekt von einer Nitrotablette angeben, so daß man das Verschwinden von Herzschmerzen nach deren Einnahme nicht als absolut verläßliches Kriterium für einen ischämischen Schmerz betrachten darf, zumindest nicht nach einem einzigen Versuch.

Klinischer Befund

Es gibt kein spezifisches objektives klinisches Zeichen für Palpitationen oder uncharakteristische Herzbeschwerden, weder bei Herzgesunden noch bei Herzkranken. Bei letzteren findet man die entsprechenden Symptome (s. oben Vorkommen bzw. entsprechende Krankheitsbilder). Das einzige, aber unspezifische Zeichen, das sich manchmal finden läßt, ist eine Druckschmerzhaftigkeit

an einem oder mehreren umschriebenen Punkten im Bereich der Herzgegend oder in deren Umgebung.

Diagnose

Die Diagnose ergibt sich aus der Art und dem Ort der eben geschilderten Beschwerden. Da diese Beschwerden bei Gesunden wie Kranken vorkommen können und ein spezifischer Befund nicht existiert, gehört zur Diagnose nicht nur die Art und der Ort der Beschwerden, sondern – wie auch sonst immer – deren Ursache, vor allem ob sie organisch ist oder nicht (s. oben). Die Diagnose dieser Art von Beschwerden bei einem gesunden Herzen (= funktionelle Herzbeschwerden) ist eine Ausschlußdiagnose, d. h., andere Ursachen von Herzschmerzen bzw. eine organische Erkrankung sowie ursächlich in Frage kommende Rhythmusstörungen müssen ausgeschlossen sein.

Differentialdiagnose

Erste Frage: Handelt es sich *überhaupt um Herzbeschwerden* oder um Ösophagusspasmen, myogene bzw. neurogene oder skelettbedingte Thoraxwandschmerzen, von der Wirbelsäule, vom Schultergelenk, von der Pleura oder dem Mediastinum ausstrahlende Schmerzen oder um einen Pneumothorax, eine spastische Bronchitis, eine Gallen-, Pankreas- oder Magenerkrankung?

Zweite Frage (bei Annahme von Herzbeschwerden): Um *welche Art* von Herzbeschwerden handelt es sich? Der ischämische Schmerz – in Gestalt der *typischen Angina pectoris* oder des *Herzinfarktschmerzes* – läßt sich in der Regel leicht abgrenzen. Vor allem sprechen die substernale Lokalisation, eine Ausstrahlung in den Unterkiefer, ein brennender Schmerz, eine Auslösung des Schmerzes durch Anstrengung, Kälte, reichliches Essen und ein begleitender Schweißausbruch oder Erbrechen für den ischämischen Schmerz. Auch der Schmerz durch eine *Perikarditis* oder durch ein *Aneurysma dissecans der Pars ascendens aortae* (s. in den entsprechenden Kapiteln) ist fast immer leicht abgrenzbar. Problematisch ist allerdings die atypische Angina pectoris bei der *instabilen Koronarinsuffizienz* (S. 11). Eine Lösung ist hier manchmal aufgrund der Beschwerden allein nicht möglich, sondern nur mit Hilfe von technischen Untersuchungen, vor allem dem Belastungs- und Langzeit-EKG und der Koronarographie.

Dritte Frage (bei Annahme funktioneller Beschwerden): Gibt es eine *spezielle Ursache* für diese Art von Herzbeschwerden? Dies läßt sich meist durch den klinischen bzw. fehlenden Befund (s. oben Vorkommen) und bei Herzgesunden durch die Anamnese (Schlaf, seelische Belastung, Depression u. a.) klären.

Hinweis

Palpitationen und uncharakteristische Herzbeschwerden findet man am häufigsten bei Herzgesunden bzw. bei einem irritablen Herzen; sie kommen aber auch als unmittelbare Folge von Herzerkrankungen vor. Wenn Krankheiten bzw. andere Arten von Herzschmerzen und Rhythmusstörungen als Ursache der Palpitationen bzw. uncharakteristischen Herzbeschwerden ausgeschlossen sind – und sei dies durch Einsatz technischer Untersuchungen, die gewiß nicht immer notwendig aber manchmal unumgänglich sind zur Sicherung der Diagnose oder zur Beruhigung des Patienten –, so sollte man den Patienten von der Harmlosigkeit seiner Beschwerden (funktionell) überzeugen. Man sollte aber die Beschwerden nicht einfach als psychogen abtun, sondern Verständnis zeigen und auf mögliche Ursachen hinweisen. Außerdem ist zu bedenken, daß wir die letzte, eigentliche Ursache dieser Beschwerden bis jetzt nicht kennen, was aber ein „materielles" Substrat – und sei es nur chemischer Natur – noch lange nicht ausschließt.
Es ist gewiß nicht falsch, einen Patienten, bei dem zum erstenmal uncharakteristische Herzbeschwerden aufgetreten sind, ein zweitesmal zu befragen und zu untersuchen, vor allem, wenn es sich um ältere Menschen handelt. Außerdem ist zu bedenken, daß nicht selten als Ursache solcher Beschwerden ein Mitralklappenprolaps vorliegt, den man nicht bei jeder Untersuchung feststellen kann.

Literatur

Gillmann, H.: Myokardinfarkt. In Hornbostel, H., W. Kaufmann, W. Siegenthaler: Innere Medizin in Praxis und Klinik, 4. Aufl., Bd. I. Thieme, Stuttgart 1992.

Ischämischer Herzschmerz

(Abb. **1b** und **1c**; s. auch Abschnitt: Koronare Herzkrankheit, S. 321, in dem die objektiven Befunde der Erkrankung besprochen werden)

Definition

Der ischämische, d. h. durch verminderte Blutzufuhr zum Myokard bedingte Herzschmerz wird seit dem Erstbeschreiber Heberden (1772) als Angina pectoris (lat. Brustenge) bezeichnet, weil er sich in dieser Form häufig äußert; in gleicher Weise kann auch von Stenokardie (griech. Brustenge) gesprochen werden. Beide Begriffe bedeuten lediglich ein Symptom, keine Krankheit, können also nicht als Diagnose verwendet werden, da der Ischämie bzw. der Angina pectoris verschiedene Krankheiten zugrunde liegen können.
Man darf diese Bezeichnungen nur dann anwenden, wenn man bei der Art der Herzbeschwerden eine Mangeldurchblutung des Herzens als Ursache annimmt. Der diagnostischen Klarheit wegen sollte man auf verschwommene, oft benutzte Verlegenheitsausdrücke wie z. B. anginoid oder pektanginös usw. verzichten und in Zweifelsfällen bis zur endgültigen Klärung z. B. von „Verdacht auf Angina pectoris" sprechen.

Pathologische Physiologie

Die auslösende Ursache des ischämischen Schmerzes ist wahrscheinlich ein Sauerstoffmangel. Dieser tritt immer dann auf, wenn das Myokard mehr Blut bzw. Sauerstoff benötigt, als es erhält. Dies ist prinzipiell aus zwei Gründen möglich, nämlich durch verminderte Blutzufuhr (stenosierte Koronargefäße, ungenügendes Herzzeitvolumen) oder/und erhöhten Bedarf (bei unangemessener Belastung oder bei ausgeprägter Hypertrophie des linken oder rechten Ventrikels).
Bei einer koronaren Herzkrankheit (KHK) muß das Lumen einer Arterie in der Regel um 75% (jedenfalls über 50%) eingeengt sein, damit eine Minderdurchblutung mit Angina pectoris – oder mit stummer Ischämie – bei leichter körperlicher Anstrengung oder einer Tachykardie entsteht.

Ob eine Myokardischämie zu Schmerzen führt und in welchem Grade, hängt u. a. ab von der Dauer und Schwere der Ischämie. Für die Entstehung eines Schmerzes ist aber auch der körperliche Trainingszustand wesentlich und nicht zuletzt Empfindlichkeit bzw. Unempfindlichkeit der betroffenen Person. Letzteres ist schon konstitutionell verschieden, aber es ist auch erwiesen, daß bei alten Menschen, Diabetikern und vielleicht auch bei starken Rauchern die Schmerzschwelle besonders hoch ist. Da leichte Ischämien keine Schmerzen verursachen müssen und der Schmerz erst das letzte Ereignis bei einer Ischämie ist (zuerst Dyskinesien und EKG-Veränderungen, dann erst Schmerz), ist es nicht verwunderlich, daß bei Patienten mit einer Angina pectoris 2–4mal häufiger stumme Myokardischämien vorkommen, wie man aus Langzeit-EKGs weiß; selbst stumme Herzinfarkte kommen nicht allzu selten vor (ca. 10–20% der Infarkte). Die Schwere einer KHK, wie sie subjektiv als Angina pectoris in Erscheinung tritt, hängt nicht nur von der Einengung eines Koronarlumens ab, sondern auch von der Größe und Zahl der verengten Gefäße, von der Beanspruchung des Herzens und von der Neigung zu spontanen Spasmen, die meist an verengten Stellen auftreten.

Ursachen

1. Koronarsklerose: Arteriosklerotische Prozesse an den Koronararterien sind mit Abstand die häufigsten Ursachen für eine Gefäßverengerung und so Hauptursache der Angina pectoris. Allerdings können koronarsklerotische Wandveränderungen gelegentlich auch zu einer Dilatation dieser Gefäße führen (dilatative Koronaropathie), wenn nur die Media und nicht das Gefäßendothel bzw. -lumen betroffen ist.

2. Koronargefäßverschluß = Herzinfarkt: Bei 90% der Infarkte ist eine Thrombenbildung an einer sklerotisch verengten Stelle die Ursache. Seltenere Ursachen sind: Einrisse oder Einblutungen an arteriosklerotischen Plaques, Embolien aus Thromben des linken Herzens oder von Klappenvegetationen bei bakterieller Endokarditis.

3. Koronarspasmen (Maseri u. Mitarb. 1978): Spasmen oder Tonusänderungen der Koronararterien können ohne äußere Einflüsse auftreten und zu Ischämien mit Schmerzen führen, allerdings meist nur an Stellen, die schon sklerotisch verändert sind, selten – aber nachgewiesen – auch bei völlig intakten Koronarien.

4. „Muskelbrücken": Dies sind anormale Bündel der Herzmuskulatur an der Oberfläche des Herzens, die über große Herzkrankgefäße hinwegziehen und bei der systolischen Ventrikelkontraktion diese Gefäße einschnüren können oder zu Koronarspasmen anregen (Boschat u. Mitarb. 1988).

5. Angeborene Koronaranomalien: s. S. 329.

6. Koronariitis: Entzündliche Wandveränderungen mit Einengung sind sehr seltene Ursachen einer Ischämie, verursachen aber klinisch dieselben Erscheinungen wie die Koronarsklerose. Der einengende Prozeß ist hier meist weniger umschrieben als bei der Arteriosklerose, sondern mehr diffus. Vorkommen: Thrombangiitis obliterans, Syphilis, Periarteriitis nodosa, Arteriitis im Zusammenhang mit manchen Infektionskrankheiten, Lupus erythematodes.

7. Contusio cordis: Darunter versteht man ein stumpfes Brustkorbtrauma mit Einblutungen und Nekrosen mit subjektiven und objektiven Symptomen einer Ischämie oder eines Herzinfarktes.

8. Ausgeprägte Links- und auch Rechtshypertrophie: Sie treten besonders dann auf, wenn vorübergehende zusätzliche Belastungen durch Druckerhöhung oder Tachykardien vorliegen (z. B. akutes Cor pulmonale durch Lungenembolie, chronischer schwerer pulmonaler Hochdruck, Hypertonieherz, Aortenstenose (gelegentlich gleichzeitig zusammen mit Kopfschmerz).

9. Kritische Verringerung des Herzzeitvolumens findet sich besonders in akuten Situationen (Schock und Kollaps, S. 178 ff).

10. Verringerte Sauerstoffzufuhr resultiert bei Ateminsuffizienz durch Lungen- und Bronchialerkrankungen, bei vermindertem Sauerstofftransport durch Vergiftungen, bei vermindertem Angebot in großen Höhen und bei akuter Anämie (Blutung).

11. Syndrom X: Bei dieser seltenen und ursächlich noch unklaren, aber prognostisch günstigen Erkrankung kommt es unter Belastung zu einer typischen Angina pectoris und typischen ischämischen EKG-Veränderungen bei normaler systolischer Ventrikelfunktion (Nihoyanopoulos u. Mitarb. 1991), ohne daß sich bis jetzt eine überzeugende Ursache fand (verminderte Koronarreserve, diastolische Druckerhöhung im linken Ventrikel bei Belastung, Verengerung der Koronargefäße auf Acetylcholin, pathologische Endothelfunktion?) (Opherk u. Mitarb. 1981, Pupita u. Mitarb. 1989, Vrints u. Mitarb. 1987).

Erscheinungsformen

Der ischämische Herzschmerz tritt in folgenden Formen auf:

1. als typische Angina pectoris,

2. als atypische Angina pectoris,

3. als stabile Koronarinsuffizienz mit typischer wie atypischer Angina pectoris,

4. als instabile Koronarinsuffizienz mit typischer wie atypischer Angina pectoris (der Begriff stabil bzw. instabil bezieht sich nur auf die Auslö-

sung bzw. das Vorkommen des ischämischen Herzschmerzes, nicht auf dessen Art),
5. als Herzinfarktschmerz.

Typische Angina pectoris

Häufigkeit: bei ca. $^2/_3$ der Patienten mit einer Angina pectoris.

Lokalisation (Abb. **1b, c**): unter dem Brustbein, in Brustmitte oder quer durch die Brustmitte verlaufend (75%). Mit dieser Basislokalisation können die Beschwerden auch mehr oder weniger stark zwischen den Schulterblättern, im Nacken, an der linken und/oder rechten Halsseite bzw. den Schultern, Armen, ja sogar in den Handgelenken und Fingern auftreten. Weniger häufig – aber im Hinblick auf die differentialdiagnostische Bedeutung und die besondere Schwere der Ischämie wichtig – sind in den Unterkiefer, die Zähne und sogar in den Oberkiefer ausstrahlende Schmerzen. Dann und wann werden die Schmerzen auch nur rechts vom Sternum verspürt. Sie kommen auch dominierend in der Mitte des Epigastriums vor, was große differentialdiagnostische Schwierigkeiten bereiten kann und schon zu Laparatomien führte.

Schmerzqualität: Wehgefühl, Enge, Druck, Ziehen, Krampf, Pressen, Einschnüren des Brustkorbs, Brennen, Atemnot können leicht aber auch sehr heftig sein, evtl. zusammen mit großer Angst.

Eintreten und Dauer: Bei der typischen Angina pectoris verschwinden die durch irgendwelche Ursachen ausgelösten Schmerzen in der Regel in ca. 5–15 Min., wenn die auslösende Ursache nicht mehr wirksam ist, also z. B. in Ruhe nach Gehen. Schon Stehenbleiben genügt oft. Ebenso verschwinden die Beschwerden in der gleichen Zeit nach Einnahme eines rasch wirkenden perlingualen oder inhalierten Nitropräparats. Eine eigenartige Form der typischen Angina pectoris liegt im sog. Walk-through-Phänomen („Durchlaufangina pectoris") vor: Hier kommt es entweder nur einmal morgens zu Beschwerden oder auch in üblicher Weise beim Gehen, die aber nach dem ersten oder zweiten Stehenbleiben bzw. Ruhen erst viel später auftreten, leichter sind und dann bei weiterer Belastung nicht vorkommen (Eröffnung von Kollateralen?). Der koronarographische Befund unterscheidet sich nicht von dem der üblichen Angina pectoris (Claus u. Blümchen 1988).

Auslösende Faktoren: praktisch nie in Ruhe, sondern nur durch stärkere *körperliche Aktivität* (schnelles Gehen auf ebener Erde, Bergaufgehen,

Treppensteigen, und dies besonders dann, wenn man noch etwas trägt). Dann spielt eine große Rolle eine akute oder chronische geistig-seelische Anspannung bzw. *Erregung* und *Hetze. Kälte* (der Luft, des Wassers oder auch von Speisen), naßkalte Witterung, Gehen gegen den Wind sind bei manchen Patienten außerordentlich wichtige und gefürchtete Auslöser der Angina pectoris. Am *frühen Morgen,* besonders nach dem Frühstück, aber auch *nach jeder Mahlzeit* ist die Angina pectoris typischerweise besonders häufig oder kommt vornehmlich dabei vor. *Pressen* in jeder Form, beim Heben und Bücken, beim Stuhlgang, beim Schneeschippen, ist ein weiterer auslösender Faktor.

Diagnose: Die charakteristischen Beschwerden (s. oben) gestatten allein schon eine sichere Diagnose, gleichgültig ob es sich um eine stabile oder instabile Koronarinsuffizienz handelt, wenn auch bei letzterer die auslösende Ursache fehlt. Einen charakteristischen klinischen Befund gibt es nicht; er kann jedoch wichtig sein zur Beurteilung des Zustands des Myokards (S. 322f) und damit des Schweregrads.

Beweis nur durch Belastungs- oder Langzeit-EKG, Myokardszintigramm oder – vor allem – durch Koronarographie.
Der **Schweregrad** läßt sich klinisch meist – nicht immer – abschätzen durch Beachtung der Schmerzintensität, ihrer Abhängigkeit von der Stärke der auslösenden Ursache, von der Häufigkeit der Anfälle, von der Dauer des Anfalls und der Schnelligkeit des Abklingens bzw. des Ansprechens auf Nitropräparate.

Atypische Angina pectoris

Häufigkeit: bei ca. $^1/_3$ der Patienten mit Angina pectoris.

Lokalisation: ohne wesentlichen Schmerz in Brustkorbmitte, über dem Herzen selbst, am linken Sternumrand, über oder unterhalb oder lateral der Herzspitze, oberhalb des Herzens, in der linken Schulter, an der linken Halsseite, im linken Arm (als „Schulter-Arm-Syndrom"). Die Lokalisation entspricht also mehr den uncharakteristischen, funktionellen Herzbeschwerden als der typischen Angina pectoris.

Schmerzqualität: wie bei typischer Angina pectoris oder wie bei funktionellen uncharakteristischen Herzbeschwerden. Es kommt aber auch vor, daß Atemnot statt Enge angegeben wird oder daß die Patienten sagen: „Es stellt mich einfach hin."

Dauer: wie bei typischer Angina pectoris, aber auch abnorm kurz, d. h. wenige Minuten oder abnorm lange, d. h. weit mehr als 15 Min.

Auslösende Faktoren: wie bei typischer Angina pectoris, was dann die Diagnose der atypischen Angina pectoris erlaubt, auch wenn dabei vor allem die Lokalisation verschieden ist. Ein belastungsabhängiger Schmerz kann selten einmal auch erst nach einem Intervall eintreten.

Zusammenfassend kann man sagen, daß die atypische Angina pectoris sich besonders hinsichtlich der Lokalisation, aber u. U. auch hinsichtlich der Schmerzqualität und der Dauer des Schmerzes von der typischen Angina pectoris unterscheidet. Oft findet sich aber doch wenigstens *ein* Zeichen der typischen Angina pectoris oder Risikofaktoren, die technische Untersuchungen rechtfertigen.

Diagnose: Wenn die typischen auslösenden Faktoren eines ischämischen Herzschmerzes – im Sinne einer stabilen Koronarinsuffizienz – bestehen, ist die Diagnose auch bei der atypischen Angina pectoris einfach zu stellen, wenn sich auch Lokalisation, Art und Dauer der Beschwerden wesentlich von der typischen Angina pectoris unterscheiden können. Wenn aber die Beschwerden bezüglich ihrer Lokalisation und Qualität der atypischen Angina pectoris entsprechen und keine auslösenden Faktoren vorliegen, wie es bei den uncharakteristischen Herzbeschwerden und der instabilen Koronarinsuffizienz der Fall ist, ist die endgültige Diagnose und der Beweis letztlich nur mit *technischen Untersuchungen* zu erbringen (Belastungs- und Langzeit-EKG, Koronarographie, Myokardszintigramm). In welchen Fällen man sich zur beweisenden Diagnostik verpflichtet fühlt, kann nur von Fall zu Fall entschieden werden. Hilfreich für eine solche Entscheidung ist evtl. ein klinischer Befund (S. 322f), der jedoch nur selten vorliegt. Viel häufiger wird man die Entscheidung zur technischen Diagnostik aufgrund der Intensität der Beschwerden, des Alters, des Geschlechts, der Persönlichkeit, der Art der Schilderung und des Verlaufs, der vorhandenen Risikofaktoren und auch aufgrund der Familienanamnese machen müssen. Ein gewisser Hinweis kann auch das Vorliegen anderer vasospastischer Erkrankungen sein, denn nach Braunwald (1992) sollen Migräne und ein Raynaud-Syndrom bei $1/4$ dieser meist relativ jungen Patienten vorkommen. Zumindest ein Belastungs-EKG ist im Zweifelsfalle immer angebracht.

Stabile Koronarinsuffizienz

Diese ist dadurch charakterisiert, daß die Schmerzen = Angina pectoris – in typischer oder atypischer Form – nur bei bestimmten Belastungen (körperlich, geistig-seelisch, Kälte) in Erscheinung treten, nie in Ruhe oder ohne äußeren Anlaß. Die stabile Koronarinsuffizienz ist einigermaßen berechenbar. Sie kann allerdings zusammen mit einer instabilen Angina pectoris vorkommen.

Instabile Koronarinsuffizienz

Definition und pathologische Anatomie: Unter diesem Begriff werden mehrere Arten der Angina pectoris zusammengefaßt: Gemeinsam ist allen, daß sie bezüglich ihres Auftretens bzw. ihrer auslösenden Ursache nicht berechenbar sind. Intermittierend gibt es evtl. auch Phasen einer stabilen Koronarinsuffizienz. Die instabile Koronarinsuffizienz kann sich auch aus einer stabilen Koronarinsuffizienz entwickeln. Sie kommt sowohl in Form der typischen wie atypischen Angina pectoris vor.

Pathologisch-anatomisch unterscheidet sie sich von der stabilen Angina pectoris offenbar dadurch, daß die Koronarstenosen doppelt so häufig exzentrisch und ihre Oberflächen rauh und unregelmäßig begrenzt sind; vielleicht spielt auch eine gestörte Endothelfunktion im Sinne eines Fehlens des endothelabhängigen relaxierenden Faktors (EDRF) eine Rolle.

a) Die **instabile Koronarinsuffizienz im engeren Sinne** ist dadurch charakterisiert, daß die Angina pectoris vorwiegend in Ruhe auftritt. Sie beginnt oft auch mit einem Schmerzanfall in Ruhe, ganz im Gegensatz zur stabilen Koronarinsuffizienz. Sie ist nicht selten mit schweren Rhythmusstörungen kombiniert – bis zum Kammerflimmern – und führt oft schon früh zum Herzinfarkt. Die Prognose solcher Fälle ist nicht gut. Für die Auslösung der Beschwerden spielen offenbar vor allem Spasmen der Koronararterien eine Rolle, die allerdings bei 90% der Patienten auf der Grundlage schwerer organischer Stenosen sich entwickeln. Wenn dabei auch noch im EKG statt der üblichen ST-Senkung im Anfall eine ST-Hebung zu sehen ist, das Belastungs-EKG evtl. normal ausfällt (!) und auch die Beschwerden meist nicht durch körperliche Belastungen ausgelöst werden, so entspricht dies dem Vollbild der sog. *Prinzmetal-Angina* (Prinzmetal u. Mitarb. 1959).

Nach Nielsen (1987) und anderen Autoren wie z. B. Rasmussen u. Mitarb. (1987) soll es möglich sein, durch einen Hyperventilationsversuch (35 Atemzüge/min, 6 Min. lang) bei der Prinzmetal-Angina eine vasospastische Angina pectoris mit ST-Hebung im EKG auszulösen (Sensitivität und Spezifität von 70%); der Test sollte aber nur unter Reanimationsbedingungen durchgeführt werden.

b) Eine andere Form der instabilen Koronarinsuffizienz ist die **Angina decubitus,** d. h. die Angina pectoris, die im Liegen, während der Nachtruhe auftritt. Die Frage ist in solchen Fällen jedoch immer, ob es sich wirklich um eine Angina pectoris handelt oder um eine Linksinsuffizienz – bei entsprechendem Befund.

c) Es gibt auch eine – evtl. sogar belastungsabhängige – **stabile Koronarinsuffizienz, die neu aufgetreten ist** und sich bereits in den ersten zwei Monaten als besonders schwer herausstellt. Dies gilt auch für Patienten mit einer bekannten koronaren Herzkrankheit, z. B. nach abgelaufenem Herzinfarkt oder bei einem Patienten mit KHK, der unter Behandlung seine Beschwerden verloren hatte und bei dem die Erkrankung zum erstenmal nach längerer Zeit wieder neu auftritt (De-novo-Angina). Nicht selten kommt es gerade bei solchen Patienten bald zu einem Herzinfarkt.

d) Die **Crescendo-Angina** kann man im weiteren Sinne auch zur instabilen Koronarinsuffizienz zählen. Man versteht darunter eine Angina pectoris, die sich verschlechtert, sei es, daß die Schmerzen immer heftiger werden oder häufiger oder länger dauernd oder auf Nitropräparate immer weniger ansprechen. Auch bei dieser Form ist ein Herzinfarkt mit allen seinen möglichen Komplikationen zu befürchten.

e) Unseres Erachtens gibt es noch eine weitere, allerdings sehr seltene und in der Literatur von uns bis jetzt nicht gefundene Form einer instabilen Koronarinsuffizienz, die **Dauerangina pectoris.** Wir haben diese Form der instabilen Koronarinsuffizienz nur bei wenigen Patienten beobachten können: Sie weist zwar meist die Form der typischen Angina pectoris auf, aber dauert stunden- oder tagelang, wie es sonst nur beim Herzinfarkt oder bei den funktionellen Herzbeschwerden der Fall ist. In erster Linie kommt diese Dauerangina bei einer schweren Aortenstenose vor oder bei einem schweren pulmonalen Hochdruck, aber wir haben sie auch ausnahmsweise bei der schweren KHK beobachten können. Bei letzterer haben wir immer schwere Koronarstenosen

gefunden, z. T. aber mit einer ausgedehnten Kollateralbildung, die man vielleicht für die Dauerischämie ursächlich verantwortlich machen kann (obwohl ähnliche Befunde auch bei Patienten zu finden sind, die keine Dauerangina haben). Merkwürdigerweise erfahren diese Patienten in der Phase der Schmerzen durch eine körperliche Belastung nicht unbedingt eine Verstärkung der Schmerzen und auch durch Nitropräparate oft keine entscheidende bzw. anhaltende Erleichterung (warum sollte am Herzen bei einer hochgradigen Durchblutungsstörung nicht auch ein Dauerschmerz vorkommen, wie bei Stenosen der Beinarterien?).

Schweregrad bzw. Gefährdung bei einer Angina pectoris: Folgende Kriterien sind bedeutsam: stabile oder instabile Koronarinsuffizienz, Dauer der Anfälle, Häufigkeit, Auslöser, Ansprechen auf Nitropräparate, Ausstrahlung in Unterkiefer und Kopf, Begleiterscheinungen wie Atemnot, Schweißausbruch, Übelkeit, Kollaps, Rhythmusstörungen.

Differentialdiagnose der Angina pectoris: Stabile oder instabile Angina pectoris (S. 11 f), Ursachen des ischämischen Herzschmerzes (S. 9), Herzinfarkt (S. 13 f), Perikarditis (S. 15), funktionelle Herzbeschwerden (S. 6 f), Mitralklappenprolaps (S. 242 ff), Aneurysma dissecans der Pars ascendens aortae (S. 371), extrakardiale Beschwerden (S. 7, Differentialdiagnose).

Hinweis (s. auch Hinweis S. 324): Es ist sehr eigenartig, daß sich die typische Angina pectoris bzw. der typische ischämische Schmerz gerade nicht in der Gegend des Herzens selbst äußert und – abgesehen von der substernalen Lokalisation – sich an verschiedenen Orten mit seinem punctum maximum manifestieren kann. Dies steht ganz im Gegensatz zu den uncharakteristischen, funktionellen Herzbeschwerden, die vornehmlich über dem Herzen lokalisiert sind. Man macht dafür die Head-Zonen verantwortlich, doch ist dies u. E. wenig befriedigend. –
Wenn nur ein einziges subjektives Symptom dem ischämischen Herzschmerz entspricht (auslösende Faktoren, Lokalisation, Qualität, Dauer, Ansprechen auf Nitropräparate) oder wenn es sich um das erstmalige Auftreten von Herzschmerzen irgendwelcher Art bei älteren Menschen handelt, besteht so lange der Verdacht auf eine Koronarinsuffizienz, bis die Diagnose gesichert oder ausgeschlossen ist. Die Verantwortung des Arztes für Leben, Lebensführung und Wohlbefinden ist sehr groß. Wichtig ist aber auch das Vermeiden

von unnötiger Angst sowie ein Gespür für notwendige oder unnötige Arzneimitteleinnahme.

Für die klinische Diagnose der Koronarinsuffizienz, die sich in den verschiedenen Formen der Angina pectoris äußert, ist die Anamnese das entscheidende diagnostische Instrument, nicht der klinische Befund (S. 322). Die Anamnese kann allerdings auch völlig versagen: Es gibt die passagere stumme Myokardischämie, die bei symptomatischen Patienten 3–4mal häufiger vorkommt als der Anginapectoris-Schmerz, und es gibt auch – bei einer objektiv durch Belastungs-EKG, -UKG oder Koronarographie eindeutig gesicherten kritischen Koronarstenose – Patienten, die völlig beschwerdefrei sind im Sinne einer stummen (asymptomatischen) Koronarinsuffizienz (Cohz u. Kannel 1987). Besonders bei alten Menschen und Diabetikern ist daran zu denken, aber auch bei allen Personen über 40 Jahre mit einem und erst recht mit mehreren Risikofaktoren (Weiner u. Mitarb. 1987).

Hingewiesen werden muß auch darauf, daß es bei manchen Menschen ganz uncharakteristische Vorboten oder – wohl richtiger gesagt – Manifestationen der ischämischen Herzbeschwerden, ja eines plötzlichen Herztods gibt: Allgemeinsymptome wie unerklärlicher Leistungsabfall, Unlust, Müdigkeit, depressive Stimmung, Impotenz.

Herzinfarktschmerz
(s. auch S. 324 ff)

Definition und pathologische Anatomie und Physiologie: Beim Herzinfarkt handelt es sich um die schwerste Form des ischämischen Herzschmerzes, bedingt durch eine irreversible Schädigung eines Myokardbezirks durch Verschluß eines Koronargefäßes (bei 90% eine Thrombose an einer arteriosklerotisch verengten Stelle, sonst arteriosklerotische Plaques, selten ein anhaltender Spasmus an verengter Stelle oder – extrem selten – auch ohne wesentliche Koronarsklerose). Daraus resultiert nicht nur eine Ischämie (= Blutmangel), sondern eine Anoxämie (= Fehlen von Sauerstoff). Diese führt in 2–8 Stunden zum Untergang des Myokards, d. h. letztlich zu einer funktionslosen Narbe. Die Ausdehnung und die Lokalisation des Infarkts entscheiden über Auftreten einer Linksinsuffizienz, Rhythmusstörungen, allgemeine Krankheitssymptome und Laborparameter. Zusammen mit dem Infarkt tritt meist auch eine gewisse Steifigkeit des gesamten Myokards auf, was zu einer zusätzlichen Verminderung der diastolischen Compliance führt.

Auslösende Faktoren: Meist findet sich kein besonderer Anlaß; der Herzinfarkt aus voller Ruhe oder während der Nachtruhe ist nicht selten. Eine starke körperliche oder geistig-seelische Anspannung kann aber durchaus einmal einen Herzinfarkt auslösen, selten ein stumpfes Brustkorbtrauma (Contusio cordis).

Lokalisation: in der Regel wie bei der typischen, seltener auch der atypischen Angina pectoris.

Schmerzqualität: Diese entspricht der typischen Angina pectoris, allerdings meist mit dem Unterschied, daß die Beschwerden in der Regel viel intensiver sind, mit Angst, ja Todesangst einhergehen können und als lebensbedrohlich empfunden werden. Typischerweise ist auch das Allgemeinbefinden erheblich beeinträchtigt, mehr als bei einem Angina-pectoris-Anfall (s. unten Diagnose). Dies ist jedoch nicht immer so: Manche Patienten haben keineswegs heftige Schmerzen und sind allgemein auch wenig beeinträchtigt, so daß sie an keine schwerwiegende Erkrankung denken; die Schmerzen sind aber dann doch meist länger dauernd als bei einer üblichen Angina pectoris (über $1/2$ Stunde) und sprechen auf Nitropräparate nicht oder ungenügend an. In 10–20% sind sogar Infarkte schmerzlos, äußern sich in einer Linksinsuffizienz oder einem (Prä-)Kollaps oder nur in einer vorübergehenden Unpäßlichkeit; letztere ist allerdings eine große Ausnahme.

Dauer: Die Schmerzen sind in der Regel stundenlang anhaltend, so daß jede Angina pectoris über $1/2$ Stunde Dauer auf einen Infarkt verdächtig ist, was aber bei einer instabilen Angina pectoris auch vorkommen kann.

Diagnose: Die Diagnose kann man oft aufgrund der Anamnese bzw. der Schmerzen und des Allgemeinbefunds allein schon stellen. Einen spezifischen klinischen Befund am Herzen gibt es nicht, obwohl Befunde auftreten können, die diagnostische Hinweise geben und vor allem ein Maß für die Schwere des Infarktes sind (S. 327). Die – möglicherweise – begleitenden Allgemeinsymptome des Infarktschmerzes sind wichtige diagnostische Zeichen: Schweißausbruch, Übelkeit, Erbrechen, Hypotonie, Kollaps, Schock, Fieber. Nitrokör per sprechen in der Regel viel weniger gut an als bei der Angina pectoris oder wirken überhaupt nicht.

Beweis: EKG, Laborteste (SGOT, SGPT, CK, BSG). Sehr verdächtig ist auch eine Angina pectoris mit Fieber oder eine Angina pectoris mit Leukozytose oder eine nitrorefraktäre Angina pectoris. Weitere diagnostische Möglichkeiten sind: Myokardszintigraphie, UKG (Akinesie oder Hypokinesie lokaler Wandbezirke), Koronarographie.

Schweregrad: Er richtet sich nach Intensität und Dauer der Schmerzen, Höhe des (niederen) Blutdrucks, schlechtem Ansprechen auf Nitropräparate, Begleitsymptomen (s. oben), Rhythmusstörungen, Zeichen von Links-rechtsherz-Insuffizienz, Schock, ansonsten nach Art und Ausmaß der EKG-Veränderungen, Höhe der CK bzw. CK-MB und LDH).

Differentialdiagnose: S. 328.

Hinweis (s. auch Hinweis S. 328): Die Art der Herzbeschwerden, d. h. die Anamnese (Heftigkeit, Dauer, begleitende Allgemeinerscheinungen, s. oben Diagnose), gibt meist den entscheidenden klinischen Hinweis auf einen Herzinfarkt. Die Diagnose muß aber in jedem Falle zumindest durch EKG und Laboruntersuchungen gesichert oder ausgeschlossen werden. Andererseits ist die diagnostische Bedeutung der Beschwerden aber doch so wichtig, daß man den Verdacht auf einen Herzinfarkt noch nicht sofort fallen lassen soll, wenn erste Untersuchungsergebnisse den Infarkt nicht beweisen; nicht allzu selten kann ein kleiner Infarkt im EKG erst nach Stunden oder Tagen absolut sicher nachgewiesen werden. Nicht übersehen werden darf der stumme Herzinfarkt, d. h. ein Infarkt, bei dem keine charakteristischen Beschwerden auftreten (S. 328).

Literatur

Boschat, J., M. Gilard, R. Roroitz, Y. Etienne, J. J. Blanc: Coronary artery spasm undergoing myocardial bridge. Cardiovasc. Wld Rep. 1 (1988) 266–267

Claus, J., G. Blümchen: Durchlauf-Angina pectoris: Langzeitbeobachtung (10 Jahre) bei zehn Patienten. Kardiol. 77 (1988) 172–178

Cohz, P. F., W. B. Kannel: Recognition, pathogenesis and management options in silent coronary artery disease: introduction. Circulation 75, Suppl. II (1987) 1

Maseri, A., S. Seven, M. De Nes: „Variant" angina: one aspect of a continuous spectrum of vasospastic myocardial ischemia. Pathogenetic mechanisms, estimated incidence and clinical and coronary arteriographic findings in 138 patients. Amer. J. Cardiol. 42 (1978) 1019–1035

Nielsen, H.: Acta med. scand. 3 (1987) 261–265, zit. in Therapiewoche 38 (1988) 758

Nihoyanopoulos, P., J. Kaski, T. Crake, A. Maseri: Absence of myocardial dysfunction during stress with syndrome X. J. Amer. Coll. Cardiol. 18 (1991) 1493–70

Opherk, D., H. Zebe, E. Weite, G. Mall, Ch. Dürr, A. Gravert, H. C. Mehmel, E. Schwarz, W. Kübler: Reduced coronary dilatatory capacity and ultrastructural changes of the myocardium in patients with angina pectoris and normal coronary arteriograms. Circulation 63 (1981) 817–825

Prinzmetal, R., R. Kennamer, R. Merliss: Angina pectoris. I. A variant form of angina pectoris: preliminary report. Amer. J. Med. 27 (1959) 377

Pupita, G., J. C. Kaski, A. R. Galassi, M. Vezar, F. Crea, A. Maseri: Long term variability of angina pectoris and electrocardiographic signs of ischemia in syndrome X. Amer. J. Cardiol. 64 (1989) 139–143

Rasmussen, K., S. Jaul, J. P. Bagger, P. Henningsen: Usefulness of ST-deviation induced by prolonged hyperventilation as a predictor of cardiac death in angina pectoris. Amer. J. Cardiol. 59 (1987) 763–768

Vrints, Ch., H. Bult, E. Hiller, A. G. Herman: Impaired endothelium dependent cholinergic coronary vasodilatation in patients with angina and normal arteriograms. J. Amer. Coll. Cardiol. 19 (1992) 21–31

Weiner, D. A., L. Becker, R. Bonow: Detection and diagnosis of silent coronary artery disease. Circulation 75, Suppl. II (1987) 1

Schmerz bei der Perikarditis
(s. auch S. 281 ff)

Definition, pathologische Anatomie und Physiologie

Das anatomische Substrat dieses Schmerzes ist eine entzündliche Schwellung des Epi- und Perikards mit Ausscheidung von Fibrin auf die Oberfläche der Perikardblätter (Pericarditis sicca) – analog zur Pleuritis. Wenn eine starke Exsudation von Flüssigkeit dazukommt (Pericarditis exsudativa) und ein Reiben zwischen Epikard und Perikard nicht mehr stattfinden kann, hören in der Regel die charakteristischen Schmerzen auf; auch die völlige Vernarbung und Verschwielung der Perikardblätter (Concretio pericardii) verursacht keine Schmerzen.

Lokalisation

Der Schmerz kann im gesamten Bereich oder einem Teil des Herzens vorkommen, diffus oder mehr umschrieben, zwischen Sternum und Herz-spitze. Er kann in beide Schultern ausstrahlen, evtl. auch bis in den Hals, aber nicht in den Unter-kiefer und nicht in beide Arme; selten erreicht er auch die Mitte des Epigastriums.

Schmerzqualität

Der typische Schmerz ist stechend oder reißend. Bei vielen Patienten jedoch tritt er auch in anderer Form auf: als Druck, Ziehen, Brennen, Enge, Atemnot. Sehr typisch ist vor allem, daß die Schmerzen durch die normale oder vertiefte At-mung verstärkt oder ausgelöst werden. Jeder Atemzug kann zur Qual werden („es stellt einem den Atem ab"), so daß auch eine Atemnot erheb-lich sein kann. Auch eine Rumpfdrehung oder La-geänderung, sogar Schlucken kann – wie die At-mung – die Schmerzen auslösen oder verstärken. Oft sind die Schmerzen beim Liegen am stärksten und bessern sich entscheidend im Aufsitzen und vornübergebeugt. Die Schmerzen können gering-fügig sein, aber auch unerträglich stark. Antiphlo-gistika – und auch Cortison – lindern meist diese Schmerzen viel besser als Opiate – im Gegensatz zum Infarktschmerz.

Dauer

Je nach Art und Schwere des Entzündungsprozes-ses können die Schmerzen Stunden und Tage an-halten, wenn sie nicht behandelt werden. Nicht all-zu selten rezidivieren sie nach Tagen, Wochen oder Monaten.

Diagnose

Die Diagnose des Perikarditisschmerzes be-ruht in erster Linie auf seiner Lokalisation über dem Herzen mit der Atem- oder Bewegungsab-hängigkeit, weniger auf der Schmerzqualität und Dauer. Stechen und Reißen sind typisch, aber nicht spezifisch. Ein Hinweis ist zusätz-lich manchmal eine begleitende oder vorausge-hende Krankheit, wie z. B. ein katarrhalischer Virusinfekt, eine Kollagenose, ein Herzinfarkt usw. oder Fieber mit diesen Beschwerden.

Der **Beweis** für einen Perikarditisschmerz wird durch den objektiven Nachweis der Perikarditis er-bracht: durch das charakteristische Reibege-räusch, eventuelle typische EKG-Veränderungen oder durch den Nachweis eines Perikardergusses

im Verlauf der Erkrankung (am besten durch das UKG). Da aber das beweisende Perikarditisge-räusch nicht immer vorhanden ist und EKG-Verän-derungen noch seltener sind, ist man durchaus be-rechtigt, die Diagnose allein aufgrund der Be-schwerden auch einmal allein zu stellen (S. 283).

Differentialdiagnose

Uncharakteristische Herzbeschwerden.
Die Angina pectoris ist in der Regel leicht abgrenzbar durch Art, Lokalisation, Auslösung und Ansprechen auf Nitropräparate.
Die Abgrenzung gegenüber dem Herzinfarkt kann schwierig sein, zumal der Herzinfarkt mit einer Perikar-ditis kombiniert sein kann (Klärung durch Laborunter-suchungen und EKG) und die Enzymreaktionen bei der Pe-rikarditis ausnahmsweise leicht erhöht sind.
Weitere Differentialdiagnosen s. S. 285.

Hinweis

Die Diagnose einer Pericarditis sicca darf, kann und muß gelegentlich aufgrund typi-scher Beschwerden allein gestellt werden, und dies dann um so leichter, wenn aufgrund des Gesamtkrankheitsbilds (z. B. bei einer pri-mären chronischen Polyarthritis oder nach ei-nem Virusinfekt) eine Perikarditis eine typi-sche Komplikation darstellt. Gewiß ist es aber auch unabdingbar, nach objektiven Befunden zu suchen durch wiederholtes Abhören, EKG und evtl. auch UKG (Perikarderguß). Eine Hil-fe kann u. U. auch sein, die Diagnose ex juvan-tibus zu stellen versuchen, da Antiphlogistika sehr gut bei der Perikarditis wirken und Nitro-körper wirkungslos sind.

Schmerz beim Aneurysma dissecans der Pars ascendens aortae
(s. auch S. 370 ff)

Definition, pathologische Anatomie und Physiologie

Der Schmerz wird durch den Einriß der Aorten-wand von der Intima bis zur Media verursacht. Die Media wird dabei nach distal gespalten, so daß sich in ihr ein Hämatom bzw. ein zweites Aortenlumen bildet. Der primäre Einriß ist bei ca. $2/3$ der Patienten wenige Zentimeter ober-halb der Aortenklappe lokalisiert, so daß der Schmerz in der Herzgegend empfunden wird.

Lokalisation

In Brustmitte und von dort ausstrahlend zwischen beide Schulterblätter, wo auch die Hauptlokalisation des Schmerzes sein kann. Sehr charakteristisch – oft aber nicht vorhanden – ist das kontinuierliche Weiterwandern des Schmerzes entsprechend dem fortschreitenden Einreißen der Aortenwand (Brust-Schulter-Bauch-Schmerz).

Schmerzqualität und weitere Beschwerden

Meist reißend oder krampfartig, aber extrem heftig, oft geradezu vernichtend. Typischerweise setzt der sehr heftige Schmerz *sofort mit voller Wucht* ein, und wird nicht kontinuierlich heftiger, wie beim Herzinfarkt üblicherweise. Wegen seiner Intensität führt er oft zu Schweißausbruch, Übelkeit, Erbrechen, Kollaps und Schock. Wenn eine stärkere Aorteninsuffizienz dabei entsteht, kommt Atemnot durch eine akute Linksinsuffizienz dazu. – Sehr selten ist der Schmerz relativ blande, im Sinne einer instabilen Angina pectoris; er kann sogar fehlen.

Dauer und Verlauf

Die Schmerzen sind anhaltend und nur durch starke Schmerzmittel zu lindern. Kommt die Dissektion zur Ruhe, lassen auch die Schmerzen nach.

Diagnose

Der sehr heftige und *sofort maximale Schmerz in Brustmitte und/oder zwischen den Schulterblättern* ist höchst verdächtig und das Weiterwandern des Schmerzes fast beweisend, erst recht, wenn eine frische Aorteninsuffizienz, aber kein Infarkt nachgewiesen werden kann.

Beweis durch UKG (TEE), Kernspintomographie (besonders sicher), Computertomographie, Aortographie.

Differentialdiagnose

Herzinfarkt, Perikarditis, Lungeninfarkt, instabile Angina pectoris, rupturierter Sinus aortae.

Atemnot (Dyspnoe)

Definition

Atemnot oder Kurzluftigkeit ist der Ausdruck für das subjektive Gefühl, zu wenig Luft zu bekommen bzw. nur mit unangepaßter Anstrengung. Welche Gründe bzw. Ursachen letztlich dafür verantwortlich sein mögen, die Atemnot ist immer ein Zeichen dafür, daß die Ventilation für den augenblicklichen Bedarf nicht ausreichend ist. Im schlimmsten Falle wird Atemnot als ein „Ringen nach Luft" empfunden. Im Gegensatz zu den Herzbeschwerden, die ohne objektiven klinischen Befund vorkommen können, läßt sich eine schwere Atemnot – eine geringgradige nicht immer – als Atemstörung auch objektiv feststellen und graduieren.

Ursachen und Vorkommen

Echte Atemnot beruht auf einem Sauerstoffmangel. Ausnahmsweise kann aber auch eine Erregung zu einem Gefühl von Atemnot und vertiefter und beschleunigter Atmung bis zur Hyperventilation führen.

Die Atemnot gehört neben den Herzbeschwerden zu den am häufigsten geklagten Beschwerden der Herzkranken; sie ist jedoch bei weitem nicht spezifisch für eine Herzerkrankung, sondern tritt bei verschiedenen Krankheiten auf:

1. Erkrankungen oder Verletzungen der Atmungsorgane (Lungen einschließlich Lungenembolie und -infarkt, Nase, Pharynx, Kehlkopf, Trachea, Bronchen und Pleura),
2. Herzerkrankungen.
3. Anämien,
4. Fieber,
5. Kollaps und Schock,
6. zerebrale und neuromuskuläre Erkrankungen mit Lähmung der Atemmuskulatur bzw. zentrale Atemlähmung,
7. Verletzungen im Bereich des knöchernen Thorax,
8. Bauchprozesse mit Hochdrängung der Zwerchfelle,
9. Angst- oder Erregungszustände bei Gesunden und Kranken.

Die klinische Differenzierung dieser verschiedenen Ursachen ist besonders dann schwierig, wenn die Frage auftaucht, ob die Atemnot *kardial* oder *pulmonal* bedingt ist. Vor allem bei älteren Menschen besteht oft dieses Problem, da sowohl Befunde am Herzen wie an der Lunge (vor allem wegen eines Emphysems) gleichzeitig vorliegen können. In solchen Fällen läuft die Fragestellung darauf hinaus, eine Linksinsuffizienz mit Sicherheit festzustellen oder auszuschließen, was entweder eine probatorische Therapie der Herzinsuffizienz oder eine Herzkatheterung erforderlich macht, wenn es sich nicht um eine offensichtlich schwere Erkrankung des Herzens handelt. Ob das Ausbleiben eines Blutdruckanstiegs am Ende der Preßperiode bei einem Valsalva-Versuch wirklich einen verläßlichen Hinweis für eine Linksinsuffizienz darstellt, wie gelegentlich angegeben wird, bleibt dahingestellt.

Erscheinungsformen und ihre Differenzierung

(die hier unter 1, 5 und 11 aufgeführten Atemstörungen haben ursächlich mit dem Herzen nichts zu tun)

Subjektive Kriterien (Anamnese)

Zuerst muß **sichergestellt** sein, daß es sich überhaupt um Atemnot handelt, um eine erschwerte, vertiefte oder beschleunigte Atmung. Manchmal wird eine Atemnot angegeben, wenn es sich um Enge auf der Brust als Folge einer Stenokardie handelt oder bei anderen Ursachen von Beschwerden im Bereich des Thorax.
Dann müssen **Art, auslösende Faktoren und Schweregrad** der Atemnot aufgrund der subjektiven Angaben eruiert werden (seit wann, bei welcher Gelegenheit, wie oft, wie lange, wie stark, beschleunigte Atemfrequenz, erschwerte Ein- oder Ausatmung?).
Schließlich ist nach **Begleitsymptomen** zu fragen: Schmerzen bei der Atmung, Husten, Auswurf (Farbe, Menge, Häufigkeit), Brummen, Giemen oder Pfeifen gehört, Rasseln, Röcheln oder Brodeln?

Objektive Kriterien (klinischer Befund)

1. Eine **normale Atemfrequenz und Atemtiefe** müssen dann als pathologisch angesehen werden, wenn gleichzeitig eine zentrale Zyanose durch eine globale Ateminsuffizienz besteht. Die hier bei vorliegende Hyperkapnie (erhöhter CO_2-Spiegel) hat in solchen Fällen das Atemzentrum gelähmt, wodurch die an sich notwendige beschleunigte Atmung zur Verbesserung der Sauerstoffsättigung nicht zustande kommt. Mit dem Herzen hat diese Atemstörung ursächlich nichts zu tun, kann jedoch im Rahmen eines Cor pulmonale von großer Bedeutung sein.

2. Beschleunigte Atmung (Tachypnoe): Die normale Ruheatemfrequenz liegt bei 15/min. Liegt die Frequenz deutlich über 20/min, so kann man von einer Tachypnoe sprechen. Eine abnorm gesteigerte Atemfrequenz wird als Hyperventilation bezeichnet und kommt nicht selten bei Angst und Erregung vor.

3. Erschwerte Atmung (Dyspnoe): Darunter fällt jede Art von Atemstörung, die mit vermehrter Anstrengung ausgeführt werden muß. Der Schweregrad kann nach Atemnot in Ruhe, bei Bewegung, im Liegen oder Sitzen und nach Beteiligung der Atemhilfsmuskulatur bewertet werden.

4. Oberflächliche Atmung und Hechelatmung: Dieser Terminus wird dann benützt, wenn die Atemzüge sehr flach, ungenügend tief sind. Sie kann bei jeder Tachypnoe vorkommen, besonders bei Schwerstkranken, die nicht mehr die Kraft zu normaler Atemtiefe haben. Auch bei psychogener Atemstörung sieht man sie, und sie ist typisch dafür.

5. Seufzeratmung: Diese ist dadurch charakterisiert, daß in regelmäßigen oder unregelmäßigen kürzeren oder längeren Intervallen ein tiefer Atemzug mit einem mehr oder weniger hörbaren Seufzer einhergeht. Sie ist in der Regel nervös bedingt.

6. Vertiefte Atmung: Vertiefte Atemzüge gehen meist auch mit einer erhöhten Atemfrequenz einher. Bei einer Azidoseatmung kann die Atemfrequenz u. U. nur stark vertieft sein und nicht beschleunigt, sogar verlangsamt.

7. Exspiratorische Dyspnoe, evtl. mit Stridor, ist eine Erschwerung und Verlängerung des Exspiriums, das manchmal nur mit dem Stethoskop und nicht über allen Lungenpartien feststellbar ist. Hört man aber dabei das laute Atemgeräusch schon mit bloßem Ohr, so spricht man vom exspiratorischen Stridor. Ursache der exspiratorischen Dyspnoe ist in der Regel eine Verengerung der kleinen Bronchen durch Spastik oder/und Schleim, im Rahmen einer asthmatoiden (spastischen) Bronchitis bzw. eines Asthma bronchiale. Allerdings kann eine solche Spastik auch im Rahmen einer Lungenstauung vorkommen, wohl ausgelöst durch ein Ödem der Bronchialschleimhaut mit einer Verengerung des Bronchiallumens und dadurch bedingten Hyperreagibilität.

8. Inspiratorische Dyspnoe, evtl. mit Stridor, ist eine Erschwerung und Verlängerung des Inspiriums, das – isoliert – besonders bei Stenosen in den oberen Luftwegen vorkommt, d. h. Kehlkopf, Trachea (Rekurrensparese, z. B. bei starker Vergrößerung des linken Vorhofs oder Tumor).

9. Orthopnoe ist eine Atemnot, die zum aufrechten Sitzen oder Stehen zwingt.

10. Apnoe bedeutet Atemstillstand, z. B. beim interkurrenten Herzstillstand, aber auch periodisch bei der Cheyne-Stokes-Atmung und der Schlafapnoe.

11. Schlafapnoe: Dies ist eine periodische Atmung mit regelmäßigem Wechsel von Atmung und Apnoe. Sie hat ursächlich mit dem Herzen nichts zu tun, sondern ist offenbar durch einen Tonusverlust der Rachenmuskulatur bedingt, wodurch die Zunge den Eingang zum Kehlkopf verlegt, was sich erst dann wieder ändert, wenn der Betreffende durch die Apnoe teilweise „geweckt" wird. Das Herz kann sekundär beeinträchtigt werden – wie übrigens auch bei der Cheyne-Stokes-Atmung (als Folge der apnoischen Pausen: Sauerstoffmangel = Ischämie mit Rhythmusstörungen, Druckanstieg in der Pulmonalarterie). – Im Gegensatz zur Cheyne-Stokes-Atmung sieht man hier in der Apnoe noch regelmäßige, allerdings völlig ineffiziente Atembewegungen des Thorax bei verschlossenem Kehlkopf. Die effektive Atmung beginnt nach einer Apnoe von 20–40 s mit einem stark vertieften, kräftigen und für diese Art der Atemstörung sehr charakteristischen, schnarchenden Atemzug, der die Phase der Atmung mit oberflächlicher Schlaftiefe jeweils wieder einleitet.

12. Cheyne-Stokes-Atmung: Dies ist eine periodische Atmung, bei der Phasen von regelmäßig an- und abschwellender Atemtiefe mit apnoischen Pausen alternieren. Diese Phasen sind verschieden lang, können jeweils über 30 s dauern und kommen meist nur im Schlafe vor, und zwar bei älteren Menschen mit Zerebralsklerose und Linksinsuffizienz. Sedativa, besonders Morphin, können diese Störung auslösen oder verstärken. Im wachen oder halbwachen Zustande wird diese Atemstörung als sehr quälend empfunden. Ursache ist eine Störung des Atemzentrums, die merkwürdigerweise meist erst im Zusammenhang mit einer Linksinsuffizienz in Erscheinung tritt.

13. Asthma cardiale: Diese sehr schwere Form kardial bedingter Atemnot, bei der die Patienten nach Luft ringen und sich in großer Angst und Not fühlen, tritt in erster Linie und typischerweise nachts auf, als Folge einer akuten Lungenstauung. Wahrscheinlich kommt es durch das Liegen und nächtliche Vaguseinflüsse zu einer vermehrten Füllung der Lunge mit Blut. Die Patienten erwachen an schwerer Atemnot, müssen aufsitzen oder aufstehen. Meist verlieren sich die Erscheinungen nach einer halben Stunde Aufsein oder Aufsitzen (oder etwas länger) von selbst, obwohl das Asthma cardiale auch das erste Zeichen eines Lungenödems sein kann.

14. Lungenödem: Dies ist die schwerste Form der kardialen Atemnot. Ursache ist eine Lungenstauung (= Erhöhung des pulmonalen Kapillardrucks auf 25 mmHg und mehr) mit einer Ansammlung von Transsudat in den Alveolen der Lunge und im Lungeninterstitium. Die Patienten leiden dabei unter größter Atemnot, sitzen mit herabhängenden Beinen im Bett, voll Unruhe und Angst, atmen tief und schnell mit massiver Beanspruchung der Atemhilfsmuskulatur, und über beiden Lungen läßt sich Rasseln hören (klein- bis grobblasig), oft schon mit bloßem Ohr auf Distanz. Manchmal hört man zusätzlich oder auch allein massenhafte bronchitische Geräusche. Bald nach Beginn der Erscheinungen quillt weißlicher und später rötlicher (rosaroter) Schaum – manchmal fortlaufend – aus dem Munde. Das Gesicht ist von höchster Anspannung und Not gekennzeichnet, blaß und von kaltem Schweiß bedeckt.

Das Lungenödem ist für eine Herzkrankheit nicht spezifisch. Andere Ursachen sind: Überwässerung durch renale Ausscheidungsstörung oder Übertransfusion, toxisch bei Vergiftungen, reflektorisch nach Kopftraumen. Eine Art von Lungenödem (vorwiegend im Lungeninterstitium) ist auch die sog. Schocklunge bzw. das ARDS (adult respiratory distress syndrome).

Die differentialdiagnostische Unterscheidung der verschiedenen Ursachen eines Lungenödems ist nur durch Feststellung oder Ausschluß einer Herzerkrankung oder einer anderen Ursache möglich, nicht durch den Lungenbefund. Weitere diagnostische Schwierigkeiten, solange kein schaumiges Sputum expektoriert wird: Bei der Dyspnoe und der Tachypnoe, dem lauten Rasseln über der Lunge und der Tachykardie ist manchmal ein Herzbefund nicht zu erheben. – Beim Lungenödem können auch bronchitische Geräusche auftreten wie bei einer asthmatoiden Bronchitis, bei der grobblasige Rasselgeräusche zusätzlich vorkommen können. – Selbst das EKG kann im Stich lassen, da es z. B. bei einer Linksinsuffizienz im Stadium des Lungenödems zu einer Rechtsbelastung mit entsprechenden EKG-Veränderungen kommen kann.

15. Hämoptyse (Hämoptoe, Bluthusten): Wenn diese kardial bedingt ist, kann sie in zwei Formen auftreten: heute nur noch selten als eigentliche Blutung durch Ruptur der Bronchialvenen – nicht der kräftigeren Lungenvenen (Wood 1968) – im Rahmen einer schweren Lungenstauung, wie sie besonders bei Mitralstenosen in späteren Stadien vorkommt, und dann bei Anstrengungen, Tachykardien und in der Schwangerschaft. Solche Blutungen sind meist nicht lebensbedrohlich. Durch rechtzeitige Operation ist diese Komplikation der Mitralstenose selten geworden. Häufiger sieht man heute Lungenbluten in Form von hellrotem oder rötlichem Auswurf bei schwerer Lungenstauung bzw. Lungenödem. Hier mischt sich Exsudat aus den Alveolen und wäßriges Bronchialsekret mit Blut, wahrscheinlich aus rupturierten Kapillaren.
Nichtkardiale Ursachen einer Lungenblutung sind häufiger: Bronchialkarzinom, Lungeninfarkte, Bronchiektasen, Tbc-Kavernen.

16. Ein **Husten,** besonders ein trockener Reizhusten, der im Liegen auftritt, ist immer verdächtig auf eine Lungenstauung; er kommt jedoch auch in dieser Art bei einer Bronchitis unspezifischer Genese in gleicher Weise vor.

Kardiale Ursachen

1. Die **Lungenstauung** durch systolische oder diastolische Insuffizienz des linken Herzens führt zur Stauung und Druckerhöhung im linken Vorhof, den Lungenvenen und -kapillaren, was eine vermehrte Blutfülle und vermehrte Steifigkeit der Lungen zur Folge hat. Dies wiederum erschwert die Sauerstoffaufnahme und den Gasaustausch und kann im schlimmsten Falle auch noch eine Exsudation von Flüssigkeit in die Alveolen hervorrufen.

2. **Erhöhtes Blutangebot** im kleinen Kreislauf ist durch großen Links-rechts-Shunt (Lungenüberfüllung) bedingt.

3. **Vermindertes Herzzeitvolumen** führt über das verminderte Sauerstoffangebot zu Atemnot, auch wenn die Atmungsorgane und das linke Herz intakt sind (z.B. bei Kollaps, Schock oder bei einer ausgeprägten Rechtsinsuffizienz).

4. Ein **pulmonaler Hochdruck** soll ebenfalls Atemnot verursachen, wie das Beispiel von Patienten zeigt, die an einer primären pulmonalen Hypertonie leiden.

5. **Zentrale Zyanose** (= arterielle Sauerstoffuntersättigung) bei angeborenen Vitien mit Rechtslinks-Shunt: Die Atemnot tritt hier meist erst bei Belastung auf, wobei die Patienten dann in eine Hockstellung gehen, was offenbar zu einer besseren Versorgung des großen Kreislaufs mit arteriellem Blut führt. Allerdings stehen bei dieser Ursache Müdigkeit, Leistungsinsuffizienz und Schwäche mehr im Vordergrund als die Atemnot.

Untersuchungen bei der kardialen Atemnot (s. auch S 382 ff)

Klinisch: Thoraxform, Atemfrequenz, Atemtiefe, Atemhilfsmuskulatur, Brustumfang in- und exspiratorisch, klinische Untersuchung der Lunge, Atemstoß.

Apparativ: einfache Lungenfunktion (z.B. mit dem Vitalograph), EKG, Röntgen (Thorax), Lungenszintigramm (Ventilation und Durchblutung), O_2- und CO_2-Spannung im Blut in Ruhe und nach Belastung, Herzkatheterung.

Hinweis

Auch wenn die Atemnot für die Herzkrankheiten keineswegs spezifisch ist, so verpflichtet doch jede Angabe über Atemnot, sorgfältig auch nach einer kardialen Ursache zu fahnden und möglichst ihren Schweregrad objektiv festzulegen.
Umgekehrt ist es unabdingbar, nach einer eventuellen Atemnot zu fragen, wenn Verdacht auf eine Herzkrankheit besteht oder eine solche vorliegt, da die Atemnot ein wichtiger Gradmesser für eine evtl. vorliegende Lungenstauung und damit für die Art und Schwere der Herzerkrankung darstellt.
Eine Negierung der Atemnot schließt allerdings eine Lungenstauung keineswegs aus, da die Empfindlichkeit der Patienten hierfür sehr verschieden ist und bei manchen Patienten ein Gewöhnungseffekt eingetreten ist (ein Patient negierte Atemnot bei einer Linksinsuffizienz bei Aortenklappenstenose und einem Ventrikeldruck links von 215/0-46 und einem Lungenkapillardruck von 33 mmHg).
Bei Erkrankungen des linken Herzens kann die Angabe des Kranken über Atemnot das

einzige und früheste Zeichen einer Linksinsuffizienz bzw. Lungenstauung darstellen, bevor man klinisch einen Lungenbefund erheben kann, ja bevor jene im Röntgenbild eindeutig sichtbar ist. –

Jede Angabe über Atemnot muß sehr ernst genommen werden, obwohl sie auch bei Herz- und Lungengesunden psychogen (durch Erregung) vorkommen kann. Man muß auch damit rechnen, daß mit dem Wort Atemnot manchmal auch ein Engegefühl auf der Brust bezeichnet wird, daß es also in Wirklichkeit eine Angina pectoris bedeuten kann.

Synkopen und Präsynkopen

Definition

Als Synkope (griech. = zusammenschlagen) wird ein kurzdauernder Bewußtseinsverlust (Sekunden bis Minuten) bezeichnet. Eine Präsynkope ist ein kurzdauernder „Fastbewußtseinsverlust" in verschiedenen Formen und Schweregraden (Schwinden der Sinne, Schwarzwerden vor den Augen, Gefühl des Umfallens, Gleichgewichtsstörungen, Schwindel, Übelkeit, Schwitzen u. ä.). Somit ist eine Synkope ein Zeichen einer kurzdauernden Störung der Gehirnfunktion, die zu einer passageren Bewußtseinsstörung führt.

Ursachen, Vorkommen und Pathophysiologie

Allgemeine Ursachen:
1. Vorübergehende Durchblutungsstörung des Gehirns bei kardiovaskulären Erkrankungen:
   a) primär kardial bedingt (s. unten),
   b) primär bedingt durch eine Kreislaufinsuffizienz,
   c) primär bedingt durch eine Insuffizienz der Gehirngefäße;
2. Gehirnerkrankungen:
   Blutung, Tumor, Kontusion, Hirndrucksteigerung, Anfallsleiden;
3. Stoffwechselstörungen:
   Hypoxie, Hyperkapnie, Hyperventilation, Hypoglykämie, Vergiftungen.

Bei ca. 3% unserer Bevölkerung soll es im Laufe des Lebens zu einer Synkope kommen (Andresen 1992).

Kardiale Ursachen:
1. Bradykarde Rhythmusstörungen sind z. B. SA-Block oder AV-Block 3. Grads mit intermittierendem Kammerstillstand.
2. Intermittierende tachykarde Rhythmusstörungen sind paroxysmales Kammerflimmern oder -flattern (besonders bei einer KHK oder einem QT-Syndrom) und jede hochgradige Tachykardie, vor allem die paroxysmale ventrikuläre Tachykardie, wobei jedoch neben der Frequenz immer die Leistungsfähigkeit des Herzens bzw. die Grundkrankheit eine entscheidende Rolle spielt (das Herzzeitvolumen hängt entscheidend davon ab).
3. Aortenstenose jeder Art: Synkopen und Präsynkopen sind bei dieser Krankheit – in ihren schweren Formen – eine häufige und klassische Begleiterscheinung, die bei der hypertrophen obstruktiven Kardiomyopathie sich über Jahre hinziehen kann, wenn dabei die Obstruktion des Ausflußtrakts nicht permanent funktionell hochgradig ist. Ursache dieser Synkopen, die meist bei Belastung auftreten (Effort-Synkope), ist das an sich schon kleine Schlagvolumen, das bei Belastung nicht gesteigert werden kann, wobei aber ein größerer Anteil des Herzzeitvolumens in die Beine abgezogen wird. – Auch durch die Gabe von Nitrokörpern kann bei einer Aortenstenose die Kreislaufperipherie so weit gestellt werden, daß bei einem kleinen Herzzeitvolumen für das Gehirn nicht ausreichend Blut zur Erhaltung der fundamentalen Funktionen zur Verfügung gestellt werden kann und eine Synkope ausgelöst wird.
4. Herzinfarkt: Hier sind Synkopen selten. Wenn sie vorkommen, sind sie eher durch vasovagale Mechanismen oder pathologische Bradykardien (besonders AV-Block 2. oder 3. Grads) bedingt als durch eine Linksinsuffizienz.

Weitere kardiale Ursachen sind:
5. schwere Pulmonalstenose,
6. schwere pulmonale Hypertonie,
7. schwere Lungenembolie,
8. Perikardtamponade,
9. Aneurysma dissecans,

10. Dysfunktionen von Klappenprothesen,

11. Vorhofmyxom und -thrombus,

12. Schrittmachersyndrom: Beim Einsetzen der elektrischen Stimulation kann es ausnahmsweise zu einer (Prä-)Synkope kommen oder auch nur zum (Prä-)Kollaps; wenn anhaltend, resultiert evtl. eine Hypotonie (Mechanismus s. S. 164).

Kardiale Pathophysiologie (Adams-Stokes-Anfall): Die klassische kardiale Synkope ist der Adams-Stokes-Anfall: Eine völlige, plötzliche Unterbrechung der arteriellen Blutzufuhr (z. B. beim Kammerstillstand) führt in 5–8 s zur Bewußtlosigkeit; nach 12–15 s tritt ein generalisierter Krampfanfall ein. Je nachdem wie lange und wie stark danach die Blutzufuhr zum Gehirn unterbrochen ist, dauert die Bewußtlosigkeit; meist ist sie nach Minuten beendet. Beim Erwachen, d. h. nach Ende des Herz-Kreislauf-Stillstands, erfolgt typischerweise – aber bei weitem nicht immer – eine Rötung des Gesichts, die der Kranke als Wärmegefühl empfindet und die durch eine reaktive Hyperämie bedingt ist, ausgelöst durch eine CO_2-Akkumulation (differentialdiagnostisch wichtig, aber nur im positiven Falle!). – Keinesfalls braucht aber eine kardiale Synkope – auch beim totalen AV-Block – dieses Vollbild aufweisen; es kann sich dabei auch um eine einfache Synkope oder Präsynkope handeln (s. Definition), je nach Ausmaß und Dauer des Herzstillstands bzw. des verminderten Herzzeitvolumens.

Kreislaufbedingte Ursachen:

1. alle Ursachen eines Schocks und Kollapses (S. 178 ff) bzw. einer akuten Hypotonie (auch durch Orthostase und Überwärmung);

2. vagovasale Mechanismen, z. B. durch Erregung (psychogen) oder akuten heftigen Schmerz;

3. postprandial, besonders nach reichlichem Essen mit Alkoholgenuß bei älteren Menschen;

4. Karotissinussyndrom (S. 182);

5. akute Hypovolämie (Blutung, Diarrhö, überschießende Diurese ohne genügenden Flüssigkeitsersatz);

6. reflektorisch (Reflexsynkopen) z. B. bei Endoskopie und akuten Schmerzen, sehr selten durch Schlucken, digitale Rektaluntersuchung, Defäkation;

7. in der Schwangerschaft im Liegen durch Abklemmen der V. cava inferior (kann durch Drehen auf die Seite behoben werden);

8. Valsalva-Mechanismen (Verminderung der arteriellen Durchblutung und gleichzeitige Erhöhung des zerebralen Venendrucks): Hustensynkopen, Pressen jeder Art auch bei Defäkation oder bei Miktion, besonders beim nächtlichen Aufstehen und nach übermäßigem Alkoholgenuß;

9. hypertensive Krise;

10. Arzneimittel, insbesondere blutdrucksenkende Mittel, Calciumantagonisten, Nitrokörper, pulsverlangsamende Mittel, selten auch stark diuretisch wirkende Medikamente.

Gehirngefäßbedingte Ursachen:

1. Stenosen der Gehirnarterien bzw. der Aa. carotides internae, die zu transitorischen ischämischen Attacken führen, u. a. zu vorübergehenden Sehstörungen;

2. Embolien;

3. Sludge-Phänomen;

4. Spasmen;

5. Subclavian-steal-Syndrom (S. 55) (Synkope durch Armbewegungen bei A.-subclavia-Stenose: Blut wird aus der A. basilaris über die A. vertebralis „abgezogen").

Diagnose

Sie muß meistens aufgrund einer sorgfältigen Anamnese gestellt oder vermutet werden, da man nicht oft Gelegenheit hat, die Synkope zu beobachten. Die Diagnose als solche ist meist leicht zu stellen; entscheidend ist jedoch die Ursache, die man durch Anamnese und klinischen Befund wohl bei kaum mehr als 50% erkennen kann (s. Differentialdiagnose).

Differentialdiagnose

Hier handelt es sich weniger um den Vergleich mit ähnlichen Krankheitsbildern als vielmehr um die verschiedenen Ursachen einer vermuteten oder sicheren Synkope oder Präsynkope.

Zum Nachweis einer Synkope und zu deren ursächlichen Klärung kommen neben einer gründlichen Anamnese (Adams-Stokes-Anfall, postprandial, Valsalva-Mechanismus, psychogen, Hyperventilation) folgende Untersuchungen in Frage:

neurologisch: EEG, Kernspintomographie oder CT des Gehirns, Doppler-Untersuchung der Aa. carotides, Gehirnszintigramm;

internistisch: Belastungs-EKG, Langzeit-EKG, Orthostaseversuch (am besten mit Kipptisch), Vorhof- und Ventrikelstimulation zum Ausschluß bzw. Nachweis einer tachykarden oder bradykarden Rhythmusstörung, Hyperventilation;

klinisch-chemische Untersuchungen wie Zuckerstoffwechsel, Elektrolyte und Basisuntersuchungen (S. 2 f).

Hinweis

Eine Synkope oder Präsynkope ist ein alarmierendes Symptom. Die erste Synkope kann der einzige und erste Vorbote eines baldigen plötzlichen Tods sein. Deshalb verpflichtet ein solches Ereignis, das gesamte diagnostische Rüstzeug unmittelbar einzusetzen, wobei die wiederholte sorgfältige Anamnese nicht die geringste Rolle spielt und nicht nur die genannten technischen Untersuchungen. Die Frage nach der Gesichtserwärmung bzw. nach der Gesichtsrötung nach einer Synkope darf nie fehlen, weil deren Vorliegen einen Kammerstillstand praktisch beweist, ihr Fehlen allerdings einen solchen nicht ausschließt. Auch die Frage nach Arzneimitteln (Blutdrucksenkung, Bradykardie, Diurese) ist wichtig und nicht selten der Schlüssel zur Diagnose. Man sollte auch gewärtig sein, daß selbst erhebliche tachykarde Rhythmusstörungen als solche von den Patienten nicht immer realisiert werden und daß Hinweise dafür nicht unbedingt schon im ersten Langzeit-EKG gefunden werden müssen. Aus diesem Grunde ist es bei unklar gebliebenen Fällen angebracht, das Langzeit-EKG evtl. ein- oder mehrmals zu wiederholen und eine elektrophysiologische Untersuchung durchzuführen, zumal bei der Hälfte aller Untersuchten Rhythmusstörungen die Ursache der Synkopen darstellen. Die Ursache von Synkopen ist trotz kompletter internistischer und neurologischer Untersuchungen nicht in jedem Falle zu finden, denn bei über einem Drittel der Untersuchten bleibt die Ursache unklar; jedoch haben nur $\frac{1}{5}$ dieser Patienten in den folgenden Jahren erneut eine Synkope (Baedecker u. Mitarb. 1987).

Literatur

Andresen, D.: Mechanismus und Klinik der akuten Bewußtlosigkeit. Vortrag auf der 98. Tagung der deutschen Gesellschaft für Innere Medizin, 1992

Baedecker, W., H. Stein, W. Theiss, L. Goedel-Meinen, G. Schmidt, H. Blömer: Unklare Synkopen. Diagnostik, Verlaufsbeobachtungen, Schrittmachertherapie. Dtsch. med. Wschr. 112 (1987) 128

Müdigkeit, Schwäche, Leistungsinsuffizienz

Ursachen, Vorkommen und Pathophysiologie

Es handelt sich bei dieser Symptomengruppe um sehr unspezifische Krankheitserscheinungen. Diese Beschwerden können bei vielen Erkrankungen der verschiedensten Organe, aber auch ohne organische Veränderungen vorkommen, situationsbedingt (Überforderung) und psychogen sein. Diese Symptome können aber auch Folge von kardiovaskulären Erkrankungen sein. Nur auf diese sind die nachfolgenden Ausführungen zu beziehen.

Wenn diese Symptome durch kardiovaskuläre Ursachen auftreten, handelt es sich letztlich immer um ein vermindertes Herzzeitvolumen oder/und eine Hypoxie oder Hypotonie.

Kardiale Ursachen: Bei jeder schweren Herzerkrankung können diese Erscheinungen ein mehr oder weniger wesentliches Begleitsymptom sein. Im Vordergrund können diese Symptome bei der *kardialen Kachexie stehen, ferner bei einem Low-output-Syndrom* (S. 182 f), wie z. B. bei manchen Mitralstenosen und erst recht, wenn diese mit einer Trikuspidal- und Aortenstenose kombiniert ist. Auch bei mancher leichten und schweren Linksinsuffizienz oder nach Ausschwemmen von Ödemen und Minderung der Lungenstauung bzw. Atemnot können diese Symptome im Beschwerdebild vorherrschen. Weiterhin können eine *pathologische Bradykardie* und eine *pathologische Tachykardie* – und stehe diese nur im Zusammenhang mit einem hyperkinetischen Kreislauf – zu solchen Beschwerden führen. – Als einzige Manifestation einer Herzerkrankung können diese subjektiven Symptome gelegentlich *Vorboten einer koronaren Herzerkrankung* sein. Man hat bei Männern beobachtet, daß diese unspezifischen Symptome Wochen und Monate vor einem plötzlichen Herzinfarkt oder Herz-Kreislauf-Stillstand, d. h. vor einem unerwarteten Tod, auftreten können.

Ob es sich dabei um Ausdruck einer stummen Myokardischämie mit oder ohne eine leichte Linksinsuffizienz handelt, bleibt dahingestellt. – Festzuhalten ist außerdem, daß diese Beschwerden auch akut bei einem *stummen Herzinfarkt* vorkommen können.

Kreislaufbedingte Ursachen: Jede Art bzw. Ursache einer Hypotonie kann zu diesen Symptomen führen (S. 163 ff).

Gehirngefäßbedingte Ursachen: Eine Einschränkung der zerebralen Durchblutung durch Stenosen der Gehirnarterien kann diese Symptome hervorrufen, und zwar über den Weg der zerebralen Insuffizienz.

Klinischer Befund

Ein spezifisches objektives Symptom für diese subjektiven Störungen gibt es nicht. Das klinische Bild ist je nach der Ursache sehr verschieden. Allenfalls läßt sich in schweren Fällen feststellen, daß im gesamten personalen Erscheinungsbild die allgemeine Spannkraft reduziert ist, was aber für alle Ursachen dieser Symptomengruppe gilt, einschließlich der psychogenen.

Diagnose und Differentialdiagnose

Die Diagnose richtet sich nach den Angaben des Patienten und in einem gewissen Grade auch noch nach dem eben genannten allgemeinen „kraftlosen" Erscheinungsbild, das einen Hinweis auf den Schweregrad gibt. Die Diagnose als solche ist deshalb unproblematisch; entscheidend ist die Ursache (s. oben), und diese richtet sich nach Anamnese und Befund.
Unter den organischen Ursachen spielen rein zahlenmäßig die kardiovaskulären nicht die bedeutendste Rolle, sind aber dann in der Regel durch nicht zu übersehende deutliche Befunde leicht als solche erkennbar.

Hinweis

So unspezifisch die hier besprochene Symptomengruppe auch ist und so selten diese im Rahmen von Herzerkrankungen als führendes Beschwerdebild in Erscheinung tritt, so ist doch immer u. a. auch an Ursachen zu denken, die Erkrankungen von Herz, Kreislauf oder Gehirngefäßen betreffen.

Appetitlosigkeit, Übelkeit, Erbrechen, Oberbauchbeschwerden

Ursachen und Vorkommen

In erster Linie kommen diese Beschwerden bei *Erkrankungen des Gastrointestinaltrakts* vor, aber auch im Rahmen anderer schwerer Erkrankungen, u. a. auch bei Gehirndruck, bei heftigen Schmerzen und sogar funktionell, d. h. ohne organische Ursache und psychogen. Aber auch im Rahmen *kardiovaskulärer Erkrankungen* spielen diese Beschwerden eine Rolle. Fast immer sind es dann nicht die führenden Symptome, sondern Begleiterscheinungen – mit Ausnahme der Angina abdominalis und der Embolie bzw. Thrombose von Mesenterialarterien und -venen (eine Besprechung der Pathophysiologie auf diesem Gebiet ist nicht möglich, da die Ursachen grundverschieden sind).

Kardiale Ursachen:

1. akute und chronische Rechtsinsuffizienz, Trikuspidalfehler schwereren Grades mit Stauungsgastritis oder/und Leberschwellung;

2. Herzinfarkt (bis zu 53%!) und schwere Angina pectoris (bis zu 28%!);

3. anfallweise pathologische Bradykardie oder passagerer Herzstillstand;

4. Niereninsuffizienz oder Elektrolytstörungen als Folge einer schweren Rechtsinsuffizienz oder Überdosierung von Diuretika;

5. Digitalisüberdosierung oder Arzneimittelunverträglichkeit.

Kreislaufbedingte Ursachen:

1. (Prä-)Kollaps und (Prä-)Schock jeder Genese bzw. jeder passagere Blutdruckabfall.

Gefäßbedingte Ursachen:

1. Angina abdominalis;

2. Thrombose bzw. Embolie von Mesenterialarterien und -venen (S. 377).

Klinischer Befund

Dieses ist je nach der Ursache dieser Symptome verschieden. Näher besprochen soll hier nur die *Angina abdominalis* werden: Unter diesem Begriff wird ein Bauchschmerz verstanden, der seine Ursache in einer Stenosierung der Mesenterialgefäße bzw. einer Ischämie hat. Wenn auch jede Art einer arteriellen Erkrankung zugrunde liegen kann, so handelt es sich doch in der Regel um eine Arteriosklerose. Sie ist jedoch unverhältnismäßig selten im Vergleich zur Angina pectoris oder zur Claudicatio intermittens, und sie kommt auch kaum isoliert vor. Der Schmerz ist in seiner Art und Lokalisation uncharakteristisch; nicht selten jedoch ist er brennend oder sogar kolikartig. Charakteristisch ist das Auftreten des Schmerzes ca. $\frac{1}{2}$ Stunde nach dem Essen und sein spontanes Verschwinden nach ca. 1 Stunde. Er kann durch ein Nitropräparat akut gebessert werden wie die Angina pectoris, was diagnostisch hilfreich ist; auch Spasmolytika können die Beschwerden bessern.

Diagnose

Die Feststellung der Beschwerden ist auch hier – wie im vorausgehenden Kapitel – unproblematisch; entscheidend ist die Ursache. Zu kardialen Ursachen ist zu sagen: Bei einer stauungsbedingten Ursache der Beschwerden findet man evtl. eine druckschmerzhafte Stauungsleber, pathologische Leberwerte, seltener einen Stauungsikterus.
Problematisch kann die Auffindung der Ursache von passageren Beschwerden dieser Art sein, da diese u. a. auf einer Angina abdominalis, auf einer passageren Rhythmusstörung oder Hypotonie bzw. einem Präkollaps beruhen können. Man muß sich deshalb bei der Anamnese speziell danach erkundigen und gegebenenfalls auch ein Langzeit-EKG durchführen.

Differentialdiagnose

Entscheidend sind auch hier Anamnese und Befund. Erst nach Ausschluß einer organischen Genese, was einen großen diagnostischen Aufwand erforderlich machen kann, ist auch an eine arzneimittelbedingte oder funktionelle Ursache zu denken.

Hinweis

Wie die Symptomengruppe im vorhergehenden Kapitel, so sind auch diese Beschwerden unspezifisch, kommen jedoch nicht selten im Rahmen der Herz-Kreislauf- und Gefäßerkrankungen als Begleitsymptome, nur selten als führende Symptome vor. Sie haben dann aber ausnahmslos eine gravierende Bedeutung, was bei Ursachen aufgrund gastrointestinaler Erkrankungen nicht in gleicher Weise der Fall ist.

Fieber

Fieber ist nur selten Ausdruck einer Herzerkrankung. Jedoch ist bei unklarem Fieber auch eine Herzerkrankung in die Differentialdiagnose einzubeziehen.

1. An die bakterielle Endokarditis ist nicht nur zu denken, wenn ein Vititum vorliegt, vor allem bei einer Mitral- oder Aorteninsuffizienz. Dabei ist zu berücksichtigen, daß nicht jede Aorteninsuffizienz hörbar ist, sondern u. U. nur mit UKG-Doppler- bzw. Farb-Doppler-Sonographie nachgewiesen werden kann. Wenn eine bakterielle Endokarditis ausgeschlossen werden muß, ist nicht nur nach anderen Symptomen dieser Erkrankung (S. 317 ff), sondern auf jeden Fall auch mittels eines transösophagealen UKG nach Klappenvegetationen zu suchen.

Weitere fieberauslösende Herzerkrankungen:
2. rheumatische Endo- bzw. Pankarditis (S. 319 ff),

3. Perikarditis jeder Ursache (S. 282 ff),

4. Vorhofmyxom,

5. Thrombosen und Thrombophlebitiden mit und ohne eine Herzerkrankung, aber besonders bei einer Herzinsuffizienz.

6. Subfebrile Temperaturen sind im Rahmen einer schweren Rechtsinsuffizienz nicht allzu selten, wobei die Ursache nicht immer klar ist (Thrombosen, Bronchitis?)

Extrakardiale Befunde (zur indirekten Untersuchung des Herzens)

Inspektion

Die Inspektion beginnt bereits während der **Anamnese,** nicht erst beim entkleideten Patienten. Sie hat nicht nur zum Ziel, spezielle Krankheitssymptome festzustellen, sondern auch einen Eindruck von der Persönlichkeit zu erhalten und evtl. festzustellen, wie diese durch die Beschwerden bzw. Erkrankung beeinflußt wurde; damit erhält man nicht selten schon einen Hinweis auf den Schweregrad der Erkrankung, gleichgültig, um welche es sich handelt.

Besondere Gesichtspunkte bei der Inspektion:

1. *allgemeiner Eindruck von der Persönlichkeit:*
   a) kalendarisches und biologisches Alter;
   b) Körperbau, Ernährungs- und Kräftezustand;
   c) gesund oder krank, leidend;
   d) frisch oder müde;
   e) Stimme und Sprache;
   f) mentaler Zustand;
   g) ruhig oder erregt;
   h) umständlich oder präzise;
   i) konzentriert oder unkonzentriert, ängstlich, depressiv oder manisch;
   j) Beschwerden eher über- oder unterbewertend.

2. *Spezielle Inspektion:*
   a) Hinweise auf bestimmte Erkrankungen (z.B. Schilddrüsen- oder andere endokrine Erkrankungen, Kollagenosen, Schwerhörigkeit, Mißbildungen, wie z.B. Down-Syndrom, Marfan-Syndrom, Turner-Syndrom, Rubellasyndrom usw.),
   b) Farbe und Beschaffenheit von Haut und Schleimhäuten (Zyanose, Anämie, Ikterus, Xanthelasmen, Ödeme oder Trockenheit),
   c) Gesicht (Augen [Arcus corneae], Ohren, Nase und Nasennebenhöhlen, Gaumen),
   d) Hals (arterielle und venöse Pulsationen, Lymphknoten, Struma),
   e) Thoraxform (u.a. Trichterbrust oder Hühnerbrust, Voussure, abnorme Herzpulsation),
   f) Wirbelsäule (Form und Beweglichkeit),
   g) Atmung (schnell, tief, mit hörbarem Atemgeräusch, Stridor),
   h) Abdomen (Verdacht auf Aszites, abnorme Aufblähung),
   i) Extremitäten (Ödeme, Varizen, Behaarung, Arachnodaktylie, Hauttemperatur),
   j) Körpertemperatur (Hauttemperatur und rektale Messung, nie axillar!).

Diese Aufzählung will nicht vollständig sein und läßt vor allem seltene Anomalien außer Betracht, wie sie zusammen mit manchen kongenitalen Herzerkrankungen vorkommen können (Hypertelorismus, Elfengesicht u.a.).

Kardiales Ödem

Definition

Als Ödem (griech. Geschwulst) bezeichnet man eine abnorme Wasseransammlung in der Haut bzw. im Unterhautzellgewebe. – Das *kardial* bedingte Ödem ist nur eine unter mehreren Ursachen eines Ödems und ist hier Folge einer systolischen oder diastolischen chronischen Rechtsinsuffizienz.

Pathologische Physiologie

Beim kardialen Ödem spielen ursächlich mehrere Faktoren eine Rolle:

1. Die Verminderung des Herzzeitvolumens (und/oder eine Störung der Myokardkontraktion?) führt zu einer Minderdurchblutung der Nieren. Dies stimuliert die Renin-Angiotensin-Aldosteron-Sekretion (sekundärer Hyperaldosteronismus) und bedingt eine Salz-Wasser-Retention.

2. Bei einer Stauung vor dem rechten Herzen erhöht sich der Venendruck, der bei entsprechender Höhe auch einen erhöhten Kapillardruck und eine Kapillarerweiterung zur Folge hat. Daraus resultiert letztlich eine erhöhte Durchlässigkeit der Kapillaren für die flüssigen Blutbestandteile.

Weniger bedeutsam für die Entstehung eines kardialen Ödems:

3. Bei einer chronischen, schweren Rechtsinsuffizienz mit Leberstauung kann es zu einer Verminderung der Albuminsynthese kommen, dadurch zur Hypoproteinämie mit Erniedrigung des onkotischen Drucks im Blut, was die Ödemneigung fördert.

4. Eine Erhöhung des antidiuretischen Hormons wird bei der Herzinsuffizienz ebenfalls diskutiert, was die Wasserretention fördern würde.

5. Die Neigung zur Ödembildung bei der Herzinsuffizienz wird dann besonders verstärkt, wenn die Arteriolen weit gestellt sind und sich so der arterielle Druck besser in die Kapillaren fortpflanzt, dort zu einer Erhöhung des Drucks und Weitstellung mit erhöhter Durchlässigkeit für das Blutplasma führt. Dies ist bei allen Formen des sog. High-output-Syndroms der Fall, d. h. immer dann, wenn bei der Herzinsuffizienz ein abnorm hohes Herzzeitvolumen besteht (z. B. Anämie, Cor pulmonale, Hyperthyreose, Morbus Paget, Beriberi).

6. Die Entstehung des kardialen Ödems wird – wie auch bei anderen Ursachen – gefördert durch den erhöhten hydrostatischen Druck (beim Stehen und Sitzen in den Beinen, im Liegen auf dem Rücken), durch starke Hitze (Erweiterung der Venen und Kapillaren), durch einen verminderten Gewebsdruck (zarte Haut und Unterhautfettgewebe, schlaffe, turgorlose Haut nach Abmagerung und im Alter).

Klinischer Befund

Lokalisation: In den Beinen findet man beim nicht dauernd bettlägerigen Patienten das Ödem zuerst und ggf. am stärksten ausgebildet. Prädilektionsstellen sind dort die Gegend des inneren und äußeren Knöchels – also dort, wo die Haut dünn und weich ist –, dann am Fußrücken und über dem Schienbein. Typisch für das kardiale Ödem – aber auch für andere generelle Ödeme – ist das symmetrische Ödem. Ein einseitiges Beinödem oder eine verschieden starke Schwellung der Beine schließt aber ein beginnendes kardiales Ödem nicht aus: Dies kommt atypischerweise dann vor, wenn in einem Bein ein höherer Venendruck besteht, z. B. nach einer früheren Thrombose oder bei einer einseitig stärker ausgebildeten Varikose. Diese Krankheiten brauchen nicht unbedingt ohne Rechtsinsuffizienz schon zu einem Ödem führen, aber sie wirken sich u. U. bei einer leichten Rechtsinsuffizienz ödemfördernd aus, weil dann früher als im gesunden Bein der Druck in den Kapillaren die kritische Grenze zur Ödembildung überschreitet.
Präsakral, über der Lendenwirbelsäule oder in der Adduktorengegend tritt bei vorwiegend bettlägerigen Patienten manchmal das erste und einzige Ödem auf.

Wenn das Ödem sehr ausgeprägt ist, und nicht nur Beine und umschriebene Bezirke am Rücken betrifft, sondern den ganzen Rumpf, dann spricht man vom Anasarka (griech.: ins Fleisch hinein).
Hals und Gesicht sowie die Arme sind bei einem kardialen Ödem fast nie betroffen; höchst selten kann man es dort bei einer Concretio pericardii oder einem schweren Trikuspidalklappenfehler finden, ganz im Gegensatz zum nephrogenen Ödem oder bei einer Obstruktion der V. cava superior.

Beschaffenheit (Qualität): Eine spezifische Qualität des kardialen Ödems gibt es nicht. Es steht in seiner Weichheit bzw. Eindrückbarkeit allerdings zwischen dem extrem weichen, „teigigen“, eiweißarmen nephrotischen Ödem und dem straffen lymphogenen Ödem, ist aber vom statischen Ödem bezüglich seiner Qualität kaum sicher unterscheidbar.

Diagnose

Durch die Inspektion läßt sich an den Beinen bzw. den Fußknöcheln oft schon auf den ersten Blick ein Ödem – als Schwellung und als gespannte glänzende Haut – feststellen. Die Inspektion genügt jedoch nicht, da man leichtere, aber zweifellos eindeutige und diagnostisch bedeutsame Ödeme oft erst durch die Palpation erkennen kann. Dabei wird mit den Fingerkuppen des rechten Zeige- und Mittelfingers die betreffende Gegend (Knöchel, Schienbein, Adduktorenbereich bzw. Innenseite der Oberschenkel, Sakrum und LWS-Bereich, evtl. auch die Bauchhaut bei Verdacht auf Anasarka) fest eingedrückt und auf Bildung von Dellen geachtet; diese sind meist gut zu sehen oder/und zu fühlen.
Auch die Anamnese, d. h. die Frage nach Ödemen, gehört zur Diagnosefindung. Ein Ödem kann zum Zeitpunkt der Untersuchung gerade nicht nachweisbar sein.
Die *kardiale Genese* läßt sich aus der Lokalisation und Art des Ödems nicht erkennen. Nach Ausschluß anderer Ursachen ist beim Vorliegen eines erhöhten Halsvenendrucks mit einem entsprechenden Herzleiden eine kardiale Genese anzunehmen. Das Fehlen eines erhöhten Halsvenendrucks ist meist ein entscheidendes Argument gegen die kardiale Genese, schließt aber bei alten und bei abgemagerten Patienten ein kardiales Ödem bzw. eine Rechtsinsuffizienz nicht absolut aus.

Differentialdiagnose

Mit Abstand die häufigste Ursache von Beinödemen ist eine *venöse Insuffizienz* durch Varizen, nach Thrombosen, bei Hitze, bei erhöhtem intraabdominellem Druck (Adipositas, Gravidität, Aszites, Tumoren). Viel seltener sind *nephrogene Ursachen* (Nephritis, Nephrose bzw. eine Niereninsuffzienz, eine *Hypoproteinämie, lymphogene Ursachen* und eine *abnorme Weitstellung* und *Durchlässigkeit der Kapillaren* (Anämie, Hyperthyreose, Cor pulmonale, Morbus Paget, arteriovenöses Aneurysma, Gravidität). Besondere Schwierigkeiten kann die Differentialdiagnose gegenüber einer Leberzirrhose mit Aszites machen, bei der auch durch die abdominelle Druckerhöhung und Hypoproteinämie Ödeme an den Beinen vorkommen können. Aber gerade hier ist – wie auch sonst sehr oft – die entscheidende differentialdiagnostische Hilfe die Messung des Halsvenendrucks: Dieser ist bei einer Herzinsuffizienz fast immer eindeutig erhöht (s. oben Diagnose), und bei einem vorhandenen Aszites durch eine Herzinsuffizienz muß er sogar erheblich erhöht sein. Bei einer Leberzirrhose mit Aszites dagegen ist der Halsvenendruck durch die Erhöhung des intraabdominellen Drucks höchstens gering erhöht, aber niemals so erheblich wie bei einer Herzinsuffizienz mit Aszites, bei der er beim sitzenden Patienten meist bis zum Kieferwinkel reicht und im Stehen noch fast bis zur Halsmitte, was bei der Leberzirrhose nicht der Fall ist.

Hinweis

1. Ödeme der Beine sind sehr häufig, aber eine kardiale Ursache ist relativ selten (höchstens ca. 10%).

2. Im Rahmen der Diagnose einer Insuffizienz des rechten Herzens bzw. einer kardialen Einflußstauung spielt der einfach zu führende Nachweis von Ödemen eine wichtige Rolle, auch in quantitativer Hinsicht. Das Ödem kann in einzelnen Fällen das einzig faßbare klinische Symptom einer Rechtsinsuffizienz sein, besonders dann, wenn es sich um ältere, abgemagerte Personen handelt. In der Regel jedoch ist ein erhöhter Halsvenendruck viel mehr spezifisch für eine Rechtsinsuffizienz und kommt auch ohne Ödeme bei der Rechtsinsuffizienz vor.

3. Wenn Ödeme bei einer Rechtsinsuffizienz nachweisbar sind, dann ist bereits eine Wassereinlagerung von 2–4 l vorausgegangen.

Dies macht sich oft nicht in einer meßbaren Gewichtszunahme bemerkbar, da solche Patienten meist weniger Nahrung zu sich genommen haben und in Wirklichkeit abgemagert und später vom erniedrigten Gewicht nach der Ödemausschwemmung überrascht sind.

4. Durch Diuretika lassen sich auch bei kardialer Ursache die Ödeme oft leicht und rasch beseitigen, wobei sich auch die Herzinsuffizienz (die Herzgröße) und der Halsvenendruck bessern. Bei einer Concretio pericardii und bei Trikuspidalfehlern kommt es allerdings manchmal vor, daß trotz einer erfolgreichen Ödemausschwemmung der Halsvenendruck sich nicht ändert, die Herzinsuffizienz sich also eigentlich nicht gebessert hat.

Exsikkose und Muskelkrämpfe

Definition

Eine Exsikkose (lat. Austrocknung) oder Dehydratation (griech. Wasserverlust) und Muskelkrämpfe sind – im Gegensatz zu den bisher besprochenen Symptomen – weder Folgen noch Begleiterscheinungen von Herzkrankheiten. Trotzdem erscheint es gerechtfertigt, diese Symptome hier zu besprechen, weil sie nicht allzu selten bei Patienten mit Herzinsuffizienz und Hypertonie als unerwünschte Folgen einer diuretischen Behandlung in Erscheinung treten.

Ursachen und Pathophysiologie

Übermäßiger Wasserverlust bei Herzkranken ist meist Folge einer zu intensiven diuretischen Therapie. Aber auch andere Gründe mögen zufällig vorkommen: anhaltend hohes Fieber und zu wenig Flüssigkeitszufuhr, besonders bei alten Menschen mit mangelndem Durstgefühl, entgleister Diabetes mellitus oder insipidus, profuse Durchfälle. – Bei dem im Zusammenhang mit einem Wasser- und Elektrolytverlust vorkommenden Muskelkrämpfen ist nicht klar, inwieweit Wasser- oder Elektrolytverlust im Blut, in den Zellen oder im interstitiellen Gewebe eine ursächliche Rolle spielt. Im Blut sind Elektrolytverschiebungen meist nicht nachweisbar, aber die Krämpfe sind durch Kalium oder Magnesium oft verhütbar.

Klinischer Befund

Subjektiv: Durst, Trockenheitsgefühl im Mund, heisere, evtl. tonlose Stimme, Schwäche, Kollapsneigung beim Aufstehen, „zugefallene" Ohren. Muskelkrämpfe können *mit* diesen Erscheinungen auftreten, aber auch längst *bevor* sich die eigentlichen Exsikkosebeschwerden einstellen. Die Krämpfe sind zwar bevorzugt in den Beinen lokalisiert, können aber auch sehr oft und sehr lästig in bestimmten Muskelgruppen des Rumpfs auftreten und durch Drehen oder Bücken ausgelöst werden.

Objektiv: heisere oder mehr oder weniger tonlose Stimme, trockene Zunge und Mundschleimhaut, trockene, turgorlose Haut, die sich in Falten abheben läßt und die auf Druck mit der Fingerkuppe Dellenbildung aufweist, was sich besonders in der Bauchhaut und infraklavikulär feststellen läßt. Hypotonie – bis zum Kollaps – ist vor allem bei schnellem Aufstehen oder bei einem Stehversuch nachweisbar. Ein abnorm niederer Venendruck läßt sich oft daran erkennen, daß die Füllung der Halsvenen erst in absolut flacher Lage oder gar erst bei nach abwärts geneigtem Kopf nachzuweisen ist; im übrigen sieht man im Verlauf der Halsvenen bei leicht erhobenem Kopf „Venenfurchen" (S. 37).
Durch die Eindickung des Bluts kann es zu einem Anstieg des Hämatokrits bzw. des Hämoglobins kommen. Die Austrocknung und das verminderte Herzzeitvolumen können zu einer Minderdurchblutung der inneren Organe führen, was sich besonders früh in einem Anstieg der nierenpflichtigen Stoffe bemerkbar macht, so daß ein pathologischer Anstieg von Kreatinin, Harnstoff und Harnsäure einen wichtigen Indikator einer schweren Exsikkose darstellt. Bei älteren oder zur Zerebralsklerose neigenden Personen stellen sich auch manchmal schon früh – ja sogar als Erstsymptom – zerebrale Störungen ein in Form von Somnolenz, Verwirrtheit, psychotischen Bildern und Bewußtlosigkeit.
Eine massive Entwässerung kann – selten – durch die Eindickung des Bluts zu Thrombosen und Embolien führen.

Diagnose

In der Regel ist die Exsikkose an den eben geschilderten subjektiven und objektiven Symptomen leicht zu erkennen. Oft kann man sie bereits an der etwas „trockenen" oder heiseren Stimme schon bei der Begrüßung feststellen,

auch wenn der Patient nicht spontan über Durst klagt. Eine trockene Zunge ist dabei das unabdingbare objektive Symptom, und bei einer schwereren Form läßt sich auch meist eine Dellenbildung in der trockenen, in Falten abhebbaren Bauchhaut nachweisen. Wichtig ist, daß man bei Muskelkrämpfen und auch bei zerebralen Symptomen an eine Exsikkose denkt – besonders im Rahmen einer diuretischen Therapie –, da diese Erscheinungen ausnahmsweise Erstsymptome der Exsikkose sein können.

Die **Schwere einer Exsikkose** erkennt man einerseits am klinischen Bild, andererseits am Anstieg des Hämatokrits und der harnpflichtigen Substanzen bzw. auch an einer orthostatischen Hypotonie. Wenn deutliche klinische Symptome auf eine Exsikkose hinweisen, sollte man immer Laboruntersuchungen (Hämatokrit, Nierenteste, Elektrolyte) durchführen lassen.

Differentialdiagnose

Differentialdiagnostische Probleme können kaum entstehen, wenn mehrere Symptome der Exsikkose vorliegen. Mundtrockenheit allein ist allerdings noch kein Beweis für einen übermäßigen Wasserverlust, da diese auch Folge einer Erkrankung der Speicheldrüsen (Sjögren-Syndrom) sein kann oder durch Schlafen mit offenem Munde hervorgerufen wird.
Muskelkrämpfe in den Beinen während der Nacht haben im allgemeinen mit einer Exsikkose nichts zu tun, wenn keine anderen Zeichen einer Exsikkose vorliegen.
Zerebrale Symptome treten bei alten Menschen gelegentlich ohne vorherige andere Zeichen einer Exsikkose auf, aber dann läßt sich doch immer zumindest eine abnorme Trockenheit der Haut und Zunge nachweisen; dies gilt in gleicher Weise auch für eine Niereninsuffizienz und für eine Hypotonie durch Austrocknung.

Hinweis

Bei jeder diuretischen Behandlung ist auf subjektive und objektive Symptome einer Exsikkose zu achten, gegebenenfalls auch die angegebenen Laboruntersuchungen durchzuführen und im Zweifelsfalle mit den Diuretika zu pausieren. Dies gilt ganz besonders für ältere Patienten, die wenig Durstgefühl entwickeln und deren eventuelle zerebrale Symptomatik fälschlicherweise viel eher an primäre zerebrale Erkrankungen denken läßt.

Bei jeder *intensiven* diuretischen Behandlung empfiehlt sich die Gabe von Heparin zur Thromboseprophylaxe. Zu bevorzugen ist immer eine behutsame, nicht massive Entwässerung, wenn irgend möglich. Ist die Diurese jedoch von Anfang an unerwartet und unerwünscht zu massiv, empfiehlt sich eine Pause in der diuretischen Behandlung.

Ein *wichtiges Symptom einer schlechten Prognose* bei der diuretischen Therapie einer Herzinsuffizienz sind Exsikkosezeichen (Mundtrockenheit, Muskelkrämpfe, starkes Durstgefühl usw.), ohne daß die Ödeme ausgeschwemmt sind oder ohne daß sich der Venendruck entscheidend gesenkt hat bzw. wenn eine Hyponatriämie auftritt.

Zyanose

Definition

Von einer Zyanose (griech. dunkelblau) spricht man dann, wenn Haut oder Schleimhäute durch die Farbe des Bluts an einer oder mehreren Stellen bläulich bzw. blau statt normal rötlich erscheinen.

Nach dem klinischen Erscheinungsbild muß man zwischen einer *zentralen* und einer *peripheren* Z. unterscheiden. Eine zentrale Z. liegt dann vor, wenn das arterielle Blut Ursache der Farbänderung ist; eine periphere Z., wenn die entscheidende Ursache in der Peripherie, d. h. im venösen bzw. kapillären Blut, zu suchen ist.

Pathophysiologie

Das Blut in den Kapillaren ist maßgeblich für die Blutfarbe, wie wir sie an der Schleimhaut oder dünnen Haut erkennen können, da nur die Kapillaren so dünnwandig sind, um die Farbe des Bluts durchscheinen zu lassen.

Die abnorme dunkle Blutfarbe bei einer Z. beruht – von wenigen Ausnahmen abgesehen (s. Differentialdiagnose) – auf einer abnormen Erhöhung des reduzierten Hämoglobins in den Kapillaren. Nach allgemeiner Auffassung erscheinen Haut oder Schleimhäute dann zyanotisch, wenn das *reduzierte Hämoglobin einen absoluten Wert von 5 g/100 ml (3 mmol/l) im Kapillarblut* (= Durchschnittswert des Kapillarbluts im arteriellen und venösen Schenkel) aufweist.

Unter **normalen Verhältnissen** (Sauerstoffgehalt der Luft, Sauerstoffaufnahme und -bindung, Herzzeitvolumen von ca. 5 l und 15 g/100 ml = 9 mmol/l Hämoglo-

bin) beträgt die arterielle Sauerstoffsättigung ca. 95–97%. 5% von 15 g Hämoglobin entsprechen deshalb im arteriellen Schenkel der Kapillaren einem Gehalt von 0,75 g reduziertem Hämoglobin. Da das venöse Blut nur zu 70% sauerstoffgesättigt ist, sind im venösen Schenkel der Kapillaren 30% des Hämoglobins reduziert = 4,5 g. Der durchschnittliche Gehalt an reduziertem Hämoglobin der Kapillaren beträgt somit normal 4,5 + 0,75 : 2 = ca. 2,6 g, und bei diesem Wert erscheint die Farbe des Bluts in den Kapillaren der Haut und Schleimhaut immer noch rot oder rötlich und nicht bläulich, d. h. nicht zyanotisch.

Eine Z., d. h. eine Vermehrung des reduzierten Hämoglobins in den Kapillaren auf 5,0 g oder mehr, kann durch folgende **Ursachen** bedingt sein:

1. *Durch eine abnorm niedrige arterielle Sauerstoffsättigung.* Wenn diese von ca. 95 auf ca. 80% abfällt, so fällt auch die venöse von ca. 70 auf 55% ab. Der Anteil des reduzierten Hämoglobins steigt deshalb im arteriellen Schenkel der Kapillaren von 0,75 g auf 3 g und im venösen Schenkel von 2,6 auf 6,75 g, wodurch ein Durchschnittswert von 4,87 g resultiert, was dann gerade als Z. erkennbar wird, und zwar an Haut und Schleimhaut (zentrale Z.).

2. Bei normaler arterieller Sauerstoffsättigung, *aber abnorm niedriger (kapillar)venöser Sauerstoffsättigung* bzw. abnorm hohem Anteil an reduziertem Hämoglobin. Dies ist dann der Fall, wenn die Sauerstoffextraktion in den Kapillaren abnorm groß ist, was bei einer abnormen Verlangsamung der Strömung in den Kapillaren (venöse Stauung durch Thrombose oder Tumor, Venolenspasmus oder -atonie, Rechtsinsuffizienz) oder bei abnorm niedrigem Herzzeitvolumen (schwerer Herzklappenfehler, schwere Herzinsuffizienz, Schock) vorkommen kann. So wird bei einer normalen arteriellen Sauerstoffsättigung (= 0,75 g), aber einer venösen Sauerstoffsättigung von nur 40% (= 60% reduziertem Hämoglobin) der durchschnittliche Gehalt an reduziertem Hämoglobin (0,75 + 9,0 : 2) ca. 4,9 g betragen und somit auch als Z. erkennbar (periphere Z.).

3. Bei einer abnorm niedrigen kapillarvenösen Sauerstoffsättigung kombiniert mit einer *leicht erniedrigten arteriellen Hypoxie,* bei der noch keine zentrale Z. zu sehen ist (Sauerstoffsättigung von ca. 85–93%). Hier bedarf es nur einer gering erhöhten Sauerstoffextraktion, um eine periphere Z. hervorzurufen, also z. B. nur eines Kältereizes mit Venolenspasmus bzw. -atonie oder eines gering verminderten Herzzeitvolumens mit erhöhter peripherer Sauerstoffextraktion. Dies stellt u. E. eine *kombinierte (zentralperiphere) Zyanose* dar, die als periphere Z. klinisch in Erscheinung tritt.

4. *Durch eine erhöhte Zahl der Erythrozyten (Polyglobulie):* Bei 20 g/100 ml (12 mmol/l) Hämoglobin beträgt schon bei normaler Sauerstoffsättigung der Anteil des reduzierten Hämoglobins 1,0 g (5% reduziertes Hämoglobin bei 20 g Hämoglobin statt 0,75 g bei einem Hämoglobin von 15 g/100 ml (9 mmol/l). Bei einer Polyglobulie kommt nun oft dazu, daß durch die erhöhte Viskosität des Bluts der Fluß durch die Kapillaren verlangsamt und

so die Sauerstoffextraktion erhöht wird, was zusätzlich zu einer Erhöhung des reduzierten Hämoglobins im venösen Schenkel des Kapillaren führt. Wenn eine Polyglobulie die Ursache einer Zyanose ist, so handelt es sich auch um eine Art einer kombinierten Zyanose (arterielles Blut und periphere Faktoren), die klinisch ebenfalls das Bild einer peripheren Z. verursacht. Umgekehrt, und dies ist praktisch wichtig, kann bei jeder Anämie die Z. *kaum oder überhaupt nicht mehr vorkommen,* da es ja auf den absoluten Gehalt des reduzierten Hämoglobins ankommt, der z. B. bei einer Anämie von 5 g/100 ml (3 mmol/l) Hämoglobin auch 5 g betragen müßte, was unmöglich ist, da nicht das ganze Hämoglobin reduziert sein kann.

5. Manchmal liegen bei einem Kranken mit einer Zyanose *zwei oder drei dieser Pathomechanismen* vor.

Klinische Erscheinungsformen

Zentrale Zyanose

Sie beruht auf einer arteriellen Hypoxie, wobei die Sauerstoffsättigung erfahrungsgemäß 80% oder weniger betragen muß, um als solche erkannt zu werden.

Direkte Zeichen. Sie ist klinisch direkt daran zu erkennen, daß die *Schleimhäute* zyanotisch sind, was man am sichersten an der Zunge, der Mundschleimhaut und dem Schleimhautanteil der Lippen sehen kann. Da die Gefäße dieser Schleimhäute immer maximal weit und optimal durchblutet sind und keinen venösen Stau aufweisen, spielen periphere Faktoren bzw. eine abnorm starke Sauerstoffextraktion für die Bildung einer Z. hier keine Rolle.

In Zweifelsfällen ist es ratsam, die Schleimhautfarbe mit der eines Gesunden direkt zu vergleichen. Da bei einer zentralen Z. immer auch die Haut zyanotisch ist, kann man auch das zyanotische Ohrläppchen reiben, das bei einer zentralen Z. bläulich bleibt, bei einer rein peripheren Z. aber rot wird (und nur dies ist diagnostisch beweisend), weil bei der durch Reiben verursachten maximalen Durchblutung ähnliche Strömungsverhältnisse hergestellt werden können wie in der Schleimhaut.

Indirekte Zeichen. Indirekt kann man eine zentrale Z. meist daran erkennen, daß als Folge einer länger bestehenden arteriellen Hypoxie Uhrglasnägel, Trommelschlegelfinger und -zehen (diese weniger deutlich), eine Gingivahyperplasie und eine Polyglobulie sich entwickeln, deren Entstehungsmechanismen bis heute unbekannt sind. Man muß also bei Verdacht auf eine Z. und ihrer Differenzie-

rung immer auch auf diese indirekten (sekundären) Zeichen achten.

Die **Ursachen** einer arteriellen Hypoxie bzw. zentralen Z. sind beim Erwachsenen meist schwere Lungen-Bronchial-Erkrankungen, eine kardial bedingte Lungenstauung, schwere Lungenembolien (evtl. mit Rechts-links-Shunt durch ein fakultativ offenes Foramen ovale), angeborene Vitien mit Rechts-links-Shunt und arteriovenöse Lungenaneurysmen beim Morbus Osler und extrem selten arteriovenöse Shunts in den Lungen im Rahmen einer schweren Leberzirrhose. Beim offenen Ductus arteriosus (Botalli) mit Eisenmenger-Syndrom ist die zentrale Z. nur an den unteren Extremitäten mit Uhrglas- und Trommelschlegelzehen, evtl. auch noch an der linken Hand zu finden (s. dort). Nicht selten wird der Grad der zentralen Z. dadurch verstärkt, daß noch eine reaktive Polyglobulie – aufgrund der arteriellen Hypoxie – vorliegt.

Der **Beweis** für eine zentrale Z. ist durch eine eindeutige bläuliche Färbung der Schleimhäute und der Haut (eine zyanotische Haut sieht bläulich-fleckig, marmoriert aus) mit Ausbildung der sekundären Veränderungen (Uhrglasnägel usw.) erbracht und/oder vor allem – auch quantitativ – durch die Bestimmung der arteriellen Sauerstoffsättigung.

Periphere Zyanose

Sie ist klinisch dadurch charakterisiert, daß die Haut an einer oder mehreren Stellen, vor allem immer an den Akren, zyanotisch (bläulich-fleckig marmoriert) ist, daß aber die Schleimhäute ihre normale rote Farbe aufweisen. Ihre Ursache und ihre Bedeutung sind jedoch nicht einheitlich (s. oben Pathophysiologie). Man kann folgende Differenzierungen treffen:

1. **Lokale periphere Z.:** Meist handelt es sich hier um eine Z. an dem äußeren (Haut-)Teil der Lippe, den Wangen, der Nase, den Ohren, aber auch den Fingern (seltener an den Knien), die besonders bei kalter oder naßkalter Witterung bei dazu disponierten Personen auftritt und in der Regel auch symmetrisch ist. In der Wärme oder durch Reiben verschwindet die bläuliche Verfärbung. Die betreffenden Personen sind gesund, wenn man von denen absieht, die einen Morbus Raynaud aufweisen oder eine lokale periphere Z. an den Beinen haben, die durch ein venöses oder auch arterielles Strömungshindernis bzw. einen Gefäßverschluß bedingt ist. Beweis: s. Punkt 2.

2. **Generalisierte periphere Z.:** Bei ihr ist die kapillarvenöse Sauerstoffuntersättigung universell

und in der Regel bedingt durch eine abnorm starke Sauerstoffextraktion infolge eines ungenügenden Herzzeitvolumens, sei es durch schwere Herzfehler, Schock/Kollaps oder eine schwere Herzinsuffizienz, wobei die periphere Z. durch eine Venenstauung zusätzlich gefördert wird durch zusätzliche Mehrextraktion von Sauerstoff. Das Erscheinungsbild dieser Z. kann der bereits genannten lokalen Z. völlig entsprechen, allerdings mit dem wesentlichen Unterschied, daß es sich hier immer um Kranke handelt. Außerdem wird man oft, besonders bei schwereren Formen, diese Z. nicht nur an den Akren finden, sondern eine bläulich-fleckige Haut auch an anderen Körperregionen, z. B. am Rumpf, mehr oder weniger intensiv und mehr oder weniger ausgebreitet. Ein solches Bild beweist die generalisierte Z., der aber auch eine zentrale oder eine kombinierte Z. zugrunde liegen kann (s. unten); ausnahmsweise gibt es dieses Bild auch einmal durch eine extreme Kälteexposition.

Auch bei einer Kryoglobulie oder Kälteagglutination können die gleichen Bilder einer peripheren Z. vorkommen, ausgelöst durch die verlangsamte Blutströmung der verklumpten Erythrozyten in den Kapillaren, was auch für schwere Formen einer Polyglobulie bzw. Polyzythämie gilt.

Beweis für die lokale und generalisierte periphere Z.: periphere Z. bei einer normalen arteriellen Sauerstoffsättigung (96%).

3. **Kombinierte (zentral-periphere) Z.:** Wenn auch hier Mechanismen vorliegen, die zu einer arteriellen Hypoxie und zugleich zu einer peripheren kapillarvenösen Sauerstoffuntersättigung führen, so würde doch in der Regel keine von beiden allein zu einer Z. ausreichen. Mit anderen Worten: Die arterielle Hypoxie liegt dabei über 80%, aber unter 96% und bedingt keine zentrale oder periphere Z. Es genügt aber eine geringfügige, rein periphere vermehrte Sauerstoffextraktion, sei es durch ein vermindertes Herzzeitvolumen, eine venöse Stauung, einen Kältereiz oder eine leichte Polyglobulie, um das Bild einer peripheren Z. hervorzurufen, das aber auf einer kombinierten Z. beruht.

Ein Merkmal allerdings *kann* aber (bei schon länger bestehender arterieller Hypoxie) bereits klinisch eine Unterscheidung gegenüber der üblichen peripheren Z. ermöglichen: Man kann eventuelle Sekundärzeichen einer arteriellen Hypoxie erkennen, wie man sie sonst nur bei einer zentralen Z. findet (Trommelschlegelfinger usw., s. oben), da diese sich auch schon bei einer leichten

arteriellen Hypoxie ausbilden können, ohne daß eine zentrale Z. vorliegt.

Ursache einer kombinierten Z. können angeborene Herzfehler mit geringem Rechts-links-Shunt sein, am häufigsten jedoch, eine arterielle Hypoxie durch eine Lungen-Bronchen-Erkrankung oder Lungenstauung zusammen mit einer Herzerkrankung und vermindertem Herzzeitvolumen. Der *Beweis* für die kombinierte Form der Zyanose ist dann erbracht, wenn eine arterielle Hypoxie zwischen 80 und 95% Sauerstoffsättigung nachgewiesen werden kann und klinisch eine periphere Zyanose besteht, also ohne bläuliche Verfärbung der Schleimhaut. Klinisch ist dann eine kombinierte Z. bewiesen, wenn die Z. nur peripher zu sehen ist, jedoch nicht an den Schleimhäuten, wenn aber dabei auch die Sekundärzeichen einer arteriellen Hypoxie vorliegen.

Ein *Verdacht* besteht immer dann, wenn das Bild einer peripheren Z. bei einer Herz- und Lungenkrankheit vorliegt.

4. **Dissoziierte Z.:** Diesen Begriff kann man anwenden bei einer Z. nur in der unteren Körperhälfte beim offenen Ductus arteriosus mit Eisenmenger-Syndrom (S. 261).

Differentialdiagnose

1. Frage: Besteht überhaupt eine Zyanose? Diese Frage kann dann mit „Nein" beantwortet werden, wenn an keiner Stelle der Haut, vor allem an den besonders disponierten Stellen (Akren, s. oben), eine Z. zu sehen ist. Damit ist sowohl die zentrale Z. wie jede Art der peripheren Z. ausgeschlossen. Die Frage ist jedoch nicht sehr leicht zu beantworten. In Zweifelsfällen kann man die fragliche Körperstelle erwärmen oder reiben: Wird diese Stelle im Vergleich zu vorher oder zur anderen Seite deutlich mehr rot, dann handelt es sich um eine Z.; auch ein Vergleich mit einer offensichtlich gesunden, nicht zyanotischen Person kann die Entscheidung erleichtern.

2. Frage: Wenn eine Zyanose vorliegt, handelt es sich um eine **zentrale Zyanose?** Sie läßt sich aufgrund der im vorhergehenden Abschnitt angegebenen Kriterien (Farbe der Schleimhäute, Sekundärzeichen einer arteriellen Hypoxie) in der Regel beantworten. Allerdings beweisen die letzteren nicht in jedem Falle eine zentrale Z., sondern nur eine arterielle Hypoxie (s. oben Kombinierte Zyanose). Doch auch bei der Farbe der Zunge können Zweifel entstehen. Eine Hilfe ist der Vergleich der Farbe der Zunge oder der Mundschleimhaut mit der einer gesunden Person und auch das Erwärmen und das Reiben einer peripheren zyanotischen Stelle, wie z. B. des bläulichen Ohrläppchens: Bleibt die Z., so spricht dies für eine zentrale Form (s. oben). Letztlich entscheidend ist die Bestimmung der arteriellen Sauerstoffsättigung. Wenn eine zentrale Z. vorliegt, muß geklärt werden, ob sie kardial

(Rechts-links-Shunt) oder pulmonal verursacht ist. Durch den klinischen Befund ist dies zu entscheiden; in Zweifelsfällen kann durch eine Hyperventilation mit Sauerstoff und Bestimmung der arteriellen Sauerstoffsättigung eine Klärung herbeigeführt werden: Eine Normalisierung der Sauerstoffsättigung spricht für eine pulmonale Genese. Wenn weder eine Lungen- noch eine Herzkrankheit als Ursache für eine zentrale Z. in Frage kommen kann, dann ist auch an die sehr seltene *Methämoglobinämie* als Ursache zu denken, wobei eine Z. bereits bei einem Methämoglobingehalt von 1,5 g/100 ml (1 mmol/l) erkennbar wird (durch Nitrite, Nitrate und Anilin oder extrem selten auch hereditär). Noch seltener ist die toxische *Sulfhämoglobinämie* (z. B. durch Phenacetin), die schon bei einem Gehalt von 0,5 g/100 ml (0,3 mmol/l) zur Z. führt. – Auch eine Pseudozyanose durch Einlagerung von körperfremden Substanzen in die Haut, wie z. B. Silber, kann in sehr seltenen Fällen eine echte Zyanose vortäuschen.

3. Frage: Besteht nach allen Kriterien eine **periphere Z.,** so ist zu klären: lokal, generalisiert oder kombiniert? Die Kriterien sind im vorhergehenden Abschnitt ausführlich wiedergegeben, wobei ergänzend gesagt werden kann, daß warme zyanotische Akren eher für eine kombinierte Z. sprechen, da dann eine lokale Gefäßregulationsstörung und eine erhebliche Verminderung des Herzzeitvolumens eher unwahrscheinlich sind. Bestehen Anhaltspunkte für die gemischte Z., so entsteht wieder die Frage „pulmonal oder kardial", was nach dem Organbefund zu entscheiden ist. Da dem Bild einer peripheren Z. harmlose lokale Faktoren, aber auch schwere Erkrankungen zugrundeliegen können, ist in jedem Falle eine sorgfältige Untersuchung von Herz und Lunge unumgänglich, weil für die Beurteilung entscheidend.

Hinweis

Eine Z. ist zwar häufig zu sehen, meist aber lokal und harmlos. Der direkte Nachweis einer *zentralen* Z. (Z. der Mundschleimhaut) oder der indirekte Nachweis über die hypoxiebedingten Sekundärsymptome ist die einzige Möglichkeit, klinisch eine arterielle Hypoxie zu erkennen; das Fehlen jeder Art von Z. schließt eine geringfügige Hypoxie keineswegs aus. Bestehen die Sekundärsymptome ohne zentrale Z. und handelt es sich nicht um die sehr seltene rein konstitutionelle Form von Uhrglasnägeln oder Trommelschlegelfingern, so liegt die arterielle Sauerstoffsättigung zwischen 80 und 95%, *mit* einer Schleimhautz. unter 80%. – Ist eine zentrale Z. pulmonal bedingt, so wird immer zugleich eine Tachypnoe ausgelöst; fehlt diese, so besteht eine Globalinsuffizienz der Atmung mit Teillähmung des Atemzentrums.

Die *periphere* Z. ist vieldeutig, gleichgültig ob sie lokal oder generalisiert ist oder ursächlich eine kombinierte Z. darstellt. Sie kann deshalb nur im Zusammenhang mit dem übrigen klinischen Befund beurteilt werden. Wenn sie auch in der lokalen, symmetrischen Form meist absolut harmlos ist – ohne Herz- oder Lungenkrankheit –, so kann sie doch auch u. a. Ausdruck eines Raynaud-Syndroms sein und so einen Hinweis auf eine Kollagenose darstellen oder einseitig an den Beinen Folge einer venösen Abflußstörung sein bis hin zum schweren akuten Krankheitsbild einer Phlegmasia coerulea dolens.

Von besonderer klinischer Bedeutung ist sie in jedem Falle immer dann, wenn sie generalisiert oder akut auftritt; im ersteren Falle deshalb, weil sie dann meist Ausdruck eines verringerten Herzzeitvolumens ist oder einer kombinierten Z., was dann soviel bedeutet, daß u. a. eine arterielle Hypoxie vorliegt; im letzteren Falle deshalb, weil es sich dann fast immer um ein akutes bedrohliches Ereignis handelt, wofür in erster Linie eine Lungenembolie (S. 170 ff) oder eine akute Verminderung des Herzzeitvolumens in Frage kommt, und dies heißt akutes Herz- oder Kreislaufversagen bzw. Schock oder Präschock, selbst wenn der Blutdruck noch normal ist. Ganz besonders ungünstig ist eine periphere generalisierte Z. bei hohem Fieber: Hier müßte die Gefäßperipherie weit geöffnet sein, d. h. jeder Faktor für eine rein lokale Z. entfallen.

Bei Anämien kann sich eine Z. viel schlechter ausbilden bzw. fehlen, gleich welcher Form, Ursache und Schwere, da mit der Verminderung des Hämoglobin-Gehalts auch die Möglichkeit geringer wird, daß 5 g reduziertes Hämoglobin auf 100 ml Blut entstehen können, was eine Voraussetzung für die Ausbildug einer Z. darstellt.

Zentrales Venensystem

Definition und Übersicht

Das venöse System ist nur in seinem **zentralen,** herznahen Teil für die Untersuchung und Beurteilung des Herzens von Bedeutung (Vv. cavae superior und inferior, Vv. jugulares interna und externa, Lebervenen). Hier ist die Hämodynamik des rechten Vorhofs und – indirekt – des rechten Ventrikels in gewissem Umfange zu erkennen. Hier sind auch die Einflüsse der rechtsherzunabhängigen Faktoren auf den Venendruck am geringsten. An den *Halsvenen* kann man auf einfache Weise und nichtinvasiv durch Inspektion, Auskultation und Palpation den zentralen Venendruck (ZVD), den Venenpuls (VP), die Venentöne und -geräusche untersuchen. In den *Lebervenen* ist – bei erhöhtem Venendruck – deren Hämodynamik in Form des Leber(venen)pulses (LP) beurteilbar.

Das **periphere** Venensystem ist für die unmittelbare Beurteilung von Herz und Kreislauf nur ausnahmsweise wichtig (Neigung zum orthostatischen Kollaps bei starker Varikose). Allerdings spielen periphere Venenthrombosen und daraus entstehende Lungenembolien und gekreuzte Embolien bei Herzkranken eine nicht unerhebliche Rolle (s. dort).

Zentraler Venendruck

Physiologie und Pathophysiologie

Normaler Venendruck. Der Venendruck beträgt normalerweise in der äußersten Peripherie (Venole, postkapillar) ca. 15 cm H_2O, zentral (V. cava, rechter Vorhof) ca. 2–8 cm H_2O. In den Halsvenen ist der Druck bei fast allen Personen (92% nach Ducas u. Magder 1983) nur unwesentlich höher oder niedriger als im rechten Vorhof. Es ist deshalb im Rahmen der klinischen Untersuchung gerechtfertigt, den an den Vv. jugulares gemessenen Druck (Halsvenendruck = HVD) mit dem Druck im rechten Vorhof gleichzusetzen; einzelne Ausnahmen gibt es. Für die Höhe des ZVD bzw. HVD sind folgende **Faktoren** maßgeblich:

1. Aufnahmekapazität des rechten Vorhofs: Normalerweise kann in den rechten Vorhof immer Blut aus dem Venensystem einfließen, mit Ausnahme während der kurzdauernden Vorhofsystole. Bei einem anatomischen oder funktionellen kardialen Einflußhindernis (Trikuspidalfehler, Thrombus/Tumor im rechten Vorhof oder Ventrikel, Rechtsinsuffizienz, Concretio pericardii) kommt es zur Stauung im bzw. vor dem rechten Vorhof. Diese besteht dann auch in den Hals- und Lebervenen.

2. Kapillardruck bzw. Druck in den Venolen: Je höher der Kapillardruck, je weiter die Kapillaren, je höher das Herzzeitvolumen, desto höher der Druck in den Venolen, den peripheren und zentralen Venen.

3. Venentonus: Je höher der Venentonus (Tonus der Venenwand), desto höher der Venendruck. Er ist im Alter niedriger als in der Jugend. Er steigt bei einer Rechtsinsuffizienz und im Schock.

4. Blutvolumen: Je größer die Blutmenge, desto höher der Venendruck. Allerdings kann sich das Venensystem im gewissen Umfange durch Tonusänderung einer Änderung der Blutmenge ohne Änderung des Venendrucks anpassen (im Venensystem befinden sich 80% der gesamten Blutmenge).

5. Intrathorakaler Druck: Der vorwiegend negative, mit der Atmung schwankende intrathorakale Druck ist ein wesentlicher Faktor für den Rückfluß des Bluts zum Herzen. Wird der Druck höher (Pleuraerguß, Adipositas mit hochstehenden Zwerchfellen, Überdruckbeatmung u. a.), wird auch der intrathorakale ZVD entsprechend höher.

6. Weite des venösen Strombetts vor dem Herzen: Ein thrombotischer oder tumoröser (Teil-)Verschluß führt zur Stauung und Druckerhöhung.

7. Hydrostatischer Druck: Im Stehen ist der Venendruck in den Beinen ca. 80 cm höher als in Herzhöhe. Bei Flachlage oder Tieflage des Kopfs ist der Druck in den Halsvenen höher als bei angehobenem bzw. hochliegendem Kopf. Im Sitzen und noch mehr im Stehen ist der Venendruck in den Halsvenen noch niedriger, da es dabei auch zu einer gewissen Umverteilung des Venenbluts in die untere Körperhälfte kommt (wichtig bei der Beurteilung des Halsvenendrucks).

Methode zur Messung des Halsvenendrucks, ihre Probleme und Fehler
(Abb. **2**)

Die Methode der Wahl zur Bestimmung des ZVD ist – im Rahmen der klinischen Untersuchung – die Untersuchung des HVD durch Inspektion der Vv. jugulares (Abb. **2**).

Prinzip: Man betrachtet die Halsvenen als Steigrohr, das in den rechten Vorhof bzw. in die V. cava superior) eingelassen ist. Der Nullpunkt wird seit Lewis (1930) – vereinfacht, deshalb ungenau, aber klinisch ausreichend – 5 cm kaudal und 5 cm dorsal vom Angulus sterni (= Ansatz der 2. Rippe) angenommen, wo man sich den Mittelpunkt des rechten Vorhofs vorstellt.

Durchführung:
1. Man sucht eine Halsvene, am einfachsten eine der oberflächlichen Vv. jugulares externae (die

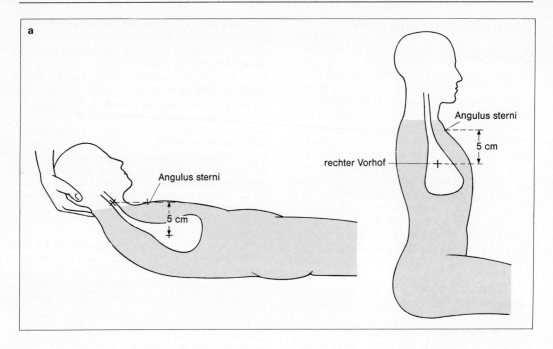

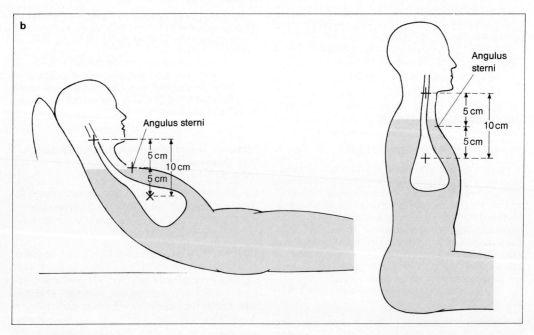

Abb. 2   Messung des Halsvenendrucks (HVD). Normaler HVD (**a**) und pathologischer HVD (**b**), liegend und sitzend.

Vv. jugulares internae wären noch besser, können aber oft nicht so gut dazu benutzt werden, weil sie direkt meist nicht gut sichtbar sind), bei der man den höchsten Punkt der Venenpulsationen (= oszillierender Halsvenenpegel) gut erkennen kann. Der Venenpegel *muß* pulsieren, wenn man ihn als Maß für den ZVD verwenden will. Ein nicht pulsierender Venenpegel kann durch eine nicht seltene, meist belanglose lokale Stauung bedingt sein.

2. Um den Pegel einer Halsvene zu finden, muß man meist den Kopf des Patienten mit einem Kissen höher legen. Man kann auch den Kopf des Patienten mit der Hand etwas anheben, doch darf der Patient dabei nicht pressen. (In Flachlage sind normalerweise alle sichtbaren Halsvenen bis zum Unterkieferwinkel gefüllt, da dieser dann ungefähr dem Niveau des Angulus sterni und einem normalen Venendruck von ca. 5 cm entspricht.) Es ist zwar an sich gleichgültig, in welcher Höhe sich der Kopf bzw. Hals befindet, doch ist es besonders bei Verdacht auf einen erhöhten ZVD ratsam, den Patienten auch – evtl. sogar zuerst – in sitzender Stellung, aber mit vom Bettrand oder Stuhl herabhängenden Beinen zu untersuchen. Bei einem erhöhten ZVD könnte sonst – bei zu flacher Kopflage – der Pegel u. U. nicht mehr sichtbar sein, weil der Venendruck höher ist als die Höhe vom Angulus sterni bis zur Höhe des Unterkieferwinkels (oberhalb des Unterkieferwinkels sind Venen bzw. Venenpegel nicht mehr zu sehen). Sieht man den Venenpegel (und nur auf ihn kommt es bei der Messung des HVD an, nicht darauf, ob die Venen erweitert sind oder nicht!) in irgendeiner Kopflage deutlich unterhalb des Kieferwinkels, so ist man sicher, daß man den richtigen Punkt für die Bestimmung des HVD besitzt. Bei geringstem Zweifel und Verdacht auf einen erhöhten HVD bzw. eine Stauung vor dem rechten Herzen muß man den Patienten zur Messung des HVD sitzen (s. oben) oder sogar stehen lassen. Im Stehen fällt der HVD gegenüber Sitzen noch um 3–5 cm, und der oszillierende Pegel ist dann auch bei höchsten Werten immer sichtbar, da man bis zum Unterkiefer vom Angulus sterni aus ca. 17–19 cm messen kann, der HVD also 22–24 cm H$_2$O betragen würde.
Bei fehlender Pulsation des Venenpegels im Sitzen handelt es sich meist – nicht immer – um einen normalen HVD bzw. ZVD (unter 10–12 cm H$_2$O, Abb. **3**).

3. In welcher Höhe sich Kopf bzw. Oberkörper auch befinden: Vom Angulus sterni aus wird senkrecht nach oben bis zur Höhe des pulsierenden Pegels (Abb. **2**) gemessen, und es werden 5 cm dazugezählt (bis Vorhofmitte). Dies ist dann der Wert des HVD bzw. ZVD (normal ca. 3–9 cm, Abb. **3**). Beim sitzenden oder stehenden Patienten ist diese Methode sehr einfach durchzuführen; allerdings ist dies nur bei pathologisch erhöhten Werten der Fall. Beim liegenden Patienten muß man senkrecht nach oben messen bis zu einer gedachten Waagrechten in Höhe des pulsierenden Venenpegels. Statt den HVD in Zentimetern anzugeben, kann man bei Verlaufskontrollen auch den HVD-Wert in Querfingerbreite über der Klavikula ersatzweise und vereinfacht als relativen Wert benutzen.

Probleme bei der Messung:
1. Die Halsvenen und/oder ihre Pulsationen sind schlecht oder nicht erkennbar: Dies ist schon normalerweise nicht selten, kommt aber besonders vor bei Strumen, bei einem dicken, kurzen Hals, bei jungen Menschen mit engen gut tonisierten Venen, aber auch bei einem sehr hohen HVD, wenn die Halsvenen ab Unterkieferhöhe nicht mehr sichtbar sind.

2. Die Venenpulsationen bzw. Pegeloszillationen sind sehr klein und deshalb nicht erkennbar: Dies kann vorkommen bei Tachykardien, Vorhofflimmern, schwerer Rechtsinsuffizienz, perikardialer Einflußstauung und bei lokal gestauten Venen.

3. Starke Pulsationen der Karotiden können die Identifikation der Venenpulsationen unmöglich machen.

4. Der Venenpulspegel schwankt sehr stark, wie es bei asthmatoider Bronchitis oder anderen Ursachen einer angestrengten vertieften Atmung vorkommt.

5. Der Venenpuls wird von einer oder mehreren abnorm großen Wellen bestimmt. In solchen Fällen empfiehlt es sich, das Maximum und das Minimum der Schwankungen anzugeben, da der Mittelwert nur schlecht geschätzt werden kann.

Zur Lösung dieser Schwierigkeiten hilft am ehesten der Versuch, die Venen und ihre Pulsationen besser zur Darstellung zu bringen:
a) Stärkere Füllung:
   Kopf tiefer, flach oder sogar nach abwärts legen.
   Pressen lassen (ZVD steigt).
   Hepatojugulären Reflux durchführen (s. unten Entscheidungshilfen).
   Mit dem Zeigefinger oberhalb der Klavikula neben dem Ansatz des M. sternocleidomastoideus die Gegend des Verlaufs einer Jugularvene abdrücken, was zu einer Aufstauung führt.
   Langsame, vertiefte Atmung durchführen; in der Inspirationsphase sinkt normalerweise der ZVD, aber bei einer Rechtsinsuffizienz und nicht nur bei der Concretio pericardii kann er ansteigen.
b) Schwächere Füllung (bei fraglich erhöhtem Druck):
   Kopf höher legen.

Sitzen mit hängenden Beinen.
Stehen.
Langsam und vertieft atmen lassen (s. bei a).

c) Venenpulsationen besser erkennbar machen:
Langsam und vertieft atmen lassen. In der Inspirationsphase werden üblicherweise die Venenpulsationen stärker.
Bei der Palpation des Venenpulses ist – von seltenen Ausnahmen bei prominenter a-Welle und s-Welle abgesehen – die Pulswelle nicht oder höchstens sehr schwach zu fühlen – im Gegensatz zur Karotispulsation.
Der Venenpuls ist fast immer mehrwellig. Der Karotispuls ist systolisch und *ein*wellig; die Hauptwelle des Venenpulses fällt nur bei der schweren Trikuspidalinsuffizienz und bei einer systolischen Vorhofpfropfung in die Systole.

Fehlerhafte Messungen des HVD sind aus folgenden Gründen nicht selten:

1. Ein beengendes Kleidungsstück oder eine Adipositas erhöht im Sitzen den abdominellen Druck und letztlich auch den HVD durch Erhöhung des intrathorakalen Drucks.

2. Eine nicht pulsierende Vene, die nur lokal gestaut ist infolge abnormer Lage oder eines abnormen Verlaufs, wird als Maß für den HVD bzw. ZVD benutzt.

3. Die oberste Höhe des Venenpulses (oberhalb des Unterkieferwinkels) wird nicht erkannt, weil der HVD im Verhältnis zur Kopflage zu hoch ist. Oder man übersieht sehr kleine Oszillationen. Man sollte deshalb folgende Konsequenz ziehen: Immer, wenn der Verdacht auf eine Rechtsinsuffizienz oder Einflußstauung besteht, ein erhöhter HVD aber im Liegen nicht erkennbar ist, muß der HVD bei vertiefter Atmung (= stärkere Pulsationen) und im Sitzen, evtl. sogar im Stehen untersucht werden.

4. Anstatt den pulsierenden Pegel der Halsvenen als Maß für den HVD zu benutzen, wird eine viel tiefer liegende Venenwandpulsation benutzt.

5. Dilatierte Halsvenen, wie sie besonders bei älteren Menschen vorkommen, werden oft als Ausdruck einer Stauung, d. h. eines erhöhten HVD, aufgefaßt. Das kann zwar sein, ist es aber in den meisten Fällen nicht, sondern ist nur ein Zeichen eines erschlafften Venentonus und hat selbst keine Bedeutung. Solche Venen erleichtern lediglich die Messung des HVD, weil die Venen gut erkennbar sind, im Gegensatz zu Venen, die nicht direkt zu sehen sind, sondern unter der Haut liegen und nur indirekt an ihren Pulsationen beurteilbar werden.

6. Prominente a-Wellen (s. unten Venenpuls) werden als Ausdruck eines erhöhten HVD und als Herzinsuffizienz aufgefaßt.

7. Eine nur an der linken Halsseite gestaute, aber pulsierende Halsvene wird als Ausdruck eines erhöhten HVD angesehen. Dieses Phänomen kommt manchmal bei einer Aortenelongation (Aortensklerose, Hypertonie) vor und beruht darauf, daß die V. anonyma links mit den dort einmündenden Jugularvenen durch die Aorta oder die A. subclavia gestaut wird und deren systolische Pulsationen auf diese Venen übertragen werden (Abb. **4h** und **9**).

Normaler und pathologischer HVD

Normaler HVD: Bei den meisten herzgesunden Erwachsenen beträgt der Wert um 5 cm ($\pm$ 2) H_2O (= Blut). Bei leicht erhöhtem Oberkörper (30–45°) ist also der Venenpulspegel gerade in Höhe des Angulus sterni sichtbar. Es gibt aber eine beträchtliche Grauzone. Diese rührt nicht nur von der wenig exakten Meßmethode her, sondern mehr noch von den verschiedenen Faktoren, die den ZVD bzw. HVD beeinflussen (s. oben Physiologie). Man könnte deshalb u. E. zwischen einem mittleren (5 $\pm$ 2), oberen (8 $\pm$ 1) und unteren (2 $\pm$ 1) Normalbereich sprechen, wobei die beiden letzteren Ausnahmen darstellen (Abb. **3**) (Normalwerte nach Braunwald [1992] 4–9 cm).

Pathologischer HVD: *Sicher pathologisch* erhöht sind Werte über 10 cm, die aber nur bei stark erhöhtem Kopf bzw. besser im entspannten Sitzen mit hängenden Beinen gemessen werden können. *Wahrscheinlich pathologisch* sind aber schon Werte ab 7 cm. *Eindeutig erniedrigt* ist ein HVD dann, wenn – was selten vorkommt – die Halsvenen sich erst in Kopftieflage (unterhalb der Waagrechten) ganz füllen; dies würde einem Wert um 0 cm entsprechen. In solchen Fällen sieht man dann bei leicht erhobenem Oberkörper anstelle der normalerweise mehr oder weniger gut gefüllten Venen

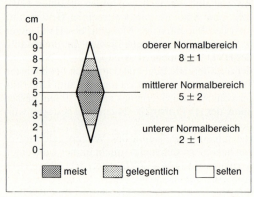

Abb. **3**   Streubreite des normalen Halsvenendrucks.

Venenfurchen = kollabierte Venen, die wie Furchen am Halse aussehen.

Von einem *dissoziierten HVD* kann man u. E. dann sprechen, wenn der Druck in den oberflächlichen Halsvenen normal oder sogar erniedrigt ist (Venenfurchen), aber in der V. jugularis interna erhöht. Wir haben dieses eigenartige und nur schwer verständliche Phänomen wiederholt beobachtet, was uns aus der Literatur jedoch nicht bekannt ist (s. unten Ursachen des pathologischen HVD).

Somit kann man sagen, daß Werte zwischen 3 und 7 cm in der Regel normal sind. Bei Untergewicht, hohem Alter und auch bei eher kleinem Blut-und/ oder Herzzeitvolumen können diese Werte aber schon pathologisch erhöht sein. Umgekehrt kann ein Druck von ca. 7–9 cm bei Übergewicht, bei Jugendlichen und bei einem großen Blut- oder/und Herzzeitvolumen (hyperkinetischer Kreislauf) noch normal sein.

Entscheidungshilfen bei der Bewertung des HVD in Grenzfällen, besonders bei Verdacht auf eine Erkrankung des rechten Herzens

1. Individuelle Disposition: Bewertung der Faktoren, die bei der betreffenden Person eher für einen nieder-normalen oder für einen hoch-normalen ZVD unter sonst normalen Bedingungen sprechen würden (Körpergewicht, Alter usw. s. das eben Gesagte und Physiologie).

2. Inspiration: Wird der HVD während einer vertieften oder angehaltenen vertieften Inspiration wesentlich höher, so spricht dies für einen pathologisch erhöhten ZVD; eine inspiratorische Erniedrigung ist in der Regel normal, kann aber auch noch bei einer leichten Rechtsinsuffizienz vorkommen.

3. Venenpuls: Fehlt der normale systolische Kollaps bzw. liegt eine abnorm hohe v- oder s-Welle vor, so handelt es sich entweder um Vorhofflimmern, eine Rechtsoder Trikuspidalinsuffizienz (Abb. **4c–e**).

4. Belastung: Bei einer leichten Rechtsinsuffizienz, insbesondere während einer diuretischen Therapie, kann der ZVD bzw. der HVD im normalen Bereich sein. Eine leichte normale Belastung, wie z. B. Anziehen/Ausziehen oder eine Minute Gehen, kann bei solchen Patienten bereits zu einer deutlichen zweifelsfreien pathologischen Erhöhung des HVD führen, die sich nach einigen Minuten Liegen verflüchtigt. Es lohnt sich also, bei Verdacht auf eine Rechtsinsuffizienz den HVD sofort zu messen und nochmals am Ende einer Untersuchung. Es ist verwunderlich, daß auf diese einfache, ggf. sehr wichtige Untersuchung u. W. nirgends hingewiesen wird, während der hepatojuguläre Reflux viel mehr Aufmerksamkeit findet, obwohl dessen Bewertung oft viel problematischer ist.

5. Abdomineller Kompressionstest (hepatojugulärer Reflux): Dabei wird mit der rechten gespreizten Hand der rechte Oberbauch fest komprimiert, ohne daß der Patient einen Schmerz verspüren darf. Dadurch kommt es zu einem vermehrten Rückstrom des Bluts aus dem V.-cava-inferior-Gebiet in den rechten Vorhof und zu einer Behinderung des Blutflusses aus der V. cava superior und so zu einer Erhöhung dess HVD. Normalerweise beträgt diese nicht mehr als 3 cm, vor allem aber normalisiert sich die Stauung trotz anhaltender Kompression wieder nach 10–20 s. Bei einem pathologischen Druck im rechten Vorhof jedoch bleibt die kompressionsbedingte Erhöhung länger bestehen. Man kann u. E. den Test als positiv im Sinne eines pathologischen ZVD dann annehmen, wenn nach einer 1 Min. anhaltenden Kompression die Erhöhung des HVD durch die Kompression 4 cm oder mehr beträgt (Ducas u. Magder 1983). Den Grenzwert schon bei mehr als 1 cm (Sochowaki u. Mitarb. 1990) Erhöhung anzunehmen scheint uns schon aus meßmethodischen Gründen wenig realistisch. Man sollte den Kompressionstest nicht unbedingt immer zum Angelpunkt der Diagnose einer Rechtsinsuffizienz machen, sondern ihn nur als eine zusätzliche diagnostische Hilfe betrachten, zumal seine Bedeutung auch völlig negiert wird (Sita Ram Mitta 1985). – Die Bauchkompression kann standardisiert werden, indem man eine halb aufgeblasene Blutdruckmanschette so auf den Oberbauch drückt, daß das Manometer auf ca. 35 mmHG steigt (Sochowaki u. Mitarb. 1990).

Ursachen des pathologischen HVD (ZVD)

Erhöhter HVD: Die häufigste Ursache einer HVD-Erhöhung ist kardial.

1. *Kardial:* Rechtsinsuffizienz, Trikuspidalinsuffizienz und -stenose, Perikarderguß und -tumor, Concretio pericardii. Bei Vorhofflimmern ohne Herzinsuffizienz ist der HVD meist auch etwas erhöht, da die Entleerung nicht mehr optimal ist.

2. *Gefäßbedingt:* hyperzirkulatorischer Kreislauf mit weitgestellter Gefäßperipherie (Arteriolen und Kapillaren) sowie V-cava-superior-Syndrom (Tumoren, Thromben), bei dem bei stark erhöhtem HVD keine Venenpulsationen zu sehen sind und in der unteren Körperhälfte keine Stauung vorhanden ist.

3. *Extrakardial:* lokale Einflußbehinderung einer V. jugularis externa, sei es durch Abknickung in ihrem Verlauf, sei es links durch Aufstauung durch eine elongierte, sklerotische Aorta (Abb. **4h** und **9**), wobei auch die V. jugularis interna mitbetroffen ist und wobei der Aufstau meist im vertieften Inspirium wieder verschwindet; intrathorakale Druckerhöhung (Pleuraergüsse,

Spannungspneumothorax, Preßatmung, Überdruckbeatmung, hochstehende Zwerchfelle und intraabdominelle Druckerhöhung, Adipositas), Hypervolämie bzw. Wasserretention jeder Ursache.

Erniedrigter HVD: Dieser läßt sich nur selten feststellen. Er ist bedingt durch einen Wasser- oder akuten Blutverlust.

Dissoziierter HVD (s. Normaler und pathologischer HVD und Hinweis): Es ist zwar kaum einzusehen, daß der Druck in den oberflächlichen Halsvenen normal oder erniedrigt und in der V. jugularis interna erhöht sein kann. Nach einer rigorosen Ausschwemmung bei einer Rechtsinsuffizienz haben wir dies jedoch wiederholt beobachtet, wenn sich die Herzleistung entscheidend besserte. Vielleicht werden die oberflächlichen Hautvenen in solchen Fällen durch Venenklappen abgeschottet, nicht dagegen die V. jugularis interna. Vielleicht ist die Haut auch mehr „entwässert" als das Blut.

Andere Meßmethoden für die Bestimmung des ZVD

Messung des Handvenendrucks: Man läßt den gestreckten Arm in Herzhöhe halten und betrachtet dabei die Füllung der Venen auf dem Handrücken. Dann wird der gestreckte Arm langsam nach oben geführt, bis die Handvenen sich entleeren. In dieser Stellung wird die Höhe der Hand über dem Angulus sterni gemessen (+ 5 cm = ZVD). Diese Methode ist sehr ungenau, am ehesten nützlich bei Verdacht auf einen einseitigen Venenverschluß – im Vergleich mit dem anderen Arm. Die **blutige Messung des ZVD** mit einem Katheter in der V. subclavia bzw. der V. jugularis interna, in der V. cava superior oder im rechten Vorhof ist der *Goldstandard für den ZVD.* Allerdings sollte der Patient dabei einige Minuten flach liegen, und auch dabei ist auf den pulsierenden Pegel in dem Steigrohr des Meßgeräts (wenn nicht elektrisch gemessen wird) sehr zu achten und auch auf die normalerweise sichtbaren Atemschwankungen des Venendruckpegels; andernfalls ist die Messung nicht verwertbar. Die Vorhofmitte wird dabei auch 5 cm unter dem Angulus sterni angenommen, wo der Nullpunkt der Messung eingestellt werden muß.

Hinweis (zur Bedeutung des ZVD)

Der ZVD in Form des HVD hat bei der Untersuchung des zentralen Venensystems im Rahmen der Herzdiagnostik die größte diagnostische Bedeutung. Dies läßt sich sagen trotz mancher Ungenauigkeit (Nullpunkt, Venenpulspegel, Körperlage, Körpergröße) und des Einflusses nichtkardialer Faktoren, die für eine Grauzone der Werte verantwortlich sind.

Die Grenze zwischen normal und pathologisch ist deshalb nicht immer auf den ersten Blick zu ziehen, doch gibt es dafür Entscheidungshilfen.

Die Bestimmung des HVD ist für die Feststellung einer systolischen und/oder diastolischen Rechtsinsuffizienz wichtig und unentbehrlich: Bei eindeutig erhöhten Werten ist eine Rechtsinsuffizienz einfach und schnell feststellbar.

Der erhöhte HVD ist spezifischer für eine Rechtsinsuffizienz als deren andere peripheren Symptome.

Der erhöhte HVD kann ihr einziges Zeichen sein, und er ist außerdem in der klinischen Differentialdiagnose nicht selten das entscheidende Kriterium für die Genese eines Aszites, einer Lebervergrößerung, von Ödemen und Pleuraergüssen.

Bei einem Schock beweist ein erhöhter HVD die kardiale Genese, auch wenn er bei ihm nicht in jedem Falle deutlich erhöht sein muß. Ein normaler HVD schließt eine leichte Rechtsinsuffizienz nicht mit letzter Sicherheit aus. Dies ist jedoch eine Ausnahme und vor allem dann der Fall, wenn es sich um ältere, abgemagerte Patienten handelt, die normal einen sehr niederen HVD haben (wenig über $0 \, mm \, H_2O$), so daß eine leichte Venendruckerhöhung immer noch im Bereich der Norm liegen kann.

Für die Verlaufsbeobachtung einer Rechtsinsuffizienz ist der HVD nicht nur das einfachste Symptom, sondern auch das zuverlässigste, da es Formen der Rechtsinsuffizienz gibt, besonders bei Trikuspidalfehlern und der Concretio pericardii, bei der die Ödeme und Ergüsse durch Diuretika völlig ausgeschwemmt werden können, aber der HVD pathologisch hoch bleibt und damit die Rechtsinsuffizienz weiterbesteht.

Auch prognostisch kann sich der HVD als sehr nützlich erweisen: Wenn bei einer Behandlung mit Diuretika Zeichen der Exsikkose auftreten und der HVD hoch bleibt, so ist dies prognostisch sehr ungünstig und nicht selten mit einer Hyponatriämie verbunden. Dasselbe gilt auch bei einem Befund, den wir als dissoziierte Halsvenendruckerhöhung bezeichnen: Dabei sind die oberflächlichen Halsvenen bereits kollabiert (Venenfurchen sichtbar), der HVD hier also relativ niedrig, während der Druck in der V. jugularis interna eindeutig erhöht ist.

Die Feststellung eines pathologisch erniedrigten HVD kann eine Hypovolämie schweren Grads beweisen.

Zusammen mit der Bestimmung des Druckgradienten an der Trikuspidalklappe (beim Nachweis einer Trikuspidalinsuffizienz) durch das Doppler-UKG dient der ZVD als Basiswert zur Berechnung des systolischen Drucks im rechten Ventrikel und – wenn keine Pulmonalstenose vorliegt – auch in der A. pulmonalis.

Literatur

Buchwalsky, R.: Arterielle und venöse Blutdruckmessungen. In: Roskam, H., H. Reindell: Herzkrankheiten, 2. Aufl. Springer, Berlin 1982

Ducas, J., S. Magder: Validity of the hepato-jugular reflux as a clinical test for congestive heart failure. Amer. J. Cardiol. 52 (1983) 1299–1303

Sochowaki, R. A., J. D. Dubbin, S. Naqvi: Clinical and hemodynamic assessment of the hepatojugular reflux. Amer. J. Cardiol. 66 (1990) 1002–1006

Sita Ram Mitta: Jugular venous pressure. Int. J. Cardiol. 8 (1985) 109–112

Venenpuls

(Abb. **4–9, 74, 93** und **100**)

Normaler Venenpuls (VP)

Physiologie und Form (Abb. **4** und **5**): In den herznahen Halsvenen kommt es zu Änderungen des Blutflusses durch Druckschwankungen im rechten Vorhof. Diese führen in erster Linie zu *Volumen*schwankungen in diesen Venen mit Pulsationen des Venenpegels, da die Druckänderungen nur wenige cm H$_2$O betragen. Auch die Venenwände können am Halse in ihrem ganzen einsehbaren Verlauf pulsieren, aber vorwiegend nur dann, wenn diese ektatisch, dilatiert sind. Größere Druckschwankungen treten nur unter pathologischen Verhältnissen auf. Je weiter ein Beobachtungspunkt einer Vene vom rechten Vorhof entfernt ist, desto weniger wird man die VP-Wellen erkennen. Deshalb kann man u. U. kleine pathologische Druck- und Volumenänderungen am Halse nicht mehr sehen – wohl aber in der Vorhofdruckkurve –, und zwar um so weniger, je größer der Abstand vom rechten Vorhof ist. Bei großen Menschen wird dies deshalb eher der Fall sein als bei kleinen, was aber wenig praktische Bedeutung hat. Der normale VP besteht im wesentlichen aus *zwei positiven Wellen* und zwei entsprechenden jeweils *nachfolgenden Wellentälern* (Abb. **4**). Die erste Welle wird durch die Vorhofkontraktion bedingt (= a-Welle). Durch die Vorhofsystole wird nicht nur Blut in den rechten Ventrikel, sondern auch retrograd in die Hohlvenen befördert und der Zustrom aus den Hohlvenen gestoppt. Dadurch kommt es zu einem präsystolischen Aufstau in den herznahen Venen, der a-Welle, die in der Regel die höchste Erhebung im normalen VP darstellt. Nach der Vorhofsystole erfolgt ein sehr rascher, weil unbehinderter Einstrom von Blut aus den Venen in den rechten Vorhof. Dieser ist in diesem Zeitpunkt weitgehend entleert (Vorhofdiastole), und dessen Aufnahmekapazität wird in diesem Augenblick der beginnenden Ventrikelsystole noch zusätzlich vergrößert durch das Tiefertreten der sog. Ventilebene, d. h. der Trikuspidalklappe. So entsteht ein Wellental, d. h. eine Art Venenkollaps, der mit der Ventrikelsystole beginnt und mit dem Ende der Ventrikelsystole bzw. zum Zeitpunkt des 2. Herztons auch endet bzw. seinen tiefsten Punkt erreicht *(= x). Dieser systolische Kollaps* ist bei der Inspektion die *eindrucksvollste Bewegung* des normalen VP. Durch die allmähliche Füllung des rechten Vorhofs in der Vorhofdiastole bzw. Ventrikelsystole und durch das Höhertreten der Trikuspidalklappe kommt es schließlich wieder zu einem Aufstau im Vorhof und in den herznahen Venen. So entsteht die v-Welle, die nach dem 2. Ton beginnt und bald danach ihren Gipfel erreicht. Dieser Gipfel wird dann erreicht, wenn das Blut aus den Venen durch die Öffnung der Trikuspidalklappe in der frühen Diastole wieder in Ventrikel und Vorhof einfließen kann. Dieses dabei entstehende Tal wird schnell erreicht *(y = diastolischer Kollaps).* Nach dieser raschen frühdiastolischen Füllungsphase, die im Venenpuls mit dem y-Tal abgeschlossen ist, kann noch weiter Blut aus den Venen und dem Vorhof in den rechten Ventrikel einströmen. Dies erfolgt langsam und stetig, so daß es nur zu einer gemächlichen Auswärtsbewegung der Venenwand und einen Anstieg des Pegels bzw. des Venendrucks kommt. Eine sichtbare Welle entsteht dadurch nicht. Erst die Vorhofkontraktion mit der a-Welle wird für das Auge wieder deutlich.

Bei der VP-Schreibung und der Vorhofdruckkurve – nicht bei der Inspektion des VP – kann man nach der a-Welle, zu Beginn des systolischen Kollapses, noch eine kleine Welle erkennen *(c-Welle),* die auf den Schluß der Trikuspidalklappe zurückgeführt wird. Ursprünglich war sie auf eine fortgeleitete Karotispulsation – daher c-Welle – bezogen worden. Sie ist ohne diagnostische Bedeutung, wird aber zu einer dominanten Welle neben

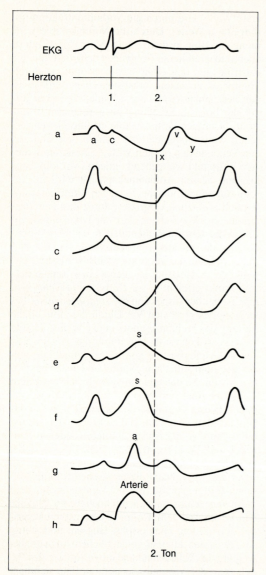

Abb. **4** Schematische Darstellung typischer Venenpulskurven (V. jugularis) (identisch mit der Vorhofdruckkurve und einem evtl. nachweisbaren Leber[venen]puls).
a Normal.
b Prominente a-Welle.
c Positiver Venenpuls bei Vorhofflimmern bzw. -flattern: fehlende a-Welle und weitgehend fehlender oder vorzeitiger systolischer Kollaps bzw. fehlendes oder rudimentäres x. Der diastolische Kollaps mit dem y-Tal wird dominanter Teil des Venenpulses.
d Stauungsvenenpuls (Rechtsinsuffizienz, Concretio pericardii, mäßige Trikuspidalinsuffizienz, großer Vorhofseptumdefekt) mit verfrühtem und/oder rudimentärem x-Tal und erhöhter v-Welle. (doppelwelliger Venenpuls durch a- und v-Welle oder c- und v-Welle) (Abb. **93**).
e Systolischer Venenpuls bei schwerer Trikuspidalinsuffizienz. Statt des systolischen Kollapses mit einem x-Tal findet sich eine große positive Welle, die ihr Maximum vor dem 2. Ton bzw. vor dem Ende der T-Welle im EKG aufweist = s-(systolische) oder r-(regurgitation) Welle. Diese wird zum dominanten Merkmal des Venenpulses zusammen mit einem ausgeprägten diastolischen Kollaps (y-Tal).
f Dasselbe mit prominenter a-Welle (z. B. Trikuspidalinsuffizienz mit pulmonalem Hochdruck oder mit Trikuspidalklappenstenose (Abb. **76**).
g Pseudosystolischer Venenpuls durch Vorhofpfropfung (z. B. Vorhofextrasystole, Knotenrhythmus).
h Pseudosystolischer Venenpuls am linken Hals durch der V. brachiocephalica links mitgeteilte Pulsation der A. subclavia links oder der Aorta (Abb. **9**).

der v-Welle, wenn die a-Welle entfällt, wie z. B. beim Vorhofflimmern.

Bedeutung des normalen VP: Bei einem normalen VP sind folgende Aussagen möglich:

1. Es besteht ein Sinusrhythmus.
2. Es liegt kein Hindernis in den Venen zwischen rechtem Vorhof und Beobachtungsstelle vor.

3. Man kann eine mittelschwere oder schwere Rechtsinsuffizienz oder schwere Trikuspidalinsuffizienz und -stenose und auch eine schwere Rechtshypertrophie ausschließen. Eine leichte Herzinsuffizienz oder eine geringgradige Trikuspidalinsuffizienz und -stenose sowie eine leichte oder mittelschwere Rechtshypertrophie sind aber möglich.

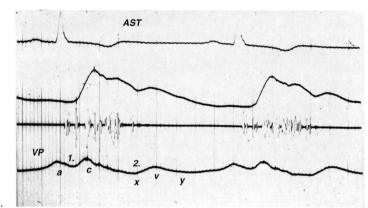

Abb. 5 Normaler Venen- und Karotispuls bei einer leichten Aortenstenose. Phonokardiogramm: frühsystolischer Klick mit AST-Geräusch.

Pathologischer Venenpuls

Allgemeine Pathophysiologie

Der pathologische VP kann auf folgenden Mechanismen beruhen:

a) Behinderung des Bluteinflusses in den rechten Ventrikel oder rechten Vorhof (Rechtsinsuffizienz, Concretio pericarii, Trikuspidalstenose, Vorhoftumor),

b) Rückfluß aus dem rechten Ventrikel (Trikuspidalinsuffizienz),

c) abnorm starke Vorhofkontraktion durch abnorm starken Druck während der Vorhofsystole (durch hohen Widerstand gegen den Einfluß in den rechten Ventrikel, sei es durch eine Trikuspidalstenose oder eine starke Rechtshypertrophie),

d) Vorhofrhythmusstörungen (Vorhofflimmern bzw. -flattern, Vorhofextrasystolen oder AV-Block 1.–3. Grads, paroxysmale supraventrikuläre und ventrikuläre Tachykardien).

Diese vier Arten von veränderter Hämodynamik sind Grundlage der verschiedenen Formen des pathologischen VP.

Spezielle Pathophysiologie (pathologische VP-Formen)
(Abb. **4**)

Prominente a-Welle
(Abb. **4b** und **6**)

Definition

Man versteht darunter eine abnorm hohe präsystolische Welle, die durch eine starke Vorhofkontraktion erfolgt und die deutlich höher ist als die normale a-Welle und die v-Welle. Ein exaktes Maß für normal oder pathologisch gibt es nicht, man ist hier auf die praktische Erfahrung angewiesen.

Ursache und Vorkommen

Die prominente a-Welle ist bedingt durch eine abnorm starke Kontraktion des rechten Vorhofs, d. h. durch dessen Hypertrophie. Deshalb kann man sie bei allen Erkrankungen finden, die mit einer Hypertrophie des rechten Vorhofs einhergehen (z. B. Trikuspidalstenose und -insuffizienz, Tumor/Thrombus im rechten Vorhof, pulmonale Hypertonie, Pulmonalstenose). Im weiteren Sinne kann man auch *die* prominente a-Welle dazu rechnen, die durch eine Vorhofpfropfung entsteht, wenn die Vorhofkontraktion bei geschlossener Trikuspidalklappe erfolgt, wie z. B. bei manchen Vorhofextrasystolen, Knotenrhythmen oder intermittierend bei einer AV-Interferenzdissoziation und bei einem AV-Block 3. Grads mit Sinus-Vorhof-Rhythmus (pseudosystolische Welle).

Diagnose

Eine eindeutig dominierende Welle des VP, die knapp *vor* oder *mit* Beginn des ersten Herztons zu sehen ist bzw. kurz vor der Karotiswelle. Sie ist in ihrem Ablauf schneller, kurzdauernder als die anderen VP-Wellen, ausgesprochen „hüpfend" und schon allein an ihrem Ablauf als solche erkennbar. Sie kann an beiden Halsseiten, aber auch evtl. nur an der linken oder nur an der rechten Halsseite jeweils allein als solche zu sehen sein.

Merkwürdigerweise sieht man diese charakteristische Welle nicht selten links besser als rechts, aber auch nur links. Manchmal ist sie als solche nur in Flachlage, manchmal nur bei mehr oder weniger stark aufgerichtetem Oberkörper identifizierbar. Sie ist bei normaler Inspiration oder vertiefter Inspiration oft noch eindrucksvoller oder überhaupt nur dann als pathologisch groß (= prominent) zu erkennen; auch durch abdominelle Kompression kann sie besser sichtbar gemacht werden.

Eigentümlich ist auch, daß diese „hüpfende" Welle typischerweise manchmal nur lateral vom Ansatz des M. sternocleidomastoideus in der Supraklavikulargrube in Erscheinung tritt. Gelegentlich ist eine prominente a-Welle auch fühlbar, allerdings immer leicht unterdrückbar. Die Palpierbarkeit oder ein hörbarer präsystolischer Venenton (s. unten) sowie ein fühlbarer a-Wellen-Leberpuls beweisen in fraglichen Fällen die pathologische = prominente a-Welle.

Differentialdiagnose

Eine *große diastolische v-Welle* läßt sich leicht abgrenzen durch die zeitliche Verschiedenheit (*nach* dem 2. Herzton).

Eine *systolische s-Welle* bei einer großen Trikuspidalinsuffizienz (s. unten) läßt sich auch durch die zeitliche Verschiedenheit abgrenzen (*nach* dem *1. Ton* bzw. zwischen 1. und 2. Ton). Von diesen beiden Wellen unterscheidet sich die a-Welle auch eindeutig durch ihren charakteristischen schnellend-hüpfenden Ablauf. Eine *systolische Vorhofpfropfung* (Vorhofsystole fällt mit der Ventrikelsystole zeitlich zusammen, wie z. B. intermittierend bei einem totalen AV-Block [s. dort und Abb. 4] und bei einem Knotenrhythmus) kann dieselbe „hüpfende" a-Welle bedingen (weil das Blut nur retrograd fließen kann), ist aber durch Timing (*nach* dem 1. Herzton) als solche zu identifizieren und durch den charakteristischen Ablauf auch von einer s-Welle abzugrenzen. Hier und in anderen schwierigen Fällen kann und muß ggf. das EKG mitentscheiden.

Eine *diastolische Pfropfungswelle* (v- und a-Welle kombiniert) bei einer Sinustachykardie ist zwar zeitlich nicht abgrenzbar von einer a-Welle, aber durch die Sinustachykardie als solche diagnostizierbar. Wenn eine solche AV-Pfropfungswelle jedoch durch eine sehr lange PQ-Dauer – bei einer mäßigen Beschleunigung der Herzfrequenz – verursacht ist, dann folgt sie auf den 2. Herzton und liegt deutlich vor dem 1. Herzton (auch durch eine Vorhofextrasystole kann eine AV-Pfropfungswelle entstehen).

Positiver Venenpuls ohne s- bzw. überhöhte v-Welle
(Abb. **4, 7** und **93**)

Definition

Ein VP, bei dem der systolische Kollaps (x-Punkt) fehlt oder nur rudimentär (evtl. mit vorzeitigem Ende des systolischen Kollapses) vorhanden ist. Es braucht also nicht unbedingt eine positive (= prominente) Welle während der Systole vorhanden sein, es genügt zur Definition ein ausgefülltes Tal (ein VP mit einer s-Welle ist auch ein positiver VP, und bei einer deutlich überhöhten v-Welle ist der normale systolische Kollaps auch weitgehend aufgehoben).

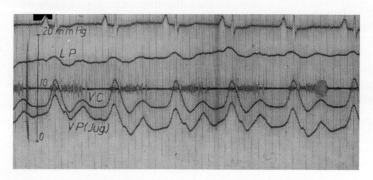

Abb. **6**   Prominente a-Welle und vorzeitiger systolischer Kollaps (x) in der V. cava superior (VC), der V. jugularis interna und im Leberpuls (LP). Außerdem: Trikuspidalinsuffizienz mit pansystolischem Geräusch, Trikuspidalklappenstenose mit typischem präsystolischen Geräusch, MÖT (und TÖT?).

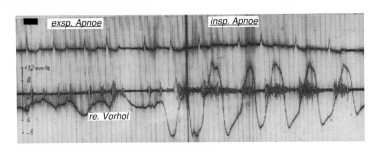

Abb. 7 Vorhofdruckkurve mit „positivem Venenpuls" im Exspirium, aus dem im Inspirium eine massive systolische Welle entsteht = große Trikuspidalinsuffizienz mit entsprechendem Trikusspidalinsuffizienz-Geräusch.

Ursache und Vorkommen

Man findet diese VP-Form regelmäßig bei Vorhofflimmern und -flattern (wenn die Vorhofkontraktionen praktisch ineffektiv sind) auch ohne Rechtsinsuffizienz. Ursache hierfür ist die fehlende Vorhofdiastole bzw. letztlich die fehlende Vorhofkontraktion, die sowohl eine ungenügende Vorhofentleerung in den Ventrikel am Ende der Ventrikeldiastole zur Folge hat wie auch eine fehlende retrograde Entleerung in die vorhofnahen Venen. Somit kommt es trotz Tiefertretens der Ventilebene in der Systole schon sehr früh in der Ventrikelsystole zu einem allmählichen Aufstau in Vorhof und Venen, da am Ende der Ventrikeldiastole der rechte Vorhof nicht völlig entleert, sondern schon etwas gefüllt war. – Wenn die Vorhofkontraktion ausfällt, kann neben der v-Welle die c-Welle zu einer angedeuteten Doppelgipfligkeit führen, die meist eine Höhe aufweist wie die v-Welle, sofern letztere durch eine Rechtsinsuffizienz nicht überhöht ist. Auch bei einer Rechts- oder Trikuspidalinsuffizienz kann ein positiver Venenpuls ohne Vorhofflimmern, ohne s- und ohne deutlich prominente v-Welle vorkommen, bzw. es kann für das Auge mehr das Fehlen des systolischen Kollapses als die Überhöhung der v-Welle imponieren.

Diagnose

Der systolische Kollaps fehlt, und man sieht nur *einen* deutlichen venösen Kollaps, und zwar den in der frühen Diastole, was sich durch Timing mit der Auskultation des 2. Herztons leicht feststellen läßt.

Differentialdiagnose

Bei einem positiven VP muß man zuerst feststellen, ob *Vorhofflimmern oder -flattern* vorliegt. Bei diesem hat ein positiver Venenpuls nur dann eine Bedeutung in Hinsicht auf eine Rechts- oder Trikuspidalinsuffizienz, wenn eine abnorm große v-Welle oder s-Welle zusätzlich sichtbar ist. Besteht kein Vorhofflimmern, dann ist der positive VP pathognomonisch für eine *Rechts- oder Trikuspidalinsuffizienz* oder eine *systolische Vorhofpfropfungswelle,* gleichgültig ob die v-Welle als normal groß oder überhöht angesehen wird; letzteres ist aber dann meist der Fall.

Überhöhte v-Welle und/oder s-Welle
(Abb. **4, 7, 8, 76** und **93**)

Definition

Die *v-Welle* ist pathologisch hoch, dabei findet sich meist ein vorzeitiger systolischer Kollaps. Auch hier gibt es keine exakte Definition dafür, wann die v-Welle pathologisch oder noch normal hoch ist, und man ist – wie bei der prominenten a-Welle – auf die klinische Erfahrung angewiesen. Allerdings ist sicher, daß sie in *den* Fällen pathologisch ist, in denen sie hö-

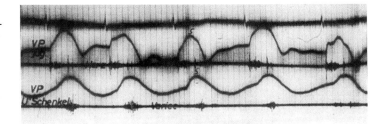

Abb. 8 Systolischer Puls an der V. jugularis und einer Varize mit Trikuspidalinsuffizienzgeräusch über dem Herzen (oben) und systolischem Venengeräusch über der pulsierenden Varize („Unterschenkel"). Schwerer pulmonaler Hochdruck mit großer Trikuspidalinsuffizienz.

her ist als die a-Welle, ja sogar in der Regel dann schon, wenn sie gleich hoch ist. Diese einfache Regel ist allerdings nur bei Sinusrhythmus anwendbar.

Als *s-Welle* kann man eine VP-Welle bezeichnen, die ihr Maximum in der Systole aufweist – anstatt eines systolischen Kollapses – und nicht durch eine Vorhofpfropfung (s. oben) oder durch eine mitgeteilte Pulsation der Aorta an der linken Halsseite bedingt ist. Diese s-Welle kommt praktisch nur bei einer schweren Trikuspidalinsuffizienz vor. Da es aber bei einer Trikuspidalinsuffizienz alle Übergänge von einer überhöhten v-Welle bis zu einer s-Welle gibt, werden pathologische v-Welle und s-Welle zusammen besprochen. Bei einer s-Welle gibt es keine ausgesprochene isolierte v-Welle mehr.

Ursache und Vorkommen

Eine prominente v-Welle ist durch eine Stauung vor dem rechten Herzen bedingt. Der normale Aufstau zu Beginn der Diastole – durch den Bluteinfluß aus Venen und rechtem Vorhof in den rechten Ventrikel und das Hochtreten der Ventilebene nach dem Ende der Systole – wird bei einer schlechten Entleerung des rechten Ventrikels bzw. einer Vermehrung des endsystolischen Restvolumens verstärkt. Dadurch wird die Stauungswelle = v-Welle vergrößert, überhöht. Je stärker die Stauung, desto größer ist die v-Welle, und desto eher, d. h. desto früher endet, ja verschwindet der systolische Kollaps. Man findet diese Veränderungen des VP bei allen Formen und Ursachen einer Rechtsinsuffizienz, auch bei einer Concretio pericardii, aber auch bei einer mäßigen Trikuspidalinsuffizienz, da sich der Blutrückstrom in den rechten Vorhof in solchen Fällen bei den Halsvenen nur noch als Stauung auswirkt. Bei einer sehr schweren Trikuspidalinsuffizienz wirkt sich aber die Regurgitation nicht nur als Stauung aus, sondern es kommt zu einer – auch an den Halsvenen noch sichtbaren – Regurgitationswelle, der s-Welle. Je stärker eine Trikuspidalinsuffizienz, desto höher ist die v-Welle, und desto eher entwickelt sich eine s-Welle.

In extrem seltenen Fällen kann eine echte s-Welle auch dann vorkommen, wenn ein Ventrikelseptumdefekt ausnahmsweise nicht zwischen linkem und rechtem Ventrikel, sondern zwischen linkem Ventrikel und rechtem Vorhof besteht.

Diagnose

Überhöhte v-Welle = prominente Welle *nach* dem 2. Herzton, bei der s-Welle bereits *vor* dem 2. Herzton, aber *nach* dem 1. Ton. Großwelliger, eher träg ansteigender Verlauf bei der v- und auch meist bei der s-Welle – im Gegensatz zu der „schnellenden" a-Welle – und dem kräftigen, gut fühlbaren und schlechter unterdrückbaren Karotispuls. Vor allem: Eine s-Welle manifestiert sich fast immer auch in einem entsprechenden Leberpuls. Eine s-Welle kann auch zu einem systolischen oder diastolischen (rascher Blutrückstrom oder -einstrom) Venengeräusch (Abb. **8**) bzw. systolischen Venenton führen.

Differentialdiagnose

Gegenüber der *prominenten a-Welle* und der *systolischen oder diastolischen Vorhofpfropfungswelle* (s. auch Differentialdiagnose der prominenten a-Welle) durch Timing und Ablauf unterscheidbar. Eine prominente v-Welle und eine s-Welle gehen auch immer mit einem erhöhten Venendruck und pathologischen Befunden am Herzen einher. Eine prominente v-Welle kann dann normal sein, wenn sie als diastolische Pfropfungswelle (a- und v-Welle) entsteht, d. h. bei einer hochgradigen Sinustachykardie, wenn die v-Welle mit der a-Welle zusammenfällt; auch bei einer stark verlängerten PQ-Dauer kann dies ausnahmsweise einmal der Fall sein oder intermittierend bei Vorhofextrasystolen.

Eine prominente sehr frühe v-Welle oder eine s-Welle kann nicht immer leicht von einem *Karotispuls* durch Inspektion allein abgegrenzt werden, da sie gleichzeitig auftreten. In der Regel ist der Karotispuls jedoch schneller ansteigend als ein systolischer VP, und er ist kräftiger und deshalb schwerer unterdrückbar wie der allerdings in solchen Fällen meist auch fühlbare VP. Eine s-Welle verursacht auch in der Regel einen s-Wellen-Leberpuls, und außerdem kann man durch Inspiration oder Oberbauchkompression die s-Welle verstärken, nicht jedoch die Karotispulsation. Schließlich kann man auch durch Stehen den VP-Pegel absenken und damit auch eine eventuelle s-Welle, nicht die Pulsation der A. carotis. Letztlich gibt es auch einen pseudosystolischen VP durch eine Vorhofpfropfung (Abb. **100**) und auch durch mitgeteilte *arterielle Pulsation an der linken Halsseite bei elongierter Aorta.* Er verschwindet aber meist bei tiefer Inspiration (Abb. **4** und **9**) (S. 368).

Prominente a- und v- bzw. s-Welle kombiniert
(Abb. **4, 74** und **93**)

Bei folgenden Konstellationen kann diese Kombination der pathologischen VP-Wellen vorkom-

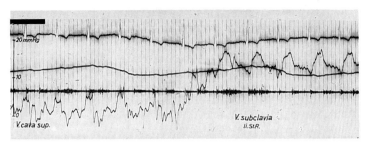

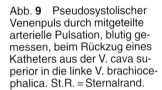

Abb. **9** Pseudosystolischer Venenpuls durch mitgeteilte arterielle Pulsation, blutig gemessen, beim Rückzug eines Katheters aus der V. cava superior in die linke V. brachiocephalica. St.R. = Sternalrand.

men: bei einem Sinusrhythmus und kräftigem hypertrophierten rechten Vorhof (= prominente a-Welle) *und* gleichzeitigem Bestehen einer Rechtsinsuffizienz, einer Concretio pericardii, einem großen Links-rechts-Shunt bei einem Vorhofseptumdefekt (pathologisch hohe v-Welle) oder einer Trikuspidalinsuffizienz mit pulmonalem Hochdruck bzw. einem kombinierten Trikuspidalvitium.

Dieser pathologische Doppelpuls ist gegenüber dem normalen VP durch die abnorm großen Wellen und Täler im allgemeinen leicht abgrenzbar. Zwar gibt es hier wie dort einen Doppelpuls, aber beim normalen VP ist der systolische Kollaps das dominante, eindrucksvollste Zeichen bei der Inspektion. Bei diesem pathologischen Doppelpuls dagegen springt der *doppelte Wellenberg mit seinen beiden relativ gleichmäßig ausgebildeten Wellentälern* ins Auge; auch ist hier der Venendruck erhöht, bei normalen VP meist nicht.

Untersuchungsmethoden

1. **Inspektion der Halsvenen** (Methode der Wahl): Dazu sind zwei Vorbedingungen notwendig:

a) eine optimale Sichtbarmachung der Venenpulsation und

b) ein Timing des VP, d. h. eine richtige zeitliche Zuordnung der erkennbaren einzelnen Wellen und Täler.

Zu a) Die *Erkennung* der VP-Wellen gelingt in der Regel gut an einer oberflächlichen seitlichen oder auch der mittleren Halsvene. Die V. jugularis interna ist meist weniger gut dafür geeignet, da man bei ihr die Schwankungen des Pegels nicht direkt sieht, sondern nur in Form von Bewegungen der darüberliegenden Hautpartien, was allerdings auch bei den oberflächlichen Venen der Fall sein

kann, besonders bei einem dicken Halse. Um die bestgeeignete Vene zu finden, muß man nicht nur beide Halsseiten mustern, sondern u. U. muß man manchmal den Kopf drehen, heben oder senken lassen. Bei einem erhöhten Venendruck ist eine sitzende Haltung meist vorzuziehen. Manchmal bewährt es sich, mit einer Lampe den Hals von hinten seitlich zu beleuchten und den Lichtstrahl schräg, aber gezielt auf die zu untersuchende Vene zu richten. Die Unterscheidung des VP von der Karotispulsation ist nur ausnahmsweise schwierig und wurde bereits besprochen (S. 36). Hier nur soviel: Das Typische, das Dominante des normalen VP ist der *systolische Kollaps mit einem Doppelpuls,* nicht – wie bei den Arterien – die einmalige systolische Auswärtsbewegung der Pulswelle während einer Herzaktion. Beim pathologischen venösen Stauungspuls ist es der diastolische Kollaps oder der großwellige Doppelpuls (a- und v-Welle) bzw. der großwellige Doppelkollaps in Systole (x-Tal) und Diastole (y-Tal), der ins Auge springt als markantes Zeichen. Nur sehr selten ist beim VP eine Auswärtsbewegung das vorherrschende Zeichen, nämlich bei der prominenten a-Welle und der überhöhten, großen v-Welle bzw. der systolischen Welle bei einer großen Trikuspidalinsuffizienz.

Pulsierende Venen sieht man in der Regel nur am Halse. Bei starken Druckschwankungen im rechten Vorhof und in den Venen (Trikuspidalinsuffizienz, große Rechtshypertrophie) können selten sicht- und fühlbare Venenpulsationen überall am Körper vorkommen, z. B. an Beinvarizen (Abb. **8**).

Zu b) Die *zeitliche Einordnung* (Timing) der VP-Wellen geschieht am besten durch Inspektion des VP mit gleichzeitiger Auskultation des Herzens an einem Ort, wo 1. und 2. Herzton gut hörbar sind. Auf diese beiden Töne werden jeweils die fraglichen VP-Wellen zeitlich bezogen.

Viel schwieriger ist das Timing des VP durch gleichzeitiges Fühlen der A. carotis der Gegenseite, aber man kann dies ggf. versuchen, besonders bei schlecht hörbarem 2. Ton.

2. Die **graphische Registrierung** des VP ist der „Goldstandard" für seine Beurteilung, doch hat er gegenüber der Inspektion keine größere diagnostische Bedeutung. Ihre Bedeutung beruht heute nur noch darin, daß man mit ihrer Hilfe sich in die visuelle VP-Diagnostik einarbeiten kann. In unklaren problematischen Fällen wird man viel eher auf die Vorhofdruckkurve zurückgreifen, die ja die Grundlage, die „Urform" des VP darstellt. Damit kann man u. U. auch noch kleinere pathologische Druckschwankungen erfassen, die an den Halsvenen nicht mehr eindeutig zu registrieren sind; auch kann man den ZVD dann gleichzeitig exakt messen.

3. Die **Palpation** der Halsvenen ist zwar auch eine Untersuchungsmethode für den VP, aber fast ohne Bedeutung. Der normale VP ist nicht palpabel, weil keine nennenswerten Druckschwankungen auftreten. Auch der pathologische VP ist meist nicht palpabel. Palpabel wird ein VP nur bei einer stark überhöhten, prominenten a-Welle, einer sehr hohen v-Welle oder einer systolischen Welle. Auch in diesen Ausnahmefällen ist der VP im Gegensatz zum Karotispuls leicht unterdrückbar und so von ihm unterscheidbar. Wenn die Unterscheidung einer noch normalen VP-Welle von einer evtl. pathologischen Welle (a oder v) durch die Inspektion einmal zweifelhaft sein sollte, dann hat die Palpation des VP eine praktische Bedeutung, weil ein fühlbarer VP immer pathologisch ist. Man kann jedoch in solchen Fällen oft auch einen entsprechenden Leberpuls feststellen.

Hinweis (zur Bedeutung des Venenpulses)

Wenn auch der VP in seiner diagnostischen Bedeutung hinter dem ZVD rangiert, so hat er doch in mancher Beziehung eine wichtige qualitative und quantitative diagnostische Bedeutung:

1. Die prominente *a-Welle* ist ein einfaches, sehr wichtiges und leicht zu erkennendes Phänomen und ist ein Beweis für eine fortgeschrittene Hypertrophie des rechten Vorhofs. Diese ist ansonsten klinisch nur als 4. Ton rechts erkennbar, allerdings nicht bei einer Tri-

kuspidalstenose. Somit ist die prominente a-Welle ein wichtiger Hinweis für eine Trikuspidalstenose oder eine Rechtshypertrophie, doch entfällt sie bei Vorhofflimmern genauso wie der 4. Ton.

Bei der Trikuspidalstenose ist sie nicht nur ein einfacher Hinweis, sondern kann auch – je nach Ausprägung – ein quantitatives Maß sein. Bei gleichzeitigem Vorliegen einer Mitralstenose mit lauten Geräuschphänomenen ist die prominente a-Welle ein wichtiger Hinweis auf eine Trikuspidalstenose oder eine erhebliche pulmonale Hypertonie. Bei allen Erkrankungen, die mit einer Rechtshypertrophie einhergehen können, sollte nach der prominenten a-Welle gesucht werden. Allerdings muß man an beiden Halsseiten suchen, da sie manchmal nur an der linken Halsseite und nur bei einer bestimmten Kopfhöhe gefunden wird. Bei einer primären pulmonalen Hypertrophie kann sie das eindrucksvollste diagnostische Merkmal sein. Die Entstehung einer prominenten a-Welle ist nicht an ein bestimmtes Maß der Vorhofhypertrophie gebunden, und so schließt ihr Fehlen eine – sogar stärkere – Hypertrophie des rechten Vorhofs oder Ventrikels nicht aus. Da man bei einer extremen pulmonalen Hypertonie jeder Ursache eine prominente a-Welle erwarten kann, erweckt ihr Fehlen in solchen Fällen den Verdacht auf eine Vorhofinsuffizienz (S. 338).

Eine prominente a-Welle kann auch bei einer Vorhofpfropfung als eine Form des pseudosystolischen VP in Erscheinung treten (s. unter 5).

2. Ein *positiver VP* (ohne überhöhte v-Welle oder ohne s-Welle) hat bei Vorhofflimmern oder -flattern nichts zu besagen. Bei fraglichem Vorhofflimmern, z. B. bei einer regellosen Vorhofextrasystolie, kann das Fehlen oder Vorliegen eines positiven VP bei Normalschlägen – zusammen mit der Identifizierung der a-Welle – eine sichere differentialdiagnostische Abklärung auch ohne EKG ermöglichen.

3. Eine *abnorm große, prominente v-Welle* (oder a- und v-Welle) ist zwar ein guter Hinweis auf eine Rechts- oder Trikuspidalinsuffizienz, aber meist ist dabei der erhöhte HVD ein einfacheres diagnostisches Zeichen. Allerdings kann in Fällen, bei denen der HVD nicht eindeutig erhöht ist (Grauzone des Venendrucks), eine prominente v-Welle diagno-

stisch entscheidend sein für die Annahme eines erhöhten Venendrucks.

4. Eine *s-Welle* ist – wenn es keine pseudosystolische Welle ist, d. h. keine systolische Pfropfungswelle oder mitgeteilte arterielle Pulsation an der linken Halsseite – ein eindeutiger Beweis für eine schwere Trikuspidalinsuffizienz. Sie ist also grundsätzlich bei dieser Erkrankung auch ein quantitatives Merkmal und kann diagnostisch führend werden, wenn das typische Geräusch am Herzen fehlt. Letzteres ist besonders dann der Fall, wenn die Kontraktionsleistung und -geschwindigkeit des rechten Ventrikels sehr schlecht und der systolische Druck nicht erhöht ist.

5. Die *pseudosystolische VP-Welle durch Vorhofpfropfung* (systolische Welle mit der schnellenden, hüpfenden Eigenart der a-Welle) gestattet, Rhythmusstörungen zu erkennen, wie z. B. bei Vorhofextrasystolen, beim totalen AV-Block, beim Knotenrhythmus, bei der ventrikulären paroxysmalen Tachykardie.

6. Die *pseudosystolische VP-Welle durch mitgeteilte arterielle Pulsation an der linken Halsseite* ist ein klinischer Beweis für eine Aortenelongation bei Aortensklerose. Diese liegt nur an der linken Halsseite vor und verschwindet meist in tiefer Inspiration.

7. Die *diastolische Pfropfungswelle* (v+a-Welle) ist sehr selten und hat eigentlich nur differentialdiagnostische Bedeutung; selten einmal kann sie ein Hinweis auf eine Vorhofextrasystolie sein oder eine verlängerte PQ-Dauer.

Die volle diagnostische Nutzung des VP bedarf einer nicht geringen Erfahrung durch systematische Übung, vor allem bei der Entscheidung, ob eine a- oder v-Welle bereits als pathologisch zu bewerten ist. Dabei kann in manchen Fällen allerdings der Nachweis eines entsprechenden Leberpulses, einer Fühlbarkeit des VP oder der Nachweis eines Venentons/Geräuschs eine wesentliche Hilfe sein.

Venentöne und Venengeräusche

Venentöne
(Abb. **10**)

Pathophysiologie, Ursachen und Vorkommen

Venentöne über den Halsvenen entstehen durch eine abnorm schnelle, kräftige Bewegungsänderung der Halsvenenwand, ähnlich wie der 3. und 4. Herzton in der Ventrikelwand. Ursache hierfür ist immer eine deutliche und rasche Druckänderung im rechten Vorhof. Wahrscheinlich spielen aber auch die anatomische Beschaffenheit und der Venentonus eine zusätzliche Rolle. Ein Venenton ist immer pathologisch.

Am häufigsten findet man einen präsystolischen Venenton zusammen mit einer prominenten a-Welle des VP bei einer Hypertrophie des rechten Vorhofs oder einer Vorhofpfropfungswelle während der Ventrikelsystole. Viel seltener ist ein systoli-

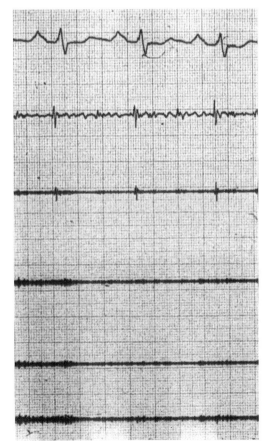

Abb. **10** Präsystolischer niederfrequenter Ton an der V. jugularis interna rechts (und fortgeleiteter 2. Herzton) bei primärer pulmonaler Hypertonie.

scher Venenton bei einer Trikuspidalinsuffizienz und sehr selten auch mehrere Töne (wir haben tagelang bis zu 4 Venentöne im Rahmen einer einzigen Herzaktion bei einem Patienten mit Rechtsinsuffizienz durch abnorm starke Druckänderungen im Verlauf der VP-Wellen und -Täler beobachten können). Venentöne sind selten.

Diagnose

Lokalisation: Das Punctum maximum der Venentöne befindet sich am Halse, direkt über der medialen Klavikula, über dem Bulbus der V. jugularis interna, rechts häufiger als links. Gelegentlich ist der Ton bis zur Halsmitte zu hören und fortgeleitet nach kaudal u. U. bis zum 3. ICR, also manchmal durchaus noch über der Auskultationsregion des Herzens. Ein Venenton kann sowohl in der Systole wie der Diastole vorkommen, je nach Ursache, meistens jedoch in der Präsystole. Die VP-Welle ist dabei oft auch tastbar.

Lautstärke: 1/6 bis 3/6, inspiratorisch werden die Töne lauter – entsprechend den dabei auftretenden größeren Druck-Volumen- und Bewegungsänderungen.

Zeitpunkt: meist präsystolisch, selten systolisch, sehr selten frühdiastolisch.

Frequenz: niederfrequent, ähnlich einem 4. Herzton.

Auskultationstechnik: am besten mit sanfter Auflage des Trichterteils und bei einem möglichst flach liegenden Patienten. Im Inspirium meist besser oder überhaupt nur.

Differentialdiagnose

Ein Venenton steht differentialdiagnostisch überhaupt nur dann zur Debatte, wenn abnorm große VP-Wellen vorhanden sind und evtl. ein Leberpuls. Außerdem läßt er sich immer rasch durch einen Druck auf die Vene proximal des Auskultationsorts beseitigen und evtl. durch eine vertiefte Inspiration verstärken.

In Frage kommen:

1. *Ein bis zum Halse fortgeleiteter Herzton* ist leicht als solcher zu erkennen, da er in jedem Falle sein Punctum maximum nicht am Halse hat.

2. *Ein Arterienton von der A. subclavia oder A. carotis* ist immer systolisch, verbunden mit einer abnorm starken arteriellen Pulsation (z. B. Hochdruck, große Blutdruckamplitude).

Hinweis

Ein Venenton ist Ausdruck einer abnorm starken und raschen Druckänderung in den Halsvenen und indirekt damit auch im rechten Vorhof. Er ist selten und dann mit einer palpablen VP-Welle verknüpft, die aber manchmal schlechter identifizierbar ist als ein Venenton. Ein Venenton ist meistens präsystolisch, bedingt durch eine Hypertrophie des rechten Vorhofs. Wenn im Verlaufe einer sich verschlechternden Herzerkrankung ein präsystolischer Venenton und die prominente a-Welle verschwinden – bei Sinusrhythmus –, so ist dies ein Zeichen einer Insuffizienz des rechten Vorhofs.
Da ein Venenton gelegentlich bis über der Herzbasis hörbar ist, kann er fälschlicherweise als „Herzton" etwas Verwirrung stiften, wenn man nicht auch den Hals abhört, wo jeder Venenton sein Punctum maximum hat.
Bei jedem Ton in der Halsregion ist u. a. immer ein Venenton differentialdiagnostisch in Erwägung zu ziehen.

Venengeräusche
(Abb. **8** und **11**)

Physiologie, Pathophysiologie, Ursachen und Vorkommen

Venengeräusche treten – wie im Herzen – immer dann auf, wenn statt einer laminaren Strömung Wirbel entstehen. Dies ereignet sich in erster Linie dann, wenn die Blutströmungsgeschwindigkeit abnorm hoch ist, wobei jedoch anatomische Gegebenheiten auch eine zusätzliche oder – selten – die alleinige Rolle spielen können.

Venengeräusche am Halse sind bei *Kindern und Jugendlichen* häufig zu hören und ein völlig *normales Phänomen* (schnelle venöse Blutströmung). Man bezeichnet dieses Geräusch (s. unten) bei uns seit alter Zeit als „Nonnensausen" (nach dem alten deutschen Wort Nonne = Kreisel), im Englischen als „venous hum".
Bei *älteren Erwachsenen* hört man diese normalen Venengeräusche *üblicherweise nicht.* Wenn sie vorkommen, dann besteht meist ein hyperkinetischer Kreislauf aus irgendwelchen Gründen (idiopathisch, starke körperliche oder geistig-see-

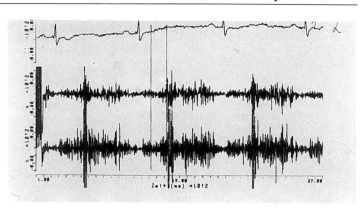

Abb. **11** Nonnensausen (venous hum) über der V. jugularis interna = kontinuierliches Geräusch mit fortgeleitetem 2. Herzton. Der diastolische Anteil des Geräuschs ist – wie oft, aber nicht immer – lauter als der systolische. Das Geräusch ist nur zum Zeitpunkt der Vorhofsystole durch den dabei erfolgten Stopp des venösen Einflusses für einen Augenblick unterbrochen.

lische Erregung, Hyperthyreose, Schwangerschaft, Anämie, arteriovenöses Aneurysma, Beriberi, Morbus Paget); wir haben jedoch dieses Geräusch auch bei einer pathologischen Bradykardie bei einem 80jährigen beobachtet, also bei einem relativ großen Schlagvolumen. Vorstellbar ist jedoch auch, daß abnorme anatomische Verhältnisse mit Verengerungen des Venenverlaufs vorliegen.

Da in den Venen Blut sowohl während der Systole (systolischer Kollaps) wie in der Diastole zum Herzen fließt, kann ein Venengeräusch am Halse systolisch, diastolisch und auch kontinuierlich sein. Letzteres ist bei dem normalen Venengeräusch und bei einem hyperkinetischen Kreislauf das Übliche. Je nach Atemphase können Zeitpunkt und Dauer wechseln. Wenn das Venengeräusch lang ist, also kontinuierlich, so weist es eine an- und abschwellende Lautstärke auf. Schon während der normalen Inspiration wird es üblicherweise lauter und länger dauernd; in der diastolischen Phase ist es oft am lautesten.

Bei *Herzerkrankungen* kommt ein Venengeräusch fast nur durch und als Ausdruck einer Trikuspidalinsuffizienz vor, d. h. durch abnorm große Druck- und Volumenschwankungen in den Venen. Wenn es bei einer großen Trikuspidalinsuffizienz vorkommt, so hört man es meist in der Systole (starker Rückstrom und hoher Druck), aber es kann auch nur in der Diastole vorkommen (durch den raschen Einstrom einer großen Blutmenge). Einmal haben wir es auch während der Ventrikelsystole nach einer sehr prominenten a-Welle fest-

gestellt – ohne Trikuspidalinsuffizienz (Folge des – auf die starke Vorhofkontraktion und den dadurch bedingten abnorm starken Rückstrom hin – ausnehmend raschen Einflusses einer großen Blutmenge während der Kammersystole).

Ein präsystolisches Venengeräusch (durch eine besonders kräftige Vorhofkontraktion) konnten wir bisher nicht beobachten.

Diagnose

Lokalisation: entspricht der der Venentöne: über dem Bulbus der V. jugularis rechts oder links.

Bei Jugendlichen kann ein normales Venengeräusch auch über der V. femoralis über der Leiste vorkommen.

Das Trikuspidalrückflußgeräusch (bei einem sehr hohen systolischen Ventrikeldruck) kann sogar über Unterschenkelvarizen hörbar werden, wenn dort auch die systolische Welle sicht- und fühlbar ist (Abb. **10, 11**). Im Rahmen eines Pfortaderhochdrucks bilden sich manchmal Kollateralen zum großen Kreislauf, wodurch in der Gegend des Nabels kontinuierliche Venengeräusche auftreten können (Cruveilhier-von-Baumgarten-Syndrom).

Lautheit: gering, kaum einmal 3/6.

Zeitlicher Ablauf: je nach Ursache systolisch, diastolisch oder kontinuierlich und dann an- und abschwellend.

Klang: Das kontinuierliche Geräusch ist sehr verschieden, vor allem und typischerweise niederfrequent summend-brummend. Dies gilt für das normale Geräusch wie auch für das systolische oder diastolische Geräusch bei der Trikuspidalinsuffizienz. Es ist jedoch beim Nonnensausen nicht allzu selten, daß es zugleich auch sehr hochfrequent-tonal (= musikalisch) ist, beides zu gleicher Zeit oder laufend wechselnd, je nach Atemphase bzw. Geschwindigkeit des Einstroms.

Typisch für dieses Geräusch ist auch, daß es meist im *Inspirium lauter* wird oder überhaupt erst zu hören ist, ebenfalls oft *im Sitzen lauter* als im Liegen oder überhaupt erst wahrnehmbar – jeweils bedingt durch den dabei schnelleren Blutfluß. Umgekehrt verschwindet es durch Pressen und Abdrücken des venösen Abflusses an der Halsbasis. Durch Kopfdrehungen kann es leiser oder lauter werden, weil sich die anatomischen Strömungsverhältnisse ändern können. Wenn es relativ laut ist, kann es als Schwirren fühlbar sein und sogar für den Patienten hörbar werden.

Differentialdiagnose

Arterielles bzw. arteriovenöses Geräusch? Dies läßt sich in der Regel leicht klären: Das übliche kontinuierliche venöse Geräusch wird in der Inspiration und im Sitzen lauter, das arterielle und das arteriovenöse Geräusch (arteriovenöse Fistel, Struma bei Hyperthyreose oder Thyreostatika) dagegen nicht. Letztere haben ihr Punctum maximum während des Ablaufs immer in der Systole, das venöse eher in der Diastole. Im übrigen läßt sich das Venengeräusch durch Pressen (Valsalva) oder Abdrücken der Vene proximal (über der Klavikula) zum Verschwinden bringen. Das systolische (oder diastolische) venöse Geräusch ist immer leise und niederfrequent und nie rauh wie sehr oft ein arterielles Geräusch durch eine Stenose; ein nur diastolisches arterielles Geräusch gibt es nicht. Auch sollten Herzbefund und Kreislauf bei der Differentialdiagnose ggf. berücksichtigt werden (Trikuspidalinsuffizienz einerseits, hyperkinetischer Kreislauf andererseits).

Fortgeleitetes Herzgeräusch? Punctum maximum immer über dem Herzen.

Hinweis

Ein Venengeräusch kann sowohl normal wie pathologisch sein. Bei Erwachsenen ist es in der Regel nicht normal und kann deshalb ein wichtiger Hinweis vor allem auf eine der o. g.

Ursachen eines hyperkinetischen Kreislaufs sein (insbesondere Hyperthyreose), nach denen man zu suchen hat.

Bei einer Trikuspidalinsuffizienz besagt ein venöses Geräusch, sei es systolisch oder diastolisch, daß der Rückfluß erheblich ist. Meist handelt es sich dabei dann nicht nur um eine Klappeninsuffizienz, sondern auch eine erhebliche systolische Druckerhöhung im rechten Ventrikel. Wenn bei der Inspektion der Halsvenen Verdacht auf eine s-Welle besteht, so kann der Nachweis eines Venengeräuschs die Identifikation vereinfachen und damit auch die Diagnose einer Trikuspidalinsuffizienz.

Leber(venen)puls
(Abb. **6**)

Definition, Pathophysiologie, Ursachen und Vorkommen

Abnorm starke Druck- und Volumenschwankungen in den Lebervenen – parallel zu den Vv. cavae und ausgelöst durch entsprechende Verhältnisse im rechten Vorhof – führen zu einer pulsierenden Leber. Diese können als Leberpulsationen (LP) durch einfache Palpation oder auch graphische Registrierung nachgewiesen werden. Dies gilt für *jede* abnorm starke Druckschwankung, sei es die a-, v- oder s-Welle, also nicht nur für die s-Welle der Trikuspidalinsuffizienz, wie fälschlicherweise oft angenommen wird.

Untersuchungsmethode

Beim flach liegenden Patienten wird der untere Leberrand mit den Fingerspitzen der auf dem Bauch sanft aufliegenden rechten Hand aufgesucht. Dabei wird ein leichter Druck nach dorsal und kranial ausgeübt, bis man den Leberrand spürt. Kann man dabei keinen LP spüren, so muß der Patient vertieft atmen oder in tiefer Inspiration den Atem anhalten. Die Leber tritt dabei tiefer, kann schon deshalb besser untersucht werden, aber außerdem wird der LP durch die inspiratorisch ausgelösten särkeren Druck- und Volumenschwankungen der Lebervenen verstärkt oder wird überhaupt erst manifest. Die inspiratorische Verstärkung dient außerdem noch zum Beweis der venösen Genese des LP und zur Abgrenzung gegen eine der Leber evtl. mitgeteilte arterielle (aortale) Pulsation. Bestehen dann aber trotzdem noch irgendwelche Zweifel an der venösen Ursache des LP, so sollte man versuchen, seinen „expansiven" Charakter zu prüfen,

d. h. sicherstellen, daß die Leber nach *allen* Seiten expansiv pulsiert. Dies ist bei einer der Leber mitgeteilten Aortenpulsation nicht der Fall. Man versucht dabei, nicht nur mit der rechten Hand die Vorderfläche der Leber zu palpieren (wie angegeben), sondern gleichzeitig die Rückseite der Leber. Letzteres geschieht durch feste Auflage der linken Hand auf die rechten untersten Rippen auf dem Rücken. Beim expansiven LP werden die Hände dann einen gegenläufigen Impuls verspüren, was allerdings auf dem Rücken nicht immer leicht nachzuweisen ist.

Eine *graphische Registrierung* des LP ist mit einem üblichen arteriellen Pulsabnehmer problemlos möglich. Diese hat aber nur dokumentarische Bedeutung zur Bestätigung des Palpationsbefunds oder zur Erkennung der Art der palpierten LP-Welle.

Formen

Jede pathologisch große VP-Welle kann sich auch im LP manifestieren. Praktisch handelt es sich aber meist um die bei einer größeren Trikuspidalinsuffizienz auftretende überhöhte v-Welle oder die s-Welle, seltener um eine prominente a-Welle (präsystolisch oder durch Vorhofpfropfung) und noch seltener um einen a- und v-Wellen-Doppelpuls (Abb. **10, 11**).

Diagnose

Die Erkennung eines LP als Lebervenenpuls ist am einfachsten dadurch möglich, daß man bei vertiefter Atmung während der Inspiration oder bei angehaltener Inspiration eine gegenüber der Exspiration verstärkte Pulsation palpatorisch feststellt oder daß man einen Doppelpuls findet. Eine weitere Möglichkeit ist der Nachweis einer expansiven Pulsation (s. oben). Außerdem muß der LP mit der prominenten Welle des Halsvenenpulses übereinstimmen, wenn dieser sichtbar ist.

Der **Beweis** für den LP wird durch eine graphische Aufzeichnung erbracht im Vergleich mit einer identischen VP- oder invasiv aufgezeichneten Venen- bzw. Vorhofdruckkurve.

Differentialdiagnose

Eine von der *Bauchaorta* ausgehende und der Leber mitgeteilte Pulsation ist immer systolisch, von der Inspiration unabhängig und nicht expansiv (s. oben Untersuchsungsmethode).

Hinweis

Ein LP ist immer pathologisch und ein Beweis für einen erhöhten ZVD bzw. Vorhofdruck rechts, zumindest in einer bestimmten Phase der Vorhofaktion. Er hat keine zusätzliche Bedeutung bei einem bereits als pathologisch erkannten Halsvenenpuls. Wenn dieser aber aus irgendwelchen Gründen nicht beurteilbar ist oder nur für fraglich pathologisch gehalten wird, so kann ein nachweisbarer LP diagnostisch entscheidend werden, qualitativ oder quantitativ. Ausnahmsweise kann es auch bei älteren, abgemagerten Patienten mit einer Rechtsinsuffizienz vorkommen, daß ein LP bereits eindeutig fühlbar ist und somit eine pathologische Druckwelle erkennbar wird, ohne daß der Venendruck am Halse eindeutig pathologisch erhöht ist; in einer solchen Situation kann im VP diese pathologische Welle leicht übersehen werden.

Umgekehrt jedoch kommt auch folgendes vor: Je starrer eine Leber ist (Leberzirrhose), desto höher ist deren Gewebsinnendruck, desto weniger werden pathologisch große Venendruckwellen imstande sein, entsprechende Volumenschwankungen der Leber hervorzurufen. Bei Leberzirrhosen wird man also u. U. pathologische Druckschwankungen des zentralen Venensystems als Leberpuls vermissen, während sie am Halse gut erkennbar sind.

Arterielles System
(s. auch S. 372 ff und 375 ff)

Definition

Die Untersuchung und Beurteilung des arteriellen Systems betrifft die Aorta, die Arterien und die Arteriolen.

Zugänglich für die klinisch-kardiologische Bewertung sind die Arterien, soweit sie an der Oberfläche palpabel und auskultierbar sind oder/und sich der Blutdruck messen läßt. Praktisch heißt dies, daß im wesentlichen nur die Arterien in den Extremitäten und am Halse beurteilbar sind, die Arterien für die inneren Organe nur ausnahmsweise und meist ungenügend. Die Herzkranzgefäße werden beim ischämischen Herzschmerz (S. 8 ff) und der koronaren Herzkrankheit (S. 321) besprochen.

> Die Aorta ist nur im Bereich des Abdomens bei einem Teil der Patienten palpabel und auskultierbar, die Pars thoracica aortae nicht, die Pars ascendens aortae nur bei starker Dilatation.
> Die Funktion der Arteriolen und der sich daran anschließende arterielle Teil der Kapillaren ist nur indirekt an der Durchblutung der Haut (Temperatur, Hautfarbe) etwas erkennbar.

Physiologie und Pathophysiologie

Die Arterien haben die Aufgabe, das vom Herzen kommende Blut allen Teilen des Körpers zuzuleiten. Dies ist dadurch möglich, daß das Herz genügend Kraft bzw. Druck entwickelt, um den elastischen Widerstand der großen und den peripheren Widerstand der kleinen Gefäße (Arteriolen) zu überwinden, aber zugleich den großen Gefäßen durch deren Dehnung so viel Impuls vermittelt, daß diese einen kontinuierlichen Blutstrom in der Peripherie gewährleisten. Der klinische Befund an den Arterien bzw. dem großen Kreislauf ist somit im wesentlichen abhängig von der *Leistung des Herzens* (Frequenz, Rhythmus, Kontraktionsgeschwindigkeit, Schlagvolumen), aber auch vom *Tonus* (bzw. der Compliance) *der Gefäße* (elastischer und peripherer Widerstand) und von der *lokalen anatomischen Beschaffenheit* der untersuchten Arterie. Während der letztgenannte lokale anatomische Faktor sich in der Regel bei deutlichen pathologischen Veränderungen im Seitenvergleich relativ leicht feststellen läßt, sind die beiden erstgenannten Parameter aus dem Verhalten von Puls und Blutdruck meist nicht ohne weiteres trennbar, so daß man die Leistung des Herzens bzw. des linken Ventrikels am arteriellen System nicht einfach messen kann. Am ehesten jedoch spiegelt sich die Herzdynamik am proximalen Aortenpuls, d. h. für den untersuchenden Arzt an den Karotiden (weitere Gesichtspunkte s. S. 63 f).

Aus dem eben Gesagten ergibt sich: Die klinische Untersuchung des arteriellen Systems eignet sich gut zur *Beurteilung der peripheren Arterien und der Kreislaufdynamik* (Blutdruck), meist ausreichend zur Beurteilung von *Frequenz und Rhythmus des Herzens* und in gewissem, sehr eingeschränktem Maße auch zur Beurteilung der Dynamik des linken Ventrikels.

Untersuchungsmethoden

Anamnese, Inspektion, Palpation, Auskultation, Blutdruckmessung sind unumgänglich für die Beurteilung des arteriellen Systems.
Zur Ergänzung können folgende apparative Methoden eingesetzt werden: Doppler-Sonographie und Duplexsonographie, Oszillographie in Ruhe und mit Belastung, Röntgenkontrastdarstellung der Aorta und der Arterien, Szintigraphie.

Anamnese

Wichtige Anhaltspunkte für Erkrankungen der Arterien ergeben sich oft schon aus der Anamnese:
Bei Blutsverwandten: Gefäßerkrankungen, hoher Blutdruck und Schlaganfälle?
Beim Patienten: Amaurosis fugax, Angina abdominalis, Schwindel oder Synkope bzw. Präsynkope, zerebrale Ausfälle, frühere Blutdruckwerte, Schwindel bei Arbeit mit der (meist) linken Hand (beim proximalen distalen Verschluß der A. subclavia = Subclavian-steal-Syndrom durch Kollateralversorgung der A. subclavia aus der A. vertebralis), anfallartige Schmerzen und Blaufärbung einer Hand (Morbus Raynaud)? Am häufigsten jedoch sind Beschwerden über eine *Claudicatio intermittens* = intermittierendes Hinken, d. h. krampfartige Schmerzen in den Waden beim Gehen oder in den Oberschenkeln und dem Gesäß (beim distalen Aortenverschluß = Leriche-Syndrom, oft mit Potenzstörungen).

Stadien der peripheren Durchblutungsstörungen:

I:	Keine Beschwerden, aber Nachweis von Durchblutungsstörungen,
IIa:	Schmerzen beim Gehen bis 250 m
IIb:	Schmerzen beim Gehen nach 250 m
III:	Ruheschmerzen
IV:	Nekrose. Hier muß man allerdings differenzieren: Bei Diabetikern gibt es eine Nekrose durch eine Mikroangiopathie, ohne daß die großen palpablen Arterien stenosiert sind.

Inspektion

Beim Gesunden sind die Arterien bzw. deren Pulsation auch an den der Palpation und der Sicht am besten zugänglichen Stellen meist nicht erkennbar oder zeigen höchstens geringfügige Pulsationen.

Untersuchungsablauf und pathologische Befunde: Die *Aa. carotides* sind der Inspektion leicht zugänglich, und man kann sich evtl. schon während der Anamnese einen Eindruck verschaffen: Eine verstärkte Pulsation dieser Gefäße und u. U. auch der Aorta im Jugulum sieht man

1. bei einem hyperkinetischen Kreislauf jedweder Genese (Erregung, starke körperliche Belastung, Anämie, Schwangerschaft, Hyperthyreose, Beriberi, Morbus Paget, arteriovenöse Aneurysmen einschließlich des offenen Ductus arteriosus), wobei die abnorm starke Pulsation in diesen Fällen durch ein vergrößertes Schlagvolumen, erweiterte Gefäßperipherie, verstärkte Kontraktion und erhöhte Kontraktionsgeschwindigkeit des linken Ventrikels bedingt ist;

2. bei einem großen Schlagvolumen (große Aortenklappeninsuffizienz, Bradykardie u. a.),

3. bei erheblichem Hochdruck, immer bei der Aortenisthmusstenose.

4. Eine einseitige Pulsation an der Basis der rechten A. carotis sieht man vor allem bei einem länger bestehenden Hochdruck, vorwiegend bei Frauen als Folge einer arteriosklerotischen Schlängelung (kinking).

An der *Temporalarterie* zeigt sich bei einer Arteriitis temporalis manchmal eine Rötung und Schwellung oder thrombotische Verdickung.
Die *A. cubitalis,* die man bei der Blutdruckmessung in jedem Falle zu Gesicht bekommt und dabei auch die *A. radialis* betrachten kann, fällt bei einer Arteriosklerose durch eine deutliche Erweiterung, Schlängelung und abnorm starke Pulsation auf.
Bei einer *Aortenisthmusstenose* gehören zum typischen Bild nicht nur die deutlichen Pulsationen der Halsgefäße, sondern oft auch die Pulsationen der – als Kollateralen entwickelten – Interkostalarterien, besonders auf der Thoraxrückseite.
Die *Inspektion der Haut* an den Extremitäten, besonders der Akren, gehört unabdingbar auch zur Gefäßdiagnostik: Bei einem akuten Gefäßverschluß ist die Haut im betroffenen Gebiet abnorm blaß (und kühl), bei einem chronischen Verschluß eher marmoriert-zyanotisch und auch dünn, atrophisch, wodurch die Behaarung an den Zehen bzw. Füßen verlorengeht; ein wichtiges Symptom.

Durch die Ratschow-Lagerungsprobe kann die Durchblutung der Beine gut beurteilt werden: Der Patient liegt, das zu untersuchende Bein senkrecht in die Höhe gestreckt. Dessen Fuß wird maximal in Extension und Flexion 2 Min. lang bewegt. Dann sitzt der Patient rasch auf und läßt die Beine hängen. Normalerweise sieht man sofort eine Hautrötung am Unterschenkel und Fuß. Tritt diese erst nach 5 s ein und eine Füllung der Venen erst nach 20 s, so liegt eine Durchblutungsstörung vor, die man auf diese Weise auch lokalisieren kann.

Palpation
(Abb. **12a**)

Technik des Pulsfühlens

Am besten wird die jeweilige Arterie mit den Endgliedern des 2. und 3. oder 2., 3. und 4. Fingers palpiert, ohne dabei den Puls zu unterdrücken, doch so, daß man Frequenz, Rhythmus, Füllung und Ablauf des Pulses beurteilen kann. Es ist zweckmäßig, immer gleichzeitig das entsprechende Gefäß der anderen Körperseite auch zu palpieren: Die Untersuchung verläuft dann zügiger. Man kann dann viel besser oder überhaupt nur beurteilen, ob der Puls auf einer Seite evtl. etwas abgeschwächt ist, und findet auch schwache Pulsationen auf einer Seite eher leichter. Die Kriterien für die klinische Beurteilung der Pulsfüllung sind bei seitengleicher Palpation: gut tastbar, abgeschwächt oder fehlend. Die A. carotis allerdings darf nur jeweils einseitig und vorsichtig palpiert werden, um keine zerebrale Ischämie zu riskieren. Wegen der Gefahr eines unerwünschten Karotissinusreflexes empfiehlt sich auch die Palpation an einer Stelle etwas unterhalb des oberen Kehlkopfrands und evtl. nur mit *einem* Finger (manche Untersucher empfehlen, diese Untersuchung am sitzenden Patienten von hinten vorzunehmen).

Untersuchungsablauf

1. Zweckmäßigerweise untersucht man zuerst den leicht zugänglichen Puls der A. radialis und kann sich dabei über **Frequenz und Rhythmus des Herzens** orientieren und einen ersten Eindruck von der Pulsqualität erhalten. Ist der Puls arrhythmisch oder abnorm langsam, so ist es unabdingbar, sich mit dem Stethoskop über Rhythmus und Frequenz am Herzen direkt zu orientieren, ggf. gleichzeitig mit der Palpation des peripheren Pulses. – Bei einer absoluten Arrhythmie muß das Pulsdefizit festgestellt werden (Differenz zwischen zentraler und peripherer Frequenz, da nicht jeder Herzschlag zu einer fühlbaren Pulsfüllung führen muß). Dies geschieht am besten durch zwei Untersucher gleichzeitig, wobei der eine die Herzfrequenz, der andere die Pulsfrequenz zählt; notfalls kann aber auch *ein* Untersucher beide Zählungen nacheinander durchführen. – Eine Bradykardie kann insofern vorgetäuscht sein, als z. B. ein Bigeminus vorliegt mit frustranen Kontraktionen der Extrasystolen, so daß der periphere Puls halbiert wird (in Zweifelsfällen sofort ein EKG durchführen).

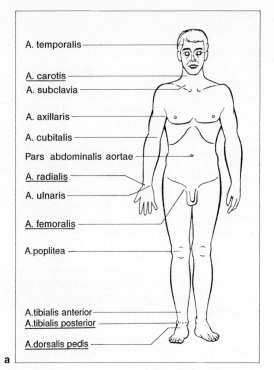

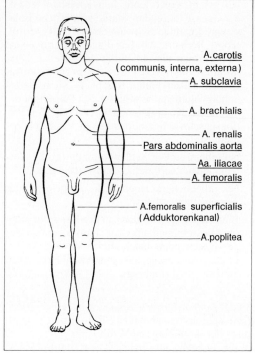

a   b

Abb. 12   Palpations- (**a**) und Auskultationsorte (**b**) der Arterien (unterstrichen: bei Routineuntersuchung).

2. Als Nächstes sollte man sich über die **Beschaf-fenheit der Arterienwand** orientieren. Dies geschieht am einfachsten an der A. radialis oder meist besser zusammen mit der Untersuchung der A. cubitalis, die man bei einer Arteriosklerose oft schon erweitert und stark pulsierend sehen kann. Die A. cubitalis wird mit den Fingern der linken Hand abgedrückt, und man kann dann die A. radialis mit den Fingern der rechten Hand begutachten – durch Hin- und Herrollen – auf eine eventuelle abnorme Starrheit der Arterienwand. Bei einer sehr ausgeprägten Arteriosklerose kann man eine harte, gänsegurgelartige Beschaffenheit feststellen. Eine große praktische Bedeutung hat dieses Phänomen bei alten Menschen aber nicht.

3. Die Untersuchung und Beurteilung der **Pulsqualität**, d. h. der Pulsfüllung und des Pulsablaufs, erfolgt danach, am besten meist an einer der Karotiden. Pathologischerweise kann die *Füllung* (= Pulsgröße oder -amplitude) abnorm groß oder klein sein *(Pulsus magnus [altus], bzw. Pulsus parvus).* Sie kann bei Rhythmusstörungen verschie-

den groß sein *(Pulsus inaequalis).* Ein weicher oder ein harter Puls *(Pulsus mollis bzw. durus)* ist meist nicht sehr hilfreich, weil er mit dem besser beurteilbaren hohen bzw. niederen Blutdruck oder einer entsprechenden Puls- und Blutdruckamplitude identisch ist. Gleichwohl kann ein sehr erfahrener Arzt in einer akuten Situation u. U. an einem *Pulsus mollis* bei einem normalen Blutdruck eine Gefährdung erkennen.

Der *Pulsablauf* (Abb. **13**) kann bei pathologischen Zuständen abnorm schnell *(Pulsus celer),* oder abnorm langsam *(Pulsus tardus)* sein, und bei letzterem kann er in Wellen ansteigen, so daß man von einem Hahnenkammphänomen *(anakroter Puls)* spricht (bei der schweren Aortenstenose). Die genannten verschiedenen Qualitäten kommen oft in Kombination vor, z. B. bei einer großen Blutdruckamplitude ein *Pulsus celer und altus* oder – bei der Aortenstenose – das Gegenteil, ein *Pulsus tardus und parvus* (s. pathologische Pulsformen, Abb. **13–16**).

4. Mit den bisher genannten Untersuchungen kann man sich über die Einflüsse des Herzens und des Kreislaufs auf die Gefäße einen Einblick verschaffen. Es ist aber noch notwendig, sich über eventuelle **Stenosen,** d. h. Durchblutungsstörungen der einzelnen Gefäße, zu orientieren (Abb. **12 a**). Deshalb sollten vor allem folgende Gefäße routinemäßig doppelseitig palpiert werden: Aa. carotides, temporales (bei Älteren), radiales, femorales, tibialis posterior und dorsalis pedis. Bei einem entsprechenden Befund oder Verdacht können noch folgende Arterien palpiert werden: Aa. ulnares, brachiales, axillares, subclaviae, fibulares (die A. fibularis ist am Innenrand des fibularen Knöchels meist erst tastbar, wenn sich nach Verschluß von Unterschenkelarterien ein ausreichender Kollateralkreislauf gebildet hat – also ein wichtiges Zeichen für gute kollaterale Durchblutung), tibialis anterior, popliteae (bei liegendem Patienten mit leicht gebeugtem Knie, etwas lateral von der Mitte der Kniekehle), intercostales (bei der Aortenisthmusstenose), Pars ascendens aortae im Jugulum und Pars abdominalis aortae oberhalb des Nabels.

5. Letztlich gehört auch die seitengleiche Palpation der Akren zur Feststellung der **Hauttemperatur** zur Untersuchung mittels Palpation. Seitenverschiedene Temperaturen sind in der Regel ein wichtiges Zeichen einer Durchblutungsstörung im kälteren Glied.

Lokalisierte pathologische Palpationsbefunde

Ursachen: Lokale Prozesse an den Arterien, die sich durch die Palpation feststellen lassen, beruhen fast immer auf stenosierenden Gefäßprozessen und äußern sich in einem abgeschwächten oder fehlendem Puls. Ursachen sind meist eine Arteriosklerose, seltener Embolie, Thrombose, Thrombangiitis obliterans, Aneurysma dissecans oder Gefäßanomalie, wie sie immer wieder bei der A. dorsalis pedis, gelegentlich auch bei der A. radialis beobachtet werden kann (ein fehlender Puls an diesen beiden Gefäßen ist also nicht immer gleichbedeutend mit einem pathologischen Prozeß). Bei fehlenden Fußarterien sollte man immer noch im Sitzen die Untersuchung wiederholen.

Ein **einseitig abgeschwächter Armpuls** durch A.-subclavia-Stenose kann Hinweis sein für das Subclavian-steal-Syndrom (S. 21).
Linksseitig abgeschwächte Armpulse kann man beim Aneurysma dissecans der Pars ascendens aortae, manchmal bei der Aortenisthmusstenose

und bei der supravalvulären Aortenstenose (Jet in die rechte A. subclavia mit stärkerer Pulsfüllung dort) finden, natürlich auch bei sklerotischen lokalen Prozessen, die aber selten sind.
Eine **lokalisierte Erweiterung** einer Arterie findet man bei den seltenen arteriellen Aneurysmen. Wenn **beide Armpulse** abgeschwächt sind oder fehlen, so besteht Verdacht auf eine Aortenbogenarteriitis (Morbus Takayasu). Ist dies an *beiden* Aa. femorales der Fall, so kann es sich um einen stenosierenden Prozeß in beiden Aa. iliacae handeln oder in der Pars abdominalis aortae oder um eine Aortenisthmusstenose. Im letzteren Fall kann man dann die Pars abdominalis aortae nicht – wie üblich – in der Gegend des Nabels bei tiefer Kompression fühlen. Es ist auch wichtig zu wissen, daß bei dieser Erkrankung die Pulse der Aa. femorales zwar manchmal tastbar sind, aber in jedem Falle gegenüber der A. radialis verspätet ankommen, was man bei gleichzeitiger Palpation von A. femoralis und A. radialis gut fühlen kann; normalerweise kann man bei der gleichzeitigen Palpation der Aa. radialis und femoralis keine Verspätung des Femoralispulses feststellen.
Fühlbare arterielle **Pulsationen, die normalerweise nicht existieren,** sind vor allem bei den Interkostalarterien bekannt im Rahmen einer Aortenisthmusstenose oder bei angeborener Pulmonalatresie wobei diese Gefäße als Kollateralen fungieren. Weiterhin kann man bei arteriovenösen Aneurysmen in den Venen arterielle Pulsationen fühlen, meist auch sehen, was jetzt bei Dialysepatienten mit einem Cimino-Shunt regelmäßig zu beobachten ist.

Universelle pathologische Palpationsbefunde
(Abb. **13–16**; normaler Puls Abb. **5**)

Sie sind Folgen einer veränderten Kreislaufdynamik, die vom Herzen oder von der Gefäßperipherie ausgehen. Sie äußern sich in Änderungen der Pulsqualität (Füllung und Ablauf). Diese ist am besten in den großen, herznahen Gefäßen, d. h. an den Karotiden, zu erkennen, an denen auch der Einfluß der Herzdynamik noch am besten zu beurteilen ist, während er in den peripheren Arterien sich mehr und mehr verliert. Am ehesten kann man – nach Wood (1968) – die Pulsqualität peripher an der A. brachialis in der Ellbeuge beurteilen, wenn man den Arm senkrecht dabei hochhebt.

Pulsus parvus: Ausdruck eines kleinen Schlagvolumens oder eines abnorm niederen Blutdrucks

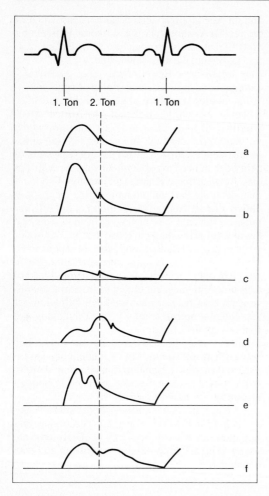

Abb. **13** Schematische Darstellung der verschiedenen Arten des arteriellen Pulses (Pulsablauf). **a** Normal, **b** P. celer et altus, **c** P. parvus, **d** P. parvus et tardus, anakroter Puls, **e** P. bisphaeriens, **f** P. dicrotus.

oder einer kleinen Blutdruckamplitude durch regulatorische Engstellung der Gefäße. Vorkommen bei schwerer Aortenstenose, aber auch bei anderen schweren Herzklappenfehlern, der Herzinsuffizienz, beim Kollaps und Schock. Bei letzterem findet man nicht selten dabei einen relativ guten Puls an der A. carotis oder femoralis, selbst wenn alle peripheren Pulse nicht mehr tastbar sind, was dann als Zentralisation des Kreislaufs bezeichnet wird. Auch der Blutdruck ist dabei meist unblutig nicht meßbar, weil für eine meßbare Blutdruckamplitude das Schlagvolumen zu klein und der periphere Widerstand zu groß ist; bei intraarterieller Messung kann man in solchen Fällen u. U. systolische Werte über 100 mmHg finden.

Pulsus magnus oder altus: bei großem Schlagvolumen, bei erweiterter bzw. sklerotischer Aorta, z. B. in höherem Alter (Altershochdruck), oder bei weiter Gefäßperipherie, Bradykardie, großer Aorteninsuffizienz, großem Links-rechts-Shunt (bei arteriovenösem Aneurysma, offenem Ductus arteriosus).

Pulsus tardus (Abb. **13, 14**): bei schweren Aortenstenosen, meist dann mit Pulsus parvus und mollis zusammen. Für die Schwere einer Aortenstenose ist er ein wichtiger Gradmesser, aber nur wenn er vorhanden ist, nicht umgekehrt, wenn er fehlt. Denn bei jungen und auch alten Menschen kann dieser langsam ansteigende, kleine Puls durch Faktoren des Kreislaufs ausgeglichen werden (sehr weite Gefäßperipherie, sehr starre, erweiterte Aorta, Hochdruck). Eine besondere Form dieses langsamen und kleinen Pulses bei der Aortenstenose ist das sog. *Hahnenkammphänomen (anakroter Puls)*, das dadurch gekennzeichnet ist, daß der Puls in Wellen flach ansteigt (Abb. **14**). Außer bei schweren Aortenstenosen kommt dieser Puls auch bei kombinierten Aortenvitien vor, die aber nicht allzu schwer sein müssen.

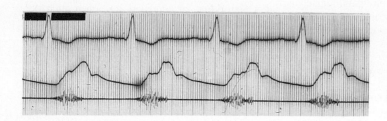

Abb. **14** Anakroter Puls („Hahnenkammpuls") an der A. carotis bei schwerer Aortenstenose mit langem mesosystolischen AST-Geräusch.

Pulsus celer: beim hyperkinetischen Kreislauf Gesunder und Kranker. Sehr typisch bei der schweren Aorteninsuffizienz **(Pulsus celer et altus)**, bei der schweren Mitralinsuffizienz **(Pulsus celer et parvus)**, auch bei leichteren Formen der nichtobstruktiven und obstruktiven hypertrophen Kardiomyopathie.

Pulsus mollis: bei kleinem Schlagvolumen oder weiter Gefäßperipherie, u. a. auch bei Fieber, akutem Blutverlust, Kollaps oder Präkollaps.

Pulsus durus: bei hohem systolischem und diastolischem Blutdruck.

Pulsus inaequalis: Die Pulsfüllung wechselt ohne feste Regel, meist bedingt durch eine Rhythmusstörung mit verschieden langer Diastolen- bzw. Füllungsdauer und damit durch ein verschieden großes Schlagvolumen (Vorhofflimmern, Extrasystolie, paroxysmale ventrikuläre Tachykardie, Schrittmachersyndrom – wenn Schrittmacher- und Normalrhythmus abwechseln). Es ist deshalb typisch, daß eine Extrasystole, d. h. ein vorzeitiger Schlag zu einem kleineren Schlagvolumen und kleinen Puls führt und daß der postextrasystolische Schlag ein abnorm großes Schlagvolumen fördern muß mit einem abnorm großen Puls. Bei der hypertrophen obstruktiven Kardiomyopathie ist es bei ca. einem Drittel der Patienten nicht so, was ein typisches Diagnostikum darstellt (S. 307).

Bei jedem inäqualen Puls gilt: Herz genau untersuchen, ggf. das Pulsdefizit zählen, EKG anfertigen (Feststellung des Pulsus inaequalis s. folgenden Abschnitt).

Pulsus alternans (Abb. **15, 97**): Die Pulsgröße (= Blutdruckamplitude) wechselt alternierend, d. h. von Schlag zu Schlag, völlig regelmäßig. Dies wird bei schwerer Schädigung des linken Ventrikels beobachtet, in erster Linie bei der schweren Aortenstenose, und ist ein Zeichen einer Linksinsuffizienz. Die Feststellung des Pulsus alternans ist meist leichter, sicherer durch die Auskultation: alternierende Lautheit der Korotkoff-Töne bei der Blutdruckmessung (die RR-Amplitude ist dazu noch ein quantitatives Maß) oder der Herztöne bzw. Aorten- bzw. Pulmonaldurchflußgeräusche.

Als „kleinen Alternans" bezeichnen wir das von uns beobachtete Phänomen eines einzelnen abnorm kleinen Pulses bzw. leiseren Geräuschs, das auf einen abnorm großen postextrasystolischen Pulsschlag folgt, also nach einer besonderen Anstrengung der Ventrikel; erst beim zweiten normalfrequenten Schlag stellt sich wieder der normal gefüllte Puls mit dem normalen Schlagvolumen ein (Abb. **97**). Der kleine Alternans kommt nach unseren

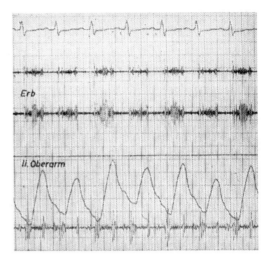

Abb. **15** Alternierender Puls und AST-Geräusch bei schwerer Aortenstenose

bisherigen Beobachtungen nur bei schwer geschädigten Herzen vor, allerdings ohne manifeste Linksinsuffizienz, im Gegensatz zum großen Alternans. Man kann dieses Verhalten des Pulses bzw. des Schlagvolumens des Herzens besser an der verschiedenen Lautstärke eines systolischen Aortengeräusches feststellen als am peripheren Puls, also in folgender Reihenfolge: sehr laut = postextrasystolischer Schlag, sehr leise = erster Normalschlag, normal laut = zweiter Normalschlag und die danach folgenden Herzschläge.

Der Pulsus alternans kann in Wirklichkeit ein **Pseudoalternans** sein (Abb. **16**), nämlich dann, wenn er durch einen Bigeminus entsteht, wobei die Extrasystole zu einer kleineren Pulsfüllung führt. Besonders bei Tachykardien mit einem Bigeminus ist dies deshalb eindrucksvoll, weil der zeitliche Abstand zwischen den Herzschlägen gleich erscheinen kann. Schließlich kann ein Pulsus alternans oder pseudoalternans in der Peripherie eine so geringe Füllung verursachen, daß er übersehen wird und eine Bradykardie vortäuscht (= Pseudobradykardie).

Pulsus paradoxus: bei normaler oder besonders bei vertiefter Atmung wird die Pulsfüllung im Inspirium kleiner. Der Begriff paradox ist insofern inkorrekt, als dies eigentlich normal, physiologisch ist, allerdings nur bei sehr genauen Messungen feststellbar, nicht bei der klinischen Untersuchung, da der Unterschied bei der Blutdruckmessung kaum 5 mmHg ausmacht. Er beträgt aber unter pathologischen Umständen 10 mmHg oder mehr und ist dann palpatorisch gut feststellbar und durch Blutdruckmessung quantifizierbar. Dieser Puls wird besonders bei einer Einflußstauung durch einen Perikarderguß beobachtet oder auch bei einer Concretio pericardii und ist für diese Krankheiten ein wichtiges diagnostisches Zeichen. Er kann aber auch bei sehr starken intrathorakalen Druckschwankungen im Rahmen einer spastischen Bronchitis festgestellt werden, auch bei einer Herzinsuffizienz mit stark angestrengter, tiefer Atmung.

Ursache für die abnorm starke Verkleinerung der Puls- und Blutdruckamplitude im Inspirium ist wahrscheinlich eine abnorm starke Ansammlung von Blut in der Lunge während der Inspiration bei der vertieften Atmung oder/und eine Beeinträchtigung der diastolischen Füllung des linken Ventrikels bei verstärkter inspiratorischer Blutzufuhr in den rechten Ventrikel (durch Ausbeulung des Ventrikelseptums nach links?).

Der **Pulsus bisphaeriens** und der **Pulsus dicrotus** (Abb. 13, 16) sind zwei Formen eines Doppelpulses, die praktisch nicht sehr bedeutsam sind. Der erstere beruht auf zwei Pulswellen in der Systole und kommt gelegentlich bei kombinierten Aortenklappenfehlern und bei der hypertrophen obstruktiven Kardiomyopathie vor (Abb. 16). Der letztere beruht auf einer abnorm starken Ausbildung der normalen, aber üblicherweise nicht feststellbaren dikroten, also diastolischen Pulswelle. Man findet ihn bei hohem Fieber und auch bei kleinem Schlagvolumen bzw. schlechter Herzfunktion bei jüngeren Personen.

Hinweis

Hinweis

Die Palpation der Arterien ist eine Untersuchungsmethode, die einen unabdingbareren Bestandteil einer jeden Allgemeinuntersuchung darstellt, nicht nur der speziellen kardiologisch-angiologischen. Sie verschafft Einblicke in die Durchblutung der Extremitäten und des Gehirns und gibt Anhaltspunkte für die Beschaffenheit des gesamten arteriellen Gefäßsystems. Bei Erkennung einer Durchblutungsstörung sind technische Untersuchungen fast immer angezeigt, vor allem im Hinblick auf die optimale Therapie.

Außerdem erhält man wichtige Informationen über die Hämodynamik des Kreislaufs, die besonders in akuten Situationen gute Dienste leisten. Diagnostisch entscheidend sein kann die Palpation der Arterien zur Erkennung einer hypertrophen obstruktiven Kardiomyopathie, einer valvulären Aortenstenose, einer Linksinsuffizienz, einer Perikardtamponade bzw. einer Concretio pericardii.

Auskultation (Arterientöne und -geräusche

Physiologie, Pathophysiologie und Vorkommen

Bei normalen Arterien und normaler Herz- und Kreislaufdynamik hört man beim Erwachsenen weder Arterientöne noch -geräusche, wenn man von gelegentlichen Ausnahmen bei jüngeren Personen absieht.

Arterientöne entstehen durch eine rasche Dehnung der Arterienwand beim Anstrom des Bluts, und zwar um so

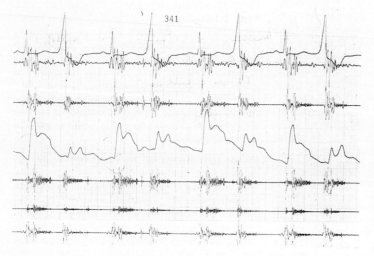

341

Abb. **16**   Pulsus bisphaeriens bei den ventrikulären Extrasystolen bei einer hypertrophen obstruktiven Kardiomyopathie. Außerdem: AST-Geräusch, alternierend laut bei ventrikulärem Bigeminus. 6. Ton, vor allem bei den Normalschlägen. Pseudoalternans durch ventrikulären Bigeminus.

eher, je rascher und je stärker die Dehnung erfolgt. Dabei spielen die Kontraktionsgeschwindigkeit des linken Ventrikels, die Größe des Schlagvolumens und – wie bei den Venentönen – auch die Wandbeschaffenheit der Arterien (Struktur und Tonus) eine Rolle.

Vorkommen vor allem über der A. carotis oder A. subclavia: bei allen Formen und Ursachen einer Hyperzirkulation (S. 157 f), besonders bei Jugendlichen, bei der Aorteninsuffizienz, wo man auch selten einmal einen arteriellen Doppelton hören kann, gelegentlich bei einer Hypertonie, selten bei einer Arteriosklerose.

Systolische und kontinuierliche **Arteriengeräusche** kommen vor, wenn der normale laminare Blutfluß gestört wird und damit Wirbelbildungen entstehen. Ursachen: Rauhigkeiten der Gefäßwand, Stenosen, Schlingenbildung (schnelle Richtungsänderungen der Blutströmung), lokale Gefäßerweiterungen. Eine komplette oder fast komplette Stenose verursacht kein Geräusch, obwohl es ausnahmsweise nach unserer Erfahrung vorkommen kann, daß man noch ein leises Geräusch hört, wenn angiographisch ein Stopp des Kontrastmittels vorzuliegen scheint (aber offenbar doch noch keine komplette Stenose besteht). Die maximale Lautheit eines Gefäßgeräuschs soll bei ca. 70%igen Stenosen auftreten (Schoop 1988*). Höhergradige Stenosen werden wieder leiser wegen des geringeren Durchflußvolumens. Starke Stenosen (über 50%) verursachen häufig hochfrequente, leichtere Stenosen niederfrequente Geräusche. Bei kontinuierlichen Geräuschen beträgt die Stenosierung mindestens 70% nach unserer Erfahrung.

Auskultationstechnik

In der Regel ist es am besten, zuerst den Trichter des Stethoskops bei der Suche nach Tönen und Geräuschen an den Arterien zu benutzen, da dieser mit der kleineren Auflagefläche besser für eine störungsfreie Auskultation geeignet ist als die großflächige Membran. Will man jedoch die Qualität eines Geräuschs oder Tons – nach dessen Auffindung – beurteilen, so kann und soll man danach durchaus die Membran benutzen. Wichtig ist dabei, das Instrument möglichst ohne Druck auf die Haut aufzulegen, da ein Druck eine künstliche Stenose mit einem entsprechenden Geräusch erzeugt oder diese hochgradiger macht. Durch eine leichte körperliche Belastung (10 Kniebeugen oder 10mal Zehenstand) werden Arteriengeräusche meist lauter und sind besser beurteilbar.

Auskultationsorte
(Abb. **12b**)

Allgemeine Auskultationsorte, die routinemäßig abgehört werden müssen, sind:

1. die Aa. carotides direkt oberhalb der Klavikula und unterhalb des Unterkiefers,

2. die Aa. subclaviae in den Supraklavikulargruben,

3. die Aa. femorales am Leistenband, danach die Aa. iliacae und die Bauchaorta zwischen Nabel und Schwertfortsatz, außerdem die Aa. femorales superficiales im Adduktorenkanal.

Spezielle Auskultationsorte:

1. beim Vorliegen oder bei Verdacht auf eine *Gefäßerkrankung der Arme:* die Aa. axillares und brachiales;

2. bei einem *Hochdruck:* die Aa. renales wegen der Frage einer Nierenarterienstenose (primär oder sekundär durch Arteriosklerose), wobei man den Trichter fest in die Bauchwand eindrücken muß, und zwar beiderseits unterhalb des Rippenbogens in der Medioklavikularlinie;

3. bei Verdacht auf *Aortenisthmusstenose:* infraklavikulär links und paravertebral links oben für das Stenosegeräusch und in den Interkostalräumen auf dem Rücken wegen Interkostalarterien;

4. bei Verdacht auf *arteriovenöse Aneurysmen,* angeboren oder durch Verletzungen entstanden, am jeweiligen Ort; nach Femoralarterienpunktion, besonders nach Herzkatheterung von der A. femoralis aus (wegen Verdachts auf ein artifiziell erzeugtes arteriovenöses Aneurysma);

5. bei einem *Cimino-Shunt* (Dialysepatient) regelmäßige Auskultation, um einen Verschluß möglichst früh zu erkennen;

6. bei Verdacht auf *Aortenruptur in die V. cava inferior:* Auskultation der Bauchaorta;

7. bei Verdacht auf *Lungenembolie bzw. -infarkt,* wobei man selten – besonders infraklavikulär – ein systolisches peripheres Pulmonalstenosegeräusch bei einer nicht völlig verschlossenen Lungenarterie hören kann (inspiratorisch lauter);

8. bei einem *Morbus Osler,* bei dem manchmal arteriovenöse Lungenfisteln vorkommen, die sich an irgendeiner Stelle der Lungen in einem kontinuierlichen Geräusch äußern und inspiratorisch lauter oder erst hörbar werden;

9. bei Verdacht auf ein primäres *Leberkarzinom* oder ein *Pankreaskarzinom,* Auskultation der

Leber bzw. der Pankreasgegend, wo man nicht allzu selten ein systolisches oder kontinuierliches Geräusch als Folge von Gefäßneubildungen hört;

10. bei einer *Schilddrüsenvergrößerung* durch Thyreostatika oder bei einer Hyperthyreose: kontinuierliche Gefäßgeräusche über der Thyreoidea, evtl. nur umschrieben (Gefäßerweiterung, Schlingenbildung, erhöhtes Blutvolumen und erhöhte Blutströmungsgeschwindigkeit);

11. bei Koronarstenosen, *koronaren arteriovenösen Fisteln* und bei einem koronaren Bypass extrem seltene Beobachtung eines Geräuschs.

Arterientöne
(Abb. 17)

Lokalisation: Sie sind meist nur im Bereich der Aa. subclaviae und carotides hörbar, rechts häufiger als links, kommen aber auch weiter peripher, über der A. cubitalis und auch über den Aa. femorales vor.

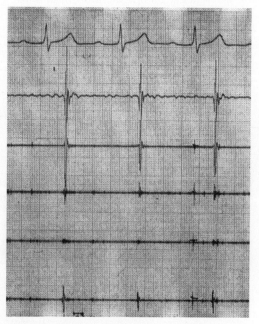

Abb. 17   Arterienton über der A. femoralis bei einer großen Aorteninsuffizienz.

Lautheit: meist 2/6, kaum einmal lauter, eher leiser.

Klang: niederfrequent, ähnlich einem Vorhofton am Herzen. Gelegentlich hat man Schwierigkeiten in der Deutung insofern, als man nicht sicher entscheiden kann, ob es sich noch um einen Ton oder schon um ein sehr kurzes Geräusch handelt.

Vorkommen: s. oben Physiologie.

Arteriengeräusche
(Abb. 18−20)

Lokalisation: möglich an allen Arterien, die auskultierbar sind.

Lautheit: Meist sind sie nur mäßig laut, 2/6−3/6.

Zeitpunkt und Ablauf: In der Regel sind sie systolisch (Abb. 18), aber auch kontinuierlich bei hochgradigen Stenosen (Abb. 19) (mit einer Druckdifferenz vor und hinter der Stenose in Systole und Diastole) oder bei arteriovenösen Aneurysmen (Abb. 20); diastolisch allein kommen sie nur an den Koronararterien vor (in dieser Phase ist hier die Blutströmung am stärksten, ist aber kaum einmal zu hören). Das kontinuierliche Stenosegeräusch ist in der Systole lauter als in der Diastole, wo es auch nur von kurzer Dauer ist, im Gegensatz zum kontinuierlichen Geräusch bei einem arteriovenösen Aneurysma, dessen Ausbreitungsgebiet auch viel größer ist, bedingt durch die Fortleitung in die Venen. Die Dauer eines systolischen Geräuschs kann bei einer sehr leichten wie auch bei einer sehr schweren Stenose kurz sein, bei letzterer allerdings hochfrequent.

Klang und Vorkommen: Die Geräusche können nieder-, mittel- oder hochfrequent sein, wobei die niederfrequenten und relativ lauten Geräusche auch rauh sind. Aber gerade diese sind in der Regel nicht durch schwere Stenosen bedingt und sind bei Jugendlichen an der A. subclavia nicht selten physiologisch, sind allerdings dann nur kurz. Je hochfrequenter ein systolisches Geräusch ist, desto eher handelt es sich um eine hochgradige Stenose (Abb. 18; s. auch Physiologie) (diese Regel gilt aber nicht für die tonalen [= „musikalischen"] Geräusche, bei denen ein hochfrequentes Geräusch nicht auf einer schweren Stenose beruhen muß, da hier offenbar Resonanzvorgänge zur Klangbildung beitragen). Man kann deshalb sagen, daß um so eher eine hochgradige Stenose vorliegt, je hochfrequenter ein Geräusch ist, je länger

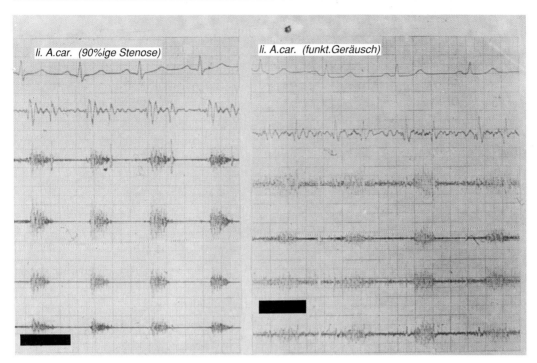

li. A.car. (90%ige Stenose)   *li. A.car. (funkt.Geräusch)*

18a

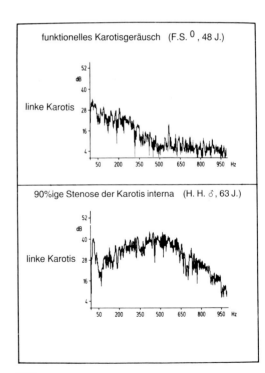

funktionelles Karotisgeräusch   (F.S. [0], 48 J.)

linke Karotis

90%ige Stenose der Karotis interna   (H. H. ♂, 63 J.)

linke Karotis

Abb. **18** Phonokardiogramm einer 90%igen Karotisstenose und einer hämodynamisch bedeutungslosen Karotisstenose (**a**). Ersteres beginnt mit maximaler Lautheit. Die entsprechenden Frequenzdiagramme (**b**) zeigen den verschiedenen Klang: leichte Stenose niederfrequent, hochgradige Stenose
hochfrequent.

18b

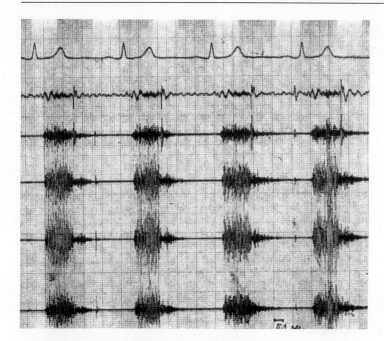

Abb. **19**   Kontinuierliches arterielles Geräusch bei einer filiformen Karotisstenose, wobei der diastolische Anteil abrupt leiser wird.

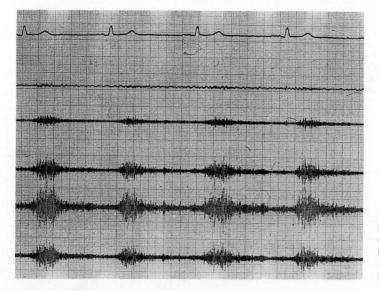

Abb. **20**   Kontinuierliches Geräusch bei einem arteriovenösen Aneurysma zwischen A. und V. femoralis. Der diastolische Anteil wird allmählich leiser.

es dauert oder wenn es kontinuierlich ist, oder: Ein kurzes niederfrequentes rauhes Geräusch ist in der Regel harmlos, ein langes rauhes Geräusch bedeuted eine Stenose, ein hochfrequentes Geräusch bedeutet – wenn es nicht tonal ist – in jedem Falle eine höhergradige Stenose (über 50%).

Wenn es hochfrequent und sehr kurz ist oder wenn es kontinuierlich ist, d. h. in die Diastole hineinreicht, spricht dies für eine sehr schwere Stenose (Abb. **19**).

Wegen der elementaren Gefährdung durch eine Stenose der zum Gehirn führenden Arterien ist das frühe Auffinden von Stenosen der Aa. carotides communis und interna von besonderer Bedeutung, zumal sich diese Stenosen operativ beseitigen lassen. Diese Arterien sind der Auskultation bis zum Unterkiefer gut zugänglich, aber die Deutung eines Auskultationsbefunds hat gerade hier eine besondere Problematik: Es scheint uns bis jetzt nicht möglich, Geräusche mit dem Punctum maximum am Unterkieferwinkel eindeutig auf die A. carotis interna oder externa zu beziehen, was prognostisch und therapeutisch von entscheidender Konsequenz ist. Zwar wird sich eine hochgradige Stenose der A. carotis externa u. U. dadurch nachweisen lassen, daß man die A. temporalis oder mandibularis auf der entsprechenden Seite nicht mehr palpieren kann, doch bringt dies in praxi wenig Hilfe, weil diese Arterien erst ausfallen, wenn die Stenose der A. carotis externa subtotal ist. Man ist also besonders bei den Geräuschen an den Karotiden auf eine frühe Doppler-Untersuchung oder Arteriographie angewiesen.

Hinweis

Wenn auch ein *systolisches Arteriengeräusch* nicht in jedem Falle ein Zeichen einer Stenose ist (s. oben Pathophysiologie), also relativ harmlos sein kann, so ist es doch in den meisten Fällen bei den Erwachsenen ein Zeichen einer zumindest beginnenden lokalen und oft auch einer allgemeinen Arteriosklerose, und dies um so mehr, je mehr Gefäße ein Geräusch aufweisen oder wenn Risikofaktoren vorliegen. Ein Arteriengeräusch kann also das früheste, feinste Zeichen einer lokalisierten oder generalisierten Arteriosklerose bzw. Stenose sein. Es ist deshalb auch bei einem peripheren arteriellen Gefäßgeräusch immer die Frage zu prüfen, ob es notwendig ist, die Gehirn- und Herzdurchblutung speziell zu untersuchen. Im übrigen ist es auch im Hinblick auf die Therapie von Risikofaktoren von nicht zu unterschätzender Bedeutung, da es ein starker Hinweis ist, diese ggf. energisch zu bekämpfen. Wenn man sich auch darüber im klaren sein muß, daß bei einem (sub)totalen Verschluß ein Geräusch fehlt – hier hat die Palpation ihre Bedeutung – und daß nicht jedes Geräusch sofort von klinischer Bedeutung sein muß, so kann man doch in vielen Fällen nicht nur eine qualitative, sondern auch quantitative Diagnose stellen, wenn man die Dauer und die Frequenz des Geräuschs beachtet.

Arterientöne sind meist Ausdruck eines hyperzirkulatorischen Kreislaufverhaltens oder eines abnorm großen Schlagvolumens. Bei der Aorteninsuffizienz ist der Arterienton insofern ein wichtiges Symptom, als er immer ein Zeichen eines nicht nur geringgradigen Herzfehlers darstellt.

Blutdruck
(s. S. 160 ff, 163 ff)

Definition

> Als „Blutdruck" wird der Druck im arteriellen System verstanden, wobei ein systolischer und ein diastolischer Wert gemessen werden müssen. Der systolische Wert stellt dabei den höchsten Wert dar, der durch den Auswurf des Bluts in das arterielle System sehr früh nach Beginn der Austreibungszeit entsteht. Der diastolische Wert ist der niederste Wert im Rahmen einer Herzaktion, also der Wert, der am Ende der Diastole besteht. Die Differenz beider Werte wird als Blutdruckamplitude bezeichnet.

Physiologie und Pathophysiologie

Die Höhe des Blutdrucks wird im wesentlichen durch drei Faktoren bestimmt: peripherer Widerstand (= Arteriolentonus bzw. -weite), elastischer Widerstand (= Elastizität der großen Arterien und der Aorta) und Größe des Schlagvolumens. Je höher der periphere Widerstand, desto höher der diastolische und systolische Blutdruck; je weniger elastisch (je starrer) Aorten- und Arterienwand, desto höher der systolische und desto niedriger der diastolische Blutdruck; je größer das Schlagvolumen, desto höher der systolische und desto niedriger der diastolische Blutdruck und umgekehrt. Der normle Blutdruck ist altersabhängig: Der systolische Druck beträgt in der Regel 100 mmHg + Zahl der Lebensjahre, er soll aber auch im höheren Alter 160–165 mmHg nicht überschreiten. Der diastolische Wert soll nicht höher sein als 90–95 mmHg. Sehr niedere diastolische Werte, d. h. unter 70 mmHg, sprechen für eine weite Gefäßperipherie. Nach der WHO ist ein Wert bis 140/90 mmHg unzweifelhaft normal und über 160/95 mmHg erhöht. Werte von 140/90–160/95 kann man als Grenzwerte bezeichnen. Systolische Werte unter 110 mmHg werden als hypoton bezeichnet. Der arterielle Mitteldruck kann blutig direkt gemessen und unblutig errechnet werden (diastolischer Wert + $^{1}/_{3}$ der Blutdruckamplitude).

Der normale und der pathologische Blutdruck weisen Schwankungen im Laufe des Tages und von Tagen auf (20–30 mmHg) und erst recht bei körperlicher und geistig-seelischer Belastung. Im allgemeinen sind die Blutdruckwerte in Ruhe und besonders in der Nacht am niedersten, am frühen Morgen am höchsten (Pickering 1990). Bei der üblichen Blutdruckmessung kann man normalerweise Differenzen zwischen beiden Armen bis zu 10–15 mmHg beobachten (verschiedene Muskelmassen, Armhaltung und Meßtechnik); größere Differenzen sind auf Gefäßstenosen verdächtig.

Zweck der Blutdruckmessung

1. Feststellung eines wichtigen globalen Parameters der Herz-Kreislauf-Dynamik, dessen Kenntnis wichtige diagnostische, therapeutische und prognostische Konsequenzen hat;

2. empfindlichstes, einfaches und quantitatives Kriterium für eine wechselnde Pulsfüllung (Pulsus alternans, inaequalis, paradoxus – S. 57 f); der Palpation überlegen.

Technik der Blutdruckmessung

Standardmethode

In Anlehnung an die Empfehlungen der Deutschen Liga zur Bekämpfung des hohen Blutdrucks erfolgt die Messung nach Riva-Rocci am Oberarm mit Manschette und Manometer (das alle 2 Jahre nachgeeicht werden muß) oder mit Quecksilbersäule und mit Stethoskop.

Der Patient soll ruhig und entspannt sein, in der Stunde zuvor nicht geraucht und keinen Kaffee getrunken haben und nicht frieren. Er kann sitzen oder liegen. Zur Messung kann der linke oder rechte Oberarm benutzt werden; die Armkleidung darf den Oberarm nicht einschnüren, und der Arm kann leicht abgewinkelt sein. Der Blutdruckapparat und die Meßstelle müssen ungefähr in Herzhöhe sein. Die Manschettenbreite beträgt üblicherweise 12–13 cm, ihre Länge 30 cm. Bei einem Armumfang von mehr als 40 cm muß eine Manschette mit 16–20 cm Breite benutzt werden, sonst ergeben sich zu hohe Werte; bei sehr dünnen Armen (Kinder) darf die Manschette nur eine Breite von 2,5–8 cm haben, sonst sind die Werte zu nieder (in Zweifelsfällen stehen Bandmaße zur Verfügung, mit denen der Oberarmumfang gemessen werden kann und auf denen angegeben ist, wieviel mmHg ggf. abgezogen oder dazugezählt werden müssen).

Der Arzt sollte bei Beginn der Messung – als festes Ritual! – den Patienten in Ruhe wiederholt darauf aufmerksam machen, daß er sich entspannt und den Arm ganz locker läßt (sonst könnten die Werte zu hoch sein). Die Manschette wird straff angelegt, und zwar so, daß ihr unterer Rand ca. 2,5 cm oberhalb der Ellbeuge ist. Dann rasches Aufblasen der Manschette bis ca. 30 mmHg über den systolischen Wert, der sich bei gleichzeitigem Auskultieren oder Fühlen des Radialispulses ungefähr bestimmen läßt bzw. nach der ersten Messung bekannt ist. Wenn dann die Membran des Stethoskops auf die vorher

durch Palpation aufgesuchte A. brachialis (bei ungenauer Lage werden die Korotkoff-Töne zu leise, der Wert fälschlich zu nieder) sanft aufgesetzt ist, läßt man den Druck ab, und zwar nicht zu schnell und nicht zu langsam, nämlich pro Sekunde 2–3 mmHG (zu schnell = evtl. zu niedere Werte, besonders bei Bradykardie; zu langsam = zu hoher diastolischer Wert und zu niedriger systolischer Wert durch venöse Stauung). Die Messung muß mindestens noch ein zweitesmal durchgeführt werden, evtl. nochmals, falls sich größere Differenzen als 5–10 mmHg zwischen den beiden Messungen ergeben sollten. Keinesfalls jedoch darf die Manschette immer wieder während des Druckablassens aufgeblasen werden, da es auch dadurch zu einer venösen Stauung kommt. Zwischen jeder Messung möglichst 1 Min. Pause. Es ist auch ratsam, am anderen Arm zu messen, besonders bei älteren Menschen, bei pathologischen Werten oder wenn beim Pulsfühlen auch nur der geringste Verdacht auf eine Seitendifferenz aufkommt.

Der systolische Wert ist dann erreicht, wenn beim Ablassen des Drucks zum erstenmal ein sog. Korotkoff-Ton hörbar wird als Folge einer Gefäßschwingung durch den schnellen Einstrom von Blut in die leere Arterie. Der diastolische Wert ist erreicht, wenn die Gefäßtöne gerade nicht mehr zu hören sind; bei weiter Gefäßperipherie ist der diastolische Wert dann erreicht, wenn die Töne deutlich leiser werden. Bei weiter Gefäßperipherie sind sie u. U. bis zum 0-Wert hörbar. Man schreibt dann z. B. 120/70/0 statt 120/70 mmHg).

Am Oberschenkel kann der Blutdruck in gleicher Weise gemessen werden; man hört dann die Töne in der A. poplitea. Allerdings sollte man dann eine breitere Manschette benutzen, da die Werte sonst deutlich höher liegen als in der A. brachialis. Sie liegen allerdings auch bei richtiger Manschette etwas höher wegen der stärkeren Muskulatur. Eine Bedeutung hat diese Blutdruckmessung heute fast nicht mehr; sie ist durch Dopplermethoden überholt. Früher spielte sie zur Diagnose der Aortenisthmusstenose eine Rolle.

Fehlerhafte Messung bzw. Einschätzung: Patient ist unruhig oder friert, Manschettenbreite nicht richtig im Hinblick auf den Oberarmumfang (s. oben), Manschette zu locker, Druckablassen zu schnell oder zu langsam, Arm im Schultergelenk zu stark abgewinkelt, nur an *einem* Arm gemessen mit einem zu niedrigen Blutdruck wegen einer Stenose, nur *einmal* in der Sprechstunde (Gelegenheitsblutdruck) gemessen statt wiederholt und evtl. auch zu Hause. Der Sprechstundenblutdruck ist oft etwas zu hoch, nur ausnahmsweise aber auch einmal zu nieder, wenn der Patient durch langes Warten entspannt und ausgeruht ist. Umgekehrt ist der Blutdruck zu Hause im Alltag meist höher als bei einem stationären Aufenthalt in der Klinik.

Bei arteriosklerotischen Gefäßen kann es zwei wichtige Fehlerquellen geben:
1. Durch die auskultatorische Lücke: Bei einem erhöhten Blutdruck kommt es aus bisher nicht geklärtem Grunde manchmal vor, daß beim Ablassen des Manschettendrucks die Korotkoff-Töne plötzlich verschwinden und

erst bei deutlich niedrigerem Druck wieder erscheinen (man kann auch manchmal bei älteren Personen zwar keine auskultatorische Lücke feststellen, aber ein vorübergehend deutliches Leiserwerden der Töne beim Ablassen des Manschettendrucks). Wenn man deshalb den Manschettendruck zu Beginn nicht hoch genug wählt, wird man die Töne erst unterhalb der auskultatorischen Lücke messen und damit einen viel zu niedrigen Blutdruck.

2. Durch die Pseudohypertonie: Bei arteriosklerotischen Arterien muß ein stärkerer Manschettendruck vorhanden sein, um den Widerstand des harten Gefäßrohrs zu überwinden, so daß zu hohe Werte gemessen werden. An diese Möglichkeit ist immer dann zu denken, wenn bei Betastung der Brachialarterie vor der Messung diese ungewöhnlich hart, sklerotisch erscheint. Es sind bei solchen Arterien schon Unterschiede zwischen unblutiger und blutiger Messung von 10–54 mmHg gemessen worden.

Weitere Methoden der Blutdruckmessung

1. Palpatorische Messung des systolischen Blutdrucks: Wenn aus irgendwelchen Gründen die auskultatorische Methode nicht möglich ist, kann man sich dadurch behelfen, daß man in gleicher Weise Oberarmmanschette und Manometer benutzt, aber statt der Benutzung eines Stethoskops die A. radialis palpiert. Beim Ablassen des Drucks zeigt der erste fühlbare Puls den systolischen Wert an; der diastolische Wert ist auf diese Weise nicht meßbar.

2. Dopplersonographische Blutdruckmessung: Statt des Stethoskops oder des palpierenden Fingers wird eine Doppler-Sonde benutzt und diese auf dem zu untersuchenden Gefäß distal der Manschette aufgesetzt. Diese Methode hat den Vorteil, daß man auch bei kleineren Gefäßen den systolischen Blutdruck sehr exakt messen und mit dem Gefäß der anderen Körperhälfte quantitativ gut vergleichen kann, was zur Beurteilung von Durchblutungsstörungen der Beine wichtig ist.

3. Blutdrucktagesprofil: Die ein- oder zweimalige Messung des Blutdrucks bei der Erstuntersuchung genügt – vor allem bei pathologischen Werten und Grenzwerten – nicht, um über den relevanten Blutdruck orientiert zu sein, da die Werte vor allem nach oben erheblich schwanken können. Besonders bei leicht erhöhten Werten ist deshalb ein Tagesprofil an mehreren Tagen unabdingbar. Wir empfehlen solchen Patienten deshalb, den Blutdruck *zu Hause selbst* zu messen, und zwar an mehreren Tagen bis zu 5mal täglich, an Arbeitstagen und an Ruhetagen. – Noch besser, aber keineswegs absolut erforderlich ist die wesentlich auf-

wendigere Methode der fortlaufenden automatischen Messung mit einem tragbaren Gerät, wie es seit einigen Jahren – noch sehr teuer – in verschiedenen Modellen angeboten wird. Dies hat u. a. den Vorteil, daß man auch die Werte während einer Belastung und während der Nacht erfährt.

4. Stehblutdruck (Orthostaseversuch): Den Blutdruck im Stehen zu messen ist immer dann sinnvoll, wenn Verdacht auf einen orthostatisch bedingten Blutdruckabfall (Schwindel beim Aufstehen oder längeren Stehen usw.), auf Neigung zu Kollapsen besteht oder über morgendliche Schwächezustände bzw. Anlaufschwierigkeiten geklagt wird. Unabdingbar ist diese Untersuchung bei der Behandlung mit Antihypertonika, da bei diesen der Blutdruck oft nur im Stehen deutlich abfällt und sich die Behandlung nach dem niedersten Wert, also dem im Stehen, richten muß, damit kein Kollaps durch die Therapie auftritt. Sinnvoll ist diese Untersuchung jedoch auch bei der Frage, ob sich die Herzfrequenz erhöht (s. unten). Der Patient steht dabei frei, nicht angelehnt, mindestens 5 Min., ruhig, wobei nach jeder Minute der Blutdruck und der Puls gemessen werden. Der Arm muß dabei aufgestützt werden, am einfachsten auf einer Stuhllehne, und sollte ca. 30–40° abduziert sein. Normalerweise kann dabei der systolische Wert um ca. 10–15 mmHg fallen oder steigen. Meist steigt der diastolische Wert etwas an, so daß die Blutdruckamplitude kleiner wird. Von einer hypotonen Reaktion spricht man, wenn der systolische Wert um mindestens 20 mmHg fällt, wobei der diastolische um ca. 10 mmHg steigt; von einer hypodynamen Reaktion spricht man bei einem systolischen und diastolischen Blutdruckabfall. Einen abnormen Anstieg des systolischen Werts kann man manchmal bei Patienten mit einer Grenzwerthypertonie bzw. labilen Hypertonie finden. Die Pulsfrequenz steigt fast immer an, mit Ausnahme von Patienten mit einer autonomen Neuropathie (S. 164), einer pathologischen Bradykardie und vielleicht auch bei Patienten mit einer eingeschränkten Frequenzvariabilität, die sich bei Postinfarktpatienten als Risikofaktor für einen plötzlichen Herztod herausgestellt hat (Langzeit-EKG erforderlich!).

Wichtig erscheint uns für die Beurteilung eines Orthostaseversuchs, daß man bei einem normalen Ausfall des Stehblutdrucks dies nicht als Beweis ansehen darf, daß die Beschwerden des Patienten nicht auf einem Orthostaseeffekt beruhen können. Der Patient kann sich in der Sprechstunde in einer angespannten Situation befinden, bei der sich u. U. die orthostatische Hypotonie nicht manifestiert. Nicht selten jedoch wird eine in und durch die Sprechstunde maskierte konstitutionelle Hypotonie doch noch im Stehversuch manifest.

Die beste Methode, den Stehblutdruck zu messen, ist die Benutzung eines Kipptischs, was für die Praxis jedoch irrelevant ist.

5. Blutdruck bei Belastung: Den Blutdruck bei kontrollierter Belastung am Fahrradergometer zu messen bei maximaler Belastung ist dann evtl. sinnvoll, wenn eine Grenzwerthypertonie vorliegt. Auch kann dann eine Indikation dazu bestehen, wenn ein labiler Hochdruck oder eine Linkshypertrophie vorliegt, für die man keine Erklärung findet, und der Verdacht auf eine Belastungshypertonie besteht. Ein eindeutig pathologisch erhöhter Wert bei Belastung kann dann die diagnostische und therapeutische Entscheidung erleichtern. Allerdings ist der Blutdruck unter Belastung nicht immer leicht zu interpretieren, und die Angaben, was noch als normal zu gelten hat, schwanken. Als Richtschnur kann gelten: Werte bei *maximaler* Belastung sollten normalerweise systolisch 230 und diastolisch 125 mmHg keinesfalls überschreiten. – Umgekehrt gilt ein fehlender Blutdruckanstieg von weniger als 20–30 mmHg bei ausreichender Belastung, vor allem aber ein Blutdruckabfall als ein ominöses Zeichen, gleichgültig ob es sich um eine Ischämie handelt, eine Herzinsuffizienz oder eine Aortenstenose (s. auch S. 379 f).

6. Blutige Messung: Mit einer in eine Arterie eingeführten Kanüle oder einem Katheter und einem Meßgerät kann der Blutdruck direkt und auch fortlaufend gemessen werden, was als goldener Standard des Blutdrucks gilt, obwohl auch hier – vor allem durch das Gerät und die invasive Methode – nicht unbedingt der absolut verbindliche, wenn auch exakte Wert ermittelt wird. Die Differenzen zwischen blutig und unblutig gemessenen Werten sind gering und betragen meist nur ca. 10 mmHg, wobei die systolischen Werte auskultatorisch eher etwas zu hoch, die diastolischen Werte etwas zu tief liegen.

Die blutige Messung ist besonders in kritischen Situationen auf der Intensivstation von Nutzen, nicht nur wegen der Möglichkeit fortlaufender Kontrolle, sondern auch weil bei einer Zentralisation des Kreislaufs die Blutdruckamplitude peripher so gering sein kann, daß der Blutdruck mit der auskultatorischen und palpatorischen Methode nicht meßbar ist; selbst wenn gerade noch gemessen werden kann, sind die (unblutigen) Werte im Schock eher zu nieder. Im ärztlichen Alltag spielt die blutige Messung keine Rolle; nur ausnahmsweise wird man sich wegen des Verdachts einer Pseudohypertonie (s. oben) genötigt sehen, den Blutdruck blutig zu messen.

Literatur

Pickering, G.: The clinical significance of diurnal blood pressure variations. Circulation 81 (1990) 700–702

Kardiale Befunde (direkte Untersuchung des Herzens)

Die klinische Untersuchung des Herzens bezieht sich auf die Untersuchung der Pulsationen des Herzens (Inspektion und Palpation), der Größe des Herzens bzw. seiner Teile (Palpation, Perkussion, Auskultation) und der Herztöne und Herzgeräusche (Auskultation).

Die **Vorhöfe** sind von der Brustwand zu weit entfernt, um erkennbare Pulsationen zu erzeugen. Dies könnte nur ausnahmsweise bei einer aneurysmatischen Vergrößerung des rechten Vorhofs bei einer sehr großen Trikuspidalinsuffizienz vorkommen. Allerdings können die Vorhöfe bei einer starken Hypertrophie und fehlender AV-Klappenstenose dem Blut durch die Vorhofsystole einen so starken Schub verleihen, daß dies dem betreffen-

Pulsationen des Herzens (Inspektion und Palpation)
(Abb. **21**)

Anatomie und Physiologie

Das Herz liegt normalerweise nur mit der Vorderfläche des rechten Ventrikels und der Spitze des linken der vorderen Brustwand an. Der Nachweis von Pulsationen ist nur möglich, wenn der Thoraxwand ein entsprechender Impuls vermittelt wird. Dies hängt somit nicht nur von der Intensität der Herzbewegung ab, sondern auch von der Lage des Herzens in Bezug zur Thoraxwand.

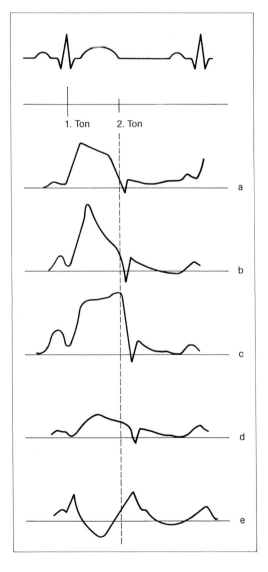

Abb. **21** Schematische Darstellung der verschiedenen Arten der Pulsationen über dem linken Ventrikel (Herzspitzenstoß)
a Normal.
b Hyperkinetisch.
c Linkshypertrophie: Die Ventrikelsystole ist kräftig und vor allem während der ganzen Systole andauernd. Eine Vorhofaktion bei einer Hypertrophie des linken Vorhofs – ohne Mitralstenose – kann zusätzlich oder auch allein palpabel sein. Spitzenstoß an normaler Stelle oder nach lateral oder nach lateral-unten verlagert und verbreitert.
d Myogene Linksdilatation: schwacher Impuls, teils andauernd, aber auch nur kurz dauernd wie bei einem normalen Spitzenstoß, der aber verbreitert ist und nach lateral oder lateral-unten verlagert.
e Systolische Einziehung mit mehr oder weniger ausgeprägter diastolischer Auswärtsbewegung. Diese Form kommt bei einer Concretio pericardii vor aber auch bei einem normalen linken Ventrikel, wenn der rechte Ventrikel vergrößert und hypertrophiert ist und eine deutliche systolische Auswärtsbewegung aufweist.

den Ventrikel einen kräftigen präsystolischen Impuls verleiht, der auch an der Brustwand fühl- und sichtbar werden kann.

Die Pulsationen des **linken Ventrikels** sind unter normalen und pathologischen Verhältnissen am häufigsten und leichtesten nachzuweisen. Ursache: Die Spitze des linken Ventrikels kommt der Brustwand oft relativ nahe, und der linke Ventrikel hat eine stärkere Muskulatur und eine größere Druckentwicklung als der rechte. Zu Beginn der Ventrikelsystole, in der isovolumetrischen Phase, kommt es zu einer Rotation des Herzens im Gegenuhrzeigersinn (von kaudal betrachtet), wobei die Herzspitze an die Thoraxwand „anschlägt", d. h. eine systolische Hebung verursacht.

Die Pulsationen des **rechten Ventrikels** sind grundsätzlich weniger gut und beim gesunden Herzen oft nicht oder kaum nachzuweisen: Die Muskulatur und die Druckentwicklung des rechten Ventrikels sind schwächer, die Rippenzwischenräume in Sternumnähe sind enger, und die Rippen sind fester fixiert als über der Spitze.

Untersuchungsmethoden

Inspektion

Unmittelbar vor der Palpation des Herzens sollte man einen Blick auf die Herzgegend werfen und dabei nicht nur auf Thoraxdeformitäten achten (Voussure als Ausdruck eines angeborenen Herzfehlers mit Vergrößerung mindestens *eines* Ventrikels, Trichterbrust, Hühnerbrust, Kyphoskoliose), sondern auch nach Pulsationen des Herzens suchen. Wenn dies auch die nachher genannten Methoden keineswegs ersetzt, so kann man doch schon u. U. einen groben Überblick über eventuelle Pulsationen gewinnen, die bei der Palpation genauer untersucht werden müssen. Vor allem aber dient die Inspektion dazu, abnorm lokalisierte Pulsationen zu erkennen, die einem evtl. bei der Routinepalpation entgehen könnten. Außerdem spielt sie eine wichtige Rolle zur Unterstützung der Palpation bei der kombinierten Palpation (s. unten).

Palpation

Dies ist die übliche Methode zur Erfassung der Herzpulsationen. Mit ihr kann man außerdem manchmal abnorm laute Herztöne und -geräusche (= Schwirren) feststellen, was allerdings gegenüber der Auskultation keinen zusätzlichen Gewinn bringt, mit einer Ausnahme, der Differenzierung zwischen einem abnorm lauten 2. Aorten- und Pulmonalton (s. unten). Die Palpation wird zuerst in der üblichen Rückenlage durchgeführt, und man beginnt in der Regel mit der Untersuchung

des **linken Ventrikels.** Dabei versucht man den Herzspitzenstoß zu erfassen, indem man – bei sanft aufgelegter Handfläche in Höhe des unteren Sternumrands – mit den Spitzen des 2.–5. Fingers der rechten Hand und leichtem Druck die Gegend der hinteren bzw. mittleren Axillarlinie aufsucht. Von dort aus betastet man dann kontinuierlich nach medial zu die Thoraxwand – auf ungefähr der gleichen Höhe – bis zum Sternum, gegebenenfalls auch noch in einem etwas höheren Bereich in gleicher Art. Diese Untersuchung findet am besten in angehaltener Exspiration statt, da während der Inspiration die Thoraxwand sich hebt und der Herzspitzenstoß sich verlagern kann und so der Palpation entgeht. In jedem Falle muß die gleiche Technik auch in Linksseitenlage (ca. 80°) durchgeführt werden, wieder in Exspiration. Da die Herzspitze auf diese Weise näher an die Thoraxwand zu liegen kommt, wird man wesentlich häufiger und qualitativ besser den Herzspitzenstoß fühlen und den linken Ventrikel beurteilen können. Normalerweise läßt sich der Spitzenstoß in Rückenlage in der Medioklavikularlinie bzw. Mamillarlinie fühlen oder knapp lateral davon; in Linkslage findet er sich dann ungefähr in Höhe der vorderen Axillarlinie. Dabei läßt sich der normale Spitzenstoß nur in *einem* ICR fühlen, und der Durchmesser der fühl- und sichtbaren Hebung liegt unter 2–2,5 cm.

Der **rechte Ventrikel** ist palpatorisch am linken Sternumrand bzw. 1 Querfinger lateral davon aufzusuchen, vom 3. ICR an abwärts, und zwar mit der oben beschriebenen Fingertechnik. Im Gegensatz zum linken Ventrikel ist hier eine Pulsation normalerweise nur selten und dann nur ganz geringfügig erkennbar. Ist jedoch eine merkliche Pulsation spürbar, so spricht dies fast immer für eine Hypertrophie oder Dilatation des rechten Ventrikels, und man muß diese Pulsation weiter nach links verfolgen, um Genaueres über die Größe des rechten Ventrikels zu erfahren; sie kann bei einer starken Dilatation u. U. bis zur Medioklavikularlinie reichen, also auch den Herzspitzenstoß bilden. Im Gegensatz zum nachweisbaren Herzspitzenstoß vom linken Ventrikel ist dabei jedoch immer eine kontinuierliche, breite Pulsation vom linken Sternumrand bis zur Spitze nachweisbar. Fehlt eine Pulsation des rechten Ventrikels bei Verdacht auf eine Rechtshypertrophie, so muß die Untersuchung in ausgesprochener Inspiration (stärkere Füllung des rechten Ventrikels) wiederholt werden, evtl. auch nur bei vertiefter Atmung, wenn der Patient in angehaltener Inspirationsstellung zu stark preßt. So kann man sowohl beim hypertrophierten wie auch beim gesunden hyperkinetischen Herzen oft eine Pulsation nachweisen. Läßt sich in Inspiration der Verdacht auf eine Rechtshypertrophie auf diese Weise nicht bestätigen, so kann noch vom Abdomen aus palpiert werden: Mit den Fingerspitzen der flach im Epigastrium liegenden Hand wird versucht, unterhalb des untersten Sternums und links davon, unter dem Rippenbogen, den pulsierenden rechten Ventrikel zu tasten, auch in tiefer Inspiration. Mit dieser Methode kann man bei Patienten mit Lungenemphysem und breitem epigastrischem Winkel doch manchmal noch eine Rechtshypertrophie nachweisen.

Die **Pulmonalarterie** wird mit derselben Fingertechnik im 2./3. ICR am linken Sternumrand und links davon pulsierend gefunden, wenn eine schwere pulmonale Hypertonie vorliegt oder eine Dilatation. Auch läßt sich dabei oft ein sehr lauter 2. Pulmonalton spüren (dabei ist es zweckmäßig, den Druck mit den palpierenden Fingern sehr zu verstärken), was differentialdiagnostisch gegenüber dem 2. Aortenton entscheidend sein kann, weil man letzteren besser im 2. ICR rechts spürt – wenn überhaupt –, aber sehr laut auch links vom Sternum hören kann.

Die **Palpation der Aorta** kann man sich meist ersparen – wie übrigens auch die der A. pulmonalis –, da eine pulsierende Aorta nur extrem selten im 1./2. ICR rechts vom Sternum bzw. im Bereich des Thorax palpabel wird, und dies nur bei einem exorbitant großen Aneurysma.

Kombinierte Palpation

Wir verstehen darunter das gleichzeitige Sehen, Fühlen und Hören des Herzens. Dies ist mit dem Bruststück des Stethoskops am einfachsten möglich: Man tastet die Gegend des Herzspitzenstoßes und des rechten Ventrikels ab, aber nicht mit den Fingerspitzen, sondern mit dem Membranteil des Stethoskops, *sieht* und *spürt* dabei die Pulsation und kann sie durch das Hören des 1. und 2. Herztons auch noch „timen". Diese Methode hat den Vorteil, daß man bei Beobachtung des Stethoskops die Pulsationen besser sieht als bei direkter Betrachtung der Thoraxwand und daß vor allem das Auge die Pulsationen eher erfaßt als der für langsame Bewegungen relativ unempfindliche Tastsinn der Finger. Man ist immer wieder überrascht, daß man damit manchmal erst die kleinen diastolischen (präsystolischen) Pulsationen überhaupt erst erkennt und daß man überhaupt Pulsationen entdeckt, die man bei der vorausgegangenen Palpation nicht bemerkt hat. Das gleichzeitige „Timen" der Pulsation schützt auch davor, daß man eine diastolische Hebung irrtümlich für eine systolische hält.

Man sollte sich dieser Methode u. E. möglichst oft bedienen, um die Pulsationen des Herzens optimal zu erfassen und diagnostisch zu nutzen.

Graphische Aufzeichnung

Die Aufzeichnung der Herzpulsation = Apexkardiographie spielt heute keine praktische Rolle für die Diagnostik. Ihre Bedeutung bestand vor allem darin, die Pulsationen zu analysieren, dokumentieren und ihre Variationen zu verstehen und als Hilfe bei der Analyse diastolischer Zusatztöne einzusetzen. Das UKG hat sie verdrängt.

Kriterien zur Beurteilung der Herzpulsationen
(Abb. 21)

Nach folgenden Gesichtspunkten müssen die Pulsationen des Herzens beurteilt werden:

1. Lokalisation: rechter, linker Ventrikel (Angabe in cm von der Mittellinie aus, welcher ICR), A. pulmonalis, Aorta.

2. Zeitliches Auftreten: systolisch, präsystolisch, frühdiastolisch. Ein präsystolischer Impuls über dem rechten oder linken Ventrikel ist immer Ausdruck einer erheblichen Vorhofhypertrophie (s. oben), die in der Regel zusammen mit einem systolischen Ventrikelimpuls als Folge einer Ventrikelhypertrophie vorkommt (z. B. bei einer Hypertonie oder einer Aortenstenose).

3. Art des Impulses: Hebung, Einziehung.

Zur Beurteilung eines *systolisch hebenden Impulses* sind folgende Kriterien entscheidend:

4. Höhe des Impulses: fehlend, gering, mäßig, stark. Sie ist abhängig sowohl von der Stärke der systolischen Kontraktion, d. h. von der Druck und Volumenbelastung des betreffenden Ventrikels, wie auch von der Lage des Herzens zur Thoraxwand und der Wanddicke des Thorax. So kann ein Herzspitzenstoß bei einem gesunden, aber hyperkinetischen Herzen stark hebend sein wie bei einem kranken Herzen mit ausgeprägter Druck oder/und Volumenbelastung. Umgekehrt kann nicht nur der Impuls bei einem gesunden Herzen fehlen, sondern ebenso bei einem druck- und volumenbelasteten Herzen, wenn der Thorax groß, muskelkräftig oder adipös ist und ein Lungenemphysem besteht.

5. Ausdehnung des Impulses: eng begrenzt oder abnorm ausgedehnt. Letzteres darf man dann annehmen, wenn die Pulsation über *einen* ICR hinausreicht oder einen größeren Durchmesser als ca. 2,5–3,0 cm aufweist.

6. Dauer des systolischen Impulses: sehr kurz, nur antippend, erste Hälfte der Systole (normal) oder relativ lange, die ganze Systole andauernd. Diese Unterscheidung ist zwar diagnostisch entscheidend wichtig, weil letzteres eine Hypertrophie bedeutet, ersteres aber bei einem normalen oder hyperkinetischen Herzen vorkommen kann. Leider ist nicht immer eine sichere Differenzierung möglich, auch nicht zusammen mit der Auskultation des 1. und 2. Herztons als zeitliche Markierungshilfen (hier hilft nur Übung bzw. Erfahrung).

7. Beginn des Impulses: schnell (schnellend) = normal oder hyperkinetisch oder langsam (gemächlich), wie bei myogener Dilatation.

Erscheinungsformen pathologischer Herzpulsation

Linker Ventrikel: Der *normale Impuls* ist, wenn fühlbar, an normaler Stelle, nicht verbreitert, schnell, nicht besonders kräftig und kurzdauernd, nur im ersten Teil der Systole. Bei einer *Hypertrophie durch reine Druckbelastung:* an normaler Stelle oder etwas nach links verbreitert, schnell, kräftig, länger dauernd – während der ganzen Systole. – Bei einer *Volumenbelastung:* nach links und unten verbreitert, sehr schnell, langdauernd – während der ganzen Systole. – Bei *myogener Dilatation:* außerhalb der normalen Stelle, verbreitert, schwach hebend, langsam, über die ganze Systole dauernd. – Eine *systolische Einziehung* findet man bei der Concretio pericardii, bedingt durch den Ausfall der systolischen Rotation und durch Verwachsungen des Perikards mit der Thoraxwand (?). Selten bei starker Rechtshypertrophie und -dilatation.

Eine *diastolische Hebung* kommt präsystolisch vor, bei einer Hypertrophie des linken Vorhofs, durch brüsken Bluteinstrom, z. T. zusammen mit einem 4. Ton. Sie kann aus den gleichen Gründen bei einer großen Mitralinsuffizienz oder auch bei einer Concretio pericardii, oft zusammen mit einem 3. Ton, auch ausnahmsweise frühdiastolisch erfolgen.

Rechter Ventrikel: Trotz der Nähe zur Brustwand sind die Pulsationen des rechten Ventrikels schlechter festzustellen (s. oben Physiologie). Sie können deshalb auch bei einer stärker ausgebildeten Hypertrophie fehlen und auch inspiratorisch nicht nachweisbar sein. Wenn Pulsationen deutlich sind, so können sie normalerweise und bei einer Hypertrophie dasselbe Muster aufweisen wie beim linken Ventrikel (s. oben), nur am linken Sternumrand, vom 3. ICR an abwärts oder noch links davon. Aber: bei einer Hypertrophie, besonders durch Volumenbelastung kann die systolische Hebung nur sehr kurz sein und die systolische Einziehung überwiegen oder sogar die diastolische Hebung (S. 231).

Für die diastolische Hebung gilt im übrigen das Entsprechende wie für den linken Ventrikel.

Pulsation beider Ventrikel: Sie kommt bei Hypertrophie beider Ventrikel vor. Dies kann jedoch u. E. nicht als Beweis dafür gewertet werden, da auch eine Hebung beider Ventrikel bei einer linksseitigen starken, durch Volumenbelastung bedingten Hypertrophie und Pulsation manchmal beobachtet werden kann. Offenbar wird dabei einfach der nicht hypertrophierte Ventrikel mitgerissen. Typischerweise führt eine kräftige Pulsation *eines* Ventrikels jedoch zu einer systolischen Einziehung des anderen.

Die **Pars ascendens aortae** liegt für eine fühlbare Pulsation zu tief; nur ausnahmsweise kann dies bei einer aneurysmatischen Erweiterung vorkommen, und zwar im 1. und 2. ICR rechts vom Sternum. Eine elongierte Aorta, wie sie besonders bei Hypertonie und Aortensklerose vorkommt, ist allerdings oft im Jugulum sicht- und fühlbar.

Die **A. pulmonalis** liegt zwar in ihrem Anfangsteil der Brustwand viel näher als die Aorta, ist aber unter normalen Bedingungen auch nicht fühlbar, sondern nur bei pathologischer Erweiterung, wie sie bei einer pulmonalen Hypertonie, einem abnorm großen Schlagvolumen, einer idiopathischen Pulmonalisdilatation oder einem Aneurysma vorkommen kann. – Der 2. Ton kann bei pulmonaler Hypertonie hier fühlbar werden.

Hinweis (zur Bedeutung der Palpation)

Die Feststellung von Herzpulsationen und ihre Deutung ist wohl die älteste Art der Herzuntersuchung (seit 3500 Jahren). Wenn sie auch aus diesem Grunde einen gewissen Respekt verdient, so ist doch nicht zu leugnen, daß sie reichlich Patina angesetzt hat – im Vergleich mit den diagnostischen Möglichkeiten der bildgebenden Verfahren.

Trotz beschränkter Aussagekraft und Unexaktheit ist der Nachweis von pathologischen Pulsationen aber nach wie vor ein *wichtiger diagnostischer Baustein* – vorausgesetzt, daß man systematisch nach ihnen sucht und sie systematisch analysiert:

1. Man kann oft sehr gute Hinweise erhalten für die *Größe des linken und rechten Ventrikels,* deren Muskeldicke, Kontraktionsleistung und -ablauf. Weit seltener, aber dann nicht weniger wichtig sind auch Hinweise auf eine abnorm kräftige Kontraktion bzw. Hypertrophie der Vorhöfe. Hier zeigt die präsystolische Hebung außerdem nicht nur das Fehlen einer AV-Klappenstenose an, sondern auch eine verminderte Compliance des betreffenden Ventrikels und eine enddiastolische Druckerhöhung bzw. diastolische Herzinsuffizienz.

2. Durch den Nachweis einer abnormen Druck- oder Volumenbelastung, einer Hypertrophie der Vorhöfe, einer Vergrößerung der Ventrikel oder einer systolischen oder diastolischen Herzinsuffizienz (frühdiastolische bzw. präsystolische Pulsation) werden wichtige Anhaltspunkte für den *Schweregad einer Herzerkrankung* gewonnen, besonders bei Herzklappenfehlern, der Hypertonie und dem Cor pulmonale.

3. Eine systolische umschriebene, isolierte Einziehung der Herzspitze oder deren evtl. eindrucksvollere diastolische Hebung ist ein einfaches Zeichen einer *Concretio pericardii.*

4. Die Palpation des Herzens leistet wichtige *differentialdiagnostische Hilfe bei kombinierten Vitien:* Bei einem kombinierten Mitralvitium z. B. ist das Ausmaß der Linkshypertrophie ein Gradmesser für die Größe der Mitralinsuffizienz und indirekt auch für den Schweregrad der Mitralstenose. Oder: Bei einem sehr lauten Mitral- oder Trikuspidalinsuffizienzgeräusch, das sich über die ganze Vorderfläche des Herzens erstreckt, kann durch den Nachweis pathologischer Pulsationen vom rechten oder linken Ventrikel die Diagnose leichter entschieden werden.

5. Eine Pulsation der Herzspitze dient bei leisen, umschriebenen Geräuschen und Tönen zur *Optimierung des Auskultationsorts,* da nicht selten nur über der Pulsation eine Mitralinsuffizienz oder ein 3. oder 4. Ton hörbar sind.

6. Die palpatorische Erfassung von *lauten Tönen und Geräuschen* ist zwar möglich, hat aber mit Ausnahme des Nachweises eines betonten 2. Pulmonaltons und seiner Abgrenzung gegenüber dem A_2 in der Regel keine Bedeutung (s. oben).

7. Pulsationen können bei gesunden und kranken Herzen vorkommen oder fehlen, so daß es unabdingbar ist, einen *Impuls nach den angegebenen Kriterien zu analysieren und zu differenzieren.* Dabei sind auch die Thoraxverhältnisse im Hinblick auf die Palpationsbedingungen zu berücksichtigen und in die qualitative und quantitative Bewertung einzubeziehen. Es besteht allerdings kein Zweifel, daß es nicht immer einfach ist, eine systolische Pulsation des rechten oder linken Ventrikels als normal, hyperkinetisch oder als Ausdruck einer Hypertrophie eindeutig anzusprechen.

8. Die *kombinierte Palpation* durch Fühlen des Impulses mit der Membran des Stethoskops und durch gleichzeitiges Beobachten der Membranbewegungen sowie Auskultieren des 1. und 2. Herztons zur Festlegung des Zeitpunkts des Impulses ist u. E. die empfindlichste, *feinste Methode* für die Beurteilung der Pulsationen des Herzens.

Bestimmung der Größe des Herzens und seiner Teile

Die Kenntnis der *globalen Herzgröße* tritt heute gegenüber der Kenntnis der Größe der einzelnen Herzabschnitte, die mit dem 2dimensionalen UKG leicht, genau und nichtinvasiv zu erfassen sind, weit zurück. Trotzdem spielt auch heute noch die klinisch erfaßbare globale Herzgröße zur groben Orientierung, für die Erstbeurteilung und nicht zuletzt für die Erkennung großer Perikardergüsse eine nicht zu vernachlässigende Rolle.

Normale und pathologische Anatomie und Pathophysiologie (Grundlagen dieser Untersuchung)
(Abb. 22)

Die beiden Vorhöfe und Ventrikel bestimmen mit ihren Volumina die Größe des Herzens, wie wir sie aus dem Röntgenbild des Thorax in zwei Ebenen in vivo am besten kennen. Die Muskeldicke – also auch eine starke Hypertrophie der Herzmuskulatur – spielt für die Herzgröße praktisch keine Rolle. Die *physiologische Schwankungsbreite* der einzelnen Abschnitte ist beträchtlich: Sie ist abhängig vom Körpergewicht, Geschlecht und Training. Da man klinisch nur die Teile des Herzens beurteilen kann als Maß für die Herzgröße, die der Vorderwand des Brustkorbs anliegen, kommt als weitere Variable für die Herzgröße bei dieser Untersuchung der *Zwerchfellstand* dazu: Ein hochstehendes Zwerchfell (bei untersetzten, dicken Personen und größeren intraabdominellen Prozessen) führt zur Querlagerung des Herzens und kann so eine Vergrößerung vortäuschen, ein tiefstehendes Herz (bei Asthenikern) (Abb. 22) eine zu geringe Größe. Der Zwerchfellstand spielt auch bei der unterschiedlichen Größe der Herzsilhouette zwischen Stehen (kleiner) und Liegen (größer) eine gewisse Rolle, neben dem im Liegen physiologisch schon vergrößerten Herzvolumen. –

Die Beschränkung der klinisch erfaßbaren Größe des Herzens auf die der vorderen Brustwand nahen Teile bedeutet letztlich, daß Herzgröße bei der klinischen Untersuchung identisch ist mit *Größe des rechten und linken Ventrikels,* sofern kein Perikarderguß und kein Herztumor vorliegen. Und weiter bedeutet dies, daß es sich bei einer klinisch eindeutigen *Vergrößerung* des Herzens – abgesehen von den eben genannten Ausnahmen – um eine *erhöhte Volumenbelastung* oder eine myokardiale Schwäche = *Insuffizienz* des linken bzw. rechten Ventrikels handeln muß.

Eine Vergrößerung des rechten Ventrikels führt nicht zu einer Vergrößerung nach rechts, sondern nach links. Eine Vergrößerung des linken Ventrikels führt ebenso zu einer Vergrößerung nach links, aber zugleich nach unten. Bei einem Perikarderguß kann es – bei genügender Größe des Ergusses – zu einer beidseitigen Vergrößerung kommen, bei einem – extrem seltenen – Tumor des Herzens oder einem großen Aneurysma des linken Ventrikels zu einer lokalisierten Vergrößerung.

Der *rechte Vorhof* bildet zwar im Röntgenbild den rechten Herzrand, liegt aber – mit Ausnahme exzessiver Vergrößerungen – von der vorderen Brustwand zu weit entfernt, um klinisch erfaßt zu werden (Abb. 22).

Der *linke Vorhof* befindet sich vorwiegend auf der Rückseite des Herzens und bleibt ebenfalls bei der klinischen Untersuchung praktisch immer verborgen, es sei denn, daß er – extrem selten – bei einer aneurysmatischen Vergrößerung den linken oberen und den rechten Herzrand bildet. Ausnahmsweise kann allerdings – wie wir gesehen haben – dabei die linke Kammer nach links und unten abgedrängt werden und so eine Vergrößerung des linken Ventrikels vortäuschen.

Untersuchungsmethoden und Ergebnisse

Palpation

Sie gilt heute als beste klinische Methode, um am Krankenbett die Größe des Herzens bzw. der Ventrikel zu bestimmen. Sie wurde S. 67 ff besprochen. Mit ihr ist es oft möglich, nicht nur anzugeben, ob eine Herzvergrößerung vorliegt oder nicht, sondern auch zu sagen, ob es sich um eine Dilatation des rechten oder linken Ventrikels handelt.

Normalerweise reicht beim Patienten in Rückenlage der linke Herzrand bis zur Medioklavikularlinie links oder etwas lateral davon (bei hochstehendem Zwerchfell), in Linkslage (bei ca. 80°) bis zur vorderen Axillarlinie oder noch etwas weiter lateral, aber nicht über die mittlere Axillarlinie hinaus. Bei einer Vergrößerung des linken Ventrikels ist der Herzspitzenstoß verbreitert und nach lateral und nach unten verlagert. Bei einer Vergrößerung des rechten Ventrikels ist der Herzspitzenstoß nur nach lateral, aber nicht nach unten verlagert, und außerdem findet man dann in der Regel auch eine verbreiterte Pulsation des rechten Ventrikels.

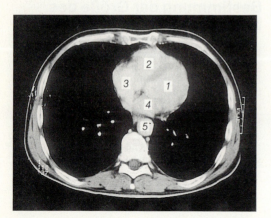

Abb. **22**   CT des Thorax mit normalem, schmalem Herzen. 1 = linker Ventrikel, 2 = rechter Ventrikel, 3 = rechter Vorhof, 4 = linker Vorhof, 5 = Aorta.

Perkussion

Sie versucht, durch die unterschiedliche Klopfschalldifferenz von Lunge (laut, niederfrequent, anhaltend) und Herz (leiser, höherfrequent, kurzdauernd) die **linke Herzgrenze** festzustellen. Es wird dabei das auf den Thorax satt aufgelegte Endglied des linken Mittelfingers mit der Kuppe des rechten Mittelfingers kräftig beklopft. Man beginnt in Höhe des unteren Sternums in der mittleren oder hinteren Axillarlinie, klopft jeweils an derselben Stelle 2–3mal und führt dann die Perkussion in gleicher Weise jeweils ca. 5–7 cm weiter medial durch – am besten entlang eines ICR –, bis man eine eindeutige Klopfschalldifferenz feststellen kann. Wenn man sich bei der Perkussion in diesen jeweils relativ großen Abständen (5–7 cm) im Hinblick auf die Grenze sicher geworden ist – evtl. muß man diese Prozedur mehrmals wiederholen, und zwar dann auch von medial her, d. h. vom Sternumrand an nach links lateral, also in umgekehrter Richtung –, dann erst legt man die Grenze zwischen den beiden entscheidenden Punkten – also im Grenzbereich von Lunge und Herz – genauer fest. Dies geschieht dann mit der Perkussion in kleinen Abständen von 1–2 cm. Es ist ratsam, anfangs größere Abstände (5–7 cm) zu wählen, um den entscheidenden Unterschied besser zu hören. – Nach dem gleichen Schema verfährt man dann in Höhe des mittleren Sternums und evtl. auch noch in Höhe des 2. ICR. Letzteres ist zwar für die Beurteilung der Herzgröße von untergeordneter Bedeutung, kann aber bei einem stark vergrößerten linken Vorhof, bei einem großen Perikarderguß oder einer Mediastinalverbreiterung nützlich sein. Die **rechte Grenze des Herzens** ist in der Regel nicht bestimmbar: Sie liegt unter dem Sternum, auf dem eine differenzierte Perkussion nicht möglich ist; nur bei Verdacht auf einen großen Perikarderguß oder eine aneurysmatische Erweiterung des rechten Vorhofs bei einer großen Trikuspidalinsuffizienz ist es sinnvoll, rechts vom Sternum zu perkutieren.

Grenzen der Methode: Es besteht kein Zweifel, daß der Exaktheit und Verläßlichkeit der Perkussion enge Grenzen gesetzt sind und daß sie in ihrer Bedeutung hinter der Palpation rangiert. Dies hat vor allem darin seinen Grund, daß der mediale Rand der linken Lunge den linken Herzrand mehr oder weniger stark überdeckt, so daß der linke Herzrand der Brustwand nicht direkt anliegt und perkutorisch nicht immer eindeutig erfaßt werden kann. Dies wirkt sich besonders beim Lungenemphysem und tiefen Thorax aus, auch bei einer Adipositas. In solchen Fällen ist es nicht nur schwierig, die linke Herzgrenze festzustellen, sondern sogar oft unmöglich, das Herz perkutorisch zu erfassen. Deshalb verwerfen manche Autoren die Perkussion völlig, u. E. jedoch zu Unrecht: Die palpatorische Erfassung der Herzspitze ist bei den gerade geschilderten Thoraxverhältnissen auch nicht immer möglich, und dabei kann die Perkussion doch manchmal eindeutige Ergebnisse liefern. Bei einem großen Perikarderguß mit fehlendem Spitzenstoß ist die Perkussion der Palpation absolut überlegen, manchmal auch bei einer großen Rechtshypertrophie (s. unten). Auf die Perkussion völlig zu verzichten, wie es manchmal gelehrt wird, scheint uns – wie auch Heckerling u. Mitarb. (1991) – aus den genannten Gründen in keiner Weise gerechtfertigt. Sie wurde früher wohl überschätzt, vor allem mit dem übertriebenen Versuch, auch noch zwischen einer relativen und absoluten Herzdämpfung zu unterscheiden, wird aber heute u. E. unterschätzt, vor allem wenn man die von uns praktizierte Perkussion in Linkslage und mit dem Stethoskop außer acht läßt (s. folgenden Abschnitt).

Verbesserte Perkussion: Im übrigen kann man die Perkussion durch zwei Methoden u. E. effektvoller gestalten: Genauso wie bei der Palpation kann man bei der Perkussion den Patienten in *Linkslage* (ca. 80°) untersuchen, wodurch die Herzspitze näher an die Thoraxwand heranrückt und die Klopfschalldifferenz oft klarer, ja sogar dann erst eindeutig wird, selbst wenn in Rückenlage das Herz nicht perkutierbar ist. Zusätzlich kann man in dieser Lage, aber auch in Rückenlage den Klopfschall durch folgende Technik verstärken und damit die Klopfschalldifferenz manchmal – nicht immer – verbessern: Man hört bei der Perkussion nicht mit bloßem Ohr, sondern mit dem *Stethoskop*, dessen Membranteil einfach in der Luft hängt, möglichst ohne Berührung mit dem Körper des Patienten.

Indikationen: Eine Indikation zur Perkussion des Herzens besteht nicht, wenn der Herzspitzenstoß eindeutig nachweisbar ist, obwohl es in seltenen Fällen vorkommen kann, daß bei einem Perikarderguß der Spitzenstoß als normaler Impuls an typischer Stelle auffindbar ist, aber die Herzgröße, d. h. hier der Perikarderguß bzw. die linke „Herzgrenze", doch noch weiter nach links reicht. Aber ein *fehlender Spitzenstoß in Rücken- und in Linkslage* ist für uns eine *absolute Indikation,* die Perkussion in Rücken- und ggf. auch in Linkslage und mit dem Stethoskop (s. oben) anzuwenden. Es ist zu bedenken, daß ein Spitzenstoß nicht nur wegen ungünstiger Thoraxverhältnisse fehlen kann, sondern auch bei einem großen Perikarderguß und auch bei einer sehr schlechten Kontraktion des linken Ventrikels, vor allem im Rahmen einer dilatativen Kardiomyopathie. Auch sollte man auf die Perkussion nicht verzichten, wenn eine so starke

Dilatation des rechten Ventrikels vorliegt, daß dessen Pulsation bis zur linken Medioklavikularlinie reicht; es kann dann immer noch sein, daß die Spitze des linken Ventrikels als Appendix nachzuweisen ist, aber nur durch Perkussion und nicht durch einen hebenden Spitzenstoß, und es kann u. U. in diesem Bereich dann auch noch ein Mitralvitium hörbar werden.

Bei einer perkutorisch festgestellten Herzvergrößerung muß man **differentialdiagnostisch** berücksichtigen, daß es sich um einen herznahen Pleuraerguß, eine herznahe Lungeninfiltration, einen Tumor oder eine Mediastinalverbreiterung irgendwelcher Genese handeln kann. Wenn mit keiner klinischen Methode zur Größenbestimmung in fraglichen Fällen eine Entscheidung getroffen werden kann, ist eine Röntgenuntersuchung und/oder ein UKG angezeigt.

Auskultation

Sie gilt allgemein nicht als Methode zur Größenbestimmung des Herzens. Sie wird aber doch von uns in diesem Zusammenhang erwähnt und für Einzelfälle empfohlen. Sie ist allerdings überhaupt nur dann in Betracht zu ziehen, wenn Palpation und Perkussion zu keinem eindeutigen Ergebnis geführt haben.

Man kann diese Methode u. E. nur dann anwenden, wenn der 1. Ton über der Herzspitzengegend relativ laut ist und lauter als in der Trikuspidalregion, wie üblich, oder wenn ein Mitralinsuffizienzgeräusch über der Spitze zu hören ist. Man wird dann in solchen Fällen beim Abtasten der Herzgegend mit dem Stethoskop beginnend am linken unteren Sternumrand und von dort kontinuierlich nach lateral – eine Zunahme der Intensität des 1. Tons bzw. des systolischen Geräuschs feststellen können. An der Grenze vom Herzen zur Lunge nimmt die Lautstärke oft ziemlich abrupt ab. Wenn dies der Fall ist, erhält man auf diese Weise einen groben Anhaltspunkt über die linke Herzgrenze, weiß zumindest sicher, daß das Herz auf jeden Fall bis hierher reicht, d. h. soweit der 1. Ton oder das Mitralinsuffizienzgeräusch lauter geworden ist. Auf diese Weise mußten wir schon manchmal bei der Auskultation des Herzens – ohne daß die Grenze des Herzens mit der Auskultation gesucht worden wäre –, die palpatorisch und perkutorisch fälschlich bestimmte Herzgrenze revidieren.

Klinische Maßangaben zur Herzgröße

Die Herzgröße kann klinisch mit allen drei Methoden nicht exakt angegeben werden, doch meist ausreichend genau. Es gibt zwei Maßangaben: in Zentimetern, und zwar gemessen von der Mittellinie des Sternums aus bis zum linken Herzrand (= Ml × cm), oder in Querfingerbreite medial oder lateral der Medioklavikularlinie (z. B. × QF lateral der MCL) oder auch der Mamillarlinie (bei Männern). Will man für eine Verlaufsbeobachtung möglichst sicher sein, so ist es zweckmäßig, beide Methoden zu benutzen.

Apparative, objektive Größenbestimmung

Zwar ist die einfachste objektive Methode für die Bestimmung der globalen Herzgröße immer noch die *röntgenologische Fernaufnahme in zwei Ebenen,* doch ist damit eine sichere Differenzierung der einzelnen Herzabschnitte nicht möglich, jedenfalls weit weniger als mit dem *zweidimensionalen UKG.* Dieses ermöglicht nicht nur die systolische und diastolische Größe der Kammern und Vorhöfe zu bestimmen, sondern gleichzeitig auch die Kontraktionsleistung, die Auswurffraktion, die Muskeldicke der Wände und des Septums sowie die Beschaffenheit und Beweglichkeit der Herzklappen und den Querschnitt der Aortenwurzel, und ist die Methode der Wahl.

Eine ähnliche Aussagekraft hätte die *invasive Kontrastdarstellung* aller vier Herzhöhlen, die aber sehr aufwendig und teuer ist. Auch das *CT* (Abb. **22**) oder das *Kernspintomogramm* kann Aussagen über die einzelnen Herzteile machen, aber praktisch mit dem UKG nicht konkurrieren. Die *Herzbinnenraumszintigraphie* ermöglicht auch gewisse quantitative Einblicke in die Größe und Dynamik des linken Ventrikels, aber auch nur mit einem sehr hohen Aufwand. Bei allen apparativen, objektiven und quantitativ weit exakteren Methoden als den genannten klinischen sollte man nicht außer acht lassen, daß auch diese einer *physiologischen Schwankungsbreite* und einer *subjektiven Bewertung,* vor allem in Grenzfällen, unterworfen sind.

Hinweis

So wenig exakt und objektiv die klinischen Untersuchungsmethoden für die Größenbestimmung des Herzens auch sind, sie gestatten doch in den meisten Fällen eine fürs erste genügend genaue Aussage über die Größe des Herzens und auch des rechten und linken Ventrikels und deren Dynamik; ein großer Perikarderguß läßt sich feststellen oder wenigstens vermuten. Über die Größe der Vorhöfe läßt sich höchstens nur bei extremer Vergrößerung ausnahmsweise vielleicht einmal etwas aussagen.

Eine klinisch festgestellte Herzvergrößerung bedarf immer weiterer Differenzierung, d. h., ob der linke oder rechte Ventrikel vergrößert ist und, ob es sich dann um eine abnorme Volumenbelastung oder eine myokardiale Schwäche handelt. Dies läßt sich nicht selten mit Hilfe der Palpation und Auskultation genauer feststellen, erfordert aber doch meist ein UKG. Die Größenbestimmung durch eine Röntgenfernaufnahme in zwei Ebenen hat an Bedeutung verloren, da hiermit eine weitere Differenzierung viel weniger gut möglich ist als mit dem zweidimensionalen UKG. Aber sie gibt immerhin zusätzliche Auskunft über die Größe der Aorta und der A. pulmonalis sowie über die Pulmonalgefäße und damit auch über eine eventuelle Lungenstauung, so daß man im Rahmen einer vollständigen Herzuntersuchung kaum ganz auf sie verzichten kann.

Die Herzgröße ist ein wichtiger Gradmesser für die Schwere einer Herzerkrankung und für eine Verlaufsbeobachtung.

Literatur

Heckerling, P. S., V. Wiener, J. Claudio, M. Kushner, R. Hand: Accuracy of precordial percussion in detecting cardiomegaly. Amer. J. Med. 91 (1991) 328–334

Herzschall

Vor den Ultraschall haben die
Götter den Schall gesetzt
(frei nach einem bekannten Wort von F. Volhard)

Herzschall und Gehör

Gehörsempfindlichkeit: Das *normale jugendliche Gehör* kann Frequenzen von 20–16 000 Hz wahrnehmen. Die Empfindlichkeit des Gehörs ist jedoch für verschiedene Frequenzen verschieden; es besitzt sein Optimum bei 4000 Hz und nimmt nach unten und oben exponentiell ab. Mit zunehmendem Alter wird das Gehör schlechter, vor allem für die höheren Frequenzen. Bei dem Frequenzumfang des Herzschalls (s. unten) wirkt sich dies für den Arzt zwar lange nicht aus, doch können letztlich bei der Auskultation Schwierigkeiten auftreten, die auch durch ein elektronisches Stethoskop mit beliebiger Verstärkung nicht entschei-

dend zu beheben sind, wenn man von den normalen Tönen absieht. Auch sind manche ältere Menschen nicht imstande, die Korotkoff-Töne bei der Messung des Blutdrucks zu realisieren; dieses Problem läßt sich aber durch elektronische Blutdruckmeßgeräte mit Digitalanzeige umgehen.

Klang: Die Herzgeräusche und auch die Herztöne bestehen aus einem *Frequenzgemisch,* das – je nach Art des Geräuschs und je nach Lautstärke – nicht nur Frequenzen von 0–700 oder 1000 Hz umfaßt, wie üblicherweise angegeben wird, sondern – nach unserer Erfahrung mit der Phonoanalyse – Frequenzen von ca. 0 bis über 2500 Hz (wenn sehr laut) aufweisen kann. Dabei ist allerdings zu berücksichtigen, daß die größte Lautstärke eines Geräuschs, die für den Gehöreindruck vom Klang, d. h. für den Eindruck von Frequenz (pitch) und von Rauhigkeit und Schärfe, entscheidend ist, meistens zwischen 100 und 400 Hz liegt, wobei die anderen, weniger lautstarken Frequenzen jedoch für den Klang eines Tons und Geräuschs auch nicht immer ganz unwesentlich sind. Bei lauten hochfrequenten Geräuschen haben auch Frequenzen zwischen 300 und 800 Hz noch eine beachtliche Lautstärke und können den Klang maßgeblich bestimmen (Abb. **23, 18**).

Im Frequenzbereich des Herzschalls empfinden und bezeichnen wir Geräusche mit dominanten Frequenzen unter ca. 200 Hz als *niederfrequent,* von 300 und höher als *hochfrequent,* dazwischen als *mittelfrequent* (Zuckermann 1965*, eigene Erfahrung).

Die **Schallenergie der verschiedenen Frequenzen an der Thoraxwand** ist für die verschiedenen Frequenzbereiche sehr verschieden. Dies rührt zum Teil schon von ihrer Entstehung her, z. T. jedoch auch von der Dämpfung und Reflexion auf dem Weg vom Herzen zur Thoraxwand. jedenfalls ist die Schallenergie – und das heißt die Lautheit – um so geringer, je höher die Frequenz ist. Dies wird durch die größere Empfindlichkeit des Gehörs für die höheren Frequenzen nur teilweise kompensiert.

Für die **Wahrnehmung** von Tönen und Geräuschen sind zwei Eigenarten des Gehörs noch von praktischer Bedeutung: die Maskierung und die Vertäubung (Verdeckung).

Maskierung bedeutet, daß eine bestimmte Frequenz größerer Lautheit weniger laute benachbarte Frequenzen „überdeckt", d. h. nicht wahrnehmen läßt, und zwar wirkt sich dies nach dem hochfrequenteren Bereich noch mehr aus als nach dem niederfrequenteren Bereich. *Vertäubung* oder Ver-

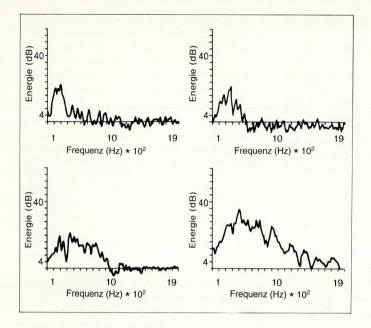

Abb. **23** Frequenzdiagramme von Herzgeräuschen, aufgenommen mit dem Membranteil des Stethoskops.
Oben links: niederfrequent.
Oben rechts: mittelfrequent.
Unten links: hochfrequent.
Unten rechts: hochfrequent, scharf, laut.

deckung bedeutet, daß ein lauter Ton oder ein lautes Geräusch einen Herzschall, der zeitlich danach oder auch kurz zuvor (!) erfolgt und außerdem leiser ist, nicht wahrnehmen läßt. Hier ist die Phonokardiographie der Auskultation absolut überlegen. Beim Schließen der Herzklappen – der natürlichen wie der Klappenprothesen – sowie unter bestimmten pathologischen Bedingungen auch beim Öffnen entstehen Klangphänomene, die wir als **Herztöne** bezeichnen. Ebenso können Töne auch bei schneller Bewegung der Ventrikelmuskulatur und der Wände der herznahen großen Gefäße auftreten.
Wenn die laminare Strömung im Herzen (oder in den Gefäßen) verlorengeht – sei es in der Systole oder der Diastole – und dadurch Turbulenzen auftreten, bilden sich Wirbel, die als **Herzgeräusche** wahrgenommen werden, wenn sie laut genug sind, um bis an die Thoraxoberfläche zu gelangen; niederfrequente Töne und Geräusche werden im Brustkorb besser fortgeleitet als hochfrequente. Auch durch die Reibung entzündeter Perikardblätter oder von Schrittmacherkabeln im Herzinnern können Geräusche entstehen.
Die **Beschreibung und Bewertung** der Herztöne und -geräusche richtet sich nach folgenden Kriterien:

1. Lokalisation des Punctum maximum und evtl. Ausbreitungsgebiet;

2. Lautheit (es hat sich eingebürgert, die Lautheit von Tönen und Geräuschen in 6 Stufen einzuteilen: 1/6–6/6 [S. 125]);

3. zeitliche Einordnung und – bei Geräuschen – zeitlicher Ablauf;

4. Frequenz und – bei Geräuschen – Rauhigkeit, evtl. Schärfe;

5. Befund konstant oder wechselnd: während des Abhörens, während verschiedener Atemphasen oder bei anderer Lage oder auch im Verlauf einer längeren Beobachtung.

Auskultation und Stethoskop

Definition

Das Aufsuchen, Wahrnehmen und Erkennen von Schallerscheinungen mit dem Stethoskop (griech. stethos = Brust, griech. skopein = betrachten) wird als Auskultation bezeichnet (lat. auscultare = horchen).

Methoden

Die Methode der Auskultation ist ihre Durchführung mit dem **Schlauchstethoskop.** Die Erfindung des Stethoskops durch Laennec im Jahre 1817 machte die Erkennung der Herzschallphänomene möglich. *Elektronische Stethoskope,* mit der Möglichkeit der Klangverstärkung und Filterung haben sich bis jetzt nicht durchgesetzt (zu viele Nebengeräusche, zu dumpfer Klang). Dem Autor ist nur eine elektronische Übertragungsanlage für Lehrzwecke (mit Infrarotübertragung für mehrere Hörer von der Fa. Sennhäuser) bekannt, die den Ansprüchen an eine gute Übertragung mit guter Filterung und Verstärkung genügt; für den einzelnen Arzt ist diese Anlage jedoch zu aufwendig, könnte aber eine gute Hilfe bei Schwerhörigkeit sein.

Für die **Objektivierung des Auskultationsbefunds** stand Jahrzehnte nur die *Phonokardiographie* zur Verfügung. Sie gestattet – mit dem immer gleichzeitig registrierten EKG – die Objektivierung und Dokumentierung des Klangbilds in zeitlicher Hinsicht (Zeitsignal). Sie ermöglicht auch, Töne und Geräusche zu erkennen, die wegen Verdeckung bzw. Vertäubung des Gehörs bei der Auskultation entgehen können (S. 75). Sie hatte und hat weiterhin den Vorteil, einen solchen Auskultationsbefund zu sehen und damit zu Lern- und Lehrzwecken zu dienen. Zum Erlernen der Auskultation ist die Phonokardiographie auch heute unentbehrlich, und ohne Phonokardiographie wäre es nicht möglich gewesen, die einzelnen Schallphänomene in ihrer Ursache und Bedeutung zu erkennen. Sie hat aber den Nachteil, daß der Auskultationsbefund mit einem Körperschallmikrophon aufgenommen wird und nicht mit einem Stethoskop, das eine andere akustische Eigenschaft besitzt, so daß u. a. sehr leise hochfrequente Geräusche nicht immer gut registriert werden können. Ein weiterer Nachteil ist, daß der Arzt die Empfindlichkeit der Aufnahme variieren kann und muß und so Töne und Geräusche überhaupt nicht zur Darstellung bringen kann – oder umgekehrt Nebengeräusche, d. h. Artefakte, produziert. Schließlich ist es auch nicht möglich, die Qualität eines Geräuschs bezüglich seines Klangs (Frequenzen und Rauhigkeit) damit genügend verläßlich wiederzugeben, auch wenn man grob abschätzen kann, ob niedere oder hohe Frequenzen in einer bestimmten Intensität vorhanden sind.

Mit der *automatischen Phonoanalyse,* wie sie von uns (Zeh u. Mitarb. 1987) entwickelt wurde, lassen sich u. a. Lautheit, Frequenz, Rauhigkeit und Schärfe eines Geräuschs objektiv und quantitativ mit jedem Stethoskop erfassen (Abb. **18, 23, 60, 62**).

Die *Echophonokardiographie* nutzt als Referenz für den Herzschall außer dem EKG auch noch das UKG, was die Zuordnung des Schalls zu der jeweiligen Herzaktion optimiert.

Bedeutung der Auskultation im Rahmen der Herzdiagnostik

Indikationen: Es ist die einfachste, schnellste, billigste und jederzeit ohne Belästigung des Patienten wiederholbare Untersuchung zur

1. Diagnose oder Verdachtsdiagnose der erworbenen und angeborenen Vitien und Klappenprolapse;

2. Messung des zentralen Pulses (Herzfrequenz durch Abhören der Herztöne) bei Rhythmusstörungen und damit Diagnose von manchen Rhythmusstörungen;

3. Diagnose einer Pericarditis sicca, die oft einzig und allein durch die Auskultation direkt feststellbar ist (evtl. gelegentlich auch noch durch das EKG);

4. Feststellung einer Hypertrophie des rechten oder linken Vorhofs, wenn ein 4. Ton nachgewiesen werden kann;

5. Diagnose einer Herzinsuffizienz, wenn ein 3. Ton rechts oder links, eine *relative* Mitral- oder Trikuspidalinsuffizienz oder ein Pulsus alternans in Form eines alternierend lauten Herzgeräuschs nachgewiesen werden kann;

6. Unterscheidung einer vorwiegend systolischen von einer diastolischen Herzinsuffizienz, wenn bei nachgewiesenen kardialen Stauungszeichen ein 3. (systolische Herzinsuffizienz) oder ein 4. Herzton (diastolische Herzinsuffizienz) vorliegt;

7. Objektivierung einer Besserung oder Verschlechterung eines Herzleidens (Verlaufsbeobachtung) durch Besserung oder Verschlechterung des Auskultationsbefunds.

Grenzen der Methode: Die volle Ausschöpfung der diagnostischen Möglichkeiten durch die Auskultation setzt voraus: gutes Stethoskop, gutes Gehör, volle Aufmerksamkeit und Konzentration und genügend Erfahrung. Sie ist eine subjektive Methode und ist – allein – nur beschränkt für quantitative Aussagen geeignet, da die wahrnehmbaren Schallerscheinungen des Herzens von mehreren Faktoren im und außerhalb des Herzens abhängig sind (Beschaffenheit des Thorax, Lunge, Herzlage und -größe, Blutströmungsgeschwindigkeit, Herzfrequenz bzw. Größe des Schlagvolumens und Kontraktionsgeschwindigkeit). Trotzdem spielt sie innerhalb der klinischen Herzdiagnostik oft die zentrale Rolle.

Literatur

Zeh, E., F. Quante, D. Becker, R. Haag: Vom Phonokardiogramm zur Phonoanalyse. Z. Kardiol. 76 (1987) 357–363

Stethoskop

Konstruktion: Heute wird überall ein binaurales Schlauchstethoskop mit einem Bruststück aus Trichter und Membranteil benutzt. Es bietet sowohl bezüglich der qualitativen wie quantitativen Übertragungstreue und auch bezüglich der Handlichkeit wesentlich mehr als das von Laennec 1817 erfundene und z. T. bis in die 50er Jahre noch teilweise benutzte monaurale Holzstethoskop. Mit dem Bruststück wird der Kontakt zur Brustwand hergestellt, und so werden die den Tönen und Geräuschen zugrundeliegenden Schwingungen aufgenommen, soweit sie stark genug sind, um die Thoraxwand zu erreichen und in entsprechende Schwingungen zu versetzen. Über die Luftsäule des Schlauchs werden diese über einen Ohrbügel dem Ohr zugeleitet. Letzterer ist mit einer Stahlfeder ausgerüstet und verschafft so dem Ohrbügel mit seinen Oliven einen festen Sitz an den Ohren und eine Abdichtung nach außen, da sonst leise Töne und Geräusche überhört werden könnten.

Die **Qualität** des Stethoskops richtet sich nicht nach Eleganz, Gewicht oder Preis – wie es manchmal scheinen mag –, sondern ausschließlich nach seiner Leistungsfähigkeit. Diese wird bestimmt durch eine gute technische Bearbeitung, um eine möglichst verlustfreie Aufnahme und Weitergabe des aufgenommenen Frequenzspektrums zu erreichen. Dazu gehört u. a. auch eine gute Abschirmung des Schlauchlumens gegen Raumgeräusche, und es sollte handlich sein. Entscheidend für die Klangqualität ist die Art des Bruststücks und des Schlauchs.

Das **Bruststück** besteht aus zwei auswechselbaren Teilen, der Membran und dem Trichter. Die *Membran* hat einen Durchmesser von ca. 3,5–4,0 cm, damit eine relativ große Aufnahmefläche und so eine relativ große Schallaufnahmekapazität. Die Mehrzahl der Klangphänomene – mit Ausnahme der sehr niederfrequenten Schwingungen – wird deshalb mit der Membran besser gehört als mit dem Trichter mit seiner meist viel kleineren Fläche (ca. 2,5 cm Durchmesser). Außerdem werden mit der Membran die hohen Frequenzen viel besser aufgenommen als mit dem Trichter: Die starre Membran ist als solche schon zur Aufnahme niedriger Frequenzen schlechter geeignet, und zusätzlich kann mit der Membran ein Druck auf die Haut ausgeübt werden, also eine verstärkte Spannung, die dann in der Regel die niedrigen Frequenzen noch mehr beeinträchtigt und die hohen noch mehr bevorzugt – vorausgesetzt, daß die Membran nicht tiefer liegt als deren Rand. – Beim **Trichter** wird das Gegenteil versucht: bessere Aufnahme der niedrigen Frequenzen dadurch, daß die weiche Haut als Membran dient, die auch nicht gespannt werden darf, sondern auf der der Trichter nur sanft aufgesetzt wird. Außerdem hat der Trichter mit dem kleineren Radius auch die Aufgabe, bei unebener Auflage (hervorstehende Rippen, Hals usw.) eine von Raumgeräuschen ungestörte Auskultation zu ermöglichen. Alle Schallphänomene, die mit dem Trichter aufgenommen werden, sind bei fast allen Stethoskopen leiser, mit Ausnahme der niederfrequenten, die lauter sein können als bei Benutzung der Membran. Die Hauptindikation zur Benutzung des Trichters besteht also in der Identifikation niederfrequenter leiser Schallerscheinungen. Da bei seiner Benutzung auch die höherfrequenten Nebengeräusche durch Raum und Hautauflage eher entfallen, läßt sich oft mit dem Trichter eine rasche Aufeinanderfolge von Tönen (Spaltung von Tönen) besser dfferenzieren als mit der Membran; außerdem ist auch das Punktum maximum, d. h. der Ort der maximalen Lautheit, eines sehr lauten und sehr ausgebreiteten Geräuschs oder Tons besser feststellbar.

Für die Übertragung im **Schlauch** sind wichtig: Schlauchmaterial, -dicke, -lumen und -länge. Da es bis jetzt keine Konstruktion und kein Material gibt, die die sog. niederen (ca. 30–150 Hz) und hohen (über 250–300 Hz) Frequenzen in gleich guter Intensität weiterleiten, ist man bezüglich des Schlauchs auf einen Kompromiß angewiesen. Außerdem soll er gegen Geräusche aus dem Raum gut abdichten und darf nicht zu kurz und nicht zu lang sein (ca. 25–45 cm). Nach unserer Erfahrung ist ein Schlauch zu bevorzugen, der die hohen Frequenzen besser wiedergibt als die niederfrequenten – und dazu eignet sich besonders ein sehr hartes, starres Schlauchmaterial –, zumal jene eine kleinere Amplitude aufweisen, also leiser sind als die niederfrequenten, also eher verlorengehen, auch wenn unser Ohr für sie mehr empfindlich ist.

Die **Wahl** eines Stethoskops ist bei der Vielzahl der Angebote nicht einfach. Bis heute fehlt für dieses einfache Instrument eine Eichung oder Qualitätskontrolle, die dringend erforderlich wäre. Es besteht kein Zweifel, daß sich die Stethoskope in ihrer Qualität z. T. sehr unterscheiden, was Lautstärke und Klangqualität angeht. Man muß sich vorläufig damit behelfen, sein Stethoskop selbst zu testen: Prüfung verschiedener Stethoskope an einem hochfrequenten (leise Mitralinsuffizienz) und einem niederfrequenten (Mitralstenose) Geräusch oder Ton, und zwar an einem Ort, wo das Testsignal (Geräusch oder Ton) sehr leise ist bzw. mit einem Stethoskop gerade noch gehört werden kann.

Anwendungsmöglichkeiten des Stethoskops:

1. Nachweis von Herztönen und -geräuschen;

2. Nachweis von Tönen und Geräuschen an Aorta, Arterien und Venen;

3. Unterstützung der Perkussion des Herzens (S. 74);

4. Blutdruckmessung;

5. Nachweis von kleinen Herzpulsationen (kombinierte Palpation, S. 69);

6. Untersuchung von Lunge, Bronchen, Pleura;

7. Nachweis von systolischen oder kontinuierlichen Geräuschen über der Schilddrüse als Zeichen einer Hyperthyreose oder nach Behandlung mit Thyreostatika;

8. Nachweis von kontinuierlichen Gefäßgeräuschen über malignen Tumoren der Leber und des Pankreas;

9. Nachweis pathologischer Darmgeräusche (fehlend oder klingend bei den verschiedenen Ileusformen);

10. Nachweis einer Perisplenitis;

11. Unterstützung der Perkussion im Bereich des Abdomens, wenn die Palpation eines soliden Organs nicht ausreichend genau ist, z. B. bei der Suche nach der Größe einer überfüllten Harnblase oder bei Tumoren (in gleicher Weise wie bei der verbesserten Perkussion des Herzens, S. 73);

12. Nachweis von Rippenbrüchen (Krepitation);

13. Nachweis eines Hautemphysems (sicherer und leichter als mit Betasten gelingt es schon bei einem minimalen Hautemphysem, dieses mit dem Stethoskops nachzuweisen: Man setzt dabei die Membran ruckartig und kräftig auf die Haut, jeweils nur für einen Augenblick, nacheinander an mehreren verdächtigen Stellen, wobei man beim Aufsetzen das typische Knirschen hört);

14. Nachweis eines Mediastinalemphysems (grobe, knackende systolische Geräusche über dem Sternum und links davon);

15. Nachweis einer Tendovaginitis (Reiben bei Bewegung);

16. Nachweis von pathologischen Reibegeräuschen in Gelenken.

Durchführung der Auskultation des Herzens

Voraussetzungen

Im **Untersuchungsraum** muß es möglichst ruhig sein, da Nebengeräusche auch von einem guten Stethoskop nicht völlig abgehalten werden und wichtige Befunde deshalb überhört werden können.

Der **Patient** soll – wenn es die Situation erlaubt – zuerst auf dem Rücken liegen, ruhig atmen, entspannt sein und nicht frösteln; Muskelgeräusche durch die Thoraxmuskulatur und eine Tachykardie könnten sonst die Auskultation erschweren. Wenn beim Abhören der Herzspitzengegend bei Frauen die Brust stört, muß die Patientin mit der rechten Hand die linke Brust anheben.

Der **Arzt** steht auf der rechten Seite des Patienten und beginnt die Auskultation erst, wenn er sich bereits über den Venendruck und die Venenpulsation am Halse orientiert, den Puls des Patienten an den Aa. radiales und den Aa. carotides gefühlt und durch Inspektion und Palpation die Pulsationen und die Größe des Herzens kennt.

Um Töne und Geräusche (= „Stimme und Sprache des Herzens") nicht zu überhören, ist eine volle Konzentration bei der Auskultation nicht weniger erforderlich als bei der Anamnese, bei der man auf die „Stimme und Sprache der Person" hört. Es kann gelegentlich bei einem fraglichen Befund tatsächlich notwendig werden, die Konzentration dadurch zu erhöhen, daß der Arzt bei der Auskultation die Augen für einige Sekunden schließt und den Atem anhält.

Auskultationsregionen
(Abb. **24**)

Intrakardiale Töne und Geräusche entstehen im rechten oder linken Herzen und dort *an, vor* oder *nach* einer Klappe – je nach Richtung des Blutstroms.

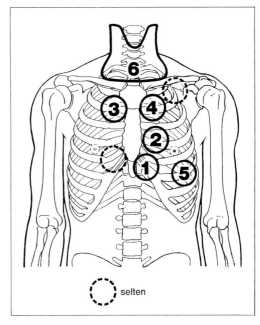

Abb. **24** Die typischen Auskultationsregionen: 1 = Trikuspidalregion (rechter Ventrikel), 2 = Erb-Region, 3 = Aortenregion (für systolische Geräusche), 4 = Pulmonalisregion (für systolische Geräusche), 5 = Mitralregion (linker Ventrikel), 6 = Halsregionen (A. carotis, A. subclavia, Pars ascendens aortae). Selten wichtig: infraklavikuläre Region links, rechter unterer Sternumrand.

Feststellung des Punctum maximum: Der Ort der besten Wahrnehmung, d. h. größten Lautheit (Punctum maximum = p. m.) hängt jedoch nicht nur vom Entstehungsort ab, sondern auch von der Leitung des Schalls an die Brustwand, entsprechend der Anatomie des Herzens und seiner Beziehung zur Thoraxwand sowie der Blutströmung. Die Feststellung des p. m. ist für die Diagnose oft ein *entscheidendes Kriterium,* da die verschiedenen Töne und Geräusche ihre typische Lokalisation besitzen. Bei Geräuschen, die in einem großen Bezirk zu hören sind – besonders die sehr lauten Geräusche – ist die Feststellung des p. m. manchmal erschwert und mit dem Trichter dann besser lokalisierbar als mit der Membran.

Man kann u. E. jeweils eine *primäre und eine sekundäre Auskultationsregion* unterscheiden: Erstere bedeutet, daß sich hier in der Regel das p. m. für bestimmte Schallphänomene befindet; letztere gibt an, wohin sich der Schall in abgeschwächter Weise ausbreiten kann und wo atypischerweise manchmal das p. m. zu finden ist.

1. Trikuspidalregion (Region des rechten Ventrikels):
Primäre Region: einerseits vom linken Sternumrand bis ca. 1–2 Querfinger nach links und bis zur Mittellinie des Sternums nach rechts und andererseits vom 4. ICR bis zum untersten Sternum (= linker unterer Sternumrand).
Sekundäre Region: einerseits bis zur linken Medioklavikularlinie und rechts bis zum rechten unteren Sternumrand und darüber hinaus und andererseits im 3. ICR und über dem Xiphoid (bei einem stark vergrößerten rechten Ventrikel kann das p. m. einer Trikuspidalinsuffizienz weit nach links, fast bis zur Medioklavikularlinie gerückt sein, während es typischerweise am linken unteren Sternumrande liegt).

In der Trikuspidalregion hört man *am besten in Rückenlage* ab, aber nicht nur bei normaler In- und Exspiration, sondern auch bei vertiefter Atmung, evtl. auch bei *angehaltenem maximalen Inspirium,* allerdings ohne daß der Patient dabei preßt, was nicht selten der Fall ist (S. 84). Nur während der Inspiration können manche Befunde – durch den vermehrten Blutzufluß – besser oder überhaupt erst wahrgenommen werden. Manchmal kann man die für diese Region typischen Töne und Geräusche hier am besten in *sitzender Stellung* des Patienten, vornübergebeugt und in Inspiration, besser oder nur so erfassen.

In der Trikuspidalregion ist das *p. m.* für folgende Töne und Geräusche bzw. Krankheitsbilder:

a) lauter 1. Ton beim ausgeprägten Cor pulmonale;

b) 3. und 4. Ton vom rechten Herzen, Concretio-pericardii-Ton und Tumor-Plop rechts, meso- bzw. endsystolischer Trikuspidalklappenklick;

c) Trikuspidalinsuffizienz und -stenose, diastolisches Trikuspidaleinflußgeräusch bei schwerer Trikuspidalinsuffizienz, oder Rechtsinsuffizienz, Vorhofseptumdefekt, rechtsseitigem Vorhofmyxom/Thrombus;

d) Perikarditis;

e) Geräusch des Ventrikelseptumdefekts, der infundibulären Pulmonalstenose und Still-Geräusch im oberen Bereich der Trikuspidalregion.

In der Trikuspidalregion ist *atypischerweise die Lokalisation des p. m.* für

a) 2. Ton beim Cor pulmonale bzw. beim Lungenemphysem,

b) Aorteninsuffizienz,

c) Subaortenstenose = hypertrophe obstruktive Kardiomyopathie (im linken lateralen Bereich dieser Region).

2. Erb-Region (Erb-Punkt):
Diese Region entspricht dem 3./4. ICR am linken Sternumrand; sie ist also relativ eng begrenzt.
Man hört hier zuerst in Rückenlage und im Exspirium; wenn man aber eine optimale Auskultation anstrebt, ist es notwendig, an dieser Stelle auch im Sitzen, vornübergebeugt, abzuhören, da man manchmal nur in dieser Haltung eine Aorteninsuffizienz hören kann, weil auf diese Weise das Herz besser an der Thoraxwand anliegt.

In der Erb-Region ist das *p. m.* für

a) Aorten- und Pulmonalklappenschlußton (2. Ton),

b) Aorteninsuffizienz,

c) Pulmonalklappeninsuffizienz,

d) perforierten Sinus aortae,

e) Aortendehnungston (6. Ton).

In der Erb-Region ist *atypischerweise das p. m.* für

a) valvuläre Aortenstenose,

b) akute Mitralinsuffizienz.

3. Aortenregion:
Primäre Region: 1.–2. ICR am rechten oberen Sternumrand.

Sekundäre Region: einerseits in Jugulum, beiden Halsseiten und Supraklavikulargruben, andererseits in der Erb- und Pulmonalisregion, ja über der Herzspitze und am linken unteren Sternumrand.

Man hört am besten in Rückenlage und im Exspirium.

In der Aortenregion ist das *p. m.* für alle systolischen Aortengeräusche (Aortenklappenstenose und -sklerose, funktionelles Aortendurchflußgeräusch).

In der Aortenregion ist *atypischerweise das p. m.* für

a) Aortenklappeninsuffizienz bei einem Aortenaneurysma (allerdings eher im 2./3. ICR als 1./2. ICR),

b) sehr selten akute Mitralinsuffizienz,

c) gelegentlich Pulmonalstenosegeräusch bei einer Fallot-Tetralogie.

In der Aortenregion *scheint* manchmal das *p. m.* für einen Arteriendehnungston der Halsarterien oder für einen Venenton oder ein Venengeräusch zu liegen, allerdings nur dann, wenn man nicht systematisch die gesamte Halsregion absucht, wo sich immer das p. m. dieser Töne findet.

4. Pulmonalisregion:

Primäre Region: 2.–3. ICR am linken Sternumrand und bis 1–2 Querfinger links davon.

Sekundäre Region: einerseits am linken unteren Sternumrand und evtl. auch weiter nach links (wenn der rechte Ventrikel deutlich vergrößert ist), andererseits im 1. ICR linkssternal und linke Supraklavikulargrube.

Man hört am besten im Exspirium und in Rückenlage.

In der Pulmonalisregion ist das *p. m.* für

a) systolische Pulmonalisgeräusche (valvuläre Pulmonalstenose, funktionelles Pulmonalisgeräuch bei Gesunden, pulmonaler Hochdruck und Pulmonalisdilatation),

b) Geräusch des offenen Ductus arteriosus,

c) Geräusch bei der Aortenisthmusstenose, dessen p. m. allerdings meist weiter lateral und infraklavikulär sich befindet,

d) diastolisches kardiorespiratorisches Geräusch am linken, lateralen Rande der Pulmonalisregion.

Wie bei der Aortenregion können auch in der Pulmonalisregion Töne und Geräusche der Halsgefä-

ße *scheinbar* ihr p. m. haben, wenn die Halsregion nicht abgehört wird.

5. Mitralregion (Region des linken Ventrikels):

Primär und fast immer Ort des p. m.: Herzspitzengegend. Optimal dafür ist der palpatorisch erfaßbare Herzspitzenstoß, der vom linken Ventrikel gebildet wird. Es kann vorkommen, daß nur hier und nur an einem ganz umschriebenen Punkt ein Mitralfehler oder ein diastolischer Zusatzton gehört wird.

Sekundäre Region: einerseits am unteren linken Sternumrande und Erb-Punkt, ja sogar bei lauten Geräuschen in beiden Supraklavikulargruben, andererseits über der linken hinteren Axillarlinie, der linken Axille und auch der Thoraxhinterwand. Bei der akuten Mitralinsuffizienz kann das p. m. am Erb-Punkt oder sogar am rechten Sternumrand (in dieser Höhe) liegen.

Man hört am besten im *Exspirium,* aber nicht nur in Rückenlage, sondern – und dies ist in jedem Falle unabdingbar – auch in Linkslage (80–90°), da sonst manchmal wichtige Befunde überhört werden.

In der Mitralregion ist das *p. m.* für

a) Mitralinsuffizienz,

b) Mitralstenose,

c) diastolisches Mitraleinstromgeräusch bei großer Mitralinsuffizienz, Linksinsuffizienz, großem offenen Ductus arteriosus, linksseitigem Vorhofmyxom/Thrombus,

d) 1., 3. und 4. Ton links,

e) frühsystolischen Aortenklick bei der Aortenstenose,

f) meso- und endsystolischen Mitralklappenklick beim Mitralklappenprolaps,

g) systolisches Geräusch bei der hypertrophen obstruktiven Kardiomyopathie und der subvalvulären membranösen Aortenstenose (bei beiden ist das p. m. oft etwas medial von der Spitze),

h) systolisches kardiorespiratorisches und pleuroperikardiales Geräusch,

i) funktionelles systolisches Geräusch vom linken Ausflußtrakt (harmloses subvalvuläres frühes mesosystolisches Aortengeräusch).

In der Mitralregion ist *atypischerweise das p. m.* für

a) valvuläre Aortenklappenstenose,

b) große Trikuspidalinsuffizienz, sehr selten (dabei meist etwas medial der Spitze, wenn der rechte Ventrikel den linken Herzrand bildet. Das Geräusch ist dann aber weniger laut auch in der eigentlichen Trikuspidalregion noch gut zu hören),

c) 2. Pulmonalton (meist nur dann, wenn der rechte Ventrikel sehr groß ist),

d) Perikarditisgeräusch (sehr selten).

6. Halsregion und Supraklavikulargrube:

Die Auskultation dieser Region gehört zum festen Bestandteil der Auskultation des Herzens, und zwar rechts, links und im Jugulum, in Exspiration und in Rückenlage, wobei der Patient am besten den Kopf jeweils seitlich etwas wendet, immer entgegengesetzt der untersuchten Seite. Im Sitzen und in Inspiration ist die Untersuchung dann angezeigt, wenn man nach venösen Geräuschen sucht bzw. diese als solche bewiesen haben will.

Man sollte aber den Halsbereich nicht nur wegen des Herzens abhören, sondern auch wegen eventueller Stenosen der Halsgefäße und wegen eventueller Thyreoideagefäßgeräusche bei Hyperthyreose. Es empfiehlt sich, in dieser Region zuerst mit dem Trichter zu auskultieren, da die Membran meist die Abhörfläche hier nicht ganz abdeckt und so die Auskultation durch Raumgeräusche gestört wird. Zur evtl. notwendigen besseren Geräuschcharakterisierung kann man dann immer noch die Membran einsetzen.

In der Halsregion und den Supraklavikulargruben ist das *p. m.* für

a) Arteriendehnungston (rechts supraklavikulär), wie er bei der schweren Aorteninsuffizienz vorkommt und anderen Ursachen eines hyperzirkulatorischen Kreislaufs bzw. auch bei anderen Ursachen einer abnormen Dehnung der Arterien,

b) systolisches Geräusch der supravalvulären Aortenstenose,

c) Stenosen der Aa. subclaviae und Karotiden, Halsvenentöne und -geräusche.

In der Halsregion und den Supraklavikulargruben ist *atypischerweise das p. m.* für

a) sehr selten Aortenklappenstenose, aber nicht selten das p. m. der charakteristischen niederfrequent-rauhen Qualität dieses Geräuschs,

b) 4. Ton vom linken Herzen (selten *nur* dort hörbar, aber nicht selten dorthin fortgeleitet).

Die **infraklavikuläre Region links** kann das p. m. sein für

a) Aoprtenisthmusstenose,

b) offenen Ductus arteriosus,

c) Pulmonalklappenstenose,

d) periphere Pulmonalstenose bei einer Lungenembolie (auch rechts infraklavikulär).

Der **rechte untere Sternumrand** kann nicht zu den eigentlichen Abhörregionen gezählt werden. Nur sehr selten ist dort das p. m. einer Perikarditis oder einer Trikuspidalinsuffizienz, aber dann nie dort allein umschrieben, sondern auch in der typischen Region.

10 Regeln für die Durchführung der Auskultation des Herzens

1. *Der Ohrbügel muß festsitzen, und die Ohroliven müssen die Gehörgänge gut abdichten,* weil Raumgeräusche nicht nur stören, sondern manche Befunde unhörbar machen. Deshalb sollte man beim ersten Auskultationsort bei aufgesetztem Stethoskop durch leichte Drehung des Kopfs nach oben und unten bzw. durch entsprechende Drehung des Bügels mit der Hand die maximale Lautstärke und so den optimalen Sitz ermitteln, was sehr schnell geschehen ist.

2. Es ist ratsam, sich zu Beginn der Auskultation, d. h. in der ersten Region, etwas *Zeit zu lassen,* nicht nur um den Sitz des Ohrbügels zu optimieren, sondern auch um das Ohr auf die leisen Töne und Geräusche einzustellen und sich einzuhören; manchmal hört man tatsächlich erst alles, wenn man geruhsam am gleichen Punkt verweilt. Bei nervösen oder fröstelnden Patienten kann ein Dauergeräusch durch Muskelfibrillieren stören, an das man sich zuerst adaptieren muß, daß man es mit seinem Gehör „ausschalten" kann, d. h. abstrahieren von dem eigentlichen Auskultationsbefund.

3. Man sollte *immer nach einem bestimmten Schema alle 6 Regionen* aufsuchen, z. B. in der von uns genannten Reihenfolge. Wir suchen dabei die Trikuspidalregion deshalb zuerst auf, weil hier fast immer der 1. Ton gut hörbar ist – auch bei einem Emphysem – und weil hier oft keine pathologischen Geräusche zu hören sind, so daß man sich gut einhören kann (s. unten).

4. Es kann nie genügen, in jeder Region jeweils nur an *einem* einzigen Punkt abzuhören. Selbst bei einem Minimalprogramm (s. unten) ist es unabdingbar, *mindestens 1–2 Punkte* jeweils in jeder Region aufzusuchen. Bei einem Maximalpro-

gramm (s. unten) muß man Punkt für Punkt die ganze erweiterte Region jeweils absuchen, d. h. die ganze Fläche einer Region, und das heißt: das ganze Herz.

5. Es empfiehlt sich, *zuerst den Membranteil* zu benutzen, und zwar derart, daß man die Membran zuerst nur schwach aufsetzt und erst nach ca. 5 s oder später bzw. nach mindestens 5 Herzaktionen die Membran fest aufdrückt, wiederum für ca. 5 Herzaktionen. Der Sinn dieser Empfehlung ist: Bei schwacher Auflage der Membran wird man die niederen Frequenzen relativ gut hören, oft manchmal nicht schlechter als mit dem Trichter. Bei starker Auflage – durch die Anspannung der Membran und der Haut bzw. Brustwand – wird man die niederen Frequenzen unterdrücken und die hohen besser hören, die gelegentlich überhaupt nur so wahrgenommen werden können wie z. B. eine leise Mitral- oder Aorteninsuffizienz. Mit dieser Technik, d. h. mit schwacher und starker Membranauflage, kann man rationell auskultieren und sich meist eine „Runde" mit dem Trichter ersparen. – Bei einer adipösen oder sehr muskulösen Brustwand kann es aber auch nur zu einer Verstärkung der Lautheit kommen, ohne daß der Schall deutlich höherfrequent wird.
Die Verwendung des Trichters ist nur dann noch unerläßlich, wenn man Verdacht auf niederfrequente Töne und Geräusche hat – sei es beim Abhören, sei es wegen einer bestimmten Herzerkrankung – oder diese sicher ausschließen muß. Die Verwendung des Trichters kann auch dann noch sinnvoll sein, wenn man sich über eine Spaltung des 1. oder des 2. Tons nicht sicher ist bzw. zwei nahe beieinander liegende Töne differenzieren

will, was mit dem Trichter oft besser möglich ist als mit der Membran.

6. Nachdrücklich sei auch hier nochmals darauf hingewiesen, daß die Trikuspidalregion nur dann vollständig untersucht ist, wenn sie in *tiefer Inspiration* untersucht ist, die Mitralregion nur dann, wenn in *Linksseitenlage und im Exspirium,* die Erb-Region nur dann, wenn in *sitzender, vornübergebeugter Haltung* abgehört wird.

7. Zur Wahrnehmung und Erkennung der Schallphänomene genügt es nicht, an jedem abgehörten Ort den Schall als globalen Eindruck in sich aufzunehmen. Man sollte sich immer, d. h. an jedem Ort, jeweils auf den *1. Ton,* dann auf den *2. Ton,* dann auf die *Systole* und zuletzt auf die *Diastole* für die Erkennung und Analyse von Tönen und Geräuschen konzentrieren, sobald man sich über Herzfrequenz und -rhythmus orientiert hat. Nur so hat man die Gewähr, leise Töne und leise oder sehr kurze Geräusche nicht zu überhören und deren Eigenschaften zu erkennen und voll auszuwerten.

8. Wenn *pathologische Befunde* bei der Auskultation erhoben werden, ist es zweckmäßig, diese nicht nur zu beschreiben, sondern auch *aufzuzeichnen* (Abb. **25**). Je nach Befund und Wichtigkeit muß dies für verschiedene Orte oder nur für das p. m. geschehen. Dabei sind Lautheit, zeitliche Einordnung und Ablauf, Dauer und Klangcharakter schematisch wiederzugeben.

9. Am Ende der Auskultation ist es ratsam, sich die Frage vorzulegen, ob zur Sicherung fraglicher Befunde oder zur Aufdeckung gesuchter und nicht gefundener Veränderungen *spezielle Auskul-*

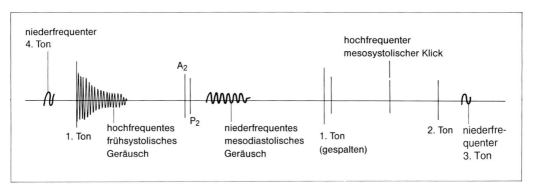

Abb. **25**   Schematische Darstellung von Auskultationsbefunden.

tationsverfahren eingesetzt werden sollten (s. unten Dynamische Auskultation).

10. Zwei *Programme* können für den Ablauf der Auskultation des Herzens vorgeschlagen werden:

a) Eine *eingehende Auskultation* des Herzens (Maximalprogramm) ist immer dann erforderlich, wenn eine Herzkrankheit vorliegt, der Verdacht auf eine Herzkrankheit besteht, ein pathologischer Befund im Bereich des Herzens oder des Kreislaufs festgestellt wird oder eine Herzkrankheit sicher ausgeschlossen werden muß.

Das Maximalprogramm beinhaltet, jede Region vollständig, d. h. Punkt für Punkt, abzuhören mit der Membran, ohne und mit Druck, die Trikuspidal- und Mitralregion auch mit dem Trichter, erstere in vertieftem Inspirium und auch in sitzender Stellung mit vornübergebeugtem Oberkörper, was auch bei der Erb-Region erforderlich ist, die Mitralregion in Linkslage und angehaltenem Exspirium und bei Verdacht auf einen Mitralklappenprolaps auch im Stehen.

b) Eine *orientierende Auskultation* (Minimalprogramm) sollte es eigentlich nicht geben. Doch: ein Minimalprogramm erscheint dann gerechtfertigt, wenn bei einem Patienten nicht der geringste Verdacht oder Anhalt für eine Herz-Kreislauf-Erkrankung oder innere Erkrankung besteht und auch kein spezieller Wunsch des Patienten in dieser Hinsicht vorliegt. Hierbei genügt es, in jeder Region 1–2 Punkte mit der Membran zu untersuchen, aber man kann auf die Linkslage in der Mitralregion und auf die Untersuchung der Trikuspidalregion in verstärkter Inspiration nicht verzichten, wie auch auf die geschilderte Technik mit verstärktem Anpreßdruck mit der Membran (s. oben bei 5).

Spezielle Auskultationsverfahren (dynamische Auskultation)

Indikation

Die Bedeutung zusätzlicher Auskultationsverfahren zur Beurteilung des Herzens sollte nicht überschätzt werden, wenn man von den ersten drei Verfahren absieht, die u. E. eigentlich zur Routine gehören. Trotzdem soll hier versucht werden, die wichtigsten Verfahren zu schildern, da es doch manchmal möglich ist, Auskultationsbefunde eindeutiger zu erkennen und – vor allem – differentialdiagnostisch abzuklären. Wenn letzteres die Indikation darstellt, sollte man sich allerdings nicht mit einer einzigen Methode begnügen, sondern mehrere Methoden mit demselben diffe-

rentialdiagnostischen Ziel anwenden, zumal die einzelnen Methoden nicht 100%ig verläßlich sind.

Linksseitenlage in ca. 80°

Ausführung: Mitralregion, maximale Exspirationsstellung.

Bedeutung: Auf diese wichtige und eigentlich zur Routine gehörende Methode bei der Auskultation der Mitralregion wurde bereits hingewiesen (s. oben Mitralregion). Ergänzend ist noch zu sagen, daß es sich besonders lohnt, bei dieser Technik sofort nach Drehung des Patienten hinzuhören, da manche leise Geräusche und Töne nur wenige Sekunden nach der Drehung – bei und durch die beschleunigte Herzfrequenz – hörbar sind. In Linkslage kann man nicht nur die Schallphänomene dieser Region besser oder überhaupt nur wahrnehmen, sondern man kann auch das p. m. eines Geräuschs oder Tons sicherer lokalisieren, wenn es sehr laut und auf einen großen Bezirk ausgebreitet ist (z. B. bei einer sehr lauten Mitral- oder Trikuspidalinsuffizienz und auch bei einem Ventrikelseptumdefekt).

Inspiration

Ausführung: normale und vertiefte, ruhige Atmung mit offenem Munde oder/und auch maximale angehaltene Inspirationsstellung oder Müller-Saugversuch (maximale Inspiration mit geschlossenem Mund und Nase). Auskultation in der Trikuspidalregion.

Bedeutung: Jede dieser Methoden kann zum Ziele führen, d. h. *Töne und Geräusche der Trikuspidalregion* überhaupt erst oder besser zu Gehör bringen durch den vermehrten und beschleunigten Blutzufluß zum rechten Herzen. Am ergiebigsten scheint uns die vertiefte, ruhige Atmung, weil sie mehr bringen kann als die normale Atmung und weil die maximale Inspirationsstellung nicht selten mißlingt, weil die Patienten dabei pressen – und damit das Gegenteil des Versuchs bewirken –, auch wenn zweifellos die maximale Inspirationsstellung u. U. nur allein zum Ziele führen kann.

Eine Verstärkung des Trikuspidalinsuffizienzgeräuschs ist höchstens bei 80% durch eine verstärkte Inspiration zu erreichen: Zum einen kann dieser Effekt nur an einer sehr umschriebenen Stelle nachweisbar sein, die man nicht abhört, wenn man sich nicht viel Zeit nimmt. Zum anderen kann die bei der Inspiration beschleunigte Herzfrequenz das Schlagvolumen verringern und den Effekt der Inspiration für die Auskultation aufheben. Letztlich kann bei einem stark dilatierten rechten Ventrikel durch die Inspiration nicht mehr Blut in das rechte Herz einfließen. Gerade letzteres kann für die Beurteilung des Schweregrads einer ansonsten gesicherten Trikuspidalinsuffizienz herangezogen werden (im Stehen, wo die Blutzufuhr normalerweise verringert ist und der rechte Ventrikel etwas entlastet ist, kann dann evtl. der inspiratorische Effekt doch noch nachweisbar werden).

Die Beurteilung der *Spaltung des 2. Tons* während der normalen inspiratorischen Phase, ob normal gespalten, konstant gespalten oder paradox gespalten, ist nur bei normaler oder vertiefter Atmung möglich, nicht in angehaltener Inspirationsstellung. Meist ist das p. m. im 2./3. ICR links vom Sternum, gelegentlich aber auch in der Trikuspidalregion und ganz selten in der Mitralregion (s. dort).

Bei einer *pulmonalen Hypertonie* kann der 1. Ton in der Trikuspidalregion (= Trikuspidalklappenschluß) in der Inspiration abnorm laut werden.

In der Pulmonalisregion findet man meist *keine Verstärkung von Pulmonalisgeräuschen,* weil dieser Auskultationsort in Inspiration weiter von der Brustwand abrückt und so die inspiratorische Verstärkung eines Pulmonalisgeräuschs für den Auskultator aufhebt.

Selten kommt es vor, daß man in der Trikuspidalregion eine *Aorteninsuffizienz erst im Inspirium* hört, was wahrscheinlich nur mit der inspiratorisch bedingten Drehung des Herzens und einer dadurch günstigeren Lage für den Auskultationsort der Aorteninsuffizienz zu tun hat.

Über die Ursache eines sich in Inspiration verstärkenden Geräuschs einer *Mitralinsuffizienz,* was wenige Male definitiv von uns über der Mitralregion – bei allerdings kaum vergrößertem Herzen – beobachtet wurde, kann man nur spekulieren, ebenso über ein inspiratorisch verstärktes Mitralstenosegeräusch über der vorderen Axillarlinie, das wir ein einziges Mal festgestellt haben (schnellere Frequenz?).

Membran mit verschiedenem Anpreßdruck

Ausführung: Die Technik wurde bereits oben (10 Regeln, Punkt 5) beschrieben und sollte zur Routine gehören; der starke Druck darf dem Patient nicht weh tun. Auskultation in der Mitral-, Trikuspidal- und Erb-Region.

Bedeutung: Da durch eine schwache Druckauflage die tiefen und durch eine starke Auflage die hohen Frequenzen bevorzugt werden, ergeben sich folgende praktische Konsequenzen: Die hoch- oder mittelfrequenten Geräusche der Mitral-, Aorten- und Trikuspidalinsuffizienz und der Perikarditis werden meist lauter und auch höherfrequent, manchmal durch den Mambrandruck überhaupt erst hörbar. Sie lassen sich als solche leichter erkennen und gegenüber dem mehr dumpfen, eher niederfrequenten systolischen Geräusch der Aortenklappe und der subaortalen Region, das manchmal auch gut über der Spitze zu hören ist, leichter abtrennen. Ein niederfrequenter 3. oder 4. Ton kann leiser werden und sich so gegenüber höherfrequenten Klappenöffnungstönen und Klicks unterscheiden lassen.

Der 1. Ton, der sehr laut sein kann, wird beim Membrandruck in der Regel abgeschwächt, was dazu führt, daß sehr leise systolische Geräusche besser oder überhaupt erst hörbar werden. Rauhe, laute Geräusche werden weniger rauh (weil die niederen, für die Rauhigkeit verantwortlichen Frequenzen abgeschwächt werden), wodurch das Frequenzspektrum besser beurteilt werden kann und damit u. U. der Schweregrad eines Vitiums.

Dynamische Belastung
(eingehend besprochen S. 379 ff)

Ausführung: mehrmals Aufrichten vom Liegen zum Sitzen oder ein paar Kniebeugen oder mit Ergometer. Auskultation in allen Regionen, in denen ein fraglicher Befund abgeklärt werden soll.

Bedeutung: Eine leichte körperliche Belastung führt zu einem größeren Schlagvolumen und beschleunigter Blutströmungsgeschwindigkeit und deshalb manchmal zu größerer Lautstärke und so zu besserer Hörbarkeit von Geräuschen, allerdings nur dann, wenn die Frequenz nicht zu schnell wird. Praktisch spielt dies bei der Auskultation u. a. vor allem bei einer fraglichen Mitralstenose eine Rolle, aber auch für andere leise Geräusche am Herzen und in den Arterien.

Im Sitzen

Ausführung: Der Patient sitzt, am besten die Beine über den Bettrand hängend. Der Oberkörper soll dabei aber nicht senkrecht gehalten, sondern etwas nach vorne gebeugt werden, damit das Herz dem Brustkorb möglichst satt anliegt. Auskultation über Erb-Punkt, Trikuspidal- und Mitralregion.

Bedeutung: Man kann die Geräusche über der Erb-Region und auch manchmal in der Trikuspidalregion besser oder überhaupt erst hören, d. h. die der Aorten- und Pulmonalklappeninsuffizienz und auch die der Trikuspidalstenose und -insuffizienz.

Außerdem ist die Spaltung des 2. Herztons gelegentlich im Sitzen besser zu beurteilen, ob sie während der Inspiration sich physiologisch ändert oder konstant bleibt. Es kann vorkommen, daß eine scheinbar konstante, fixierte Spaltung des 2. Tons im Liegen dann im Sitzen doch noch sich als eine normale nicht konstante Spaltung herausstellt. Auch ein Perikarditisgeräusch ist in dieser Stellung in der Trikuspidalregion gelegentlich eindeutiger zu hören bzw. als solches besser identifizierbar.

Ein Mitralklappenprolaps ist u. U. gelegentlich einmal im Sitzen in der Mitralregion besser nachweisbar, weil das Volumen des linken Ventrikels im Sitzen (und erst recht im Stehen) kleiner wird durch das verminderte Zufluß- und Schlagvolumen.

Das normale Venengeräusch (Nonnensausen) am Halse wird oft deutlicher, weil das Blut aus dem Kopfe schneller einfließt als im Liegen.

Im Stehen

Ausführung: Der Patient steht vom Liegen oder noch besser von der Hockstellung auf; danach wird sofort auskultiert, und zwar in der fraglichen Region.

Bedeutung: Das Schlagvolumen wird verkleinert durch verminderten Zufluß des Bluts zum Herzen; meist wird auch zusätzlich noch die Frequenz erhöht und der periphere Widerstand ebenfalls, was im gleichen Sinne wirkt.

Dadurch werden Aorten- und Pulmonalisgeräusche leiser; funktionell bedingte können sogar ganz verschwinden. Ein Aorten- oder Pulmonalstenosegeräusch wird nicht verschwinden, höchstens etwas leiser werden und auch seinen rauhen Charakter nicht wesentlich ändern. Das Geräusch einer Subaortenstenose bei der hypertrophen obstruktiven Kardiomyopathie wird dagegen lauter, weil sich der linke Ventrikel verkleinert und die Obstruktion stärker wird.

Daß ein Mitralklappenprolaps mit seinem Klick oder Mitralinsuffizienzgeräusch im Stehen lauter oder überhaupt erst hörbar wird, kommt gelegentlich vor; meist erreicht man aber durch Linkslage bereits das Optimum.

Ein 4. Ton wird im Stehen meist nicht mehr hörbar. Eine schwere Trikuspidalinsuffizienz, die inspiratorisch im Liegen nicht mehr lauter wird, kann im Stehen lauter werden, weil der Zufluß zum rechten Herzen geringer wird und so inspiratorisch noch eine vermehrte Füllung des rechten Ventrikels möglich wird.

Isometrische Belastung (Handgrip)

Ausführung: Der Patient macht mit beiden Händen eine Faust, mit starker Anspannung der Hand- und auch der Unter- und Oberarmmuskulatur. Statt dessen kann man auch die Hände des Arztes oder eine etwas aufgeblasene Blutdruckmanschette drücken lassen. Dauer ca. 30–60 s. Der Patient darf aber dabei nicht pressen; er soll normal atmen. Untersuchung in der Mitral-, Aorten- oder Erb-Region (eine vorübergehende arterielle Okklusion an den Oberarmen hat denselben Effekt. Dabei werden an beiden Oberarmen Blutdruckmanschetten angelegt und ca. 20–30 mmHg über den systolischen Wert aufgeblasen, und nach 20 s wird der Auskultationsbefund mit dem Ausgangsbefund verglichen).

Bedeutung: Durch die Erhöhung des peripheren Widerstands im großen Kreislauf kommt es zu einer Druckbelastung des Herzens. Dadurch werden die Rückflußgeräusche der Mitral- und Aorteninsuffizienz lauter, auch das Geräusch des Ventrikelseptumdefekts, ebenso der 3. und 4. Ton links. Leiser werden systolische Aortengeräusche.

Beine heben und hepatojugulärer Reflux

Ausführung: Die Beine werden passiv ca. 60° angehoben, bzw. der abdominelle Druck wird ausgeübt (S. 38) und danach sofort abgehört, und zwar in der Trikuspidal- und Pulmonalisregion.

Bedeutung: Beide Verfahren führen zu einer raschen Vermehrung der Blutzufuhr zum rechten Herzen, so daß es zu einer Verstärkung der Schallphänomene in der Trikuspidalregion kommen kann, und zwar sofort nach Einsetzen der verstärkten Blutzufuhr. Die Befunde in der Pulmonalisregion können dadurch auch im gleichen Sinne beeinflußt werden, im Gegensatz zur Inspiration, wo sich die Schallphänomene nicht positiv verändern (s. oben).

Postextrasystolische Pause bzw. intermittierend lange Diastole bei absoluter Arrhythmie

Ausführung: Alle Auskultationsregionen kommen in Betracht.

Bedeutung: Nach einer langen Diastole werden die systolischen Geräusche der Aorta (Abb. **16**), der Pulmonalis, der Trikuspidal- und der Aorteninsuffizienz lauter durch das erhöhte Schlagvolumen; Mitralinsuffizienz und Ventrikelseptumdefekt werden typischerweise – oft ist es anders (Abb. **97**) – nicht lauter oder zumindest nicht in dem Maße, wie es bei den erstgenannten der Fall ist. Daß ein Mitralinsuffizienzgeräusch u. U. nicht lauter wird – trotz des größeren Schlagvolumens –, hat folgenden Grund: Bei einer langen Diastole wird der enddiastolische Druck in der Aorta niederer und damit der periphere Widerstand. Dies erleichtert zwar den Auswurf in die Aorta und vermindert die Mitralinsuffizienz. Aber der hohe Druckgradient zwischen linkem Ventrikel und Vorhof ändert sich nicht wesentlich, so daß die Lautheit des Mitralinsuffizienzgeräuschs sich nicht immer ändern muß.

Nicht uninteressant ist die Tatsache, daß bei einem Mitralklappenprolaps das Mitralinsuffizienzgeräusch nach einer längeren Diastole leiser wird, weil hier eine größere Füllung des Ventrikels den Prolaps verringert (und umgekehrt, z. B. im Stehen); auch eine ischämiebedingte Mitralinsuffizienz kann leiser werden, was man darauf zurückführt, daß die längere Diastole zu einer besseren Blutversorgung des ischämischen Myokards führt und so zu einer besseren Myokardfunktion.

Erinnert werden darf in diesem Zusammenhang an das Brockenbrough-Phänomen, d. h. an die Verkleinerung des postextrasystolischen Pulses bei einer hypertrophen obstruktiven Kardiomyopathie, wobei aber wegen des dabei auftretenden größeren Druckgradienten zwischen linkem Ventrikel und Aorta ein lautstärkeres und länger dauerndes Aortenstenosegeräusch vorkommen kann.

Karotissinusdruckversuch

Ausführung: An der rechten oder linken A. carotis – nie beidseitig zugleich! – wird in der Gegend des Sinus eine Kompression oder eine leichte Massage durchgeführt für höchstens 5–7 s, evtl. wiederholt. Auskultation in jeder zur Debatte stehenden Region.

Bedeutung und Komplikationen: Normalerweise kommt es zu einer vorübergehenden Verlangsamung der Herzfrequenz und so zu einer Vergrößerung des Schlagvolumens. Somit gilt das gleiche, wie im vorangegangenen Abschnitt geschildert wurde.

Man kann aber diesen Versuch auch dazu benutzen, Systole und Diastole durch die Frequenzverlangsamung leichter zu unterscheiden, was bei schneller Herzfrequenz und nicht sehr charakteristischem 1. und 2. Ton manchmal hilfreich sein kann.

Durch den Karotissinusdruckversuch kann es bei einem hypersensitiven Karotissinusreflex – ohne daß ein hypersensitives Karotissinussyndrom vorliegt – zu einer erheblichen Bradykardie infolge einer Sinusbradykardie, auch eines Sinusstillstands oder eines AV-Blocks 1., 2. oder 3. Grads kommen oder/und zu einem Blutdruckabfall (kardioinhibitorische bzw. vasodepressorische Form). Solche starken Vaguseffekte treten besonders bei älteren Männern mit einer A.-carotis-Sklerose auf und können zu Synkopen und Schlaganfällen führen, weshalb Vorsicht geboten ist und kein Versuch länger als 5–7 s dauern darf.

Der Versuch ist nicht geeignet, verdeckte AV-Leitungsstörungen aufzudecken und einen Beitrag zu einer eventuellen Schrittmacherindikation zu leisten. Der Versuch sollte auch immer mit einer EKG-Aufzeichnung verbunden werden (S. 182).

Valsalva-Versuch

Ausführung: tief Luft holen, Glottis schließen und anhaltend pressen, dann ausatmen (Phasen 1, 2, 3) oder in den Schlauch eines Blutdruckapparats blasen lassen, daß ein Druck von 40 mmHg erreicht wird, und diesen Druck für ca. 10 s halten. Auskultation in allen in Frage kommenden Regionen.

Bedeutung: Durch die intrathorakale Drucksteigerung in Phase 2 wird die Blutzufuhr zum Herzen erheblich vermindert, das Schlagvolumen verkleinert. Sobald dann bei wieder einsetzender normaler Atmung das Blut wieder in das Herz einströmen kann, wird zuerst das Schlagvolumen des rechten Herzens vergrößert. Deshalb werden nach dem Ende des Pressens die Schallphänomene des rechten Herzens bei den ersten 2–4 Schlägen lauter werden und die des linken Herzens erst nach ca. 6–10 Herzaktionen.

In dieser Phase 2 (Pressen), in der alle üblichen Geräusche leiser werden, kann das Geräusch der hypertrophen obstruktiven Kardiomyopathie lauter werden, was eine *wichtige Aussage* des Tests darstellt. Dieses Phänomen wird darauf zurückgeführt, daß der linke Ventrikel kleiner wird und so die Obstruktion im Ausflußtrakt in der Systole größer.

Amylnitrit-Inhalation

Ausführung: Amylnitrit wird aus einer geöffneten Ampulle direkt oder nach Ausschütten in ein Tuch ca. 10–15 s lang inhaliert, jedoch muß aufgehört werden, sobald die Herzfrequenz ansteigt. Auskultation in allen fraglichen Regionen.

Bedeutung: Verminderung des peripheren Widerstands, Blutdruckabfall, erhöhtes Schlagvolumen, verstärkte Kontraktion, beschleunigte Blutströmung und verstärkter venöser Rückstrom können typischerweise zu folgenden Veränderungen führen: Lauter werden alle systolischen Aorten- und Pulmonalisgeräusche, Trikuspidalinsuffizienz und -stenose, Mitralstenose mit Mitralöffnungston, 3. Ton links und rechts (aber nur dann, wenn er nicht durch eine Mitral- oder Trikuspidalinsuffizienz verursacht ist). Leiser werden die Mitralinsuffizienz, der Ventrikelseptumdefekt, die Aorteninsuffizienz, das Flint-Geräusch (im Gegensatz zur Mitralstenose, weil dieses diastolische Einstromgeräusch von der Größe der Aorteninsuffizienz abhängt, die ja geringer wird) und das Geräusch des offenen Ductus arteriosus.
Wichtig ist dieser Test zur Unterscheidung einer Mitralinsuffizienz (leiser) von einer Aortenstenose (lauter), einer Mitralinsuffizienz (leiser) von einer Trikuspidalinsuffizienz (lauter), einer Aorteninsuffizienz (leiser) von einer Pulmonalklappeninsuffizienz (lauter), eines diastolischen Geräuschs durch Mitralstenose (lauter) von einem Flint-Geräusch (leiser), einer isolierten Pulmonalstenose (lauter) von einer Pulmonalstenose bei einer Fallot-Tetralogie.

Dynamische Auskultation bei den wichtigsten Herzgeräuschen und Herztönen (Zusammenfassung)

Valvuläre Aortenstenose und systolische Aortenströmungsgeräusche:
lauter: nach einer längeren Diastole (beim postextrasystolischen Schlag, bei absoluter Arrhythmie) und durch Amylnitrit;
leiser: durch isometrische Belastung (Handgrip), während des Pressens beim Valsalva-Versuch (Phase 2), im Stehen.

Hypertrophe obstruktive Kardiomyopathie (HOCM):
lauter: während des Pressens beim Valsalva-Versuch (Phase 2), im Stehen, durch Amylnitrit;
leiser: bei isometrischer Belastung, nach raschem Hinliegen.

Aorteninsuffizienz (frühdiastolisches und Flint-Geräusch):
lauter: durch isometrische Belastung (Handgrip), nach längerer Diastole bzw. bei einem postextrasystolischen Schlag;
leiser: durch Amylnitrit.

Mitralinsuffizienz:
lauter: bei der isometrischen Belastung (Handgrip);
leiser: nach Amylnitrit.

Bei einer Arrhythmie bleibt das Mitralinsuffizienz-Geräusch in der Regel gleich laut, unabhängig von der vorangehenden Diastolendauer (Abb. **97 b**) – im Gegensatz zum systolischen Aortengeräusch (Abb. **16**). Dies gilt jedoch u. E. nicht immer (Abb. **97 a**), weshalb man nach unserer Erfahrung nur sagen kann, daß ein gleich laut bleibendes systolisches Geräusch nach verschieden langer Diastole für eine Mitralinsuffizienz und gegen ein Aortengeräusch spricht, aber daß das Umgekehrte nicht unbedingt gilt. Ein Mitralinsuffizienzgeräusch kann also nach einer langen Diastole lauter werden.

Mitralstenose (diastolische Geräusche, Mitralöffnungston):
lauter: im Exspirium, bei isometrischer Belastung (Handgrip), durch Amylnitrit;
leiser: in Inspiration.

Trikuspidalinsuffizienz:
lauter: in Inspiration mit Ausnahme eines stark vergrößerten rechten Ventrikels, wobei das Geräusch aber im Stehen dann doch noch inspiratorisch lauter werden kann; bei einer Arrhythmie nach längerer Diastole, nach Amylnitrit, durch Anheben der Beine, durch hepatojugulären Reflux.

Trikuspidalstenose (diastolische Geräusche und Trikuspidalöffnungston):
lauter: in Inspiration, durch Amylnitrit.

Funktionelles oder pathologisches Geräusch: Im Stehen nimmt die Lautstärke eines funktionellen Geräusches erheblich ab. Das Geräusch verschwindet sogar oft weitgehend. Ein pathologisches Geräusch bleibt, wird aber auch meist etwas leiser, außer bei der hypertrophen obstruktiven Kardiomyopathie.

3. und 4. Herzton, links und rechts:

lauter: durch Amylnitrit, nur wenn er durch eine Herzinsuffizienz bedingt ist, nicht als direkte Folge einer Mitral- oder Trikuspidalinsuffizienz; *leiser* (oder verschwindend): im Stehen und durch Pressen beim Valsalva-Versuch (Phase 2).

3. und 4. Herzton links:

lauter: in Linksseitenlage und im Exspirium, während isometrischer Belastung, nach ca. 6 Herzaktionen im Anschluß an einen Valsalva-Versuch.

3. und 4. Ton rechts:

lauter: in Inspiration, nach ca. 2–3 Herzaktionen im Anschluß an einen Valsalva-Versuch.

Weite Spaltung 2. Ton, fixiert oder nicht fixiert? Im Sitzen oder Stehen wird eine weite Spaltung des 2. Tons eher die physiologische Spaltung erkennen lassen als im Liegen.

Spaltung des 2. Tons oder Mitralöffnungston? Im Stehen wird die Mitralöffnungszeit eher länger, die Spaltung des 2. Tons eher kürzer bzw. kommt die Atemabhängigkeit der Spaltung besser zur Darstellung.

Literatur

Lembo, N. J., L. J. Dell'Italia, M. D. Crawford, R. A. O'Rourke: Bedside diagnosis of systolic murmurs. New Engl. J. Med. 318 (1988) 1572–1578

Herztöne
(Abb. **26–28**)

Definition

> Ein Ton besteht – nach physikalischer Definition – aus Sinusschwingungen gleicher Frequenz. Die Herztöne sind jedoch aus Schwingungen verschiedener hörbarer und unhörbarer Frequenzen zusammengesetzt, sind also – physikalisch gesehen – Geräusche. Sie wirken jedoch auf unser Ohr wie ein Ton, weil die größten = lautesten und für den Gehörseindruck maßgeblichen Schwingungen in einem relativ eng begrenzten Frequenzbereich angesiedelt sind und weil das hörbare Geräusch nur kurzdauernd ist (ca. 0,10 s oder etwas mehr).
> Nach der dominierenden Frequenz unterscheidet man nieder-, mittel- und hochfrequente Töne; die letzteren werden dann als Klick bezeichnet, wenn sie zusätzlich auch noch sehr kurz sind.

Ursachen

Es gibt normale und pathologische Herztöne. Sie entstehen als Folge schneller Bewegungsänderungen der Strukturen des Herzens, also der Herzklappen, des Herzmuskels, des Anfangsteils der Aorta und der A. pulmonalis, von intrakardialen Thromben und Tumoren und – sehr selten – auch vom Perikard, aber hier nur dann, wenn sich an seiner Oberfläche Rauhigkeiten als Folge von Entzündungen gebildet haben. Bei den Herzklappen, auch bei den künstlichen, entstehen Töne letztlich durch den Klappenschluß, selten – und nur unter pathologischen Bedingungen bzw. auch bei manchen Kunstklappen – auch bei der Klappenöffnung.

Pathologische Töne durch Bewegungsänderung des Herzmuskels oder der großen Gefäße entstehen jeweils bei deren sehr raschen Erweiterung. Bei einer Schrittmacherbehandlung kann ebenfalls ein Ton auftreten, der aber wegen nicht optimaler Elektrodenlage durch Kontraktion der Skelettmuskulatur verursacht wird (S. 120).

Der 1. Herzton

Normaler 1. Herzton
(Abb. **27, 28**)

Definition und Physiologie

Der 1. Herzton entsteht zu Beginn der Ventrikelsystole, ist eigentlich aus zwei Hauptkomponenten zusammengesetzt, die in erster Linie durch den Schluß der Mitral- und der Trikuspidalklappe verursacht sind. Diese Klappen schließen sich dann, wenn der jeweilige Ventrikeldruck den Vorhofdruck übersteigt. Man muß jedoch annehmen, daß die plötzliche Anspannung der Ventrikelmuskulatur und die plötzliche Ausweitung des Anfangsteils der Aorta und der A. pulmonalis ebenfalls zu Schwingungen führen. Diese sind aber niederfrequenter und leiser und beeinflussen den Gehörseindruck nicht entscheidend, höchstens modifizierend. Jedenfalls kann man im Phonokardiogramm vor und nach dem bestimmenden Tonsegment (Hauptsegment) niederfrequente, kleinere, also weniger lautstarke Schwingungen sehen, die davon herrühren dürften (Abb. **32, 33**). Jahrzehntelang wurde eine sehr kontroverse Diskussion darüber geführt, ob der Schluß der AV-Klappen oder die Muskelkontraktion für den *gut hörbaren Teil* des 1. Tons entscheidend ist; dieser Streit ist von den Klinikern zugunsten des Klappenschlusses entschieden, nicht zuletzt durch die Echophonokardiographie.

Das Haupt- oder Tonsegment besteht in der Regel aus zwei Teilen, die 0,02–0,03 s voneinander getrennt sein können und die in der Regel auf den nicht völlig gleichzeitigen Schluß der Mitral- und der Trikuspidalklappe (M_1 und T_1) zurückgeführt werden, was aber für den 2.

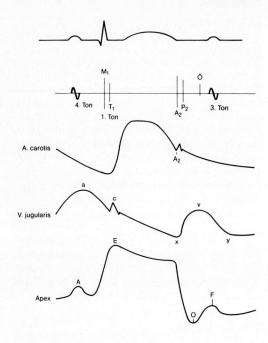

Abb. **26** Zeitliche Beziehung der Herztöne zur Herzdynamik. Ö = Öffnungston.

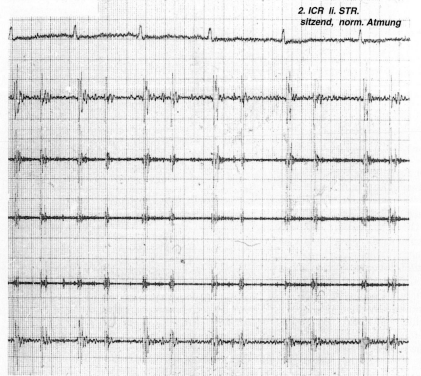

Abb. **27** Normaler 1. Herzton und normale atemabhängige Spaltung des 2. Tons.
St.R. = Sternalrand.

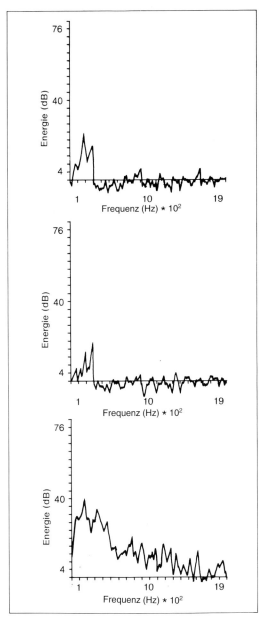

Abb. **28** Frequenzdiagramm eines leisen (2/6) 1.
(oben) und 2. (Mitte) Herztons über der Spitze. Der
2. Ton ist etwas höher frequent (dominante Frequenz bei 290 Hz) als der 1. (dominante Frequenz
bei 180 Hz). Unten: paukender 1. Herzton (5/6) bei
einer Mitralstenose: dominante Frequenz bei ca.
150 Hz, aber hohe Frequenzen bis mindestens
1600 Hz.

Teil = T_1 aus guten Gründen nicht unumstriten ist, d. h.
wahrscheinlich nicht immer gilt. Das Mitralsegment
(M_1) = Mitralklappenschluß erfolgt wegen des schnelleren Druckanstiegs im linken Ventrikel *vor* dem Trikuspidalsegment (T_1). Diese physiologische Spaltung kann
nicht immer gehört werden.

Charakteristika

Lokalisation: p. m. meist über der Spitze, beim
Lungenemphysem und Cor pulmonale auch in der
Trikuspidalregion. Das Gebiet der gesamten Hörbarkeit ist sehr verschieden. Es kann auf die Trikuspidal- und Mitralregion beschränkt sein, aber
auch über dem ganzen Herzen, ja sehr oft auch im
Halsbereich hörbar sein, zur Basis hin aber mit abnehmender Lautstärke.

Lautheit: 1/6 – 3/6, wenn lauter, spricht man von
einem betonten oder paukenden 1. Ton, der allerdings of pathologisch ist.

Zeitpunkt: gegen Ende von QRS (in Gegend der
S-Zacke).

Dauer: 0,10 – 0,12 s.

Frequenz: Der hörbare Eindruck ist niedermittelfrequent bei einer Frequenzdominanz von
100 – 150 Hz, wobei jedoch der gesamte Frequenzumfang 40 – 500 Hz betragen kann (bei normaler
Lautstärke), was sich für den Gehörseindruck modifizierend auswirkt. Ein pathologisch lauter 1.
Ton hat einen größeren Frequenzumfang, der weit
über 1000 Hz erreichen kann (Abb. **28**).

Diagnose und Differentialdiagnose

Der normale 1. Herzton ist fast immer leicht
als solcher zu erkennen: Bei normaler Herzfrequenz folgt er auf die längere normale (diastolische) Pause, d. h., der Abstand vom 1. zum 2.
Ton ist normalerweise kürzer als vom 2. zum
1. Ton, solange keine Tachykardie von
100/min und mehr vorliegt. Bei noch höherer
Frequenz kann man sich auf die Abstände
nicht mehr verlassen und muß versuchen, den
1. Ton an seinen anderen Charakteristika zu erkennen oder mit Hilfe der gleichzeitig zu fühlenden Karotispulsation (wenn Systole und
Diastole gleich lang sind und die anderen Eigenschaften auch ähnlich, spricht man von Embryokardie, in Anlehnung an den gleichartigen
Gehörseindruck von 1. und 2. Ton bei embryonalen Herztönen); außerdem hat der 1. Ton im-

mer seine größte Lautstärke über der Spitze oder dem linken unteren Sternumrand und wird in Richtung auf die Erb-Region immer leiser; beim 2. Ton ist es eher umgekehrt. Letzterer ist meistens etwas höher frequent (Abb. **28 bis 30**) und weist – vor allem bei Jüngeren – die atemabhängige Spaltung auf.

Die Unterscheidung eines gespaltenen 1. Tons vom frühsystolischen Aorten- oder Pulmonalklick ist dann nicht schwierig, wenn dieser hochfrequente und sehr kurz dauernde Klick sein p. m. in der Herzmitte oder der Herzbasis hat. Allerdings hat der frühsystolische Klick bei der angeborenen Aortenstenose typischerweise sein p. m. über der Herzspitze, so daß hier der Klang des Klicks differentialdiagnostisch maßgeblich ist, neben dem dabei vorhandenen Aortenstenosegeräusch.

Die Unterscheidung eines gespaltenen 1. Tons von einem nicht gespaltenen 1. Ton, dem aber ein 4. Ton vorausgeht, kann Schwierigkeiten bereiten. Ausschlaggebend ist hier einmal der deutlich niederfrequentere Charakter des Vorhoftons. Ansonsten gilt, daß der 4. Ton „labiler" ist als die Spaltung des 1. Tons, d. h.: Ein 4. Ton vom linken Herzen ist oft am rechten Sternumrande nicht mehr zu hören, wenn er nicht abnorm laut ist; er ist auch meistens bei festem Aufdruck der Membran deutlich leiser, und im Stehen verschwindet er meistens – alles im Gegensatz zum gespaltenen 1. Ton. Wenn der 4.

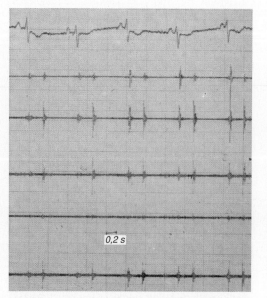

Abb. **29**   Lauter werdender 1. Ton bei kürzerer PQ-Dauer.

Ton ausnahmsweise laut ist – ob vom rechten oder vom linken Herzen –, dann kann man auch oft eine Vorhofpulsation über dem entsprechenden Ventrikel spüren oder/und rechts eine prominente a-Welle im Venenpuls erkennen. Ein 4. Ton rechts wird inspiratorisch lauter.
In Zweifelsfällen hilft das Phonokardiogramm, evtl. zusammen mit einer Karotispulskurve.

Abnorm weit gespaltener 1. Ton (Abb. **30, 36**)

Definition

> Wenn die Spaltung des 1. Tons weiter ist als normal, d. h. weiter ist als gerade erkennbar (über 0,03 s), spricht man von einer (abnorm) weiten Spaltung.

Ursachen und Vorkommen

Eine abnorm weite Spaltung des 1. Tons beruht darauf, daß der Schluß der beiden AV-Klappen nicht so rasch aufeinanderfolgt wie üblich. Eine abnorm weite Spaltung kann *physiologisch* sein.
Unter pathologischen Umständen beruht die Ursache auf einem krankheitsbedingten verspäteten Schluß der Trikuspidalklappe, der ja schon normalerweise *nach* dem Mitralklappenschluß erfolgt. Typischerweise findet man diese Veränderung – doch keineswegs immer – bei folgenden Krankheiten: beim *Rechtsschenkelblock* (Abb. **30**) durch Erregungsverspätung (häufigste Ursache), bei *Trikuspidalstenosen,* dem *Ebstein-Syndrom* und dem *Vorhofseptumdefekt* durch den verspäteten Schluß der Trikuspidalklappe wegen des erhöhten Drucks im rechten Vorhof, weshalb der rechte Ventrikel einen größeren Druck und auch längere Zeit bis zum Schluß der Trikuspidalklappe aufwenden muß. Ferner findet man eine abnorm weite Spaltung bei *ventrikulären Extrasystolen,* die vom linken Ventrikel ausgehen.
Bei der Mitralstenose erfolgt der Mitralklappenschluß verspätet, ist jedoch auskultatorisch nicht feststellbar, weil dann der an sich früher erfolgende Mitralklappenschluß mit dem Trikuspidalklappenschluß zusammenfällt und der M_1 sehr betont ist, was noch dazu beiträgt, daß man ggf. den leiseren Anteil des T_1 am 1. Ton nicht hören kann.

Diagnose

S. oben unter Definition.

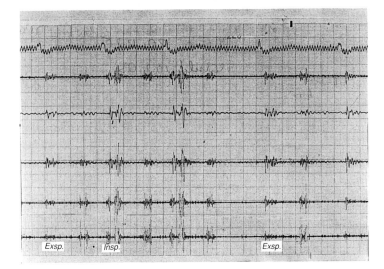

Abb. **30** Weit gespaltener 1. Ton und 2. Ton mit sehr breitem Rechtsschenkelblock bei einem akuten Cor pulmonale (Lungenembolie). Außerdem: in Inspiration deutlich lauter werdender T$_1$ – typisch für eine pulmonale Hypertonie. (Spaltung des 2. Tons: s. auch Abb. **58, 82, 90,** weite Spaltung des 1. Tons auch bei Abb. **90**).

Differentialdiagnose

Physiologische oder pathologische abnorm weite Spaltung: Eine eindeutige atemabhängige Veränderung der Spaltung (manchmal erst im Sitzen) spricht für eine physiologische Spaltung.

In der Praxis spielt diese Differenzierungsmöglichkeit keine große Rolle, weil eine pathologisch weite Spaltung nicht als einziges pathologisches Symptom vorkommt, sondern mit anderen, eindrucksvolleren Symptomen einhergeht, je nach Erkrankung (ganz im Gegensatz zum weit gespaltenen 2. Ton).

Ein **4. Ton** – rechts oder links – kann zusammen mit einem nicht gespaltenen normalen 1. Ton eine weite Spaltung vortäuschen. Unterschied: Der 4. ist in der Regel dumpfer als der 1. Ton, verschwindet meist im Stehen. Ein **frühsystolischer Klick** mit einem nicht gespaltenen 1. Ton: Unterschied: Der Klick ist hochfrequent und sehr kurz (s. auch S. 92).

6. Ton: S. 109 ff.

Zur Lautheit des 1. Tons

Der 1. Ton bzw. jede seiner beiden Komponenten kann bei einem gesunden oder kranken Herzen abnorm laut oder abnorm leise sein oder auch fehlen. Sehr häufig ist nur eine der beiden Komponenten zu hören, und zwar der M$_1$, weil der T$_1$ oft sehr leise ist und neben bzw. nach dem relativ lauten M$_1$ nicht wahrgenommen wird oder auch zeitlich von ihm akustisch nicht zu trennen ist.

Die Lautheit des 1. Tons hängt von folgenden Faktoren ab:

1. *Myokardiale Komponente:* Je größer die Kraft und die Geschwindigkeit ist (Kontraktilität), mit der die Mitral- und die Trikuspidalklappe zugeschlagen werden, desto lauter ist der 1. Ton. Dies ist wohl der wichtigste Faktor.

2. *Valvuläre Komponente:* Je weiter die AV-Klappen zu Beginn der Ventrikelsystole offen sind, desto lauter ist der 1. Ton, weil dann die Klappe mit größerer Wucht zugeschlagen wird, als wenn sie bei Beginn der Ventrikelkontraktion bereits fast geschlossen ist (kurzes PQ [Abb. **29**], AV-Klappenstenose, kurze Diastole). Außerdem kann auch die Klappengröße einen Einfluß auf die Lautstärke haben: Eine stark verkleinerte Klappe bei einer großen Mitralklappeninsuffizienz kann weniger Schall liefern, und umgekehrt ist ein abnorm großes Segel bei einem Mitralklappenprolaps eine gute Voraussetzung zu einem relativ lauten 1. Ton.

3. *Perikardiale Komponente:* Je größer ein Perikarderguß ist, desto leiser werden der 1. und 2. Ton; allerdings muß der Perikarderguß sehr ausgedehnt sein, um zu einer wesentlichen Abschwächung der Herztöne zu führen.

4. *Extrakardiale Komponente:* Je tiefer der Thorax, je größer ein Lungenemphysem, je fettreicher oder muskulöser die Thoraxwand ist, desto leiser sind 1. und auch 2. Ton und umgekehrt.

5. *Rein akustisch bedingte Ursachen:* s. unten Abnorm leiser 1. Ton.

Abnorm lauter 1. Herzton
(Abb. 28–30, 65)

Definition

> Der Begriff läßt sich nicht exakt festlegen. Man kann ihn benutzen bei einer Lautstärke von 4/6 und mehr, sicherlich immer dann, wenn der 1. Ton mit dem Stethoskop auf Distanz hörbar (6/6) oder wenn er mit der Hand fühlbar ist. Man spricht dann von einem betonten, bei der Mitralstenose auch von einem paukenden 1. Ton.

Ursachen und Vorkommen

1. Muskuläre Ursachen: Der aborm laute 1. Ton kommt vor bei verstärkter Kontraktilität im Rahmen eines hyperkinetischen Herzens bzw. Kreislaufs – was nicht immer eine Krankheit darstellen muß –, d. h. bei Tachykardie, Nervosität, Fieber, körperlicher Belastung, Anämie, Thyreotoxikose usw.

Er tritt auch auf bei einer Hypertonie im großen (lauter M_1 über der Spitze) oder im kleinen Kreislauf (T_1 abnorm laut in der Trikuspidalregion) (Abb. 33, 35). Der T_1 kann u. E. bei einer pulmonalen Hypertonie in der Inspirationsphase lauter werden oder überhaupt erst abnorm laut sein, wenn der pulmonale Druck durch den vermehrten Zufluß von Blut steigt und die muskuläre Kontraktion verstärkt wird. – Wenn jedoch bei einer Hypertonie ein 4. Ton vorliegt, d. h. eine verstärkte Vorhofkontraktion, dann ist der 1. Ton relativ leise, weil durch den verstärkten präsystolischen Einfluß von Blut die Mitral- bzw. Trikuspidalklappe rascher als normal geschlossen wird.

2. Valvuläre Ursachen: Bei kurzer Diastolendauer ohne Vorhofkontraktion (Vorhofflimmern), bei verkürzter PQ-Dauer (unter 0,12 s) und bei einer AV-Klappenstenose (erhöhter Druck im Vorhof und verlangsamte Entleerung!) stehen die Klappen noch relativ weit offen, wenn die Ventrikelsystole beginnt; die Klappen können und müssen dann mit größerer Wucht zugeschlagen werden (Mitral- und Trikuspidalstenose, Vorhofmyxom und -thrombus).

Bei vielen Patienten mit einem Mitralklappenprolaps ist der 1. Ton auch abnorm laut, ohne das bisher der Grund dafür bekannt ist (große Klappensegel?).

Auch eine Fibrosierung einer stenotischen Klappe kann evtl. zu einer größeren Lautheit und vor al-lem zu einer höheren Frequenz des 1. Tons beitragen.

Abnorm leiser 1. Herzton

Definition

> Von einem abnorm leisen Ton kann man sprechen, wenn der 1. Ton nirgends lauter ist als 1/6.

Ursachen und Vorkommen

1. Muskuläre Ursachen:

a) „normal" bei einer konstitutionellen Hypotonie, aber auch bei pathologischen Ursachen einer Hypotonie, besonders also im Schock und Kollaps;

b) bei der Herzinsuffizienz mit abgeschwächter oder/und verlangsamter Ventrikelkontraktion, abnorm kleiner Auswurffraktion bzw. einem Low-output-Syndrom;

c) beim Linksschenkelblock (die Kammerkontraktion links läuft nicht normal ab, so daß die Druckentfaltung verlangsamt ist);

d) bei einer Vorhofinsuffizienz links.

2. Valvuläre Ursachen:

a) bei verlängerter PQ-Dauer bzw. langer Diastolendauer bzw. Bradykardie ohne effektive Vorhofsystole, wobei sich die AV-Klappen am Ende der Diastole bereits ganz oder weitgehend geschlossen haben;

b) bei hochgradig verkalkter und damit starrer, unbeweglicher Mitralklappe (Mitralstenose);

c) bei der Aorteninsuffizienz, bei der die Mitralklappe sich relativ früh schließt wegen des zusätzlichen Bluteinstroms aus der Aorta;

d) bei der Aortenstenose, bei der es auch früh zu einer Schließung der Mitralklappe kommt, da der Bluteinstrom aus dem linken Vorhof wegen der verminderten Compliance des linken Ventrikels relativ früh endet.

e) Bei einem großen Klappendefekt könnte auch die reduzierte Klappenfläche zu einer Verminderung der Lautstärke des 1. Tons beitragen.

3. Perikardiale und extrakardiale Ursachen (s. oben „Zur Lautheit des 1. Tons"): Der 2. Ton muß dann auch abgeschwächt sein.

4. Akustische Ursache: Bei einem lauten pansystolischen Geräusch durch eine Mitral- oder Trikuspidalinsuffizienz oder einen Ventrikelseptumdefekt verschmilzt der 1. Ton zeitlich mit dem Geräusch und unser Ohr kann den 1. Ton nicht mehr erkennen.

Wechselnde Lautheit des 1. Tons
(Abb. **29, 30, 99**)

Sie ist bei jeder **Rhythmusstörung** möglich, eindrucksvoll besonders bei einer absoluten Arrhythmie, sei sie durch Vorhofflimmern oder durch eine unregelmäßige Reizbildungs- oder Reizleitungsstörung bedingt: Nach einer kurzen Diastolendauer ist der 1. Ton relativ laut (Klappe noch weit offen bei Beginn der Kammersystole), nach langer Diastolendauer leise (Klappe bereits weitgehend geschlossen). – Beim AV-Block 2. Grads durch Änderung der PQ-Dauer (Typ Wenckebach).

Totaler AV-Block: Die Lautstärke hängt jeweils von der Klappenstellung zu Beginn der Ventrikelsystole ab. Dabei ist allerdings nicht die Länge der Diastolendauer maßgeblich, die ja praktisch immer gleich ist und auch lang, sondern die jeweilige PQ-Dauer: Da die Vorhofaktionen von der Kammeraktion unabhängig sind, fallen gelegentlich die Vorhofaktionen unmittelbar vor eine Systole. Ist der Abstand von P zu QRS lang, ist der 1. Ton leise; ist der Abstand besonders kurz, wird der 1. Ton laut (Abb. **99**). Keine wechselnde Lautheit bei Vorhofflimmern mit totalem AV-Block.

Typische paroxysmale ventrikuläre Tachykardie: Auch hier wechselt der Abstand von der Vorhofaktion zur Kammeraktion in unregelmäßigem Abstand, da der Sinus-Vorhof-Rhythmus langsamer und unabhängig von den Kammern ist, wie beim totalen AV-Block.

Bei der **AV-Interferenzdissoziation** wechselt die PQ-Dauer (Abb. **29**).

Mechanischer Alternans: Hier wechselt die Lautstärke alternierend: Beim jeweils kräftigeren Herzschlag mit kräftigerem Puls und höherem Blutdruck ist auch der 1. Ton alternierend lauter. Dieses Phänomen, dessen Pathogenese nicht klar ist, ist ein einfaches, wichtiges und sicheres Zeichen einer Linksinsuffizienz und kommt besonders bei der Aortenstenose vor.

Bei einer **pulmonalen Hypertonie** kann während der Inspiration der 1. Ton lauter werden (Abb. **30**).

Hinweis

Der 1. Herzton ist aus folgenden Gründen beachtenswert:

1. Er stellt eine wichtige Zeitmarkierung für Zusatztöne, Herzgeräusche und den Venenpuls dar.
2. Er ist in Form einer alternierenden Lautstärke Ausdruck des mechanischen Alternans und damit ein sicheres Zeichen einer Linksinsuffizienz.
3. Er kommt in Form einer wechselnden Lautstärke vor u. a. bei einer paroxysmalen ventrikulären Tachykardie, einem totalen AV-Block und bei der AV-Dissoziation.
4. Im Rahmen einer Aortenstenose und -insuffizienz kann ein fehlender 1. Ton über der Herzspitze ein Hinweis für ein schweres Vitium sein, wenn keine andere Ursache dafür vorliegt. Andererseits ist ein abnorm lauter 1. Ton bei diesen Vitien ein Hinweis für eine zusätzliche Veränderung, vor allem für eine Mitralstenose.
5. Bei einer Linksinsuffizienz mit Kontraktionsschwäche (systolische Herzinsuffizienz) ist der 1. Ton oft abgeschwächt. Ist er aber abnorm laut, so kann dies ein Hinweis dafür sein, daß die Linksinsuffizienz nicht durch eine Kontraktionsschwäche, sondern durch eine diastolische Herzinsuffizienz verursacht ist.
6. Ein abnorm leiser 1. *und* 2. Ton sind meist durch extrakardiale Ursachen bedingt (tiefer Thorax), können aber auch durch einen Perikarderguß oder ein Low-output-Syndrom irgendwelcher Ursache hervorgerufen sein. Ein abnorm leiser 1. Ton bei normal lautem 2. Ton und normaler Herzfrequenz ist immer auf eine PQ-Verlängerung verdächtig und muß durch das EKG überprüft werden.
7. Eine abnorm weite Spaltung des 1. Tons kann zwar physiologisch sein, sollte aber immer an einen Rechtsschenkelblock, einen Vorhofseptumdefekt und eine Trikuspidalstenose (oder Tumor bzw. Thrombus im rechten Vorhof) denken lassen.
8. Ein abnorm lauter 1. Ton über der Herzspitze kann zwar physiologisch sein (kurzes PQ, hyperkinetisches Herz), sollte aber immer an eine Mitralstenose denken und intensiv nach ihr suchen lassen.

9. Ein abnorm lauter 1. Ton über der Trikuspidalregion, der sich inspiratorisch noch um 1/6 verstärkt oder erst dabei auftritt, ist oft ein Hinweis auf eine pulmonale Hypertonie.

10. Bei einer pansystolischen Mitralinsuffizienz ist ein abnorm lauter 1. Ton verdächtig auf eine zusätzliche Mitralstenose oder einen Mitralklappenprolaps (als Ursache der Mitralinsuffizienz).

Der 2. Herzton

Normaler 2. Herzton
(Abb. **27, 28**)

Definition und Physiologie

Der 2. Herzton ist durch den Schluß der Aorten- und Pulmonalklappe bedingt, besteht also wie der 1. Herzton prinzipiell aus zwei Komponenten, die – beide – allerdings nicht immer auch zu hören sind; wahrscheinlich tragen auch Vibrationen der dazugehörigen Gefäßwände und der Herzmuskulatur zum Klangcharakter etwas bei.
Der 2. Ton markiert das Ende der mechanischen Systole und den Beginn der Diastole der Ventrikel = des Herzens und fällt zusammen mit der Aorten- bzw. der Karotisinzisur.

Der Klappenschluß kommt dadurch zustande, daß gegen Ende der Ventrikelsystole, d. h. bei nachlassendem Druck im Ventrikel, der Druck in den großen Gefäßen den der Ventrikel übersteigt. Trotz der sehr verschiedenen Druckverhältnisse im großen und kleinen Kreislauf schließen die beiden Klappen ungefähr gleichzeitig, wenigstens in der Exspirationsphase, wobei aber besonders bei Jugendlichen ein kleines Intervall bis zu 0,03 s bestehen kann. Während der Inspiration verspätet sich der Pulmonalklappenschluß um 0,02–0,04 s. Ab ca. 0,04 s spricht man von einer weiten Spaltung. Dieses Spaltungsintervall kann ausnahmsweise 0,06, ja sogar 0,10 s bei normalen Herzen (Jugendliche) betragen. Die physiologische, inspiratorische Vergrößerung des Spaltungsintervalls wird in erster Linie auf eine Verspätung des Pulmonalklappenschlusses zurückgeführt, bedingt durch das inspiratorisch größere Schlagvolumen des rechten Ventrikels und durch die Erweiterung der Kapazität der Lungenstrombahn während der Inspiration (der intrathorakale Druck wird niedriger). Eine Verfrühung des Aortenklappenschlusses spielt für das inspiratorisch größere Spaltungsintervall keine oder nur eine untergeordnete Rolle.

Der Aortenklappenschluß (A_2) ist normalerweise lauter als der Pulmonalklappenschluß (P_2), bedingt durch die sehr verschiedenen Druckverhältnisse, mit denen die Klappen geschlossen werden (ca. 100 bzw. 20 mmHg), obwohl die Pulmonalklappe der Thoraxwand und damit dem Ohr näher liegt als die Aortenklappe. Mit zunehmendem Alter (ab ca. 40–50 Jahre) wird die Hörbarkeit bzw. Nachweisbarkeit des Spaltungsintervalls immer seltener. Dies beruht darauf, daß der an sich immer schon leisere P_2 durch die zunehmende Thoraxtiefe (Lungenemphysem) vom Ohr weiter abrückt, dadurch noch leiser wird und neben dem lauteren A_2 für unser Ohr verschwindet. Aber es spielt wohl auch eine Rolle, daß der A_2 im Alter immer später eintrifft und so mit dem P_2 zusammenfällt und daß die inspiratorische Vergrößerung der Lungengefäßkapazität geringer wird, was zur Aufhebung der Verlängerung des Spaltungsintervalls im Inspirium führt.

Charakteristika

Lokalisation: p. m. meist in Gegend der Erb-Region, bei Älteren (Lungenemphysem) auch tiefer in der Trikuspidal- oder Mitralregion. Der A_2 ist meist über dem ganzen Herzen zu hören, einschließlich des Bereichs des 1./2. ICR rechts und des Halses. Wenn das p. m. des 2. Herztons im 1./2. ICR rechts liegt oder über der Spitze, dann ist er als solcher als A_2 eindeutig definiert und vom P_2 definitiv unterscheidbar, was bei einem p. m. des 2. Tons über der Erb-Region prinzipiell nicht ohne weiteres gesagt werden kann. Der P_2 dagegen ist normalerweise nur über der Erb-Region und evtl. noch in der Trikuspidalregion nachweisbar, über der Herzspitze nur sehr selten (bei Jugendlichen und bei Vergrößerung des rechten Ventrikels).

Lautheit: wie der 1. Ton: 2/6 bis 3/6. Inspiratorisch wird der P_2 nicht lauter, wahrscheinlich deshalb nicht, weil in Inspiration die Pulmonalklappe von der Brustwand abrückt.

Zeitpunkt: am Ende der T-Welle im EKG bzw. zum Zeitpunkt der Inzisur des Karotispulses.

Frequenz: mittelfrequent mit einer Frequenzdominanz bei 100–150 Hz, Frequenzumfang 40–500 Hz, ähnlich wie beim 1. Ton. Aber da der Anteil der höheren Frequenzen größer ist als beim 1. Ton, klingt der 2. Ton etwas höher frequent, schärfer und prägnanter.

Besonderheit: Der 2. Ton ist bei normaler oder bei vertiefter Inspiration bei den meisten jüngeren Personen gespalten (A_2 und P_2), bzw. eine vorhandene Spaltung wird weiter.

Diagnose

> Die Erkennung des normalen 2. Tons und die Differenzierung gegenüber dem 1. Ton ist bei normaler Herzfrequenz problemlos (S. 91). Bei Frequenzen über 100/min (Systolen- und Diastolendauer gleich oder umgekehrt) spricht eine größere Lautstärke über der Erb-Region und die etwas höhere Frequenz eines Tons für den 2. Ton und vor allem eine atemabhängige Spaltung. Allerdings: Letztere ist nur bei normaler oder vertiefter Atmung prüfbar, nicht bei angehaltener Inspiration.

Differentialdiagnose

Die *Differenzierung des A_2 vom P_2* bei Spaltung des 2. Tons ist normalerweise dann gut möglich, wenn eine atemabhängige normale Spaltung vorliegt. Wenn jedoch der 2. Ton nicht gespalten ist, so kann man aufgrund der Lokalisation in der Erb-Region keine Differenzierung vornehmen, da sowohl der A_2 wie der P_2 ihr p. m. oft dort haben. Üblicherweise handelt es sich um den A_2, für den die Tatsache spricht, daß er auch rechts von Sternum und über der Herzspitze gut vernehmbar ist, nicht der *normale P_2*. – Gegenüber anderen Tönen, die in der frühen Diastole vorkommen, treten differentialdiagnostische Schwierigkeiten nur bei einer abnorm weiten Spaltung des 2. Tons auf (s. unten).

Abnorme Spaltung des 2. Tons
(Abb. **29, 31**)

Definition

> Eine abnorme Spaltung des 2. Tons liegt dann vor, wenn
>
> 1. keine Spaltung feststellbar ist;
> 2. die Spaltung nicht atemabhängig ist;
> 3. die Spaltung abnorm weit ist, d. h. schon im Exspirium deutlich vorhanden und inspiratorisch 0.04 s und mehr beträgt;
> 4. die Spaltung paradox ist („reversed splitting"), d. h. im Exspirium vorhanden, im Inspirium nicht oder geringer.

Ursachen und Vorkommen

Keine Spaltung feststellbar

Wie erwähnt (S. 96), ist die normale atemabhängige Spaltung mit **zunehmendem Alter** immer seltener. Auch bei Jugendlichen kann sie einmal fehlen, besonders bei einer Tachykardie. Eine fehlende Spaltung ist also meist nicht pathologisch. Auch **extrakardiale Faktoren** können zur Schallabschwächung beitragen (Emphysem, Adipositas) und so den leiseren P_2 unhörbar machen. Die fehlende Spaltung kann aber auch pathologisch sein, nämlich dann, wenn ein **schwerer pulmonaler Hochdruck** besteht (Abb. **75**), d. h. wenn für den linken und rechten Ventrikel gleiche hämodynamische Verhältnisse herrschen. A_2 und P_2 können dann zusammenfallen (oft bleibt allerdings noch eine sehr enge, konstante Spaltung), doch ist dann der 2. Ton in der Gegend des Erb-Punkts abnorm laut und oft sogar palpabel.

Ein Ausfall des P_2 ist bei den schwersten Formen der **angeborenen Pulmonalstenosen** die Regel (immer bei der Fallot-Tetralogie) und bei einem angeborenen **Fehlen der Pulmonalklappe** (Rarität) unabdingbar.

Ein Ausfall des A_2 bei völliger Unbeweglichkeit einer verkalkten Aortenklappe bei **valvulärer Aortenstenose** ist sehr selten; der 2. Ton (= A_2) fehlt dann über der Spitze, wenn kein pulmonaler Hochdruck mit lautem P_2 vorliegt; ein hörbarer 2. Ton über der Erb-Region ist dann der P_2.

Atemunabhängige Spaltung

Bei **gesundem Herzen** ist gelegentlich eine Spaltung festzustellen, die sich bei der Atmung nicht verändert, also fixiert ist. Man muß dann den Patienten bitten, vertieft und ruhig ein- und auszuatmen (im angehaltenen Inspirium ist die physiologische Spaltung nicht prüfbar!). Bleibt die Spaltung auch dann konstant, so muß der 2. Ton – am besten mit dem Trichter – *im Sitzen oder Stehen* bei vertiefter Atmung geprüft werden, und man wird dann bei Gesunden meist die physiologische Spaltung finden. Bleibt sie allerdings auch dann noch konstant, so sind die unten unter „Abnorm weite Spaltung" genannten Möglichkeiten in Betracht zu ziehen.

Die **chronische pulmonale Hypertonie** führt in der Regel zu einer engen fixierten Spaltung oder minimalen Atemabhängigkeit; bei einer Rechtsinsuffizienz kann dabei dann die Verlängerung der Austreibungszeit abnorm groß sein.

Abnorm weite Spaltung

Eine abnorm weite Spaltung durch **verminderte Impedanz der Lungenarterien,** bzw. vergrößerte Kapazität der Lungenstrombahn kommt *bei Ju-*

gendlichen vor. Sie ist atemabhängig, doch sind die kleinen atemabhängigen Verschiebungen des Pulmonalissegments (P$_2$) bei einer schon im Exspirium weiten Spaltung mit dem Ohr nicht immer wahrzunehmen, aber im Phonokardiogramm beweisbar.

Beim *Vorhofseptumdefekt* (Abb. **82**) spielt sie wohl eine Rolle, aber wahrscheinlich nicht ausschließlich (s. unten).

Bei der sehr seltenen *idiopathischen Dilatation der Pulmonalarterie* (atemabhängige Spaltung), tritt diese Spaltungsform ebenfalls auf.

Verzögerter Schluß der Pulmonalarterie: Der *Rechtsschenkelblock* ist wohl die häufigste Ursache einer abnorm weiten Spaltung des 2. Tons (Abb. **30, 101**). Durch die elektrische Rechtsverspätung rückt der P$_2$ weiter vom A$_2$ ab, so daß schon im Exspirium die Spaltung sehr deutlich sein kann, wenn man auch sagen muß, daß ein Rechtsschenkelblock nicht immer zu einer sehr auffälligen weiten Spaltung führt. Wenn eine solche ausgeprägt ist, kann die Atemabhängigkeit mit dem Ohr nicht immer feststellbar sein.

Beim *Vorhofseptumdefekt* (Abb. **82**) ist die abnorm weite und – nur mit sehr wenigen Ausnahmen – fixierte Spaltung ein führendes klinisches Symptom. Diese ist wesentlich bedingt durch das – im Vergleich mit der linken Kammer – viel größere Schlagvolumen, das eine längere Austreibungszeit erfordert durch die Unfähigkeit des rechten Ventrikels und der Lungengefäße, im Inspirium mehr Blut aufzunehmen. Die verminderte Impedanz der Lungenarterien spielt aber auch eine Rolle, was daraus geschlossen wird, daß die abnorm weite Spaltung nach Verschluß des Defekts noch bei 70% vorhanden ist.

Bei einer *schweren Lungenembolie bzw. bei Lungeninfarkt* (Abb. **58**) kommt es plötzlich zu einer erheblichen Widerstands- bzw. Druckerhöhung im kleinen Kreislauf. Dieser ist der rechte Ventrikel nicht immer sofort und vollkommen gewachsen, wodurch die Austreibungszeit verlängert sein kann. Dadurch erfolgt der P$_2$ später, und die Spaltung ist auch nicht atemabhängig, da der überlastete und in der Regel insuffiziente rechte Ventrikel inspiratorisch nicht zusätzlich Blut aufnehmen kann. Der P$_2$ ist dann meistens auch noch lauter als normal, also betont. Dieser Auskultationsbefund ist bei Verdacht auf eine Lungenembolie ein wichtiges diagnostisches Symptom – wenn vorhanden.

Bei *Pulmonalstenosen* (bei intaktem Ventrikelseptum) ist die Austreibung erschwert und die Systo-

lendauer länger und damit auch das Spaltungsintervall, das in der Regel auch fixiert ist (der rechte Ventrikel kann nicht mehr Blut in der Inspiration aufnehmen). Die Dauer des Intervalls ist dann ein Maß für die Schwere der Stenose. In der Pulmonalisregion und über dem Erb-Punkt kann dann evtl. nur der leise P$_2$ hörbar sein, weil bei schweren Pulmonalstenosen das systolische Geräusch der Pulmonalstenose über den A$_2$ hinausgeht und diesen unhörbar macht; der A$_2$ kann dabei u. U. nur über der Spitze oder an Punkten hörbar werden, wo das Pulmonalstenosegeräusch leiser und kürzer ist.

Bei linksventrikulär entstandenen Extrasystolen findet sich ebenfalls eine abnorm weite Spaltung

Verfrühter Schluß der Aortenklappe: Bei einer *großen Mitralinsuffizienz* (Abb. **67**) oder einem *großen Ventrikelseptumdefekt* ist die Austreibungszeit des linken Ventrikels abnorm kurz, weil das Blut sowohl in die Aorta wie in den linken Vorhof – bzw. in den rechten Ventrikel – zugleich entleert werden kann. Deshalb erfolgt der Aortenklappenschluß (A$_2$) abnorm früh; die Spaltung ist dadurch abnorm weit, aber (normal) atemabhängig.

> **Diagnose:** Wenn man bei einer – exspiratorisch – abnorm weiten Spaltung (ca. 0,04 s oder mehr) inspiratorisch eine noch weitere Spaltung feststellen kann, sei es im Liegen oder erst im Sitzen oder Stehen, ist sie fast immer physiologisch.

Sehr seltene Ausnahmen sind die idiopathische Pulmonalisektasie und ausnahmsweise ein sehr kleiner Vorhofseptumdefekt.

Differentialdiagnose: Schwierigkeiten bestehen nur dann, wenn die physiologische, inspiratorische Verlängerung der Spaltung nicht eintritt bzw. nicht erkannt werden kann, wie es manchmal der Fall ist, wenn die Spaltung im Exspirium sehr weit ist.

Mitralöffnungston: hochfrequent, atemunabhängig und als solcher praktisch bewiesen, wenn er über der Herzspitze sein p. m. hat oder daneben ein Mitralstenosegeräusch vorliegt. Der Abstand vom 2. Ton bis zum Mitralöffnungston kann ausnahmsweise in der gleichen Zeit liegen wie bei einer weiten Spaltung des 2. Tons, aber ein Abstand von 0,6 s oder mehr spricht meist für einen Mitralöffnungston. Eine weite Spaltung des 2. Tons ist über der Spitze nur höchst selten überhaupt vernehmbar und in der Regel nur bei einem vergrößerten rechten Ventrikel. Außerdem ist dann der P$_2$ über der Erb-Region oder etwas tiefer lauter als über der Spitze. Wenn das seltene Ereignis vorliegen sollte, daß der Mitralöffnungston sein p. m. in der Herzmitte hat, die Mitralöffnungszeit unter 0,08 s liegt und kein Geräusch von der Mitralstenose vorliegt, aber eine Rechtshypertrophie, dann ist es klinisch fast nicht möglich, diesen Befund von dem einer weiten fixierten Spaltung bei einem Vorhofseptumdefekt zu unterscheiden (UKG erforderlich).

Trikuspidalöffnungston: Dieser ist extrem selten, aber sein p. m. in der Trikuspidalregion, ist hochfrequent, wird inspiratorisch lauter, und das Intervall bis zum A_2 bleibt atemunabhängig.

Endsystolischer oder mesosystolischer Klick (beim Mitral- und Trikuspidalklappenprolaps): Der Klick ist unverkennbar durch seinen sehr hochfrequenten Klang und seine Kürze. Er hat sein p. m. in der Mitral- bzw. Trikuspidalregion und nicht – wie der weit gespaltene 2. Ton üblicherweise – in der Gegend der Erb-Region.

3. Ton rechts und Concretio-pericardii-Ton: Der 3. Ton vom rechten Ventrikel bzw. der Concretio Ton hat sein p. m. nicht in der Erb-Region, sondern in der Trikuspidalregion, kann allerdings bis zum 3. ICR bzw. über der Erb-Region oft noch gut gehört werden. Das Intervall bis zum 2. Ton ist in der Regel auch weiter als zwischen A_2 und P_2, außerdem ist er niederfrequent, d. h. dumpfer als der P_2 und er wird inspiratorisch lauter und ist im Abstand zum A_2 atemunabhängig.

Für den *3. Ton vom linken Ventrikel* gilt dasselbe, abgesehen davon, daß er sein p. m. über der Herzspitze hat und daß er noch niederfrequenter und das Intervall bis zum A_2 noch länger ist als beim 3. Ton rechts, so daß hier eigentlich keine differentialdiagnostischen Schwierigkeiten entstehen dürften.

Paradoxe Spaltung

Die paradoxe Spaltung des 2. Tons ist in der Exspirationsphase nachweisbar und verschwindet u. U. in der Inspirationsphase (Abb. **31**). Der Grund für dieses Verhalten liegt darin, daß in der Exspiration der P_2 *vor* dem A_2 – verfrüht – kommt bzw. der A_2 verspätet. Somit rückt im Inspirium der P_2 – wie normal – weiter weg.

Elektrophysiologische Ursachen:

Linksschenkelblock, rechtsventrikulärer Schrittmacher, rechtsventrikuläre Extrasystolen.

Mechanische Ursachen:

1. immer dann, wenn die Austreibungszeit des linken Ventrikels so erheblich verlängert ist, daß sie länger dauert als die rechtsventrikuläre: hochgradige Aortenstenosen, schwere Linksinsuffizienz (deshalb selten auch einmal bei einem frischen Infarkt, ja evtl. sogar einmal bei einem Angina-pectoris-Anfall, wobei dies dann auch noch ein Hinweis darauf ist, daß es sich um einen großen ischämischen Bezirk handelt);

2. beim Ductus arteriosus (Botalli);

3. bei ausgeprägter Dilatation der Pars ascendens aortae.

4. Wenn die Austreibungszeit des rechten Ventrikels abnorm verkürzt ist, erscheint der P_2 vor dem A_2, wie es bei einer schweren Trikuspidalinsuffizienz und beim WPW-Syndrom Typ B der Fall sein kann.

Die paradoxe Spaltung wird *leicht überhört,* wenn man nicht speziell nach ihr sucht, da sie akustisch weniger auffallend ist als die weite Spaltung des 2. Tons.

Zur Lautheit des 2. Tons

Die Lautheit des 2. Tons ist von folgenden Faktoren abhängig:

1. Von der Wucht des Zurückprallens der Aorten- bzw. Pulmonalklappe am Ende der Systole: Diese ist abhängig vom endsystolischen Druck in der Aorta bzw. der A. pulmonalis einerseits und von der Dehnung des Anfangsteils dieser Gefäße (je stärker die Dehnung in der Systole [großes Schlagvolumen, hyperkinetischer Kreislauf], desto stärker das Zuschlagen der Klappen und desto lauter der 2. Ton – und umgekehrt).

2. Von der Beweglichkeit der Taschenklappen: Unbewegliche Klappen machen keinen Ton.

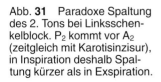

Abb. **31** Paradoxe Spaltung des 2. Tons bei Linksschenkelblock. P_2 kommt vor A_2 (zeitgleich mit Karotisinzisur), in Inspiration deshalb Spaltung kürzer als in Exspiration.

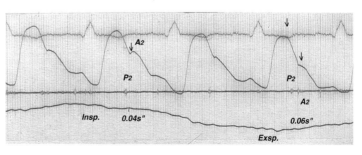

3. Von der Größe der Klappen: Bei Kindern ist die Pulmonalklappe unverhältnismäßig groß, so daß der P_2 lauter sein kann als der A_2 – ganz im Gegensatz zum Erwachsenen. An sich könnte der P_2 lauter sein als der A_2, da die Pulmonalklappe der Brustwand näher liegt als die Aortenklappe.

4. Vom Vorliegen eines Perikardergusses: Hierbei ist dann auch der 1. Ton leise.

5. Von extrakardialen Faktoren, d. h. vom Abstand der Klappen von der vorderen Thoraxwand (Inspiration, Emphysem, Fett, Muskulatur).

Abnorm lauter 2. Ton
(Abb. **75**)

Definition

Es gibt keine genaue Definition, ab wann der 2. Ton lauter ist als normal, doch kann man sagen, daß eine Lautheit von 4/6 in der Regel als abnorm gelten kann und jedenfalls auch immer dann, wenn der Ton auf Distanz hörbar ist. Jeder abnorm laute 2. Ton ist hochfrequenter als der normale 2. Ton.

Vorkommen

Der A_2 kann bei einem Hochdruck abnorm laut sein, wobei das p. m. meistens in der Erb-Region ist. Da man aber den Blutdruck sowieso kennt, ist dies diagnostisch nicht bedeutsam.

Auch bei allen Arten eines hyperkinetischen Herzens bzw. Kreislaufs kann der A_2 abnorm laut sein (abnorm starke Dehnung der Aorta in der Systole mit nachfolgendem starken Rückprall). Dies trifft auch u. a. für die Aorteninsuffizienz zu, solange die Aortenklappe nicht weitgehend zerstört ist und solange das Schlagvolumen durch eine Herzinsuffizienz nicht deutlich vermindert ist.

Diagnostisch wichtiger ist der betonte P_2 als Zeichen eines pulmonalen Hochdrucks, doch kommt dieses Zeichen erst zum Tragen bei einer wesentlichen Pulmonalen Hypertonie. Man kann dann einen abnormen P_2 annehmen, wenn dieser bei einem (eng) gespaltenen 2. Ton lauter ist als der A_2 oder wenn er in der Mitralregion so laut wie der A_2 ist. Auch der abnorm laute P_2 hat sein p. m. in der Erb-Region wie der A_2. Man kann A_2 und P_2 nicht aufgrund der Lokalisation unterscheiden, sondern nur durch ihr zeitliches Verhalten, was ohne Pho-

nokardiogramm mit Karotispulskurve bzw. UKG nicht immer einfach ist. Der P_2 ist bei einer ausgeprägten pulmonalen Hypertonie nicht nur abnorm laut, sondern kommt in der Regel als sehr eng gespaltener 2. Ton vor. Wenn die enge Spaltung bei einem abnorm lauten P_2 nicht gehört werden kann, so hilft manchmal die Palpation, um den abnorm lauten P_2 festzustellen: Ein sehr lauter P_2 ist in der Pulmonalisregion palpabel – im Gegensatz zum abnorm lauten A_2.

Abnorm leiser 2. Ton

Abnorm leise (1/6) werden A_2 und/oder P_2 bei abnorm niederem Druck, also z. B. bei Kollaps und Schock und auch bei jeder Art von Hypotonie. Leise können diese Töne auch bei Aorten- bzw. Pulmonalstenose werden, wenn diese Klappen mehr und mehr unbeweglich werden und der endsystolische Druck abnorm nieder ist.

Auch bei einem kleinen Schlagvolumen durch eine Herzinsuffizienz wird der A_2 leise, weil der Anfangsteil der Aorta durch das verkleinerte Schlagvolumen und die verminderte Dynamik = Kontraktionsgeschwindigkeit nicht mehr so stark gedehnt wird und damit der Rückprall von Aortenwand und Blut geringer wird.

Bei Perikardergüssen sind 1. und 2. Ton evtl. abnorm leise, auch bei Ursachen, die durch Thoraxverhältnisse bedingt sind.

Hinweis

Der 2. Herzton ist von diagnostischer Bedeutung im Hinblick auf eine abnorm weite Spaltung (Rechtsschenkelblock), auf eine weite und fixierte Spaltung (Vorhofseptumdefekt, Lungenembolie, Mitralinsuffizienz), auf eine fixierte enge oder fehlende Spaltung mit abnorm lautem P_2 (pulmonaler Hochdruck), auf eine nachweisbare Spaltung bis in die Mitralregion (Vergrößerung des rechten Ventrikels) und auf eine paradoxe Spaltung (Linksschenkelblock, erhebliche Druckbelastung und Linksversagen). Da eine fehlende Spaltung bei älteren Menschen die Regel ist, kommt diesem Zeichen eigentlich nur dann eine praktische Bedeutung zu, wenn der 2. Pulmonalton abnorm laut ist, bedingt durch eine pulmonale Hypertonie.

Differentialdiagnostisch ist der weit gespaltene 2. Herzton vor allem bedeutsam im Hinblick auf den Mitralöffnungston und den 3. Ton, wovon er sich durch Lokalisation,

Frequenz, Abstand vom A_2 und ggf. von dem atemabhängigen Spaltungsintervall unterscheidet.

Der 3. Herzton (S_3)
(Abb. **32, 33, 68, 90, 93**)

Definition, Physiologie und Pathophysiogie

> In der frühen Diastole kann es zum Auftreten eines Zusatztons kommen, der ursächlich und zeitlich mit der sog. schnellen Füllungsphase der Ventrikel in Zusammenhang steht (Füllungston).

Dieser 3. Ton kann sowohl im rechten wie linken Ventrikel, unter normalen (bei Jugendlichen) und pathologischen Umständen entstehen. Sein Entstehungsort ist die Ventrikelmuskulatur (Muskelton), weshalb er niederfrequent ist. Hört man dabei auch den 1. und 2. Ton, so spricht man auch von einem frühdiastolischen Galopp.

Den Entstehungsmechanismus stellt man sich so vor, daß eine abrupte Änderung (= plötzliche Verlangsamung) der Bewegungsgeschwindigkeit der Ventrikelmuskulatur bei der diastolischen Dehnung dafür verantwortlich ist. Diskutiert wurde auch, daß dabei das Anschlagen des linken bzw. rechten Ventrikels an die Brustwand bei der raschen Füllung eine Rolle spielen könnte. Maßgeblich für das Auftreten des 3. Tons ist einerseits die Einflußgeschwindigkeit und das Volumen des einströmenden Bluts (z. B. Mitralinsuffizienz), andererseits eine mangelhafte Dehnungsfähigkeit der Ventrikelmuskulatur (insuffizienter bzw. dilatierter Ventrikel oder abnorm steifer Ventrikel = Concretio pericardii).

Man soll nie vom 3. Ton allgemein sprechen, sondern nur vom 3. Ton links (S_{3l}) oder vom 3. Ton rechts (S_{3r}).

Ursachen und Vorkommen

1. Bei **Kindern und Jugendlichen** kommt der 3. Ton links oft vor, ist also ein physiologisches Phänomen. Im Alter von 20–30 Jahren verliert er sich mehr und mehr, so daß man ihn bei über 30jährigen Herzgesunden nur noch selten findet und er

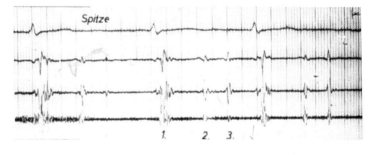

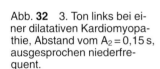

Abb. **32**   3. Ton links bei einer dilatativen Kardiomyopathie, Abstand vom $A_2 = 0,15$ s, ausgesprochen niederfrequent.

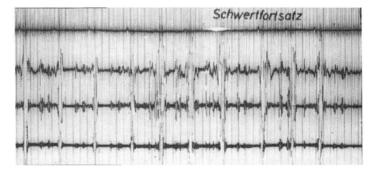

Abb. **33**   3. Ton rechts, Abstand vom A_2 0,10 s und hochfrequenter als 3. Ton links. Außerdem: sehr lauter 1. Ton rechts (T_1).

über 40 Jahre eine ausgesprochene Rarität darstellt. Wenn man ihn bei gesunden Erwachsenen findet, so ist meist ein hyperkinetischer Kreislauf vorhanden mit einer abnorm hohen Einflußgeschwindigkeit des Bluts.

2. Bei der **Links- oder Rechtsinsuffizienz des Herzens** (Abb. **32, 33**) durch Kontraktionsschwäche (systolische Herzinsuffizienz) und mit Dilatation ist ein 3. Ton links bzw. rechts zwar kein regelmäßiges Symptom, aber doch ein häufiges, richtungsweisendes und beweisendes. Diese Ursache ist die praktisch wichtigste des 3. Tons. Man muß bei Verdacht auf Herzinsuffizienz immer nach dem 3. Ton suchen.

3. Bei **erhöhter Volumenbelastung** des linken oder rechten Ventrikels findet man den S_{3l} in erster Linie als Begleiterscheinung einer Mitralinsuffizienz, allerdings nicht bei den leichtesten Formen und auch nicht bei der akuten, schweren Form. Ursache hierfür ist das bei erhöhtem Vorhofdruck abnorm große, rasch einfließende Blutvolumen aus dem überfüllten linken Vorhof. Bei einem kombinierten Mitralvitium zeigt ein S_{3l} an, daß keine nennenswerte Mitralstenose vorliegen kann. – Viel seltener ist ein S_{3l} bei anderen Formen der erhöhten Volumenblastung wie z. B. bei einer Aorteninsuffizienz oder einem offenen Ductus arteriosus.

Ein S_{3r} infolge Volumenüberlastung des rechten Ventrikels ist bei einer großen Trikuspidalinsuffizienz ebenfalls nicht selten, allerdings bei einem Vorhofseptumdefekt kaum einmal festzustellen (Ventrikel von Geburt an angepaßt, nicht insuffizient).

4. Bei der **Concretio pericardii** (Abb. **93**) ist in erster Linie der S_{3r} zu hören und nicht der S_{3l}. Er ist hier ein sehr frühes, sehr charakteristisches Zeichen, das bei leichteren Formen allerdings u. U. nur in der Inspirationsphase hörbar ist. Bei dieser Erkrankung spielt wahrscheinlich nicht nur der erhöhte Druck im rechten Vorhof mit der entsprechenden erhöhten Einflußgeschwindigkeit eine ursächliche Rolle für die Entstehung des 3. Tons, sondern auch die pathologische Starre der Ventrikelwand durch den Perikardpanzer. Daß der 3. Ton bei der Concretio pericardii meist nur rechts zu hören ist und nicht links, hängt wohl damit zusammen, daß der rechte Ventrikel von der Umpanzerung mehr beeinträchtigt wird als der linke.

5. Bei den **restriktiven Kardiomyopathien** dürften dieselben Faktoren wie bei der Concretio pericardii zur Entstehung des 3. Tons beitragen, nur

statt dem Perikard das starre Myokard oder Endokard. Man findet bei dieser sehr seltenen Myokarderkrankung den 3. Ton allerdings vorwiegend links, und er ist dann von einem Mitralöffnungston nicht immer leicht zu unterscheiden, sowohl bezüglich der Frequenz wie auch bezüglich des Abstands vom 2. Ton (0,08–0,14 s).

6. Beim **Morbus Ebstein** (Abb. **90**) kann der 3. Ton rechts ein sehr markantes diagnostisches Zeichen darstellen, da er – wenn vorhanden – meist ungewöhnlich laut ist, auch eher mittelfrequent bis hochfrequent. Der Abstand vom 2. Ton ist auch relativ kurz, ähnlich wie der 3. Ton bei der Concretio pericardii oder der restriktiven Kardiomyopathie.

Charakteristika

Lokalisation: Der S_{3l} hat sein p. m. über der Herzspitze. Er kann bei genügender Lautstärke zwar bis zum linken Sternumrand und bis zur Erb-Region gehört werden, ist aber nicht selten nur an ganz umschriebener Stelle (Herzspitzenstoß) feststellbar und evtl. nur in Linkslage und im Exspirium.

Der S_{3r} hat sein p. m. in der Trikuspidalregion (4.–6. ICR am linken Sternumrand und evtl. noch etwas links davon und evtl. auch ausnahmsweise im 3. ICR am linken Sternumrand). Er wird inspiratorisch lauter.

Lautheit: Der 3. Ton ist leise, 1/6 bis 2/6; nur beim Morbus Ebstein kann er auch laut sein, 3/6.

Zeitpunkt: Der Abstand des S_{3l} vom 2. Ton beträgt in der Regel ca. 0,15 s, selten mehr (bis 0,20 s), gelegentlich auch etwas weniger. Bei der restriktiven Kardiomyopathie ist er kürzer, kann nur 0,08 s betragen.

Der Abstand des S_{3r} vom 2. Ton ist in der Regel etwas kürzer als beim S_{3l}, beträgt ca. 0,12 s und kann sogar noch kürzer sein, besonders bei der Concretio pericardii.

Dauer: Sie liegt bei 0,04 s. Im Phonokardiogramm besteht der 3. Ton meist aus 1–2 niederfrequenten Schwingungen. Wenn er länger ist, hat man sowohl beim Hören wie bei der Analyse des Phonokardiogramms Schwierigkeiten, ob man noch von einem Ton oder von einem Geräusch sprechen soll; es kann auch sein, daß sich an den 3. Ton ein mesodiastolisches Einstromgeräusch anschließt.

Frequenz: Der S_{3l} ist sehr niederfrequent mit einem Frequenzmaximum bei ca. 50 Hz (20–70), der S_{3r} ist ebenfalls niederfrequent, doch etwas höher frequent (niedermittel), härter klingend, besonders bei der Concretio pericardii und beim Morbus Ebstein.

Besonderheit: Der 3. Ton kann ausnahmsweise mit einer Auswärtsbewegung palpabel sein, besonders der S_{3r}.

Diagnose

S_{3l}: niederfrequenter Klang und relativ weiter Abstand vom 2. Ton. Das Problem ist, ihn nicht zu überhören, da er sehr umschrieben und sehr leise sein kann (protodiastolischer Galopp).
Um den S_{3l} nicht zu missen – besonders bei Verdacht auf Linksinsuffizienz –, muß der Patient in Linkslage abgehört werden und möglichst im Bereich des – systolisch oder diastolisch – hebenden Spitzenstoßes, im Exspirium und mit sehr sachte aufgelegter Membran oder/und mit dem Trichter.
Der S_{3r}, dumpf, aber etwas höherfrequent als der S_{3l}, ist über der Trikuspidalregion zu finden, in Rückenlage, besser und lauter oder überhaupt nur in der vertieften Inspirationsphase oder auch im angehaltenen Inspirium.

Differentialdiagnose

Grundsätzlich ist zu sagen, daß das p. m. eines 3. Tons immer in der Mitral(S_{3l})- oder Trikuspidalregion(S_{3r}) liegen muß, daß der 3. Ton dann bewiesen ist, wenn man gleichzeitig eine diastolische Auswärtsbewegung registrieren kann (was allerdings selten ist) und wenn er ausgesprochen niederfrequent ist. Wenn dies zutrifft, dann erübrigen sich differentialdiagnostische Überlegungen. Objektivierung mittels Apexkardiographie (Punkt F), Echophonokardiographie, Venenpuls für S_{3r} (y-Tal).

Erste Frage: 3. Ton oder anderer frühdiastolischer Ton?

1. Mitral- und Trikuspidalöffnungston (MÖT, TÖT): Diese beiden Töne sind hochfrequent, und der Abstand vom 2. Ton ist in der Regel deutlich kürzer (Mittel ca. 0,07 s); nur im jeweiligen Extremfall können die Abstände ähnlich sein, besonders was den S_{3r} betrifft. Die Lokalisation des p. m. kann gleich sein, doch ist ein MÖT nicht selten bis zur Herzbasis zu hören. –
Diese Differentialdiagnose ist wichtig, weil mit einer

Mitral- bzw. Trikuspidalinsuffizienz sowohl jeweils ein 3. Ton verbunden sein kann wie auch eine entsprechende Klappenstenose; bei letzterer ist jedoch meistens, aber nicht immer auch ein diastolisches Geräusch vorhanden. – Besonders schwierig kann die Abtrennung gegenüber einem 3. Ton bei einer restriktiven Kardiomyopathie sein, weil der Abstand vom 2. Ton sich von dem des MÖT nicht zu unterscheiden braucht und die Frequenz auch ähnlich sein kann (s. oben).

2. Weite Spaltung des 2. Tons: S. 98

3. Summationsgalopp (S. 109): Hier treffen bei einer Tachykardie und/oder sehr verlängerter PQ-Dauer rasche Füllungsphase und Vorhofkontraktion zusammen, wodurch dieser Muskelton auch bei einem gesunden Herzen entstehen kann. Sinkt die Frequenz und trennen sich dadurch die beiden Füllungsphasen, so verschwindet auch der Summationsgalopp entweder vollständig, oder aber man kann sowohl einen Vorhofton und einen 3. Ton oder einen von beiden hören.
Entscheidung durch Karotisdruckversuch oder Warten auf langsamere Frequenz.

4. Der *Concretio-pericardii-Ton* ist ein 3. Ton rechts, dessen Abstand vom 2. Ton – je nach Schwere der Einflußstauung – relativ kurz ist (0,12 s und weniger).

5. Der frühdiastolische *Tumor-Plop* bei einem beweglichen Tumor oder Thrombus im rechten oder linken Vorhof ist niederfrequent wie der S_{3r}, und deshalb ist er rechts vom üblichen S_{3r} manchmal nicht zu unterscheiden, auch wenn er – wie üblich rechts – einen relativ kurzen Abstand vom 2. Ton aufweist (0,08–0,13 s). Für einen Tumor-Plop sprechen aber das Fehlen einer sonstigen Herzerkrankung und sein spontanes vorübergehendes Erscheinen und Verschwinden, besonders durch Lagewechsel. – Es gibt auch einen präsystolischen Tumor-Plop (Abb. **36**).

6. Ventrikulärer Bigeminus: Bei einer ventrikulären Extrasystolie kann es vorkommen, daß man bei der Extrasystole nur den 1. Ton hört, weil das Schlagvolumen kleiner ist als normal. Wenn dies der Fall ist und ein Bigeminus vorliegt, so folgt auf jeden Normalschlag mit einem 1. und 2. Ton ein einziger Ton durch die Extrasystole und dadurch ein Dreitakt, ähnlich wie bei einem S_3. Diese Meinung wird dann meist noch dadurch unterstützt, daß die Extrasystole auch zu keinem fühlbaren Puls führt. Verdächtig ist also ein „3. Ton" auf das Vorliegen eines Bigeminus bei einer Pulsbradykardie, zumal wenn dieser vermeintliche 3. Ton nicht ausgesprochen niederfrequent ist (Abb. **96**).

7. Mesodiastolisches Einstromgeräusch durch relative AV-Klappenstenose: Ein solches Geräusch entsteht isoliert bei großen AV-Klappeninsuffizienzen und beim Vorhofseptumdefekt durch das abnorm große diastolische Einflußvolumen, auch beim großen offenen Ductus arteriosus (Botalli). Es ist auch niederfrequent und unterscheidet sich im zeitlichen Auftreten nicht, sondern nur durch seine längere Dauer. Man hat deshalb manchmal Mühe, es von einem 3. Ton zu unterscheiden, doch ist seine klinische Bedeutung praktisch gleich.

Zweite Frage: Wenn 3. Ton, dann S_{3l} oder S_{3r}?
Das p. m. des S_{3l} befindet sich immer über der Herzspitze (Linkslage!), auch wenn er ausnahmsweise bis in die Trikuspidalregion hörbar ist. Sein Abstand vom 2. Ton ist in der Regel nicht unter 0,14 s – im Gegensatz zum S_{3r}. Er ist niederfrequenter als der S_{3r} und wird inspiratorisch nicht lauter.
Der S_{3r} hat sein p. m. immer in der Trikuspidalregion, allerdings manchmal an deren oberer Begrenzung, und wird inspiratorisch lauter.

Dritte Frage: 3. Ton physiologisch oder pathologisch?
Entscheidend hierfür ist das Alter (über 30 Jahre ist ein physiologischer 3. Ton selten) und das Vorliegen oder Fehlen einer Herzkrankheit. Da es sich aber auch u. a. um eine Concretio pericardii oder restriktive Kardiomyopathie handeln kann, muß gegebenenfalls das ganze diagnostische Repertoire eingesetzt werden (Venendruck, Röntgen, UKG, Herzkatheter).

Vierte Frage: Wenn pathologischer 3. Ton, welche Ursache liegt zugrunde?
Hier darf auf den Abschnitt Ursache und Vorkommen in diesem Kapitel verwiesen werden.

Hinweis

Der 3. Ton vom rechten oder linken Ventrikel ist als niederfrequenter Muskelton in der frühen Diastole gut definiert, auch wenn es bezüglich Lautstärke, Ausbreitung, Frequenz und Abstand vom 2. Ton je nach Ort und Ursache gewisse Qualitätsunterschiede gibt.
Der 3. Ton kommt bei Kindern und Jugendlichen physiologisch vor – nach dem 30. Lebensjahr nur noch sehr selten. Seine Bedeutung besteht in erster Linie darin, daß er ein direktes und einfaches Zeichen einer Links- oder Rechtsinsuffizienz sein kann. Bei dieser Erkrankung ist er manchmal deren einziges klinisch beweisendes Zeichen am Herzen selbst. Darüber hinaus ist er auch prognostisch ungünstig, wenn er konstant nachweisbar bleibt. Dies gilt erst recht dann, wenn er nach einer erfolgreichen Wiederbelebung nachweisbar ist (Bedell u. Mitarb. 1983). Bei einer Mitralinsuffizienz ist er verhältnismäßig häufig zu finden, hier aber nur bei mittelschweren und schweren Formen, nicht bei einem leichten Fehler oder einer akuten Mitralinsuffizienz; er ist hier kein Zeichen einer Herzinsuffizienz.
Auch bei der Concretio pericardii ist der 3. Ton – in der Regel vom rechten Herzen – ein wichtiges und oft führendes Diagnostikum. Hier beruht seine Entstehung auf dem erhöhten Füllungsdruck einerseits und andererseits auf

dem abrupten Ende der diastolischen Dehnung des Ventrikels durch den perikardialen Panzer; ein entsprechender Mechanismus ist auch beim 3. Ton bei der restriktiven Kardiomyopathie anzunehmen. Auch beim Morbus Ebstein kann der S_{3r} ein führendes klinisches Diagnostikum sein, weil er hier ungewöhnlich laut sein kann, so laut oder lauter als der 1. und 2. Herzton, wohl bedingt durch die hohe Geschwindigkeit des Bluteinflusses aus dem überfüllten und erweiterten rechten Vorhof und dem abnorm kleinen rechten Ventrikel, der sich nur ungenügend dehnen kann.
Beim Verdacht auf diese Krankheiten oder bei deren Vorliegen ist deshalb die Suche nach einem 3. Ton unerläßlich, wobei die unter Diagnose angegebenen Auskultationstechniken anzuwenden sind, damit der manchmal sehr leise, niederfrequente und evtl. nur ganz umschrieben nachweisbare Ton nicht überhört wird.

Literatur

Bedell, S. E., T. L. Delbano, E. F. Look, F. A. Epstein: Survival after cardiopulmonary resuscitation in the hospital. New Engl. J. Med. 309 (1983) 569–575

Der 4. Herzton (Vorhofton) (S_4)
(Abb. **34–36, 58, 90, 99**)

Definition, Physiologie und Pathophysiologie

> Bei einer besonders kräftigen Vorhofkontraktion fließt das Blut abnorm schnell in den Ventrikel ein. Dies kann – wie beim 3. Ton – zu einer schnellen Auswärtsbewegung der Ventrikelmuskulatur und evtl. auch zu deren abruptem Halt und so zu einem präsystolischen Ton, dem 4. Ton (S_4), führen.

Auch hier spielt nicht nur die schnelle, kräftige Blutfüllung eine Rolle, sondern außerdem der Zustand der Ventrikelmuskulatur. Der Pathomechanismus der Entstehung entspricht dem 3. Ton in der frühen Diastole. Der S_4 ist deshalb niederfrequent wie der S_3, und er ist auch ein Muskel- bzw. Füllungston. Aber im Gegensatz zum 3. Ton tritt er nicht bei einer Volumenüberlastung, Ventrikeldilatation und Concretio pericardii auf, sondern fast immer als Folge und Ausdruck einer erhöhten Druckbelastung und mangelnden diastolischen Compliance, d. h. vermehrten Steifheit der Ventrikelmuskulatur, wie sie als Folge u. a. bei einer Hypertonie, einer Aortenstenose oder auch einer Ischämie vorkommen kann. Damit ist er auch üblicherweise ein Zeichen eines erhöhten enddiastolischen Drucks und – im Zusammenhang mit subjektiven oder objektiven Stauungszeichen vor dem betreffenden Ventrikel – auch ein Zeichen einer *diastolischen* Links- oder Rechtsinsuffizienz des Herzens, die mit einer Kontraktionsschwäche (= systolischen Herzinsuffizienz) – im Gegensatz zum 3. Ton – nichts zu tun hat, allerdings oft mit ihr kombiniert ist.

Bei herzgesunden Erwachsenen kommt der 4. Ton nicht vor, wenn man von einigen Sportlern mit einer gewaltigen Hypertrophie bei einem Sportherzen absieht; auch bei Kindern und Jugendlichen ist der 4. Ton selten – ganz anders als der 3. Ton – und meist dann im Zusammenhang mit einem hyperkinetischen Herz und Kreislauf. Der Pathomechanismus des 4. Tons bei einer verlängerten PQ-Dauer, bei einem totalen AV-Block und bei Vorhofflattern – wobei man ihn gelegentlich beobachten kann – scheint uns bis heute nicht ganz klar: Vielleicht spielt hier ein abnorm schneller Bluteinstrom die entscheidende Rolle. Hier fällt ja die Vorhofkontraktion und -entleerung in eine frühere Phase der Diastole als normal, und dies bedeutet, daß dann zu diesem Zeitpunkt auch der Blutfluß schneller und stärker ist als am Ende einer langen Diastole, so daß der zusätzliche Schub durch die Vorhofkontraktion zum 4. Ton führen könnte.

Wie beim 3. Ton ist auch beim 4. Ton immer zwischen dem 4. Ton links (S_{4l}) und rechts (S_{4r}) zu unterscheiden. Wenn man einen 4. Ton neben einem 1. und 2. Ton deutlich hören kann, also einen Dreitakt, so spricht man hier von einem präsystolischen Galopp.

Ursachen und Vorkommen

1. **Physiologisch** findet sich der 4. Ton gelegentlich bei Kindern, kaum mehr bei Jugendlichen, selten bei einem Sportherzen.

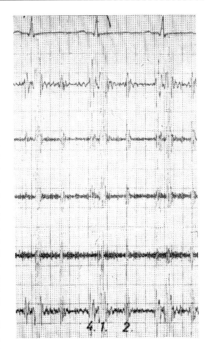

Abb. **34** 4. Ton links (Herzspitze) bei akuter Nephritis.

2. Die häufigste Ursache ist zweifellos eine **Hypertrophie** des *linken* – weniger häufig des *rechten* – *Vorhofs und Ventrikels,* vor allem bei einem

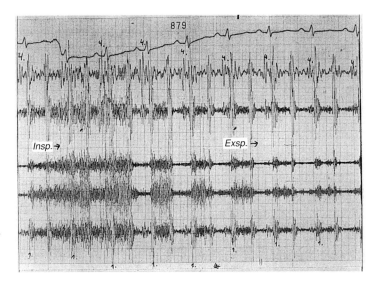

Abb. **35** 4. Ton rechts am linken unteren Sternumrande bei primärer pulmonaler Hypertonie, der in Inspiration (s. Atemgeräusch!) deutlich lauter wird, was besonders gut in den tiefen Frequenzen zu erkennen ist. Außerdem: Der 1. Ton und das bandförmige pansystolische TI-Geräusch sind in Inspiration lauter (s. unterste Kurve).

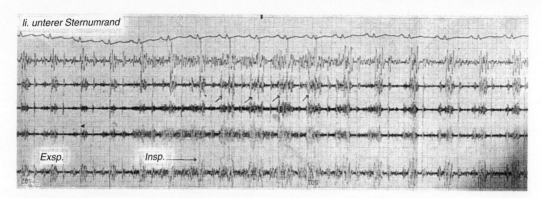

li. unterer Sternumrand

Exsp.   *Insp.* ——→

Abb. 36   Präsystolischer Tumor-Plop als 4. Ton durch flottierenden Thrombus im rechten Vorhof, lauter in Inspiration. Außerdem: in Inspiration Präsystolikum = Trikuspidalklappenstenose durch die partielle Verlegung des Trikuspidalostiums durch den flottierenden Thrombus. Deutliche Spaltung des 1. Tons durch Verspätung des Trikuspidalklappenschlusses.

Hochdruckherzen (Abb. **34**), bei schweren Aortenstenosen, bei der hypertrophen Kardiomyopathie, bei akuter und chronischer pulmonaler Hypertonie (Abb. **35, 58**), bei Pulmonalstenosen.

3. **Akute Überlastung eines Ventrikels** (mit verminderter diastolischer Compliance des betreffenden Ventrikels), Herzinfarkt, akute Mitral-, Aorten- oder Trikuspidalinsuffizienz, akutes Cor pulmonale jeden Ursprungs (Abb. **58**) sind weitere Ursachen.

4. Der Ton kommt auch bei einer **Myokardischämie** vor, sei es im Rahmen eines Herzinfarkts, einer Angina pectoris oder auch stummen Ischämie. Merkwürdigerweise findet man gelegentlich bei einem Herzinfarkt im Bereiche des linken Ventrikels vorübergehend (1–3 Tage) einen 4. Ton rechts, ohne daß man klinisch und elektrokardiographisch sichere Anhaltspunkte für eine Beteiligung des rechten Ventrikles oder für eine Lungenstauung hat. Da es bei einer Ischämie zu einer abnormen Steifigkeit des Herzmuskels kommt, ist der 4. Ton wahrscheinlich eine Folge davon, d. h. Ausdruck einer verminderten Compliance.

5. Ein 4. Ton ist auch mit einer **verlängerten PQ-Dauer,** totalem AV-Block (Abb. **99**) und selten auch Vorhofflattern (s. oben Definition) verbunden.

6. Bei einem **Vorhofmyxom oder -thrombus** hört man gelegentlich einen 4. Ton, der einem präsystolischen Tumor-Plop entspricht, verursacht durch das „Herabplumpsen" des Tumors als Folge der Vorhofkontraktion bzw. der Beschleunigung des Blutstroms (Abb. **36**).

7. Bei einem **Morbus Ebstein** kann nicht nur ein S_{3r}, sondern auch ein S_{4r} zusammen mit einem S_{3r} vorkommen (S. 271).

Keinen 4. Ton gibt es bei einer AV-Klappenstenose, weil die Stenose ein Hindernis für einen kräftigen Bluteinstrom darstellt. Ebenso hört man nie einen 4. Ton bei einer chronischen Mitral-, Trikuspidal- und Aorteninsuffizienz und bei der Concretio pericardii, weil durch die Volumenüberlastung des Ventrikels dieser am Ende der Diastole bereits maximal aufgefüllt ist.

Charakteristika

Lokalisation: Der S_{4l} hat sein p. m. über der Herzspitze, kann sehr lokalisiert sein, aber auch über dem übrigen Herzen links vom Sternum, ja sogar in der rechten Supraklavikulargrube gehört werden. Der S_{4r} hat sein p. m. in der Trikuspidalregion, evtl. auch noch in der Erb-Region und ist in der Inspirationsphase lauter oder überhaupt nur nachweisbar.

Lautheit: meist leise, 1/6 bis 2/6, selten lauter, aber meist etwas lauter als der übliche 3. Ton.

Zeitpunkt: Dieser ist abhängig vom Auftreten der P-Zacke. Der Vorhofton tritt ca. 0,14 s nach Beginn der P-Zacke auf und zum Zeitpunkt des Gipfels der A-Welle im Apexkardiogramm. Im Phonokardiogramm ist der Vorhofton manchmal gespalten.

Dauer: Sie beträgt meist ca. 0,04 s. Manchmal ist der Ton auch länger, so daß man – wie beim S_3 –

nicht immer sicher ist, ob es sich noch um einen 4. Ton handelt oder um ein präsystolisches Geräusch.

Frequenz: Wie der 3. Ton ist auch der 4. Ton niederfrequent, u. E. aber meist etwas höherfrequent als der 3. Ton, d. h., es sind mehr höherfrequente Frequenzen dabei als beim 3. Ton. Die dominante Frequenz liegt bei ca. 70 Hz. So macht der 4. Ton einen etwas prägnanteren, „härteren" Eindruck, mehr dem Concretio-pericardii-Ton und dem 1. Ton ähnlich als dem 3. Ton links.

Besonderheit: Der 4. Ton kann oft palpiert werden bzw. mit einer präsystolische Hebung einhergehen, wesentlich häufiger als der 3. Ton. Präsystolischer Ton und präsystolische Pulsation gehen jedoch nicht immer konform.

Diagnose

Dumpfer Zusatzton vor dem 1. Ton, so daß das Klangbild eines präsystolischen Galopprhythmus entsteht. P. m. über der Herzspitze bzw. der Mitralregion bei dem S_{4l}, der am besten in Linkslage und im Exspirium zu hören ist, der S_{4r} dagegen mit dem p. m. in der Trikuspidalregion in Rückenlage und in der Inpirationsphase. Wenn auch beide Töne u. U. weit ausgebreitet zu hören sein können, evtl. bis in die Supraklavikulargruben, und der S_{4l} ausnahmsweise sogar einmal besser in der rechten Supraklavikulargrube als über der Herzspitze, so sind sie doch auch manchmal nur sehr umschrieben und nur bei sorgfältiger, optimierten Auskultationstechnik (Absuchen der ganzen Region, sanft aufgesetzte Membran oder Trichter) zu finden.

Manchmal ist der 4. Ton so leise, daß man unsicher ist, ob er wirklich vorliegt. Zur Sicherung oder zum Ausschluß bewähren sich dann folgende Methoden: Suche nach dem 4. Ton in der Supraklavikulargrube. Dann die kombinierte Palpation: Bei sehr leisem 4. Ton ist dieser manchmal erst dann eindeutig realisierbar, wenn man das Stethoskop genau dort aufsetzt, wo ein präsystolischer Impuls gleichzeitig an der sich bewegenden Membran oder dem Trichter sichtbar wird. Weiterhin kann man den 4. Ton links verstärken, wenn man sofort hinhört, wenn der Patient sich auf die linke Seite gedreht hat, vor allem dann, wenn der Patient vorher kurz gestanden hat. – Außerdem wird er nach einem Valsalva-Versuch oder nach einer isometrischen Anspannung (Handgrip) lauter und im Stehen leiser.

Beweis durch das Phonokardiogramm. Dieses zeigt manchmal allerdings schon präsystolische Schwingungen, wenn noch kein 4. Ton hörbar ist. Daraus kann sich zwar ein hörbarer 4. Ton im weiteren Krankheitsverlauf entwickeln. In der Regel lohnt es deshalb jedoch nicht, bei einer Hypertrophie ein Phonokardiogramm anzufertigen, wenn man einen 4. Ton nicht hört, denn klinisch relevant ist ein solcher Befund nicht unbedingt, da er auch bei gesunden Herzen vorkommen kann.

Differentialdiagnose

Grundsätzlich ist zu sagen, daß – wie beim 3. Ton – der 4. Ton sein p. m. in der Trikuspidal- oder Mitralregion haben muß und daß er niederfrequent sein muß, wenn auch nicht unbedingt in gleich niederfrequenter Qualität wie der übliche 3. Ton. Er ist klinisch bereits als solcher bewiesen, wenn man ihn zeitgleich mit einer präsystolischen Ventrikelpulsation nachweisen kann oder rechts mit einer prominenten a-Welle im Venenpuls.

Ein 4. Ton *kommt nicht vor* bei Vorhofflimmern und bei einer Mitral- oder Trikuspidalstenose, bei einer chronischen Mitral-, Trikuspidal- oder Aorteninsuffizienz und Concretio pericardii, wenn keine zusätzlichen Ursachen für einen 4. Ton vorliegen, z. B. eine Hypertonie im großen oder kleinen Kreislauf.

Erste Frage: 4. Ton oder anderer Ton?

Gespaltener 1. Ton: Dies ist die häufigste differentialdiagnostische Schwierigkeit und nicht immer einfach lösbar (S. 93)

Frühsystolischser Pulmonal- oder Aortenklick: Dieser ist ausgesprochen hochfrequent und kurz, kann allerdings sein p. m. auch in der Mitral- und Trikuspidalregion besitzen. Dabei finden sich aber immer auch andere Zeichen der betreffenden Erkrankung (Aortenstenose, Pulmonalstenose, pulmonaler Hochdruck), die allerdings auch zu einem S_4 führen können.

Perikardial bedingter Vorhofton: Dieser ist u. E. leicht von einem S_4 zu unterscheiden, da er nicht nieder-, sondern mittel- bis hochfrequent ist, fast klickartig, manchmal sogar etwas kratzend. Er stellt ein Residuum einer Perikarditis bzw. eines Perikarditisgeräuschs dar. Man findet diesen Ton zwar selten, aber nicht selten bei einer Trichterbrust, wo es durch Reibungen des Perikards im Bereich des rechten Vorhofs zu einem solchen präsystolischen Ton bzw. Klick kommen kann, der aber keine praktische Bedeutung hat, aber vom S_4 gerade deshalb unterschieden werden muß.

Präsystolischer pulmonaler Klick (präsystolischer Pulmonalklappenöffnungston): ein höchst seltenes Ereignis, mit dem man nur bei einer schweren Pulmonalstenose zu rechnen hat. Hier kommt durch die starke Vorhofhypertrophie einerseits und durch den niederen Druck in der A. pulmonalis andererseits bereits eine Öffnung der Pulmonalklappe durch die Vorhofkontraktion, d. h. durch die präsystolische Druckwelle im rechten Ventrikel, zustande.

Präsystolisches Geräusch: Dies ist nicht immer einfach zu entscheiden, entsprechend wie auch beim S_3 ein mesodiastolisches Geräusch. Wenn das Geräusch jedoch so kurz ist, daß die Differentialdiagnose in Betracht gezogen wird, dann hat dieses präsystolische Geräusch in der Regel nicht die Bedeutung einer AV-Klappenstenose, sondern nur *die einer relativen bei einer Vorhofhypertrophie,* also dieselbe wie der 4. Ton.

Schrittmacherton: Dieser kann in jeder Hinsicht dasselbe Klangbild bieten wie der S_4. Er ist bedingt durch eine Kontraktion der Skelettmuskulatur (meist Interkostalmuskulatur), wenn die Schrittmacherelektrode oder die Batterie nicht optimal liegt. Dieser elektrische Impuls erfolgt kurz vor dem 1. Ton wie der S_4, gleichzeitig mit dem elektrischen Impuls. Die Entscheidung ist jedoch leicht: das Vorliegen eines Schrittmachers und der Nachweis einer Muskelzuckung am Thorax.

Summationsgalopp: S. 103.

Zweite Frage: wenn 4. Ton, dann S_{4l} oder S_{4r}?
Diese Frage ist im allgemeinen leicht zu lösen: Der S_{4l} hat sein p. m. in der Mitralregion, der Herzspitze, was besonders in Linkslage und im Exspirium nachweisbar ist; der S_{4r} hat sein p. m. in der Trikuspidalregion und wird inspiratorisch lauter.

Dritte Frage: S_4 physiologisch oder pathologisch?
Physiologisch kommt der S_4 bei Erwachsenen nicht vor, höchstens und ausnahmsweise bei einem ausgeprägten Sportherzen.

Vierte Frage: Wenn S_4 pathologisch, welche Ursache liegt zugrunde? Siehe oben Ursachen und Vorkommen.

Hinweis

Ein 4. Ton ist beim Erwachsenen praktisch immer pathologisch. Meistens ist er ein Zeichen einer erheblichen Druckbelastung, z. B. bei einem fortgeschrittenen Hypertonieherzen, einer schweren valvulären Aortenstenose mit einem systolischen Druckgradienten von mehr als 70 mmHg oder einer entsprechend schweren Pulmonalstenose. Er kann – neben einer u. U. schlecht palpatorisch nachweisbaren Linkshypertrophie – das einfachste und einzige klinische Zeichen einer hypertrophen nichtobstruktiven Kardiomyopathie (HNCM) sein. Bei jedem Verdacht auf eine erhöhte Druckbelastung ist nach einem S_4 zu suchen. Bei einem Herzinfarkt im Bereiche des linken Ventrikels ist er zwar nicht häufig, aber wenn er über dem linken Herzen zu hören ist, ist er ein Beweis für eine schwere Beeinträchtigung, sei es als Folge der Ischämie direkt (vermehrte Steifigkeit), sei es durch eine akute Linksinsuffizienz. Auch im Rahmen einer akuten Ischämie bei einer Angina pectoris oder stummen Ischämie kann selten einmal ein 4. Ton links auftreten. Merkwürdigerweise kann nach unserer Erfahrung gar nicht so selten auch ein S_{4r} bei einem linksseitigen Infarkt zu hören sein, ohne nachweisbaren Rechtsinfarkt und ohne Lungenstauung. Wenn dieser nachweisbar ist bei oder nach einem Anginapectoris-Anfall, so ist dieser S_{4r} ein wichtiger klinischer Hinweis auf einen Infarkt, der übrigens nach wenigen Tagen wieder verschwindet und kein Zeichen einer schlechten Prognose ist.

Wichtig ist auch, daß bei bestimmten Herzkrankheiten ein 4. Ton nicht vorkommt, diese also ausschließt (*chronische* Klappeninsuffizienzen, Concretio pericardii, Mitral-, Trikuspidalstenose), daß aber der 4. Ton bei *akuten* Klappeninsuffizienzen typisch ist.

Das Verschwinden eines 4. Tons kann sowohl eine hämodynamische Besserung bedeuten wie auch eine Verschlechterung. Letzteres ist dann Ausdruck einer Vorhofinsuffizienz, sei dies direkt, d. h. durch Schwäche der Vorhofmuskulatur, sei dies indirekt, d. h. durch zunehmende Ventrikelinsuffizienz bei Vergrößerung des enddiastolischen Volumens. Abgesehen davon ist der Vorhofton an das Vorliegen eines Sinusrhythmus gebunden.

Bei einer Links- oder Rechtsinsuffizienz des Herzens beweist ein 4. Ton, daß es sich nicht – oder nicht allein – um eine Kontraktionsschwäche des Herzens handelt, sondern um eine diastolische Herzinsuffizienz mit anderen, besseren therapeutischen und prognostischen Konsequenzen wie beim Vorliegen eines 3. Tons. Weniger bedeutsam, aber nicht weniger interessant ist der Nachweis eines 4. Tons bei einer verlängerten PQ-Dauer (mit abgeschwächtem 1. Ton), bei einem totalen AV-Block und – selten – bei Vorhofflattern.

Galopprhythmen und Kombination des 3. und 4. Herztons

Wegen des rhythmischen Klangbilds kann man beim Vorkommen eines S_3 zusammen mit dem 1. und 2. Ton von einem frühdiastolischen oder *ventrikulären Galopp (TAM — TAM-da)* und bei einem S_4 von einem *präsystolischen* oder atrialen Galopp (*da-TAM — TAM*) sprechen. Das Klangbild des ersteren kommt auch als sog. Summationsgalopp vor, d. h. dann, wenn die Diastolendauer so kurz ist (bei einer Tachykardie), daß die frühdiastolische schnelle Füllungsphase zeitlich mit der Präsystole zusammenfällt, wodurch eine erhebliche Beschleunigung des Blutstroms und ein relativ großvolumiger Einfluß in kürzester Zeit erfolgt, was zu einem niederfrequenten Füllungston führt; dasselbe ist auch bei einer verlängerten PQ-Dauer und beschleunigten Frequenz u. U. möglich. Bei Verlangsamung der Frequenz verschwindet der Ton, was man evtl. durch einen Karotissinusdruck erreichen kann.

Der Summationsgalopp (S. 103) kann physiologisch sein – vor allem bei Jugendlichen –, aber auch Ausdruck eines latenten pathologischen S_3 oder S_4. Das ist dann der Fall, wenn ein S_3 oder S_4 bei einer normalen Frequenz gerade noch nicht die Hörschwelle erreicht, wohl aber beim Zusammentreffen der raschen Füllungsphase mit der Präsystole.

Der Begriff Galopprhythmus oder Dreitakt oder Dreierrhythmus ist nur ein erster diagnostischer Notbehelf, und seine Bedeutung muß immer aufgrund von Entstehungsmechanismus bzw. Ursache abgeklärt werden.

Ein *gleichzeitiges Vorkommen eines pathologischen S_3 und S_4* im Bereich desselben Ventrikels ist selten, abgesehen vom Morbus Ebstein, wo dies (S_{4r} und S_{3r}) eher typisch, ja charakteristisch ist und so ein wichtiges Diagnostikum – wenn vorhanden (Abb. **90**). Bei Jugendlichen mit einem hyperkinetischen Kreislauf ist es physiologisch.

Die Kombination von S_3 und S_4 jeweils von der einen und anderen Herzhälfte konnten wir merkwürdigerweise bis jetzt nie hören, obwohl diese Kombination denkbar und phonokardiographisch dann und wann zu sehen ist.

Der 5. Herzton

Der 5. Herzton soll nur kurz erwähnt werden, da er eigentlich bis jetzt – im wahrsten Sinne des Worts – nur auf dem Papier existiert: Calo hat ihn 1949 zum erstenmal beschrieben, und nur wenige Arbeiten sind seitdem zu diesem Thema veröffentlicht worden. Es handelt sich eigentlich nicht um einen „Ton", denn er wurde nie gehört, sondern war nur im Phonokardiogramm nachweisbar. Gemeint sind niederfrequente Schwingungen bei einer schweren Mitralinsuffizienz mit einem 3. Ton, wobei im Abstand von 0,06–0,12 s nach dem 3. Ton noch wenige sehr niederfrequente Schwingungen (= 5. Ton) erscheinen. Ursächlich handelt es sich wohl um Nachschwingungen des linken Ventrikels als Folge des den 3. Ton bildenden kräftigen und schnellen Einflusses einer abnorm großen Blutmenge aus dem linken Vorhof.

Aufgrund einer eigenen Beobachtung bei einer schweren chronischen Mitralinsuffizienz mit einem 3. Ton glauben wir, daß es vielleicht doch einmal möglich sein könnte, einen solchen 5. Ton auch zu hören, denn: Bei einer Mitralinsuffizienz mit einem langen pansystolischen Geräusch kann der gespaltene 2. Ton über der nach lateral und unten verlagerten Spitze nicht gehört werden, dagegen ein 3. Ton, der als P_2 bzw. gespaltener 2. Ton evtl. fehlgedeutet wird. Der niederfrequente 5. Ton wird dann fälschlicherweise als 3. Ton interpretiert. Klinisch wäre dies ohne Belang.

Literatur

Calo, A.: La phase de réaction ventriculaire élastique et le cinquième bruit de coeur. Cardiologia 18 (1951) 112

Der 6. Herzton (Aortendehnungston) (Abb. **16, 37**)

Definition, Pathophysiologie, Ursachen und Vorkommen

Der Begriff 6. Herzton ist bis jetzt in der Literatur nicht geläufig, im Gegensatz zum 5. Ton. Er ist jedoch gut hörbar, auch wenn ihn Mitev, der den Begriff 1979 prägte, selbst nicht hörte, sondern ihn nur aufgrund phonokardiographisch nachgewiesener niederfrequenter Schwingungen so nannte. Er fand ihn in der Systole bei Patienten mit einer Aorteninsuffizienz und lokalisierte ihn in die Ausflußbahn des linken Ventrikels.

Dieser systolische Ton bei einer Aorteninsuffizienz war schon von anderen Autoren beschrieben worden (Wolferth u. Margulis 1940, Gmachl 1953, Günther 1969, Leatham 1975) und konnte auch von uns bei Patienten mit schwerer Aorteninsuffizienz und bei Hypertonie gehört und aufgezeichnet werden (Zeh u. Schulz 1984). Ein in Lokalisation, zeitlichem Auftreten und Klangqualität gleicher oder weitgehend ähnlicher mesosystolischer Ton wurde auch bei der hyertrophen obstruktiven Kardiomyopathie von mehreren Autoren beschrieben (Braunwald u. Mitarb. 1964, Han-

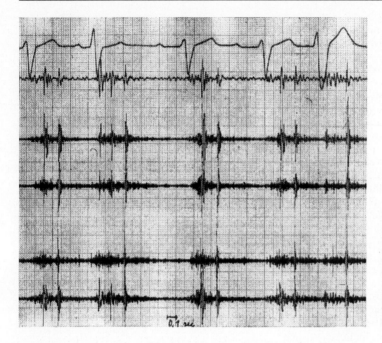

Abb. **37** Mesosystolischer niederfrequenter Aortendehnungston (= 6. Ton) mitten in einem mesosystolischen aortalen Flußgeräusch über dem 3. ICR am linken Sternumrand bei einer großen Aorteninsuffizienz (III°). Außerdem: typisches frühdiastolisches AI-Decrescendo-Geräusch.

cock 1966, DeJoseph u. Mitarb. 1974, Sze u. Mitarb. 1976) und als „pseudoejection sound" benannt (Sze u. Mitarb.). Weitere Synonyme: Aortendehnungston, aortaler mesosystolischer Austreibungston, aortic valvular ejection sound.

Der genaue Entstehungsmechanismus dieses Tons ist zwar u. E. noch nicht bewiesen, doch ist anzunehmen, daß er im Anfangsteil der Aorta oder/und den daran anschließenden großen Arterien durch und während einer brüsken Dehnung der Aortenwand entsteht, weil er über der Herzbasis bis zur Erb-Region sein p. m. aufweist. Er ist auch genauso niederfrequent wie der A.-subclavia-Ton, der bei Hypertonie, Aorteninsuffizienz und Arteriosklerose oft zu hören ist (S. 60).
Diesen Aortendehnungston als Herzton zu bezeichnen, ist u. E. vorläufig berechtigt, da man den Anfangsteil der Aorta durchaus zum Herzen zählen kann (z. B. wie das Aneurysma dissecans der Pars ascendens aortae zu den Herzkrankheiten), weil man diesen Ton über dem Herzen hört und weil auch noch keineswegs ausgeschlossen ist, daß dieser Ton in der Muskulatur des linken Ausflußtrakts entsteht.

Charakteristika

Lokalisation: Das p. m. dieses Tons liegt in der Gegend der Erb-Region bzw. über dem Ausflußtrakt des linken Ventrikels. Er kann aber bei genügender Lautstärke u. U. auch über allen anderen Regionen des Herzens gehört werden, vom 1. ICR rechts am Sternum bis zur Herzspitze.

Lautstärke: leise, meist 1/6 bis 2/6.

Zeitpunkt: 70–180 ms nach dem 1. Ton, bei der Aorteninsuffizienz eher im oberen, bei der hypertrophen obstruktiven Kardiomyopathie eher im unteren Bereich dieser Werte. Das systolische Austreibungsgeräusch, das sich bei allen diesen Patienten findet, war bei der Aorteninsuffizienz während oder nach dem 6. Ton zu finden, bei der HOCM immer nach dem 6. Ton.

Frequenz: Der 6. Herzton ist niederfrequent und entspricht praktisch dem 4. Ton in seiner Klangqualität oder auch einem Arterienton am Halse. Er ist deshalb dumpfer als der 1. und der 2. Ton.

Diagnose

Es handelt sich um einen mesosystolischen, niederfrequenten Ton, der am besten in Rükenlage im Exspirium mit der Membran oder dem Trichter mit dem p. m. in der Aortenregion bis zur Erb-Region hörbar ist und je nach Lautstärke auch über dem übrigen Herzen. Die Erkennung dieses Tons ist schwierig, da er in der Systole vor oder während eines systolischen Geräuschs auftritt, weil er nicht lauter ist als der 1. und 2. Herzton und zudem durch seinen niederfrequenten Klang sich von den normalen Tönen und dem Geräusch nicht sehr abhebt. Dazu kommt, daß man über der Herzmitte oder der Basis des Herzens, wo dieser Ton am besten zu hören ist, mit einem Zusatzton während der Systole gar nicht rechnet. Wichtig ist deshalb, daß man an seine Möglichkeit denkt, wenn eine schwere Aorteninsuffizienz, eine hypertrophe obstruktive Kardiomyopathie oder eine schwere Hypertonie vorliegt.

Differentialdiagnose

Weit gespaltener 1. Ton: Dieser hat nie sein p. m. in der Erb-Region oder an der Basis des Herzens, sondern im unteren Bereich zwischen linkem unteren Sternumrand und Herzspitze.

Mesosystolischer Klick bei Mitral- oder Trikuspidalklappenprolaps: Der Aortendehnungston ist nicht klickartig und hat sein p. m. auch nicht in der Mitral- oder Trikuspidalregion.

Frühsystolischer Aortenklappenklick: Dieser ist frühsystolisch, ausgesprochen hochfrequent und kurz – bei der Aortenstenose oder der bikuspidalen Aortenklappe – und hat sein p. m. über der Herzspitze.

Frühsystolischer Pulmonalisklick: frühsystolischer, hochfrequenter Klick in der Pulmonalisregion, zusammen mit einem schweren pulmonalen Hochdruck, einer Pulmonalstenose oder einer idiopathischen Pulmonalisdilatation.

Mesosystolischer Arterienton: Dieser kommt auch bei Aorteninsuffizienz und Hypertonie vor, und zwar nicht selten, ist auch niederfrequent, aber mit dem p. m. im Bereich der Supraklavikulargrube, kaum einmal über dem Herzen, geschweige bis zur Erb-Region hörbar.

Hinweis

Der 6. Ton, der mesosystolische, niederfrequente Aortendehnungston über der Basis des linken Herzens, ist zwar ein interessantes Phänomen mitten bzw. in der ersten Hälfte der Systole, aber selten und schwer erkennbar, zumal er immer mit einem systolischen Geräusch zusammen vorkommt und nicht laut ist. Er ist bis jetzt nur bei drei Herzkrankheiten bekannt: bei schwerer Aorteninsuffizienz, Hypertonie und hypertropher obstruktiver Kardiomyopathie, also immer dann, wenn es zu einer brüsken Dehnung der Aortenwand kommen kann. Indirekt ist er u. E. ein Zeichen einer erheblichen Linkshypertrophie bei einem hyperkinetischen linken Ventrikel.

Literatur

Zeh, E., W. Schulz: Der 6. Herzton. Med. Welt 35 (1984) 14–18 (dort weitere Literatur, die hier zitiert wurde)

Mitral- und Trikuspidalklappenöffnungston (opening snap)
(Abb. 38, 73)

Definition, Pathophysiologie und Ursachen

Beim Öffnen der Mitral- und Trikuspidalklappe, zu Beginn der Diastole, kann – nur unter bestimmten pathologischen Bedingungen – ein Ton entstehen, der Mitralöffnungston = MÖT bzw. der Trikuspidalöffnungston = TÖT. Dieser tritt genau zu dem Zeitpunkt auf, in dem die sich öffnende, stenosierte Klappe zum halten kommt.

Faktoren für die Entstehung und Qualität dieses Klappenöffnungstons sind: Verwachsungen der Klappensegel, so daß eine normale, vollständige Öffnung nicht möglich ist (es ist wie bei einem schlaffen Segel, das sich bei einem kräftigen Windstoß aufbläht und dabei einen knallenden Ton erzeugt); ferner ein erhöhter Druck im Vorhof, der die Klappe mit erhöhter Kraft und Geschwindigkeit öffnet, was sich durch die Stenose und die dadurch

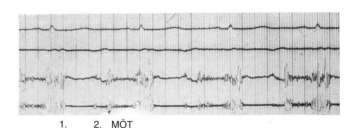

Abb. **38** Mitralöffnungston 0,10 s. nach dem 2. Ton bei typischer Mitralstenose mit klassischem präsystolischem Crescendo.

1.   2. MÖT

bedingte mangelhafte Entleerung zwangsläufig ergibt. Außerdem muß die verwachsene Klappe noch beweglich sein, was bei starken Verkalkungen nicht immer der Fall ist. Lautstärke des Öffnungstons, Zeitpunkt und Frequenz sind von den hämodynamischen Gegebenheiten abhängig (s. unten Charakteristika).

Vorkommen

Ein Klappenöffnungston im o. g. Sinne kommt in erster Linie bei der *Mitralstenose* vor, und zwar bei über 90% dieser Fälle; man vermißt ihn hierbei nur dann, wenn es sich um eine hochgradig verkalkte, unbewegliche Klappe handelt oder – was noch seltener ist – bei einer sehr leichten Mitralstenose. Ausnahmsweise kann man ihn auch einmal bei einer großen Mitralinsuffizienz, einem Ventrikel- oder Vorhofseptumdefekt, einem offenen Ductus arteriosus (Botalli), einer Trikuspidalatresie und bei einem totalen AV-Block mit erheblicher Bradykardie beobachten, d. h. immer dann, wenn – ohne organische Stenose – durch ein sehr hohes Einflußvolumen und erhöhten Druck die Segel abrupt aufgeschlagen werden (Tavel 1979*). Dabei könnte auch die Größe eines Segels eine Rolle spielen, denn man kann – extrem selten – auch bei einem Mitralklappenprolaps einmal einen Öffnungston hören. – Bei einer *Trikuspidalstenose* kommt ein TÖT analog vor, allerdings nach unserer Erfahrung viel seltener als bei der Mitralstenose. Der Grund für das seltenere Vorkommen dürfte weniger darin zu suchen sein, daß der TÖT überhört wird, weil meist auch eine Mitralstenose mit einem MÖT vorliegt – wie oft angenommen wird –, sondern vor allem darin, daß die Klappenöffnung mit viel geringerem Druck erfolgt als bei der Mitralstenose und die Segel weniger stark fibrosiert und verkalkt sind, die Bedingungen zur Entstehung eines Tons also viel schlechter sind. – Sehr selten wurde ein TÖT auch ohne Stenose bei einem Vorhofseptumdefekt – analog zu den Herzfehlern mit großem Einflußvolumen links (s. oben) – beobachtet.

Ein MÖT und ein TÖT kommen typischerweise auch bei Klappenprothesen vor, z. T. sogar als Doppelton (s. entsprechendes Kapitel).

Charakteristika

Lokalisation: Der MÖT hat sein p. m. oft über der Herzspitze, d. h. in der Mitralregion, aber auch nicht selten etwas einwärts davon in Gegend der Herzmitte. Seine Hörbarkeit kann auf einen umschriebenen Punkt in der Mitralregion beschränkt

sein, aber auch – bei genügender Lautstärke – über dem ganzen Herzen bis zum 1. ICR am rechten Sternumrand zu hören sein.

Der TÖT hat sein p. m. in der Trikuspidalregion und evtl. auch noch etwas oberhalb davon. Er kann inspiratorisch lauter werden.

Lautheit: Die Lautheit des MÖT ist sehr verschieden (1/6 bis 3/6). Sie hängt von mehreren Faktoren ab: vom Druck im linken Vorhof, von der Beweglichkeit der Klappe, ihrer Beschaffenheit und von ihrer Lage in Beziehung zum Auskultationsort. Das letztere ist deshalb so bedeutsam, weil das p. m. oft über der Spitze des linken Ventrikels ist, die bei einem großen rechten Ventrikel nach lateral hinten abgedrängt wird. Die Lautheit geht etwa parallel zur Lautstärke des wesentlich lauteren paukenden 1. Tons, die von denselben Faktoren abhängig ist.

Der TÖT ist leiser als der MÖT und deshalb auch selten so eindrucksvoll, wie ein MÖT sein kann (die Gründe dafür sind oben genannt).

Zeitpunkt: Dieser wird nach dem Abstand vom A_2 bemessen, und diese Zeit wird als Mitralöffnungszeit (MÖZ) bezeichnet. Sie ist sehr variabel, da sie in erster Linie vom Druck im Vorhof abhängig ist: je höher der Druck, je schneller = je früher die Öffnung, je kürzer die MÖZ. Aus diesem Grunde ist die MÖZ bei Vorhofflimmern mit absoluter Arrhythmie sehr verschieden: Nach langer Diastole = guter Entleerung = relativ gutem Druckabfall ist die nächste MÖZ relativ lange und umgekehrt. Grundsätzlich kann man bei regelmäßigem Rhythmus und Berücksichtigung der Frequenz aufgrund der MÖZ den Schweregrad einer Mitralstenose abschätzen. – Weniger wichtig, aber doch erwähnenswert ist, daß die MÖZ natürlich auch vom Zeitpunkt des A_2 abhängt (Höhe des diastolischen Blutdrucks, Geschwindigkeit der isovolumetrischen Relaxation. Bei einer Aortenstenose kommt der A_2 eher etwas später, bei einer Hypertonie eher früher). Bei mittelschweren Mitralstenosen liegt die MÖZ bei ca. 0,07–0,08 s; sie kann aber bei hochgradigen Stenosen auch bei 0,04–0,06 s liegen oder bei leichten auch über 0,10 s betragen, was aber selten ist.

Für den Schweregrad der Trikuspidalstenose hat die Trikuspidalöffnungszeit (TÖZ) praktisch keine Bedeutung erhalten (TÖT selten, Trikuspidalstenose meist leicht, Beurteilung des Schweregrads u. a. nach Venen- bzw. Vorhofdruck direkt möglich), aber sie dürfte auch hier vor allem druckabhängig sein und dauert deshalb meist länger als die MÖZ (falls ausnahmsweise beide Öffnungstöne nachweisbar sind).

Frequenz: Der dominante Gehöreindruck des MÖT und des TÖT ist hochfrequent oder mittelhochfrequent, jedenfalls höher als der normale 1. Ton. Er wirkt auch prägnanter und kürzer, weil er nicht nur höherfrequent ist wegen der fibrotisch-kalzifizierten Klappe, sondern auch weil die durch die Muskelkontraktion bedingten begleitenden und dämpfenden niederfrequenten Schwingungen des 1. Tons fehlen.

Diagnose

Beide Töne werden am besten mit der Membran gehört. Für den MÖT und den TÖT ist die Rückenlage meist ausreichend, doch kann mancher MÖT am besten in der Mitralregion und nur in Linkslage im Exspirium gehört werden und dann auch nur an ganz umschriebener Stelle.
Der TÖT wird in der Trikuspidalregion manchmal besser im Inspirium gehört, wie die anderen Auskultationsphänomene der Trikuspidalvitien. Abgesehen von den charakteristischen Regionen und dem hochfrequenten Klang der Öffnungstöne, ist der MÖT auch durch den zeitlichen Abstand vom A_2 charakterisiert und die Unabhängigkeit der MÖZ von der Atmung. Im übrigen sind mit beiden Tönen jeweils die anderen auskultatorischen Zeichen des Vitiums vergesellschaftet, bei der Mitralstenose allerdings nicht immer. Der MÖT kann das einzige auskultatorische Zeichen sein, zumindest beim ersten Abhören.
Beweis: durch Echophonokardiographie oder durch Phonokardiogramm mit Apexkardiogramm (Nullpunkt).

Differentialdiagnose

Erste Frage: Mitral- oder Trikuspidalöffnungston?
Diese Frage ist im allgemeinen leicht zu entscheiden, weil der MÖT sein p. m. meist in der Mitralregion, der TÖT in der Trikuspidalregion aufweist. Allerdings kann der MÖT ausnahmsweise in der Trikuspidalregion gut oder sogar besser zu hören sein als in der Mitralregion. Aber: Der TÖT ist selten, wird inspiratorisch lauter und ist – im Gegensatz zum MÖT – *immer* mit anderen Auskultationsmerkmalen der Trikuspidalstenose in der Trikuspidalregion vergesellschaftet.

Zweite Frage: Mitralöffnungston oder anderer Ton?
Weite Spaltung des 2. Tons: S. 98
3. Herzton: S. 103
Tumor-Plop links: Der zeitliche Abstand vom A_2 kann durchaus im gleichen Rahmen liegen wie beim MÖT (0,07–0,11 s), doch ist der Plop niederfrequent und wechselt nicht selten seine Lautstärke beträchtlich, je nach Lage des Patienten, des Tumors bzw. Thrombus. Als Schwierigkeit kommt allerdings dazu, daß bei einem Vorhofthrombus oder -myxom auch die Geräusche einer Mitralstenose vorkommen können.
Öffnung der Mitralklappe bei Mitralklappenprolaps: Dieser diastolische Ton ist extrem selten, kommt ohne systolische Symptome des Prolapses (mesosystolischer Klick, endsystolisches Geräusch) nicht vor und hat dann auch noch eher einen klickartigen Charakter.

Trikuspidalöffnungston oder anderer Ton?
Weite Spaltung des 2. Tons: S. 98.
3. Herzton: S. 103.
Tumor-Plop rechts: S. 103.

Hinweis

Ein MÖT ist bei einer Mitralstenose fast immer vorhanden; nicht selten ist er ihr eindrucksvollstes und zuerst auffallendes Kriterium bei der Untersuchung. Gelegentlich kann er bei ihr der einzige klinische Befund sein, und nicht selten ist er auch das erste klinische Zeichen bei der Entstehung einer Mitralstenose. Aus diesen Gründen ist er ein sehr wichtiger Befund.
Ein MÖT beweist, daß die stenosierte Mitralklappe noch beweglich ist. Das Fehlen des MÖT bei sonst vorhandenen Zeichen der Mitralstenose beweist entweder eine hochgradige Verkalkung mit Immobilität der Klappe oder eine sehr leichte Mitralstenose (nur ausnahmsweise ohne MÖT) oder ein sehr kleines Schlagvolumen oder sehr schlechte Auskultationsbedingungen (Emphysem, großer rechter Ventrikel, Aorteninsuffizienzgeräusch).
Die Mitralöffnungszeit (MÖZ) ist ein gutes Maß für die Schwere der Stenose, allerdings bei Vorhofflimmern nicht einfach zu beurteilen, da durch die wechselnde Diastolendauer die Druckverhältnisse und die MÖZ sich von Schlag zu Schlag ändern.
Ein TÖT tritt in seiner Bedeutung weit gegenüber einem MÖT zurück, sowohl wegen der viel geringeren Zahl der Trikuspidalstenosen wie auch wegen des viel selteneren Vorkommens eines TÖT bei diesem Klappenfehler und schließlich auch deshalb, weil dieser Ton

ohne die anderen Zeichen einer Trikuspidalstenose nicht vorkommt.

Klicks (und „Klacks")
(Abb. **39–43**)

Definition, Ursachen und Vorkommen

> Mit diesem lautmalerischen Wort werden sehr treffend Töne bezeichnet, die ausgesprochen hochfrequent und kurzdauernd sind, und dies eindeutiger als alle anderen Herz- und Gefäßtöne.
> Der Begriff Klacks ist nicht üblich. Er wird für uns für solche Klicks verwendet, die abnorm laut sind (ca. 3/6 und mehr), dadurch voller, sonorer, aber auch dumpfer klingen als Klicks und bei der Phonoanalyse auch mehr niederfrequente Anteile aufweisen.

Klicks finden sich fast nur während der Ventrikelsystole, sowohl in deren frühen, mittleren und späten Phase; in der frühen Diastole sind sie im Rahmen eines Mitralklappenprolapses (sehr selten) und bei kleinem Pneumothorax beobachtet worden, in der Präsystole bei einer hochgradig stenosierten Pulmonalklappe – als große Ausnahmen. Ursächlich sind sie nicht einheitlicher Natur: Sie entstehen an Herzklappen, am Anfangsteil der A. pulmonalis (und der Aorta?), bei einem Aneurysma des Vorhofseptums und der Pars membranacea des Ventrikelseptums (als Rarität), dann aber auch als Folge pleuro- und thorakokardialer Verwachsungen und bei einem kleinen linksseitigen Pneumothorax.

Frühsystolische Klicks
(Abb. **5, 39, 75, 88**)

Definition, Pathophysiologie, Ursachen und Vorkommen

> Diese Klicks entstehen in der frühen Systole, zu Beginn der Austreibungszeit, kurz nach dem 1. Ton.

Sie haben zwei völlig verschiedene Ursachen – jedoch bei fast gleicher Lokalisation – und kommen sowohl an der Aorta wie der A. pulmonalis vor:

1. Aorten- und Pulmonalklappenöffnungsklick (valvular clicks) entstehen durch plötzliche Aufblähung und abrupten Halt einer sich öffnenden, aber stenosierten Klappe (wie beim MÖT) bzw. ohne Verwachsung auch durch eine bikuspidale Aortenklappe.

2. Pulmonalisdehnungsklicks (vascular clicks) entstehen durch ungewöhnlich rasche und starke Dehnung der Wand des Anfangsteils der A. pulmo-

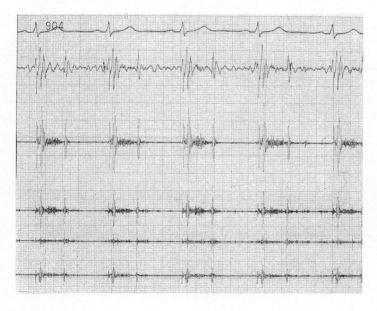

Abb. **39** Frühsystolischer Klappenöffnungsklick bei einer leichten angeborenen Aortenklappenstenose. Aufnahme über der Herzspitze (s. auch Abb. **5**). Außerdem: mesosystolisches AST-Geräusch, fortgeleitet bis zur Herzspitze.

nalis. Dies kann der Fall sein beim ausgeprägten pulmonalen Hochdruck, bei einem abnorm großen Schlagvolumen, bei einer idiopathischen Pulmonalektasie, selten auch bei gesunden Jugendlichen.

3. Aortendehnungsklick (vascular click): Derselbe Dehnungsklick ist auch bei der Aorta vorstellbar, und in der angloamerikanischen Literatur wird davon auch ausgiebig gesprochen, doch wird dabei nicht immer scharf getrennt zwischen Ton und Klick, obwohl sich dies unterscheiden ließe. Daß es einen niederfrequenten Aortendehnungston gibt, daran besteht wenig Zweifel (s. unter 6. Ton = aortic vascular sound in Hurst 1990*), und daß dieser in seiner Art (niederfrequent) dem unter ähnlichen Bedingungen entstehenden oft zu hörenden Subklaviaton entspricht, ist sicher. Trotz sorgfältiger Beobachtung über viele Jahre hörten wir nur ein einziges Mal einen Aortendehnungsklick bei einer großen Aorteninsuffizienz (III^0) mit dreiteiliger Klappe.

So bleibt vorläufig nur übrig zu sagen, daß in der Regel eine abrupte, starke Dehnung der Aorta und/oder der angrenzenden Arterien u. E. zu einem niederfrequenten systolischen Ton führt und – im Gegensatz zur A. pulmonalis – nur selten zu einem hochfrequenten Klick. Ursache für dieses divergente Verhalten der Klangqualität bei einer abrupten Dehnung der Wand bei Aorta und A. pulmonalis dürfte in erster Linie die verschiedene Wanddikke der beiden Gefäße sein.

Charakteristika

Lokalisation: Der *Aortenklappenöffnungsklick* hat sein p. m. in der Regel – merkwürdigerweise – über der Herzspitze, kann aber oft bis zur Erb-Region, ausnahmsweise auch noch über dem 1. ICR rechts gehört werden; der *Aortendehnungsklick* hatte bei unserem Fall sein p. m. über der Erb-Region, war aber ähnlich gut sowohl über der Spitze wie auch über dem 1. ICR rechts zu hören, also insgesamt mit seiner Lautstärke mehr zur Basis hin verschoben als der valvuläre Aortenklick. Der niederfrequente Aortendehnungs*ton* dagegen hat sein p. m. in der Aortenregion bis zur Erb-Region, kann aber auch u. U. noch bis zur Herzspitze gehört werden.

Der *Pulmonalklappenöffnungsklick und -dehnungsklick* hat sein p. m. in der Pulmonalisregion, ist aber oft auch in der Erb-Region und darunter am linken Sternumrand gut zu hören, der Dehnungsklick auch links infraklavikulär.

Lautheit: Meist nicht lauter – eher leiser – als der normale 1. Herzton und meist auch nicht lauter als das nachfolgende systolische Geräusch, so daß diese Klicks nicht immer sofort als solche erkannt werden, zumal sie sehr „dünn" = kurzdauernd sind, auch wenn sie einen anderen, hochfrequenten Klangcharakter aufweisen.

Der valvuläre Pulmonalklick bei der Pulmonalstenose ist nur im Exspirium zu hören, da im Inspirium durch die vermehrte Füllung des rechten Ventrikels der enddiastolische Druck steigt und – bei dem abnorm niederen Druck in der A. pulmonalis – die Pulmonalklappe so weit geöffnet wird, daß zu Beginn der Ventrikelsystole kein Klick mehr entstehen kann. Ganz abgesehen davon, entfernt sich auch die Pulmonalisregion in der Inspiration von der Thoraxwand, so daß die Auskultationsbedingungen schlechter werden.

Zeitpunkt: Diese Klicks treten im Durchschnitt 0,05 s nach dem Hauptsegment des 1. Tons auf, aber auch früher und später, später besonders die Dehnungstöne, doch ist dieser Unterschied auskultatorisch nicht erkennbar. Es ist auch bekannt, daß der Pulmonalklick um so früher auftritt, je schwerer die Pulmonalstenose ist, doch hat dies praktisch keine Bedeutung, da es für die Beurteilung des Schweregrads bessere Kriterien gibt.

Dauer: sehr kurz.

Frequenz der Klicks und Klacks: s. S. 118.

Diagnose

Das wesentliche Kennzeichen dieser frühsystolischen Klicks ist die hohe Frequenz, ihre Kürze und ihr zeitliches Auftreten im Anschluß an den 1. Ton. Um einen frühsystolischen Klick nicht zu überhören, ist es ganz entscheidend, daß man sich zur Regel macht, jeden lauten oder hochfrequent erscheinenden und jeden deutlich gespalten erscheinenden 1. Ton im Hinblick auf den Klickcharakter genau zu überprüfen. Dabei ist auch darauf zu achten, ob seine Lautstärke zur Erb-Region und evtl. weiter zur Basis hin zunimmt, was ganz entschieden für einen frühsystolischen Klick spricht. Für den typischen Aortenklappenöffnungsklick gilt dies nicht, da dieser sein p. m. in der Regel über der Spitze hat und so durch die Lokalisation von einem gespaltenen 1. Ton nicht unterschieden werden kann, sondern nur durch seine Eigenschaften und durch die auskultatorischen Zeichen der Aortenstenose, falls diese vorliegen und nicht eine Bikuspidalklappe. Ein Aortenklick mit dem p. m. über der Spitze kann dann nicht hörbar sein, wenn der 1. Ton lauter ist als der Klick und dieser nur einen sehr kurzen Abstand vom 1. Ton aufweist. Auskultationstechnik: Für alle diese Klicks – auch die pulmonalen – gilt, daß die Auskultation am besten mit der Membran in Rückenlage und im Exspirium durchzuführen ist.

Differentialdiagnose

1. Ton: Der frühsystolische Klick kann über der Mitral- oder Trikuspidalregion so laut sein wie üblicherweise der 1. Ton. Wenn der 1. Ton abnorm leise ist, wird er überhört, und man hält fälschlicherweise den Klick für den 1. Ton. Vor dieser falschen Diagnose kann man sich nur dadurch schützen, daß man einen „1. Ton" *dann* nicht einfach als solchen annimmt, wenn dieser hochfrequent ist. Wird er zur Mitte hin oder zur Basis lauter und hat dort sein p. m. so ist es sicher ein Klick, nach unserer Erfahrung meist von der Pulmonalis und selten von der Aorta (hier wäre ein Dehnungs-[vascular] und nicht ein Klappen-[valvular] Öffnungsklick) (s. oben Ursachen). Ein Aortenklappenöffnungsklick hat zwar sein p. m. über der Spitze, doch handelt es sich dann in der Regel um eine Aortenklappenstenose, die noch andere Auskultationsmerkmale aufweist. Nur selten wird die Ursache eine bikuspidale Aortenklappe sein, die klinisch sonst keine anderen Erscheinungen verursacht (beim sorgfältigen Abhören wird man aber bei einer bikuspidalen Aortenklappe doch meist einen zusätzlichen 1. Ton hören und vielleicht auch eine kleine Aortenklappeninsuffizienz). Beweis durch ein UKG. Wenn keine große Aorteninsuffizienz bei einer solchen Bikuspidalklappe vorliegt und kein Verdacht auf eine bakterielle Endokarditis, ist diese Diagnose nicht von aktuellem Belang, auch wenn man weiß, daß diese Bikuspidalklappen später oft verkalken und sich dann eine Aortenstenose entwickeln kann.

Weite Spaltung des 1. Tons: Dies ist die häufigste Verwechslung. Zeitlich ist ein weit gespaltener 1. Ton von einem frühsystolischen Klick nicht zu unterscheiden. Der Klick hat aber einen anderen, hochfrequenten Klang, was schon auffallen sollte. Im übrigen gilt hier das bereits eben Gesagte.

Pulmonal(Klappen)öffnungs- oder Pulmonalarteriendehnungsklick: Die leichte zeitliche Verspätung des Dehnungsklicks gegenüber dem Klappenöffnungsklick ist diagnostisch nicht verwertbar, die Lokalisation schon eher, da der Dehnungsklick sich mehr infraklavikulär, der Öffnungsklick mehr in die Erb-Region und dar

unter ausbreiten kann. Entscheidend aber ist der begleitende Befund: einerseits Pulmonalstenosegeräusch, andererseits pulmonaler Hochdruck mit sehr lautem, evtl. fühlbaren P_2 und bei der Pulmonalektasie ein Fehlen von Zeichen der Stenose und des Hochdrucks.

Dehnungsklick an der Aorta: s. unten bei Aortendehnungston.

Aortenklappenöffnungsklick bei der Aortenstenose oder bei der aortalen Bikuspidalklappe: Entscheidung durch das Vorliegen oder Fehlen von Zeichen der Aortenstenose (direkter Nachweis durch UKG). P. m. Herzspitze.

Aortendehnungston (6. Ton): Wie schon ausgeführt, konnten wir bis jetzt bei einer abrupten Dehnung des Anfangsteils der Aorta einen niederfrequenten Aortendehnungs*ton* mit dem p. m. in der Aorten- und der Erb-Region nachweisen, einen hochfrequenten Aortendehnungs*klick* nur einmal bei einer Aorteninsuffizienz (s. oben Ursachen). Sie sind durch ihre Frequenz leicht unterscheidbar, durch ihre Lokalisation wohl auch, aber weniger gut (s. oben Charakteristika): Der Klick ist über der Spitze besser zu hören als der Ton. Man muß jedoch darauf hinweisen, daß der Aortendehnungston später auftritt als der Klick, was ein Anhaltspunkt dafür könnte, daß der Ton vielleicht nicht im Anfangsteil der Aorta entsteht, sondern erst in den von der Aorta abgehenden Gefäßen, wobei der Ton aber über der Basis des Herzens gut zu hören ist (über diese Problematik s. S. 109 ff).

Mesosystolischser/endsystolischer Klick: Wenn auch der Frequenzcharakter derselbe ist, so sind doch die zeitlichen Verhältnisse so verschieden, daß eine Trennung eigentlich unproblematisch ist: Der frühsystolische Klick schließt sich an den 1. Ton an, der endsystolische ist kurz vor dem 2. Ton, der mesosystolische teilt die Systole in zwei ähnlich lange Phasen. Nicht selten gehen diese Klicks – meist bedingt durch einen Mitralklappenprolaps – zusätzlich mit einem endsystolischen Geräusch einher (s. S. 117 ff).

Hinweis

Der Nachweis eines Aortenklappenöffnungsklicks beweist bei einer Aortenstenose, daß die Klappe noch beweglich ist und nicht hochgradig verkalkt. Er ist deshalb in praxi oft ein Zeichen einer angeborenen Aortenklappenstenose und auch ein Zeichen dafür, daß dies keine sub- oder supravalvuläre Aortenstenose ist.

Kann man eine Aortenstenose nicht als Ursache dieses Klicks finden, so gestattet sein Nachweis die Diagnose einer bikuspidalen Aortenklappe oder eines Aortendehnungsklicks, der aber ein hyperkinetisches Herz-Kreislauf-System zur Grundlage haben muß, wodurch eine Schleuderbewegung der Pars ascendens aortae verursacht wird. Diese Ursache eines Aortenklicks ist u. E. viel seltener als die eines Aortendehnungs*tons* (S. 116), dem offenbar derselbe Pathomechanismus zugrunde liegt. Der Pulmonalklappenöffnungsklick kommt typischerweise oft bei einer leichten oder mittelschweren Pulmonalstenose vor, nicht aber bei einer schweren Pulmonalstenose mit einem Ventrikeldruck von über 70 mmHg, weil die Klappe dann unbeweglich ist.

Ein Pulmonaldehnungsklick ist Ausdruck einer sehr starken systolischen Schleuderbewegung des Anfangsteils der A. pulmonalis, vor allem beim schweren pulmonalen Hochdruck, bei einem großen Schlagvolumen des rechten Ventrikels (z. B. manchmal bei einem sehr großen Vorhofseptumdefekt) oder einer idiopathischen Pulmonalisektasie; auch bei Jugendlichen mit einem hyperkinetischen Kreislauf soll dieser Klick gelegentlich zu beobachten sein.

Meso- und end(spät)systolische Klicks
(Abb. **40, 41, 79**)

Definition

> Es handelt sich auch hier meist um typische hochfrequente Klicks, aber auch Klacks (s. unten bei Klang), die in der Mitte oder der zweiten Hälfte der Systole auftreten. Oft ist es nur *ein* Klick, manchmal aber können zwei oder mehrere Klicks gehört werden.

Pathophysiologie, Ursachen und Vorkommen

Nie physiologisch, aber sehr verschiedene Pathomechanismen.

1. Valvulärer Klick durch die Mitral- oder Trikuspidalklappe auf dem Boden eines Klappenprolapses (Abb. **40**; s. auch S. 242 ff): Diese valvuläre Ursache spielt mit Abstand die größte praktische Rolle, und zwar an der Mitralklappe. Dieser Klick entsteht dadurch, daß sich die Klappe im Prinzip zwar wie normal schließt, aber daß zusätzlich das myxomatös veränderte und vergrößerte hintere oder/und vordere Segel oder ein Teil davon sich aufbläht und in den linken Vorhof prolabiert. Durch diese zusätzliche und etwas verspätete Anspannung eines Teils der Segel entsteht nach dem 1. Ton ein weiterer Ton = Klick in der Mitte oder am Ende der Systole. Der Entstehungsmechanismus ist somit dem des Mitralöffnungstons bei einer Mitralstenose (auch dem Aortenklappenöffnungsklick) sehr ähnlich, nur in umgekehrter Richtung, in der Kammersystole und nicht der Diastole. Die Tatsache, daß manchmal mehrere Klicks nacheinander zu hören sind, wird damit erklärt, daß einzelne Partien eines Segels nacheinander prolabieren. Auf einen Klick bei einem Mitralklappenprolaps folgt oft ein endsystolisches Geräusch unmittelbar danach. Die genaue zeitliche Lokalisation – und die Ausbildung eines Klicks überhaupt – hängt von der Füllung des linken Ventrikels ab: Je geringer sie ist, desto stärker ist der Prolaps, desto schneller bildet er sich aus, desto rascher = früher erfolgt der Klick, wodurch das frühere Auftreten des Klicks im Stehen (im Vergleich zum Lie-

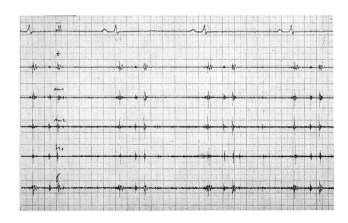

Abb. **40** Mesosystolischer Klick bei Mitralklappenprolaps.

gen) oder auch im Inspirium (im Vergleich zum Exspirium) zu erklären ist.

2. Extrakardialer Klick bei abgelaufener Perikarditis und Pleuroperikarditis bzw. pleurokardialen Verwachsungen (durch Reiben aufgerauhter Perikardblätter, S. 246, 296 f), beim kleinen linksseitigen Pneumothorax (Abb. **41**) sowie bei thorakokardialem Reiben (durch Thoraxdeformitäten, Herzverlagerung, Mediastinalemphysem, Fehlen des Perikards): Die Klicks sind zwar im Prinzip von den valvulären nicht unterscheidbar, weisen aber doch nicht selten kleine Unterschiede auf (s. unten Charakteristika und Differentialdiagnose). Diese extrakardialen Klicks sind viel seltener als die valvulären, waren aber bis zur Entdeckung des Mitralklappenprolaps durch Barlow u. Mitarb. (1968) als alleinige Ursache aller mesosystolischen Klicks angesehen worden.

Wenn mehrere, sogar reihenweise Klicks auftreten, können sie zu einem knisternden Geräusch

verschmelzen, vor allem, wenn sie mit einem Austreibungsgeräusch kombiniert sind (Aorten- und Herzwandaneurysma [Abb. **55**], Pulmonalarteriendilatation [Abb. **54**]).

3. Intrakardiale, nichtvalvuläre mesosystolische Klicks sind eine ausgesprochene Rarität. Sie sind u. W. bis jetzt bei Aneurysmen des Vorhofseptums und der Pars membranacea des Ventrikelseptums (Hurst 1990*), aber auch bei prolabierenden Klappenvegetationen und rupturierten verkalkten Chordae tendineae beschrieben (Bank u. Mitarb. 1992).

Charakteristika und Diagnose

> Immer typische Klicks oder Klacks (s. unten bei Frequenz) in der Mitte oder gegen Ende der Systole – ausnahmsweise auch in der frühen Diastole (s. unten und Abb. **41**).

Lokalisation: *Mitralklappenprolaps:* p. m. Mitralregion, z. T. sehr eng umschrieben, z. T. bis zum Sternum hörbar, am besten Exspirium, evtl. besser im Sitzen oder Stehen (S. 86 und 242 ff). *Trikuspidalklappenprolaps* (S. 248): Trikuspidalregion, inspiratorisch lauter oder nur dann. –

Pleuroperikardial: an jeder Stelle am Herzen, meist jedoch am linken Herzrand, besonders spitzennah.

Thorakokardial: je nach Ursache bzw. Lokalisation (s. oben bei Extrakardialer Klick), z. B. präsystolisch über der Trikuspidalregion (S. 107).

Lautheit: 1/6 bis zu maximaler Lautstärke, d. h. Hören auf Distanz. Letzteres kommt eher bei pleurokardialen Klicks und Klacks vor, u. a. bei einem kleinen linksseitigen Pneumothorax (Abb. **41**), wobei der Klick (Klack) durch kleine Bewegungen, Lagewechsel oder Atmung die Lautheit sehr verändern kann, bis zum Verschwinden. Die pleuroperikardialen Klicks/Klacks werden inspiratorisch typischerweise lauter. Auch beim Klappenprolaps kann die Lautstärke des Klicks (wie auch des evtl. dazugehörigen Geräuschs) von Tag zu Tag wechseln und für längere Zeit unhörbar sein.

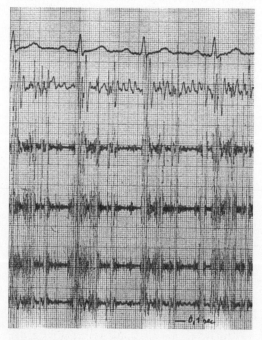

Abb. **41** Mesosystolischer Klick, z. T. auch Geräusch, ferner 1–2 hochfrequente, laute, frühdiastolische Klicks bei kleinem Spontanpneumothorax links. Auskultatorisch, linker Herzrand: Knistern, z. T. sogar Krachen, das von dem Patienten auch gehört wurde und je nach Atemphase und Lage sich in der Art und Lautheit wesentlich änderte.

Zeitpunkt: Meso- bzw. Endsystole, mindestens 0,15 s nach dem 1. Ton, sehr selten frühdiastolisch (Abb. **41**).

Frequenz: Typischer Klick: hochfrequent, mit einer Frequenzdominanz bis zu ca. 500 Hz, sehr kurz („dünn"), „hart". Wenn ein mesosystolischer Klick laut ist, wie besonders bei pleurokardialer

Ursache, dann ist es mehr ein Klack = dumpfer, lauter, voller, sonorer, länger als ein typischer Klick.

Auskultationstechnik: Membran mit festem Anpreßdruck.

Differentialdiagnose

Erste Frage: Herzton? *Mitralöffnungston, weit gespaltener 2. Ton* oder *Aortendehnungston* können dem Klangeindruck vom systolischen Dreitakt eines mesoendsystolischen Klicks ähnlich sein. Entscheidend für die Abtrennung sind der unverkennbare Klang der Klicks bzw. Klacks, die atemabhängige Spaltung des 2. Tons, die Lokalisation der verschiedenen Töne bzw. Klicks, die Verkürzung des Abstands des Klicks vom 1. Ton im Stehen beim Mitralklappenprolaps und die dabei evtl. auftretende Verstärkung der Klicks, die zusätzlichen Auskultationsbefunde bei den angegebenen Erkrankungen.

Zweite Frage: Frühsystolische Klicks? Diese Frage ist durch das verschieden lange Intervall vom 1. Ton bis zum Klick in der Regel leicht entscheidbar.

Dritte Frage: Wenn meso-endsystolische Klicks, dann: valvulär oder extrakardial bzw. thorakokardial oder intrakardial? (s. oben und S. 297 f). Entscheidend können hier u. a. sein: Die Lokalisation, der evtl. erhebliche Lautstärkeunterschied durch Lagewechsel, die inspiratorische größere Lautheit am linken Herzrand beim pleuroperikardialen Klick im Gegensatz zum MKP-Klick in diesem Bereich. Außerdem: Beim Mitralklappenprolaps erfolgt der Klick im Stehen früher.

Vierte Frage: wenn valvulär, dann: Mitral- oder Trikuspidalklick? Diese ist in der Regel durch die Lokalisation des p. m. in Linkslage bzw. durch Inspiration oft leicht zu entscheiden. Außerdem ist zu bedenken, daß ein Trikuspidalklick ohne Mitralklick selten ist.

Hinweis

Meso-endsystolische Klicks können diagnostisch führende Zeichen sein. Sie beruhen meist auf einem Mitralklappenprolaps und sind dessen häufigster, allerdings nicht immer einziger Befund (S. 242 ff). Ein Trikuspidalklick ist viel seltener. Nicht häufig sind auch Klicks oder Klacks durch extrakardiale Ursachen, die wahrscheinlich die Folge von Rauhigkeiten an der Oberfläche des Herzens und der Pleura darstellen (S. 297 f). Ein interessanter Befund sind hier die sehr lauten Klicks – manchmal mit pleuroperikardialen Reibegeräuschen –, die bei einem kleinen linksseitigen Spontanpneumothorax entstehen können und die sofort – und oft schon auf Distanz – die sichere klinische Diagnose gestatten. Auf diese Weise kann die klinische Diagnose hier nicht nur einfacher und schneller sein, sondern sogar sicherer als die Röntgendiagnose, da der apikale Pneumothorax so klein sein kann, daß er bei der Routinedurchleuchtung und -aufnahme übersehen wird.

Die intrakardialen nichtvalvulären Klicks sind Raritäten.

Literatur

Barlow, J. B., C. K. Bosman, W. A. Pocock: Late systolic murmurs and nonejection (mid-late) systolic clicks. An analysis of 90 patients. Brit. Heart J. 30 (1968) 203–218

Bank, A. J., S. W. Sharkey, St. R. Goldsmith, D. Salerno, R. Asinger: Atypical systolic klicks produced by prolapsing mitral valve masses. Amer. J. Cardiol. 69 (1992) 1458–59

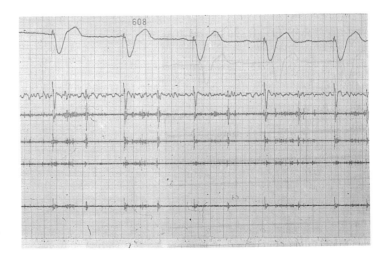

Abb. **42** Schrittmacherton, zeitgleich mit dem Schrittmacherimpuls.

Herztöne und -geräusche bei Schrittmachern
(Abb. 42)

Normalerweise treten nach einer Schrittmacherimplantation keine Auskultationsphänomene auf. Selten kann jedoch folgendes vorkommen:

Schrittmacherton
(Abb. 42)

Ätiologisch handelt es sich dabei um einen Muskelton der Skelettmuskulatur oder des Zwerchfells. Dieser entsteht durch einen elektrischen Stimulus in der Nähe des Batterielagers (M. pectoralis) oder in der Nähe der Elektrodenspitze im rechten Ventrikel (Interkostalmuskel oder Zwerchfellanteile), wenn nicht nur das Herz, sondern auch die angrenzende Muskulatur von der elektrischen Spannung erreicht wird. Dies kann durch eine unglückliche Lage der Elektrode zustande kommen, wenn diese dem Zwerchfell oder der Brustwand sehr nahe kommt. Die Patienten spüren diese Muskelzuckungen nur zum Teil. Durch eine Korrektur der Batterie bzw. der Elektrodenlage läßt sich die Störung leicht beseitigen.

Lokalisation: Das p. m. dieses Tons liegt dort, wo die Muskelzuckung festgestellt werden kann, also im Bereich des M. pectoralis oder – meist – der Interkostalmuskulatur.

Lautheit: Sie entspricht in der Regel der des normalen 1. Tons, d. h. ca. 3/6.

Zeitpunkt: Identisch mit dem elektrischen Stimulus des Schrittmachers und somit ca. 0,1 s vor dem 1. Herzton, der ja erst nach der Anspannungszeit auftritt.

Frequenz: Es handelt sich um einen typischen Muskelton, der nieder- oder niedermittelfrequent ist, ähnlich einem lauten 4. Herzton (S. 104 ff), oder auch einen 1. Ton, aber vielleicht etwas „präziser", härter.

Diagnose: Präsystolischer niederfrequenter Ton bei einem Schrittmacherträger zum Zeitpunkt des elektrischen Stimulus, mit dem p. m. im Bereich eines sich dabei kontrahierenden Muskels in der Nähe des Batterielagers oder der Interkostalmuskulatur bzw. des Zwerchfells in Höhe der Elektrodenspitze.

Beweis: Phonokardiogramm bei ein- und ausgeschaltetem (Überstimulation) Schrittmacher.

Differentialdiagnose: gespaltener 1. Ton oder ein 4. Ton (Vorhofton).

Systolisches Trikuspidalklappengeräusch

Bei manchen Schrittmacherträgern hört man in den ersten Wochen nach der Implantation mit dem p. m. in der Trikuspidalregion ein kurzes, nicht besonders lautes, sogar gelegentlich sehr leises systolisches, mittelfrequentes bis hochfrequentes Geräusch, das tonalen Charakter haben kann. Es ist dabei nicht immer ganz klar, ob es sich um eine minimale Trikuspidalinsuffizienz handelt, die durch eine Schlußunfähigkeit der Segelklappe – als Folge der Katheterlage – bedingt ist, oder um ein Katheterreibegeräusch an dieser Klappe. Das Geräusch kann zwar längere Zeit bestehenbleiben, auch intermittierend auftreten, verschwindet aber oft nach Tagen oder Wochen.

Endokardiales Reibegeräusch

Besonders bei relativ starren Schrittmachersonden, aber auch bei weichen Kathetern kann man selten einmal ein lautes Reibegeräusch feststellen. Ursächlich wird es auf ein Reiben der Katheterspitze am Endokard oder aber auch an der Trikuspidalklappe bezogen; wahrscheinlich hat es nichts mit einer lokalen Ausbeulung des Myokards und einer dadurch bedingten mechanischen Irritation der Perikardblätter bzw. einem perikardialen Reiben zu tun. Das p. m. dieses Reibegeräusches ist nicht immer genau zu lokalisieren; es kann von der Herzmitte bis zur Katheterspitze reichen. Seine Lautheit differiert sehr, auch bei demselben Patienten; es kann sehr laut sein und bis zu 4/6 betragen. Sein Geräuschcharakter ist dem perikardialen Reibegeräusch sehr ähnlich und nicht immer einfach von diesem zu unterscheiden. Folgende Kriterien unterscheiden es aber von einem perikardialen Reibegeräusch: Es ist meist *nur* systolisch und jedenfalls in dieser Phase am lautesten, was bei der Perikarditis mit Sinusrhythmus unüblich ist (meist präsystolisch auch gut hörbar, inspiratorisch hier sogar oft am lautesten).
Inspiratorisch wird es auch nicht lauter – wie das Perikardgeräusch –, und es ist häufiger wie das Perikarditisgeräusch nicht nur knarrend oder reibend, sondern auch zusätzlich tonal.

Perforationsgeräusch

Eine Myokardperforation durch die Schrittmachersonde ist extrem selten und kam fast nur bei den ersten relativ starren Kathetern vor. In der Regel verursacht sie keine dramatischen Erscheinungen und wird von dem Patienten nicht immer bemerkt, es sei denn durch Ziehen oder Stechen an der Perforationsstelle – vorausgesetzt, daß es zu keiner Perforationsblutung und Herztamponade kommt. Das Geräusch wird hervorgerufen durch das Kratzen der perforierten Katheterspitze an der Thoraxwand bei der Herzbewegung. Man hört ein Geräusch, das dem perikardialen Reiben oder endokardialen Schrittmacherreiben ähnlich ist bezüglich Lokalisation, Lautstärke und Klang. Es klingt aber ausgesprochen ohrnah und eindringlich kratzend, im Zweier- oder Dreierrhythmus. Wegen seiner doch eindrucksvollen „Ohrnähe" und seines intensiven kratzenden Klangs wird es als etwas Besonderes empfunden, und die Diagnose wird deshalb leicht gestellt, auch wenn es der Perikarditis ähnlich ist.

Herztöne und -geräusche bei Klappenprothesen
(Abb. **43, 44**)

Bei *allen Klappenprothesen* kann es durch Nahtinsuffizienzen zu einem paravalvulären Leck kleineren oder größeren Ausmaßes kommen, insbesondere zu einer Aorteninsuffizienz.

Bioprothesen

Wenn heute Bioprothesen verwendet werden, handelt es sich um Aortenklappen von Schweinen. Diese verursachen in der Regel keine zusätzlichen Töne, doch hört man gelegentlich einen Mitralklappenöffnungston in Mitralposition und in Aortenposition meist ein systolisches, relativ rauhes Aortendurchflußgeräusch, als Zeichen dafür, daß die Strömungsverhältnisse doch nicht optimal sind. Oft degenerieren diese Bioprothesen in einigen Jahren, wodurch dann eine Klappeninsuffizienz resultiert. Bei Einrissen ist nicht selten ein tonales (musikalisches) Insuffizienzgeräusch zu hören.

In Aortenposition wird der A_2 im Laufe der Jahre durch die einsetzende Fibrosierung in Richtung eines hochfrequenteren, härteren Tons verändert.

Kugel- oder Ballprothesen

Diese Art von Prothesen werden heute praktisch nicht mehr eingebaut, doch wird man immer wieder Patienten mit solchen Klappen zu untersuchen und zu beurteilen haben.

Bei dieser Art von Klappenprothesen findet sich eine metallene Kugel als Ventil in einem Käfig und wird bei der Systole und Diastole hin und her

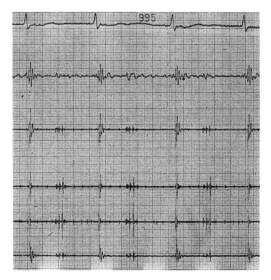

Abb. **43** M_1 und 2 frühdiastolische Mitralöffnungsklicks durch eine Björk-Shiley-Klappe in Mitralposition. Leiser A_2.

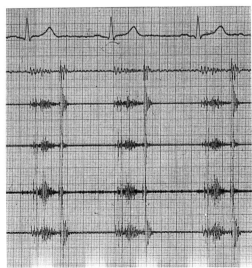

Abb. **44** Mehrere frühsystolische Aortenklappenöffnungsklicks durch eine Björk-Shiley-Klappe in Aortenposition. Außerdem: mesosystolisches Aortendurchflußgeräusch.

geschleudert, wobei jedesmal durch Anschlagen an den Käfig ein Ton entsteht.

In Mitralposition kommt es zu einem Klappenschlußton entsprechend dem normalen 1. Ton; allerdings ist dieser Ton wesentlich lauter (6/6 und manchmal auf Distanz hörbar und für den Patienten sehr störend), metallisch hart und fast klickartig. Der 2. Ton (= Aorten- und Pulmonalklappenschluß) ist normal. Bei der Klappenöffnung in der frühen Diastole entsteht ein Klappenöffnungston entsprechend dem bei einer Mitralstenose. Bei einem lauten Öffnungston ist u. U. ein zusätzliches frühdiastolisches von einem mesodiastolischen Geräusch akustisch nicht unterscheidbar. Die Mitralöffnungszeit beträgt dabei 50–150 ms; ist diese größer oder kleiner oder schwankt sie bei einem regelmäßigen Sinusrhythmus um mehr als 20–30 ms, dann besteht der starke Verdacht auf einen Defekt an der Klappe. Es kann vorkommen, daß bei diesen Klappen in dieser Position ein systolisches Austreibungsgeräusch am linken Sternumrand hörbar wird, was wahrscheinlich dadurch zustande kommt, daß die Kugelprothese in die Ausflußbahn hineinragt.

Ein Mitralinsuffizienzgeräusch oder -stenosegeräusch ist nicht normal. Besonders bemerkenswert ist die wiederholt gemachte Beobachtung, daß ein leises Mitralinsuffizienzgeräusch, ja sogar das Fehlen eines solchen eine schwere Mitralinsuffizienz nicht ausschließt (gilt für alle Prothesen). Was der Grund hierfür ist, ist nicht klar, aber – abgesehen von einer bestimmten zum Hören ungünstigen Richtung des Jets – könnte dabei ein rein akustisches Problem eine Rolle spielen: Der Klappenschlußton = 1. Ton ist sehr laut, so daß es zu einer Verdeckung des systolischen Geräusches kommt, mehr oder weniger deutlich.

Die häufigste Ursache einer leichten Mitralinsuffizienz ist – dies gilt für jede prothetische Klappe –, nicht so sehr ein Schaden am Ventil oder dessen Dislokation, sondern ein paravalvuläres Leck durch eine Nahtinsuffizienz bei schlechten Gewebeverhältnissen (Verkalkung).

In Aortenposition entspricht der 1. Ton dem normalen 1. Ton, wogegen der A_2 von der Kugelklappe gebildet wird, also abnorm laut und klickartig ist. Zusätzlich entstehen ein oder mehrere Klappenöffnungsklicks – 0,06–0,07 s nach dem 1. Ton – durch das Hin- und Herschleudern der Kugel im Käfig. Wie der Aortenöffnungsklick bei der Aortenstenose sind diese meist auch am lautesten über der Herzspitze zu hören. Durch Turbulenzen, die sich wegen dieser Klappe bilden, ist meist auch ein systolisches Aortenaustreibungsgeräusch zu

hören, während ein diastolisches Aorteninsuffizienzgeräusch immer pathologisch ist, im Sinne einer Aorteninsuffizienz durch ein paravalvuläres Leck (nicht selten).

Scheibenprothesen
(Abb. **43, 44**)

Wenn bei diesen Klappen auch prinzipiell dieselben Zusatztöne und Geräusche vorkommen können, so gibt es doch zwei wesentliche Unterschiede, vor allem bei nichtmetallischen Scheibenprothesen: Die von ihnen erzeugten Töne unterscheiden sich von den normalen Tönen bezüglich der Lautstärke und des Klangs wenig, und Klappenöffnungstöne treten nicht immer auf, auch wenn diese zweifellos in Mitral- (diastolisch, Abb. **43**) und Aortenposition (systolisch, Abb. **44**) ein- und mehrfach vorkommen können; auch ein diastolisches Geräusch an der Mitralklappe ist möglich, aber keineswegs obligat.

Hinweis

Da bei künstlichen Herzklappen Öffnungstöne und systolische wie diastolische Geräusche normal auftreten und da sich diese bei Klappenfehlfunktionen verändern können (neue Töne und Geräusche, Änderung der Lautstärke von Tönen und Geräuschen, Änderung der Klappenöffnungszeiten), ist es ratsam, nach Operationen ein Phonokardiogramm anzufertigen und den Auskultationsbefund sorgfältig zu protokollieren. Zwar ist ein kleines, postoperativ schon feststellbares paravalvuläres Leck an der Mitral- oder Aortenklappe kein Unglück (kleine Nahtinsuffizienz), aber andererseits ist bekannt, daß ein leises Mitralinsuffizienzgeräusch bei einer Mitralklappenprothese Ausdruck einer schweren Mitralinsuffizienz sein kann. Durch eine Dislokation oder einen Defekt an der Klappe, vor allem aber durch eine Thrombosierung können lebensbedrohliche Komplikationen eintreten (akute Lungenstauung, Herzinsuffizienz, Low-output-Syndrom), deren Ursache auch durch ein Doppler-UKG nicht immer einfach feststellbar ist, obwohl dies in solchen Fällen die beste technische Hilfe ist; eine phonokardiographische Kontrolle kann deshalb sehr nützlich sein, wenn ein Ausgangsbefund vorliegt. Grundsätzlich ist jede Verschlechterung des Herzens bei einer Klappenprothese auf eine Fehlfunktion verdächtig. Eine akute Herzinsuffizienz beruht meist entweder auf einer Thrombosierung der Klappe oder einer Ruptur.

Neben Klappenfehlfunktionen kann es auch zu konservativ schwer zu beherrschenden bakteriellen Endokarditiden kommen. Jedes Fieber ist bei Trägern einer Klappenprothese daraufhin verdächtig (Blutkultur, Klappenvegetationen im UKG?). – Letztlich ist auch an eine hämolytische Anämie zu denken, die sich besonders bei Klappenfehlfunktionen entwickeln kann und früh an erhöhten LDH-Werten zu erkennen ist.

Herzgeräusche

Definition und allgemeine Ursachen

Herzgeräusche sind ein Gemisch von hörbaren Schwingungen (Frequenzen), die entweder im Herzen selbst bzw. im Anfangsteil der Aorta oder der A. pulmonalis entstehen (intrakardiale Geräusche) oder an der Oberfläche des Herzens (perikardiale Herzgeräusche) bzw. in dessen unmittelbarer Nachbarschaft, als direkte Folge der Herztätigkeit (extrakardiale Herzgeräusche).

Die Herzgeräusche unterscheiden sich von den Herztönen durch den anderen Entstehungsmechanismus (s. dort und hier unter Pathophysiologie) und akustisch durch die längere Dauer der Schwingungen.

Klassifizierung

(Hinweise zu ihrer Bewertung s. S. 153)
Herzgeräusche kann man unter folgenden Gesichtspunkten betrachten und einteilen:

1. **Zeitliches Auftreten und Ablauf:**
   systolische, diastolische und kontinuierliche Geräusche mit verschiedenartigem Ablauf (s. spezielle Kapitel);

2. **Entstehungsart:**
   a) intrakardial,
   b) perikardial,
   c) extrakardial (s. unten Physiologie);

3. **Entstehungsort:**
   a) intrakardial:
      valvulär (mitral, aortal, trikuspidal, pulmonal), intraventrikulär bzw. infravalvulär (in der Ausflußbahn, wie z. B. bei der hypertrophen obstruktiven Kardiomyopathie);
   b) supravalvulär (supravalvuläre Aortenstenose);
   c) Shuntverbindungen (s. unten);
   d) perikardial,
   e) extrakardial (z. B. kardiorespiratorisches Geräusch usw. (s. unten Physiologie);

4. **Entstehungsmechanismus:**
   a) Austreibungsgeräusche (systolisches Geräusch an der Aorten- und Pulmonalklappe, im Ausflußtrakt),
   b) Rückflußgeräusche (diastolisches Geräusch an der Aorten- oder Pulmonalklappe, systolische Geräusche an der Mitral- und Trikuspidalklappe);
   c) Einflußgeräusche (diastolisches Geräusch an der Mitral- und Trikuspidalklappe);
   d) Shuntgeräusche (Ventrikelseptumdefekt, perforiertes Sinus-aortae-Aneurysma, Offener Ductus arteriosus (Botalli), Koronarfisteln, pulmonale arteriovenöse Fisteln);
   e) Reibegeräusche (die verschiedenen perikardialen Geräusche und das externe Pulmonalisgeräusch, s. dort);

5. **Klang:**
   a) Lautheit;
   b) Frequenz;
   c) Rauhigkeit und Schärfe;
   d) nichttonale und tonale (musikalische) Geräusche.

6. **Bedeutung** (s. auch Bewertung S. 154): Organisch oder funktionell bzw. pathologisch oder physiologisch und/oder harmlos oder bedeutsam.
   Am häufigsten wird zwischen organisch und funktionell unterschieden. Aber man sollte sich dabei im klaren sein, daß der Begriff funktionell Schwierigkeiten bereiten kann: Ein funktionelles Geräusch kann auch pathologisch sein, wie z. B. ein lautes systolisches Pulmonalisgeräusch bei einem Vorhofseptumdefekt ohne Pulmonalklappenstenose, oder ein Stenosegeräusch an den AV-Klappen kann

funktionell sein, wie z. B. im Gefolge einer großen Mitral- oder Trikuspidalinsuffizienz. Man müßte deshalb eigentlich unterscheiden zwischen harmlosen funktionellen und pathologischen funktionellen Geräuschen.

In der englischsprachigen Literatur werden harmlose systolische Austreibungsgeräusche von der Aorta oder der A. pulmonalis, denen kein wesentlicher pathologisch-organischer Befund zugrunde liegt, oft als „flow murmur" bezeichnet. Für absolut als harmlos betrachtete Geräusche wird das Wort „innocent" (unschuldig) verwendet, ohne daß man sich über die eigentliche Ursache lange den Kopf zerbricht. Aber ein „unschuldiges" Geräusch könnte auch einmal pathologisch, ja organisch bedingt sein, wie z. B. bei einer geringgradigen Mitralinsuffizienz bei einem Mitralklappenprolaps.

Das Adjektiv akzidentell (= zufällig) ist völlig entbehrlich und u. E. nur verwirrend. Es wurde und wird verschieden verstanden (funktionell oder unklar), allerdings immer als „unwesentlich" betrachtet.

Man kann heute Ort, Ursache und Bedeutung eines jeden Geräusches abklären, notfalls mit technischen Untersuchungen. Das ist das Wesentliche, nicht die Bezeichnung eines Geräusches.

Physiologie, Pathophysiologie und Vorkommen

Intrakardiale Herzgeräusche: Sie bilden den weitaus größten Teil der Herzgeräusche. Sie entstehen durch Turbulenzen, d. h. Wirbelbildungen der Blutströmung, wenn der harmonische Verlauf der Blutströmung, der laminare Blutfluß, gestört wird. Dies ist immer und vorwiegend dann der Fall, wenn ein Mißverhältnis besteht zwischen Blutströmungsgeschwindigkeit (abhängig vom Druck und von der Kontraktionsgeschwindigkeit), Schlagvolumen und Viskosität einerseits und der anatomischen Struktur der Strombahn andererseits. In seltenen Fällen kann auch der Aufprall eines Jets auf eine Herz- oder Gefäßwand zu Wirbelbildungen und so zu Geräuschen führen. Somit können also beim Entstehen der intrakardialen Herzgeräusche die genannten *hämodynamischen, funktionellen Faktoren* (mit)verantwortlich sein.

Andererseits können aber auch vorwiegend oder ausschließlich *primär organische Faktoren,* d. h. Änderungen der Strukturen, zur Entstehung von Geräuschen beitragen.

Daraus läßt sich weiter schließen, daß Geräusche sowohl bei Herzgesunden wie bei Herzkranken vorkommen können. Während man bei der Mehrzahl der völlig herzgesunden Erwachsenen keine Geräusche hören kann, sind bei jungen und alten Menschen oft systolische Geräusche an der Pulmonal- bzw. Aortenklappe hörbar: bei den ersteren vorwiegend wegen der hohen Blutströmungsgeschwindigkeit, bei den letzteren wegen gewisser Versteifung der Taschenklappen und Erweiterung der Pars ascendens aortae (relative Stenose).

Die kritischen Stellen zur Entstehung von Wirbeln sind vor allem die Herzklappen, besonders die Aorten- und Pulmonalklappe. Wirbel entstehen aber in erster Linie durch Stenosen – seien es relative (im Verhältnis zu Schlagvolumen und Blutströmungsgeschwindigkeit) oder absolute Stenosen – bzw. bei abrupten Weitenänderungen. Auch die Klappeninsuffizienzen sind Stenosegeräusche, denn: Für die Blutströmung bei einer Klappeninsuffizienz bedeutet der Klappendefekt ja nichts anderes als auch eine Stenose, allerdings in der umgekehrten Stromrichtung und zu einer anderen Zeit als bei der eigentlichen Klappenstenose. Dasselbe gilt auch für die Shuntgeräusche. Auch die harmlosen funktionellen Geräusche sind letztlich Stenosegeräusche, wenn auch nicht durch pathologische Verengerungen, sondern nur durch relative Stenosen oder durch Unebenheiten der Ausflußbahn – im Verhältnis zu Blutströmungsgeschwindigkeit, Schlagvolumen und Viskosität.

Neben den Wirbelbildungen durch Stenosen können intrakardial auch *Wirbelbildungen und Geräusche durch den Aufprall eines Jets* entstehen, besonders bei hochgradigen Stenosen und hohem Druck. Dies kann sogar zu organischen Veränderungen an der Stelle des Aufpralls führen, wie man es besonders an der Ventrikelwand bei einer Aorteninsuffizienz kennt.

Die **perikardialen und extrakardialen Geräusche** sind mechanisch bedingte Reibegeräusche, die perikardial, pleuroperikardial, thorakokardial (S. 150 f) entstehen oder durch vehementen Lufteinstrom in die peripheren, herznahen Bronchen (kardiorespiratorische Geräusche, s. speziellen Abschnitt S. 152 und Abb. **56, 57**). Man darf zu diesen Geräuschen auch das Reibegeräusch durch einen Schrittmacherkatheter im Inneren des Herzens zählen. Wenn es auch anatomisch intrakardial entsteht, so ist es doch letztlich extrakardial bedingt.

Elementare Merkmale der Herzgeräusche

Lautheit

Die Lautheit der Geräusche wird bei der Auskultation üblicherweise in 6 **Grade** eingeteilt:

1/6 = sehr leise, nur mit Mühe und meist erst nach einigem Hinhören feststellbar;
2/6 = leise, aber sofort hörbar;
3/6 = mäßig laut;
4/6 = laut;
5/6 = sehr laut;
6/6 = sehr laut und mit oder ohne Stethoskop bereits im Abstand von einigen Zentimetern von der Brustwand hörbar (Distanzgeräusch).

Für die Lautheit eines Geräuschs oder eines Tons sind eine Reihe von **Faktoren** verantwortlich:
Zahl der Wirbel am Entstehungsort und dafür sind

verantwortlich: Schlag- bzw. Durchflußvolumen, Geschwindigkeit der Blutströmung, Viskosität und Ausmaß der Strukturänderung bzw. einer Stenose. – Bei einem Low-output-Syndrom durch Kollaps, Schock, Herzinsuffizienz, mehreren Herzfehlern oder hochgradiger Tachykardie können deshalb selbst schwere Herzfehler nur sehr leise Geräusche verursachen oder sogar unhörbar werden und erst bei Besserung der Herz- und Kreislaufdynamik wieder vernehmbar sein.

Entfernung des Entstehungsorts bis zur Thoraxwand bzw. zum Stethoskop: Je weiter der Abstand, je leiser das Geräusch. – Manche Töne und Geräusche über der Herzspitze können nur in Linkslage gehört werden, wenn die Herzspitze der Thoraxwand besser anliegt.

Bedingungen der Leitung für das Geräusch vom Entstehungsort zur Thoraxwand bzw. zum Stethoskop: in der Systole besser als in der Diastole, in Richtung der Blutströmung besser, im Gewebe des Herzteils, in dem das Geräusch entsteht, besser als in dem angrenzenden anderen Teil. Umgebende Luft, d. h. ein Emphysem, oder Flüssigkeit in Pleura oder Perikard oder eine dicke Thoraxwand durch Muskulatur oder Fett verschlechtern die Leitung und schwächen Töne und Geräusche ab.

Frequenz des Geräuschs: Hochfrequente Geräusche sind prinzipiell leiser als niederfrequente, aber leise niederfrequente Geräusche werden von unserem Gehör schlechter registriert als ein hochfrequentes gleicher Amplitude, d. h. gleicher Intensität.

Verdeckungseffekt: Ein kurzes Geräusch unmittelbar vor oder nach einem lauten Ton oder einem anderen lauteren Geräusch oder ein gleichzeitig vorhandenes leiseres Geräusch anderer Ursache kann oft nicht wahrgenommen werden.

Stethoskop: Wenn das Stethoskop als Ganzes bzw. Trichter, Membran oder Schlauch dem Frequenzspektrum des Geräuschs nicht adäquat ist oder wenn der Auflagedruck nicht entsprechend ist oder wenn die Oliven des Ohrbügels nicht optimal im Gehörgang sitzen, dann kann u. U. ein Geräusch schlecht oder nicht wahrgenommen werden.

Das *Gehör,* die *Erfahrung* und die *Konzentration* des Untersuchers sind weitere Faktoren.

Die Objektivierung der absoluten Lautheit ist auch mit dem objektiven Phonokardiogramm nicht möglich, höchstens eine **Abschätzung** der relativen Lautheit verschiedener Geräusche oder Töne im Verhältnis zueinander bei derselben Registrierung. Mit der von uns verwendeten Phonoanalyse wird die Lautheit gemessen und automatisch ermittelt.

Hinweis: Die Lautheit ist von einer Reihe von Faktoren abhängig und deshalb nicht immer ein Maß für die Schwere einer Stenose bzw. eines Herzfehlers. Besonders zu beachten ist, daß eine kleine Stenose zwar nur eine relativ kleine Zahl von Wirbeln hervorruft und damit auch nur ein leises Geräusch, aber bei den schwersten Stenosen kann dasselbe der Fall sein, weil das Durchflußvolumen klein ist und deshalb auch nur eine relativ kleine Zahl von Wirbeln entstehen kann, auch wenn die hohe Durchflußgeschwindigkeit gegensätzlich wirkt und somit u. a. auch die Frequenz des Geräuschs höherfrequent macht als bei der leichten Stenose (dies ist besonders bei der Beurteilung der arteriellen Gefäßgeräusche wesentlich).

Man sieht daraus, daß die absolute Lautheit kein entscheidender diagnostischer Faktor ist für die quantitative Diagnostik. Auch für die qualitative Diagnostik – Art des Herzfehlers, Ursache des Geräuschs – ist die absolute Lautheit nur von begrenztem Wert, allerdings nicht ganz bedeutungslos. Zumindest kann man sagen, daß ein lautes Geräusch von 4/6 oder lauter bei Erwachsenen praktisch immer einen organischen Ursprung hat, also nicht funktionell oder physiologisch ist.

Das Fehlen eines Herzgeräuschs schließt einen Herzfehler nie aus. Der Defekt kann so gering sein, oder die anderen oben genannten für die Lautstärke maßgeblichen Faktoren können so beschaffen sein, daß man die Geräusche einer Klappenstenose wie -insuffizienz nicht oder zeitweise nicht hören kann (auskultatorisch stumme Herzfehler).

Lokalisation

Der **Ort der größten Lautheit** eines Geräusches (Punctum maximum = p. m.) und sein Bezug zu den Regionen der Auskultation ist deshalb von Bedeutung, weil es regelhafte Beziehungen (wie immer mit Ausnahmen) zwischen dem p. m. und dem Ursprung eines Geräusches gibt. Doch ist für das p. m. nicht nur der Entstehungsort eines Geräusches von Bedeutung, sondern auch die Richtung der Blutströmung und die Leitungsqualität der Gewebe für das betreffende Geräusch bis zur Thoraxwand. Man wird deshalb z. B. die **Aortenfehler** in der Aortenregion in der Regel – aber nicht immer, wegen der verschiedenen Einflüsse – am besten hören, das systolische Aortengeräusch allerdings oberhalb und das diastolische unterhalb der Aortenklappe – entsprechend der Blutströmung. Bei den **Trikuspidalfehlern** ist es zwar generell auch so, doch liegt die Trikuspidalklappe so nahe an der vorderen Thoraxwand, daß das p. m. für die Trikuspidalstenose und das für die Trikuspidalinsuffizienz sehr nahe beieinander liegen –, am linken unteren Sternumrand. Allerdings ist – entsprechend der Stromrichtung – das p. m. des Geräuschs der Trikuspidalstenose eher mehr links vom p. m. der Trikuspidalinsuffizienz. – Bei der **Mitralstenose** sind die Hörbedingungen insofern sehr gut, als der Blutstrom auf die Herzspitze und damit auf die Thoraxwand und das Stethoskop zuläuft. Bei der **Mitralinsuffizienz** dagegen sind die örtlichen Bedingungen viel schlechter, weil die Mitralklappe hinter dem rechten Ventrikel liegt und die Blutströmung schräg nach dorsal in den linken Vorhof verläuft, wo die Abhörbedingungen auf der hinteren Thoraxwand durch die dazwischenliegende Lunge sehr schlecht sind. Deshalb ist das p. m. für die chronische Mitralinsuffizienz die Herzspitze, weil das systolische Geräusch noch relativ am besten über die Muskulatur des linken Ventrikels und das Blut zur Herzspitze geleitet wird, auch besser als direkt auf dem etwas näheren Weg über den rechten Ventrikel direkt nach vorne zur Thoraxwand (in Höhe der Mitralklappe).

Das Geräusch der **Perikarditis** kann über dem ganzen Herzen, besonders aber oder allein – und dies nicht selten – nur in der Trikuspidalregion gehört werden, weil dort kein Lungengewebe das hochfrequente Geräusch „verschluckt".

Die **Ausbreitung** eines Geräusches ist diagnostisch manchmal nicht unwichtig. Sie hängt von der Lautstärke, aber auch vom Ort der Entstehung und den Leitungsbedingungen für das betreffende Geräusch oder einen Ton entscheidend ab (wird bei den Herzfehlern besprochen). Eine **Objektivierung** der Lokalisation ist nicht möglich, aber auch nicht erforderlich.

Hinweis: So einfach in den meisten Fällen es auch ist, den Ort der größten Lautheit rasch und sicher festzustellen und auf eine bestimmte Abhörregion und damit auch auf einen bestimmten Ursprungsort zu beziehen, so können doch Schwierigkeiten auftreten:

1. Zum Beispiel läßt sich das p. m. eines Geräusches nicht genau lokalisieren; es ist im Gebiet von 2 Regionen ungefähr gleich laut. Dies kann z. B. bei einer Mitralinsuffizienz vor-

kommen, wenn das Herz nicht groß ist und die Lautheit über der Spitze oder der Trikuspidalregion oder der Erb-Region gleich ist; meist läßt sich durch Linkslage die Situation klären.

2. Das p. m. eines bestimmten Herzfehlers ist nicht an dem typischen Ort und kann deshalb fälschlicherweise auf einen anderen Herzfehler bezogen werden. Beispiel: Die Aortenstenose hat gelegentlich ihr p. m. über der Spitze und nicht über der Aortenregion. Oder: Die akute Mitralinsuffizienz hat ihr p. m. nicht wie üblich bei diesem (chronischen) Herzfehler über der Mitralregion, sondern in der Erb- oder der Aortenregion.

3. Wenn die Lautheit am p. m. über 4/6 beträgt, so wird ein Geräusch nicht nur laut, sondern fast immer auch rauh, gleichgültig welcher Ursache und gleichgültig wie es typischerweise ist. Dies kann z. B. bei einer Mitralinsuffizienz so sein oder auch bei einer Trikuspidalinsuffizienz, ja sogar bei einer Aorteninsuffizienz. Diese Herzfehler klingen dann alle ähnlich wie eine Aortenstenose.

4. Wenn ein so lautes, rauhes Geräusch am p. m. vorliegt, ist es nicht möglich, am p. m. das ganze Frequenzspektrum auskultatorisch zu erfassen, sondern nur die lautesten Frequenzen, und das sind die niederen. Um zu erfahren, inwieweit die hohen Frequenzen eine Rolle spielen, was für die Beurteilung der Schwere des Fehlers maßgeblich ist, muß man den Anteil der hohen Frequenzen kennen. Dies ist manchmal dadurch möglich, daß man auch das Geräusch an seinen leiseren Stellen auskultiert, z. B. das Geräusch bei der Aortenstenose über dem linken unteren Sternumrand, oder daß man durch kräftigen Druck mit der Membran die niederen Frequenzen und damit auch die Rauhigkeit mehr oder weniger ausschaltet.

Zeitpunkt (zeitliches Auftreten) und zeitlicher Ablauf

Diese Merkmale sind unten in einem besonderen Abschnitt dieses Kapitels besprochen (Ergänzungen), da es sich hierbei nicht nur um einen sehr umfangreichen Stoff, sondern auch um eine wichtige qualitative (diagnostische und differentialdiagnostische) und quantitative Aussage handelt.

Je nach der Art der Herzerkrankung, die ein Geräusch verursacht, entstehen die Geräusche in der

Ventrikelsystole (z. B. Aortenstenose), in der *Diastole* (z. B. Aorteninsuffizienz), in *Systole und Diastole,* aber getrennt voneinander durch den 2. Ton (z. B. kombiniertes Aortenvitium), oder sie sind *kontinuierlich.* Letzteres bedeutet nicht, daß das Geräusch während der ganzen Systole und Diastole vorhanden sein muß, sondern nur, daß es mit dem Ende der Systole (= 2. Ton) nicht beendet ist, sondern kontinuierlich in die Diastole hineinreicht. Im Herzen gibt es kontinuierliche Geräusche nur bei einem Shunt zwischen dem Hoch- und Niederdrucksystem und nur dann, wenn auch in der Diastole genügend Blut fließt, also z. B. beim üblichen offenen Ductus arteriosus (Botalli), aber nicht beim Ventrikelseptumdefekt. Bei den peripheren Gefäßen kommt das kontinuierliche Geräusch sowohl bei einem Shunt zwischen Arterie und Vene vor, aber auch (selten) bei hochgradigen arteriellen Stenosen (wenn bei genügendem Durchflußvolumen in der Diastole noch ein großer Druckgradient besteht) und bei normalen Venengeräuschen am Halse.

Bei den systolischen Geräuschen kann der zeitliche Ablauf pansystolisch, mesosystolisch, frühsystolisch oder endsystolisch sein. Bei den diastolischen Geräuschen unterscheidet man frühdiastolische, mesodiastolische und präsystolische Geräusche (Näheres s. bei der speziellen Besprechung der Geräusche).

Für den Ablauf eines Geräusches (crescendo, decrescendo, band- und spindelförmig) sind Art und Schwere des Defekts verantwortlich (s. unten). Eine *Objektivierung* der zeitlichen Situation und des Ablaufs eines Geräusches ist mit dem Phonokardiogramm möglich.

Klang (psychoakustischer Eindruck)

Unter diesem Begriff, der nicht der üblichen musikalischen **Definition** (harmonische Verbindung zweier oder mehrerer Töne) entspricht, werden hier die elementaren psychoakustischen Empfindungsgrößen für Frequenz, Rauhigkeit und Schärfe eines Geräusches verstanden (Terhardt u. Stoll 1981). Zu diesen gehört eigentlich auch die Lautheit, die aus praktischen diagnostischen Erwägungen bereits gesondert besprochen werden mußte.

Dieser Gehöreindruck vom Klang eines Geräusches wurde früher – und wird auch heute noch – oft mit einem klangmalerischen, rein subjektiven Ausdruck bezeichnet (z. B. blasend, gießend, hauchend, Lokomotivgeräusch usw.), was aber diagnostisch nicht viel bedeutet. Es erscheint uns richtiger und besser, daß man sich soweit wie möglich nach objektiven physikalischen Grundlagen richtet. Dafür genügt u. E. jedoch nicht – wie allgemein üblich –, daß man nur den Eindruck vom Frequenzgemisch (pitch) eines Geräusches wiedergibt, weil dies allein nicht den ganzen psychoakustischen Eindruck und dessen diagnostische Aussagekraft charakterisiert. Eine **Objektivierung** des Klangs eines Herzgeräusches mit seinen verschiedenen Qualitäten ist mit Routinemethoden nicht möglich. Man kann mit dem Phonokardiogramm lediglich nachweisen, ob Frequenzen bis ca. 400 Hz überhaupt enthalten sind, und man kann nur sehr grob abschätzen, ob der Anteil der niederen, mittleren und hohen Frequenzen bis ca. 400 Hz jeweils groß oder gering ist. Eine genaue Analyse der Frequenzen ist nur mit phonoanalytischen Methoden möglich, wie sie nur ausnahmsweise aus wissenschaftlichen Gründen angewandt wurden (u. a. z. B. von McKusick 1958*, Stein u. Mitarb. 1984), während Rauhigkeit und Schärfe nur mit unserer automatischen Phonoanalyse gemessen werden kann (Zeh u. Mitarb. 1987).

1. Frequenz: Der *Frequenzinhalt* der Herzgeräusche und -töne (Abb. **23, 28**) umfaßt an der Thoraxwand einen Bereich von 0 bis über 2000 Hz, wie wir bei unserer Phonoanalyse gesehen haben; die Angaben in der Literatur, daß der Frequenzbereich nach oben mit 700 Hz oder ausnahmsweise bei 1000 Hz zu Ende sei, ist sicher nicht richtig. Allerdings liegt der für den Gehöreindruck maßgebliche Bereich bei den Herzgeräuschen (das sind die lautstärksten Frequenzen) im allgemeinen zwischen 100 und 500 Hz, seltener bis 700 Hz. Es handelt sich dabei immer um ein unharmonisches Frequenzgemisch. Dies ist allerdings in den meisten Fällen insofern „harmonisch", als die Amplitude = Lautheit sich vom einen zum anderen Frequenzbereich nicht sprunghaft ändert, sondern kontinuierlich zu- und abnimmt.

Der *Frequenzeindruck* (pitch) von einem Geräusch hängt ab vom Frequenzinhalt und von der Beziehung der einzelnen Frequenzen zueinander im Hinblick auf ihre Intensität (Amplitudenhöhe) und ihren zeitlichen Ablauf. Der maßgebliche Frequenzeindruck wird von den Frequenzen mit der größten Amplitude bestimmt, und dies um so mehr, je mehr eine Frequenz oder ein Frequenzbündel die übrigen Frequenzen überragt. Wenn dies sehr ausgeprägt ist, nimmt ein Geräusch einen tonartigen Klang an (tonale Geräusche, üblicherweise und fälschlich als „musikalische" Geräusche bezeichnet). Diesen Geräuschen ist weiter unten ein eigener Abschnitt mit Abbildungen gewidmet (Ergänzungen S. 130 ff).

Eine Beziehung zwischen *Lautheit und Frequenzinhalt* besteht insofern, als man sagen kann, daß, je lauter ein bestimmtes Geräusch ist, desto höher die höchsten Frequenzen sind, gleichgültig ob die niederen oder hohen Frequenzen bei diesem Geräusch dominieren. Praktisch viel wichtiger ist jedoch die Tatsache, daß das Frequenzgemisch verschiedener Herzfehler immer ähnlicher wird, je lauter ein Geräusch ist, da die niederfrequenten Anteile nach allgemeinen akustischen Gesetzen mehr und mehr für den Gehöreindruck bestimmend werden und damit auch die Rauhigkeit (= RN, s. unten). Dadurch läßt sich bei sehr lauten Geräuschen der Anteil der hohen Frequenzen nicht mehr gut abschätzen, wenn man nur den Ort des p. m. eines Geräusches zur Bewertung analysiert, was besonders bei der quantitativen Schätzung des Schweregrads einer Aortenstenose von Bedeutung ist.

Man unterscheidet *nieder*- (n), *mittel*- (m) *und hochfrequente* (h) *Geräusche* (Abb. **23**), kommt aber nicht immer ohne „Zwischenstufen" aus, so daß wir auch von nm- bzw. mn-, hm- bzw. mh-Geräuschen sprechen und bei besonders niederen oder besonders hohen Geräuschen auch den Ausdruck nn oder hh benutzen.

Die niederfrequenten Geräusche haben ihre dominanten Frequenzen in der Regel unterhalb 200 Hz, die mittelfrequenten zwischen 200 und 250 Hz und die hochfrequenten über 250–300 Hz (nach Zuckermann 1965* und aufgrund eigener Erfahrung mit Herzgeräuschanalysen und akustischen Untersuchungen). Man muß allerdings dazufügen, daß es sich besonders bei den mittelfrequent erscheinenden Geräuschen oft um Frequenzdiagramme handelt, bei denen keine ausgesprochen dominante Frequenz vorliegt, sondern eine ähnliche Amplitudenhöhe niederer und höherer Frequenzen, woraus sich der Gehöreindruck mittelfrequent ergibt.

Die verschiedenen Herzfehler haben jeweils *typische Frequenzspektren* – solange sie nicht sehr laut sind –, was von hohem diagnostischem Interesse ist, auch wenn es davon genügend Ausnahmen gibt (s. unten). Die Verschiedenheit der letztlich dominierenden Frequenz bei den verschiedenen Ursachen eines Geräusches beruht in erster Linie auf deren verschiedener Hämodynamik. So besteht z. B. bei der Mitralstenose nur ein relativ kleiner Druckgradient und relativ niederer Druck, weshalb auch das Geräusch niederfrequent ist. Im Gegensatz dazu die Mitralinsuffizienz: hoher Druck und großer Druckgradient, deshalb hochfrequentes Geräusch. Es spielen aber auch Lautheit, Lokalisation und Leitungsbedingungen und die anatomischen Verhältnisse in dem Ausflußkompartiment eine Rolle für den Eindruck von der Frequenz, was z. B. gerade der Vergleich des Geräuschs einer Mitralinsuffizienz (hochfrequent und evtl. scharf) und einer Aortenstenose (niederfrequent – rauh) zeigt, trotz ähnlich hoher systolischer Druckwerte.

Die *Verschiedenheit* der Frequenz bei ein und demselben Geräusch *an verschiedenen Auskultationsorten* ist von den Leitungsbedingungen und der Verschiedenheit der Lautstärke an den verschiedenen Orten abhängig. Die *Verschiedenheit* der Frequenz eines Geräusches *bei gleicher Ursache,* aber bei verschiedenem Schweregrad (und somit auch bei verschiedenen Personen, bei denen noch verschiedene Leitungsbedingungen dazukommen) ist vor allem vom Druckgradienten und vom Durchflußvolumen bzw. von der Durchflußgeschwindigkeit abhängig.

Der *tonartige* („musikalische") *Klang* mancher Geräusche (s. spezieller Abschnitt unten) beruht darauf, daß in dem Frequenzgemisch eine bestimmte Frequenz bzw. ein eng begrenztes Frequenzbündel benachbarter Frequenzen aus dem Spektrum herausragt, die größte Amplitude aufweist und so zum lautstärksten Element wird (Abb. **45**, **60**, **62**). Ist die Amplitude deutlich größer, empfindet man dieses Geräusch rein tonal, ist die Amplitude nur wenig größer, kann man das übliche Geräusch hören und das tonale Segment nur als tonalen Beiklang.

2. Rauhigkeit: Sie beruht physikalisch auf dem raschen Wechsel (20–300 Hz) großer und kleiner Amplituden (fluktuierender Schall) im Bereich der niederen und mittleren (bis 250 Hz), aber auch der hohen Frequenzen über 300 Hz. Was wir üblicherweise bei den Geräuschen als rauh empfinden und bezeichnen, betrifft den Amplitudenwechsel der Frequenzen bis ca. 250 Hz. Von dieser niederfrequenten Rauhigkeit (RN) ist eine Rauhigkeit in den höheren Frequenzen (RH) also zu unterscheiden. Die hochfrequente Rauhigkeit (RH) könnte man vielleicht am besten als harsch bezeichnen, und sie äußert sich in Kratzen, Schaben, Reiben usw., wie wir es vor allem bei der Perikarditis kennen.

Man kann diese Rauhigkeiten u. E. nach ihrer Intensität jeweils in drei Grade einteilen, 1/3, 2/3 und 3/3, was nach unserer Erfahrung für die Charakterisierung und Beschreibung voll ausreicht (geringe, mäßige und massive Rauhigkeit). Die Rauhigkeit hängt einerseits von der Art des Geräusches ab (besonders für Aortenstenosen und Ventrikelseptumdefekt typisch), sie hängt aber auch mit der Lautstärke zusammen: Je lauter ein Geräusch ist, desto eher wird es rauh, im allgemeinen ab einer Lautstärke von 4/6 – 5/6, da die niederfrequenten Anteile dann mehr und mehr akustisch dominieren. Typisch rauhe Geräusche, auch bei relativ geringer Lautheit, sind das Aortenstenose- und das Pulmonalstenosegeräusch.

Bei Erwachsenen ist ein rauhes oder harsches Geräusch immer pathologisch. Durch festen Aufdruck der Membran bei der Auskultation kann man die niederen Frequenzen und damit auch die Rauhigkeit oft vermindern und so das eigentliche Frequenzspektrum, d. h. den Anteil von evtl. vorhandenen Frequenzen, besser beurteilen. Viele Geräusche sind nicht rauh, sondern das Gegenteil, mehr oder weniger glatt, was aber – zu Recht – als normal angesehen und deshalb nie als solches beschrieben wird; ein besonders glattes Geräusch findet sich bei der leisen Aorteninsuffizienz.

3. Schärfe: Physikalisch beruht diese darauf, daß der Anteil hoher Frequenzen (über 300 Hz) für den Gehöreindruck nicht nur dominierend ist, sondern daß die Amplitude dieser Frequenzen besonders groß ist, also sehr laut. Bei einer schweren Mitralinsuffizienz kann man ein ausgesprochen scharfes systolisches Geräusch bei einer Lautheit von 3/6 – 4/6 am häufigsten in reiner Form finden. Rauhigkeit und Schärfe können kombiniert sein (bei schwerer und lauter Aortenstenose oder Mitralinsuffizienz). Manchmal läßt sich bei dieser Kombination die Schärfe erst wahrnehmen, wenn man die Membran fest aufdrückt und so die tiefen Frequenzen und damit auch die Rauhigkeit reduziert, was für die Beurteilung der Schwere einer Aortenstenose wichtig ist.

Auch die Schärfe eines Geräusches kann man, ähnlich wie die Rauhigkeit in 1/3 – 3/3 graduieren. Allerdings ist die Graduierung u. E. noch schwieriger als bei der Rauhigkeit, so daß man sich in der Regel damit begnügen kann, zu sagen: Schärfe deutlich oder gering (also 1/2 und 2/2) oder noch einfacher ja oder nein.

Das Gegenteil eines scharfen Geräusches ist ein weiches Geräusch, bei dem die Anteile von lauten hochfrequenten Schwingungen fehlen (typisches Beispiel: ein harmloses funktionelles systolisches Aortengeräusch). Da auch dies – wie glatt als dem Gegenteil des rauhen Geräusches – normal ist, wird auch dieser Ausdruck üblicherweise nicht benutzt.

Hinweis: Der psychoakustische Eindruck von den Herzgeräuschen, hier als Klang bezeichnet, wird von der Art und Amplitude der Frequenzen bestimmt. Er beinhaltet und äußert sich in Frequenz, Rauhigkeit und Schärfe (Terhardt u. Stoll 1981). Der Klang eines Herzgeräusches wird seit eh und je diagnostisch genutzt, obwohl eine Möglichkeit, diese Eigenschaft routinemäßig zu objektivieren, bis heute fehlt, wobei auch das übliche Phonokardiogramm keine entscheidende Hilfe bietet und, wenn überhaupt, dann nur relative Werte als Anhaltspunkte für die Lautheit und für den Frequenzinhalt bis ca. 400 Hz gibt; eine Messung der Rauhigkeit ist nur mit der Phonoanalyse möglich, und die Schärfe kann auch hiermit nur geschätzt werden. Trotz dieser fehlenden Objektivierung hat die Bewertung des Klangs einen unverzichtbaren diagnostischen und differentialdiagnostischen Wert in qualitativer und quantitativer Hinsicht. Dieser diagnostische Baustein ist zwar nicht der wichtigste Parameter für eine auskultatorische Diagnose, und man muß sich dabei auch immer vergegenwärtigen, daß der Klang nicht nur vom Entstehungsort allein geprägt wird, sondern auch von Sekundärfaktoren wie Lautheit, Leitung, Stethoskop, Gehör und dabei z. T. gegensätzlich beeinflußt wird. Die Bewertung des Klangs ist in praxi aber trotzdem unverzichtbar bei der Auskultation, weil der zeitliche Ablauf eines Geräuschs mit dem Gehör nicht immer sicher zu erfassen ist und somit Herzgeräusche verschiedener Ursache und Bedeutung, die am gleichen Ort und zu demselben Zeitpunkt (bei verschiedenen Personen) vorkommen können, nur durch eine Differenzierung des Klangs erkannt werden können (z. B. manche systolischen Geräusche über der Herzspitze). Außerdem kann der Klang eines Geräusches bei einem bestimmten, bekannten Herzfehler oft allein schon quantitative Aussagen gestatten.

Literatur

Stein, P. D., H. N. Sabbah, J. B. Lakier, S. R. Kemp, D. J. Magilligan: Frequency spectra of the first heart sound and of the aortic komponent of the second heart sound in patients with the degenerated porcine bioprosthetic valves. Amer. J. Cardiol. 53 (1984) 557–561

Terhardt, E., G. Stoll: Skalierung des Wohlklangs von 17 Umweltschallen und Untersuchung der beteiligten Hörparameter. Acustica 48 (1981) 247

Zeh, E., F. Quante, D. Becker, R. Haag: Vom Phonokardiogramm zur Phonoanalyse. Z. Kardiol 76 (1987) 357–363

**Ergänzung zum vorhergehenden
Abschnitt Klang:
tonale (musikalische) Herzgeräusche**
(Abb. **45, 60, 62**)

Diese Herzgeräusche verdienen deshalb eine besondere Besprechung, weil sie zwar oft sehr eindrucksvoll, geradezu irritierend sein können, aber über ihre Ursache und Bedeutung sehr kontroverse Meinungen bestehen.

Akustische Definition

Diese Geräusche unterscheiden sich von allen anderen Herz- und Gefäßgeräuschen nur durch den Klang (s. vorhergehendes Kapitel). Dieser ist hier dadurch gekennzeichnet, daß er nicht aus dem üblichen unharmonischen Frequenzgemisch besteht, sondern – akustisch – aus einem Ton einer bestimmten Frequenz (oder selten auch mehreren Tönen) oder aus einem eng begrenzten Frequenzbündel – mit oder ohne Obertöne (Resonanzen). Diese Geräusche als musikalisch zu bezeichnen besteht kein Grund, da sie mit Musik, d. h. mit der kunstvollen Komposition von Tönen, nichts gemein haben. Nach dem Gehöreindruck dürfte man sie aber auch nicht als Geräusche bezeichnen, da dieser Begriff ja dem Ton widerspricht. Doch ist in der Tat der Begriff Geräusch letztlich nicht ungerechtfertigt, wie die physikalische Analyse zeigt (Abb. **45, 60, 62** und folgender Abschnitt).

Physikalische Definition

Analysiert man diese Geräusche, wie es vor allem McKusick (1958)* eingehend getan hat mit der semiquantitativen Spektralanalyse und wie wir jetzt mit der quantitativen automatischen Phonoanalyse, so läßt sich folgendes sagen: Ein tonales Geräusch besteht

1. aus einem oder mehreren tonalen Segmenten (z. T. mit entsprechenden Obertönen), d. h. eng begrenzten Abschnitten im Geräuschspektrum, die das übrige und übliche Spektrum an Lautstärke übertönen und zum mehr oder weniger bestimmenden tonalen Gehöreindruck werden (Verdeckungseffekt);

2. aus einem Frequenzgemisch, wie es für die üblichen Geräusche typisch ist.

Erscheinungsformen

Ein tonales Geräusch kann rein tonal sein, d. h., man hört während des ganzen Ablaufs eines Geräuschs ausschließlich den tonalen Klang.

Die tonale Komponente kann auch nur als leiser tonaler Beiklang neben dem beherrschenden üblichen Geräusch hörbar sein (bei der physikalischen Analyse überragt dann das tonale Segment das übrige Spektrum nur wenig).

Es kann aber auch umgekehrt die tonale Komponente bei einem üblichen Geräusch dominieren und das Geräusch nur als leiser Beiklang hörbar sein.

Die tonale Komponente kann nur in einer bestimmten Phase im zeitlichen Ablauf des Geräusches vorhanden sein.

Die tonale Komponente ein und desselben Geräusches kann nur in einem bestimmten Abhörbezirk vorhanden sein, in einem anderen nicht; wenn dies der Fall ist, dann ist das tonale Geräusch meist am Rande des p. m. des Geräusches anzutreffen.

Ein tonales Geräusch kann nur zeitweise vorhanden sein und mit der Geräuschqualität eines üblichen Geräusches wechseln, sei es an verschiedenen Tagen, sei es allein durch eine andere Atemphase, durch andere hämodynamische Bedingungen oder nur andere Körperlage (Abb. **45**).

Die tonalen Herzgeräusche können – wie alle üblichen Herzgeräusche – u. a. in hoch-, mittel- und niederfrequent eingeteilt werden, je nach dem Bereich der dominierenden tonalen *Frequenz*. Zur Beschreibung des akustischen Eindrucks genügt dies jedoch oft nicht, da – vor allem in den Bereichen bis ca. 350 Hz – ein tonales Geräusch nicht immer durch eine einzige Frequenz gebildet wird und so zusätzliche, lautmalerische Prädikate angebracht sind, von denen zu Recht in der Literatur eine große Zahl beschrieben wird. Das häufigste und wohl das treffendste wird als möwenschreiartig bezeichnet und findet sich besonders bei der Aortenstenose. Ansonsten gibt es Begriffe wie: hupend, heiser, keuchend, stöhnend, quietschend, summend, brummend, knarrend, schwirrend, singend, pfeifend u. a.

Die *Lautheit* und die *Lokalisation* der tonalen Herzgeräusche sind genau so verschieden wie die der üblichen Geräusche, von 1/6–6/6. Wenn man auch bestätigen kann, daß es unter ihnen Distanzgeräusche gibt, so sind diese doch u. E. selten, jedenfalls viel seltener, als man aufgrund der Erwähnung in der Literatur annehmen könnte.

Die *zeitliche Einordnung* und der zeitliche Ablauf entsprechen denen der üblichen Herz- und Gefäßgeräusche.

Abb. **45a**

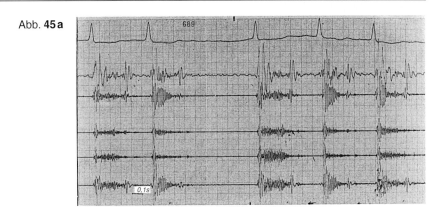

Abb. **45b**

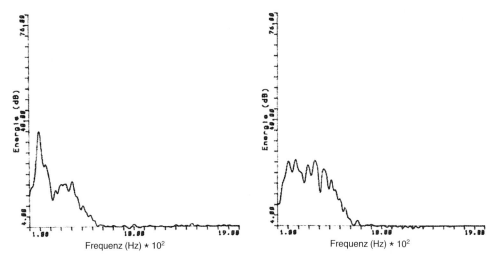

Frequenz (Hz) * 10^2 Frequenz (Hz) * 10^2

Abb. **45**   Tonales („musikalisches"), „brummendes" frühsystolisches (Decrescendo-)Geräusch (**a**), – erkennbar an den regelmäßigen Schwingungen – im Wechsel mit einem nichttonalen pansystolischen (?) Geräusch. Frequenzdiagramm (**b**) des tonalen (links, 100 Hz) und nichttonalen (rechts) Geräusches.

Vorkommen

Entgegen der allgemeinen Ansicht stellen die tonalen Herzgeräusche keineswegs eine Seltenheit dar. Sie sind häufig, vor allem dann, wenn man die mit tonalem Beiklang dazurechnet und wenn man sein Augenmerk etwas auf den tonalen Klang der Geräusche richtet.

Das Vorkommen der tonalen Geräusche unterscheidet sich prinzipiell nicht von dem der üblichen Geräusche. Sie kommen vor in den Arterien, den Venen und im Herzen und hier sowohl intrakardial als auch extrakardial aufgrund pathologischer und normaler anatomischer und physiologischer Bedingungen, also organisch bedingt und rein harmlos funktionell. Besonders häufig sind

sie beim normalen Halsvenengeräusch (dem Nonnensausen = venous hum) zu beobachten neben dem üblichen niederfrequenten Geräusch (S. 48 ff).

Im Bereich der Arterien kommen sie bei leichten und schweren Stenosen vor, sind dort aber selten. Am Herzen findet man sie besonders oft bei den verschiedenen Arten von Aortenstenosen, bei der Mitralinsuffizienz und dort vorzugsweise beim Mitralklappenprolaps, aber auch bei der Trikuspidalinsuffizienz und -stenose und bei der Aorteninsuffizienz. In der A. pulmonalis haben wir ein tonales Geräusch nur ein einziges Mal passager bei einer jungen Frau im Wochenbett gehört. Auch bei Bioprothesen, bei Kunstklappen und endokardialen Reibegeräuschen durch Schrittmachersonden haben wir tonale Geräusche feststellen können und einmal für ein paar Stunden bei einem pleuroperikardialen Geräusch nach einer Pleurapunktion bei einem malignen Pleuraerguß. Über Pulmonalstenosen, Ventrikelseptumdefekte und offenen Ductus arteriosus (Botalli) können wir keine Angaben machen, da unser Beobachtungsgut hier vielleicht zu klein war. Bei einer Mitralstenose ist ein tonales Geräusch extrem selten (nur 2mal selbst festgestellt, einmal auch von McKusick [1958] beobachtet).

Das bekannteste tonale Geräusch ohne organische Ursche und ohne klinische Bedeutung ist wohl das Still-Geräusch bei Kindern, das sich bei älteren Jugendlichen immer verliert und das am besten zwischen Spitze und Erb-Region bzw. um die Erb-Region herum zu hören ist. Es ist allerdings bis heute umstritten, ob es auf das rechte oder linke Herz zu beziehen ist. Wahrscheinlich hat es mit der Aortenklappe und der Pulmonalklappe nichts zu tun, so daß es möglicherweise in der Ausflußbahn des rechten (oder linken?) Ventrikels entsteht, wo es als niederfrequentes, summendes Geräusch hörbar ist.

Beweis

Ein Teil der tonalen Geräusche läßt sich im Phonokardiogramm dadurch beweisen, daß man in einer oder mehreren Ableitungen regelmäßige Sinusschwingungen sieht (Abb. **45, 60, 62**). Dies rührt daher, daß die tonale Komponente mit ihrer größten Amplitude = Lautstärke alle übrigen Frequenzen übertrifft. Ein solches beweisendes Phonokardiogramm läßt sich bei einem tonalen Geräusch nicht immer finden. Bei nicht sehr lauten tonalen Segmenten werden die tonalen Frequenzen überlagert durch die immer auch vorhandenen unregelmäßigen Schwingungen des Grundgeräusches, d. h. dessen Frequenzgemisches. Auch können sehr hochfrequente tonale Geräusche aus technischen Gründen vom EKG-Gerät oder Mikrophon nicht mehr registriert werden. Ein sicherer Beweis ist in jedem Falle durch analytische Verfahren zu erbringen, wie z. B. durch unsere automatische Phonoanalyse.

Ursachen, Anatomie, Physiologie und Pathophysiologie

In der Literatur werden als Ursache verschiedene anatomische Besonderheiten einer Klappe oder des Klappenapparats angegeben, auch aberrierende Sehnenfäden und abnorm starke Schwingungen der Klappen. Sehnenfäden werden seit Jahrzehnten als wichtige Ursache betrachtet aufgrund einzelner anatomischer Beobachtungen. Abnorm starke regelmäßige Schwingungen von Klappen (Flattern) kann man im UKG bei lauten tonalen Geräuschen nicht selten – aber keineswegs immer! – sehen, die in ihrer Frequenz derjenigen im Phonokardiogramm entsprechen. Es bleibt aber dabei die Frage offen, ob es sich hier um ein primäres oder sekundäres Phänomen handelt, d. h., ob dies bzw. die Resonanzen der Gewebe Ursache sind oder die Folge eines anderen Geschehens, nämlich z. B. einer entsprechenden Wirbelbildung im Blutstrom des Herzens wie beim üblichen Geräusch.

Uns erscheinen alle bisherigen Erklärungen – auch die Sehnenfadentheorie – deshalb wenig überzeugend, weil die tonalen Geräusche auch in Arterien und Venen vorkommen, wo es keine entsprechenden Klappen und keine Sehnenfäden gibt, und deshalb, weil nach unseren Beobachtungen die tonalen Geräusche am Herzen sich in Lautheit, Lokalisation, zeitlichem Verhalten, Ablauf und Frequenzbereich definitiv in keiner Weise von den anderen Herzgeräuschen unterscheiden, ja sogar mit diesen alternierend vorkommen können. Auch ist von der Aortenstenose seit Jahrzehnten bekannt, daß ein und dasselbe Geräusch in der Aortenregion den typischen rauhen Klang aufweist, über der Spitze dagegen tonal klingt.
Wenn wir unsere klinischen und phonoanalytischen Beobachtungen zusammenfassen, so ergibt sich für uns folgende Theorie bezüglich der möglichen Entstehungsursachen:

1. Auf dem Boden des üblichen unharmonischen Frequenzgemisches eines Herz- oder Gefäßgeräusches können in bestimmten Frequenzbereichen abnorm große Lautstärken entstehen durch eine abnorm große Zahl gleichartiger Wirbel. Dafür können bestimmte anatomische und/oder hämodynamisches Eigenheiten verantwortlich sein. Wenn dies der Fall ist, kann sich diese Frequenz oder dieses schmale Frequenzband so über das Niveau der übrigen Frequenzen erheben, daß es zum bestimmenden Gehöreindruck wird bzw. zu einem tonalen Geräusch.

2. Es können durch ein noch nicht dominierendes, sondern nur in seiner Amplitude etwas größeres Segment bei einer bestimmten Frequenz und bestimmten Eigenschaften der Gewebe Resonanzen entstehen mit großer Amplitude, die für den Klang bestimmend werden.

3. Weiterhin können reine Leitungsbedingungen der umliegenden Gewebe für eine bestimmte Frequenz besonders günstig sein oder für eine andere besonders ungünstig, so daß ein bestimmtes enges Frequenzbündel an der Thoraxwand letztlich dominiert und so zu einem tonalen Geräusch wird.

Hinweis

Die tonalen Herzgeräusche sind so zu bewerten wie alle anderen Herzgeräusche an dem betreffenden Ort, zu der betreffenden Zeit und mit dem gleichen zeitlichen Ablauf. Es kommt allerdings vor, daß bei lauten tonalen Geräuschen das p. m. manchmal schlecht zu bestimmen ist, ebenso der zeitliche Ablauf. Umgekehrt jedoch ist ein leises Geräusch viel besser und eindeutiger wahrzunehmen, zu lokalisieren und zu beurteilen, wenn es tonal ist. Bei ausgesprochen hoch- oder niederfrequenten Geräuschen hat man gelegentlich Schwierigkeiten zu beurteilen, ob das Geräusch tonal ist oder nicht. Für die klinische Bewertung ist dies allerdings u. U. insofern einmal von Belang, als ein hochfrequentes Geräusch diagnostisch meist eine gewisse Aussage beinhaltet, während ein tonales hochfrequentes Geräusch evtl. nur einmal ein Resonanzphänomen darstellen kann, bei dem die hohe Frequenz diagnostisch belanglos ist.

Zur praktischen Bedeutung der tonalen Herzgeräusche kann u. E. folgendes gesagt werden:

1. Die tonale Mitralinsuffizienz ist, wenn nicht sehr laut, in der Regel ausgesprochen hochfrequent (tonales Segment bei 300–800 Hz) und klingt relativ rein, harmonisch, während die tonale Aortenstenose in der Regel niederfrequenter ist, meist unter 300 Hz liegt und dabei heiser und möwenschreiartig, also disharmonisch klingt. Man kann dieses Kriterium diagnostisch verwerten, weil beide Herzfehler über der Herzspitze ihr p. m. haben können bzw. ihr p. m. manchmal schwer festzulegen ist.

2. Die Mitralklappeninsuffizienz bei einem Mitralklappenprolaps neigt sehr zum tonalen Klang, wenn auch keineswegs ausschließlich.

3. Bei allen Schweregraden einer Aortenstenose kann ein tonales Geräusch – vor allem über der Spitze – vorkommen, aber: Ein niederfrequentes tonales Geräusch über der Aortenregion – und fortgeleitet über dem ganzen Herzen – beobachtet man vor allem bei sehr leichten Aortenstenosen. Ferner weisen „heisere", relativ hochfrequente Aortenstenosegeräusche (dominante Frequenz 250 Hz und höher) häufig auf sehr schwere Aortenstenosen hin.

4. Beim Erwachsenen beruht ein tonales Geräusch fast immer auf einer organischen Ursache. Wir haben nur einmal bei einer Patientin im Wochenbett vorübergehend über der A. pulmonalis ein systolisches funktionelles tonales Geräusch festgestellt.

5. Ein venöses tonales Geräusch ist meist normal, ein arterielles beruht auf einer Arterienstenose.

Ergänzung zum Abschnitt Zeitliches Auftreten (Zeitpunkt) und Ablauf der Herzgeräusche

Systolische Herzgeräusche

Pansystolisches Geräusch
(Abb. **46**)

Definition, Ursachen, Pathophysiologie und Vorkommen

> Das Geräusch reicht vom 1. bis zum 2. Ton, umfaßt also die ganze Systole (griech. pan oder auch holo = ganz).

Es ist typisch für eine Insuffizienz der AV-Klappen, einen kleinen oder mittelschweren Ventrikelseptumdefekt und für das extrakardiale kardiorespiratorische Geräusch.

Bei den AV-Klappendefekten bedeutet es, daß vom Schluß der AV-Klappen (1. Ton), d. h. vom Augenblick der Überwindung des Vorhofdrucks durch den Ventrikeldruck bis zum Schluß der Aorten- bzw. Pulmonalklappe (2. Ton), Blut in den Vorhof zurückfließt. Genaugenommen dauert das Geräusch sogar über den 2. Ton hinaus, nämlich bis der Ventrikeldruck unter den Vorhofdruck abfällt. Dies läßt sich im Phonokardiogramm manchmal auch eindeutig erkennen (Abb. **46a, 67**), jedoch selten hören, weil der 2. Ton oft lauter ist als das leise Ende des systolischen Geräusches. Für den Ventrikelseptumdefekt gilt dasselbe, nur handelt es sich hier um den Blutfluß vom linken in den rechten Ventrikel.

Der Ablauf des pansystolischen Geräusches ist meist bandförmig, müßte der Druckentwicklung nach aber eigentlich immer crescendo-decrescendo-artig, spindelförmig sein. Dies jedoch wird wahrscheinlich dadurch oft vermißt, weil es während der Ventrikelkontraktion auch zu einer Verengerung des AV-Ostiums kommt, so daß et-

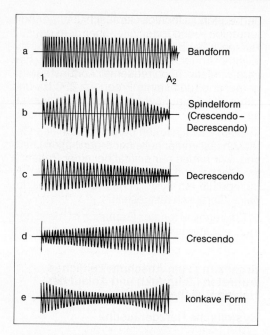

Abb. **46** Schematische Darstellung des Ablaufs von pansystolischen Geräuschen im Phonokardiogramm. Originalaufnahmen s. bei Mitral- und Trikuspidalfehlern, Mitralklappenprolaps und Ventrikelseptumdefekt.

was weniger Blut regurgitiert trotz eines höheren Drucks. Außer einem bandförmigen Verlauf beobachtet man jedoch in seltenen Fällen auch den Crescendo-decrescendo-Verlauf, wie wir ihn typischerweise bei den mesosystolischen Geräuschen sehen, aber pansystolisch nach unserer Erfahrung auch bei den schwersten Formen einer chronischen Mitralinsuffizienz. Beim großen Mitralklappenprolaps kommt auch eine pansystolische Crescendo-Form vor, und es gibt auch ein pansystolisches Decrescendo und selten ein „konkaves" pansystolisches Geräusch.

Beim *kardiorespiratorischen Geräusch* am linken Herzrand, bedingt durch Einstrom von Luft in die herznahen Bronchien während der Verkleinerung der Ventrikel in der Systole, ist es verständlich, daß es während der ganzen Systole andauert.

Diagnose

Ein langes systolisches Geräusch, das vom 1. bis zum 2. Herzton reicht, wobei die beiden Herztöne sich vom Geräusch nicht trennen lassen bzw. mit dem Geräusch sogar so verschmolzen sein können, daß die Töne, vor allem der 1. Ton, nicht hörbar sind. Jedenfalls darf man bei diesem Geräusch nie eine Lücke zwischen dem 1. Ton und dem Beginn des Geräusches oder vor dem 2. Ton feststellen. Der Klang ist verschieden, je nach Lautstärke (je lauter, desto rauher) und Entstehungsort bzw. Ursache. Das pansystolische Geräusch hat sein p. m. in der Mitral- oder Trikuspidalregion oder – beim Ventrikelseptumdefekt – im 3.–5. ICR am linken Sternumrand oder – beim systolischen kardiorespiratorischen Geräusch – am linken Herzrand in der Gegend der Herzspitze, aber dort nur während der Inspirationsphase.

Differentialdiagnose

Erste Frage: pansystolisch oder sonstiges systolisches Geräusch?

1. Langes frühsystolisches Geräusch: Dies ist nicht immer sicher zu entscheiden. Beide Geräusche beginnen mit dem 1. Ton und können mit diesem verschmelzen. Das frühsystolische Geräusch endigt aber nach einem Decrescendo-Verlauf *vor* dem 2. Ton. Wenn diese Lücke sehr kurz ist, kann man sie auskultatorisch nicht eindeutig feststellen, besonders dann nicht, wenn der 2. Ton über der Spitze kaum zu hören ist. – Diese Differentialdiagnose ist nicht wesentlich, da es sich bei diesem Geräusch auch um eine Mitral- oder Trikuspidalinsuffizienz handelt und kein großer Unterschied in der Dauer der Regurgitation und damit Schwere des Vitiums besteht.

2. Langes mesosystolisches Geräusch: Der Entstehungs- und Auskultationsort der mesosystolischen Geräusche ist üblicherweise die Basis des Herzens. Wichtige Ausnahme: die Subaortenstenose (hypertrophe obstruktive Kardiomyopathie) mit ihrem p. m., das oft in der Herzspitzengegend gelegen ist, und auch einzelne Fälle einer valvulären Aortenstenose (wenn man von den sehr seltenen kleinen Mitralinsuffizienzen bei einem Mitralklappenprolaps mit einem sehr kurzen Geräusch absieht). Wenn eine Lücke nach dem 1. oder vor dem 2. Ton feststellbar ist, bestehen diagnostisch keine Probleme. Aber: Bei den Aortenstenosen können 1. und 2. Ton über der Spitze fehlen bzw. sehr leise sein, so daß die entscheidenden Kriterien für die Differentialdiagnose fehlen. Wenn jedoch die Geräuschqualität jeweils typisch ist (Mitralinsuffizienz = hochfrequent, Aortenstenose = rauh), läßt sich das Problem leicht lösen, doch kann eine schwere Mitral- oder Trikuspidalinsuffizienz auch ein ähnlich lautes und rauhes Geräusch aufweisen wie eine Aortenstenose. Am lateralen Rande des Geräuschmaximums ist allerdings meist ein typischer Unterschied doch noch zu erkennen, vor allem, wenn man die Membran mit kräftigem Druck aufsetzt: Mitralinsuffizienz = hochfrequent scharf, kaum rauh; Aortenstenose = mehr rauh und evtl. hochfrequent dazu.

Vor allem kann man dann Probleme bei diesen beiden Vitien bekommen, wenn die Aortenstenose das Gallavardin-Phänomen aufweist, d. h. das Aortengeräusch über der Aortenregion typisch rauh ist, über der Spitze jedoch hochfrequent und nicht rauh, wie bei einer typischen Mitralinsuffizienz. Durch Kenntnis dieses Phänomens und durch Vergleich der Dauer des Geräusches in der Aortenregion und in der Mitralregion läßt sich am besten entscheiden, ob es sich um dasselbe Geräusch und Vitium über der Spitze handelt oder ob zusätzlich eine Mitralinsuffizienz vorliegt. Entscheidung durch Phonokardiogramm bzw. UKG.

3. Kurzes frühsystolisches Geräusch: Diese Entscheidung ist leicht: deutliche Pause *vor* dem 2. Ton.

4. Endsystolisches Geräusch: Die Entscheidung ist bei kurzen Geräuschen einfach, da eine Pause nach dem 1. Ton besteht und das Geräusch bei einem Crescendo in den 2. Ton „hineinläuft". Bei einem langen Geräusch kann es sein, daß man den ersten, sehr leisen Teil des Crescendos nicht hört, so daß es sich um ein pansystolisches (= pseudoendsystolisches) Geräusch handelt.

Zweite Frage: pansystolisch, aber welche Ursache?

1. Mitral- oder Trikuspidalinsuffizienz: Diese Entscheidung ist in der Regel nicht schwer: In Linksseitenlage läßt sich das p. m. dieser Herzfehler meist leicht bestimmen, und außerdem weisen 80% der Trikuspidalinsuffizienzen eine inspiratorische Verstärkung des Geräusches auf. Auch die dynamische Auskultation kann helfen und die Beachtung des Venendrucks und -pulses. Entscheidung notfalls durch UKG bzw. Doppler-UKG.

2. Ventrikelseptumdefekt: S. 257.

3. Kardiorespiratorisches Geräusch: Dieses ist zwar auch typischerweise pansystolisch, aber nur am linken Herzrand und nur in der Inspirationsphase zu hören, verschwindet bei angehaltenem In- oder Exspirium. Es ist auch hochfrequent, aber relativ leise und etwas scharf, wie es bei einer Mitralinsuffizienz in dieser Kombination nicht vorkommt.

Hinweis

Ein pansystolisches Geräusch ist – abgesehen vom kardiorespiratorischen Geräusch –

immer ein pathologisches Geräusch, meist aufgrund einer valvulären, seltener einer relativen Mitral- oder Trikuspidalinsuffizienz. Sein Nachweis bedeutet, daß während der ganzen Systole Blut in den Vorhof zurückfließt. Somit ist es immer ein Zeichen dafür, daß der Defekt nicht leicht ist und – rein nach dem Zeitmaß betrachtet – schwerer als bei allen anderen systolischen Geräuschen.

Beim Ventrikelseptumdefekt fließt Blut während der ganzen Systole vom linken in den rechten Ventrikel. Ein solcher Defekt mit diesem Geräusch ist jedoch meist anatomisch sehr klein (Morbus Roger), so daß das pansystolische Geräusch keinen Gradmesser für die Größe des Shunts darstellt.

Das wichtigste differentialdiagnostische Problem ist die Abgrenzung gegenüber langen mesosystolischen Geräuschen bei einer Aortenstenose besonders bei der hypertrophen obstruktiven Kardiomyopathie.

Frühsystolisches Geräusch
(Abb. **47**)

Definition, Ursachen, Pathophysiologie und Vorkommen

Das Geräusch beginnt mit dem 1. Ton (deshalb frühsystolisch), d. h. schließt sich unmittelbar an den Schluß der AV-Klappen an, verläuft decrescendoartig und endigt *vor* dem 2. Ton.

Es braucht nicht auf die frühe Systole beschränkt zu sein – was man bei dieser Definition meinen könnte und was es auch oft ist –, sondern kann sich sogar über die Mesosystole hinaus erstrecken. Seinem Ursprung und Wesen nach ist es die rudimentäre Form eines intrakardialen pansystolischen Geräusches und es entsteht durch eine Mitral- bzw. Trikuspidalinsuffizienz und – höchst selten – bei einem Ventrikelseptumdefekt. Dieses Rückflußge-

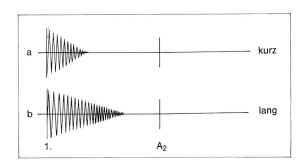

Abb. **47** Schematische Darstellung des Ablaufs von frühsystolischen Geräuschen im Phonokardiogramm. Originalaufnahmen s. bei Mitral- und Trikuspidalfehlern.

räusch endet noch während der Systole. Dies ist nur verständlich, wenn man annimmt, daß durch die systolische Kontraktion des Klappenrings der kleine Klappendefekt funktionell geschlossen wird und nicht nur verkleinert wird wie beim größeren, *bandförmigen* pansystolischen Geräusch. Auch bei einem sehr kleinen Ventrikelseptumdefekt kann ähnliches eintreten, nämlich daß sich bei der Septumkontraktion der Defekt schließt.

Diagnose

Das Geräusch beginnt mit dem 1. Ton, wird mehr oder weniger rasch leiser (Decrescendo) und endet *vor* dem 2. Ton, vor dem man eine kleine Pause feststellen kann bzw. muß, will man diagnostisch sicher sein. Es hat sein p. m. nur über der Mitral- und Trikuspidalregion – höchst selten bei einem minimalen Ventrikelseptumdefekt im 3./4. ICR am linken Sternumrand. Es ist oft nicht lauter als 2/6 und kurz, aber auch gelegentlich lang, fast die ganze Systole ausfüllend. Bei einer Mitralinsuffizienz ist es immer hochfrequent, bei der Trikuspidalinsuffizienz ebenfalls öfters, aber auch mittelniederfrequent, dumpf.

Differentialdiagnose

Erste Frage: frühsystolisches oder sonstiges systolisches Geräusch?

1. Pansystolisches Geräusch: s. dort.

2. Mesosystolisches Geräusch: Kriterien für die Abgrenzung sind
a) das p. m., das bei diesem Geräusch in der Regel über der Basis und der Erb-Region zu finden ist, beim frühsystolischen Geräusch über der Mitral- oder Trikuspidalregion (s. oben Differentialdiagnose des pansystolischen Geräuschs);
b) das zeitliche Verhalten zum 1. und 2. Ton (mesosystolisch = Beginn *nach* dem 1. Ton und Ende *vor* dem 2. Ton);
c) die in der Regel unterschiedliche Frequenz: frühsystolisch = hochfrequent, mesosystolisch = dumpf, mittelbzw. niederfrequent. Auch ist ein frühsystolisches Geräusch meist nicht besonders laut und nicht rauh, was bei einem mesosystolischen Geräusch durchaus einmal der Fall sein kann.

3. Frühes mesosystolisches intraventrikuläres Geräusch (s. dort): Dies dürfte mit die schwierigste Differentialdiagnose sein, zumal sie von praktischer Konsequenz sein kann: Das frühsystolische Geräusch ist immer pathologisch (nicht selten Ausdruck einer Dilatation des Klappenrings und damit Ausdruck einer Dilatation und Insuffizienz des linken Ventrikels), das andere jedoch in der

Regel ohne klinische Bedeutung und fast physiologisch. Unterscheiden lassen sich diese beiden Geräusche nicht durch zeitliches Verhalten, Lautstärke und Lokalisation, sondern nur durch die Frequenz: Das frühsystolische ist hochfrequent, das frühe intraventrikuläre ist mittelniederfrequent (mn), dumpf. Man kann bei dieser Differentialdiagnose durchaus mit Gewinn die dynamische Auskultation einsetzen, vor allem durch einen verstärkten Auflagedruck mit der Membran, bei dem nur das frühsystolische Mitralinsuffizienzgeräusch deutlich hochfrequenter wird. Beweisend kann in manchen Fällen das Doppler-UKG sein: dies jedoch nur dann, wenn man bei einem frühen systolischen Geräusch über der Spitze entweder keine Mitralinsuffizienz nachweisen kann oder sicher ist, daß es sich um eine pathologische und nicht um eine physiologische Mitralinsuffizienz handelt, was nicht immer einfach zu entscheiden ist. Das Phonokardiogramm versagt in diesen Fällen meist, weil der 1. Herzton sich von beiden Geräuschen nicht immer abtrennen läßt.

Zweite Frage: frühsystolisches Geräusch, aber bedingt durch Mitral- bzw. Trikuspidalinsuffizienz oder Ventrikelseptumdefekt?

Hier gilt das bei der Differentialdiagnose für das pansystolische Geräusch an entsprechender Stelle Gesagte.

Hinweis

Das frühsystolische Geräusch ist meist Ausdruck einer Mitralinsuffizienz, seltener einer Trikuspidalinsuffizienz, sowohl eines valvulären Defekts an den Klappensegeln, wie auch einer relativen Klappeninsuffizienz (Dilatation des Klappenrings oder Papillarmuskelinsuffizienz). Dies ist im Einzelfall zu klären, was aber manchmal nur durch eine Verlaufsbeobachtung möglich ist. Aber auch damit darf man sich noch nicht begnügen, sondern sollte zur quantitativen Beurteilung auch die Länge dieses Geräuschs berücksichtigen, die ein Maß für die Dauer und damit für die Größe des Rückflußvolumens darstellt. – Die Abgrenzung ist gegenüber dem oft vorkommenden frühen mesosystolischen intraventrikulären funktionellen Geräusch nicht immer einfach, da es sich auskultatorisch nur durch den dumpfen Klang vom hochfrequenten frühsystolischen Geräusch unterscheiden läßt.

Mesosystolisches Geräusch
(Abb. **48**)

Definition, Ursachen, Pathophysiologie und Vorkommen

> Dieses Geräusch beginnt nach dem 1. Ton und endigt vor dem 2. Ton, spart also die früheste und letzte systolische Phase aus. Es kann dabei von sehr kurzer, aber auch von relativ langer Dauer sein.

Pathophysiologie: Das typische und häufigste mesosystolische Geräusch entsteht als Ausfluß- bzw. Austreibungsgeräusch an der Aorten- oder Pulmonalklappe oder auch in deren subvalvulären Nachbarschaft. Es kann erst beginnen, wenn der Ventrikeldruck nicht nur den Vorhofdruck überwunden hat (= 1. Ton), sondern wenn auch der enddiastolische Aorten- bzw. Pulmonalisdruck überschritten ist. Diese Zeitspanne – Mitralklappenschluß bis Aorten-(Pulmonal-)Klappenöffnung – bedingt eine kurze Pause nach dem 1. Ton. Danach erreicht das Geräusch auch nicht sofort seine größte Intensität, sondern erst allmählich mit zunehmendem Druckanstieg und Durchflußvolumen. Diese Zeitspanne – Beginn des Geräusches bis zur größten Intensität der Lautheit und damit auch die Geräuschdauer – wird um so länger, je größer der Widerstand, d. h. je schwerer eine Stenose ist (vorausgesetzt, daß keine systolische Insuffizienz des Ventrikels vorliegt). Die Pause vor dem 2. Ton ist dadurch bedingt, daß beim Abfall des Ventrikel- und Aorten-(Pulmonalis-)Drucks – gegen Ende der Systole – immer weniger und zuletzt kein Blut mehr aus dem Ventrikel fließen kann, das Austreibungsgeräusch also kurz vor dem 2. Ton endigen muß.
Ein weiteres Charakteristikum des mesosystolischen Geräusches im Phonokardiogramm ist seine Spindelform bzw. sein Crescendo-decrescendo-Verlauf, die sich aus dem Verlauf des Drucks und Auswurfvolumens ergibt. Diesen Geräuschverlauf kann man allerdings nicht hören bzw. nicht von einem ähnlich langen, aber frühsysto-

lischen (Decrescendo-)Geräusch akustisch unterscheiden.

Das mesosystolische Geräusch kann trotz seiner klaren Definition je nach seiner **Ursache** sehr verschieden lokalisiert sein und relativ früh oder spät innerhalb der Systole beginnen, verschieden lang dauern und so auch eine grundverschiedene Bedeutung haben (s. auch Diagnose).
Es kann aus folgenden Ursachen entstehen:

1. Aus vorwiegend funktionellen, harmlosen hämodynamischen Gründen an der *Aorten- oder Pulmonalklappe* (Durchflußgeräusch = flow murmur) bei nicht organisch-pathologischen oder wenigstens nicht allzu gravierenden anatomischen Veränderungen (Hyperzirkulation bzw. Aortenklappen- oder Aortensklerose bzw. -dilatation). Der Druckgradient ist gering, und dementsprechend unterscheidet sich dieses mesosystolische Geräusch von dem Austreibungsgeräusch mit einem großen Druckgradienten (s. unten Diagnose). Ausnahmsweise kann es sein p. m. über der Herzspitze haben (S. 216).

2. Aus vorwiegend pathologisch-anatomischen Gründen (valvuläre oder sub- und supravalvuläre *Stenose der Aorta bzw. A. pulmonalis*, aber auch bei einem Aneurysma der Pars ascendens aortae oder einer idiopathischen Pulmonalarteriendilatation = relative Stenose).
Da bei den Stenosen ein Druckgradient vorhanden ist bzw. bei einer aneurysmatischen Dilatation eines Gefäßes keiner oder nur ein kleiner, wird sich dieses mesosystolische spindelförmige Geräusch in seinem zeitlichen Verhalten und Klang wesentlich unterscheiden: Es dauert bei schweren Stenosen länger und hat meist eine größere Lautstärke und ist deshalb auch meist rauh.

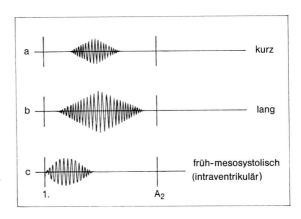

Abb. **48** Schematische Darstellung des Ablaufs von mesosystolischen Geräuschen. Originalaufnahmen s. bei Aortenstenose, Pulmonalklappenstenose und Eisenmenger-Syndrom.

3. Aus vorwiegend funktionellen, harmlosen hämodynamischen Gründen, *intraventrikulär* (subvalvulär = subaortal bzw. subpulmonal), im Ausflußtrakt des linken, selten des rechten Ventrikels (frühes mesosystolisches intraventrikuläres Geräusch). Dies wird mit allem Vorbehalt so von uns betrachtet, weil es u. E. bezüglich seiner Ursache nicht als absolut gesichert angesehen werden kann. In der Literatur hat man sich kaum mit diesem Geräusch befaßt (außer Caceres u. Perry 1967), da seine Bedeutung, außer der differentialdiagnostischen, gering ist, obwohl es sehr häufig vorkommt. Im Phonokardiogramm beginnt es mit den langsamen Schwingungen am Ende des 1. Tons (auch nach Tavel 1979*) und könnte – dem Zeitpunkt nach – als frühsystolisch bezeichnet werden (Abb. **70**). Es erscheint crescendo-decrescendo-artig oder nur decrescendo-artig (häufiger) und ist kurzdauernd. Seine Qualität ist mittelnieder-frequent, dumpf. Das p. m. seiner Lautstärke ist immer in der Mitral- oder – selten – in der Trikuspidalregion, wenig ausgebreitet, und es ist nie laut, kaum einmal 3/6. Nach unserer Meinung, die sich mit der von Caceres deckt, entsteht es im Ausflußtrakt des linken und bei Kindern und Jugendlichen auch manchmal des rechten Ventrikels durch gewisse „Unebenheiten" bzw. Störungen der Harmonie zwischen Anatomie und Herzdynamik, die zu Wirbelbildungen führen. Für diese Annahme spricht u. E. die Lokalisation, die eigentlich identisch ist mit der organisch-pathologischen Subaortenstenose (hypertrophe obstruktive Kardiomyopathie) bzw. der rechtsseitigen Infundibulumstenose. Für diese Ansicht spricht auch der sehr frühe Beginn nach dem 1. Ton, der etwas früher ist als bei den valvulären Klappenstenosegeräuschen – entsprechend der Lokalisation *vor* der Klappe und zeitlich *vor* der vollständigen Überwindung des diastolischen Aortendrucks. Dafür spricht auch der niedermittelfrequente Geräuschcharakter und die dabei nicht nachzuweisende Mitral- bzw. Trikuspidalinsuffizienz (eine intrakardiale Ursache muß dieses Geräusch ja haben; wie sollte man es sich sonst erklären?). Es ist bei Erwachsenen nicht selten nach dem 50. Lebensjahre und besonders bei einer Linkshypertrophie zu finden (der Begriff frühes mesosystolisches intraventrikuläres Geräusch oder funktionelles mesosystolisches intraventrikuläres [subvalvuläres] Austreibungsgeräusch scheint uns richtiger als frühsystolisch, da der letztgenannte Ausdruck einerseits seit Jahr und Tag für einen Defekt an einer AV-Klappe reserviert ist und es sich hier andererseits um ein – allerdings sehr früh beginnendes – Austreibungsgeräusch handelt).

4. Ausnahmsweise und sehr selten kann ein sehr kurzes, hochfrequentes mesosystolisches Geräusch auch an der *Mitralklappe* (und der Trikuspidalklappe) entstehen, und zwar beim Klappenprolaps. Man kann sich leicht vorstellen, daß bei dieser Anomalie oder einer Papillarmuskelschwäche die Klappe kurzzeitig während des maximalen Drucks insuffizient wird; auch dieses Geräusch weist eine Spindelform auf (man kann sich eigentlich nur wundern, daß es diese mesosystolische Form bei einer Mitralinsuffizienz nicht viel öfter gibt; wahrscheinlich ist die Ursache hierfür, daß sich der Klappenring während der Systole normalerweise kontrahiert).

5. *Extrakardiale mesosystolische Geräusche* gibt es u. E. an einer dilatierten A. pulmonalis, die an der Brustwand reibt (Abb. **54**), und in gleicher Art – aber viel seltener – auch an der Pars ascendens aortae bei einer aneurysmatischen Erweiterung (Abb. **55**). Auch diese Geräusche sind spindelförmig und wohl eine Kombination mit einem Durchflußgeräusch.

Diagnose

Das mesosystolische Geräusch ist als solches dann sicher, wenn es nach einer akustischen Lücke nach dem 1. Ton beginnt und mit einer Lücke vor dem 2. Ton endigt. Bei den geschilderten verschiedenen Ursachen, Formen und Bedeutungen eines solchen Geräusches genügt diese Kennzeichnung allein nicht; man muß weiter differenzieren:

Das typische mesosystolische **Aortengeräusch** hat sein p. m. in der Aortenregion, ist aber oft über dem ganzen Herzen und beiden Halsseiten abgeschwächt hörbar, selbst wenn es nur eine Lautheit von ²/₆ aufweist. Ausnahmsweise kann es sein p. m. über der Spitze haben, ist dann aber über dem 1./2. ICR rechts auch zu hören, evtl. sogar gleich laut, was bei einem von der Spitze aus fortgeleiteten Mitralinsuffizienzgeräusch nie vorkommt.

Ist es vorwiegend funktionell bedingt bzw. ohne gravierende anatomische Veränderungen und ohne nennenswerten Druckgradienten wie bei einer sehr leichten Aortenstenose oder einer Aortenklappensklerose, dann beginnt das Geräusch bald nach dem 1. Ton, erreicht rasch – spätestens bis zur Mitte der Systole – sein Maximum und ist relativ kurz. Seine Lautheit beträgt höchstens ³/₆, in der Regel ist es leiser, und sein Klang ist dumpf (mn oder nm), nie rauh, sondern weich. Bei einer Hypertonie oder einem hyperkinetischen Kreislauf kann es auch einmal hm sein. Wenn es tonal ist, möwenschreiartig, dann müsen schon stärkere sklerotische Klappenveränderungen oder eine leichte Stenosierung vorhanden sein, aber es braucht noch kein wesentlicher Druckgradient im Sinne einer Aortenklappenstenose vorzuliegen.

Das organisch-pathologisch bedingte Stenosegeräusch (gelegentlich auch bei einem Aneurysma, besonders bei einem Aneurysma dissecans der Aorta) mit einem signifikanten Druckgradienten ist laut ($^3/_6$–$^6/_6$) und immer rauh, evtl. sogar scharf dazu, besonders bei schweren Aortenstenosen, mindestens solange keine Herzinsuffizienz bzw. ein Lowoutput-Syndrom besteht, wobei sich die Verhältnisse wieder mehr zum Harmlosen (nach dem Gehöreindruck) hin verschieben können. Dabei kann es über der Mitralregion hochfrequent klingen oder auch evtl. nur dort tonal.

Die subvalvulären Aortenstenosen haben dieselbe Art des Geräusches wie die valvuläre Aortenstenose, nur findet sich das p. m. in der Regel in der Mitralregion oder etwas einwärts davon bzw. zwischen Spitze und Erb-Region.

Für das typische mesosystolische **Pulmonalisgeräusch** gilt im wesentlichen dasselbe, nur betrifft es die Pulmonalisregion.

Das von uns so genannte **frühe mesosystolische intraventrikuläre Geräusch** (oder funktionelles subaortales Geräusch) ist mit dem p. m. auf die Mitralregion und medial davon beschränkt, leise, niedermittelfrequent, dumpf, weich, wie das funktionelle typische Aortengeräusch (Abb. **70**). Das *entsprechende subvalvuläre Pulmonalisgeräusch* (beim Erwachsenen sehr selten) hat sein p. m. im oberen Bereich der Trikuspidalregion und ist nicht so dumpf wie das subaortale. Der Beweis für diese Geräuschart ist oft nicht einfach zu erbringen, auch nicht durch das Phonokardiogramm (s. oben), sondern nur durch Ausschluß einer Mitral- bzw. Trikuspidalinsuffizienz und eines Ventrikelseptumdefekts.

Das sehr seltene mesosystolische **Mitralgeräusch** hat sein p. m. über der Spitze, es ist nicht besonders laut, sehr kurz, aber hochfrequent, evtl. tonal-hochfrequent.

Die **extrakardialen mesosystolischen Geräusche** haben alle einen völlig anderen Klang: Sie sind harsch in irgendeiner Art (reibend, kratzend, klickend usw.) und haben ihr p. m. in der Pulmonalisregion bzw. über dem Ausflußtrakt der Aorta (S. 150f, Abb. **54, 55**).

Differentialdiagnose

Erste Frage: mesosystolisches intrakardiales oder extrakardiales Geräusch?
Diese Frage entsteht nur selten. Am ehesten tritt sie auf beim externen Pulmonalisgeräusch (dilatierte A. pulmonalis) oder beim sehr seltenen externen Geräusch der Pars ascendens aortae (aneurysmatische Erweiterung) (S. 151). Entscheidendes Kriterium ist der Klang, der bei diesen Geräuschen jeweils harsch-reibend, kratzend und ohrnah ist und manchmal aus einer Reihe von Klicks (oder Klacks) zu bestehen scheint (rollende Klicks).

Zweite Frage: intrakardiales mesosystolisches Geräusch oder anderes intrakardiales systolisches Geräusch?
Dazu ist *allgemein* zu sagen: Wenn ein systolisches Geräusch sein p. m. über der Basis hat, ist es ein mesosystolisches Geräusch (Aorten- oder Pulmonalklappe), mit der sehr seltenen Ausnahme einer akuten Mitralinsuffizienz. – Wenn ein systolisches Geräusch von der Basis, evtl. 1./2. ICR rechts, bis zur Spitze ungefähr gleich laut ist, ist es auch ein mesosystolisches Geräusch, meist von der Aorta ausgehend. – Wenn ein systolisches Geräusch sein p. m. in der Trikuspidal- oder Mitralregion hat – oder dazwischen –, dann ist es selten ein mesosystolisches Geräusch und vor allem dann keines, wenn es hochfrequent ist – von dem sehr seltenen mesosystolischen Geräusch einer minimalen Mitralinsuffizienz beim Mitralklappenprolaps abgesehen. – Wenn ein systolisches Geräusch in dieser Region sein p. m. aufweist, aber dumpf (mn), niederfrequent oder rauh ist, dann muß ein mesosystolisches Geräusch in Betracht gezogen werden (hypertrophe obstruktive Kardiomyopathie, valvuläre Aortenstenose, frühes mesosystolisches intraventrikuläres Geräusch), auch wenn einmal eine sehr laute, rauhe pansystolische Mitral- oder Trikuspidalinsuffizienz vorliegen kann.
Die Differentialdiagnose zum *pan-, früh- und endsystolischen Geräusch* ist bei den betreffenden Geräuschen besprochen.
Ein von den Halsarterien *fortgeleitetes systolisches Geräusch*, das noch über der Basis zu hören ist, läßt sich leicht durch das p. m. des Geräusches über dem Halse bestimmen.

3. Frage: Wenn mesosystolisch, dann funktionell bzw. harmlos oder organisch (meist Aorten- oder Pulmonalstenose, selten durch Aneurysma der Pars aortae ascendens, besonders Aneurysma dissecans)?
Hierfür gilt: Ein lautes, rauhes mesosystolisches Geräusch kommt ohne pathologisch-anatomische Veränderungen bzw. ohne schwere pulmonale Hypertonie bei Erwachsenen praktisch nicht vor. Die Rauhigkeit ist deshalb ein gutes Differentialdiagnostikum (beim mesosy

stolischen Geräusch). Das Umgekehrte gilt insofern nicht ohne weiteres, als ein kleines Schlagvolumen ein organisch bedingtes, pathologisches Geräusch in seiner Lautheit so reduzieren kann, daß es seine Rauhigkeit verliert. Außerdem ist zu sagen: Je lauter, je länger andauernd und je später das Geräuschmaximum (im Phonokardiogramm), desto eher handelt es sich um eine Stenose und desto schwerer ist diese – und umgekehrt (wenn kein abnorm kleines Schlagvolumen vorliegt). Man muß bei der Lautheit und dem Klang immer alle Faktoren dabei berücksichtigen, die außer dem Grad der Stenose evtl. dazu beitragen, das Geräusch lauter oder leiser, rauher oder glatter zu machen (z. B. hyperkinetische Kreislaufsituation, großes Schlagvolumen oder dünne Thoraxwand einerseits bzw. tiefer Thorax oder kleines Schlagvolumen andererseits).

Das tonale mesosystolische Aortengeräusch wurde bei den tonalen Geräuschen besprochen (S. 134).

Das sehr seltene mesosystolische Mitral- und Trikuspidalinsuffizienzgeräusch beim Klappenprolaps unterscheidet sich von allen mesosystolischen Geräuschen durch seine sehr umschriebene Lokalisation in der Mitral- bzw. Trikuspidalregion, durch seine Kürze und den hochfrequenten, oft hochfrequent-tonalen Klang.

4. Frage: Wenn das mesosystolische Geräusch als pathologisch im Sinne einer Stenose angesehen werden muß, dann steht zur Debatte: Ist die **Stenose an der Aorta oder A. pulmonalis** zu suchen?

Dies läßt sich durch die Lokalisation im allgemeinen leicht klären. Ist die Stenose *valvulär, subvalvulär* oder *supravalvulär*? Dies ist durch die Lokalisation des Geräusches nicht absolut sicher zu entscheiden, sondern man muß dabei auch die Pulsqualität u. a. berücksichtigen (s. Aortenstenosen und Pulmonalstenosen), und technische Untersuchungen sind meist unabdingbar.

Ist die Stenose nur relativ, d. h. durch ein *Aneurysma bedingt?* Diese Frage taucht dann auf, wenn andere Zeichen einer Aorten- bzw. Pulmonalstenose fehlen (Hypertrophie des linken bzw. rechten Ventrikels), aber eine Aorteninsuffizienz vorliegt oder marfanoide Züge usw.; auch hier sind technische Untersuchungen dann unumgänglich (s. entsprechende Krankheitsbilder).

5. Frage: Wenn eine Stenose der Aorta oder A. pulmonalis angenommen wird, dann muß versucht werden, aus dem Klang des Geräusches den **Schweregrad der Stenose** abzuschätzen. Dazu dienen Lautheit, Rauhigkeit und vor allem der Anteil und die Lautstärke der hohen Frequenzen (Schärfe).

Letztlich wird man zur Beantwortung der hier aufgeworfenen wichtigen differentialdiagnostischen Überlegungen nicht selten auf die Unterstützung durch technische Untersuchungen, insbesondere UKG, Doppler-UKG, Herzkatheterung und Röntgendarstellungen, nicht verzichten können.

Hinweis

Das mesosystolische Geräusch ist wohl das häufigste Herzgeräusch, und dies ist deshalb

nicht überraschend, weil es die verschiedensten Ursachen und Bedeutungen haben kann. Aus diesem Grunde muß es systematisch analysiert werden (Ort, Lautheit, Dauer, Klang), wenn man es in qualitativer und quantitativer Hinsicht voll ausschöpfen will. Dabei erscheint es geboten, darauf hinzuweisen, daß die quantitative Analyse nicht nur den aus der Art des Geräusches direkt abschätzbaren Schweregrad berücksichtigen darf, sondern auch die extrakardialen Faktoren und die Kreislaufsituation einbeziehen muß, die die Lautstärke und Geräuschqualität entscheidend beeinflussen können. Mehr als sonst sind aber auch die anderen klinischen Befunde von entscheidender Bedeutung und auch technische Untersuchungen oft unverzichtbar, zumal manchmal die differentialdiagnostischen Entscheidungen nicht einfach sind.

Literatur

Caceres, C. A., L. W. Perry: The Innocent Murmur. A Problem in Clinical Practice. Little, Brown, Boston 1967

Endsystolisches Geräusch
(Abb. 49)

Definition, Ursachen, Pathophysiologie und Vorkommen

> Das Geräusch wird deshalb so genannt, weil es immer das Ende der Systole bis zum 2. Ton voll ausfüllt und nie mit dem 1. Ton beginnt, also nie am Anfang der Systole existiert. Es kann aber durchaus in der Mitte oder auch in der ersten Hälfte der Systole beginnen.

In der weitaus überwiegenden Zahl der Fälle entsteht es intrakardial, valvulär, an der Mitralklappe, selten an der Trikuspidalklappe, meist im Rahmen eines konstitutionell (Anomalie) bedingten Prolapses der Mitral-, seltener der Trikuspidalklappe, aber auch durch eine Papillarmuskelschwäche nach einem Herzinfarkt bzw. einer Ischämie. Es ist erstaunlich, daß es am Ende der Systole, bei nachlassendem Ventrikeldruck, nicht nur entsteht, sondern sogar zunehmend lauter wird (Crescendo-Geräusch), d. h., daß die AV-Klappe zunehmend insuffizienter wird, obwohl zu diesem Zeitpunkt der Ventrikeldruck nachläßt, aber der Papillarmuskel vielleicht noch unverhältnismäßig stärker in seiner Kontraktionsleistung.

Da es sich fast immer um einen Klappenprolaps handelt, kann diesem Geräusch ein meso- oder endsystolischer

Klick unmittelbar vorausgehen. Die Mitralinsuffizienz, die nur endsystolisch besteht, ist in der Regel leicht, hämodynamisch unbedeutsam. Allerdings hängt das Ausmaß der Regurgitation u. a. von der Dauer des Rückflusses ab, wofür die Dauer des Geräusches, d. h. sein Beginn, ein Maß darstellt.

Eine völlig andere, viel seltenere Ursache, nämlich ein extrakardiales, pleuroperikardiales Reibegeräusch als Restzustand einer Pleuroperikarditis, kann einem solchen Geräusch auch zugrunde liegen. Man hatte vor Kenntnis des Mitralklappenprolaps-Syndroms mit seinen Symptomen *alle* endsystolischen Geräusche auf eine abgelaufene Perikarditis/Pleuroperikarditis bezogen; jetzt steht fest, daß diese Annahme nur selten zutrifft.

Diagnose

Ein systolisches Crescendo-Geräusch – selten mit einem kurzen Decrescendo vor dem 2. Ton –, das in den 2. Ton „hineinläuft", sein *p. m.* **in der Mitral-** oder (selten) der **Trikuspidalregion** hat und das erst *nach einer Pause nach dem 1. Ton beginnt.* Seine Dauer ist meist kurz, kann aber auch lang sein und bald nach dem 1. Ton beginnen. Nicht selten geht dem endsystolischen Geräusch ein meso- oder endsystolischer Klick voraus, da es fast immer auf einem Klappenprolaps beruht. Wenn dieser Klick nicht vorhanden ist, weiß man über den wahren Beginn und damit über die wahre Dauer dieses Geräusches aufgrund der Auskultation nicht genau Bescheid: Der leise Anfang des Geräusches kann nämlich dem Ohr entgehen, vor allem dann, wenn der 1. Ton sehr laut ist, was beim Mitralklappenprolaps nicht ungewöhnlich ist. Nur das Phonokardiogramm gibt letztlich genauen Aufschluß darüber.

Die Lautheit ist sehr verschieden und demnach auch das Ausbreitungsgebiet: kaum einmal lauter als 3/6, deshalb z. T. ganz umschrieben und nur mit Mühe in Linkslage über dem Herzspitzenstoß auffindbar, aber auch von der Spitze bis zum Sternumrand gut hörbar. Der Klang ist hochfrequent wie die typische Mitralinsuffizienz, manchmal fast harsch (= hochfrequent – rauh), einem Perikardreiben entfernt ähnlich, auch wenn dies sicher nicht die Ursache darstellt. Nicht selten ist das Geräusch tonal, wobei in der amerikanischen Literatur von „honk" (= hupen) und „whoop" (whooping cough = Keuchhusten) die Rede ist, wie wir es viel mehr von den Aortengeräuschen kennen, während die tonalen systolischen Mitralgeräusche u. E. häufiger einen harmonischen, hoch-

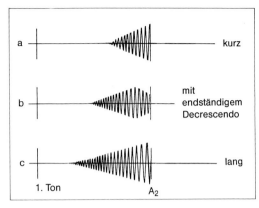

Abb. **49** Schematische Darstellung des Ablaufs von endsystolischen Geräuschen. Originalaufnahmen s. bei Mitral- und Trikuspidalklappenprolaps.

frequenten, „singenden" Klang aufweisen. Das **pleuroperikardiale endsystolische Geräusch** hat ähnliche Eigenschaften, ist aber nicht so umschrieben an der Herzspitze, sondern noch mehr lateral und auch eher noch mehr kranial lokalisiert und wird meist im Inspirium lauter. Auch ein Klick kann dabei sein, den man aber fast besser als Klack bezeichnen würde (s. Klicks).

Differentialdiagnose

Ein endystolisches Geräusch hat sein p. m. nie über der Basis oder Herzmitte, was die Differentialdiagnose erleichtert.

Erste Frage: endsystolisches Geräusch oder andere systolische Geräusche? Diese Entscheidung ist im allgemeinen leicht zu treffen:

1. Lokalisation des p. m. in der Mitral- bzw. selten auch Trikuspidalgegend, nie über der Basis. Sollte man einmal über der Basis den Eindruck haben, daß ein solches Geräusch sein p. m. dort hat, so handelt es sich um ein ungewöhnlich spät auftretendes mesosystolisches Pulmonalisgeräusch, wie wir es einmal bei einem schweren pulmonalen Hochdruck (Eisenmenger-Syndrom mit offenem Ductus arteriosus) gesehen haben (pseudo-endsystolisch, Abb. **75**). Wegen des „Verdeckungseffekts" durch den lauten 2. Pulmonalton hört man die kurze Pause vor dem 2. Ton nicht mehr, und das Crescendo-Decrescendo-Geräusch erscheint akustisch als endsystolisches Crescendo.

2. Der Zeitpunkt des Beginns ist meist deutlich nach dem 1. Ton, Crescendo-Verlauf, meist hochfrequent oder tonal. – Über Schwierigkeiten im Vergleich mit einem pansystolischen Geräusch s. S. 135.

Zweite Frage: Valvulär oder perikardial bzw. pleuroperikardial? Siehe Diagnose.

Dritte Frage: wenn valvulär, dann Mitral- oder Trikuspidalinsuffizienz? Einfache Entscheidung durch die Lokalisation des p. m.: Mitral-(exspiratorisch) bzw. Trikuspidalregion (inspiratorisch).

Vierte Frage: Ursache? Mitralklappenprolaps (Anomalie) oder Papillarmuskelinsuffizienz durch Ischämie bzw. Infarkt? Diese Differenzierung ist aufgrund des Auskultationsbefunds allein kaum möglich, doch von nicht geringer klinischer Bedeutung. Beweisend für die eine oder andere Ursache ist nur eine Verlaufskontrolle (neu aufgetretenes oder immer schon bestehendes Geräusch, Anamnese, andere klinische Erscheinungen, wie 4. Ton, koronare Herzerkrankung, Vergrößerung des linken Ventrikels, pathologische Pulsation?).
Nach Constant (1985)* soll ein Lauterwerden des endsystolischen Geräusches im Sitzen oder Stehen für einen Prolaps sprechen und gegen eine ischämische Papillarmuskelinsuffizienz, doch ist dies beim Prolaps nicht regelmäßig so.

Hinweis

Das endsystolische Geräusch bedeutet in der Regel eine leichte, hämodynamisch nicht ins Gewicht fallende Mitralinsuffizienz bei einem Mitralklappenprolaps oder einer ischämischen Papillarmuskelinsuffizienz; sehr selten ist die Ursache eine Trikuspidalinsuffizienz bei einem Trikuspidalklappenprolaps oder ein Residuum einer Perikarditis oder Pleuroperikarditis. Wichtig ist bei der Feststellung eines endsystolischen Geräusches nicht nur die Ursache, sondern – wenn valvulär bedingt – der Schweregrad, der sich direkt aufgrund der Dauer und meist auch Lautstärke abschätzen läßt, wobei aber auch noch andere Parameter, wie die Herzgröße, in Betracht gezogen werden müssen. Länge und Lautstärke des Geräusches sind gerade für eine Verlaufsbeobachtung wichtig, denn es gibt immer wieder Patienten, bei denen sich aus einer leichten endsystolischen Mitralinsuffizienz bei einem Mitralklappenprolaps eine schwere, operationsbedürftige pansystolische Mitralinsuffizienz entwickelt. Auch ist daran zu erinnern, daß eine geringe endsystolische Mitralinsuffizienz beim Mitralklappenprolaps zur bakteriellen Endokarditis disponiert und deshalb eine Antibiotikaprophylaxe bei Verletzungen und operativen Eingriffen erfordert.

Diastolische Herzgeräusche

Frühdiastolisches Geräusch
(Abb. 50)

Definition, Ursachen, Pathophysiologie und Vorkommen

> Ein diastolisches Geräusch, das sich unmittelbar an den 2. Ton anschließt, sei es A_2 oder P_2, gleichgültig wie lange es dauert.

Ursache und Vorkommen: Insuffizienzen der Aorten- und der Pulmonalklappe, entweder durch Klappendefekt oder pathologische Erweiterung des Klappenrings (relative Aorten- oder Pulmonalinsuffizienz).

Der Rückfluß von Blut aus der Aorta bzw. Pulmonalis beginnt sofort nach dem Klappenschluß. Da der Druckunterschied im ersten Moment nach dem Klappenschluß (A_2) gering ist bzw. erst beginnt, kann der Anfang eines diastolischen Geräusches sehr leise sein und crescendo verlaufen. Es wird aber sehr rasch wesentlich lauter, erreicht fast sofort sein Maximum (Abb. **62, 64**), so daß das eben beschriebene initiale Crescendo bei einem lauten Geräusch praktisch entfällt und prinzipiell unhörbar ist. Kurz nach dem Klappenschluß ist der Druckgradient zwischen Aorta/Pulmonalis und Ventrikel am größten. Mit zunehmender Diastolendauer fällt der Druck in der Aorta/Pulmonalis kontinuierlich ab, und der Ventrikeldruck wird normalerweise gering höher, so daß der Druckgradient und damit das Rückflußvolumen kleiner und das Geräusch leiser wird. So entsteht das *charakteristische Decrescendo-Geräusch*. Nur ausnahmsweise kann es vorkommen, daß eine kleine akustische Lücke zwischen dem 2. Ton und dem Beginn des Geräusches entsteht und so das Geräusch insgesamt leise ist und nicht *früh*-, sondern *meso*-diastolisch erscheint. Bei ei-

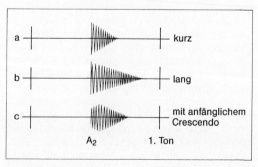

Abb. **50** Schematische Darstellung des Ablaufs von frühdiastolischen Geräuschen. Originalaufnahmen s. bei Aorten- und Pulmonalklappeninsuffizienz.

ner sehr großen Aorteninsuffizienz oder bei einer schweren Linksinsuffizienz mit hohem, rasch ansteigendem diastolischen Ventrikeldruck verkürzt sich die Dauer des Geräusches, ebenso bei sehr leichten Formen, da das Rückflußvolumen gering ist und das Geräusch zu leise wird. Der Klang solcher kurzer Aorteninsuffizienzgeräusche ist aber verschieden wegen der Größe des Defekts (d. h. der Schwere der retrograden Stenose, die im umgekehrten Verhältnis zur Schwere des Vitiums bzw. des Rückflußvolumens steht): bei geringem Rückfluß leise und hochfrequent oder hm, bei großem Rückfluß lauter und eher mittelfrequent.

Die Lautheit richtet sich – abgesehen von äußeren Faktoren – nach der Größe des Defekts und so nach dem Volumen des zurückfließenden Bluts: Je größer es ist, desto lauter das Geräusch.

Das frühdiastolische Geräusch der Aorteninsuffizienz ist oft leise, so daß Geräusche über 2/6 nicht die Regel sind und 4/6 eine Seltenheit. Ursachen: oft kleines Rückflußvolumen, die Diastole an sich (die prinzipiell immer ein leiseres Geräusch verursacht, vielleicht wegen der entspannten Ventrikelmuskulatur) und die Lokalisation des Entstehungsorts hinter dem rechten Ventrikel; auch das hochfrequente Spektrum verursacht eher ein leises Geräusch. Bemerkenswert ist aber auch, daß das frühdiastolische Geräusch der Aorten- und Pulmonalinsuffizienz (bei pulmonaler Hypertonie) – wenn nicht sehr laut –, „glatt" ist, das genaue Gegenteil eines rauhen Geräusches, wie kein anderes Herzgeräusch.

Bei dem frühdiastolischen *Pulmonalinsuffizienzgeräusch* ist zwischen dem Geräusch *mit* und *ohne* pulmonalen Hochdruck zu unterscheiden: Beide schließen sich an den P_2 an, beide haben denselben optimalen Auskultationsort wie die typische Aorteninsuffizienz im Bereich der Erb-Region, beide haben einen Decrescendo-Verlauf. Die Lautstärke ist bei normalem Pulmonalarteriendruck in jedem Falle leise, beim pulmonalen Hochdruck leise oder laut. Der Klang ist jedoch verschieden: Beim pulmonalen Hochdruck ist er wie bei der Aorteninsuffizienz hochfrequent (bei nicht allzu großer Lautheit). Ohne pulmonalen Hochdruck ist der Klang jedoch niederfrequent und kurz, weil der niedere Druck in der Pulmonalarterie nur zu niederfrequenten Schwingungen führt und der Rückfluß kleinvolumig und kurzdauernd ist.

Diagnose

Aorteninsuffizienz: meist leise, oft nur 2/6, nicht selten 1/6. P. m. typischerweise in der Erb-Region. Das Geräusch kann sich nach unten in die Trikuspidalregion, die Mitralregion und die Halsregion ausbreiten, je nach Lautstärke und je nach den anatomischen Verhältnissen bzw. dem Schweregrad. Selten kann es aber auch *nur* in der Mitral- oder *nur* der Trikuspidalregion zu hören sein, wo es dann

meist sehr leise ist und nicht immer ausgesprochen hochfrequent und auch nicht immer leicht als *frühdiastolisch* erkennbar ist, wenn es sehr leise ist (s. oben). Bei einer aneurysmatischen Erweiterung der Pars ascendens aortae kann das p. m. auch im 2.–4. ICR am rechten Sternumrand sein, ist aber dann auch links vom Sternum gut hörbar. Vom 2. Ton ist es typischerweise nicht trennbar; gelegentlich besteht aber aus den oben angeführten Gründen eine kleine akustische Lücke nach dem A_2, doch ist es dann immer noch an der hohen (h) oder hm-Frequenz und seinem ausgesprochen glatten, langsam verklingenden Decrescendo als solches zu erkennen. Es ist ein wesentliches Charakteristikum des leisen, manchmal nur mit verstärktem Auflagedruck der Membran nachweisbaren Aorteninsuffizienzgeräusches, daß es so glatt ist wie kein anderes Herzgeräusch, genau das Gegenteil des typisch rauhen systolischen Aortenstenosegeräusches.

Für die **Pulmonalinsuffizienz** mit pulmonalen Hochdruck gilt dasselbe. Wenn es auch richtig ist, daß sich dieses Geräusch an den P_2 anschließt und nicht an den A_2, so nützt dies diagnostisch oft weder bei der Auskultation noch beim Phonokardiogramm: Beim schweren pulmonalen Hochdruck fällt der P_2 mit dem A_2 fast zusammen, oder es besteht nur eine sehr enge Spaltung. Nur wenn beide Töne, wie bei einem Rechtsschenkelblock, gut getrennt sind, läßt sich der P_2 hier diagnostisch verwenden (s. unten Differentialdiagnose).

Bei der Pulmonalinsuffizienz mit normalem pulmonalen Druck ist der P_2 ein guter Marker für die Diagnose, solange der P_2 eine atemabhängige Spaltung aufweist oder eine deutliche Spaltung des 2. Tons besteht, an den sich das Geräusch „anhängt". Aber auch die völlig andere Geräuschqualität (n oder mn, s. oben) unterscheidet dieses Geräusch von dem beim pulmonalen Hochdruck und bei der Aorteninsuffizienz. Eine inspiratorische Verstärkung der frühdiastolischen Pulmonalisgeräusche findet sich in der Regel nicht, und wenn, dann nur in der untersten Trikuspidalregion, da bei der Inspiration der Auskultationsort vom Entstehungsort des Geräusches abrückt und für die Auskultation leiser werden läßt.

Differentialdiagnose

Erste Frage: frühdiastolisches oder anderes diastolisches Geräusch?

Mesodiastolisches Geräusch: Wenn das p. m. eines diastolischen Geräusches in typischer Weise in der Erb-Region ist oder etwas darunter, so steht ein mesodiastolisches Geräusch überhaupt nicht zur Diskussion.

Wenn es jedoch sein p. m. ausnahmsweise in der Trikuspidal- oder Mitralregion hat oder nur dort zu hören ist oder wenn die Frage auftaucht, ob neben einem frühdiastolischen Aorteninsuffizienzgeräusch noch ein mesodiastolisches Geräusch in den genannten Regionen vorliegt (Mitral- bzw. Trikuspidalstenose irgendeiner Ursache oder ein Flint-Geräusch), dann ist die Lösung nicht immer einfach. Sie ist es deshalb nicht, weil dann meist das frühdiastolische Geräusch in diesem Bereich sehr leise ist, nicht immer so hochfrequent wie am typischen Ort, sondern oft dumpfer, und weil auch nicht immer einfach entschieden werden kann, ob es wirklich an den 2. Ton direkt anschließt und ob es den typischen Decrescendo-Charakter aufweist. Entscheidungshilfen sind dann: fester Druck mit der Membran, Handgrip, Amylnitrit-Inhalation (S. 85 ff).

Kontinuierliches Geräusch: Diese Frage besteht vor allem dann, wenn neben dem frühdiastolischen Geräusch auch ein lautes systolisches Geräusch (wie bei kombiniertem Aortenvitium oder auch einem relativ lauten mesosystolischen Aortengeräusch bei einer Aorteninsuffizienz durch ein stark vergrößertes Schlagvolumen) und zudem eine beschleunigte Herzfrequenz vorliegt. In Frage kommen: offener Ductus arteriosus, aortopulmonales Fenster, perforierter Sinus aortae, Koronarfistel, hilusnahes arteriovenöses Lungenarterienaneurysma. Eine sichere Differenzierung zwischen einem systolisch-diastolischen (Pause vor dem 2. Ton) oder kontinuierlichen Geräusch (keine Pause vor und nach dem 2. Ton) ist durch Pulsverlangsamung (Karotisdruck, Pressen) und mit dem Phonokardiogramm in solchen Fällen möglich. – Die Kombination von pansystolischem und frühdiastolischem Geräusch dürfte in praxi kaum einmal Probleme machen (verschiedene Lokalisation des p. m. mit Ausnahme eines Ventrikelseptumdefekts mit Aortenklappeninsuffizienz) (Abb. **83**).

Perikarditisgeräusch: Auch dieses steht nur dann zur Debatte, wenn ein systolisches und diastolisches Geräusch zu hören ist (weil ein Perikarditisgeräusch kaum einmal nur mesodiastolisch oder nur systolisch ist) und wenn diese Geräusche vor allem in der Trikuspidalregion ihr p. m. haben oder zumindest dort sehr laut sind, die Herzfrequenz beschleunigt ist und das charakteristische präsystolische Perikarditisgeräusch fehlt (Vorhofflimmern). Die Verwechslung ist dadurch möglich, daß das frühdiastolische Geräusch hochfrequent sein kann, ähnlich wie das perikarditische. Allerdings ist letzteres doch meist kratzend oder schabend und nicht „glatt" wie das übliche Aorteninsuffizienzgeräusch, wenigstens wenn es einigermaßen laut ist.

Zweite Frage: Ursache Aortenklappeninsuffizienz (AI) oder Pulmonalklappeninsuffizienz (PI)? Beide

Geräusche haben dasselbe p. m. und denselben Klang und Verlauf, sofern es sich bei der PI um einen *pulmonalen Hochdruck* handelt, was weitaus die häufigste Ursache einer PI darstellt. Voraussetzung für die Annahme einer PI bei pulmonalem Hochdruck ist dessen Nachweis. Doch dieser schließt eine AI nicht aus. Unterschiede s. oben Diagnose. Evtl. kann der Valsalva-Versuch weiterhelfen, da das PI-Geräusch nach dem Pressen früher lauter wird oder wieder einsetzt als das Geräusch der AI. Die Prüfung der eventuellen inspiratorischen Verstärkung des PI-Geräusches hilft leider nicht, da dies nur selten und dann nur am untersten linken Sternumrand lauter wird und eine unzweifelhafte AI gelegentlich dort auch eine inspiratorische Verstärkung des Geräusches verursachen kann. Leichter ist die Differentialdiagnose bezüglich einer PI *ohne pulmonalen Hochdruck*, die allerdings sehr selten ist und vor allem nach Operation einer Pulmonalstenose, sonst u. a. bei idiopathischer Pulmonalisdilatation und angeborenem Fehlen der Pulmonalklappe vorkommt (S. 237 ff). Dieses Geräusch ist kurz, leise, niederfrequent und schließt sich an den P_2 an, der dabei oft deutlich vom A_2 hörbar getrennt und auch atemabhängig ist.

Dritte Frage: Ursache Klappendefekt oder Dehnung des Klappenrings (relative AI bzw. PI)? Durch den

Auskultationsbefund ist diese Frage für die AI nicht entscheidbar, wahrscheinlich bei leichteren Formen auch nicht durch technische Untersuchungen, es sei denn, es handelt sich um eine bakterielle Endokarditis mit im UKG sichtbaren Vegetationen. Für die PI dagegen kann man sagen, daß sie bei einem, pulmonalen Hochdruck durch eine Klappenringerweiterung zustande kommt, wogegen eine PI ohne pulmonalen Hochdruck meist durch einen Klappendefekt (angeboren, wenn nicht operativ bei einer Pulmonalstenose) bedingt ist, aber auch bei einer idiopathischen Pulmonalarteriendilatation vorkommen kann.

Hinweis

Das frühdiastolische Geräusch beruht fast immer auf einer Aorteninsuffizienz, entweder durch einen Defekt der Taschenklappen oder durch eine Dehnung des Klappenrings (meist als Folge eines länger bestehenden Hochdrucks, aber auch bei einem Aneurysma der Pars ascendens aortae und akut beim Aneurysma dissecans). Das Geräusch ist in der Regel leise, nicht selten sogar sehr leise und dann nur mit Mühe, besonderer Aufmerksamkeit, besonderer Auskultationstechnik und manchmal nur intermittierend nachweisbar. Wenn es auch in solchen Fällen wenig hämodynamische Bedeutung hat, so lohnt doch eine systematische Suche nach ihm: Als relative Aorteninsuffizienz bei einem Hochdruck ist es ein Zeichen einer Aortendilatation; es kann Ausdruck eines Aneurysma dissecans sein und zusammen mit unklarem Fieber ein Hinweis auf eine bakterielle oder rheumatische Endokarditis. Differentialdiagnostische Schwierigkeiten gegenüber anderen diastolischen Geräuschen sind eigentlich nur dann evtl. gegeben, wenn das p. m. des Geräusches atypischerweise in der Mitral- oder Trikuspidalregion gelegen ist. Die Abgrenzung gegenüber einer Pulmonalinsuffizienz – am typischen Auskultationsort – ist meist problemlos. Eine Pulmonalinsuffizienz bei schwerer pulmonaler Hypertonie kommt oft vor. Bei normalem Druck im kleinen Kreislauf ist eine PI sehr selten, abgesehen von operierten Pulmonalstenosen.

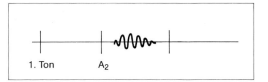

Abb. 51   Schematische Darstellung des mesodiastolischen Geräuschs. Originalaufnahmen s. bei Mitral- und Trikuspidalfehlern; Vorhofseptumdefekt.

Mesodiastolisches Geräusch
(Abb. 51)

Definition, Ursachen, Pathophysiologie und Vorkommen

> Ein mesodiastolisches Geräusch liegt dann vor, wenn es nicht *mit* sondern erst – nach einer akustischen Lücke – *nach* dem 2. Ton beginnt (und auch nicht mit dem 2. Ton beginnen könnte, wie gelegentlich ein frühdiastolisches Geräusch; s. vorangehender Abschnitt). Es ist nicht damit gemeint, daß es erst in der Mitte der Diastole beginnt.

Das intrakardiale, valvuläre mesodiastolische Geräusch entsteht durch eine organische oder relative Stenose an der Mitral- oder Trikuspidalklappe (Einflußgeräusch).

Der Zeitpunkt des Auftretens dieses Geräusches kann erst nach einer Pause nach dem 2. Ton sein, da eine gewisse Zeitspanne vergehen muß, bis nach dem Schluß der Aorten- bzw. Pulmonalklappe (= 2. Ton) der jeweilige Ventrikeldruck so weit abgefallen ist, daß der Vorhofdruck höher ist als der Ventrikeldruck und sich die AV-Klappe öffnet. Die Zeitspanne vom 2. Ton bis zum Beginn der Klappenöffnung und des Geräusches ist allerdings vom frühdiastolischen Ventrikel- und Vorhofdruck abhängig: Je höher die Druckdifferenz, d. h. praktisch: je höher der Vorhofdruck, je kürzer die Zeit bis zum Beginn des Geräusches (s. auch S. 112 ff). Deshalb ist es auch verständlich, daß diese Zeitspanne bei organischen Stenosen kürzer ist als bei relativen (an der Mitral-

klappe 0,05–0,12 bzw. 0,15–0,20 s); sie ist ein Maß für die Schwere der Stenose. Die Lautheit ist meist nicht eindrucksvoll (3/6 und weniger) und richtet sich wie immer u. a. nach dem Einflußvolumen und dem Druckgradienten, die sich allerdings gegensätzlich beeinflussen können (je höher der Vorhofdruck, desto mehr Blutvolumen/Zeiteinheit könnte an sich einfließen, aber da die Stenose dabei immer enger wird, wird das Blutvolumen/Zeiteinheit und die Lautheit geringer). Die Lautheit ist schon deshalb kein absolutes Maß für den Schweregrad. Man kann aber zumindest sagen, daß ein lautes (3–4/6 und mehr) mesodiastolisches Geräusch nie bei einer sehr schweren Stenose zu finden ist, während ein sehr leises Geräusch bei den leichtesten und schwersten Stenosen vorkommen kann. Die Dauer des Geräusches hängt auch vom Schweregrad ab, da sich der Vorhof um so langsamer, länger dauernder entleert, je schwerer die Stenose ist. Aus diesem Grunde ist das mesodiastolische Geräusch bei einer relativen und leichten organischen Stenose immer kurz, und manchmal kann man es deshalb von einem 3. Ton nicht sicher unterscheiden. Da jedoch bei einer sehr schweren Stenose das Blutvolumen/Zeiteinheit gering wird und damit die Lautstärke, kann das Geräusch auch bei einer schweren Stenose kurz sein. Ein langes Geräusch kommt also bei den leichtesten und schwersten Stenosen nicht vor.

Der Klang des Mitralstenosegeräusches ist ausgesprochen niederfrequent und beinhaltet die wenigsten hohen Begleitfrequenzen aller Geräusche. Es ist auch nicht rauh, wenigstens solange es nicht ungewöhnlich laut ist, d. h. nicht lauter als 2–3/6. Der niederfrequente Klang rührt in erster Linie daher, daß der Druckgradient relativ gering ist (ca. 3–25 mmHg), verglichen mit dem der Mitralinsuffizienz (über 100 mmHg). Wenn das mesodiastolische Geräusch an der Mitralklappe nicht gerade sehr leise ist, können die niederfrequenten Schwingungen einen rumpelnden oder rollenden (= niederfrequent-rauhen) Klang verursachen, was man dann auch als Schwirren fühlen kann.

Das mesodiastolische Trikuspidalgeräusch ist auch niederfrequent, aber höherfrequent als das an der Mitralklappe, obwohl der Druckgradient immer niedriger ist (Ursache: Ventrikelwand dünner, Abhörregion näher am Entstehungsort?). Ein tonales mesodiastolisches Geräusch an der Mitralklappe ist äußerst selten, nicht jedoch an der Trikuspidalklappe.

Diagnose

> Das mesodiastolische Geräusch ist in der Regel leicht als solches zu diagnostizieren, wegen des p. m. in der Mitral-, selten in der Trikuspidalregion, wegen seines niederfrequenten Klangs und der akustischen Lücke nach dem 2. Ton. Die Tücke kann allerdings darin bestehen, daß es wegen seiner gelegentlich geringen Lautheit und der damit dann verbundenen sehr begrenzten Lokalisation sowie wegen seines niederfrequenten Klangs, für den unser Ohr wenig empfindlich ist, leicht überhört wird.

Differentialdiagnose

Erste Frage: dumpfer (niederfrequenter) frühdiastolischer Ton (= 3. Ton)? Diese Frage tritt nur bei einem sehr kurzen Geräusch auf und kann in Grenzfällen weder auskultatorisch noch phonokardiographisch immer sicher entschieden werden. Es hilft hier nur die Erfahrung und wiederholte Untersuchung.

Zweite Frage: frühdiastolisches Geräusch? Die Frage stellt sich nur, wenn ausnahmsweise ein frühdiastolisches Geräusch sein p. m. in der Mitral- oder Trikuspidalregion hat oder nur dort zu hören ist und wenn dieses dort ungewöhnlich dumpf klingt (S. 144).

Dritte Frage: Mitral- oder Trikuspidalregion? Diese ist in der Regel leicht zu entscheiden durch die Lokalisation, evtl. in Linkslage, bzw. das Verhalten des Geräusches in Inspiration.

Vierte Frage: wenn mesodiastolisches Geräusch über der Spitze = Mitralregion, dann welche Ursachen?

1. Mitralklappenstenose: S. 204 ff.

2. Mesodiastolisches Flint-Geräusch: Dies galt als relative Mitralstenose, die nicht bei leichten, sondern nur mittelschweren und schweren Aorteninsuffizienzen auftritt. Man nahm an, daß dieses Geräusch dadurch entsteht, daß bei einer schweren Aorteninsuffizienz der linke Ventrikel sich in der frühen Diastole rasch füllt, wodurch es – mit oder ohne frühdiastolischen Mitralklappenschluß – zur Behinderung des Bluteinstroms aus dem linken Vorhof kommt, dadurch zum mesodiastolischen Geräusch. Diese Annahme wird jetzt in Zweifel gezogen (Landzberg u. Mitarb. 1992). Bei Sinusrhythmus gibt es auch – häufiger noch – ein präsystolisches Flint-Geräusch, aber ohne paukenden 1. Ton und ohne Mitralöffnungston (S. 199).

3. Relative Mitralstenose bei großer Mitral- oder Linksherzinsuffizienz (hoher Vorhofdruck, vergrößerter Vorhof, großes Einstromvolumen), auch beim großen Ventrikelseptumdefekt und offenen Ductus arteriosus: Dabei

ist das Geräusch immer leise, kurzdauernd, kommt sehr spät nach dem 2. Ton (= 15–0,20 s) und ist nicht immer leicht von einem 3. Ton unterscheidbar, doch ist die Bedeutung von Geräusch oder Ton in diesen Fällen sehr ähnlich.
Im Vergleich zur Mitralstenose fehlt hier der paukende 1. Ton und der Mitralöffnungston.

4. Vorhoftumor oder -thrombus: Meist ist auch ein systolisches Geräusch dabei, und die Auskultationsphänomene können von Tag zu Tag und je nach Körperlage wechseln (S. 342 f); leichte Entscheidung durch das UKG.

5. Koronararterienstenosen: extrem selten.

Wenn ein mesodiastolisches Geräusch in der Trikuspidalregion vorliegt, dann welche Ursachen?

1. Trikuspidalstenose: Diese ist selten und dann fast immer mit einer Trikuspidalinsuffizienz und einer Mitralstenose kombiniert (S. 219 ff).

2. Relative Trikuspidalstenose: bei Vorhofseptumdefekt, großer Trikuspidal- oder Rechtsherzinsuffizienz (s. oben relative Mitralstenose).

3. Vorhoftumor oder -thrombus rechts (S. 342 f).

4. Koronararterienstenose: extrem selten.

5. Perikarditis: Diese ist üblicherweise, wenn überhaupt, hier am ehesten zu hören. Dieses Geräusch ist jedoch in seinem Klang verschieden und kommt vor allem nicht diastolisch allein vor, sondern mit einem präsystolischen oder/und systolischen Anteil (S. 283).

Hinweis

Ein mesodiastolisches Geräusch ist meist Ausdruck einer organischen Mitralklappenstenose, seltener einer relativen Mitralstenose durch Einflußbehinderung an dieser Klappe (große Linksinsuffizienz, große Aorteninsuffizienz, großer offener Ductus arteriosus oder Ventrikelseptumdefekt, große Mitralinsuffizienz, Vorhoftumor). An der Trikuspidalklappe ist das mesodiastolische Geräusch viel seltener, sowohl als Ausdruck einer Trikuspidalklappenstenose wie auch einer relativen Stenose bei einer großen Trikuspidalinsuffizienz oder Rechtsherzinsuffizienz. Bei einem großen Vorhofseptumdefekt allerdings ist dieses Geräusch sehr oft anzutreffen.
Die Differentialdiagnose ist trotz vieler Möglichkeiten (s. oben) in praxi nicht groß. Schwierigkeiten macht am ehesten eine Aorteninsuffizienz, wenn diese ausnahmsweise ihr p. m. in der Mitralregion hat, auch das Flint-Geräusch (im Hinblick auf die Ursache) und vielleicht auch einmal das (sekundäre) mesodiastolische Geräusch bei einer großen Mitralin-

suffizienz gegenüber einer zusätzlichen valvulären Mitralstenose.

Ein mesodiastolisches (sekundäres) Geräusch ist als relative AV-Klappenstenose immer ein Zeichen einer erheblichen Überlastung des betreffenden Vorhofs.

Literatur

Landzberg, J. S., P. W. Pflugfelder, M. M. Cassidy, N. B. Schiller, Ch. B. Hoggins, M. D. Cheitlin: Etiology of the Austin Flint murmur. J. Amer. Coll. Cardiol. 20 (1992) 408–413.

Präsystolisches Geräusch
(Abb. **52**)

Definition, Ursachen, Pathophysiologie und Vorkommen

> Das präsystolische Geräusch beruht – intrakardial – auf einer organischen oder relativen Stenose der Mitral- oder Trikuspidalklappe einerseits – wie das mesodiastolische Geräusch – außerdem auf einer Vorhofkontraktion (Vorhofsystole) andererseits. Außerdem tritt es – extrakardial – als Vorhofreibegeräusch bei einer Perikarditis auf.

Valvuläres, intrakardiales Präsystolikum (Abb. s. bei Mitral- und Trikuspidalstenose): Entsprechend der zu- und abnehmenden Druckentwicklung bei der Vorhofkontraktion weist das Präsystolikum eine Spindelform auf (Crescendo-Decrescendo). Diese Form ist meist auch bei der Trikuspidalstenose zu sehen, auch bei einer relativen Mitralstenose, fast nie jedoch bei der organischen Mitralklappenstenose mit normaler PQ-Dauer (Vorhofinsuffizienz?). Bei der valvulären Mitralstenose ist meist und typischerweise nur das Crescendo vorhanden (auch im Phonokardiogramm), das mit dem 1. Ton abrupt endet. Ursache: Der Vorhof muß sich gegen den großen Widerstand einer stark verengten Klappe kontrahieren, wodurch die Austreibungszeit des Vorhofs sich verlängert. In dieser Phase der verlängerten Austreibung fällt bereits der Mitralklappenschluß, d. h. der 1. Ton, so daß es nicht mehr zum Decrescendo kommen kann. Ist dagegen bei einer Mitralstenose die PQ-Dauer verlängert, so kommt der 1. Ton viel später, und man kann die ganze Spindelform sehen und hören. Bei der Trikuspidalstenose ist die Stenose meist nicht so hochgradig und in der Regel die PQ-Dauer etwas länger als bei einer Mitralstenose, so daß man hier die Spindelform meist ganz hört bzw. sieht.

Weiteres Vorkommen: Vorhoftumor und -thrombus, als Flint-Geräusch bei höhergradiger Aortenklappeninsuffizienz und selten beim Vorhofseptumdefekt (relative Stenosen).

Der Klang ist niederfrequent, bei der Trikuspidalstenose jedoch eher etwas höherfrequent – wie beim mesodiastolischen Geräusch – und hier auch inspiratorisch lauter.

Das **perikardiale (perikarditische) präsystolische Geräusch** wird im Kapitel Perikarditis besprochen (S. 283). Hier nur soviel: p. m. der Lautheit (1–3/6 in der Trikuspidalregion, evtl. nur hier allein nachweisbar, spindelförmig, inspiratorisch lauter, hochfrequent reibend-kratzend.

Diagnose

> Das **intrakardiale**, niederfrequente, kurze, vor dem 1. Ton zu hörende präsystolische **Geräusch** mit dem crescendo-(Mitralregion) oder crescendo-decrescendo-(Trikuspidalregion)artigen Verlauf gestattet die Diagnose leicht.
>
> Das **perikarditische präsystolische Geräusch** ist mehr durch seine hochfrequente, reibende Qualität ausgezeichnet, außerdem durch sein p. m. in der Trikuspidalregion und seine inspiratorische Verstärkung; es hat phonokardiographisch auch eine Spindelform.

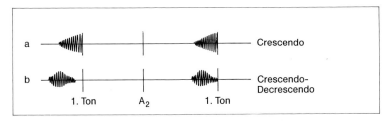

Abb. **52** Schematische Darstellung des Ablaufs von präsystolischen Geräuschen. Originalaufnahmen s. bei Mitralklappenstenose, Trikuspidalklappenstenose und Aorteninsuffizienz (Flint-Geräusch).

Differentialdiagnose

Im Hinblick auf das zeitliche Auftreten gibt es keine Differentialdiagnose.

Erste Frage: Mitral- oder Trikuspidalstenose oder Perikarditis? Entscheidung meist einfach: Mitralklappe = Herzspitze, exspiratorisch lauter, meist Crescendo-Form. Trikuspidalklappe = linker unterer Sternumrand, inspiratorisch lauter, Crescendo-Decrescendo-Form, was sich akustisch meist gut entscheiden läßt. Perikarditis = p. m. oder überhaupt nur in der Trikuspidalregion, inspiratorisch lauter, hochfrequent, reibend und oft mit einem gleichartigen systolischen und diastolischen Geräusch, aber präsystolisch manchmal am lautesten, vor allem inspiratorisch.

Zweite Frage: Wenn Stenose, dann organische oder relative Stenose?

Mitralregion: Ursachen: Mitralklappenstenose, Vorhoftumor oder -thrombus einerseits (organisch) und präsystolisches Flint-Geräusch bzw. massive Hypertrophie u. Dilatation von linkem Vorhof/linker Kammer andererseits (relative Stenose). Aufgrund der Art des Geräusches ist eine Unterscheidung nicht möglich; man muß hier auf das Fehlen oder auf das Vorliegen anderer Symptome achten (Mitralöffnungston, mesodiastolisches Geräusch, Lautstärke des 1. Tones, Wechsel des Auskultationsbefunds beim Vorhofthrombus/Tumor). Bei der organischen Mitralklappenstenose kommt ein präsystolisches Geräusch als einziges Symptom kaum einmal vor – im Gegensatz zu den „relativen" Stenosen. Das präsystolische Flint-Geräusch kann sowohl als Crescendo wie als Crescendo-Decrescendo in Erscheinung treten (S. 199). Zur Sicherung der Diagnose ist in Zweifelsfällen das UKG unabdingbar.

Trikuspidalregion: Grundsätzlich gilt hier das eben Gesagte, doch kommt rechts ein Flint-Geräusch kaum vor, weil es schwere Pulmonalklappeninsuffizienzen kaum gibt.

Im Gegensatz zur Mitralregion gibt es aber bei Jugendlichen selten einmal ein rein funktionelles Trikuspidal„stenose"-Geräusch bei einer ausgeprägten Hyperzirkulation und optimalen Untersuchungsbedingungen (Inspiration, flacher Thorax, kein Fett).

Perikarditisches präsystolisches Geräusch (s. oben Diagnose): Erinnert sei aber in diesem Zusammenhang noch an das sehr kurze und fast mehr ton- oder klickartige präsystolische, kratzende, ohrnahe Geräusch, Folge einer Perikarditis, das bereits beim 4. Ton besprochen wurde und u. a. bei einer Trichterbrust vorkommen kann.

Hinweis

Das präsystolische Geräusch ist an das Vorhandensein einer Vorhofaktion gebunden. Es ist durch seine zeitliche Beziehung zum 1. Ton leicht zu identifizieren. In erster Linie ist es Ausdruck einer Mitralstenose, wo es das

führende und markanteste Zeichen sein kann, wenn auch fast nie das einzige.

Unter den relativen Stenosen spielt das Flint-Geräusch im Rahmen einer Aorteninsuffizienz die größte Rolle, obgleich es auch ausnahmsweise bei einer schweren Links- oder Rechtshypertrophie – ohne organische Stenose – beobachtet werden kann. Dann findet man es auch meist bei einer Perikarditis und bei der Trikuspidalstenose und dem Vorhofthrombus und -tumor. Bei der Perikarditis kann es – wie auch bei den AV-Klappenstenosen – das auffallendste Auskultationsphänomen sein.

Kontinuierliches Geräusch
(Abb. 53)

Definition, Ursachen, Pathophysiologie und Vorkommen

> Ein Geräusch, das von der Systole kontinuierlich in die Diastole übergeht ohne Begrenzung durch den 2. Ton. Es bedeutet nicht, wie der Begriff beinhalten könnte, daß das Geräusch fortdauernd in der Systole und Diastole zu hören sein muß.

Pathophysiologie: Da bei diesen Geräuschen ein kontinuierlicher Blutfluß am Ende der Systole und zu Beginn der Diastole bestehen muß, können solche Geräusche nur dort auftreten, wo dies der Fall ist, und dies ist nur in den Gefäßen möglich (extrem seltene Ausnahme: Vorhofseptumdefekt, s. unten Differentialdiagnose). Bei einem solchen Geräusch in der Herzgegend sind immer Aorta, A. pulmonalis, Koronararterien, andere Arterien oder Venen beteiligt (s. Differentialdiagnose). Wenn ein arterielles Gefäß dabei eine Rolle spielt, so sieht man einen Crescendo-Decrescendo-Verlauf, entsprechend dem arteriellen Puls.

Allgemeine Ursachen (spezielle Ursachen s. unten Differentialdiagnose und im Anhang zu diesem Kapitel):

1. Shunt zwischen dem Hoch- und Niederdrucksystem Beispiel: offener Ductus arteriosus, peripheres arteriovenöses Aneurysma usw.;

2. arterielle Stenosen im großen oder kleinen Kreislauf, die hochgradig sind und keinen genügenden Kollateralkreislauf aufweisen, so daß ein deutlicher Druckgradient nicht nur in der Systole – wie üblich –, sondern auch in der Diastole besteht (Beispiel: rasch entstandene periphere oder pulmonale Teilstenosen durch Embolien, manche Aortenisthmusstenosen usw.);

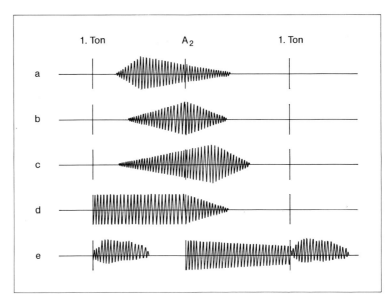

Abb. **53**   Schematische Darstellung von kontinuierlichen und pseudokontinuierlichen Geräuschen. Originalaufnahme s. bei Venen- und Arteriengeräuschen, Ductus arteriosus, Ventrikelseptumdefekt, Aorteninsuffizienz. **a** Arteriovenöses Aneurysma, **b** offener Ductus arteriosus, **c** normales Venengeräusch, **d** pseudokontinuierliches Geräusch: Ventrikelseptumdefekt mit Aorteninsuffizienz (Abb. **83**), **e** pseudokontinuierliches Geräusch: Aorteninsuffizienz mit Aortensystolikum (Abb. **61**).

3. schneller Blutfluß mit Störung der laminaren Strömung, die weniger durch anatomische Verhältnisse als durch die hohe Blutströmungsgeschwindigkeit hervorgerufen wird (Beispiel: Venengeräusch am Hals bei Jugendlichen oder bei Erwachsenen mit hyperkinetischem Kreislauf, Schilddrüsenvergrößerung bei Hyperthyreose oder nach Thyreostatikatherapie, maligne Tumoren).

Ein kontinuierliches Geräusch ist immer an- und abschwellend, spindelförmig, wobei das Maximum der Intensität beim offenen Ductus arteriosus um den 2. Ton liegt.
Beweis durch ein Phonokardiogramm.

Diagnose

Das kontinuierliche Geräusch fällt im allgemeinen schon dadurch auf, daß es relativ lange dauert, länger als das übliche systolische oder diastolische Geräusch. Gesichert als solches ist es dann, wenn man feststellen kann, daß der 2. Ton mitten in das Geräusch fällt bzw. dieser das Geräusch nicht unterbricht. Dazu muß man sich einen Auskultationsort suchen, in dem man den 2. Ton und das Geräusch hören kann. Trotzdem ist es manchmal unmöglich – bei Tachykardien –, zwischen einem kontinuierlichen Geräusch und einem systolisch-diastolischen Geräusch akustisch zu unterscheiden (es ist um so schwieriger, je lauter ein systolisch-diastolisches Geräusch ist, je länger dies dauert und je schneller die Frequenz ist).

Differentialdiagnose

Erste Frage: konstinuierliches Geräusch oder sonstiges Geräusch?

a) *systolisch-diastolisches Aortengeräusch* oder auch diastolisch-systolisches ("Hin-und-Her-Geräusch" engl. "to-and-fro-murmur"), z. B. laute Aortenstenose mit -insuffizienz, Ventrikelseptumdefekt mit Aorteninsuffizienz (pseudokontinuierlich, Abb. **83**);

b) *langes systolisches, in die Diastole hineinreichendes Aortenisthmusstenose-Geräusch,* das nicht unbedingt immer ein kontinuierliches Geräusch links infraklavikulär ist, sondern nur scheinbar, weil es – entfernt vom Herzen – erst relativ spät beginnt und deshalb auch verspätet nach dem 2. Ton endet (es kann aber auch kontinuierlich sein);

c) *Muskelgeräusch vom M. pectoralis,* das man bei nervös gespannten oder auch bei fröstelnden Patienten beobachten kann;

d) *perikarditisches Geräusch* in Systole und Diastole oder Präsystole und Systole, bei gleichzeitiger Tachykardie.

Zweite Frage: Wenn kontinuierliches Geräusch, welche spezielle Ursachen kommen in erster Linie in Frage? *P. m. des Geräusches im Bereich des Herzens selbst:*
a) offener Ductus arteriosus: p. m. infraklavikulär links bzw. Pulmonalisregion;
b) aortopulmonaler Defekt: p. m. oberer linker Sternumrand;
c) rupturiertes Sinus-aortae-Aneurysma: linker Sternumrand vom Erb-Punkt an abwärts;
d) Koronaranomalien: Koronarfisteln in den rechten Vorhof, rechte Kammer oder A. pulmonalis; linke Koronararterie aus der A. pulmonalis;
e) geschlängelte, erweiterte Interkostalarterien bei Aortenisthmusstenose.

P. m. des kontinuierlichen Geräuschs außerhalb des Herzens, aber fortgeleitet in die Auskultationsregionen des Herzens:
a) Aortenisthmusstenose;
b) erweiterte Interkostalarterien bei der Aortenisthmusstenose;
c) lautes, bis im oberen Thorax hörbares Venengeräusch von den Halsvenen;
d) Gefäßgeräusch der laktierenden Mamma;
e) arteriovenöses Aneurysma der Pulmonalgefäße; periphere Pulmonalarterienstenosen, angeboren oder nach einer Lungenembolie;
f) große Bronchialarterien als Kollateralen bei Pulmonalatresie;
g) Geräusch einer Blalock-Anastomose (operative Verbindung einer A. subclavia mit einer Lungenarterie bei einem zyanotischen Vitium);
h) Bei einem Vorhofseptumdefekt – sehr selten – dann evtl., wenn der Druckunterschied zwischen linkem und rechten Vorhof sehr groß ist, wie beim Lutembacher-Syndrom, oder wenn nach transseptaler Katheterung für eine Ballondilatation einer Mitralstenose die Perforationsstelle nicht sofort schließt und die Mitralstenose mit deutlich erhöhtem linksseitigen Vorhofdruck erhalten bleibt.

Sonstiges Vorkommen kontinuierlicher Geräusche:
a) arteriovenöse Fistel als Cimino-shunt für Dialysen und nach Verletzungen, nach Katheterungen der Femoralgefäße, angeboren, und bei Rupturen von Aneurysmen der Arterien und der Bauchaorta in die benachbarten Venen;
b) arterielle hochgradige Stenosen;
c) über der Schilddrüse bei Hyperthyreosen und nach thyreostatischer Behandlung;

d) venöse Strömungsgeräusche: normal bei Jugendlichen, sonst bei Hyperzirkulation an den Halsvenen, aber auch an der V. femoralis, ferner bei venösem Umgehungskreislauf bei portalem Hochdruck in Gegend des Bauchnabels;
e) über malignen Tumoren der Leber, des Pankreas und der Niere.

Hinweis

Der Nachweis eines kontinuierlichen Geräusches mit dem p. m. in der Herzgegend beweist, daß die dem Geräusch zugrundeliegende Störung mit den Gefäßen allein oder zusammen mit dem Herzen etwas zu tun haben muß.

Wenn man von dem normalen Venengeräusch der Halsvenen bei Jugendlichen absieht, das man u. U. einmal auch infraklavikulär fortgeleitet hören kann, so handelt es sich immer um eine pathologische Ursache.

Ein kontinuierliches Geräusch ist selten, auch wenn eine ganze Reihe von Ursachen dafür in Frage kommen kann. Zur Erkennung der verschiedenen Ursachen dient bei der klinischen Untersuchung in erster Linie die Lokalisation des Geräusches. Seine häufigste Ursache ist heute der artifizielle Cimino-shunt bei Dialysepatienten. Am Herzen selbst liegt meistens ein offener Ductus zugrunde, auch beim Erwachsenen.

Differentialdiagnostisch ist vor allem ein langes, lautes systolisches Geräusch, kombiniert mit einem frühdiastolischen Geräusch, nicht immer leicht von einem kontinuierlichen akustisch zu unterscheiden, wie es u. a. bei Aortenklappenfehlern vorkommen kann.

Extrakardiale Herzgeräusche

Wie auf S. 124 ausgeführt, kann man zu den extrakardialen Herzgeräuschen diejenigen zählen, die pleuroperikardial (S. 297) oder thorakokardial (Abb. **54, 55**) bedingt sind (S. 138). Auch das endokardiale Reibegeräusch durch ein Schrittmacherkabel gehört dazu (S. 120). Dazu zählt aber auch das kardiorespiratorische Geräusch.

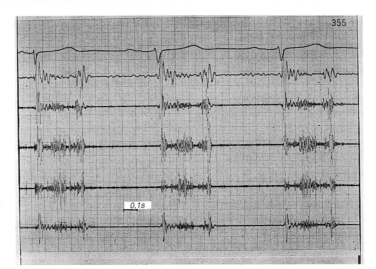

Abb. **54** Externes systolisches Pulmonalgeräusch. Ein mesosystolisches Geräusch, das aber mehrere Höhenschwankungen im Verlauf aufweist und diese in den hohen Frequenzen. Dies ist ein Hinweis für den ohrnahen, klikkenden, knisternden Klang dieses Geräusches.

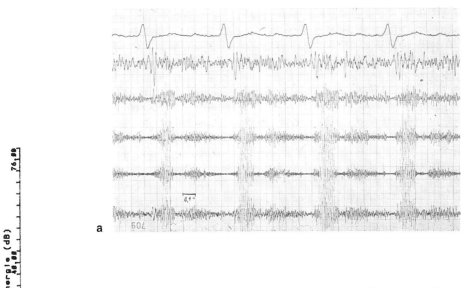

Abb. **55** Ohrnahes, kratzendes, knarrendes mesosystolisches Geräusch bei einem Aneurysma der Pars ascendens aortae über dem unteren Sternum. Im Phonokardiogramm (**a**) ungewöhnliche Betonung der hohen Frequenzen. Außerdem: Aorteninsuffizienz. Im Frequenzdiagramm (**b**) tonale, frequenzmäßig nicht aufeinander abgestimmte Segmente, die Ursache des unharmonischen Knarrens und Kratzens sind.

Kardiorespiratorische Geräusche
(Abb. **56, 57**)

Definition, Ursachen, Pathophysiologie und Vorkommen

> Dieses Geräusch entsteht offensichtlich in den herznahen Lungenpartien. Es ist ein Bronchialgeräusch, bedingt durch einen schnellen Einstrom von Luft in die herznahen peripheren Bronchen und Bronchiolen während der Inspiration.

Ursächlich ist jedoch das Herz dafür verantwortlich: In der Diastole verursacht es in den herzspitzennahen Lungenpartien, wo die Herzbewegung zur stärksten Volumenänderung führt, eine Kompression. In der Systole kommt es dann zur Dekompression dieser Lungenpartie, und es kann – im Rhythmus des Herzschlags – hörbar Luft in die Bronchen und Bronchiolen einströmen, wie sonst üblich bei einem normalen Atemzug. Diese Geräusche sind zwar nicht oft zu hören, können jedoch intermittierend bei Gesunden, vor allem Jugendlichen, gefunden werden. Bei Erwachsenen hört man sie meist nur vorübergehend und besonders bei einem hyperkinetischen Herzen im Rahmen von Pleura- und Lungenerkrankungen.

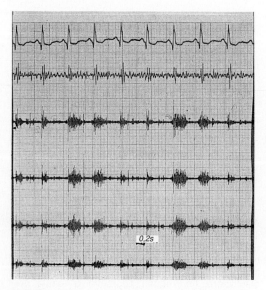

Abb. **56** Kardiorespiratorisches systolisches Geräusch, aufgenommen lateral der Herzspitze. Pansystolisches Geräusch nur in Inspiration.

Über der Basis des Herzens ist das kardiorespiratorische Geräusch viel seltener. Hier kommt es in der Diastole vor, da die Kompression der Lunge durch Aorta und A. pulmonalis in der Systole und die für das Geräusch entscheidende Dekompression in der Diastole stattfindet. Am rechten Herzrand ist das Geräusch kaum einmal zu hören und dann nur, wenn es auch links zu hören ist.

Diagnose

> Die Lokalisation ist meist am linken unteren Herzrand und knapp außerhalb des Herzens. Die Lautstärke des Geräusches ist bescheiden und kaum einmal lauter als 2/6, und man hört es dort nur in der Systole – pansystolisch – und nur in der Inspirationsphase, nicht im angehaltenen In- oder Exspirium. Der Klang ist mäßig hochfrequent, ein wenig harsch und entspricht dem üblichen Bronchialgeräusch.
> Wenn es über der Basis des Herzens vorkommt, dann ist es links oder rechts vom Sternum zu hören und typischerweise diastolisch.

Differentialdiagnose

Hier kommen alle systolischen und – an der Basis – auch diastolischen Geräusche in Betracht, besonders das inspiratorisch typisch lauter werdende Trikuspidal- und das sehr selten und atypischerweise inspiratorisch lauter werdende Mitralinsuffizienzgeräusch. Die Abgrenzung gegenüber allen Geräuschen ist jedoch dadurch relativ einfach, daß es nur in der Inspirationsphase zu hören ist, nicht bei angehaltenem Atem im In- oder Exspiration. Außerdem ist auch der Klang unverkennbar. Im ersten Augenblick der Feststellung kann es jedoch zweifellos sehr irritieren, und man kann es für den Ausdruck eines der genannten Herzfehler halten oder auch an ein perikardiales oder pleuroperikardiales Geräusch denken.

Hinweis

Die wichtigste Bedeutung des kardiorespiratorischen Geräusches besteht darin, daß man es als solches erkennt und nicht für ein intrakardiales oder perikardiales Herzgeräusch und damit Ausdruck einer Herzerkrankung hält. Man hat unseres Wissens bis jetzt keinen Anhaltspunkt dafür, daß dem kardiorespiratorischen Geräusch wichtige pathologische Krankheitsprozesse zugrunde liegen, auf deren Kenntnis man dringend angewiesen wäre. Wenn man es hört, sollte man immer an pleu-

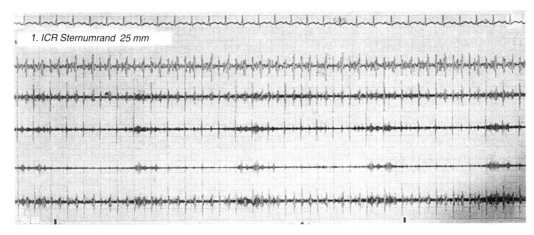

1. ICR Sternumrand 25 mm

Abb. 57 Kardiorespiratorisches diastolisches Geräusch, aufgenommen im 1. ICR rechts, am Sternumrand, das ebenfalls nur in der Inspiration hörbar ist.

ropulmonale Erkrankungen denken und diese ausschließen (Röntgen), wenn auch ohne Zweifel dieses Geräusch bei Gesunden vorkommen und völlig bedeutungslos sein kann. Daß es meist nur vorübergehend zu hören ist, sei es bei Gesunden oder Kranken, läßt vermuten, daß es letztlich mit einer passageren ungenügenden Belüftung der peripheren Lungenpartien etwas zu tun haben könnte. Daß man es u. E. besonders in Verbindung mit einem hyperkinetischen Herzen findet, erscheint uns nicht überraschend, da ein solches Herz durch seine kräftige und brüske Kontraktion am ehesten zu einer wirkungsvollen Dekompression einer herznahen Lungenpartie führen kann und so indirekt am ehesten zu einem inspiratorischen Bronchialgeräusch.

Hinweise zur Analyse und allgemeinen Bewertung der Herzgeräusche

Die **Analyse** des Auskultationsbefunds kann nach folgenden Gesichtspunkten erfolgen:

1. Rhythmus?
2. Welche Töne und Geräusche sind in der Systole und welche Töne und Geräusche sind in der Diastole vorhanden?
3. Lautheit?
4. Lokalisation des p. m. und der Ausbreitung der einzelnen Töne und Geräusche?
5. Zeitliche Einordnung, Ablauf, Dauer der Töne und Geräusche?
6. Klang (Frequenz, Rauhigkeit, Schärfe)?
7. Konstanz des Befunds in mehreren Zyklen oder auch in Exspiration und Inspiration?

Bei der **Bewertung** des Auskultationsbefunds (s. auch S. 123 f) müssen berücksichtigt werden:

1. Herz-Kreislaufdynamik: Dies heißt die wahrscheinliche Größe des Schlagvolumens (normal, abnorm klein oder abnorm groß), Blutdruck und Blutströmungsgeschwindigkeit. Diese Faktoren können die Lautheit und auch den Klang wesentlich beeinflussen und so vor allem die quantitative Beurteilung.

2. Abhörbedingungen: Dies heißt die Thoraxtiefe einschließlich des Ausmaßes von Fett und Muskulatur auf dem Brustkorb, da auch dieser Faktor Lautheit und Klang beeinflußt.

Bei unklaren Befunden stehen folgende Fragen zur Debatte:

1. Wo ist der Entstehungsort der zu bewertenden Töne und der Geräusche? (der mit dem Ort des p. m. nicht identisch sein muß).
2. Handelt es sich bei den Geräuschen um die Folge einer organischen, strukturellen Veränderung oder um eine vorwiegend funktionelle Ursache?
3. Wenn eine *organische Ursache* sicher oder wahrscheinlich ist: Welcher Defekt liegt zu-

grunde, oder welche Defekte können differentialdiagnostisch in Frage kommen? (primär valvulär bzw. endokardial, myokardial, perikardial? Entzündung, Tumor? Akut, chronisch? Angeboren, erworben?)

4. Wenn eine *funktionelle Ursache* sicher oder wahrscheinlich ist: Ist sie *harmlos funktionell* (z. B. systolisches Durchflußgeräusch über der Aorta bzw. A. pulmonalis im Fieber) oder *pathologisch funktionell?* (z. B. systolisches Pulmonalisgeräusch bei Vorhofseptumdefekt oder systolisches Aortengeräusch bei schwerer Aortenklappeninsuffizienz, mesodiastolisches Geräusch bei einer großen Mitralinsuffizienz).

Für eine **organisch bedingte bzw. pathologische Ursache** eines Geräusches sprechen:

1. ein diastolisches Geräusch (mit Ausnahme eines sehr seltenen Trikuspidaleinströmungsgeräusches bei Jugendlichen),

2. ein pansystolisches Geräusch (mit Ausnahme des kardiorespiratorischen Geräusches),

3. ein hochfrequentes frühsystolisches Geräusch,

4. eine Lautheit von 4/6 und mehr,

5. ein hochfrequentes, rauhes, harsches oder scharfes Geräusch.

6. ein tonales Geräusch gleich welcher Art, ob hoch- oder niederfrequent, spricht beim Erwachsenen fast immer für eine organische Ursache, wenn man es auf eine bestimmte Klappe beziehen kann und nicht auf ein Gefäß, wobei allerdings die anatomische Veränderung sowohl geringgradig wie hochgradig sein kann.

Diese hier genannten Eigenschaften sind aber *keine Voraussetzung* für eine organische Ursache eines Geräusches, das u. U. auskultatorisch sehr „unscheinbar" sein kann.

Für eine **funktionelle Ursache** eines Geräusches spricht: ein früh beginnendes und früh vor dem 2. Ton endigendes, mesosystolisches und relativ leises (meist 2/6 und 1/6), kurzdauerndes, dumpfes (= niedermittelfrequentes), nie ausgesprochen rauhes oder scharfes Geräusch. Beim Abhören mit starkem Membrandruck werden diese Geräusche zwar in der Regel etwas „heller" = weniger tieffrequent, aber nie hochfrequent oder scharf, nicht lauter, oft leiser.

Sie sind in erster Linie über der Aorta, bei Jugendlichen auch über der A. pulmonalis zu hören, können aber auch über der Spitze oder in der Trikuspidalregion in der angegebenen Qualität vorkommen (als frühes mesosystolisches intraventrikuläres Austreibungsgeräusch = subaortales oder subpulmonales systolisches Geräusch) im linken bzw. rechten Ventrikel.

Im Stehen nimmt ihre Lautstärke meist erheblich ab, und der Klang ändert sich zum harmlosen Geräusch, ja sie können ganz verschwinden, wogegen organisch bedingte Geräusche meist nur unwesentlich leiser werden und ihren typischen Klang nicht entscheidend ändern.

Da es aber zweifellos im Auskultationsbefund alle Übergänge gibt – und auch anatomisch-pathophysiologisch –, kann man sich nach der Regel richten: Je lauter, länger, hochfrequenter, rauher und schärfer, desto eher ist es ein organisches Geräusch auf pathologisch-anatomischer Grundlage – sei es mit oder ohne starken Membrandruck. Allerdings ist der umgekehrte Schluß nicht ohne weiteres erlaubt: Wenn ein Geräusch die Charakteristika des funktionellen Geräusches aufweist, ist der Beweis, daß es sich um ein solches handelt, nicht erbracht. Man muß dabei die Kreislaufsituation bzw. die Herzleistung betrachten: Bestehen ungünstige Abhörverhältnisse, z. B. ein Zustand des Low-output-Syndroms (Herzinsuffizienz, Kollaps, Schock, hochgradige Stenosen u. a.), dann können auch organisch bedingte, pathologische Geräusche selbst schweren Grads die Charakteristika der normalen oder harmlosen Geräusche annehmen, ja sogar praktisch unhörbar werden. Andererseits kann ein harmloses Geräusch eindrucksvoll werden und pathologisch erscheinen, wenn aus irgendwelchen Gründen das Schlagvolumen oder die Blutströmungsgeschwindigkeit stark erhöht wird, wie z. B. bei einer starken körperlichen Belastung.

Das **Nichtvorhandensein eines Geräusches** oder pathologischen Tons schließt eine Herzerkrankung nie aus, nicht einmal einen Herzklappenfehler mit seinem typischen Geräusch; dies gilt ganz besonders für eine leichte Aorteninsuffizienz und für alle Schweregrade der Trikuspidalinsuffizienz mit normalem systolischen Druck im rechten Ventrikel. Dabei brauchen keine besonders ungünstigen Abhörverhältnisse vorzuliegen.

Extrakardiale thorakale Töne und Geräusche im Herzrhythmus

1. Kardiorespiratorische systolische und diastolische Geräusche (S. 152 f);

2. externes Pulmonalarteriengeräusch im Bereich des Hauptstamms (S. 138 und Abb. **54**);

3. externes Aortengeräusch im Bereich der ascendens aortae (S. 138 und Abb. **55**);

4. peripheres Pulmonalarteriengeräusch bei angeborenen und erworbenen (Lungenembolie) peripheren Pulmonalstenosen;

5. „Schrittmacherton" durch Kontraktion der Brustwandmuskulatur (S. 120 und Abb. **42**);

6. arterielle Gefäßgeräusche der Interkostalarterien bei der Aortenisthmusstenose;

7. arterielle Gefäßgeräusche durch gefäßreiche Mediastinaltumoren;

8. mediastinales Knarren beim Pneumomediastinum;

9. Pneumothoraxklicks, systolisch, evtl. auch diastolisch (Abb. **41**);

10. Muskelrauschen, das ein kontinuierliches Geräusch vortäuscht;

11. Zwerchfellflattern, das Töne verursachen kann, wie sie u. U. einmal bei Vorhofflattern auftreten können (Ruser 1987).

Literatur

Ruser, H. R.: Phonocardiographic diagnosis of diaphragmatic flutter. J. Cardiol. 17 (1987) 411–413

Kreislaufregulationsstörungen und -Erkrankungen

Hyperkinetischer Kreislauf

Definition

Das aus zwei griechischen Wörtern zusammengefügte Wort hyperkinetisch heißt überbewegt. Damit ist gemeint, daß sich Herz und Kreislauf in einem Zustand erhöhter Tätigkeit befinden. Synonyme: hyperkinetisches Herz-Kreislauf-Syndrom, hyperdynames Herz-Kreislauf-Syndrom, Hyperzirkulation.

Pathophysiologie

Zwei wesentliche Pathomechanismen liegen dieser Kreislaufstörung zugrunde:

1. ein sympathikoton erregtes Herz mit Tachykardie, verstärkter und beschleunigter Kontraktion,
2. eine weite Gefäßperipherie mit leicht erhöhtem systolischen Blutdruck, vergrößerter Puls- und Blutdruckamplitude (wenn die Frequenz nicht zu stark erhöht ist), erhöhter Blutströmungsgeschwindigkeit in Arterien und Venen, erhöhtem Schlag- und Herzzeitvolumen und einem leicht erhöhten Venendruck.

Ursachen und Vorkommen

Physiologisch: bei Jugendlichen und Kindern, bei körperlicher Anstrengung, bei geistig-seelischer Erregung, bei Hitze, in der Schwangerschaft.

Pathologisch: als konstitutionelle Anomalie, bei Angstneurosen und Panikattacken, Anämie, Hyperthyreose, Fieber, Beriberi, Morbus Paget, arteriovenösen Aneurysmen, manchen Fällen von Hepatitis, Leberinsuffizienz und Leberzirrhose, Alkoholikern, gelegentlich beim Cor pulmonale, bei großer Aorten- oder Mitralinsuffizienz, solange keine wesentliche Herzinsuffizienz besteht. Bei diesen Erkrankungen stellt der hyperkinetische Kreislauf einen Kompensationsmechanismus des Organismus dar oder ist einfach eine Folge eines verminderten peripheren Gefäßwiderstands im großen Kreislauf, wodurch das Herz zu hoher Leistung „angetrieben" wird. So führt z. B. bei einer großen Mitral- oder Aorteninsuffizienz die Senkung des peripheren Widerstands zu einem höheren Auswurfvolumen und geringeren Rückflußvolumen und damit zu einer besseren Blutversorgung der Organe und kompensiert damit das verminderte Auswurfvolumen durch den Klappendefekt.

Beschwerden

Unruhig, erregt, grundlos „getrieben", Palpitationen oder/und uncharakteristische Herzbeschwerden, spürbare arterielle Pulsationen am Halse oder an anderen Körperteilen, Atemnot, ausgesprochene Leistungsschwäche, Müdigkeit und rasche Erschöpfbarkeit, Schlafstörungen, Neigung zu depressiver Verstimmung.

Diese Beschwerden sind in verschiedener Ausprägung vorhanden; sie sind bei *den* Patienten relativ wenig vorhanden, bei denen der hyperkinetische Kreislauf eine Ausgleichsfunktion zu erfüllen hat, wie z. B. bei der Aorteninsuffizienz.

Klinischer Befund

Die Patienten sind oft erregt, unruhig, angespannt, ähnlich wie bei einer Hyperthyreose. Die Haut ist an den Akren warm und eher gerötet, selbst bei einer gleichzeitig bestehenden Herzinsuffizienz. Die Herzfrequenz ist immer beschleunigt, der systolische Blutdruck oft leicht erhöht, der Pulsablauf rasch und der Puls gut gefüllt, wenn die Tachykardie nicht zu hochgradig ist; an der Stirnhaut oder der Fingerbeere und unter dem Fingernagel läßt sich meist ein Kapillarpuls feststellen. Der Venendruck ist manchmal leicht erhöht, und vor allem ist sehr oft ein typisches kontinuierliches oder auch rudimentäres (systolisches oder diastolisches) Venengeräusch an den Halsvenen hörbar, was oft das eindrucksvollste klinische lokale Symptom darstellt und zur Diagnose führt, weil dies sonst bei Erwachsenen normalerweise kaum vorkommt. Arterienton über der A. carotis oder subclavia.

Am – nicht vergrößerten – Herzen fällt ein schnellender, deutlicher Herzspitzenstoß auf, ein betonter 1. Ton (rasche Kontraktion) und meist auch ein mesosystolisches, dumpfes (nicht rauhes) Aorten- und/oder Pulmonalisgeräusch (schnelle Blutströmung und großes Schlagvolumen). Auch ein 3. Ton über dem linken Ventrikel (schneller Einstrom des Bluts) ist nicht allzu selten, und bei einer entsprechenden Tachykardie kann es auch zu einem Summationsgalopp kommen. Bei einem großen Herzen ist auch ein kardiorespiratorisches Geräusch möglich.

Diagnose

Tachykardie, fühlbare Herzpulsation mit kurzem, schnellendem Spitzenstoß, der nicht während der ganzen Systole anhält. Lauter 1. Ton, mesosystolisches, weiches Aorten-, evtl. auch Pulmonalisdurchflußgeräusch, leicht erhöhter Blutdruck, evtl. Kapillarpuls und warme und gerötete Akren und ein Geräusch an den Halsvenen sind die wichtigsten Erkennungszeichen eines hyperkinetischen Kreislaufs, die aber nicht allesamt vorhanden sein müssen. Dazu kommen dann die charakteristischen Beschwerden, zu denen in erster Linie die Unruhe, Herzklopfen und Leistungsinsuffizienz zählen.

Differentialdiagnose

Die Beschwerden und Befunde beim hyperkinetischen Kreislauf stellen lediglich ein Syndrom dar, d. h. eine Reihe von Symptomen, von denen jedes einzelne einer Differentialdiagnose bedarf. Die Differentialdiagnose des gesamten Syndroms betrifft die verschiedenen Ursachen, die oben aufgeführt sind. Mit der Diagnose einer *konstitutionellen Form* des hyperkinetischen Herz-Kreislauf-Syndroms darf man sich erst dann zufrieden geben, wenn *alle in Frage kommenden Ursachen* (auch psychische) *ausgeschlossen* sind.

Hinweis

Ein hyperkinetisches Herz-Kreislauf-Syndrom ist nicht selten und ist diagnostisch und therapeutisch von Bedeutung. Seine Ursache ist manchmal nicht ohne weiteres zu erkennen (arteriovenöses Aneurysma, Morbus Paget, Anämie usw.), und die Patienten leiden oft sehr unter Beschwerden, gerade bei der konstitutionellen Form (Herzklopfen, Unruhe usw.), die sich mit B-Rezeptorenblockern meist gut behandeln läßt. Es stellt u. a. eine Belastung des Herzens dar, die zwar meist ohne Herzinsuffizienz ertragen wird, bei einem Herzleiden aber rasch zur Herzinsuffizienz führen kann. Besteht eine Herzinsuffizienz bei einem hyperkinetischen Kreislauf, so ist das Herzzeitvolumen im Vergleich zur üblichen Norm erhöht (High output failure), aber bei dem betreffenden Patienten doch etwas niedriger als ohne Herzinsuffizienz.

Pathologische Geräusche am Herzen werden durch die erhöhte Blutströmungsgeschwindigkeit und das erhöhte Schlagvolumen verstärkt, was bei der Beurteilung der Auskultationsbefunde berücksichtigt werden muß, da man die Bedeutung der Befunde sonst zu schwer einschätzen würde. Da bei einem hyperkinetischen Herz-Kreislauf-Syndrom harmlose Herzgeräusche auftreten können, entstehen manchmal differentialdiagnostische Schwierigkeiten.

Wenn bei einer Mitral- oder Aorteninsuffizienz ein hyperkinetisches Herz-Kreislauf-Syndrom besteht, so ist dies ein sicheres Zeichen dafür, daß es sich um einen großen Herzklappenfehler handelt, wenn man keine andere Ursache dafür verantwortlich machen kann.

Hypokinetischer Kreislauf

Definition

Ein hypokinetischer Kreislauf ist das Gegenteil des hyperkinetischen Kreislaufs, also ein Herz-Kreislauf-System, das eine – im Vergleich zur Norm – geringere, „unterbewegte" Dynamik aufweist. Dies ist dann der Fall, wenn vor allem die Herzfrequenz verlangsamt und der Blutdruck niedrig ist.

Der Begriff ist wenig üblich, und wenn er benützt wird, dann manchmal auch in *dem* Sinne, daß es sich um einen insuffizienten Kreislauf handelt. Nach unserer Definition ist letzteres jedoch nicht gemeint, auch wenn ausnahmsweise unter bestimmten pathologischen Bedingungen (pathologische Bradykardie) sekundär die Kreislaufeffizienz nicht mehr ganz ausreichend sein kann.

Synonyme: hypokinetisches Herz-Kreislauf-Syndrom, hypodynames Herz-Kreislauf-Syndrom, Vagotonikerherz, Sportherz.

Pathophysiologie

Dem hypokinetischen Herz-Kreislauf-Systems liegen zugrunde: Bradykardie, Hypotonie, verlangsamte Herzkontraktion, Vagotonie.

Das Schlagvolumen ist vergrößert, aber das Ruheherzzeitvolumen normal oder leicht vermindert. Die Blutdruckamplitude kann deshalb vergrößert sein, und das Herz ist typischerweise aus dem gleichen Grunde relativ groß und bei Sportlern auch deutlich hypertrophiert, aber harmonisch hypertrophiert. Der diastolische Füllungsdruck ist – ähnlich wie bei einer leichten Herzinsuffizienz – bei Belastung oft erhöht (Reindell u. Mitarb. 1988*). Ein gesundes Herz verfügt bei einem hypokinetischen Kreislauf über eine große Leistungsfähigkeit durch große Leistungsreserve bei körperlicher Belastung.

Ursachen und Vorkommen

Physiologisch: im Schlafe, bei konstitutioneller Vagotonie, durch intensives körperliches Ausdauertraining (Sportherz).

Pathologisch: Myxödem, pathologische Bradykardie (kranker Sinusknoten, Knotenrhythmus, SA- und AV-Blockierungen 2. und 3. Grads mit Kammereigenrhythmus).

Beschwerden

Es gibt keine charakteristischen Beschwerden, wenn man von gewissen Hypotoniebeschwerden absieht (s. dort).

Klinischer Befund und Diagnose

Bradykardie, die bei Hochleistungssportlern extrem sein kann (nach Reindell u. Mitarb. 1988*: bis 30 min). Hypotonie, gelegentlich mit vergrößerter Blutdruckamplitude. Leiser 1. Herzton, deutlich hebender, langsam ablaufender und evtl. sogar nach außen verlagerter Herzspitzenstoß bei einem relativ großen oder vergrößerten Herzen. Mesosystolisches, weiches (nicht rauhes) Aortengeräusch durch das große Schlagvolumen, evtl. auch ein entsprechendes Pulmonalisgeräusch. AV-Zeit im EKG manchmal leicht verlängert und nicht selten ein inkompletter Rechtsschenkelblock.

Allgemein wirken solche Menschen ruhig und gesammelt, wenn es sich nicht um eine Erkrankung handelt.

Differentialdiagnose

Die einzige Frage, die bei dem Bild eines hypokinetischen Herzens und Kreislaufs auftritt, ist die, ob es sich noch um eine physiologische Variante oder um eine Krankheit handelt. Hier steht die Frage einer pathologischen Bradykardie im Vordergrund, die sich durch das EKG in der Regel leicht klären läßt. Die andere Frage ergibt sich aus dem Befund eines leicht vergrößerten und hypertrophiert erscheinenden Herzens: Trainingsfolge oder pathologische Hypertrophie? (Hypertrophe obstruktive oder nichtobstruktive Kardiomyopathie, Hypertonie?). Sind diese Ursachen ausgeschlossen und auch eine Hypothyreose, so handelt es sich um eine konstitutionelle Form des hypokinetischen Kreislaufs (Vagotoniker, evtl. Sportherz).

Hinweis

Die physiologische Hypertrophie und Dilatation des Herzens bei einer hypokinetischen

Kreislaufsituation (Sportherz, Vagotoniker) läßt sich klinisch von einem Hypertonieherzen, einer hypertrophen nichtobstruktiven oder obstruktiven Kardiomyopathie nicht ohne weiteres unterscheiden und muß in dieser Richtung abgeklärt werden (UKG). Das vergrößerte Schlagvolumen führt nicht nur selbst oft zu einem funktionellen harmlosen mesosystolischen Austreibungsgeräusch über der Aorta und/oder der A. pulmonalis, sondern es verstärkt auch alle – unabhängig von dieser Kreislaufsituation – evtl. vorhande-

nen pathologischen Herzgeräusche und kann so einen größeren Schweregrad eines Herzfehlers vortäuschen, was bei der Bewertung des Auskultationsbefunds berücksichtigt werden muß.
Bei einer ausgeprägten Bradykardie sollte man sich immer durch ein EKG versichern, ob es sich um eine krankhafte Ursache handelt, und man sollte auch ggf. durch eine Belastung prüfen, ob eine Sinusbradykardie verschwindet und die Frequenz sich der Belastung anpaßt (kranker Sinusknoten?).

Hypertonie im großen Kreislauf und Hypertonieherz

(s. auch S. 63 ff)

Definition

Nach der WHO-Klassifikation (Bethge 1991) sind Blutdruckwerte von 140/90–165/95 mmHg *als Grenzwerte* (**Grenzwerthypertonie**) zu betrachten, Werte *über 160/95 mmHg als hyperton*. Dabei ist allerdings immer auch das Alter zu berücksichtigen: Unter 65 Jahren gilt als Regel, daß ein Blutdruck dann noch als normal anzusehen ist, wenn der systolische Wert 100 + Alter nicht überschreitet. Systolische Werte über 165 mmHg gelten auch bei Personen über 65 Jahre als nicht normal. Von einer **Hypertonie** kann man allerdings erst dann sprechen, wenn hypertone Werte bei mehreren Kontrollen sich bestätigt haben – am besten bei einem oder mehreren Tagesprofilen unter häuslichen Bedingungen und nach Kontrolle an beiden Armen (s. 65).
Unseres Erachtens ist es jedoch auch berechtigt, von einem **labilen Hochdruck** zu sprechen, wenn eindeutig normale oder sogar hypotone Werte mit hypertonen Werten wechseln und bei längerer Beobachtung nachgewiesen werden können. Es ist eine Frage der Definition, ob man diese Art des Blutdrucks zur Grenzwerthypertonie rechnet oder als hypertone Kreislaufregulationsstörung bezeichnet, sofern keine besondere Ursache (s. unten) vorliegt.

Bewertung des Blutdrucks

Ein einmal gemessener **normaler Blutdruck** ist kein Garant dafür, daß immer normale Blutdruckverhältnisse vorliegen. Es kann trotzdem ein paroxysmaler Hochdruck infolge eines Phäochromozytoms bestehen; es können trotzdem intermittierend Kollapse durch bzw. bei einer Hypotonie vorkommen. Ja es kann sogar eine beginnende akute Kreislaufinsuffizienz irgendwelcher Ursache vorliegen (Präkollaps oder Präschock), besonders bei Hypertonikern, bei denen der Blutdruck auf normale Werte abgefallen ist. Ausnahmsweise kann sogar eine Hypertonie vorliegen, die sich im Augenblick der Messung nicht nachweisen läßt, weil der Patient durch eine längere Wartezeit vor der Untersuchung ausgeruht und entspannt ist (wenn auch gewiß viel häufiger das Gegenteil der Fall ist). In solchen Fällen kann eine leichte Belastung den Hochdruck aufdecken; man kann auf solche Patienten dadurch aufmerksam werden, daß sie Zeichen eines Hochdruckherzens aufweisen (Linkshypertrophie klinisch und/oder im EKG oder UKG), für die sonst keine Ursache zu finden ist (Differentialdiagnose = hypertrophe obstruktive und nichtobstruktive Kardiomyopathie).
Ein einmal gemessener **erhöhter Blutdruck** ist noch kein Beweis für eine Hypertonie, aber er ist unbedingt kontrollbedürftig, am besten durch Blutdrucktagesprofile und/oder einen Belastungstest (s. 65, 380).

Ursachen und Vorkommen

Permanente Hypertonie

Primäre Hypertonie: Die *essentielle Hypertonie* (familiär, konstitutionell) ist die mit Abstand häufigste Hypertonie, kommt bei 10–15% unserer Bevölkerung vor und ist bei ca. 95% aller Hochdruckkranken die Ursache.

Die *juvenile Hypertonie* verliert sich mit zunehmendem Alter, kann aber auch in eine essentielle Hypertonie übergehen.

Sekundäre Hypertonie: Der *Altershochdruck* ist dadurch charakterisiert, daß vor allem der systolische Wert erhöht, der diastolische Wert jedoch normal oder erniedrigt ist. Seine Ursache beruht auf der Starrheit der Aorta und der großen Arterien, die mit der Elastizität auch die Windkesselfunktion verlieren, wobei man in der Regel auch eine dilatierte und elongierte Pars ascendens aortae findet, erkennbar manchmal klinisch an einer aufgestauten oberflächlichen Vene am linken Hals oder an einer abnorm starken Aortenpulsation im Jugulum.

Weitere Ursachen sekundärer Hypertonie sind:
Aortenisthmusstenose,
parenchymatöse Nierenerkrankungen,
Nierenarterienstenose,
einseitige Nierenerkrankungen,
endokrine Ursachen (Phäochromozytom, Morbus Cushing, Akromegalie, Gravidität),
der hyperkinetische Kreislauf irgendwelcher Ursache.

Passagere Hypertonie

Sie kann bei *körperlicher Belastung, Erregung, Schmerz, übervoller Harnblase* (besonders bei bewußtseinsgestörten Patienten) auftreten. Dazu gehört auch der vielbeschriebene *„Sprechstundenhochdruck"* (s. unten Hinweis).

Eine weitere Ursache ist paroxysmaler Hochdruck beim Phäochromozytom.
Krisenhafte Erhöhungen des Blutdrucks – evtl. Tage anhaltend – können bei der essentiellen Hypertonie vorkommen (auch bei Normotonikern), ohne daß sich dafür immer eine äußere (Erregung) oder innere Ursache findet. Diese lassen sich durch Sedativa, B-Blocker oder einen Calciumantagonisten meist leicht beherrschen. Es ist dabei allerdings auch an eine arteriosklerotische Nierenarterienstenose zu denken und diese evtl. auszuschließen, die im Gefolge einer essentiellen Hypertonie einmal auftreten kann (Stenosegeräusch

über eine Nierenarterie, seitengetrennte Isotopen-Clearance, Angiographie).

Echte Hochdruckkrisen können bei jeder Art von Hypertonie ohne erkennbaren Grund auftreten. Sie stellen ein höchst bedrohliches Krankheitsbild mit erheblichen subjektiven und objektiven Erscheinungen dar: Kopfschmerzen, Benommenheit, Übelkeit, Erbrechen, evtl. Krämpfe, exzessiver Blutdruckanstieg mit systolischen Werten nicht selten über 300 mmHg und diastolischen Werten von 140 mmHg und mehr, Niereninsuffizienz, Papillenödem und Augenhintergrundsblutungen und evtl. Symptome eines Apoplexes oder einer Herz- bzw. Koronarinsuffizienz.

Eine *Grenzwerthypertonie* (s. oben), zu der man im weiteren Sinne auch den *labilen Hochdruck* rechnen kann (mit wechselnd normalen und leicht erhöhten Werten), kann bei jeder Ursache einer Hypertonie vorkommen; sie ist eine besonders milde Erscheinungsform einer Hypertonie, führt aber bei manchen Personen auch schon zu typischen Folgeerscheinungen einer Hypertonie.

Beschwerden

Es gibt keine charakteristischen Beschwerden beim Hochdruck, solange keine Komplikationen vorliegen. Deshalb haben auch die meisten Hochdruckpatienten keine Beschwerden, sondern sind im Gegenteil voll, ja sogar besonders leistungsfähig. Allerdings gibt es auch verschiedene Arten von Befindlichkeitsstörungen, besonders dann, wenn der Blutdruck relativ plötzlich höher geworden ist oder wenn er stark schwankt und die Patienten zu erhöhter Erregbarkeit neigen, was bei der essentiellen Hypertonie nicht ungewöhnlich ist: oft uncharakteristische Herzbeschwerden, ansonsten Druck- und Benommenheitsgefühl oder Schmerzen im Kopf, Unsicherheit beim Gehen und Stehen, Schwindelgefühl.

Klinischer Befund und Diagnose

Erhöhter Blutdruck (s. oben Definition), Linkshypertrophie, die aber klinisch (Palpation eines hebenden und während der Systole anhaltenden Spitzenstoßes) nicht so oft und so eindeutig nachgewiesen werden kann wie im EKG und vor allem im UKG. Häufig hört man einen betonten 2. Aortenton und ein mesosystolisches Aortengeräusch (bedingt durch die rasche Blutströmungsgeschwindigkeit oder eine Aortenklappensklerose und eine erweiterte

Pars ascendens aortae). Bei stärkerer Linkshypertrophie tritt nicht selten ein 4. Ton links auf, später Linksinsuffizienz mit Linksdilatation, evtl. 3. Ton.

Ein wichtiges Diagnostikum für einen permanenten Hochdruck stellen die Netzhautgefäße dar mit Kreuzungsphänomenen und „Kupferdrahtarterien" bzw. „Silberdrahtarterien" (bei fortgeschrittenem Hochdruckleiden).

Bei jahrelanger Hypertonie können außerdem noch folgende typische **Komplikationen** auftreten: Aortenklappeninsuffizienz, Zerebralsklerose, zerebrale Blutungen, Nephrosklerose und Niereninsuffizienz, Aneurysma dissecans der Pars ascendens aortae. Oft Arteriosklerose mit entsprechenden Beschwerden und Veränderungen der betroffenen Gefäßgebiete, vor allem eine koronare Herzerkrankung. Der **Beweis** ist durch die konstante Blutdruckerhöhung und eine entsprechende Linkshypertrophie erbracht, wenn für letztere keine andere Ursache vorliegt.

Schweregrad und Bewertung einer Hypertonie

Diese richtet sich nach mehreren Gesichtspunkten:

1. Höhe des Blutdrucks: Grenzwerthypertonie: diastolisch 90–94 mmHg, mild: diastolisch 95–104, mittelschwer: diastolisch 105–114, schwer: diastolisch über 115 mmHg (nach WHO);
2. Folgen der Hypertonie am Herzen: Hypertrophie klinisch, im EKG oder UKG, 4. Ton, Herzinsuffizienz;
3. Folgen der Hypertonie an den Gefäßen: Aortendilatation, evtl. mit relativer Aorteninsuffizienz, Arteriosklerose der Gehirn- und Herzkranzgefäße, der peripheren Arterien und der Gefäße des Augenhintergrunds;
4. Nierenfunktion;
5. Ansprechen auf Antihypertonika;
6. Familienanamnese: Schlaganfälle, Herzinfarkte;
7. Weitere Risikofaktoren: Cholesterin und Blutfette, Nikotin, Diabetes, Harnsäure, Adipositas, Polyglobulie, Hyperfibrinogenämie.

Zur *vollen Erfassung des Schweregrads* sind technische Untersuchungen erforderlich: EKG, Thoraxröntgenaufnahme (Herzgröße, Aorta), Darstellung der Nierengröße (Sonographie oder i. v. Pye-logramm), Augenhintergrund, Laboruntersuchungen (Nierenteste und Urinbefund, Blutlipide, Elektrolyte, Blutbild, Blutzucker).

Differentialdiagnose

1. Frage: Sind die Blutdruckwerte überhaupt konstant erhöht, so daß man von einer Hypertonie oder einer Grenzwerthypertonie (labile Hypertonie) sprechen kann? Dies ist in Zweifelsfällen am besten durch Tagesprofile zu entscheiden (5 Blutdruckmessungen oder noch besser mit fortlaufenden Messungen mit einem speziellen Gerät). Auch ein Belastungstest kann evtl. weiterhelfen (S. 380)

2. Frage: Handelt es sich um eine hypertrophe obstruktive oder nichtobstruktive Kardiomyopathie oder um eine hyperkinetische Kreislaufregulationsstörung irgendwelcher Art? Diese Krankheiten gehen manchmal mit leicht erhöhten Blutdruckwerten einher und können einen hebenden Spitzenstoß aufweisen.

3. Frage: Wenn diese Krankheiten ausgeschlossen sind: Handelt es sich um eine primäre oder um eine der sekundären Hypertonien, bzw. können letztere ausgeschlossen werden? (s. Ursachen). Vor allem muß und kann immer eine Aortenisthmusstenose leicht ausgeschlossen werden, ebenso eine ein- oder doppelseitige Nierenerkrankung und Nierenarterienstenose (Urin, Sonographie, Angiographie [einseitig kleinere Niere, arterielles Geräusch über einer Nierenarterie?], seitengetrennte Isotopenclearance).

Hinweis

Zur Diagnose einer Hypertonie gehören nicht nur die Blutdruckwerte, sondern der Schweregrad, die Ursache und die Kenntnis aller anderen Risikofaktoren der Arteriosklerose. Die Hypertonie jeder Ursache stellt selbst einen wesentlichen und häufigen Risikofaktor dar, aber nicht nur für die Arteriosklerose und ihre Folgen in den verschiedenen Gefäßgebieten, besonders für die Gehirngefäße, sondern auch für die Entstehung einer Herzinsuffizienz.

Die Diagnose und die dazugehörige Beurteilung des Schweregrads einer Hypertonie bereitet meist keine allzu großen Schwierigkeiten, aber es gibt doch manchmal Probleme:

1. Handelt es sich überhaupt um eine Hypertonie oder nur um einen Gelegenheitsdruck,

d. h., besteht überhaupt eine Behandlungsbedürftigkeit? Es wird mit Recht immer darauf aufmerksam gemacht, daß ein erhöhter Blutdruck in der Sprechstunde nicht ohne weiteres als Ausdruck eines behandlungsbedürftigen Hochdrucks bewertet werden dürfe. Man sollte jedoch konstant erhöhte Sprechstundenwerte bei Normalwerten zu Hause nicht ganz außer acht lassen, da u. E. diese Sprechstundenwerte, Folge einer leichten seelischen Anspannung, doch die ersten Zeichen einer später entstehenden essentiellen Hypertonie sein können.

2. Bei einer Herzinsuffizienz als Folge einer Hypertonie kann der Blutdruck normal geworden sein infolge der Herzinsuffizienz (die Hypertonie kann sich bei Besserung wieder einstellen). Die Ursache der Herzinsuffizienz ist in solchen Fällen dann nicht so ohne weiteres sofort zu erkennen.

3. Andererseits kann es vorkommen, daß als Folge einer Herzinsuffizienz, bei der ein Hochdruck ursächlich keine Rolle spielt, vorübergehend eine leichte Hypertonie – als Folge eines stark erhöhten Sympathikotonus – besteht, die zu einer Fehldiagnose verleiten kann (man nannte diesen Hochdruck früher Stauungshochdruck).

Im übrigen: Ein schwerer Herzinfarkt kann dazu führen, daß ein schon jahrelang bestehender Hochdruck auf Dauer verschwindet, auch ohne daß eine schwere Herzinsuffizienz vorliegt.

Bei Krankheiten, die klassischerweise zu einer Hypotonie führen, wie eine schwere Aortenstenose oder ein Myxödem, findet man in einem geringen Prozentsatz trotzdem ausgeprägte Hypertonien. Diese dürfen nicht dazu verleiten, diese Krankheiten, die typischerweise mit einer Hypotonie einhergehen, deshalb als geringfügig zu betrachten.

Literatur

Bethge, C.: Grenzwerthypertonie. Therapiewoche 41 (1991) 2158 –2163

Hypotonie

(s. auch S. 20 ff, 178 ff)

Definition

> Blutdruckwerte unter einem systolischen Wert von 110 mmHg beim erwachsenen Mann und unter 100 mmHg bei der Frau entsprechen nach der Definition der WHO einer Hypotonie. Dieser Wert ist jedoch u. E. *nicht als klinisch entscheidend* anzusehen. Die Hypotonie als klinische Diagnose bzw. als Krankheit beinhaltet auch entsprechende Beschwerden (s. unten). Werte von systolisch unter 110 mmHg bei voller Gesundheit und Wohlbefinden sind abnorm niedere Blutdruckwerte, nicht mehr.
>
> Nicht bei allen Menschen treten bei systolischen Werten unter 110 mmHg immer Beschwerden auf, auch wenn dies bei Erwachsenen der Fall sein kann. Bei Jugendlichen ist ein solcher Wert normal; je älter jedoch jemand ist, desto eher ist aber mit Beschwerden zu rechnen. Umgekehrt jedoch kann ein Wert über 100 mmHg bereits Ausdruck einer bedeutsamen Hypotonie sein, ja sogar bei einem Präschock vorkommen, nämlich dann, wenn der übliche Blutdruck früher erhöht war.

Ursachen und Vorkommen

Primäre (konstitutionelle) Hypotonie

Eine Hypotonie mit entsprechenden Beschwerden ohne erkennbare spezielle Ursachen findet man vorwiegend bei jungen Menschen, die asthenisch sind, mager, muskelschwach und untrainiert. Sie kommt häufiger bei Frauen als bei Männern vor. Sie ist nicht selten und wird von manchen Autoren als Erkrankung und nicht nur als Befindlichkeitsstörung betrachtet, die zu Arbeitsunfähigkeit und eingeschränkter Leistungsfähigkeit und Lebensqualität führen könne.

Sekundäre Hypotonie

1. *Kardiale Genese:* durch ein zu kleines Herzzeitvolumen bei jeder Art von Herzinsuffizienz, insbesondere einer akuten Herzinsuffizienz, bei einer Perikardtamponade, bei ausgeprägten Herzklappenfehlern (vor allem bei der Aortenstenose), bei einer Myokarditis, einer dilatativen Kardiomyopathie, einer Lungenembolie, bei schweren Rhythmusstörungen;

2. *Volumenmangel:* ausgeprägte Varikosie der Beine, Exsikkose, Blutung, V.-cava-inferior-Syndrom in der Schwangerschaft;

3. *endokrine Erkrankungen:* Nebennierenrindeninsuffizienz, Hypothyreose, Bartter-Syndrom;

4. *Neurogene und psychogene Ursachen:* vagovasale Synkope, Nervenkrankheiten mit Störung der Gefäßregulation, autonome Neuropathie, akuter Erregungszustand durch Schreck, Schmerz und Enttäuschung, Karotissinussyndrom (vasodepressorische Form);

5. *Infekte* bzw. Fieber;

6. *Operationen und langdauernder Bewegungsmangel;*

7. *Medikamente* (Antihypertonika, Diuretika, Nitropräparate);

8. *Schrittmachersyndrom* (s. unten Passagere Hypotonie);

9. alle Ursachen, die auch zu *(Prä-)Synkope* und *(Prä-)Kollaps* (= eine Form der akuten Hypotonie) führen (S. 20 ff, 178 ff).

Passagere Hypotonie

Die **orthostatische Hypotonie** ist die häufigste Ursache einer passageren (akuten) Hypotonie. Sie ist dadurch definiert, daß eine hypotone Reaktion, d. h. ein Abfall des systolischen Blutdrucks um 20 mmHg oder mehr, beim Aufstehen aus sitzender oder liegender Körperhaltung erfolgt oder aber auch dadurch, daß typische Beschwerden des erniedrigten Blutdrucks (Schwindel, Schwarzwerden und Flimmern vor den Augen, Übelkeit, Stehunfähigkeit) auftreten, ohne daß der Blutdruckabfall 20 mmHg oder mehr beträgt. Oft bestehen diese Beschwerden beim Aufstehen nur für wenige Augenblicke, können aber bis zur Stehunfähigkeit führen, wenn der Betreffende sich nicht bewegt. Üblicherweise ist die orthostatische Reaktion mit einem Anstieg der Herzfrequenz verbunden. Der diastolische Blutdruck fällt dabei nur selten ab (= hypodyname Reaktion). Meist steigt er etwas an, was als Ausdruck eines Volumenmangels gedeutet wird, weil das Blut im Splanchnikusgebiet oder in den Beinvarizen „versackt". Selten kommt es auch vor, daß der diastolische Blutdruck stark steigt, der systolische etwas absinkt, so daß eine extrem kleine Blutdruckamplitude resultiert, meist kombiniert mit einer starken Pulsbeschleunigung.

Die *Ursache* kann in einer primären Hypotonie liegen (s. oben), wie sie konstitutionell besonders bei Asthenikern und jungen untrainierten Menschen vorkommt. Sie kann aber auch bei Menschen ohne permanente Hypotonie vorkommen, wenn aktuell besondere Umstände vorliegen, und sei es nur bei Übermüdung, Varikosie, unangenehmer Erregung, bei einem Valsalva-Mechanismus, *nach* starker körperlicher Belastung, bei Hitze, nach einer voluminösen Mahlzeit und Alkoholgenuß (besonders bei älteren Menschen), bei rascher Gewichtsabnahme und allen oben genannten Ursachen einer sekundären Hypotonie und den Ursachen eines (Prä-)Kollapses oder einer (Prä-)Synkope.

Für das Auftreten von typischen Beschwerden im Sinne einer orthostatischen Reaktion ist der eigentlich dazugehörige Blutdruckabfall um 20 mmHg und mehr und auf hypotone Werte keine absolute Voraussetzung; es genügt manchmal ein nur geringer Blutdruckabfall, eine kleine Blutdruckamplitude mit stark erhöhter Herzfrequenz. Es ist auch keine Voraussetzung, daß der Ausgangsblutdruck normal ist, denn auch bei Grenzwerthypertonien kommen nach unserer Erfahrung orthostatische Reaktionen vor.

Eine besondere, sehr schwere Form der orthostatischen Reaktion ist die **primäre idiopathische Positionshypotonie** (postural hypotension), die auf eine Insuffizienz des autonomen Nervensystems (autonome Neuropathie) zurückgeführt und besonders bei alten Männern beobachtet wird, die praktisch gehunfähig werden und bei denen neben einem starken Blutdruckabfall im Stehen eine Impotenz bei erhaltener Libido, eine Hypo- oder Anhidrose, eine Restharnbildung und eine Obstipation oder Durchfälle mit Stuhlinkontinenz vorkommen. Sehr charakteristisch für diese schwere Form der Hypotonie ist das Fehlen des Puls- bzw. Herzfrequenzanstiegs im Stehen. Diese Form kann nicht nur idiopathisch, sondern auch symptomatisch sein: Auslösung durch Medikamente (besonders Guanethidin, Sedativa u. a.), durch Diabetes, Amyloidose, Tumorerkrankung, Urämie u. a. Die hier nur im Stehen vorkommende schwere Hypotonie ist zwar insofern passager, aber besteht bei der idiopathischen Form permanent bzw. immanent.

Eine seltene Ursache der passageren Hypotonie stellt das **Schrittmachersyndrom** dar. Bei einigen Patienten, die einen Schrittmacher mit Ventrikelstimulation erhalten haben, kommt es zu einer Hypotonie mit erheblichen Beschwerden (bis zur Synkope, S. 21), und zwar immer dann, wenn das

Herz stimuliert wird. Ursache: falscher Ablauf der Erregung der Ventrikelmuskulatur mit ungenügender Effizienz oder/und retrograde Vorhoferregung vom stimulierten Ventrikel aus (Vorhofpfropfung). Dies hat zur Folge, daß die Vorhofsystole während der Kammersystole erfolgt und so Blut aus den Vorhöfen in die Venen zurückbefördert wird. Dies steht bei der Kammerdiastole nicht ausreichend zur Füllung der Ventrikel zur Verfügung. Außerdem soll auch noch eine regulatorische Erweiterung der arteriellen Peripherie mit Hypotonie dabei sein. Im Laufe der Zeit können sich diese Beschwerden verlieren, doch sind diese Patienten mit diesem Syndrom z. T. erheblich belästigt. **Karotissinussyndrom** s. S. 182.

Beschwerden

Wenn auch eine Hypotonie – im Sinne der Definition – nicht in jedem Falle Beschwerden verursachen muß, so gibt es doch typische, wenn auch keineswegs spezifische Beschwerden durch eine Hypotonie, sei sie mehr oder weniger permanent (sie können von Tag zu Tag sehr wechseln und scheinen auch von seelischen Einflüssen abhängig) oder passager. Diese Beschwerden beruhen in erster Linie auf einer Mangeldurchblutung des Gehirns und bestehen in Schwächegefühl, Müdigkeit, Kollapsgefühl, Leistungsinsuffizienz besonders am Vormittag (Anlaufschwierigkeiten) und Besserung des Wohlbefindens abends, Schwindel- bzw. Unsicherheitsgefühl oder dem Gefühl, auf Watte zu gehen, Leeregefühl im Kopf, Flimmern oder Schwarzwerden vor Augen, Kopfdruck, uncharakteristischen Herzbeschwerden, Übelkeit, Atemnot, Depression, (Prä-)Synkope, (Prä-)Kollaps (= hypotoner Symptomenkomplex). Gelegentlich klagen manche Patienten auch darüber, daß sie in der Nacht unter einem Blutdruckabfall leiden (mit den genannten Beschwerden und Angstgefühl) und daran erwachen.

Klinischer Befund

Erniedrigter Blutdruck mit den genannten Beschwerden.
Über dem Herzen sind die Herztöne meist leise. Die Patienten machen allgemein einen eher antriebslosen, abgeschlafften Eindruck und wirken oft auch depressiv. Der arterielle Puls ist parvus, mollis. Die Haut ist blaß und in der Peripherie kühl. Der *Nachweis einer orthostatischen Reaktion* erfolgt durch den Stehversuch (S. 65). Die orthostatische Reaktion ist vor allem dann anzunehmen,

wenn entsprechende Beschwerden auftreten, und die Reaktion ist komplett, wenn der Blutdruck um 20 mmHg oder mehr absinkt, und zwar auf Werte unter 110 mmHg oder weniger. Der Blutdruck kann unmeßbar werden, teils weil der systolische Blutdruck sehr nieder wird, teils weil die Blutdruckamplitude sehr klein wird.

Diagnose

Die Diagnose einer Hypotonie wird aufgrund der Beschwerden einerseits und der erniedrigten Blutdruckwerte (systolisch unter 110 mmHg und weniger bei Erwachsenen) andererseits gestellt.
Es kommt jedoch bei einer orthostatisch bedingten Hypotonie, aber auch bei einer permanenten Hypotonie nicht selten vor, daß zwar typische Beschwerden angegeben werden (mit Morgenmüdigkeit usw.), daß man aber in der Sprechstunde weder eine Hypotonie findet noch eine orthostatische Reaktion, was die Patienten dann oft sehr verblüfft. Man ist also tatsächlich manchmal in der Diagnose einer Hypotonie allein auf die Anamnese angewiesen, weil es nicht möglich ist, unter Sprechstundenbedingungen den objektiven Nachweis für eine Hypotonie oder Orthostasereaktion zu erbringen: Die Patienten sind in der Sprechstunde in einer angespannten Situation, und die Hypotonie stellt sich nicht ein. Wie bei der Hypertonie kann auch in solchen Fällen eine Blutdruckmessung zu Hause diagnostisch sehr hilfreich sein (Tagesprofil), was nicht nur für die Orthostasereaktion speziell gilt, sondern für die Hypotonie bzw. beim Verdacht auf einen hypotonen Symptomenkomplex ganz allgemein. Ein normaler Sprechstundenblutdruck schließt eine beschwerliche Hypotonie nicht aus.

Schweregrad

Der Schweregrad einer Hypotonie richtet sich nach dem Ausmaß der Beschwerden, wobei zweifellos die sog. Positionshypotonie bzw. autonome Neuropathie mit schwerster orthostatischer Hypotonie und dabei fehlendem Frequenzanstieg die schwerste Form darstellt, bei der es auch am ehesten zu einer erheblichen Mangeldurchblutung des Gehirns kommen kann mit der Folge eines Apoplexes.

Differentialdiagnose

Bei Feststellung einer Hypotonie ist die erste Frage darauf gerichtet, ob es sich um eine Hypotonie handelt oder ob ein abnorm *niederer Blutdruck nur an einem Arm* oder nur an den oberen Extremitäten vorliegt, bedingt durch eine Gefäßerkrankung mit Stenosen oder Embolien (Arteriosklerose oder Morbus Takayasu).

Dann erhebt sich die Frage, ob die Beschwerden auf eine *primäre oder sekundäre bzw. passagere Hypotonie* zu beziehen sind (s. oben).

Schließlich muß immer auch an eine *Vestibulopathie* gedacht werden, die – wenn sie nicht als typischer Morbus Menière auftritt – anfangs wie eine milde orthostatische Reaktion sich subjektiv äußern kann und bei der oft und typischerweise auch niedere Blutdruckwerte vorliegen, die aber mit den Beschwerden nichts zu tun haben.

Hinweis

Wenn auch bei den meisten Patienten mit einer orthostatischen Hypotonie oder einem mehr oder weniger permanenten hypotonen Symptomenkomplex eine primäre, konstitutionelle Hypotonie vorliegt, so muß doch an eine sekundäre Hypotonie gedacht und diese nachgewiesen oder ausgeschlossen sein. Es ist nicht allzu selten, daß eine Hypotonie das führende Symptom einer Erkrankung darstellt und daß die systematische Suche nach der Ursache der Hypotonie zur eigentlichen Diagnose führt (Nebennierenrindeninsuffizienz, Myxödem, Myokarditis, Perikarderguß, Fieber usw.). Bei jedem Verdacht auf Hypotoniebeschwerden ist immer auch nach einer medikamentösen Ursache zu fragen.

Ein normaler Blutdruck und Orthostaseversuch in der Sprechstunde schließt nicht aus, daß ein hypotoner Symptomenkomplex vorliegt.

Es besteht aber kein Zweifel, daß es sich bei den meisten Menschen mit häufigen und typischen Beschwerden eher um eine Befindlichkeitsstörung handelt als um eine Krankheit. Allerdings kann die Hypotonie besonders bei alten Menschen zu einer sehr belastenden Krankheit werden, die das Aufsein und die Gehfähigkeit sehr behindert, auch wenn es sich nicht immer um eine ausgesprochene Positionshypotonie handelt. Es ist bei solchen Kranken durchaus daran zu denken, daß die Gehirnfunktion ernstlich in Mitleidenschaft gezogen werden kann und daß evtl. sogar Schlaganfälle dadurch ausgelöst werden. Die Prognose alter Menschen mit einer Hypotonie soll – quo ad vitam – auch schlechter sein als mit einem erhöhten Blutdruck.

Bei Schwangeren mit einer starken Hypotonie soll die Zahl der Frühgeburten erhöht sein.

Literatur

Fouad et al.: Ann. intern. Med. 104 (1986) 298–303, ref. in Schweizer med. Wschr. 117 (1987) 258

Hypertonie im kleinen Kreislauf

Chronische (sekundäre) pulmonale Hypertonie und chronisches Cor pulmonale

Definition

Eine Erhöhung des systolischen Drucks in der Pulmonalarterie (PA) über den Normwert wird als pulmonale Hypertonie (PH) bezeichnet. Wenn eine PH durch eine Lungenerkrankung bedingt ist und dadurch eine abnorme Druckbelastung des rechten Herzens besteht, so spricht man vom Cor pulmonale. Im weiteren – nicht ganz exakten Sinne – wird dieser Begriff manchmal auch benützt bei einer Rechtshypertrophie durch eine Lungenstauung, obwohl man hier nur von einer PH sprechen sollte.

Pathophysiologie

Von einer PH kann man dann sprechen, wenn der Druck in der PA auf 35/15 mmHg oder mehr erhöht ist; ein systolischer Wert von 30–35 mmHg ist ein Grenzwert, der sicher in nicht wenigen Fällen, vor allem bei jüngeren Personen, bereits pathologisch ist, was sich ggf. bei einer Druckmessung unter Belastung weiter sichern läßt. Der Druck in der PA ist abhängig vom PA- bzw. Pulmonalarteriolenwiderstand, vom PA-Durchflußvolumen und vom Druck in den Pulmonalvenen. Letzteres ist – im Gegensatz zum Großkreislauf – deshalb der Fall, weil zwischen dem diastolischen PA-Druck und dem Pulmonalvenendruck fast kein Unterschied besteht, der pulmonalvenöse Druck sich also auf den PA-Druck übertragen kann.

Nicht selten hat das chronische Cor pulmonale nicht nur eine vermehrte Druckarbeit zu leisten, sondern auch ein erhöhtes Herzzeitvolumen zu bewältigen, nämlich dann, wenn die Lungenerkrankung mit einer arteriellen Hypoxie einhergeht, wodurch es zur Steigerung des Herzzeitvolumens durch eine Tachykardie mit Weitstellung der Peripherie im großen Kreislauf kommt, so daß diese Patienten typischerweise gut durchblutete, warme Akren aufweisen, selbst im Stadium der mittelschweren Herzinsuffizienz, und auch dann noch – im Vergleich zur Norm, nicht im Vergleich zu ihrem Zustand ohne Herzinsuffizienz – ein erhöhtes Herzzeitvolumen haben (high output failure).

Eine Hypoxie kann auch zu einer meist nur leichten Polyglobulie führen und zur Ausbildung sekundärer Zeichen einer Hypoxie (Uhrglasnägel usw., S. 30).

Ursachen und Vorkommen

PH infolge eines erhöhten pulmonal-venösen Drucks (postkapilläre Obstruktion):

1. alle Erkrankungen des linken Herzens mit erhöhtem Vorhofdruck (= Behinderung des Einflusses des Bluts in den linken Vorhof oder Ventrikel oder Linksinsuffizienz);
2. Stenosierung der Pulmonalvenen durch angeborene Stenosen oder erworbene mechanische Obstruktion bei mediastinaler Entzündung/Fibrose und bei Tumoren (sehr selten).

Bei allen diesen Erkrankungen kann sich jedoch der PA-Druck nicht nur um den Betrag der pulmonalvenösen Druckerhöhung erhöhen, sondern es kann durch eine zusätzliche vasokonstriktorische Komponente in den Pulmonalarteriolen – insbesondere bei schweren Mitralstenosen – zu einer exzessiven PA-Druckerhöhung kommen mit systolischen Werten bis 100 mmHg und mehr.

PH durch erhöhtes PA-Durchflußvolumen: alle angeborenen Vitien mit Links-rechts-Shunt, der allerdings erst beim ca. Dreifachen des normalen Durchflußvolumens zum pulmonalen Hochdruck führt, wenn nicht zusätzlich eine gewisse vasokonstriktorische Komponente dabei ist.

PH infolge einer Erhöhung des Pulmonalarteriolenwiderstands (präkapilläre Obstruktion):

1. reflektorische Verengerung der Pulmonalarteriolen bei alveolärer Hypoventilation: alle Lungenerkrankungen, die zu einer Hypoventilation, d.h. ungenügenden Sauerstoffzufuhr in die Alveolen, führen (spastische Bronchitis, schweres Lungenemphysem, hochgradige Adipositas, Einschränkung der Atemexkursionen durch thorakale, pleurale oder muskuläre Ursachen, Parenchymerkrankungen der Lunge), häufigste Ursache einer PH und Ursache des Cor pulmonale;
3. vaskuläre PA-Erkrankungen: primäre pulmonale Hypertonie (PPH), PA-Embolien und -Thrombosen, PA-Arteriitis bei Kollagenosen.

Folgen

Der PH führt durch eine erhöhte Wandbelastung der Pulmonalarterien zu einer Dilatation der größeren PA-Äste und zu vorzeitiger PA-Sklerose. Rechter Ventrikel und Vorhof hypertrophieren und können im Laufe der Zeit dilatieren, woraus sich eine relative Trikuspidal- und Rechtsinsuffizienz entwickeln kann. Die Vorhofhypertrophie hat eine prominente a-Welle im Venenpuls – mehr oder weniger deutlich – zur Folge, solange ein Sinusrhythmus besteht. Bei erheblicher PH kann auch eine arterielle Hypoxie entstehen, die eine periphere bzw. kombinierte, aber auch eine zentrale Zyanose bedingen kann mit ihren Sekundärerscheinungen. Eine arterielle Hypoxie kommt also nicht nur bei einem Cor pulmonale mit alveolärer Hypoxie vor, sondern auch bei den vaskulären Formen der PH, da es hierbei offenbar zu intrapulmonalen arteriovenösen Shunts kommen kann. Außerdem kann ein fakultativ offenes Foramen ovale zu einem Rechts-links-Shunt auf Vorhofebene führen und die zentrale Zyanose verursachen oder fördern.

Beschwerden

Bei allen Ursachen und Formen des chronischen Cor pulmonale und auch der PH ohne Lungenerkrankung steht subjektiv die Atemnot im Vordergrund, zuerst nur bei Belastung, später in Ruhe im Liegen und zuletzt auch im Sitzen. Parallel dazu verringert sich die körperliche Leistungsfähigkeit, und eine Schwäche tritt mehr und mehr in den Vordergrund. Bei einer stark ausgeprägten PH können sich auch typische Angina-pectoris-Beschwerden einstellen, deren Ursache nicht auf einer stenosierenden koronaren Gefäßerkrankung beruht, sondern wahrscheinlich mit der Druckbelastung des rechten Herzens oder einer verminderten Durchblutung der Koronarien oder mit Koronarspasmen ursächlich in Verbindung steht. Schwindel und Synkopen kommen nur bei extremer PH vor, wie bei der primären PH. Eine Rechtsinsuffizienz verschlechtert die Beschwerden.

Klinischer Befund

Um eine PH und das chronische Cor pulmonale zu erkennen und quantitativ zu erfassen, ist die Inspektion, Palpation und Auskultation erforderlich: Art der Atmung (S. 16 ff), Hautfarbe (periphere oder zentrale Zyanose), Venendruck und Venenpuls, Pulsation und Größe des rechten Ventrikels (Trikuspidalregion), evtl. Pulsation in der Pulmonalregion. Suche nach pathologischen Herztönen und Geräuschen in der Trikuspidal- und Pul-

monalregion, während der Ex- und Inspiration, evtl. auch im Sitzen.

Primäre, direkte Zeichen einer PH sind:

1. ein betonter, d. h. *abnorm lauter P$_2$* (Abb. **75**), der evtl. palpabel ist, was dann die abnorme Lautstärke des P$_2$ beweist und einen betonten A$_2$ ausschließt; 2. Ton mit enger, fixierter Spaltung;

2. eine (relative) hochfrequente *Pulmonalklappeninsuffizienz*, wie sie für eine schwere PH typisch ist (s. dort);

3. ein *abnorm lauter 1. Ton über der Trikuspidalregion* und nicht über der Mitralregion = Trikuspidalklappenschlußton, wenn er nicht durch eine andere Ursache bedingt ist, wie verkürzte PQ-Dauer, Trikuspidalstenose, kurze Diastolendauer. Ursache: ein abnormer rascher und abnorm kräftiger Trikuspidalklappenschluß bei einer PH. Dieser wird noch lauter in Inspiration oder ist nur in der Inspiration abnorm laut.

Sekundäre, indirekte Zeichen einer PH sind (nach Ausschluß anderer Ursachen):

1. Ein *mesosystolisches Geräusch* (Abb. **75**), dessen Lautstärke sehr verschieden sein kann und das nicht nur leise, sondern auch fast die Lautheit und Rauhigkeit einer Pulmonalstenose aufweisen kann;

2. ein *frühsystolischer Klick* über der A. pulmonalis (Abb. **75**);

3. eine *fühlbare Pulsation* der A. pulmonalis in der Pulmonalregion;

4. eine *Hypertrophie des rechten Ventrikels*, evtl. mit einer Hypertrophie des rechten Vorhofs (abnorme Pulsation oder Doppelpuls im Bereich der Trikuspidalregion), die evtl. nur in der Inspiration sicht- oder fühlbar ist.

5. ein *4. Ton rechts,* evtl. nur in Inspiration (Abb. **35, 58**);

6. eine *prominente a-Welle* im Venenpuls (Abb. **6**);

7. eine *Rechtsinsuffizienz*, die sich in einem erhöhten Halsvenendruck oder anderen peripheren Zeichen einer Rechtsinsuffizienz manifestiert oder/und in einer relativen Trikuspidalinsuffizienz (evtl. nur in Inspiration), in einer Vergrößerung des rechten Ventrikels (pathologisch verbreiterte Pulsationen des rechten Ventrikels), evtl. in einem 3. Ton rechts;

8. eine *Sinustachykardie*, die zum Bilde eines Cor pulmonale gehört, da sie durch das erhöhte Herzzeitvolumen – bei einer Lungen- bzw. Bronchialerkrankung mit Hypoxie – die Sauerstoffaufnahme und -versorgung verbessert;

9. eine – nicht immer vorhandene – *Hypoxie* (arterielle Sauerstoffuntersättigung), die sich in ihrer leichtesten Form klinisch in einer peripheren Zyanose (= kombinierte Zyanose), in ihrer schweren Form in einer zentralen Zyanose und deren sekundären Erscheinungen äußert (S. 30).

Diagnose

Die Diagnose kann aufgrund der eben genannten Veränderungen gestellt werden, wobei beim chronischen Cor pulmonale eine entsprechende Lungenerkrankung dazugehört. Die Untersuchung des Herzens ist bei diesen Patienten oft durch ein Emphysem erschwert, so daß der fehlende klinische Nachweis einer PH bei einer Lungenerkrankung schon deshalb ein Cor pulmonale keineswegs ausschließt.

Der **Verdacht**, ja die Wahrscheinlichkeit einer PH besteht immer dann, wenn eine chronische Lungenerkrankung oder eine chronische Linksinsuffizienz bzw. Stauung der Lungenvenen vorliegt, auch wenn man keine direkten oder indirekten klinischen Zeichen einer PH nachweisen kann (was übrigens auch für das EKG gilt). Dies kann man definitiv sagen, weil bei manchen chronischen Lungenerkrankungen ohne klinische Symptome einer PH doch eine PH durch Herzkatheter oder Doppler-UKG nachgewiesen werden kann oder pathologisch-anatomisch eine Rechtshypertrophie gefunden wird.

Der Verdacht besteht auch dann, wenn der 1. Ton über der Trikuspidalregion betont ist, wenn eine isolierte Trikuspidalinsuffizienz vorliegt, wenn ein deutliches systolisches Pulmonalisgeräusch beim Erwachsenen gehört wird, wenn eine deutliche Pulsation des rechten Ventrikels nachzuweisen ist und wenn eine regellose supraventrikuläre Extrasystolie besteht.

Der **Beweis** für eine PH ist bei leichteren und evtl. sogar mittelschweren Formen klinisch nicht zu erbringen, sondern nur exakt durch die Druckmessung (Herzkatheter); allerdings können erhöhte Werte erst unter Belastung nachweisbar sein.

Nichtinvasiv gelingt es durch das UKG und das Doppler-UKG oft ebenfalls, die Diagnose zu sichern, indem der Pulmonalarteriendruck bestimmt werden kann (über den Druckgradienten an der Trikuspidalklappe + Vorhof- bzw. Venendruck und das Fehlen der normalen Vorhofwelle an der Pulmonalklappe). Das EKG zeigt meist auch erst in fortgeschrittenen Fällen eine Rechtshypertrophie (gehäufte irreguläre Vorhofextrasystolen und Vorhofflattern treten zwar beim Cor pulmonale häufiger auf, sind aber unspezifisch) und vom Röntgenbild ist dasselbe zu sagen, auch wenn bei einer schweren PH die Pulmonalarterien in klassischer Weise verändert sind (zentrale Lungenarterien stark erweitert, periphere verengt – mit abruptem Übergang).

Schweregrade

Der **leichteste Grad** einer PH mit einer systolischen Drucksteigerung in der A. pulmonalis von über 30 bis zu ca. 40 mmHg wird klinisch kaum einmal nachgewiesen werden können, es sei denn, daß er schon viele Jahre besteht; auch Röntgen und EKG werden dabei in der Regel versagen; evtl. ist dieser leichte PH aber bereits mit dem Doppler-UKG erfaßbar. Man kann den leichtesten Grad nur dann klinisch vermuten bzw. als *wahrscheinlich annehmen*, wenn sicher ist, daß Grundlagen für einen PH schon längere Zeit bestehen.

Eine **mäßige PH** mit Druckwerten von 40–55 mmHg kann man dann annehmen, wenn Zeichen einer leichten PH vorhanden sind: P_2 etwas betont, mesosystolisches pulmonales Geräusch, eine eindeutige, allerdings nur leicht verstärkte Pulsation des rechten Ventrikels, ein 4. Ton rechts, der evtl. nur im Inspirium eindeutig zu hören ist, dazu ein betonter 1. Ton in der Trikuspidalregion (besonders inspiratorisch) und eine Sinustachykardie.

Eine **ausgeprägte PH** mit systolischen Werten über 60 mmHg ist klinisch meist leicht zu diagnostizieren (s. oben Klinischer Befund).

Differentialdiagnose

Diese betrifft

1. die **einzelnen Symptome** einer PH, wie sie oben (Klinischer Befund) angegeben und in den entsprechenden Kapiteln besprochen sind, wobei man davon ausgehen kann, daß sich bei einer chronischen PH mehr als *ein* Zeichen für eine PH finden läßt, wenn sie sich überhaupt nachweisen läßt, aber kaum einmal alle Zeichen;

2. die **Ursachen** der chronischen PH (s. oben Ursachen).

Hinweis

Zur Erkennung und quantitativen Bewertung einer chronischen PH sind Anamnese, Inspektion, Palpation und Auskultation erforderlich.

Der klinische Nachweis einer PH ist nur dann einfach und sicher, wenn sie schwer ist, d. h. bei Druckwerten von systolisch ca. 50–60 mmHg und mehr. Aber selbst solche Formen der PH werden gelegentlich nicht diagnostiziert, weil sie selten sind und weil man die Trikuspidal- und Pulmonalregion nicht systematisch bei jeder Herzuntersuchung gründlich beachtet, wenn über der Aorten- und Mitralregion keine pathologischen Veränderungen gefunden werden.

Eine leichte PH ist klinisch nur schwer oder meist nicht festzustellen, aber auch nicht auszuschließen, weil sich diese geringfügigen Veränderungen vom Normalbefund kaum oder nicht unterscheiden und weil zusätzlich das oft vorhandene Emphysem die klinische Untersuchung erschwert. Es scheint aber gerechtfertigt, bei Erkrankungen, die zu einer Rechtsbelastung des Herzens führen und die schon längere Zeit bestehen, bzw. bei einer Lungen- oder Bronchialerkrankung mit einer Hypoventilation – den Verdacht auf ein Cor pulmonale auszusprechen, auch wenn man klinisch keine entsprechenden objektiven Symptome findet. Röntgen und EKG sind bei diesen leichten Fällen meist auch nicht hilfreich, am ehesten noch das UKG und das Doppler-UKG. Nur die direkte Druckmessung würde immer eindeutige Ergebnisse bringen, aber selbst diese u. U. erst bei Belastung.

Akute pulmonale Hypertonie (akutes Cor pulmonale), Lungenembolie und Lungeninfarkt

Definition

Eine plötzlich entstehende PH durch eine Herz-, Lungen- oder Bronchialerkrankung führt zu einer akuten Belastung des rechten Herzens, zum *akuten Cor pulmonale*.

Lungenembolie bedeutet: akuter Verschluß einer oder mehrerer Lungenarterien (griechisch: hineindringen).

Ein *Lungeninfarkt* (lateinisch: verstopfen) ist dasselbe, doch kommt es dabei zusätzlich zu einer Einblutung in den intraalveolären Raum – aus den Bronchialarterien – in das von einer verschlossenen Lungenarterie nicht mehr versorgte Lungensegment und zu zusätzlichen typischen klinischen Erscheinungen (s. unten).

Begrifflich wird heute in der Literatur zwischen Lungenembolie und -infarkt meist nicht mehr unterschieden, weil beide Krankheitsbilder auf derselben Ursache beruhen, dieselbe Prognose haben und dieselbe Therapie erfordern.

Pathophysiologie

Die Pathomechanismen, die zum akuten Druckanstieg in der Pulmonalarterie führen, sind dieselben wie bei der chronischen PH, abgesehen von denen, die durch einen Links-rechts-Shunt bedingt sind.

Ursachen und Vorkommen

1. Akute PH durch **akute Erhöhung des pulmonalvenösen Drucks:** Hier kommen ursächlich alle linksseitigen Herzerkrankungen vor, die eine Stauung vor dem linken Herzen verursachen können, am häufigsten die Mitralstenose oder jede Art einer Linksinsuffizienz. Auslösende Ursachen sind dabei u. a. eine plötzliche Tachykardie, besonders die paroxysmale schnelle absolute Arrhythmie, starke körperliche Anstrengung, besonders in einer Schwangerschaft, Volumenüberlastung bei Infusion. In gleicher Weise gilt dies für ein Vorhofmyxom und einen Thrombus im linken Vorhof, wobei schon jede Lageänderung zu einer akuten Einflußbehinderung führen kann. – Auch ein plötzliches Versagen des linken Ventrikels kann den gleichen Mechanismus auslösen, so-

wohl spontan, besonders aber nachts im Liegen (Asthma cardiale) wie auch durch Belastung, wobei nicht nur an die körperliche und seelische Belastung zu denken ist, sondern auch an plötzliche Komplikationen wie Ruptur einer Klappe, Aneurysma dissecans der Pars ascendens aortae u. a. – Gemeinsam ist allen diesen pulmonalvenösen Ursachen, daß die Rechtsbelastung bzw. die akute pulmonale Hypertonie mit einer Lungenstauung verbunden ist.

2. Akute PH durch **akute Widerstandserhöhung in den Pulmonalarterien.** Diese kann bei einer alveolären Hypoventilation reflektorisch bedingt sein, wie z. B. bei einem Asthma bronchiale, einem Ventilpneumothorax, einer Lungenatelektase, einer Aspiration.
Sie kann aber auch mechanisch bedingt sein durch Verlegung von Lungengefäßen = Lungenembolie, Tumoren, Ergüsse.
Der Druckanstieg ist in allen Fällen meist dabei nicht sehr hoch und übersteigt kaum einmal einen systolischen PA-Druck von 60 mmHg, weil es dann bereits zu einer Rechtsinsuffizienz kommt mit Hypotonie und nicht selten auch zum Herzstillstand, wenn der rechte Ventrikel bis dahin nicht belastet, nicht hypertrophiert war. Die dabei – ohne Rechtsinsuffizienz – zu beobachtenden klinischen Erscheinungen sind mehr durch den Ausfall eines Teils der Lungenfunktion, d. h. durch die Ateminsuffizienz bedingt und weniger durch das Herz.
Die Lungenembolie bzw. der Lungeninfarkt ist die häufigste Ursache eines akuten Cor pulmonale. Fast immer handelt es sich hierbei um den Verschluß von Lungenarterien durch abgeschwemmte Thromben aus den Bein-Becken-Venen, selten vom rechten Vorhof oder Ventrikel, viel seltener durch autochthone Thromben aus der Pulmonalarterie oder durch abgeschwemmtes Material aus der Peripherie (Fett, Tumoren, Femdkörper). Allerdings führen kleinste Thromben bzw. Embolien evtl. nur zum Verschluß kleinster Lungengefäße und dann zwar zu einer mehr oder weniger ausgeprägten und oft nur kurzzeitigen Atemnot, aber nicht zwangsläufig zu einem meßbaren Druckanstieg in der PA, d. h. dann auch nicht zu einem akuten Cor pulmonale. Voraussetzung dafür ist offenbar der Verschluß von 25–30% des Pulmonalarterienquerschnitts (Bell u. Simon 1982). Bei einem Ausfall ovn 70–80% des Pa-Querschnitts rechnet man mit einem tödlichen Ausgang, wenn der Verschluß nicht beseitigt werden kann.
Bei der Entstehung einer akuten PH bei einer Lungenembolie spielt neben der rein mechanischen

Komponente (Größe des verschlossenen Gefäßes) auch eine reflektorische Konstriktion der Lungenarterien und der Bronchen eine nicht unwesentliche Rolle. Daß der mechanische Verschluß nicht allein verantwortlich ist, geht daraus hervor, daß bei einem experimentellen Verschluß einer größeren Lungenarterie (bis zu 50% des Strombahn) durch einen Ballonkatheter im Rahmen einer Herzkatheterung keine PH entsteht. Offensichtlich kommt es bei einer Lungenembolie durch den Zerfall von Thrombozyten an der Thrombusoberfläche zur Freisetzung von vaso- und bronchospastisch aktiven Stoffen (Catecholamine, Prostaglandine, Serotonin, Histamin). Da bei einer Lungenembolie somit nicht nur ein Teil der Lunge durch die Minderdurchblutung ausfällt und die Lungenfunktion außerdem durch den Bronchialenspasmus beeinträchtigt ist, sondern auch das rechte Herz akut belastet sein kann und dadurch das Herzzeitvolumen evtl. abfällt, kommt es unabdingbar zu Atemnot als führendes klinisches Symptom. Einen Bronchospasmus wie beim Asthma bronchiale hört man allerdings meist nicht, da hier offensichtlich nur die Peripherie der Bronchiolen von der Bronchokonstriktion befallen ist. Diese Faktoren und der Mehrbedarf des rechten Ventrikels an Sauerstoff bedingen nicht selten auch eine Koronarinsuffizienz mit Angina pectoris.
Daß bei schweren Lungenembolien auch eine zentrale Zyanose vorkommen kann, ist bis heute ursächlich nicht ganz geklärt, wenn man von einem seltenen Rechts-links-Shunt durch ein offenes Foramen ovale absieht. Gedacht wird an eine „Überperfusion" der noch regulär durchbluteten Teile der Lungen, die aber deshalb nicht mehr Sauerstoff als normal aufnehmen können und deshalb nach der Lungenperfusion keine normale Sauerstoffsättigung aufweisen. Gedacht wird weiter auch an reflektorisch sich öffnende arteriovenöse Shunts innerhalb der Lungen. Die zentrale Zyanose ist nicht allzu häufig, ca. 15%, und kommt nur bei den schweren Lungenembolien vor. Eine periphere Zyanose ist demgegenüber viel häufiger, teils verursacht durch eine leichte Hypoxämie (kombinierte Zyanose), teils bedingt durch ein vermindertes Herzzeitvolumen im Rahmen einer Rechtsinsuffizienz (rein periphere Zyanose).
Ein *Lungeninfarkt*, d. h. die Entwicklung einer Hämorrhagie im Gebiet einer Lungenembolie, wird auf ca. 10% (Brandenburg u. Mitarb. 1991*) bis 50% (Hurst 1990*) geschätzt. Unsere Erfahrung entspricht etwa der von Bell u. Simon 1982, die bei 30% der Lungenembolien einen hämorrhagischen Auswurf beobachteten. Warum es in einem Teil der Fälle von Lungenembolie zu einer Einblu-

tung = Lungeninfarkt in dem befallenen Segment kommt, ist nicht völlig klar. Man denkt dabei an eine ungenügende Kollateralversorgung des betreffenden Lungenabschnitts durch die Bronchialarterien, was sich besonders bei Linksinsuffizienz auswirken soll, doch ist letzteres gewiß nicht immer der Fall. Jedenfalls wirkt sich eine Infarzierung klinisch so aus, daß Fieber, eine unspezifische Pleuritis mit Pleuraschmerzen und eine Hämoptyse – selten auch eine Infarktpneumonie – jeweils allein oder in Kombination auftreten können. Der Pleuraschmerz verstärkt noch zusätzlich die Atemnot, da die Patienten nicht gut durchatmen können.

Alles in allem ist die Entstehung von Beinvenenthrombosen und einer Lungenembolie bzw. eines Lungeninfarkts eine häufige und gefürchtete Erkrankung. Sie spielt als Komplikation eine wichtige Rolle postoperativ, in der Schwangerschaft und postpartal, bei der chronischen Rechtsinsuffizienz, bei Schwerkranken jeder Art, besonders Tumorkranken, bei Bettlägerigen und alten Menschen. Eine erhöhte Disposition besteht wohl auch bei einer Varikose und bei langdauernder Einnahme der „Pille".

Beschwerden

Im Vordergrund jeder Art von akuter PH bzw. des akuten Cor pulmonale stehen die Atemnot und evtl. Palpitationen durch eine fast stets vorhandene Tachykardie. Dies gilt auch für jeden Schweregrad einer Lungenembolie, gleichgültig ob eine wesentliche Druckerhöhung im kleinen Kreislauf klinisch nachweisbar ist oder nicht. Husten ist selten, auch eine echte Angina pectoris, die allerdings, wenn sie vorkommt, diagnostisch sehr in die Irre führen kann, wenn nicht entsprechende klinische Befunde am Herzen oder im EKG im Sinne einer PH vorliegen.

Pleuraschmerzen, und/oder Hämptysen (seltener) und Fieber sind – neben der Atemnot – subjektive Symptome eines Lungeninfarkts. Das Fieber kann nieder und hoch sein, u. U. bis 40° steigen und ohne Antipyretika tagelang wie eine Kontinua verlaufen.

Eine ausgeprägte Rechtsinsuffizienz, Synkopen und Schock sind die bedrohlichsten Symptome einer akuten PH bzw. einer Lungenembolie und sind prognostisch sehr ungünstig. In solchen Fällen ist mit einem akuten Herzstillstand zu rechnen, wenn man die Embolie nicht durch eine Lyse eröffnen kann.

Das Allgemeinbefinden ist je nach Schweregrad beeinträchtigt, und zwar nicht nur durch die angegebenen Symptome, sondern oft auch mit Beklommenheit, großer Besorgtheit und Ängstlichkeit verbunden.

Klinischer Befund

Wie bei der chronischen PH gehören zur Befunderhebung nicht nur eine sehr sorgfältige **Anamnese** (Risikofaktoren einer Thrombose, kleinere Embolien bzw. kurzzeitige Episoden von Atemnot?), sondern auch die **Inspektion** (Atemnot, Zyanose von Haut und Schleimhäuten, Halsvenendruck, prominente a-Welle, Thrombophlebitis?), die **Palpation** (Beinvenenthrombose, Rechtshypertrophie?) und die **Auskultation** (Herz, Lunge [s. unten], Blutdruck?).

Herz: Hier können zwar alle bei der chronischen PH geschilderten Symptome auftreten, doch bestehen einige Unterschiede. Diese rühren daher, daß die PH nicht schon lange besteht, daß der Hochdruck bei der akuten PH nicht so hoch ist, wie er bei einer schweren PH sein kann, daß relativ früh eine Trikuspidalinsuffizienz und andere Zeichen einer Rechtsinsuffizienz auftreten, daß bei einer schweren Embolie das Schlagvolumen sich akut erheblich verkleinern kann und eine Tachykardie besteht, die alle Auskultationsphänomene „verkleinert" oder verbirgt, und letztlich auch daher, daß die akute Atemnot die Auskultation erschwert. In praxi bedeutet dies: Man wird immer eine Atemnot und eine Tachykardie feststellen können. Man braucht bei einer leichten Embolie aber *weder am Herzen noch an der Lunge* etwas zu finden, aber man *kann* evtl. folgende Symptome feststellen, jeweils allein oder mit anderen zusammen: eine pathologische Pulsation des rechten Ventrikels, einen betonten P_2, falls er als solcher identifizierbar ist, einen betonten 1. Ton in der Trikuspidalregion (Abb. **30**), einen 4. Ton (Abb. **58**) oder auch 3. Ton rechts, häufig eine leichte Trikuspidalinsuffizienz, evtl. nur inspiratorisch, an deren Änderung die Besserung gut zu beurteilen ist, einen erhöhten Halsvenendruck (viel eher als eine prominente a-Welle im Gegensatz zur chronischen PH). Sehr charakteristisch ist (bei mittelschwerem oder schwerem Fall von Lungenembolie bzw. -infarkt eine weite, meist fixierte Spaltung des 2. Tons (Abb. **58**), nicht selten als auffälligstes Zeichen am Herzen bei dieser Erkrankung, das man von der chronischen PH nicht kennt. Ursächlich ist dies darauf zurückzuführen, daß es bei der akuten Überlastung des rechten Ventrikels zu einer verlängerten Austreibungszeit kommt (Ver-

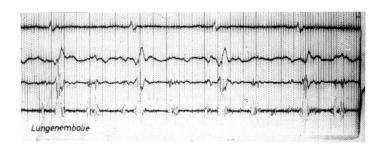

Abb. **58** Weite konstante Spaltung des 2. Tons und 4. Ton rechts bei Lungenembolie.

spätung des P_2) und zugleich durch das verminderte Schlagvolumen zu einer Verkürzung der Austreibungszeit des linken Ventrikels (verfrühter A_2). Bei den schwersten Lungenembolien bzw. -infarkten und auch anderen Ursachen einer akuten PH (Linksinsuffizienz oder Mitralstenose z. B.) kann der Befund am Herzen wegen des stark reduzierten Schlagvolumens und der dadurch reduzierten Lautheit der Herztöne und -geräusche minimal sein oder fehlen. In solchen Fällen besteht dann in der Regel ein kardialer Schock oder Präschock mit einer Hypotonie im großen Kreislauf, einer Rechtsinsuffizienz mit einem erhöhten Halsvenendruck und einer Leberstauung und – nicht zuletzt – mit einer zentralen Zyanose.

Lunge: Bei einer akuten PH, die durch eine *akute Lungenstauung* irgendwelcher Genese ausgelöst wurde, kann man zwar nicht immer einen pathologischen Befund über die Lunge erheben, aber es besteht immer zumindest eine Tachypnoe, und oft sind über den Lungenunterfeldern oder über der ganzen Lunge mittel- bis grobblasige Rasselgeräusche zu finden oder auch – nicht allzu häufig – eine mehr oder minder ausgebreitete Bronchospastik, die eher an eine spastische Bronchitis als eigentliche, primäre Ursache der Atemnot denken lassen kann als an eine Lungenstauung mit nachfolgender akuter PH. Bei einer akuten PH, die durch eine *leichte oder mittelschwere Lungenembolie* ausgelöst wurde, wird man in der Regel keinen pathologischen Befund über die Lunge selbst erheben können, abgesehen von einer Dyspnoe und Tachypnoe. Bei einer *ausgedehnten Lungenembolie* dagegen kann man in dem betreffenden Bezirk ein abgeschwächtes Atemgeräusch feststellen und auf der betreffenden Seite ein hochstehendes Zwerchfell, nicht selten mit eingeschränkter Atemexkursion auf dieser Seite. Eine Bronchospastik ist selten.

Relativ selten hört man über den Lungen an umschriebener Stelle ein diagnostisch interessantes und wichtiges spezielles Zeichen einer Lungenembolie, ein systolisches Gefäßgeräusch mit inspiratorischer Verstärkung als Folge eines inkompletten Verschlusses einer peripheren Pulmonalarterie (periphere Pulmonalarterienstenose). Man findet dies nach unserer Erfahrung allerdings meist nur vorn infraklavikulär, also dann, wenn die Embolie bzw. die Stenose ein Gefäß im Obergeschoß einer der beiden Lungen betrifft.

Bei *Lungeninfarkten* dagegen kann die Mitbeteiligung der Pleura zu typischen Pleuritisschmerzen an umschriebener Stelle führen, mit und ohne hörbares Pleurareiben (häufigstes Symptom). Außerdem kann sich ein mehr oder weniger großer Pleuraerguß durch eine basale Dämpfung nachweisen lassen, der bei einer Punktion fast immer hämorrhagisch ist. Ebenfalls finden sich oft eine Dämpfung in einem mehr oder weniger großen Bezirk über der hämorrhagischen Infiltration sowie massenhaft mittel- bis grobblasige Geräusche.

Ein durch den Lungeninfarkt bedingter Auswurf ist blutig.

Sonstige klinische Befunde: Die *Zyanose*, die peripher, aber auch zentral bedingt sein kann (s. oben Pathophysiologie), ist immer ein Zeichen einer ausgedehnten Lungenembolie oder eines Lungeninfarkts und ist ein wichtiger diagnostischer Hinweis, wenn keine andere Lungen- oder Herzerkrankung für eine Atemnot, Tachykardie, plötzliche Angina pectoris oder Palpitationen verantwortlich gemacht werden kann. Die Suche nach *Thrombosen* ist bei jedem Verdacht auf ein akutes Cor pulmonale unabdingbar: Frage nach Wadenschmerzen, Untersuchung der Beine (Schwellung, Schmerzhaftigkeit der Beine bei der Palpation oder bei Überstreckung des Fußes). Disponierende Faktoren sind u. a.: lange Bettruhe oder langes unbewegliches Sitzen, z. B. im Auto oder Flugzeug, Operation, Schwangerschaft, Varizen, frühere Thrombosen oder Lungenembolien, Adipositas, Ovulationshemmer, Tumor, besonders Bronchial- und Pankreas-Karzinom, Mangel an Antithrombin III, Protein C oder Protein S.

Der *Allgemeinbefund* braucht nicht auffällig zu sein, obwohl ein nicht geringer Teil dieser Patienten unruhig und ängstlich wirkt. Besonders sollte man sich nach erhöhter Körpertemperatur erkundigen (rektal), da manche Patienten subfebrile Temperaturen aufweisen, sei es durch eine Lungenembolie, sei es durch eine erkennbare oder nicht erkennbare Thrombose (s. auch oben Beschwerden).

Diagnose

Allgemeine Diagnose

Für jede Art und Ursache eines akuten Cor pulmonale gilt: Es gibt keine spezifischen klinischen Zeichen. Die Diagnose ist um so sicherer, je mehr subjektive und objektive Symptome vorliegen (s. oben), wozu fast immer gehören: Atemnot und Tachykardie. Die Akuität der Erkrankung ergibt sich durch die Anamnese. Die Rechtsbelastung bzw. die PH ist klinisch nicht immer, ja oft nicht nachweisbar, besonders bei leichten und mittelschweren Zuständen. Der *Beweis* für eine akute PH ergibt sich aus der Anamnese und dem objektiven Nachweis einer neu aufgetretenen PH, die sich durch invasive Druckmessung oder durch das Doppler-UKG objektivieren lassen.

Spezielle Diagnose

1. Akute PH als Folge einer **Erkrankung des linken Herzens** oder einer **Lungen- oder Bronchialerkrankung** (außer Lungenembolie): Hier können zwar die eben genannten Zeichen der Rechtsbelastung am Herzen vorliegen, doch stehen dabei die Grunderkrankungen oft so sehr im Vordergrund, daß die objektiven Zeichen der Rechtsbelastung am Herzen eher in den Hintergrund treten. Außerdem ist dabei die Atemnot so erheblich, daß die klinische Beurteilung des Herzens sehr erschwert, wenn nicht unmöglich ist; dies gilt besonders dann, wenn neben einer Erkrankung des linken Herzens auch noch klinische Symptome einer Lungenstauung vorliegen (Rasselgeräusche).

2. Lungenembolie: Bei einer leichten bis mittelschweren Lungenembolie besteht plötzliche Atemnot mit einem beschleunigten Puls ohne Befund an Herz und Lunge; evtl. findet sich noch eine geringe Erhöhung der Körpertemperatur durch die Lungenembolie oder eine (okkulte) Venenthrombose.

Bei einer mittelschweren bis schweren Lungenembolie besteht eine plötzliche erhebliche Atemnot und Pulsbeschleunigung. Außerdem findet man hier die og. Zeichen einer akuten Rechtsbelastung (s. Klinischer Befund), vor allem einen betonten P_2 oder/und weit gespaltenen 2. Ton; auch das systolische Geräusch einer peripheren Pulmonalstenose läßt sich manchmal dabei finden, wenn die Embolie ein Lungensegment des Oberlappens betrifft. Eine sehr ausgedehnte Lungenembolie kann auch eine leichte Schallverkürzung und ein abgeschwächtes Atemgeräusch in dem betreffenden Segment zur Folge haben. Bei der schwersten Art einer Lungenembolie bestehen schwerste Atemnot, evtl. Zeichen einer akuten Rechtsbelastung über dem Herzen und eine Rechtsinsuffizienz (s. oben Klinischer Befund und Klinischer Befund bei Chronisches Cor pulmonale, S. 168 f) oder ein kardiogener Schock mit sehr leisen Herztönen und ansonsten fehlenden Befunden über dem Herzen, aber einer zentralen oder erheblichen peripheren Zyanose und jedenfalls einem erhöhten Venendruck, insgesamt ein bedrohliches Krankheitsbild. Die schwerste Art einer Lungenembolie kann auch unter dem Bild eines plötzlichen Herzstillstands verlaufen.

Ein *Verdacht* auf eine Lungenembolie besteht immer dann, wenn eine akute Atemnot auftritt mit einer Tachykardie, die sonst auf keine andere Ursache – auch nicht auf einen Erregungszustand – zurückgeführt werden kann. Dieser Verdacht ist besonders dann gerechtfertigt, wenn dabei subfebrile Temperaturen beobachtet werden oder wenn Zeichen einer Thrombose oder Thrombophlebitis oder auch nur Anhaltspunkte für eine thrombotische Diathese bestehen.

Der klinische *Beweis* für eine Lungenembolie ist schwierig und oft unmöglich zu erbringen. Man kann ihn zwar mit hoher Wahrscheinlichkeit als gegeben betrachten bei der Kombination (Verdacht auf) Thrombose, plötzliche Atemnot und Tachykardie mit allgemeinem Krankheitsgefühl und erhöhten Temperaturen sowie den Zeichen einer akuten Rechtsbelastung, besonders einer neu auf-getretenen weiten Spaltung des 2. Tons, aber kli-nisch bewiesen ist die Embolie nur dann, wenn man neben den genannten Erscheinungen auch noch eine periphere Pulmonalstenose findet, was selten ist (s. oben Klinischer Befund). Die Zei-chen der akuten Rechtsbelastung im EKG können hier Beiträge zur Sicherung der klinischen Diagno-se liefern, doch sind diese nur bei ca. 26% zu er-warten (Stein u. Mitarb. zit. nach Theisen 1988); das UKG hilft viel mehr. Der einwandfreie, objek-tive Beweis für eine Lungenembolie ist am besten zu erbringen durch ein Perfusionszintigramm in Verbindung mit einem Ventilationszintigramm. Die schnellste und sicherste objektive Diagnose ohne aufwendige Szintigraphieeinrichtung liefert das – allerdings invasive – Pulmonalisangio-gramm. Vielleicht hilft auch der Nachweis von Fi-brinabbauprodukten (D-Dimer) im Blut.

3. Lungeninfarkt: Diese klinische Diagnose ist einfacher als die der Lungenembolie. Zu den subjektiven und evtl. objektiven Zeichen der Lungenembolie kommen hier entweder ein akuter Pleuraschmerz mit und ohne entspre-chenden Befund, Fieber verschiedener Höhe (evtl. zusätzlich durch eine Infarktpneumonie) und/oder eine Hämoptyse. Ein hämorrhagi-scher Pleuraerguß oder/und eine röntgenolo-gisch nachweisbare Lungeninfiltration vervoll-ständigen die Diagnose. Die Diagnose kann u. U. allein aufgrund der Anamnese gestellt werden.

Verdacht auf einen Lungeninfarkt besteht bei je-dem akuten Pleuraschmerz und bei jedem hämor-rhagischen Sputum, das zusammen mit einer plötz-lichen Atemnot aufgetreten ist.
Der *Beweis* für einen Lungeninfarkt ist klinisch ebenfalls auch nicht einfach zu erbringen, doch mit an Sicherheit grenzender Wahrscheinlichkeit. Objektiv ist er zu sichern einerseits durch die klini-sche Symptomatik und andererseits auch durch die o. g. szintigraphischen oder angiographischen Methoden.

Differentialdiagnose

1. Objektive kardiale Symptome einer PH: s. Diffe-rentialdiagnose bei Chronische PH und Cor pulmonale, S. 169.

2. Akute PH oder chronische PH: Ein wesentlicher Unterschied besteht schon im ganzen Erscheinungsbild: akute Krankheitserscheinungen ja oder nein. – Wenn auch bei beiden Ursachen dieselben kardialen Sympto-me auftreten können, so sprechen *die* Symptome, die mit

einer Dilatation der A. pulmonalis einhergehen, eher für eine chronische PH: fühlbare Pulsation der A. pulmona-lis, ein frühsystolischer pulmonaler Klick, ein externes mesosystolisches Pulmonalisgeräusch und eine hochfre-quente Pulmonalinsuffizienz.

3. Lungenembolie oder andere Ursache: *Plötzliche Atemnot und Tachykardie* kommen zwar bei jeder Ursa-che eines akuten Cor pulmonale vor, sie sind aber unspe-zifisch und kommen u. a. auch bei einer inneren Blu-tung, einem plötzlichen Fieberanstieg und einer akuten körperlichen oder seelischen Belastung vor. Eine Lun-genembolie ist aber bei fehlendem Hinweis auf eine be-stimmte Ursache nie auszuschließen, auch ohne die klini-schen und elektrokardiographischen Zeichen einer aku-ten Rechtsbelastung, weshalb im Zweifelsfalle die o. g. technischen Untersuchungen eingesetzt werden müssen (s. Beweis). Dies ist vor allem dann unabdingbar, wenn chronische Erkrankungen des linken Herzens oder der Lungen vorliegen, die selbst eine akute Rechtsbelastung bedingen können, bei denen aber auch gehäuft mit Lun-genembolien zu rechnen ist.

Plötzliche Atemnot, Tachykardie und Fieber; Auch die-se Symptomgruppierung ist unspezifisch, da jede fieber-hafte Erkrankung solche Erscheinungen hervorrufen kann, insbesondere ein Infekt der Atemwege. Aber trotz-dem ist diese Kombination immer höchst verdächtig auf eine Lungenembolie – mit oder ohne Zeichen einer PH. Wenn jedoch zusätzlich die Symptome einer akuten PH gefunden werden, ist die Wahrscheinlichkeit einer Lun-genembolie sehr groß. Sicherung durch EKG, Szintigra-phie; evtl. kann auch das Röntgenbild hilfreich sein, ist jedoch nur ausnahmsweise beweiskräftig.

Herzschmerzen und Atemnot: Diese Differentialdiagno-se ist deshalb von Bedeutung, weil bei einer Lungenem-bolie und jeder anderen Ursache einer akuten PH Koro-narschmerzen im Sinne einer typischen Angina pectoris auftreten können. Hier handelt es sich in erster Linie um eine Abgrenzung gegenüber der koronaren Herzkrank-heit bzw. einem Herzinfarkt, zu der nicht unbedingt eine Atemnot gehört, die aber nicht immer einfach von einem Druck- und Engegefühl bei einer Angina pectoris zu tren-nen ist. Deshalb: Eine unverhältnismäßig starke Atem-not ohne Zeichen einer systolischen oder diastolischen Linksinsuffizienz bei einer Angina pectoris spricht mehr für eine Lungenembolie, vor allem aber die evtl. vorhan-denen Zeichen einer PH. Das EKG kann hier hilfreich sein (Rechtsbelastung bzw. Infarktzeichen), kann aber auch in beiden Fällen nur uncharakteristische Befunde liefern, wenigstens zu Beginn der Krankheit. Wichtige Unterscheidungsmerkmale erhält man durch die Labor-untersuchung in schweren, nicht in leichten Fällen: Ist die SGPT sehr hoch und vor allem höher als die SGOT, so spricht dies für eine Lungenembolie (akute Leberstau-ung); ein umgekehrtes Verhältnis und eine Erhöhung der CK sprechen für einen Herzinfarkt.

4. Lungeninfarkt: Hierbei stehen alle Krankheiten dif-ferentialdiagnostisch zur Debatte, die plötzliche Atem-not + Pleuraschmerz oder plötzliche Atemnot + Hämo-ptyse oder eine Kombination aller drei Symptome aufweisen, verbunden mit Fieber, das nur geringgradig oder sehr hoch sein kann. Auch eine akute Pericarditis sicca oder exsudativa kann in Frage kommen, wenn der Schmerz in der Nachbarschaft des Herzens angegeben wird, wenngleich der Perikardschmerz meist direkt über dem Herzen – unverwechselbar mit einem Pleuraschmerz – lokalisiert ist. Der Perikard- oder Pleuraschmerz als solcher kann Atemnot verursachen, weil die Atembewegungen schmerzhaft und deshalb eingeschränkt sind.

Zusammenfassend ist zu sagen, daß differentialdiagnostisch bei Verdacht auf Lungenembolie oder Lungeninfarkt folgende Krankheiten in erster Linie in Frage kommen: Pleuritis, Perikarditis, Angina pectoris und Herzinfarkt, Perikardtamponade, Aortendissektion, Pneumothorax, plötzliche Lungenatelektase, hämorrhagische Pneumonie.

Hinweis

Feststellung oder Ausschluß einer Lungenembolie oder eines Lungeninfarkts gehört zu den alltäglichen Aufgaben eines Arztes im Krankenhaus und ist auch in der Praxis des niedergelassenen Arztes eine nicht allzu seltene, doch höchst verantwortliche Aufgabe, wobei zudem eine *rasche* Entscheidung erforderlich ist. Es steht viel auf dem Spiel:
1. Ist eine sofortige Lysetherapie notwendig?
2. Die jetzige, aber auch nachfolgende Lungenembolien können tödlich sein.
3. Eine langdauernde, kostspielige und nicht immer komplikationslose Antikoagulantientherapie kann erforderlich werden.
4. Bei rezidivierenden Lungenembolien kann eine therapierefraktäre Rechtsinsuffizienz entstehen.
5. Unter Umständen ist der Einsatz eines V.-cava-inferior-Schirms zu erwägen.
Abgesehen von der oft schon bei schwereren Fällen nicht immer einfachen diagnostischen Problematik, wird sie besonders schwierig bei leichten Lungenembolien, die nur mit einer vorübergehenden Atemnot und Tachykardie einhergehen können und von den Patienten verständlicherweise oft unterbewertet werden. Es ist deshalb nur zu gut verständlich, daß einerseits Lungenembolien nicht selten übersehen und andererseits zu viel diagnostiziert werden, wenn die klinischen Diagnosen an Autopsiebefunden gemessen werden.
Die Gefährlichkeit der Lungenembolie, ihre Tücke, Häufigkeit, aber auch die gute Behandlungsmöglichkeit zur rechten Zeit verpflichten zu dem Grundsatz, bei jeder, auch geringer

oder vorübergehender plötzlicher Atemnot an eine Lungenembolie zu denken. Daraus resultiert dann, daß man alle diagnostischen Möglichkeiten ausschöpfen muß, angefangen von einer eingehenden Anamnese bezüglich möglicher disponierender Faktoren für eine Thromboembolie bis zur Venographie und Lungenszintigraphie oder Pulmonalisangiographie. Andere technische Untersuchungen wie UKG, Röntgenbild und EKG können diagnostisch hilfreich sein, doch sind diese Methoden nicht so sensitiv und so spezifisch wie die letztgenannten Untersuchungen.

Literatur

Bell, W. R., T. L. Simon: Current status of pulmonary thromboembolic disease: pathophysiology, diagnosis, prevention and treatment. Amer. Heart J. 103 (1982) 239–262
Theisen, K.: Der internistische Notfall. Med. Welt 39 (1988) 1171–1176

Primäre pulmonale Hypertonie
(Abb. **35**)

Definition und Ursachen

> Man versteht darunter eine schwere pulmonale Hypertonie ohne Nachweis einer organischen Ursache.

Der Begriff primäre pulmonale Hypertonie (PPH) ist immer noch nicht ganz unumstritten, weil einige Autoren glauben, daß doch eine anatomische Obstruktion der Lungenarterien oder -arteriolen vorliegen würde (Blount u. Grover in Hurst 1990*). Dabei wird in erster Linie daran gedacht, daß es sich um Mikroembolien handeln könnte; auch eine Endangiitis der Lungenarterien wird diskutiert. Ursprünglich wurde diese Krankheit als primäre Pulmonalsklerose bezeichnet, weil man eine ausgeprägte Sklerose der Lungenarterien sah und diese als Ursache der PH betrachtete, obwohl es sich hierbei zweifellos um die anatomischen Folgen einer schon lange bestehenden PH handelt. Da man aber bis heute doch keine überzeugende anatomische Ursache finden konnte und feststeht, daß diese Erkrankung familiär und bei Kleinkindern vorkommen kann, ohne daß sich irgendwelche Obstruktionen finden, darf man davon ausgehen, daß es eine PPH gibt.

Ein weiteres Argument ist auch die Erfahrung, daß diese Erkrankung nach Einnahme von Appetitzüglern (als einzige exogene Ursache) wiederholt beobachtet wurde (Aminorexfumarat), ebenfalls ohne daß man obstruierende anatomische Veränderungen fand. Schließlich ist erwähnenswert, daß ca. 10% dieser Kranken einen Morbus Raynaud aufweisen, eine vasospastische Erkrankung.

Das klinische Bild der PPH entspricht oft weitgehend dem Eisenmenger-Syndrom. Zwar hat die PPH keine Kurzschlußverbindung zwischen den beiden Kreisläufen. Diese führt aber in der Regel auch beim Eisenmenger-Syndrom zu keinem großen Shunt wegen der weitgehenden Gleichheit der Druckverhältnisse in beiden Kreisläufen. Auch insofern besteht eine Parallele, als die PPH nach unseren Beobachtungen auch bei Kindern und Jugendlichen schon einen Pulmonalarteriendruck aufweisen kann, der dem Systemdruck praktisch entspricht. Dies führte uns zu der Hypothese, daß zumindest bei einem Teil der Kranken die PPH von Geburt an besteht und daß möglicherweise die Ursache einfach darauf beruht, daß sich bei diesen Personen die fetale PH nach der Geburt nicht zurückbildet, wie es auch beim Eisenmenger-Syndrom der Fall sein kann. Dort hat dies allerdings den Sinn, eine Überlastung des Lungenkreislaufs und des linken Ventrikels zu verhüten; bei der PPH wäre es lediglich ein Versagen einer normalen neonatalen Kreislaufregulation. Es soll damit nicht bezweifelt werden, daß die PPH bei anderen Personen sich auch erst im Laufe des Lebens entwickeln kann, was schon durch die exogen bedingte Entstehung nach Appetitzüglern bewiesen ist.

Vorkommen

Die PPH ist selten. Die Krankheit ist bei Frauen viel häufiger (72%) als bei Männern. Sie tritt meist sporadisch auf, aber auch familiär.

Pathologische Anatomie und Pathophysiologie

Anatomisch findet man bei Erwachsenen an den Pulmonalarterien eine Mediahypertrophie und fibrotische Veränderungen im Bereich der Intima. Im Laufe der Zeit entwickelt sich eine Sklerose der Pulmonalarterien als Folge des Hochdrucks – analog zur peripheren Arteriosklerose bei einem Hochdruck im großen Kreislauf. Weiterhin besteht eine Hypertrophie des rechten Ventrikels und Vorhofs. Der Druck im kleinen Kreislauf entspricht oft dem Systemdruck. Es wurden aber auch systolische Werte zwischen 53 und 208 mmHg gemessen (Brandenburg u. Mitarb. 1991*). Eine arterielle Hypoxie unter 90%

Sauerstoffsättigung mit den klinischen Zeichen einer peripheren oder zentralen Zyanose wurde bei 27% nachgewiesen. Die Ursache der Hypoxie ist wahrscheinlich in intrapulmonalen Shunts zu suchen oder in einem offenen Foramen ovale mit Rechts-links-Shunt, evtl. auch in einer Diffusionsstörung der Lunge.

Beschwerden

Atemnot, Leistungsschwäche, Husten mit Hämoptysen, Angina pectoris durch die Hypertrophie des rechten Ventrikels, Synkopen und Präsynkopen, Folgen einer Rechtsinsuffizienz.

Klinischer Befund

Es besteht das Bild einer schweren PH, wie im Kapitel über das chronische Cor pulmonale (S. 168) geschildert ist. Meist liegt auch eine periphere Zyanose vor und manchmal auch eine leichte zentrale Zyanose. Doch sind die sekundären Folgen der eventuellen arteriellen Hypoxie (Uhrglasnägel, Polyglobulie usw.) in der Regel nicht oder wenig ausgeprägt, weil eine arterielle Hypoxie nicht erheblich ist und auch nicht sehr lange besteht (weil die Prognose dann sehr schlecht ist – im Gegensatz zum Eisenmenger-Syndrom).

Diagnose

Die Diagnose kann klinisch vermutet werden bei den Zeichen der schweren PH (S. 168) ohne erkennbare Ursache und bei fehlender zentraler Zyanose. Klinisch ist die PPH vom Eisenmenger-Syndrom nicht sicher abtrennbar und deshalb klinisch nicht absolut beweisbar. Nur mit dem UKG oder mit der Herzkatheterung kann evtl. eine Kurzschlußverbindung zwischen beiden Kreisläufen nachgewiesen oder ausgeschlossen werden. Im übrigen kann auch beim Eisenmenger-Syndrom die zentrale Zyanose in Ruhe fehlen. Das Vorliegen sekundärer Zeichen einer Hypoxie (Uhrglasnägel, Polyglobulie usw.) spricht allerdings mehr für ein Eisenmenger-Syndrom.

Der **Verdacht** auf eine PPH ist bei jedem schweren PH berechtigt, wenn keine Ursache dafür erkennbar ist. Der **Beweis** für eine PPH ist erst erbracht, wenn bei einer schweren PH Kurzschlußverbindungen zwischen beiden Kreisläufen sicher ausgeschlossen sind und ebenso Lungenembolisationen und eine Erkrankung des linken Herzens.

Schweregrad

Er richtet sich nach den gleichen Gesichtspunkten, wie sie bei der Diagnose des Eisenmenger-Syndroms beschrieben sind. Nach Brandenburg u. Mitarb. (1991)* soll einen wichtigen prognostischen Faktor die Sauerstoffsättigung im zentralen Venenblut darstellen: Die Prognose ist schlecht, wenn der Wert in der Pulmonalarterie unter 63% fällt (Normalwert 70%).

Differentialdiagnose

Diese ist weitgehend identisch mit der des Eisenmenger-Syndroms (S. 279 f).

Hinweis

Jede ausgeprägte PH ist u. a. auf eine PPH verdächtig. Das Wichtigste ist dann allerdings, eine Ursache auszuschließen, wobei ganz besonders an eine Mitralstenose und vor allem an eine Lungenembolisation zu denken ist, weil diese Krankheiten klinisch u. U. nicht einfach nachzuweisen sind, allerdings durch technische Untersuchungen.

Wenn es auch bis heute keine kausale oder symptomatische Therapie der PPH gibt, so ist die Diagnose doch insofern dann und wann von entscheidender Bedeutung, als eine Herz-Lungen-Transplantation in Frage kommen kann – wie beim Eisenmenger-Syndrom.

Kreislaufinsuffizienz – Kreislaufversagen

Definition

Der Blutkreislauf hat die Aufgabe, den Organismus ausreichend mit Blut zu versorgen und die Stoffwechselschlacken zu beseitigen. Wenn dies nicht mehr ausreichend möglich ist, besteht eine Kreislaufinsuffizienz. Obwohl diese typische Krankheitsbilder verursachen kann, wird der Begriff Kreislaufinsuffizienz kaum benutzt, und zwar deshalb, weil man zu Recht entweder die Krankheit, die eine Kreislaufinsuffizienz verursacht mit Namen nennt, z. B. Links- oder Rechtsinsuffizienz des Herzens, oder weil man die spezielle Art der Kreislaufinsuffizienz nennt, die ursächlich oder therapeutisch bestimmte Konsequenzen hat, wie Schock, Kollaps, Synkope, gleichgültig, welche Ursachen dafür verantwortlich ist.

Pathophysiologie und Ursachen

Einer Kreislaufinsuffizienz können folgende allgemeine Ursachen zugrunde liegen:

1. eine ungenügende Förderleistung des Herzens (= Herzinsuffizienz),

2. ein ungenügendes Blutvolumen (z. B. Blutung),

3. ein ungenügendes Blutangebot durch Versacken des Bluts in einer erweiterten Gefäßperipherie (z. B. Hitze, Medikamente, autonome Neuropathie), langes Stehen,

4. eine Überlastung des Kreislaufs durch Hypervolämie (z. B. durch Überinfusion oder durch eine Oligurie oder Anurie).

Krankheitsbilder

1. Die verschiedenen Arten der Herzinsuffizienz (werden S. 333 ff besprochen),

2. Schock und Kollaps,

3. Synkopen und Präsynskopen (S. 20 ff)

4. das Low-output-Syndrom,

5. der akute (Herz- und) Kreislaufstillstand.

Schock und Kollaps (Präschock und Präkollaps)

Definition

Beide Begriffe charakterisieren eine Kreislaufinsuffizienz, bei der eine akute, kritische Verminderung des Herzzeitvolumens eingetreten ist, das zur vollen Funktion der Organe nicht mehr ausreicht.

Während der Schock eine bedrohliche Situation darstellt, bezeichnet man als Kollaps eine Kreislaufinsuffizienz mit Hypotonie, die in der Regel höchstens nur Minuten (oder auch nur Sekunden) dauert, zu keiner starken sympathikotonen Reaktion und zu keinen hypoxischen Organschäden führt.

Dieser Kreislaufinsuffizienz können sehr verschiedene Ursachen zugrunde liegen. Somit sind Schock und Kollaps und ihre Vor- oder Anfangsstadien Präschock und Präkollaps keine eigenständigen Erkrankungen, sondern Symptome von Erkrankungen, haben aber eigenen Krankheitswert und bedürfen nicht nur ursächlicher, sondern in aller Regel auch intensiver symptomatischer Behandlung.

Während im angloamerikanischen Sprachgebrauch nur die Begriffe Schock und Hypotonie bzw. akute Hypotonie verwendet werden, ist im Deutschen auch der Begriff Kollaps bis heute üblich und u. E. wohl auch zu Recht (z. B. Kreislaufkollaps, orthostatischer Kollaps).

Pathophysiologie

Beim **Schock** kommt es zu einer generalisierten Mangeldurchblutung des Organismus. Der systolische Blutdruck liegt dabei meist bei Werten unter 100 mmHg, ja oft bei 80 mmHg oder weniger. Die Folge ist eine Gewebshypoxie und nachfolgende Azidose, die bei längerer Dauer zu Organschäden führt, besonders an der Lunge (Schocklunge), wodurch die Sauerstoffaufnahme und damit auch die Sauerstoffversorgung zusätzlich verschlechtert wird. Die verringerte Durchblutung der Nieren führt zu einer Oligurie oder Anurie mit Erhöhung der harnpflichtigen Substanzen im Blut, die der Leber zu zentralen Nekrosen, die des Gehirns zu einer mehr oder weniger deutlichen Somnolenz bis zur Bewußtlosigkeit. Eine weitere Begleiterscheinung ist ein Verbrauch der Gerinnungsfaktoren mit einer Koagulopathie. Eine massive Erhöhung des Sympathikotonus führt zu einer Verengerung der Gefäßperipherie mit schlechter Durchblutung der Haut, kleiner Puls- und Blutdruckamplitude an den Extremitäten, aber evtl. noch relativ gut gefüllten zentralen Arterien, den Aa. carotides und femorales (Zentralisation des Kreislaufs).
Beim **Kollaps** besteht zwar auch eine Kreislaufinsuffizienz, die aber nur Minuten oder Sekunden dauert. Dabei ist der Blutdruck in der Regel auch pathologisch erniedrigt – oder bei einer Tachykardie – manchmal zwar nicht wesentlich erniedrigt, aber dann durch eine abnorm kleine Blutdruckamplitude charakterisiert. Nicht selten besteht beim Kollaps eine Bradykardie, die noch zusätzlich zur schlechten Kreislaufsituation beiträgt (Vaguseffekt). Vor allem aber kommt es nicht zu anhaltender Hypoxie, Azidose, erhöhtem Sympathikotonus und

Gewebsschädigung – wie beim Schock –, auch wenn in der Regel die Durchblutung des Gehirns in erster Linie betroffen ist, wodurch nicht selten eine Synkope oder Präsynkope – in Form einer leichten, passageren Somnolenz – ausgelöst wird.

Ursachen

Schock: Da die Ursachen sehr verschieden sind, müssen sie im Interesse einer kausalen Behandlung erkannt werden, auch wenn der Schock als solcher einer entsprechenden symptomatischen Behandlung in jedem Falle bedarf.

1. *Volumenmangelschock:* Blutungen, Flüssigkeitsverluste durch Durchfälle, abnorm starke Diurese oder Schweißneigung, verminderte Flüssigkeitszufuhr, anhaltend hohes Fieber;
2. *kardiogener Schock:* Ursachen s. unten;
3. *septischer Schock:* bakterielle Toxine bei schweren Infektionen;
4. *Schock durch Versagen der peripheren Gefäßregulation:* anaphylaktischer Schock, Addison-Krise, Vergiftungen, neurogene Ursachen, z. B. nach Gehirnverletzungen (Störungen der peripheren Gefäßregulation können auch bei den o. g. Schockursachen eine zusätzliche Rolle spielen).

Kardiogener **(Prä-)Schock:**
1. Endstadium der chronischen Links-rechts-Insuffizienz des Herzens,
2. jede akute schwere Links- oder Rechtsinsuffizienz des Herzens. Dafür kommen in Frage:
   a) Herzinfarkt: bei Ausfall von mehr als 40% der Muskulatur des linken Ventrikels oder bei einer Septumruptur oder Ruptur der Lateralwand oder einem Papillarmuskelabriß;
   b) Lungenembolie;
   c) akute Klappeninsuffizienz bei Klappenperforation bei bakterieller Endokarditis, traumatischer Klappen- bzw. Chordaeruptur, Papillarmuskelabriß;
   d) Aortenklappeninsuffizienz beim Aneurysma dissecans;
   e) Herzbeuteltamponade bei großem Perikarderguß;
   f) plötzliche, hochgradige Tachykardie oder Bradykardie;
   g) flottierender Vorhoftumor oder -thrombus im linken oder rechten Vorhof mit intermittierendem Verschluß des Klappenostiums;

h) erfolgreich beseitigter plötzlicher Herz-Kreislauf-Stillstand.

(Prä-)Kollaps:

a) Besonders bei Hypotonikern,

b) Orthostase (bei langem Stehen, im Stehen nach einer starken körperlichen Anstrengung, bei raschem Aufstehen aus liegender Stellung, nach fieberhaften Erkrankungen in der Rekonvaleszenz);

c) bei allen Verrichtungen, die mit einem Valsalva-Preßdruck einhergehen und auch zu einer Synkope oder Präsynkope führen können;

d) nach starkem Wasserverlust (Diarrhö, Schwitzen, Dursten, Diuretika);

e) im Anfangsstadium eines Herzinfarkts, einer inneren Blutung, einer paroxysmalen Tachykardie (wenn das Krankheitsbild nicht sehr schwer ist, kann die anfängliche Kreislaufinsuffizienz sich wieder spontan bessern, auch wenn die Ursache nicht beseitigt ist);

f) bei einer Aortenstenose während einer körperlichen Anstrengung, besonders bei der hypertrophen obstruktiven Kardiomyopathie;

g) durch Arzneimittel mit blutdrucksenkender Wirkung;

h) beim Schrittmachersyndrom;

i) reflektorisch bei heftigen Schmerzen;

j) psychogen.

Beschwerden und klinischer Befund

Beim **Schock** ist der Patient schwerkrank, steh-, sitz- und gehunfähig: Bewußtsein manchmal mehr oder weniger eingeschränkt (somnolent bis bewußtlos), Unruhe, Angst, Übelkeit, Erbrechen, kalter Schweiß – sogar bei Fieber, das man immer rektal messen muß. Der Patient kann das Thermometer nicht in der Axilla halten, und die Haut kann trotz des Fiebers sehr kühl und feucht sein. Sie ist auch blaß; die Akren sind oft zyanotisch. Die peripheren Pulse sind nicht oder nur schlecht fühlbar, während die Aa. femorales oder carotides meist noch relativ gut zu tasten sind (Zentralisation des Kreislaufs). Der Blutdruck liegt unter 100, meist bei 80 oder weniger mmHg; nicht selten ist er nicht meßbar, nicht weil er zu nieder ist, sondern weil die Blutdruckamplitude zu klein ist. Man muß also beim Ablassen des Manschettendrucks sehr behutsam zu Werke gehen oder besser – wenn möglich – in der Klinik den Blutdruck fortlaufend blutig messen. Meist leiden die Parienten auch unter Atemnot infolge der allgemeinen Hypoxie, vor allem beim kardialen Schock. Die Urinausscheidung liegt unter 20 ml/h. Beim kardiogenen Schock ist der Halsvenendruck meist, aber nicht in jedem Falle erhöht, was ihn von den anderen Schockursachen unterscheidet. Infolge des kleinen Schlagvolumens bei der meist zugleich bestehenden Tachykardie sind die Herztöne besonders beim kardiogenen Schock sehr leise; aus diesem Grunde können pathologische Herztöne und -geräusche ebenfalls viel leiser werden und sogar der Beobachtung völlig entgehen.

Beim **Präschock**, dem beginnenden, noch nicht voll ausgebildeten Schock, können die geschilderten Erscheinungen in leichter Form vorhanden sein. Vor allem ist dabei das Bewußtsein noch erhalten. Sehr charakteristisch erscheint uns dabei, daß manchmal *ein* Symptom bereits typisch ist, die meisten anderen jedoch nicht, weshalb die drohende Schockgefahr nicht immer richtig eingeschätzt wird. Zum Beispiel kann die Haut bei dem bereits ängstlichen und von Unruhe und Übelkeit geplagten Patienten schon kaltschweißig und feucht sein, der Blutdruck aber noch normal – oder auch umgekehrt.

Beim **Kollaps** (eine akute, passagere Hypotonie, die auch zu einer Synkope führen kann), der in der Regel nur Sekunden – man spricht hier dann meist nur von einer Ohnmacht (fainting) – oder einige Minuten dauert, ist das Krankheitsbild weit weniger schwer als beim Schock: Der Patient ist weder geh- noch stehfähig, aber das Bewußtsein ist doch oft noch einigermaßen erhalten oder kehrt in Minuten wieder zurück. Manche Patienten können zwar nicht sprechen und nicht adäquat reagieren, aber hören alles. Auch kommt es nicht selten vor, daß es nur schwarz vor den Augen wird oder sich der Gesichtskreis auf ein Minimum einschränkt oder das Gehör vorübergehend fast ausfällt (die Stimmen der Anwesenden klingen ganz entfernt). Im Gegensatz zum Schock erholen sich die Patienten rasch, wenn auch ein gewisser Schwächezustand (weiche Knie) noch für ca. $1/2 - 1$ Stunde andauern kann. Die Haut ist während des Kollapses etwas kühl, der Puls oft kurze Zeit nicht oder sehr schlecht fühlbar (Pulsus parvus, mollis) wegen des erniedrigten Blutdrucks oder der kleinen Blutdruckamplitude, die Herzfrequenz ist oft bradykard, und die Herztöne sind leise. Beim **Präkollaps** sind die genannten Zeichen noch nicht voll ausgebildet. Der Patient hat plötzlich das Gefühl der Kopfleere oder einen Schwächezustand bzw. ein Unsicherheitsgefühl im Stehen oder Sitzen, daß er meint, er falle jetzt um, wozu es aber dann –

beim Präkollaps – nicht kommt. Oft ist nicht nur ein Kollaps, sondern auch ein Präkollaps mit Übelkeit und Brechreiz bzw. Erbrechen verbunden.

Diagnose und Differentialdiagnose

> Der Schock und der Kollaps sind in der Regel aufgrund der geschilderten Einzelsymptome unschwer zu diagnostizieren und auch voneinander abzugrenzen. Die Diagnose als solche genügt jedoch nie, sondern muß durch zwei Gesichtspunkte unabdingbar ergänzt werden: Schweregrad und Ursache.

Der **Schweregrad des Schocks** ist klinisch abschätzbar am Allgemeinzustand, an der Bewußtseinslage, der Höhe des Blutdrucks, dem Ausmaß der Hautzyanose und -kühle, der Atemnot, der Urinausscheidung bzw. der Niereninsuffizienz, der Blutgerinnung, der Azidose.

Die **Ursache des Schocks** ist nicht immer einfach festzustellen: Es ist zweckmäßig, zuerst einen Blick auf den *Halsvenendruck* zu werfen.

Eine Erhöhung des Halsvenen- bzw. des zentralen Venendrucks spricht für eine Rechtsinsuffizienz und damit für einen kardiogenen Schock; sein Fehlen schließt allerdings eine kardiogene Ursache nicht absolut aus; sie fehlt vor allem beim primären Linksversagen.

Das Fehlen einer sichtbaren Venenfüllung in waagrechter Lage des Patienten (Halsvenendruck unter 5 cm) erweckt den Verdacht auf einen Volumenmangelschock.

Ein Blick auf die *Schleimhäute* läßt eine schwere Anämie erkennen oder eine starke Austrocknung vermuten und damit einen Volumenmangelschock durch eine Blutung bzw. eine Exsikkose.

Eine Bestimmung des *Hämoglobins* ist bei einem Schock aus diesem Grunde immer erforderlich und gehört zu den ersten technischen Maßnahmen.

Eine *Fiebermessung im Rektum* (nie in der Achselhöhle!) klärt bei einer sehr hohen Temperatur oft rasch die Frage nach einem septischen Schock.

Ein *EKG* ist bei jedem Schock und auch bei Kollaps oder Synkope und deren Vorstadien unentbehrlich – schon wegen der Frage eines (stummen) Herzinfarkts.

Sind Volumenmangel, Herzkrankheit und Sepsis ausgeschlossen, so bleibt nur das *Versagen der Kreislaufperipherie* übrig mit seinen allerdings vielfältigen Möglichkeiten (s. oben Ursachen), die durch Anamnese, klinischen Befund und technische Untersuchungen zu eruieren sind.

Die **Ursache eines Kollapses** (s. oben) ist – wie die eines Schocks – nicht immer durch den klinischen Befund festzustellen, sondern erfordert eine genaue Anamnese und evtl. Laboruntersuchungen und ergänzende technische Untersuchungen (EKG, Fiebermessung, Blutbild, BSG usw.). Differentialdiagnostisch kann zwar im ersten Augenblick vielleicht nicht immer sofort ein Schock ausgeschlossen werden, doch läßt sich dies in Kürze aus dem weiteren Verlauf klären.

Schweregrad eines Kollapses: Viel schwieriger kann bei *Beginn* eines Kollapses die Frage zu entscheiden sein, ob es sich bei einem pulslosen und nicht ansprechbaren Patienten um einen harmlosen Kollaps handelt oder um einen (passageren) Herz-Kreislauf-Stillstand, der eine sofortige Reanimation notwendig machen würde. Bei einem Kollaps kommt jedoch die Atmung spontan rasch wieder in Gang, wenn sie überhaupt für einige Sekunden ausgesetzt haben oder flach geworden sein sollte – im Gegensatz zum Kreislaufstillstand. Im Zweifelsfalle läßt sich die Atmung und auch die allgemeine Reaktionsfähigkeit bei einem Kollaps durch mechanische Reize (Kneifen der Haut, Druck hinter den Warzenfortsatz, Klopfen auf die Brust) meist schnell wieder in Gang bringen. Weite reaktionslose Pupillen sind ein wichtiges Zeichen eines Kreislaufstillstands (s. auch Differentialdiagnose beim Kreislaufstillstand, S. 183).

Hinweis

Wie die Synkope sind auch Schock und Kollaps immer alarmierende Ereignisse. Da sie nicht nur Symptom einer Krankheit sind, sondern selbst bedrohlichen Krankheitswert haben, ist sofortiges therapeutisches Handeln erforderlich, deshalb aber auch die Suche nach der Ursache. Es ist aus diesem Grunde zweckmäßig, sich nicht nur für die Basistherapie an ein festes, standardisiertes Konzept zu halten, sondern auch für das diagnostische Vorgehen: Volumenmangel, Sepsis, kardiogene Ursache, Kreislaufperipherie? (s. oben Ursache des Schocks).

Sehr wichtig erscheint es uns, den *drohenden* Schock (*Präschock*) und den *Präkollaps* zu erkennen, nicht nur bei einem aktuellen Ereignis (s. oben), sondern u. U. auch katamnestisch.

Im übrigen sei daran erinnert: Die häufigste Ursache eines Schocks ist der Herzinfarkt, wenn man von der terminalen Herzinsuffizienz absieht.

Synkope und Präsynkope

Diese Krankheitsbilder sind S. 20 ff besprochen, da sie sich oft nicht unter den Augen des Arztes abspielen und ihm nur in der Anamnese mitgeteilt werden können. Außerdem sind diese Krankheitsbilder nicht kreislaufspezifisch.

Karotissinussyndrom (KSS) und hypersensitiver Karotissinusreflex (HKSR)

Definition

> *HKSR:* abnorm starke Reaktion auf einen Karotissinusdruck. Dies bedeutet
>
> 1. einen Kammerstillstand von mindestens 3 s durch einen SA- oder AV-Block,
> 2. einen Abfall des systolischen Blutdrucks um mindestens 20–50 mmHg,
> 3. beides.
>
> *KSS:* Auslösung eines HKSR mit (Prä-)Kollaps oder (Prä-)Synkope.

Ursachen und Vorkommen

HKSR: Arteriosklerose der A. carotis, deshalb fast nur bei Älteren und fast nur bei Männern (25% der über 60jährigen haben einen HKSR).

KSS: sehr selten. Es kann ohne erkennbare Ursache auftreten, aber auch bei Reizung des Karotissinus durch Tumoren im Halsbereich, brüske Kopfbewegungen, enge Kragen und Berührung der Gegend des Karotissinus.

Diagnose

> *HKSR:* Nachweis der entsprechenden Symptome im EKG bzw. entsprechender Blutdruckabfall durch den Karotissinusdruckversuch (S. 87).
>
> *KSS:* einerseits durch Anamnese ([Prä-]Kollaps oder [Prä-]Synkope), andererseits durch positiven HKSR bei Ausschluß anderer Ursachen (Diagnose nur wahrscheinlich). Sicher nur bei dieser Konstellation und Nachweis entsprechender auslösender Ursachen (s. Vorkommen).

Literatur
Griebenow, R.: Forum cardiologicum. Boehringer, Mannheim 1993

Low-output-Syndrom

Definition

> Bei dem Low-output-Syndrom *im engeren und eigentlichen Sinne* – wie es hier verstanden wird –, handelt es sich u. E. um eine chronische Kreislaufinsuffizienz, die oft kardial bedingt ist, d. h. auf einem zu kleinen Herzzeitvolumen beruht, ohne daß sich ein „congestive heart failure" entwickelt, d. h., ohne daß Stauungssymptome vorliegen. Deshalb steht in diesen Fällen mehr das Bild einer Kreislaufinsuffizienz im Vordergrund als das Bild einer üblichen Herzinsuffizienz.
>
> *Im weiteren Sinne* gehen die meisten Herzinsuffizienzen mit einem „low output" einher, aber in der Regel stehen dabei die Stauungssymptome vor dem linken oder rechten Herzen im Vordergrund und nicht so sehr die Kreislaufinsuffizienz.
>
> Schließlich würden im weiten Sinne auch die Krankheitsbilder mit einem „low output" dazugehören, die sich als Folge einer akuten Kreislaufinsuffizienz entwickeln können, wie Schock, Kollaps und Synkope. Hier jedoch treten andere Erscheinungen in den Vordergrund, die für die Diagnostik und Therapie und auch die Differentialdiagnose entscheidender sind.

Im folgenden ist nur von der Low-output-Syndrom im o. g. engeren Sinne die Rede.

Pathophysiologie, Ursache und Vorkommen

Das Entscheidende ist einerseits das verminderte Schlag- und Herzzeitvolumen und eine Hypotonie und andererseits, daß sich der Körper darauf einstellt, d. h. seinen Stoffwechsel, seinen Bedarf, seine Anforderungen entsprechend reduziert, so daß sich die üblichen Kompensationsmechanismen, wie Salz-Wasser-Retention und erhöhte Füllungsdrücke, nicht oder nicht entsprechend einstellen. Erkauft wird diese Umstellung durch eine Verminderung der körperlichen und geistigen Leistungskraft, Müdigkeit, Schwäche und auch Verminderung des Körpergewichts.

Das Low-output-Syndrom ist selten; es kann in typischer Weise besonders bei bi- und trivalvulären

Klappenstenosen vorkommen und bei Herzinsuffizienzen in Form des „forward failure". Man kann es u. E. auch bei Patienten finden, die wegen einer schweren, typischen Links-rechts-Insuffizienz sehr gut ausgeschwemmt wurden und kaum mehr Stauungssymptome aufweisen; auch eine kardiale Kachexie kann u. U. einmal dieses Bild bieten.

Abgesehen von kardialen Ursachen können ausnahmsweise auch Krankheiten dieses Bild verursachen, die eine schwere chronische Hypotonie bedingen, wie z. B. eine Nebennierenrindeninsuffizienz, eine Tumorkachexie oder jede Krankheit, die zu einer Vita minima geführt hat.

Beschwerden

Dauernde Müdigkeit, erhebliche körperliche Leistungsinsuffizienz und auch Klagen über Nachlassen der geistigen Leistungsfähigkeit. Depressives Verhalten. Bei Belastung Atemnot.

Klinischer Befund

Ausgeprägte Adynamie, Untergewicht, Hyptonie mit Tachykardie, kleine Pulsamplitude. Pathologischer Herzbefund (meist Klappenstenosen oder Herzinsuffizienz [forward failure] irgendwelcher Ursache), aber ohne vordergründige Lungenstauung, ohne wesentlich erhöhten zentralen Venendruck und ohne nennenswerte Ödeme und Ergüsse.

Diagnose

Die Diagnose ergibt sich aus den eben geschilderten typischen Befunden und Beschwerden.

Differentialdiagnose

Sie erstreckt sich auf alle Krankheiten, die mit einer ausgeprägten und chronischen Hypotonie (Ursachen S. 163 ff) oder Leistungsinsuffizienz (S. 22 f) einhergehen, einschließlich neurotischer Fehlhaltungen.

Hinweis

Klagen über eine dauernde Leistungsinsuffizienz, verbunden mit einer Hypotonie, sind immer auf ein Low-output-Syndrom verdächtig. Wenn die Ursache kardial bedingt ist, d. h.

eine Minderleistung des Herzens vorliegt, so kann – im Gegensatz zu der üblichen Herzinsuffizienz – mit Diuretika kein Erfolg erzielt werden. Auch in diagnostischer Hinsicht ist das Low-output-Syndrom nicht unwichtig – wie jede Art und jede Ursache eines verminderten Schlagvolumens –, weil dadurch pathologische Herzgeräusche leiser werden, ja mehr oder weniger unhörbar werden können. Das bedeutet, daß man in solchen Fällen u. U. einen Herzklappenfehler sehr schlecht oder überhaupt nicht ohne weiteres hört und daß man immer damit rechnen muß, daß der Auskultationsbefund bei einem vorhandenen Herzfehler einen zu geringen Schweregrad vortäuscht.

Akuter (Herz-)Kreislauf-Stillstand

Definition

Plötzliches völliges Versagen des Kreislaufs, das vorübergehend sein kann, aber den Tod bedeutet, wenn es nicht rasch gelingt, durch Beseitigung der Ursache eine geregelte Funktion von Herz und Kreislauf wiederherzustellen.

Pathophysiologie, Ursachen, Vorkommen

Das plötzliche, in diesem Augenblick nicht unbedingt vorhersehbare Erlöschen der Kreislauffunktion kann mehrere Ursachen haben:

1. eine Asystolie des Herzens, genauer gesagt eine Kammerasystolie;

2. Kammerflimmern oder Kammerflattern, das fast kein Blut fördert (S. 357);

3. eine plötzliche sehr schwere Blutung;

4. eine massive Lungenembolie

5. ein Verschluß einer AV-Klappe durch einen Vorhoftumor oder -thrombus oder Verschluß einer Klappenprothese (meist durch einen Thrombus);

6. eine Herztamponade (= elektromechanische Dissoziation);

7. eine zentrale Lähmung des Kreislauf- oder Atemzentrums;

8. ein sehr schwerer anaphylaktischer Schock.

Die häufigste Ursache ist primär kardial, und hier ist Kammerflimmern häufiger (ca. 80%) als die Ventrikelasystolie.

Gefährdet sind in erster Linie Patienten mit einer dilatativen Kardiomyopathie und einer KHK, vor allem nach Herzinfarkt, und zwar mit folgenden Risikofaktoren für den akuten Herztod (Kammerflimmern): schlechte Ventrikelfunktion, d. h. Ejektionsfraktion unter 40% bzw. systolische Herzinsuffizienz; schwere ventrikuläre Rhythmusstörungen, besonders ventrikuläre paroxysmale Tachykardien; Spätpotentiale im EKG; stark eingeschränkte Herzfrequenzvariabilität, die durch ein Langzeit-EKG festgestellt werden kann und für die eine fehlende respiratorische Sinusarrhythmie und gleichbleibende Frequenz im Stehversuch oder Valsalvaversuch evtl. auch einen Anhalt bieten.

Klinischer Befund und Diagnose

Der Patient wird plötzlich bewußtlos, bewegungslos-leblos, blaß oder grau im Gesicht, pulslos und ohne meßbaren Blutdruck, die Atmung sistiert spätestens nach $1/2$–1 Min., die Herztöne sind nicht mehr hörbar, die Pupillen werden weit und reagieren dann nicht mehr auf Licht, Reflexe und Schmerzreize sind erloschen. *Diagnose also durch Bewußtlosigkeit, Atemstillstand, Pulslosigkeit.*

Beim vorübergehenden, spontan sistierenden Kreislaufstillstand, der meist durch einen intermittierenden totalen AV-Block mit Kammerasystolie bedingt ist, besteht das Bild des Adams-Stokes-Anfalls (S. 21).

Differentialdiagnose

1. Frage: Kreislaufstillstand oder Kollaps mit Synkope, Epilepsie? Im ersten Augenblick nach Beginn der Bewußtlosigkeit oder eines epileptischen bzw. epileptiformen Krampfs kann eine sichere Entscheidung klinisch nicht getroffen werden. Wichtige Unterscheidungsmerkmale sind jedoch nach $1/2$–1 Min. bereits gegeben: Beim Kollaps mit einer Synkope kann sich bereits in dieser Zeit das Bewußtsein und der Puls wieder eingestellt haben, und in der Regel reagieren diese Kranken auch auf einen starken Schmerzreiz (Druck mit einem Finger hinter den Warzenfortsatz, Stich mit einer Nadel in die Nasenscheidewand), und die Atmung sistiert nicht völlig; auch sind die Pupillen nicht weit und starr. Ein richtiger epileptischer Krampf endet meist nicht so rasch wie der Krampfanfall bei einem Adams-Stokes-Anfall; auch setzt nach diesem die Atmung wieder ein, und evtl. ist bei der Epilepsie auch ein Puls fühlbar, was den Kreislaufstillstand ausschließt.

2. Frage: Wenn ein Kreislaufstillstand angenommen wird, handelt es sich um eine **Kammerasystolie oder Kammerflimmern?** Diese Frage kann nur durch das EKG entschieden werden und ist für die Therapie entscheidend (Defibrillieren oder Stimulieren). Wenn beides ausgeschlossen werden kann (EKG zeigt noch Aktionen), dann erhebt sich letztlich die 3. Frage.

3. Frage: Welche andere der oben genannten Ursachen kommt in Frage? Durch Kenntnis von Anamnese und Befund kann dies vielleicht geklärt werden, obwohl die Chancen wegen der sehr hohen Akuität gering sind, da man damit rechnen muß, daß nach ca. 3–4minütigem Kreislaufstillstand das Gehirn bereits irreparabel geschädigt ist.

Es bleibt also deshalb nichts anderes übrig, als eine Reanimation durchzuführen, um in jedem Falle das Wichtigste zu tun und ggf. Zeit zu gewinnen für diagnostische Maßnahmen.

Hinweis

Ein plötzlicher Herz-Kreislauf-Stillstand bedeutet den Tod, zumindest den Gehirntod, wenn er nicht innerhalb von 3 Min. beseitigt wird oder spontan sistiert. Man hat deshalb nicht viel Zeit für differentialdiagnostische Überlegungen oder umständliche Untersuchungen. Wenn man sich rasch über Puls, Pupillen, Atmung, Schmerzreiz und Herztöne orientiert hat und keinen Anhalt für eine Kreislauffunktion findet, muß mit der kardiopulmonalen Wiederbelebung begonnen werden. Vielleicht hat man dann Zeit, sich ein EKG zu beschaffen, um die therapeutisch wichtige Frage zu klären, ob es sich um eine Kammerasystolie oder Kammerflimmern handelt. Dies ist in aller Regel bei einem gesicherten akuten Kreislaufstillstand die wichtigste Frage, und zwar deshalb, weil es sich meist um eine kardiale Ursache handelt und dann entschieden werden muß, ob eine Defibrillation (bei Kammerflimmern) angezeigt ist oder evtl. eine Schrittmacherbehandlung. Bei allen anderen Ursachen (s. oben), die zu einem akuten Herz-Kreislauf-Stillstand führen können, kann man nur ausnahmsweise einmal mit der Möglichkeit rechnen, auf längere Sicht helfen zu können, selbst wenn die Wiederbelebungsmaßnahmen schnell, d. h. innerhalb der ersten 3 Min., begonnen wurden.

Herzkrankheiten

Hinweise zur Diagnose und Beurteilung der Herzkrankheiten

1. Eine klinisch festgestellte Herzkrankheit sollte möglichst durch objektive Befunde gesichert und dokumentiert werden. Dazu gehören nicht nur eine genaue Beschreibung der klinischen Befunde (evtl. mit Skizze), sondern auch die wichtigsten technischen Untersuchungen: EKG, UKG, Doppler-UKG und Röntgenaufnahmen. Eine solche Dokumentation ist u. a. für die Beurteilung des Verlaufs unschätzbar und erst recht bei einer späteren gutachtlichen Stellungnahme.

2. Zur Diagnosefindung ist es ratsam, schon eine Differentialdiagnose der Einzelbefunde vorzunehmen, z. B. der Beschwerden, des Arterien- oder Venenpulses, der Herzpulsation, der Herztöne und Geräusche.

3. Wenn es nicht möglich ist, sofort eine endgültige Diagnose zu stellen, so *muß* trotzdem eine vorläufige Diagnose oder eine differentialdiagnostische Liste erstellt werden. Die endgültige Diagnose wird synoptisch aufgrund der Beschwerden, der klinischen und technischen Untersuchungen festgelegt.

4. Was bei den Herzfehlern üblicherweise als „typischer Auskultationsbefund" bezeichnet wird, gilt u. E. in der Regel nur für leichte und mittelschwere Herzfehler, nicht unbedingt für die sehr leichten und sehr schweren.

5. Zu jeder Diagnose gehört auch eine Angabe über den Schweregrad und die Ursache.

Der Schweregrad kann in 4 Grade eingeteilt werden (nach NYHA):
$1°$ = keine Beeinträchtigung der Leistungsfähigkeit,
$2°$ = Beeinträchtigung bei starker Belastung,
$3°$ = Beeinträchtigung bei leichter Belastung,
$4°$ = Beeinträchtigung in Ruhe bzw. Herzerkrankung mit einer Herzinsuffizienz (schwer).

6. Das Auffinden *einer* Herzerkrankung schließt eine weitere Herzerkrankung nicht aus und auch nicht Erkrankungen anderer Organe.

7. Fehlende Beschwerden oder ein unauffälliger klinischer Befund bei der Erstuntersuchung schließen eine Herzkrankheit und selbst einen Herzklappenfehler nicht sicher aus. Dafür können extrakardiale Gründe (z. B. Lungenemphysem, Adipositas, Tachypnoe) oder auch kardiale Gründe (z. B. kleines Schlagvolumen durch Tachykardie, Kollaps, Herzinsuffizienz) verantwortlich sein.

8. Bei Verdacht auf eine Erkrankung oder großer Sorge eines Patienten sind eine zweite Untersuchung und technische Untersuchungen (vor allem UKG, Röntgen, EKG) erforderlich.

9. Ein pathologischer Befund an Herz und Gefäßen erfordert zwar nicht immer eine operative oder medikamentöse Therapie, aber in der Regel doch eine behutsame, langdauernde Betreuung des Patienten.

Erworbene Herzklappenfehler (Vitien)

Aortenstenose

Definition

Als Aortenstenose (AST) werden alle Herzerkrankungen bezeichnet, bei denen eine pathologische Einengung im Bereich der Aortenklappe selbst (valvuläre AST = Aortenklappenstenose), unmittelbar darunter (subvalvuläre AST) oder darüber (supravalvuläre AST) bzw. eine Kombination von diesen (selten) vorliegt. Sie führen alle zu gleichen oder ähnlichen pathophysiologischen Konsequenzen und klinischen Symptomen. Die hier folgende Darstellung bezieht sich speziell auf die bei weitem häufigste Ursache einer AST, die valvuläre AST (die Besonderheiten der anderen Formen werden in speziellen Kapiteln und bei der Differentialdiagnose besprochen).

Eine *relative AST* ist durch einen ähnlichen Auskultationsbefund charakterisiert, wobei aber keine Verengerung der Ausflußbahn vorliegt: Entweder liegt eine abnorme Erweiterung der Pars ascendens aortae und evtl. des linken Ventrikels bei normaler Weite des Aortenklappenrings (der dann *relativ zu eng* ist) vor, oder das Schlagvolumen ist für die normale Klappenöffnungsfläche zu groß. Der Ausdruck ist zu Recht nicht sehr gebräuchlich.

Ursachen, Vorkommen und pathologische Anatomie

Die **valvuläre AST** kann *angeboren* sein durch Verwachsungen der Klappensegel oder durch Mißbildungen, z. B. durch eine unikuspidale Klappe mit nur *einer* Kommissur. Wenn eine AST bei einem Lebensalter unter 30 Jahren symptomatisch wird (Beschwerden verursacht), handelt es sich meist um eine angeborene AST.

Sie kann *erworben* sein durch eine rheumatische Entzündung, wobei die Segel dann verwachsen sind und meist im Laufe der Jahre verkalken. Sie kann jedoch auch primär fibrokalzinös degenerieren. Dies ist heute meist die Ursache für diesen jetzt häufigsten aller Herzklappenfehler (ca. $^2/_3$). Dabei liegt allerdings in 50–60% eine Mißbildung, nämlich eine bikuspidale Klappe, zugrunde, die offensichtlich zur Entwicklung einer Degeneration neigt. Bei einer normalen trikuspidalen

Klappe handelt es sich bei einer degenerativen AST entweder um einen reinen Alterungsprozeß, oder sie ist gefördert durch Diabetes, Hypercholesterinämie, Hochdruck, Morbus Paget. Die Stenosierung erfolgt durch zunehmende Unbeweglichkeit der Klappen. – Bei Männern ist die AST doppelt so häufig wie bei Frauen. Die **subvalvuläre AST,** viel seltener als die valvuläre, kommt am häufigsten als muskuläre Einengung des Ausflußtrakts vor im Rahmen einer hypertrophen obstruktiven Kardiomyopathie (HOCM).

Ausnahmsweise kann es sich auch um die subvalvuläre fibromembranöse AST handeln. Hier liegt ein angeborener fibromembranöser Ring zugrunde (discrete subvalvular aortic stenosis) oder ein längerer fibromuskulärer Tunnel.

Die **supravalvuläre AST** ist eine Rarität. Sie besteht meist aus einem membranösen Ring am Anfangsteil der Pars ascendens aortae oder einer Hypoplasie derselben. Diese AST tritt z. T. sporadisch, z. T. familiär oder auch in Zusammenhang mit einer idiopathischen Hyperkalzämie auf.

Prothesen-AST: Bei Klappenprothesen läßt sich meist ein geringer Druckgradient nicht vermeiden, so daß man mit einer leichten, meist bedeutungslosen AST rechnen muß. Allerdings: je kleiner eine Prothese, desto größer der Druckgradient, vor allem bei Belastung. Dies gilt für mechanische wie für Bioprothesen. Es wurden bei solchen Fällen während einer Ergometerbelastung immerhin Gradienten bis zu 58 ± 14 mmHg gemessen, was dann klinisch u. U. doch bedeutsam sein kann (Costard-Jäckle u. Mitarb. 1992); zudem kann sich nach unserer Erfahrung eine subvalvuläre Stenose entwickeln.

Pathophysiologie

Wie bei allen Herzklappenfehlern sind die hämodynamischen Folgen abhängig von der Klappenöffnungsfläche einerseits und der Herz-Kreislauf-Dynamik (Herzzeitvolumen und elastischer und peripherer Gefäßwiderstand) andererseits. Die Einengung der Strombahn führt zu einer Widerstandserhöhung für das aus dem linken Ventrikel austretende Blut. Daraus resultiert eine *Erhöhung des systolischen Drucks im linken Ventrikel,* wodurch das Schlag- und Herzzeitvolumen – je nach dem Grad der Einengung – mehr oder weniger lange Zeit aufrechterhalten werden kann oder sich allmählich doch vermindert. Der erhöhte systolische Ventrikeldruck und die durch die Einengung entstehende systolische Druckdifferenz zwischen Aorta und Ventrikel (das bei einer Herzkatheterung und im Doppler-UKG beweisende Zeichen für eine AST) treten erst bei einer Enengung der Klappenöffnungsfläche um ca. 50% auf. Der erhöhte systolische Ventrikeldruck, der in Extremfällen über 300 mmHg erreichen kann (Druckgradient bis weit über 100 mmHg, hat eine *Beschleunigung des Blutstroms in der Stenose* zur Folge. Dadurch entsteht ein Jet und eine Wirbelbildung hinter der Stenose, was *das* führende klinische Zeichen aller Aortenstenosen bedingt: ein *mesosystolisches,* fast immer lautes und rauhes *Austreibungsgeräusch.* Der erhöhte systolische Druck führt zu einer *Hypertrophie des linken Ventrikels* und diese ihrerseits zu einer Steifigkeit der Muskulatur (verminderte Compliance), die eine Einflußbehinderung und eine Erhöhung des enddiastolischen Drucks zur Folge hat. Dies wiederum zieht eine *Hypertrophie des linken Vorhofs* nach sich und sogar manchmal eine Lungenstauung mit bedrohlicher Atemnot, d. h. eine Linksinsuffizienz (in dieser Art = *diastolische Linksinsuffizienz*). Diese kann also bei einer AST allein durch eine diastolische Compliancestörung bedingt sein. Es kann sich aber auch – wie bei jeder Art einer Herzkrankheit – eine systolische Kontraktionsschwäche *(systolische Linksinsuffizienz)* entwickeln und zu einer Lungenstauung und pulmonalen Hypertonie mit Rechtsinsuffizienz führen. Eine Links-rechts-Insuffizienz bei einer AST ist in chronischer Form seltener als bei den Mitralfehlern, da das Herz bei einer systolischen Insuffizienz des linken Ventrikels im Rahmen einer AST so schwer geschädigt ist, daß eine Rechtsinsuffizienz oft nicht sehr lange überlebt wird.

Bei einer schweren AST kann das Schlagvolumen auf Dauer nicht voll aufrechterhalten werden, so daß die Pulsfüllung ungenügend wird *(Pulsus parvus)* und der Druck in der Aorta bzw. der periphere Blutdruck abfällt. Letzteres wird aber oft durch periphere Kompensationsmechanismen ausgeglichen: bei jungen Patienten durch die elastische Aorta und die großen Arterien und bei alten Patienten durch die rigiden, weiten Arterien. So liegt selbst nicht bei jeder schweren AST ein charakteristischer Puls und/oder eine *Hypotonie* vor; es kann sogar ein Hochdruck vorkommen (unabhängig von der AST – wie bei jedem Menschen). Die Einengung der Strombahn an der Aortenklappe kann auch zu einer *verlängerten Austreibungszeit* führen (langes mesosystolisches Austreibungsgeräusch). Diese bedingt dann einen *verlangsamten Pulsanstieg* (Pulsus tardus) und evtl. auch einen wellenförmigen Puls (anakroter Puls, „Hahnenkammpuls") und einen *verspäteten 2. Aortenton* (nach dem P_2 = paradoxe Spaltung des 2. Tons).

Der *Schweregrad* einer AST wird von der *Klappenöffnungsfläche bestimmt.* Das einfachste quantitative, objektive Maß hierfür ist der systolische Druckgradient (Herzkatheter oder Doppler-UKG), allerdings nur dann, wenn das Schlagvolumen einigermaßen normal ist. Bei gleicher Klappenöffnungsfläche wird bei einem großen Schlagvolumen (z. B. große Aorteninsuffizienz dabei) der systolische Druckgradient unverhältnismäßig groß; bei abnorm kleinem Schlagvolumen (z. B. Linksinsuffizienz) wird er unverhältnismäßig klein. Die Klappenöffnungsfläche läßt sich sowohl aus den Katheterbefunden wie auch durch Befunde beim Doppler-UKG berechnen. – Eine gleichzeitig bestehende *Aortenklappeninsuffizienz* kommt bei der fibrotisch degenerierten, verkalkten AST sehr oft vor, kann jedoch wegen Geringfügigkeit klinisch oft nicht nachgewiesen werden.

Beschwerden

Bei leichten und mittelschweren Formen jeder Art von AST sind die Patienten oft beschwerdefrei, auch bei Belastung.

Wenn der Patient symptomatisch wird, können folgende für eine AST typischen Beschwerden auftreten: bei *Belastung Synkopen oder Präsynkopen, Angina pectoris, Atemnot, ferner Müdigkeit und Leistungsinsuffizienz.* Alle Beschwerden sind Folge eines verringerten Herzzeitvolumens in dem betreffenden Gefäßgebiet, das bei Belastung durch die periphere Gefäßerweiterung erst recht ungenügend versorgt wird, da das Herzzeitvolumen bei der AST nicht gesteigert werden kann. Bei der Angina pectoris bzw. Koronarinsuffizienz kommen als Ursachen noch dazu: der erhöhte Sauerstoffbedarf durch den hypertrophierten Muskel, die erhöhte diastolische Wandspannung und der erhöhte intramyokardiale Druck. Atemnot ist ein Zeichen einer fortgeschrittenen AST mit Lungenstauung bzw. Linksinsuffizienz, die diastolisch oder systolisch bedingt sein kann (s. Pathophysiologie).

Klinischer Befund

Charakteristischer (primärer) Auskultationsbefund (valvuläre AST): systolisches Aortenstenosegeräusch
(Abb. **59, 60, 5, 14, 39**)

Ursache: Nach dem Durchtritt des Bluts durch das verengte Aortenostium – mit abnorm hoher Geschwindigkeit und in einem dünnen Strahl – geht die laminare Blutströmung verloren, und es bilden sich Wirbel, die ein Geräusch hervorrufen. Eine weitere Ursache ist der Aufprall des Jets auf eine Aortenwand. Schließlich trägt die bei der valvulären AST meist poststenotisch erweiterte Wand der Pars ascendens aortae auch noch zur Wirbelbildung bei.

Lokalisation: p. m. meistens im 1. und 2. ICR am rechten Sternumrand, seltener über der Herzspitze (meist dann bei älteren Emphysematikern) oder auch am Erb-Punkt oder gleich laut über diesen Auskultationsstellen, sehr selten – aber auch! – in der Fossa jugularis. Das Geräusch kann auch im

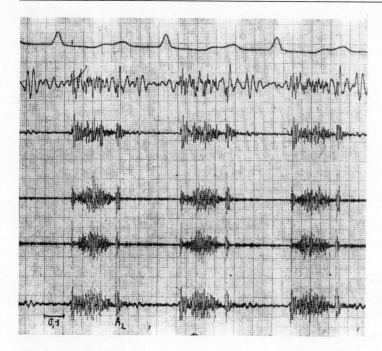

Abb. **59** Schwere valvuläre Aortenstenose mit Links-rechts-Insuffizienz. (Druckgradient 80 mmHg, Ejektionsfraktion 30%, Aortenklappenöffnungsfläche 1,0 cm²). Mesosystolisches Aortengeräusch mit p. m. 1. ICR rechts vom Sternum, AV-Block 1. Grads. AST-Pulse s. Abb. **13–16.**

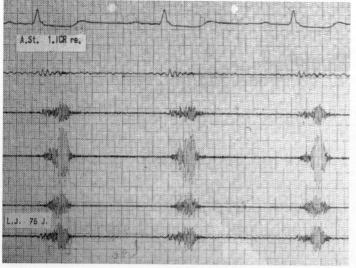

a

Abb. **60** Leichte valvuläre Aortenstenose mit einem Druckgradienten von 25 mmHg mit einem niederfrequenten tonalen mesosystolischen Geräusch, das im Phonokardiogramm (**a**) an seinen regelmäßigen Schwingungen zu erkennen ist (Beispiele für eine leichte Aortenstenose s. Abb. **5, 39**). Das dazugehörige Frequenzdiagramm (**b**), in dem man das dominante tonale Segment über dem ganzen Herzen erkennen kann mit einer Frequenz von ca. 180 Hz.

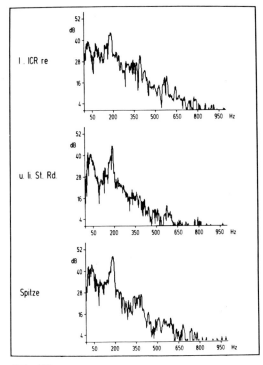

Abb. **60 b**

Lautstärke. In solchen – seltenen – Fällen kann das Geräusch leise, kaum rauh, unauffällig sein, d. h. wie ein funktionelles, harmloses Aortenge-räusch erscheinen oder letztlich sogar (fast) unhör-bar werden. Fühlbares Schwirren hat keine zusätz-liche Bedeutung.

Zeitpunkt und Ablauf: Es handelt sich um ein klassisches Austreibungsgeräusch, also mesosy-stolisches Geräusch, das *nach* dem 1. Ton beginnt und *vor* dem 2. Aortenton endigt und crescendo-decresdendo = spindelförmig verläuft. Bei leich-ten Formen der AST wird das Geräuschmaximum relativ früh erreicht (vor der Systolenmitte), bei den schweren Formen später, was man aber nicht direkt hören kann. Die Dauer des Geräuschs, die sich parallel dazu verhält, kann man jedoch mit dem Gehör einigermaßen abschätzen; je schwerer die AST, desto länger das Geräusch. Wenn jedoch eine Herzinsuffizienz oder eine andere Ursache für ein vermindertes Schlagvolumen besteht, wird das Geräusch auch bei den schwersten Formen kurz und nicht nur weniger laut und rauh.

Klang: typischerweise ausgesprochen niederfre-quent und rauh, am ausgeprägtesten im 1./2. ICR rechts, evtl. auch supraklavikulär. Das Geräusch weist meistens über den anderen Bereichen des Herzens, also insbesondere über Erb-Punkt und Herzspitze, dieselbe oder eine ähnliche Qualität auf, nur etwas leiser. Diese niederfrequente Rau-higkeit ist zwar nicht spezifisch für ein AST-Ge-räusch, aber sie ist auch noch bei einem Lautstär-kegrad von 2/6 zumindest geringgradig vorhan-den, was sonst praktisch nicht vorkommt. Wird das AST-Geräusch ausnahmsweise noch leiser – bei einem „low output" –, so kann es allerdings seine charakteristische Rauhigkeit ganz verlieren. Bemerkenswert ist noch: Nicht selten erfährt das AST-Geräusch einen Klangwandel im Bereich der Herzspitze oder auch unterhalb der Erb-Re-gion: Es kann dort weniger niederfrequent und we-niger rauh sein als im 1./2. ICR oder supraklaviku-lär, also mittelfrequent, ja hochfrequent und sogar scharf werden, wie bei einer mittelschweren bis schweren Mitralinsuffizienz (Gallavardin-Phäno-men). Es kann auch hier isoliert sogar tonal („mu-sikalisch") sein, meist in der Art eines heiseren Möwenschreis oder einer Hupe. Manchmal ist das AST-Geräusch überall tonal, aber dann am wenig-sten in den Supraklavikulargruben. Bezüglich des Schweregrads läßt sich aufgrund des Klangs sa-gen, daß es ein sicheres Zeichen einer schweren AST ist, wenn man an irgendeinem Punkt des Her-zens das Geräusch als (nichttonal) hochfrequent

1./2. ICR und über der Spitze fast gleich laut sein und über den Erb-Punkt weniger laut. Immer ist es über Erb-Punkt und im 1./2. ICR zu hören, auch wenn es dort nicht sein p. m. aufweist – sofern es überhaupt hörbar ist. Meist ist es über dem ganzen Herzen zu hören und, wenn sehr laut, auch weit au-ßerhalb, nur leiser.
Bei einer Linksinsuffizienz kann es u. U. nur im 1. ICR oder nur über der Herzspitze *gut* hörbar sein.

Lautheit: über dem p. m. fast immer laut bis sehr laut, 3/6 – 6/6; weniger als 3/6 ist selten. Solange das Schlagvolumen nicht erheblich eingeschränkt ist, besteht eine gewisse Beziehung von Lautheit und Schweregrad. Ein absolut verläßlicher Maß-stab für den Schweregrad ist die Lautheit jedoch nicht, sowohl wegen der Abhängigkeit von äuße-ren Faktoren (Thoraxform, Emphysem, Fett) als auch vom Schlagvolumen. Ein kleines Schlagvo-lumen bei den schwersten Formen oder bei Links-insuffizienz, Kollaps, Schock und Tachykardie vermindert das Durchflußvolumen und damit die oder scharf bezeichnen kann, wobei zusätzlich eine gewisse Rauhigkeit hörbar sein kann. Dabei ist es gleichgültig, ob diese Qualität ohne oder erst mit starkem Membrandruck (manchmal nur dadurch) feststellbar ist. Das Fehlen eines hochfrequenten oder scharfen Geräuschs schließt aber eine schwere AST nicht in jedem Falle aus.

Sekundäre Auskultationsbefunde

Die sekundären Auskultationsphänomene sind unspezifisch und treten deshalb in ihrer Bedeutung hinter dem diagnostisch führenden typischen AST-Geräusch zurück. Im Zusammenhang mit dem systolischen Geräusch sind sie jedoch nicht nur manchmal eine differentialdiagnostische Hilfe, sondern sie sind vor allem wichtig zur Bewertung des Schweregrads.

Der **1. Herzton** ist bei der schweren und manchmal auch bei der mittelschweren AST typischerweise abgeschwächt und kann über der Herzspitze (Mitralklappenschluß) fast oder ganz unhörbar werden. Ursache hierfür ist wahrscheinlich die durch die Muskelhypertrophie verminderte Compliance, die in der Diastole schon relativ früh zu einem weitgehenden Schluß der Mitralklappe und zu einer Vorhofinsuffizienz führt. Außerdem erfolgt der systolische Druckanstieg bei der AST etwas verlangsamt, wodurch ein brüskes, lautes Zuschlagen der Mitralklappe verhindert wird. – Ein lauter 1. Ton bei einer AST ist immer bemerkenswert: Zeichen einer guten Ejektionsfraktion (besonders interessant bei einer schweren AST), verkürzte PQ-Dauer, Mitralstenose oder abnorm lauter und zur Spitze fortgeleiteter Trikuspidalschlußton bei pulmonaler Hypertonie.

Der **2. Herzton**, gemeint ist der A_2 – ist *dann* bei einer AST abgeschwächt oder unhörbar, wenn die Aortenklappe nicht mehr oder fast nicht mehr beweglich ist, wie es besonders bei der schweren verkalkten AST der Fall sein kann – nicht muß. Ein gut hörbarer, lauter A_2 kann aber durchaus auch bei schweren Formen vorkommen. Die Lautheit des A_2 ist für die Beurteilung einer AST nur bei einer starken Abschwächung bzw. bei seinem Fehlen evtl. richtungweisend, und dies nur dann, wenn ein niedriger Blutdruck oder äußere Faktoren nicht dafür verantwortlich sind. Der P_2 ist bei älteren Patienten oft – schon normalerweise – nicht hörbar. Er wird erst dann auffällig laut, wenn es zu einer schweren Linksinsuffizienz mit pulmonalem Hochdruck kommt. Ein lauter 2. Ton bei einer schweren AST ist immer auf einen P_2 mit pul-

monalem Hochdruck verdächtig. Der P_2 wird – im Gegensatz zum A_2 – mehr in die Trikuspidal- als in die Mitralregion fortgeleitet, was differentialdiagnostisch verwertbar ist.

Eine **paradoxe Spaltung des 2. Tons** ist zwar bei einer AST ein sicheres Zeichen einer schweren AST (Ursache: stark verlängerte Austreibungszeit), aber bei der AST sehr selten zu hören.

Ein **mechanischer Alternans** (Abb. **15**) ist ein verläßliches Zeichen einer Linksinsuffizienz. Er kommt bei einer AST zwar nicht oft vor, aber doch häufiger als bei anderen Herzkrankheiten und als eine paradoxe Spaltung des 2. Tons. Er läßt sich weniger gut direkt als alternierender Puls an der A. carotis oder radialis feststellen als – indirekt – bei der Auskultation der alternierend lauten Herztöne und -geräusche oder – entsprechend – auch an den Korotkoff-Tönen bei der Blutdruckmessung.

Der **3. Ton** bei einer AST ist Ausdruck einer schweren systolischen Linksinsuffizienz, ein prognostisch sehr schlechtes Zeichen, aber selten.

Der **4. Ton** ist bei einer AST oft hörbar und im Phonokardiogramm noch häufiger sichtbar. Er weist auf eine ausgeprägte Hypertrophie des linken Vorhofs und indirekt so auf eine starke Hypertrophie und diastolische Compliance-Störung des linken Ventrikels hin. Wenn dabei Zeichen einer Linksinsuffizienz bestehen, so handelt es sich um die diastolische Form der Linksinsuffizienz.

Ein **frühsystolischer Klick** (Abb. **5, 39**) mit dem p. m. über der Spitze ist bedingt durch die schnelle und mit einem hellen kurzen Ton vorzeitig beendete Öffnung der verengten Aortenklappe. Er ist insofern ein diagnostisch wertvolles Zeichen, als er ein Beweis dafür ist, daß sich die Klappe noch gut bewegt, d. h. gut öffnen kann, was meist nur bei einer angeborenen AST und bei nicht allzu schweren Formen vorkommt. Man kann ihn leicht überhören, da er unmittelbar dem lauten mesosystolischen Geräusch vorangeht und auf einen eventuellen leisen 1. Ton folgt, der sogar fehlen kann.

Sonstige klinische Befunde

Wie die sekundären auskultatorischen Zeichen sind auch die hier genannten Befunde besonders zur quantitativen und differentialdiagnostischen Beurteilung wichtig.

Die Qualität des **Karotispulses** ist ein besonders wichtiges klinisches Zeichen einer schweren oder mittelschweren AST. Der Puls ist schlecht gefüllt wegen des geringen Schlagvolumens; er verläuft langsam ansteigend wegen der verlangsamten und verlängerten Austreibungszeit und ist weich (Pulsus parvus, tardus, mollis). Wenn er in einer Art Wellenform langsam ansteigt, wird er als anakroter Puls („Hahnenkammphänomen") bezeichnet (Abb. 14), und man kann dann auch u. U. ein Schwirren fühlen. Dieser Puls ist nicht nur ein verläßlicher Gradmesser für eine sehr schwere AST, sondern auch spezifisch für eine AST und so u. U. ein entscheidendes diagnostisches Kriterium, wenn das systolische Geräusch aus äußeren Gründen oder wegen eines „low output" untypisch ist. Dieser Puls ist aber bei einer schweren AST nicht immer vorhanden: Periphere Gefäßfaktoren bei Jugendlichen, bei alten Menschen und bei einer gleichzeitig bestehenden Hypertonie können die Pulsform normalisieren (s. oben Pathophysiologie).

Der Pulsus alternans ist zwar ein Zeichen einer Linksinsuffizienz, er kommt besonders bei der AST vor, verbunden mit einem alternierend lauten AST-Geräusch, das oft auffallender ist als der alternierende Puls (s. oben Sekundäre Auskultationsbefunde).

Herzgröße und Herzpulsation: Die Herzgröße wird durch die Linkshypertrophie praktisch nicht beeinflußt, so daß das Herz bei der AST bis zum Eintritt einer systolischen Linksinsuffizienz meist normal groß ist. Die palpatorisch erfaßbare Linkshypertrophie weist bei der AST einen während der ganzen Systole anhaltend-hebenden, nicht schnellen, sondern eher langsam verlaufenden und nicht unbedingt deutlich verbreiterten Spitzenstoßes auf. Er gehört zum Bild der mittelschweren und schweren AST, falls nicht äußere Gründe dies verhindern.

Eine **Hypotonie** ist ein Zeichen einer schweren Aortenstenose, wenn diese keine andere Ursache hat. Umgekehrt kann auch bei einer schweren AST ein Hochdruck vorkommen – unabhängig von der AST (wir konnten bei einer Patientin mit einem Ventrikeldruck von 320 mmHg einen peripheren und Aortendruck von 180 mmHg messen).

Hautfarbe: Das Gesicht des Patienten mit einer mittelschweren oder schweren AST ist üblicherweise auffallend blaß wegen des verminderten Herzzeitvolumens. Eine periphere Zyanose als Folge der verminderten Durchblutung tritt spät auf, ist sehr selten und zeigt schon ein weit fortgeschrittenes Stadium dieses Herzfehlers an, sofern keine andere Ursache dafür in Frage kommt.

Diagnose

Die Diagnose einer hämodynamisch nennenswerten valvulären AST läßt sich klinisch in den meisten Fällen leicht stellen:
Das **AST-Geräusch** ist laut und rauh oder mehr oder weniger tonal (= heiser, hupend oder möwenschreiartig), mesosystolisch und dabei relativ lang, hat sein p. m. meist im 1./2. ICR am rechten Sternumrand und ist fast immer über dem ganzen Herzen und supraklavikulär zu hören. Das p. m. kann aber auch ausnahmsweise in der Erb-Region oder sogar in der Fossa jugularis liegen und bei älteren Menschen nicht selten über der Herzspitze.
Auskultationstechnik: Ruckenlage, Exspirium, mit Membran, zuerst ohne festen Druck, dann aber über die Spitze, der Erb-Region und dem linken unteren Sternumrand auch mit starkem Druck. Damit kann man die evtl. hinter der vordergründigen Rauhigkeit „versteckten" hohen Frequenzen und den scharfen Klang heraushören, der für eine schwere AST sprechen würde. Der **Karotispuls** ist typischerweise parvus und tardus (s. oben), er kann oft auch nur parvus sein, was zwar kein Ausdruck für ein kleines Schlagvolumen sein kann, aber bei einem verdächtigen Geräusch ein Zeichen einer mittelschweren oder schweren AST ist. Das Fehlen des typischen Pulses spricht allerdings nicht gegen eine AST, auch nicht gegen eine höhergradige.

Beachten sollte man bei der Diagose einer AST, daß leicht eine Mitralstenose oder auch eine Aorteninsuffizienz überhört wird und daß bei der für eine AST u. a. typischen Angina pectoris auch zusätzlich eine koronare Herzerkrankung vorliegen kann, die sich nur durch eine Koronarographie nachweisen oder ausschließen läßt.

Verdacht auf eine AST: immer dann, wenn ein Mesosystolikum rauh ist bzw. eine gewisse Rauhigkeit aufweist oder tonal (s. oben) oder nur laut ist, gleichgültig ob das p. m. über dem 1./2. ICR rechts, der Erb-Region oder der Herzspitze vorhanden ist.

Bei einer Herzinsuffizienz sollte man ursächlich immer dann auch an eine AST denken, wenn ein Mesosystolikum über den genannten Regionen sein p. m. hat und dieses den wichtigsten auskultatorischen Befund darstellt, auch wenn es nicht laut und rauh ist (kleines Schlagvolumen, verlangsamte Kontraktion); der Karotispuls ist in solchen Fällen meist typisch verändert.

Beweis für eine AST: klinisch durch das typische Geräusch mit dem typischen Puls oder auch nur durch letzteren in anakroter Form („Hahnenkammphänomen") mit einem unspezifischen Mesosystolikum in der Aortenregion (bei einem „low output" irgendwelcher Ursache), objektiv durch den systolischen Druckgradienten im Doppler-UKG oder bei der Herzkatheterung oder durch Veränderungen der Klappen und Einschränkung ihrer Beweglichkeit im UKG oder Angiokardiogramm.

Schweregrad

Objektiv, relativ einfach und meist genügend zuverlässig kann der Schweregrad einer AST durch die Bestimmung des Druckgradienten oder – besser – durch Berechnung der Klappenöffnungsfläche mit dem Doppler-UKG bestimmt werden, erst recht und invasiv durch die Herzkatheterung. Zusätzliche technische Untersuchungsmethoden zur klinischen Abschätzung des Schweregrads sind EKG, UKG, Röntgenbild.

Klinische Parameter für eine **schwere AST** (Klappenöffnungsfläche 0,4–0,8 cm^2, Druckgradient [„peak zu peak"] über ca. 60–70 mmHg):

1. Beschwerden: Atemnot, Synkopen/Präsynkopen, Angina pectoris;

2. Karotispuls: kleine Füllung (Pulsus parvus), evtl. verzögerter Pulsanstieg (tardus, anakrot), was oft das einfachste Zeichen einer schweren AST darstellt, wobei ein normaler Karotispuls eine schwere AST nicht ausschließt;

3. Linksinsuffizienz: Lungenstauung oder/und pulmonaler Hochdruck, fehlender 1. Ton, nachweisbarer 3. oder 4. Ton, Pulsus alternans;

4. Rauhes, langes mesosystolisches Geräusch, das zumindest an *einer* Stelle über dem Herzen (evtl. erst mit starkem Membrandruck) einen ausgesprochen scharfen bzw. hochfrequenten Klang aufweist und dabei lauter wird (bei einem sehr kleinen Schlagvolumen jedoch, z. B. bei einer gleichzeitigen Herzinsuffizienz oder einem Kollaps, kann das systolische Geräusch auch uncharakteristisch sein, kurz und nicht rauh);

5. eine palpatorisch feststellbare, ausgeprägte Linkshypertrophie und schwere Linkshypertrophieschädigung im EKG;

6. eine Hypotonie, die ursächlich nur auf die AST bezogen werden kann und die bei einer Belastung sich nicht ändert.

Klinische Parameter für eine **leichte AST** (Klappenöffnungsfläche über 1,5 cm^2, Druckgradient [„peak zu peak"] unter 40 mmHg):

1. Beschwerdefreiheit in Ruhe und bei mäßiger körperlicher Belastung;

2. normaler Karotispuls;

3. niederfrequentes, mäßig rauhes, nicht besonders langes mesosystolisches AST-Geräusch;

4. normal lauter 1. und 2. Ton;

5. Linkshypertrophie – bei Palpation – fehlend oder nur gering ausgebildet und auch im EKG nicht vorhanden oder nur gering.

Kritische AST: Von einer kritischen AST spricht man bei einem Druckgradienten von ca. 60 mmHg („peak zu peak") und höher, weil sich dann fast immer Beschwerden einstellen, stärkere Hypertrophiezeichen sich ausbilden und die Frage einer Operation ernstlich zur Debatte steht.

Der geringste Grad einer AST im klinischen Sinne ist u. E. die **rein anatomische AST:** Bekanntlich verursacht eine AST erst bei einer Verkleinerung der Klappenöffnungsfläche um ca. 50% (normal 3 cm^2) einen signifikant pathologischen Druckgradienten. So kann eine hämodynamisch noch nicht wirksame, aber anatomisch vorhandene AST das charakteristische rauhe oder tonale (möwenschreiartige, heisere) Geräusch hervorrufen und diagnostizierbar machen, ohne signifikante Druckdifferenz (im UKG sollte man aber dann bereits verdickt und evtl. einzelne schlecht oder unbewegliche Taschenklappen sehen). Dies konnten wir durch Herzkatheterung und Angiokardiographie in einigen Fällen definitiv nachweisen, wobei sich jeweils *eine* der Taschenklappen als immobil erwies. Wenn diese rein anatomische AST mit den klinischen Merkmalen der leichten AST (s. oben) auch als unwesentlich betrachtet werden kann, so ist dieser Befund deshalb doch klinisch nicht uninteressant.

Differentialdiagnose (Geräusch und Karotispuls)

1. Frage: Anderes Geräusch als mesosystolisches Aortengeräusch?

Mitralinsuffizienz (MI)? Diese Frage kann aus mehreren Gründen zur Debatte stehen:
a) Eine schwere MI kann ein ähnlich lautes und rauhes systolisches Geräusch aufweisen. Die AST kann ausnahmsweise ihr p. m. über der Spitze haben, wie die chronische MI immer. Die AST bei der hypertrophen obstruktiven Kardiomyopathie hat ihr p. m. immer in der Herzspitzengegend.

Differentialdiagnostisch hilfreich bei der Abgrenzung von einer rauhen MI ist nicht nur das dann immer pansystolische Geräusch der MI, sondern auch die von der vorausgehenden Diastolendauer abhängige Lautheit des AST-Geräuschs (Abb. **16**), die bei der MI fehlen kann (Abb. **97b**), und andere Unterschiede bei der dynamischen Auskultation; ferner die sekundären Auskultationsbefunde und die übrigen klinischen Befunde: der bei einer schweren MI meist sehr deutliche 2. Ton, der hyperkinetische Spitzenstoß und der schnellende, evtl. kleine Karotispuls. Ein 3. Ton ist bei der MI nicht selten, bei einer AST selten und nur bei schwerer Herzinsuffizienz vorhanden. Ein 4. Ton kommt bei der chronischen MI nie vor, nur bei der akuten, wohl aber bei einer AST. Die MI wie die AST können tonal sein, wobei sich aber beide Fehler in der Regel unterscheiden: Eine tonale AST ist oft niederfrequent und nicht harmonisch, sondern heiser oder keuchend; eine tonale MI ist zwar selten auch niederfrequent und hupend, typischerweise jedoch harmonisch, hochfrequent und singend. Eine tonale AST kann sehr laut sein, wobei dann eine genaue Lokalisation des p. m. kaum feststellbar ist. Bei der MI ist das p. m. über der Spitze gut lokalisierbar. Bei der tonalen AST kann man das Geräusch auch meist noch supraklavikulär hören, wo es dann u. U. nicht mehr tonal, sondern niederfrequent-rauh ist, bei der MI dort jedoch kaum mehr zu hören ist.

b) Das AST-Geräusch weist nicht selten einen Klangwandel auf: Über der Aortenregion ist es niederfrequent-rauh, über der Spitze nicht rauh, sondern hochfrequent und glatt ähnlich einem MI-Geräusch (Gallavardin-Phänomen) oder nur dort tonal. Bei genauer Beachtung der *Dauer* des Geräuschs über beiden Regionen wird man in der Regel bei der AST leicht feststellen, daß es sich um dasselbe Geräusch an beiden Orten handelt (Beweis durch Phonokardiogramm).

c) Bei einer akuten MI (Papillarmuskel- oder Chordae-Abriß) kann das Geräusch der MI nicht nur ähnlich rauh sein wie bei einer AST, sondern es kann auch noch sein p. m. über der Erb-Region, ja sogar in dieser Höhe rechts vom Sternum haben, also in der Aortenregion. Unterscheidung s. bei a.

d) Bei einer AST kann zusätzlich eine MI vorliegen. Diese Kombination ist klinisch nicht so häufig erkennbar wie im Doppler-UKG. Das MI-Geräusch kann – wenn leise und nur frühsystolisch – in einem laut fortgeleiteten AST-Geräusch „untergehen". Wenn es hörbar ist, unterscheidet es sich doch meist gut durch seinen anderen zeitlichen Ablauf (früh-, end- oder pansystolisch) und auch durch seinen hochfrequenten, weichen, glatten Klang oder, wenn es laut ist, durch seinen oft scharfen, aber nicht rauhen Klang. Dies wird dann besonders offenbar, wenn ein starker Druck mit der Membran ausgeübt wird.

Pulmonalstenose (PST)? Das Geräusch kann in seiner Qualität durchaus der AST entsprechen, doch ist die Lokalisation des p. m. so verschieden, daß es beim Erwachsenen kaum Schwierigkeiten in der Differentialdiagnose gibt: Bei der PST liegt das p. m. links vom Sternum, im 1./2. ICR, außerdem sind die sekundären Auskultations-

zeichen und die übrigen klinischen Befunde, besonders die Rechtshypertrophie, gute Entscheidungshilfen (S. 267 ff). Dies gilt für die valvuläre PST und auch für die infundibuläre PST mit ihrem tiefer gelegenen p. m. des Geräuschs.

Aortenisthmusstenose (AIST)? Fast immer findet sich hier ein systolisches Aortengeräusch infolge einer relativen AST (erweiterte Pars ascendens aortae, hohe Durchflußgeschwindigkeit). Das eigentliche Geräusch der AIST, bedingt durch den Jet in der Isthmusstenose, hat sein p. m. im Bereich des oberen linken Skapularands, kann aber auch auf die vordere Thoraxwand fortgeleitet werden und ein systolisches Aortengeräusch vortäuschen; allerdings ist es in der Regel länger und reicht bis in die Diastole.

Ventrikelseptumdefekt? Dieses Geräusch ist zwar auch laut, rauh und evtl. zusätzlich scharf wie bei einer schweren AST, aber es ist ausgesprochen pansystolisch und hat die Lokalisation des p. m. im 3./4. ICR am linken Sternumrand, eher unterhalb der Erb-Region, ungewöhnlich für eine AST. Zudem wird es mehr nach dem linken unteren Sternumrand als zur Spitze fortgeleitet. Es fehlen alle sekundären Auskultationsmerkmale einer AST und deren übrige klinischen Befunde.

2. Frage: Andere Ursachen des mesosystolischen Aortengeräusches?

Aneurysmatisch erweiterte Pars ascendens aortae? In erster Linie ist dann an ein Aneurysma dissecans zu denken. Hier kann das Geräusch weitgehend identisch mit einem rauhen AST-Geräusch sein. Es fehlen aber die sekundären Auskultationsmerkmale sowie die übrigen klinischen Befunde einer AST, und man findet die für ein Aneurysma dissecans typischen Erscheinungen (S. 370 f).

Aortenklappensklerose oder leichte Aortensklerose? Diese Differentialdiagnose stellt sich wohl am häufigsten, da man ein dadurch entstandenes Geräusch oft bei älteren Menschen hört. Die Lokalisation und Ausbreitung (oft über das ganze Herz trotz geringerer Lautstärke) ist dieselbe, die Lautheit aber geringer als die der AST (kaum einmal lauter als 2/6). Entscheidend ist, daß das Geräusch nicht rauh-niederfrequent und nicht lang ist, sondern dumpf (mittel – niederfrequent) und eher kurz. Genau wie der anatomische Befund kann auch der auskultatorische Befund alle Übergänge zur AST aufweisen, und deshalb ist in Einzelfällen die Entscheidung nicht immer einfach. Die Entscheidung ist aber in zweifelhaften Fällen meist nicht schwerwiegend, weil es sich ja dabei nur um die Frage handelt: Aortensklerose oder *leichte* AST ohne großen Krankheitswert. Ggf. muß man das UKG und das Doppler-UKG zu Rate ziehen, obwohl auch mit dem Doppler-UKG bei einem kleinen Druckgradienten nicht immer eine absolut eindeutige Differenzierung möglich ist.

Funktionelles systolisches Aortengeräusch? Es kann im Rahmen eines hyperkinetischen Kreislaufs, einer Hypertonie oder eines abnorm großen Schlagvolumens vorkommen. Dieses Geräusch, das u. a. oft bei einer Aorteninsuffizienz vorkommt und nicht zur Diagnose einer AST verführen darf, ist ähnlich wie das unten geschilderte Aortensklerosegeräusch vielleicht nicht ganz so dumpf (nieder–mittelfrequent), sondern manchmal etwas höherfrequent (mittel- oder hoch–mittelfrequent), jedenfalls nicht rauh. Allerdings – darauf sei besonders hingewiesen – genügt eine geringgradige, anatomisch unbedeutende AST dabei, um bei einer großen Aorteninsuffizienz mit großem Schlagvolumen das typische Geräusch einer AST zu erzeugen.

3. Frage: Arten der Aortenstenose?

a) Valvuläre, subvalvuläre oder supravalvuläre AST? Entscheidend ist hierbei die Lokalisation des p. m. des Geräuschs, das üblicherweise bei der valvulären AST im 1./2. ICR rechtsternal liegt, bei der subvalvulären in der Herzspitzengegend und evtl. etwas einwärts, bei der supravalvulären im Jugulum. Außerdem findet man den typischen Karotispuls nur bei der valvulären AST (weitere Ausführungen bei der hypertrophen obstruktiven Kardiomyopathie S. 308).

b) Kombination einer valvulären AST mit einer subvalvulären AST? Klinisch nicht entscheidbar, UKG oder Angiokardiographie notwendig.

4. Frage: Ursachen einer valvulären AST?

Angeboren? Gesichtspunkte sind: Alter und frühsystolischer Klick.

Rheumatisch? Dafür können sprechen: Vorliegen anderer rheumatischer Vitien, auch eine große Aorteninsuffizienz, rheumatisches Fieber in der Anamnese. Nach anderen Vitien ist immer zu suchen, schon deshalb, weil bei einer AST eine leichte Mitralinsuffizienz, aber auch eine Mitralstenose nicht immer einfach zu hören sind. Deshalb ist u. a. ein betonter 1. Ton bei einer AST bereits auf eine Mitralstenose verdächtig.

Degenerativ, altersbedingt? Gesichtspunkte sind: Alter, Ausschluß der beiden genannten Ursachen, Risikofaktoren wie Diabetes, Hypercholesterinämie, Morbus Paget.

Differentialdiagnose des Karotispulses

Der voll ausgebildete AST-Puls – parvus, tardus (anakrot) – kommt nur bei der AST vor. Der häufig vorkommende Pulsus parvus ist unspezifisch und findet sich bei jeder Ursache eines kleinen Schlagvolumens.

Besondere klinische Erscheinungsformen der valvulären AST

Auskultatorisch stumme AST: Diesen Ausdruck kann man u. E. dann anwenden, wenn das charakteristische laute, rauhe mesosystolische Geräusch der AST nicht vorliegt: entweder kein Geräusch in der Aortenregion oder ein uncharakteristisches wie bei einer Aortensklerose oder einem hyperkinetischen Kreislauf. Eine stumme AST ist selten: bei einem sehr kleinen Schlagvolumen, insbesondere bei einer systolischen Linksinsuffizienz, Kollaps, Schock, hochgradiger Tachykardie. Den entscheidenden diagnostischen Hinweis kann man dann nur durch den Karotispuls erhalten, wenn dieser nicht nur klein ist, was durch einen „low output" auch allein bedingt sein könnte, sondern auch langsam ansteigend, tardus oder anakrot. Außerdem findet man eine palpatorisch nachweisbare Linkshypertrophie, für die sich keine andere Ursache findet; im EKG Linkshypertrophieschädigung.

Beweis durch UKG (Klappenveränderungen) und evtl. Doppler-UKG, wobei der dabei ermittelte Gradient durch das nicht AST-bedingte kleine Schlagvolumen auch gering sein kann, nicht aber die berechnete Klappenöffnungsfläche.

Die **rein anatomische AST** kann den typischen Auskultationsbefund verursachen, weist aber noch keine hämodynamischen Folgen auf (oben bei Schweregrad besprochen).

Eine **akute AST,** d. h. eine plötzlich auftretende Stenosierung der Aortenklappe, kann wohl nur bei einem Defekt einer Klappenprothese (besonders deren Thrombosierung) vorkommen.

Hinweis

Die valvuläre AST ist heute der häufigste Herzklappenfehler. Die Diagnose ist in den meisten Fällen leicht zu stellen oder zumindest zu vermuten, da eine AST ohne ein gut erkennbares mesosystolisches Aortengeräusch nur extrem selten vorkommt (Schlagvolumen extrem vermindert). Charakteristisch ist das laute, rauhe oder tonale (heisere) mesosystolische Geräusch mit dem p. m. – meist – im 1./2. ICR rechts vom Sternum und – bei schwereren Fällen – auch der typische Karotispuls (tardus und parvus oder auch anakrot); dieser liegt nicht immer vor, und sein Fehlen schließt eine schwere AST nicht aus. Jedoch: Sein eindeutiger Nachweis ist der einfachste Beweis für eine AST und zugleich für eine schwere und meist auch operationswürdige valvuläre AST.

Diagnostische Schwierigkeiten sind bedingt durch die Abgrenzung von anderen Formen einer AST (besonders hypertrophe obstruktive Kardiomyopathie), aber auch von mesosystolischen Aortengeräuschen anderer Ursache: Aortensklerosegeräusch, funktionelles Geräusch bei einem vergrößerten Schlagvolumen und/oder einem abnorm schnellen Blutdurchfluß (bei größerer Aorteninsuffizienz, der Hypertonie und hyperkinetischer Kreislaufsituation). Diese Geräusche sind jedoch in der Regel nicht rauh und auch nicht so laut wie das übliche AST-Geräusch, das nur ausnahmsweise leiser ist als 3/6. Bei einem abnorm kleinen Schlagvolumen oder sehr schlechten Abhörbedingungen kann jedoch bei einer AST die Rauhigkeit und die große Lautstärke fehlen, was bei der Beurteilung eines systolischen Aortengeräuschs immer zu beachten ist. Es ist deshalb nicht falsch, sich bei *jedem* systolischen Aortengeräusch die Frage nach einer AST vorzulegen. In Zweifelsfällen sollte man auch in der Jugulargrube sorgfältig auskultieren, wo die Rauhigkeit am eindrucksvollsten sein kann. Ein ausgesprochen rauhes und lautes Aortengeräusch wie bei einer AST kann ausnahmsweise bei einem Aneurysma dissecans der Pars ascendens aortae und auch bei einer schweren Aorteninsuffizienz mit oder ohne eine minimale AST vorkommen. – Es ist ratsam, bei älteren Personen mit einem systolischen Aortengeräusch Kontrolluntersuchungen über Jahre hinweg vorzunehmen, auch wenn es sich mit größter Wahrscheinlichkeit nur um ein primäres Aortensklerosegeräusch handelt. Im Laufe der Jahre kann sich daraus eine AST entwickeln, und diese kann sich erstaunlich schnell erheblich verschlechtern. Der optimale Zeitpunkt für eine evtl. notwendige Operation darf nicht versäumt werden. – Die Feststellung des Schweregrads ist klinisch oft gut möglich. Dabei sind nicht nur die objektiven klinischen Kriterien am Herzen (Linksinsuffizienz, 4. Ton, Karotispuls, Ausmaß der Linkshypertrophie, Pulsus alternans) und EKG sowie Thoraxröntgenbild wichtig, sondern auch die Beschwerden zu berücksichtigen (Synkopen, Atemnot, Angina pectoris). Eine Angina pectoris ist allerdings nicht immer ein verläßlicher Gradmesser der AST, da diese Patienten nicht selten auch eine koronare Herzerkrankung haben, die man nur durch eine Koronarographie sichern oder ausschließen kann. Dies ist nicht nur für die operative, sondern auch für die konservative Therapie von Belang. Im Hinblick auf die Möglichkeit der Beseitigung der AST durch eine Operation – auch in hohem Alter, evtl. mit Ballondilatation – sollte man sich auch bei leicht erscheinenden Fällen mit der klinischen Diagnose nicht begnügen, sondern zumindest nichtinvasiv mit dem Doppler-UKG den Druckgradienten bzw. die Klappenöffnungsfläche bestimmen.

Literatur

Costard-Jäckle, A., A. Temmel, W. Neumann, G. Kreymann, W. Rödiger, P. Kalmar, H. Grethen: Normal transvalvular pressure gradients of aortic prosthetic valves: Doppler echocardiographic study at rest and during exercise. J. Amer. Coll. Cardiol. 19 (1992) 356 A (Abstract)

Aorteninsuffizienz

Definition

Eine Aorteninsuffizienz (AI) besteht dann, wenn eine Undichtigkeit der Aortenklappe vorliegt, so daß während der Diastole Blut aus der Aorta in den linken Ventrikel zurückfließen kann. Dies ist möglich bei einen Defekt der Taschen-(= Semilunar-)Klappen *(valvuläre AI),* oder bei einem erweiterten Klappenring, der ein Auseinanderweichen der Klappentaschen zur Folge haben kann *(relative AI).*

Ursachen, Vorkommen und pathologische Anatomie

Eine **angeborene AI,** die in der Regel nicht zu einer schweren AI führt, kommt aus folgenden Ursachen vor:

Bikuspidale Klappe: Diese Mißbildung, die bei 1–2% der Bevölkerung gefunden wird, disponiert ganz offensichtlich sehr zur Ausbildung von Aortenstenose und -insuffizienz.

Fenestration der Klappen: Hier sind die Taschenklappen undicht durch kleine Löcher und Spalten.

Prolaps der Klappen: Er kommt im Rahmen eines Prolapssyndroms vor, in der Regel nur in Zusammenhang mit einem Mitralklappenprolaps, aber wesentlich seltener als dieser und seltener als ein Trikuspidalklappenprolaps.

Ventrikelseptumdefekt: Durch eine Schwäche der Wand oberhalb des Defekts kann es zu einem Prolaps einer Taschenklappe kommen (Abb. **83**).

Die *fibromembranöse, subvalvuläre Aortenstenose* soll fast immer mit einer AI verbunden sein, möglicherweise durch eine mechanische Läsion der Klappen als Folge des Stenose-Jets.

Osteogenesis imperfecta: Hier besteht eine Erweiterung des Klappenrings durch Bindegewebsschwäche, also eine relative AI.

Die **erworbene valvuläre AI** ist wesentlich bedeutsamer:

Die häufigste Ursache einer AI dürfte heute im Rahmen einer *degenerativ entstandenen Aortenstenose* zu suchen sein, wie man aus den Untersuchungen mit dem Doppler-UKG und von der retrograden Aortographie weiß. Die starren, verkalkten und z. T. zerstörten Klappen sind verständlicherweise selten absolut dicht, und außerdem sind sie oft auf dem Boden einer bikuspidalen Klappe entstanden. Nimmt man die bei einer retrograden Aortographie feststellbaren AIs bei einer Aortenstenose als Grundlage, so muß man sagen, daß diese AI allerdings meist sehr leicht ist, hämodynamisch nicht bedeutsam und durch die Auskultation oft nicht erfaßbar ist.

Weitere Ursachen sind:
die *rheumatisch* bedingte AI (isoliert oder meist zusammen mit einer Aortenstenose oder anderen Klappenfehlern), die *bakterielle Endokarditis* (meist auf dem Boden einer früheren rheumatisch entstandenen AI oder einer bikuspidalen Klappe) oder – viel seltener – die *rheumatoide Spondylitis* (Morbus Bechterew) und der *Morbus Reiter.*

Die *traumatisch* entstandene AI ist zwar sehr selten, aber unter den traumatisch bedingten Herzklappenfehlern der häufigste (ein stumpfes Brustkorbtrauma kann zu einem Einriß der Klappen führen).

Bei der *Temporalarteriitis* tritt die AI als späte Komplikation auf (Costello u. Nicholson 1990).

Eine **erworbene relative AI** ist nicht allzu selten und tritt immer dann auf, wenn der Aortenklappenring erweitert ist. Dies ist am häufigsten bei einer Aortendilatation im Rahmen eines *Hochdrucks* der Fall. Aber auch jede Ursache eines *Aortenaneurysmas* kann zu einer AI dieser Art führen, insbesondere das Aneurysma dissecans der Pars ascendens aortae.

Die *luetisch* entstandene AI ist heute fast ganz verschwunden: Hier kommt es nicht zu einer Entzündung, Fibrosierung und Zerstörung der Klappen, sondern die Entzündung der Aortenwand führt zu einer Dilatation der Aorta und zu einer Erweiterung des Klappenrings.

Pathophysiologie

Bei der valvulären wie bei der relativen AI kommt es zu einem Rückfluß des Bluts aus der Aorta in den linken Ventrikel. Das *Ausmaß des Rückflusses* hängt ab von der Größe des Defekts, vom diastolischen Druckgradienten (und damit von der Höhe des Aortendrucks einerseits und vom diastolischen Ventrikeldruck andererseits, der wiederum von einer eventuellen Linksinsuffizienz und der Compliance abhängig ist) und von der Diastolendauer (und damit von der Herzfrequenz); eine Bradykardie ist deshalb für die AI nicht günstig.

Der Rückfluß führt zu einer Zunahme des enddiastolischen Volumens, einer *Vergrößerung und Hypertrophie des linken Ventrikels* und so sekundär zu einer Vergrößerung des Schlagvolumens (= Kompensation für den Verlust durch den Rückfluß) und zu einer erhöhten Auswurfgeschwindigkeit. Wenn die AI langsam entsteht, paßt sich die Dehnungsfähigkeit des linken Ventrikels dem größer werdenden enddiastolischen Volumen an, und es tritt lange Zeit keine enddiastolische Druckerhöhung ein (bei der akuten und subakuten schweren AI ist dies nicht möglich, so daß sehr rasch eine Linksinsuffizienz entsteht). Die genannten Veränderungen haben klinisch einen *verbreiterten und hyperkinetischen Spitzenstoß* und auch eine *vergrößerte Blutdruckamplitude* mit erhöhtem systolischen und erniedrigtem diastolischen Druck zur Folge und dementsprechend einen Pulsus celer et altus. Außerdem ist die Kreislaufperipherie bei der AI weit gestellt (was das Ausmaß der Regurgitation vermindert), woraus letztlich eine hyperkinetische Kreislaufsituation resultiert, vorausgesetzt, daß die AI hämodynamisch nicht unbedeutend ist.

Bei einer Linksinsuffizienz und auch bei der akuten AI wird der Rückfluß dadurch geringer, daß der diastolische Druck im linken Ventrikel steigt. Da außerdem meistens eine Tachykardie besteht, wird auch das Schlagvolumen geringer und somit auch die Blutdruckamplitude und alle klinischen Zeichen der AI. – Die Regurgitation des Bluts durch die Aortenklappe führt zu Wirbelbildungen des Bluts unterhalb der Klappe und dadurch zum *charakteristischen frühdiastolischen Geräusch,* dem führenden klinischen Symptom der AI. Daß hierbei Wirbel entstehen, ist nicht verwunderlich, da dies ja der gleiche (Stenose-)Mechanismus ist wie bei der Aortenstenose, nur in umgekehrter Richtung und mit niedrigerem und fallendem Blutdruck; außerdem können Wirbel auch durch den Aufprall des Jets an der Ventrikelwand entstehen. – Die *Koronardurchblutung* ist wesentlich weniger beeinträchtigt als bei der Aortenstenose, und somit spielen die Beschwerden einer Koronarinsuffizienz auch eine geringere Rolle. Allerdings ist der Sauerstoffbedarf durch die Hypertrophie und erhöhte Wandspannung auch erhöht und die Koronarperfusion durch den erniedrigten enddiastolischen Aorten- bzw. Koronardruck (bei einer schweren AI) beeinträchtigt.

Beschwerden

Solange keine Linksinsuffizienz besteht, sind die Patienten weitgehend beschwerdefrei und voll leistungsfähig. Die Beschwerden, die ohne Linksinsuffizienz auftreten können, sind durch den hyperkinetischen Kreislauf und das hyperkinetische Herz bedingt: Palpitationen und uncharakteristische Herzbeschwerden, störende Pulsationen der Halsgefäße.

Klinischer Befund

Charakteristischer (primärer) Auskultationsbefund: frühdiastolisches AI-Geräusch

(Abb. **61–64, 37**; ausführliche Darstellung unter Frühdiastolisches Geräusch, S. 142 f; hier nur eine kurze Zusammenfassung)

Ursachen: s. Pathologische Physiologie.

Lokalisation: p. m. Erb-Region, oft nur dort, manchmal über dem ganzen Herzen hörbar trotz geringer Lautheit, besonders bei größeren Defekten, manchmal nur am linken unteren Sternumrand oder nur über der Herzspitze. Bei aneurysmatischer Erweiterung der Pars ascendens aortae kann das p. m. im 2.–4. ICR am *rechten* Sternumrand sein.

Lautheit: meist leise, selten lauter als 2/6. Sehr leise Geräusche nur bei vorübergebeugtem Oberkörper im Sitzen oder Stehen oder nur mit starkem Membranauflagedruck hörbar und nicht selten inkonstant. Nicht allzu selten ist die AI nicht hörbar. Gelegentlich inspiratorisch am linken unteren Sternumrand lauter (Aortenklappe rückt tiefer, dadurch auch näher an die Thoraxwand).

Zeitpunkt und Ablauf: frühdiastolisch, Decrescendo, gelegentlich beginnend mit nicht hörbarem Crescendo (Abb. **61, 62, 64**).

Klang: bei geringgradiger AI mit sehr leisem Geräusch, hochfrequent, oft jedoch mittel–hochfrequent oder mittelfrequent bei mittelschwerer und schwerer AI – im Gegensatz zu den üblichen Angaben in der Literatur. Es ist aber ein ausgesprochen *glattes* Geräusch, wie kein anderes Herzgeräusch, was vielleicht den akustischen Eindruck in Richtung „hochfrequent" täuschend beeinflussen kann. Ein ausnahmsweise lautes AI-Geräusch ist nicht hochfrequent-scharf wie das entsprechende Geräusch der Mitralinsuffizienz, sondern ist mittelfrequent oder mittel–niederfrequent und kann sogar rauh werden, wenn es – sehr selten – einmal 4/6 laut oder lauter ist. Auch tonal kann das AI-Geräusch sein, hoch- oder niederfrequent, dabei meist harmonisch und nicht unharmonisch-heiser, und dies sowohl bei sehr kleinen wie bei sehr großen Defekten (Abb. **62**).

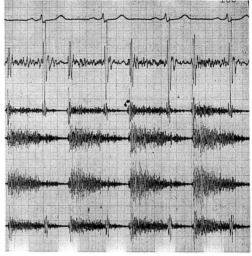

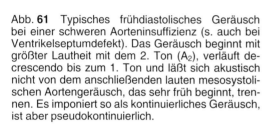

Abb. **61** Typisches frühdiastolisches Geräusch bei einer schweren Aorteninsuffizienz (s. auch bei Ventrikelseptumdefekt). Das Geräusch beginnt mit größter Lautheit mit dem 2. Ton (A$_2$), verläuft decrescendo bis zum 1. Ton und läßt sich akustisch nicht von dem anschließenden lauten mesosystolischen Aortengeräusch, das sehr früh beginnt, trennen. Es imponiert so als kontinuierliches Geräusch, ist aber pseudokontinuierlich.

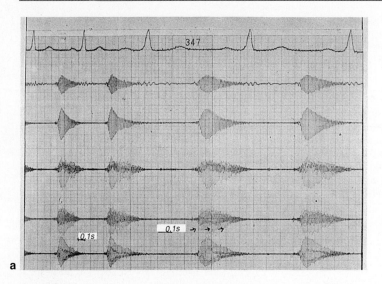

a

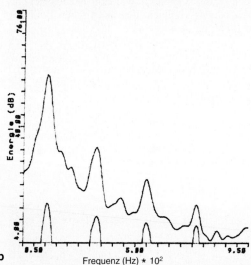

b

Frequenz (Hz) * 10^2

Abb. **62** Tonales Geräusch bei schwerer Aorteninsuffizienz, dessen Verlauf nicht mit dem Maximum beginnt, sondern erst nach einem kurzen Crescendo (**a**). Das Frequenzdiagramm (**b**) zeigt ein dominantes tonales Segment bei 120 Hz mit mehreren Resonanzen.

Sekundäre Auskultationsphänomene

Wie bei der Aortenstenose sind auch bei der AI diese Symptome unspezifisch, können jedoch für die qualitative und quantitative Diagnose und die Differentialdiagnose hilfreich sein.

Der **1. Herzton:** Bei der leichten und mittelschweren AI kann der 1. Herzton wegen des hyperkinetischen Herzens abnorm laut sein. Bei einer sehr schweren AI ist jedoch der 1. Ton oft leise oder fehlend, weil die Mitralklappe bei einem großen Rückfluß rasch geschlossen wird und deshalb bei der Kontraktion nicht mehr zurückschlagen kann.

Der **2. Ton** (A_2): Bei der üblichen leichten und mittelschweren AI kann der A_2 abnorm laut sein, weil durch das vergrößerte und rasch ausgeworfene Schlagvolumen es zu einem starken Rückprall des Bluts aus der Pars ascendens aortae kommen kann. Bei einer schweren AI kann dies zwar auch der Fall sein, aber es kann auch der 2. Ton unhörbar werden, wenn das diastolische Geräusch schon sehr laut beginnt und so den A_2 überdeckt, und auch evtl. deshalb, weil durch die zerstörte

Klappe der Tongeber wenig Masse hat, um einen Ton zu erzeugen.

Große diagnostische Bedeutung kommt dem Verhalten der beiden Töne nicht zu, weder in qualitativer noch quantitativer Hinsicht.

Ein **mesosystolisches Aorten-(Austreibungs-) Geräusch** ist das häufigste Sekundärphänomen bei einer AI. Allerdings kommt dies bei sehr kleinen AIs nicht vor und auch nicht immer bei schwereren Formen. Es ist Ausdruck eines erhöhten Schlagvolumens, das für den normalen Aortenklappenring zu groß ist, wobei auch die beschleunigte Blutströmungsgeschwindigkeit noch zur Entstehung des Geräusches beiträgt (relative Aortenstenose = AST). Es entspricht einem funktionellen Geräusch und unterscheidet sich u. a. wesentlich dadurch von einem AST-Geräusch, daß es nicht rauh ist und meist nicht die Lautstärke 3/6 erreicht oder gar überschreitet. Man kann sagen: Je länger, je lauter und je rauher es ist, desto eher besteht eine begleitende Aortenstenose, und dies ist dann um so wahrscheinlicher, je kleiner dabei die AI ist. Oder anders ausgedrückt: Je kleiner eine AI ist, desto eher spricht schon eine geringfügige Rauhigkeit für eine AST und umgekehrt. Zu bedenken ist, daß eine AI das Geräusch einer gleichzeitig bestehenden AST verstärkt, diese auskultatorisch und auch funktionell durch das vergrößerte Schlagvolumen und die erhöhte Strömungsgeschwindigkeit schwerer erscheinen läßt, als sie anatomisch ist.

Flint-Geräusch (Abb. **63**): Es handelt sich dabei um ein präsystolisches und/oder mesodiastolisches leises, meist niederfrequentes Geräusch über der Herzspitze, wie bei einer Mitralstenose. Meist wird angenommen, daß bei der raschen Füllung des linken Ventrikels in der Diastole durch den Einstrom des Bluts aus zwei Richtungen der linke Ventrikel abnorm rasch gefüllt wird und die Mitralklappe sich deshalb rasch nach oben bewegt, in Richtung Mitralklappenschluß. Dadurch entsteht für das aus dem linken Vorhof kommende Blut eine leichte funktionelle Mitralklappenstenose. Vielleicht aber genügt zur Entstehung dieses Geräusches auch allein schon der Rückfluß-Jet aus der Aorta, wenn dieser auf das vordere Mitralklappensegel trifft, dies zum Beben bringt und dadurch den AI-Jet und dessen Wirbel verändert (Rahko 1991). Dieses präsystolische Geräusch hat oft – nicht immer – eine volle Spindelform und nicht nur ein Crescendo wie bei der Mitralstenose. Wichtig ist dieses Geräusch insofern, als man es nicht als Ausdruck einer Mitralstenose deuten darf (es fehlt der Mitralöffnungston, der paukende 1. Ton). Wichtig ist ferner, daß dieses Geräusch in der Regel nur bei mittelschweren und schweren Fällen von AI zu finden ist, ja bei letzteren eindrucksvoller sein kann als das AI-Geräusch selbst. Möglicherweise ist beim Flint-Geräusch insofern noch eine Differenzierung angebracht, als ein mesodiastolisches auf eine schwerere AI hinweist als ein nur präsystolisches.

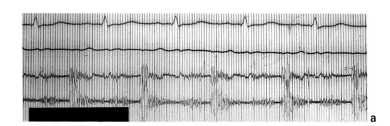

a

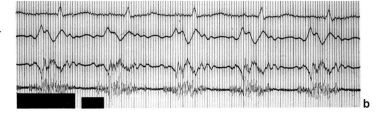

b

Abb. **63** Typisches AI-Geräusch in der Erb-Region mit systolischem Aortendurchflußgeräusch (**a**). Große Aorteninsuffizienz. Präsystolisches (spindelförmiges) und mesodiastolisches Flint-Geräusch (Herzspitze) bei diesem Patienten (**b**).

Der **3. Herzton** kommt bei einer kompensierten AI nicht vor; sein Nachweis bedeutet eine Linksinsuffizienz.

Der **4. Herzton** kommt bei einer reinen, chronischen AI kaum einmal vor, da keine verminderte Compliance des linken Ventrikels besteht und bei einer sehr großen AI am Ende der Diastole durch die Vorhofkontraktion fast kein zusätzlicher Einfluß von Blut möglich ist.

Ein **frühsystolischer Klick** über der Herzspitze und der Erb-Region ist ein Zeichen einer schnellen Aortendehnung und so Ausdruck einer zumindest mittelschweren AI, ist jedoch sehr selten (S. 115 f).

Ein **aortaler mesosystolischer Austreibungston** (6. Ton, S. 109 f und Abb. **37**) ist ein Zeichen einer großen AI, kommt nicht oft vor. Da er über der Mitte und der Basis des Herzens zu hören ist, und zwar leise und niederfrequent und neben bzw. mit einem mesosystolischen Geräusch, kann er leicht überhört werden.

Ein **arterieller systolischer Dehnungston über den Halsarterien,** besonders über der A. subclavia, aber auch weiter peripher (Abb. **17**), kann bei einer schweren AI mit großer Blutdruckamplitude oft festgestellt werden, sehr selten auch als Doppelton. Ursache ist eine sehr schnelle und kräftige Dehnung der Arterien durch das große Schlagvolumen.

Sonstige klinische Befunde

Bei der AI sind – wie bei anderen Herzfehlern – weitere Auswirkungen an Herz und Kreislauf nur dann zu erwarten, wenn die AI hämodynamisch sich nennenswert auswirkt, d. h., daß man bei einer kleinen AI in der Regel nichts Besonderes finden wird. Das Fehlen oder Vorhandensein von zusätzlichen Befunden ist deshalb für die Beurteilung des Schweregrads wichtig.

Herzgröße und *Herzpulsationen:* Da die AI zu einer Volumenbelastung führt, ist der linke Ventrikel – je nach Schwere des Defekts – vergrößert, hypertrophiert und hyperkinetisch. Er ist deshalb ggf. nach außen und unten verlagert, verbreitert und schnell hebend.

Der *arterielle Puls* und der *Blutdruck* sind in ausgeprägten Fällen charakteristisch verändert, allerdings nicht spezifisch: Der systolische Blutdruck ist erhöht, der diastolische erniedrigt, die Druckamplitude vergrößert. Der Puls weist deshalb die Merkmale celer et altus auf, was man nicht nur fühlen, sondern oft auch an den deutlichen Pulsationen der Halsarterien und der Aorta (im Jugulum) schon bei der Inspektion sehen kann.

Wegen der Weitstellung der Gefäßperipherie und der großen Amplitude kann es beim Messen des Blutdrucks Schwierigkeiten geben: Man kann die Korotkoff-Töne manchmal bis 0 mmHg hören, wobei aber der diastolische Wert dann erreicht ist, wenn die Töne plötzlich deutlich leiser werden (in solchen Fällen drei Werte angeben!).

Bei jungen Menschen können alle diese Veränderungen im Bereiche des arteriellen Systems durch Regulationsmechanismen ausgeglichen werden und deshalb nicht immer als Maßstab für den Schweregrad dienen. – Praktisch weniger wichtig sind folgende Erscheinungen: In extremen Fällen ist ein pulssynchrones Bewegen des Kopfs oder des Larynx sichtbar sowie ein Kapillarpuls im Nagelbett (ohne Druck auf den Nagelrand) oder bei einem Dermographismus. – Über den großen Arterien (nicht nur am Halse, sondern auch am Bein) kann man gelegentlich einen dumpfen Ton oder einen Doppelton hören, als Ausdruck einer schnellen und kräftigen Dilatation beim Anstrom des Bluts (Abb. **17**). Bei einem leichten Druck mit dem Stethoskop auf die A. femoralis läßt sich sehr selten ein (Duroziez-) Doppelgeräusch feststellen, das bei einem Regurgitationsvolumen von über 70% auftreten kann (Roskamm u. Reindell 1990*).

Diagnose

Die Diagnose der typischen chronischen AI beruht auf dem **frühdiastolischen Geräusch** mit dem p. m. im Bereich der Erb-Region. Selten kann es auch nur über dem linken unteren Sternumrand oder der Herzspitze zu hören sein. Es kommt aber durchaus nicht so selten vor, daß es überhaupt nicht wahrgenommen werden kann oder nur intermittierend. Sein Klang ist meistens mittel – hochfrequent oder hochfrequent und dabei auffallend glatt und weist ein gießendes Decrescendo auf.

Ein fehlendes AI-Geräusch schließt eine AI leichten, ja sogar mittelschweren Grads nicht aus. Unter diesen Umständen ist eine AI klinisch nicht diagnostizierbar. Sekundäre Merkmale sollten deshalb immer den Verdacht auf eine AI erwecken (Doppler-UKG erforderlich).

Auskultationstechnik: üblicherweise in Rükkenlage und im Exspirium in der Erb-Region mit der Membran. Allerdings ist es unerläßlich, dies mit stark angepreßter Membran zu tun, da man dann das an sich meist leise Geräusch besser oder überhaupt nur hören kann.

Nicht selten jedoch ist es notwendig, im Sitzen oder Stehen mit vornübergebeugtem Oberkörper und mit fest aufgedrückter Membran nach dem Geräusch zu suchen (bessere Verbindung der Thoraxwand mit dem Herzen). Ein gelegentlich hörbarer tonaler Klang hat keine zusätzliche Bedeutung. Gelegentlich wird ein AI-Geräusch am linken unteren Sternumrand inspiratorisch lauter, was bei der Suche nach diesem Geräusch zu prüfen ist.
Eine abnorm große Blutdruckamplitude ist unspezifisch und nur für eine mittelschwere bis schwere AI charakteristisch.

Verdacht auf eine AI besteht immer bei einer Aortenstenose, bei einem hyperkinetischen Herzen und Kreislauf und bei den oben geschilderten sekundären Auskultationszeichen und anderen klinischen Befunden, besonders bei einer abnorm großen Blutdruckamplitude, für die sich sonst kein Anhalt findet, bei jedem Verdacht auf eine bakterielle Endokarditis, bei jeder Linkshypertrophie ungeklärter Genese.
Der Beweis für eine AI ist klinisch durch das charakteristische Geräusch – nach Ausschluß einer Pulmonalklappeninsuffizienz – erbracht, besonders dann, wenn auch die Blutdruckamplitude, der Puls und der hyperkinetische linke Ventrikel vorhanden sind. Objektiv, mit technischen Untersuchungen ist der Beweis am einfachsten durch das Farb-Doppler-UKG zu erbringen, sonst durch die retrograde Aortographie. Diagnose der akuten AI s. unten Besondere klinische Erscheinungsformen.

Schweregrad

Objektiv und zuverlässig kann der Schweregrad durch die Aortographie festgestellt werden, ausreichend genau auch mit der Farb-Doppler-Sonographie.

Klinische Parameter für eine schwere AI:
1. Herzbeschwerden durch eine Linksinsuffizienz oder auch nur durch den hyperkinetischen, vergrößerten linken Ventrikel;
2. ein vergrößerter, nach links unten und außen verlagerter und verbreiterter Herzspitzenstoß mit einem hyperkinetischen linken Ventrikel;
3. ausgesprochener Pulsus celer et altus, große Blutdruckamplitude, Duroziez-Doppelgeräusch;

4. ein langes, lautes oder auch ein über dem ganzen Herzen hörbares frühdiastolisches AI-Geräusch, das meist dann auch nicht mehr hochfrequent, sondern mittel-, sogar mittel–niederfrequent sein kann;
5. ein lautes mesosystolisches Aortengeräusch als Folge des abnorm großen Schlagvolumens;
6. ein Flint-Geräusch, besonders wenn es schon mesodiastolisch und nicht nur präsystolisch zu hören ist;
7. ein arterieller Gefäßton über den Halsarterien oder der A. femoralis;
8. ein aortaler mesosystolischer Austreibungston über der Basis des Herzens oder ein Aortenklick.

Klinische Parameter für eine leichte AI:
1. Beschwerdefreiheit;
2. ein leises, glattes, hochfrequentes, kurzes, frühdiastolisches AI-Geräusch, das nur umschrieben in der Erb-Region zu hören ist;
3. Fehlen aller sekundären auskultatorischen Zeichen einer AI und auch aller sonstigen klinischen Befunde, wie sie als Folge bei einer AI vorkommen können.

Differentialdiagnose

Geräusch

1. Wenn ein frühdiastolisches Geräusch mit typischer Lokalisation vorliegt, kommt differentialdiagnostisch nur eine Pulmonalklappeninsuffizienz mit pulmonalem Hochdruck in Betracht (S. 237 ff, 240).
2. Bei einem AI-Geräusch mit atypischer Lokalisation (nur über der Spitze oder nur über der Trikuspidalregion) treten viel häufiger differentialdiagnostische Schwierigkeiten auf. Über der Spitze erhebt sich die Frage nach einem mesodiastolischen Mitralgeräusch: organische oder relative Mitralstenose? Das AI-Geräusch tendiert über der Spitze in der Regel in seiner Klangqualität mehr zum Niederfrequenten, wenn es auch nicht so niederfrequent ist wie das typische Mitralstenosegeräusch (S. 144). Das Vorliegen eines Mitralöffnungstons und eines paukenden 1. Tons macht die Entscheidung einfach; ein Fehlen dieser beiden Symptome macht eine Mitralstenose sehr unwahrscheinlich. Durch das UKG ist die Entscheidung leicht.
Für die Unterscheidung des Flint-Geräusches vom Mitralstenosegeräusch gilt das eben Gesagte.
AI-Geräusch nur über der Trikuspidalregion: Differentialdiagnostisch kommt zwar eine Trikuspidalstenose in Frage, doch ist dieses Problem in der Regel einfach zu lösen. Eine isolierte Trikuspidalstenose ist extrem selten; sie ist in der Regel zumindest mit einer Trikuspidalinsuf-

fizienz kombiniert, und das Geräusch ist mesodiastolisch und niederfrequenter als das der AI. Außerdem: Solange ein Sinusrhythmus besteht, muß man bei einer Trikuspidalstenose vor allem ein dafür charakteristisches präsystolisches Geräusch hören und eine prominente a-Welle sehen.

3. Bei einem typischen Auskultationsbefund, aber mit einem zusätzlichen und nicht selten vorkommenden **mesosystolischen aortalen Austreibungsgeräusch** können folgende Fragen auftauchen:

a) *Zusätzliche Aortenstenose?* Diese Frage braucht nur dann erwogen werden, wenn dieses systolische Geräusch rauh ist, dann ist eine Aortenstenose zumindest wahrscheinlich, und die Frage ihrer Schwere muß klinisch und evtl. apparativ abgeklärt werden (S. 193 f).

b) *Kontinuierliches Geräusch?* Diese Frage ist besonders dann schwierig zu entscheiden, wenn die Frequenz sehr schnell ist und das systolische und diastolische Geräusch relativ laut und lang. Man muß versuchen, den 2. Ton an irgendeiner Stelle gut zu hören und die Geräusche möglichst nicht am lautesten Ort (s. auch S. 145).

c) Systolisches und diastolisches Geräusch einer *Perikarditis?* Hier wird man am linken unteren Sternumrande in der Regel im Inspirium beide Geräusche inspiratorisch lauter hören, bei der AI nur den diastolischen Teil und diesen selten. Außerdem wird bei der Perikarditis das harsche, reibende Geräusch im Inspirium noch deutlicher und von einem eher glatten Hin-und-Her-Geräusch einer AI besser unterscheidbar sein.

d) AI mit einem *Ventrikelseptumdefekt?* Die Unterscheidung sollte nicht allzu schwer fallen, wenn man die besonderen Eigenschaften des pansystolischen, rauhen, scharfen Ventrikelseptumdefekt-Geräusches berücksichtigt und sein p. m. unterhalb der Erb-Region (Abb. **83**).

Abnorm große Blutdruckamplitude

Hier kommen in Frage: arteriosklerotischer Hochdruck bei älteren Menschen, offener Ductus arteriosus, Bradykardie.

Besondere klinische Erscheinungsformen

1. **Physiologische AI:** Im Gegensatz zur Mitral-, Trikuspidal- und Pulmonalklappeninsuffizienz ist eine Undichtigkeit der Aortenklappe bei einem normalen Herzen sehr selten und kann auch nicht gehört werden, so daß sie in der klinischen Differentialdiagnose außer acht gelassen werden kann.

2. **Relative AI:** Diese Ursache ist nicht selten und kommt besonders bei einem länger bestehenden Hochdruck vor, aber auch bei einem Aneurysma jeder Genese im Bereich der Pars ascendens aortae. Im allgemeinen ist eine solche AI durch Dehnung des Klappenrings nicht hochgradig. Es

gibt kein klinisches Merkmal, diese Art der AI von der valvulären Form zu unterscheiden.

3. **AI durch eine bikuspidale Klappe oder einen Aortenklappenprolaps:** Auch hierfür gibt es klinisch keine direkten diagnostischen Hinweise; indirekt kann man den sehr seltenen Prolaps vermuten, wenn außer einer leichten AI auch ein Mitral- und/oder Trikuspidalklappenprolaps vorliegt. An eine bikuspidale Klappe wäre zu denken, wenn bei einer sehr leichten AI ein frühsystolischer Aortenklick zu hören wäre. – Beweis für beide Ursachen durch ein UKG.

4. **AI durch oder mit einer aneurysmatischen Erweiterung der Pars ascendens aortae:** Diese Ursache kann dann angenommen werden, wenn das p. m. der AI rechts vom Sternum ist.

5. Zur **AI mit Ventrikelseptumdefekt** s. S. 257.

6. **Akute AI:** Diese Form einer AI kommt am häufigsten bei einem Aneurysma dissecans vor, wobei durch den Einriß der Aortenwand der Klappenring sich erweitert, durch ein Hämatom die Taschenklappen ihre Position verändern und das Aortenrohr in der Diastole nicht mehr abdichten können. Auch durch einen Einriß der Klappen bei einer bakteriellen Entzündung, bei einem stumpfen Brustkorbtrauma und nach einer Ballondilatation einer Aortenstenose kann eine akute AI entstehen. Wenn diese nicht ganz geringfügig ist, kommt es dabei immer zu einer akuten oder subakuten Linksinsuffizienz, weil der linke Ventrikel sich an die akute Volumenbelastung nicht anpassen kann.

Das klinische Bild ist von dem der typischen chronischen AI verschieden: Ganz im Vordergrund steht eine akute oder zumindest subakute Linksinsuffizienz mit schwerer Atemnot, evtl. bildet sich auch bald eine Rechtsinsuffizienz aus. Im Rahmen dieser akuten Linksinsuffizienz kann ein Pulsus alternans und oft ein 3. Ton auftreten, kein 4. Ton (die Mitralklappe wird durch den enormen Rückfluß des Aortenbluts und die Linksinsuffizienz sehr früh und nachhaltig geschlossen). Das direkte Zeichen der AI, das frühdiastolische Geräusch, kann ganz in den Hintergrund treten: Es kann leise und von kurzer Dauer sein, aber mittel- oder mittel–niederfrequent, ja kann völlig fehlen, weil es sich in der Regel um einen großen Defekt handelt und der linke Ventrikel rasch aufgefüllt wird. Dazu kommt noch eine Tachykardie mit einer kurzen Diastole. Ein sehr wichtiger Hinweis kann in solchen Fällen das Flint-Geräusch sein, das man bei diesen Fällen oft hören kann und das evtl. nur mesodiastolisch auftritt. Auch ein mesosystolisches Aortenaustreibungsgeräusch ist oft vorhanden und kann beim Aneurysma dissecans sehr rauh sein, wie bei einer Aortenstenose. Auch die übrigen klinischen Zeichen, insbesondere die Vergrößerung des linken Ventrikels und der Puls- und Blutdruckamplitude, können fehlen wegen des geringen Schlagvolumens.

Somit bleibt als wesentliche Konsequenz, daß man bei jeder akuten Linksinsuffizienz u. a. an eine akute (okkulte) AI denken muß und schon kleine Zeichen einer AI oder ein mesodiastolisches Mitralgeräusch für eine schwere akute AI sprechen können.

7. **Auskultatorisch stumme AI:** Diese kommt bei einer degenerativen, verkalkten Aortenstenose sehr oft vor, wie die Erfahrung bei der retrograden Aortographie und beim Farb-Doppler-UKG zeigt. Dabei handelt es sich nicht nur um AIs leichtesten Grads – wie meist –, die man trotz optimaler Suche nach dem klinisch beweisenden frühdiastolischen Geräusch nicht hören kann, sondern auch manchmal um mittelschwere Formen einer AI (Rückflußgrad II oder sogar Grad II–III). Abgesehen von dem bei einer stummen AI meist nur geringen Rückfluß und den an sich schon schwierigen Abhörbedingungen (S. 143) spielt auch das bei älteren Menschen oft vorhandene Emphysem eine Rolle für die Nichthörbarkeit.

Aber auch jede Ursache eines kleinen Schlagvolumens (und damit kleinen Rückflußvolumens) kann das AI-Geräusch unhörbar werden lassen, angefangen von einer Tachykardie, besonders wenn diese mit einer Herzinsuffizienz verbunden ist, bis zu jeder Ursache eines Kollapses oder Schocks, oder auch das Vorliegen mehrerer Herzklappenfehler oder eine Hypotonie. Aus diesem Grunde ist es auch verständlich, daß bei einer sehr kleinen AI – je nach Blutdruck – das Geräusch inkonstant sein kann, auch bei optimaler Auskultation. Auch die oben geschilderte akute AI mit schwerer Linksinsuffizienz kann eine Form der okkulten AI darstellen.

Hinweis

Die Diagnose einer AI ist bei einem lauten Geräusch zwar einfach, aber doch sonst nicht immer unproblematisch:
Bei einer degenerativen Aortenstenose ist eine begleitende leichte AI oft nicht zu hören. – Das typische Geräusch ist an sich schon in der Regel leise und erst oder eindeutig nur bei vornübergebeugtem Oberkörper und bei starkem Druck mit der Membran erkennbar. – Bei

einer akuten AI kann es fehlen oder nur rudimentär entwickelt sein.

Es kann atypischerweise nur am linken unteren Sternumrand oder nur über der Spitze vorkommen und dann differentialdiagnostische Schwierigkeiten bereiten.

So schließt ein Fehlen des typischen frühdiastolischen Geräusches eine AI nie aus, was besonders bei Verdacht auf eine bakterielle Endokarditis zu bedenken ist. Unseres Erachtens ist – abgesehen von der Trikuspidalinsuffizienz – kein Klappenfehler häufiger klinisch nicht erkennbar als eine AI, wenn dies auch meistens wegen Geringfügigkeit nicht von Belang ist. Auch ist der charakteristische Puls und Blutdruck nur bei mittelschweren und schweren Fällen vorhanden und zudem unspezifisch.

Bei der Differentialdiagnose Aneurysma dissecans oder Herzinfarkt kann der Nachweis einer frisch aufgetretenen AI diagnostisch wegweisend sein. – Eine AI bedeutet u. a., daß eine ausgesprochene Disposition zur bakteriellen Endokarditis besteht, so daß bei Unfällen, Zahnextraktionen und chirurgischen Eingriffen unbedingt eine Antibiotikaprophylaxe erforderlich ist.

Literatur

Costello, J., M. Nicholson: Severe aortic regurgitation as a late complication of temporal arteriitis. Chest 98 (1990) 875–877
Rahko, P. S.: Doppler and echocardiographic characteristics of patients having an Austin Flint murmur. Circulation 83 (1991) 1940–1950

Kombiniertes Aortenvitium (AST und AI)
(Abb. **64**)

Es ist durch die Symptome einer Aortenstenose (AST) und einer Aorteninsuffizienz (AI) charakterisiert.

Dabei kann sowohl der eine wie der andere Herzfehler im Vordergrund der hämodynamischen Veränderungen stehen, was sowohl aus dem Auskultationsbefund wie aber auch aus den übrigen klinischen Befunden, vor allem aus der Pulsqualität, zu ersehen ist.

Es erscheint uns allerdings bei allen kombinierten Vitien nicht sehr zweckmäßig, von einem Über-

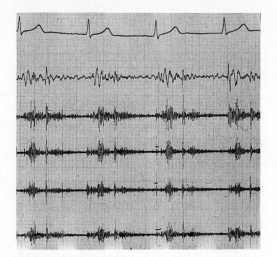

Abb. 64 Kombiniertes Aortenvitium. Das AI-Geräusch weist dabei neben einem langen typischen Decrescendo auch manchmal ein initiales Crescendo auf.

wiegen des einen oder anderen Herzfehlers zu sprechen, wie es oft geschieht. Klarer und aussagekräftiger ist es u. E., jeweils den Schweregrad des einen und des anderen Vitiums anzugeben, aus dem das Überwiegen – in Zahlen – auch und besser hervorgeht.

Ein paar Gesichtspunkte scheinen uns für das kombinierte Aortenvitium noch erwähnenswert:

Der sog. **Hahnenkammpuls** (anakroter Puls, Abb. **14**), der A. carotis tritt bei einem kombinierten Aortenvitium relativ früh auf und ist nicht unbedingt ein Zeichen einer schweren AST, wie bei der reinen AST. Sein Nachweis kann aber u. U. dazu dienen, daß man ein systolisches Aortengeräusch als AST und nicht einfach als Sekundärerscheinung der AI auffaßt.

Der **Pulsus bisphaeriens** (Abb. **16**) ist zwar für ein kombiniertes Aortenvitium charakteristisch – wie auch für eine hypertrophe obstruktive Kardiomyopathie –, wenn beide Komponenten eine hämodynamische Rolle spielen, ist aber selten.

Der klinische Befund einer **isolierten AST** schließt eine zusätzliche AI nicht aus; sie ist dann allerdings meist – nicht immer – leicht und hämodynamisch ohne Bedeutung.

Es gibt kombinierte Aortenvitien, bei denen beide Komponenten erheblich sind (jeweils mindestens Grad III), auch wenn man eigentlich annehmen sollte, daß bei einer großen AI nicht auch noch eine große AST vorliegen könnte.

Eine **hämodynamisch wirksame AI** führt zu einem Rückflußvolumen und damit zu einem größeren Schlagvolumen, so daß eine gleichzeitig bestehende AST funktionell (Druckgradient) und in der Geräuschqualität und Lautstärke höhergradig erscheint, als es der Klappenöffnungsfläche entspricht.

Nicht jedes systolische und diastolische Aortengeräusch bedeutet ein kombiniertes Aortenvitium, da bei einer großen AI, einer Aortendilatation und einer Aorten(klappen)sklerose ein systolisches Geräusch entstehen kann. Solange das systolische Geräusch nicht rauh klingt, ist eine nennenswerte AST unwahrscheinlich.

Mitralstenose

Definition und Ursachen

Bei der Mitralstenose (MST) handelt es sich um eine Verengerung des Mitralostiums, d. h. um eine für den normalen Blutfluß zu geringe Mitralklappenöffnungsfläche.

In der Regel handelt es sich dabei um eine *Mitralklappenstenose*, d. h. um eine Verwachsung der Klappensegel aufgrund einer rheumatischen Entzündung, die eine normale Öffnung in der Diastole nicht mehr ermöglicht. Selten ist sie „degenerativ" bedingt durch Erstarrung eines Segels durch eine übergreifende Verkalkung vom Klappenring aus *(valvuläre MST = organische MST)*. Im weiteren Sinne kann durch Thromben und Tumoren im linken Vorhof eine Einengung des Mitralostiums erfolgen: organische nichtvalvuläre MST. Das Ostium kann auch bei normaler anatomischer Größe in Relation zu einem erhöhten Durchflußvolumen oder zu einem vergrößerten Vorhof/Ventrikel zu klein sein *(nichtvalvuläre = relative MST);* auch das bei der Aorteninsuffizienz vorkommende Flint-Geräusch gehört wohl dazu.

Vorkommen und pathologische Anatomie

Eine MST ist beim Erwachsenen praktisch **immer erworben,** in der Regel Folge einer rheumatischen Entzündung, auch wenn sich diese anamnestisch meist nicht eruieren läßt. Durch die Entzündung der Klappensegel kommt es zu einer Verwachsung der Klappenkommissuren, die miteinander verschmelzen und im Laufe der Jahre ein derbes fibrokalzinöses Gebilde werden können, in das auch die Chordae tendineae einbezogen werden und woraus zuletzt ein unbeweglicher, verkalkter Trichter werden kann.

Sonstiges Vorkommen: s. unten Differentialdiagnose 2, 3 b und 3 c.

Auch **angeborene MSTs** kommen vor – extrem selten –, meist kombiniert mit anderen Herzmißbildungen. Diese sind meist so schwer, daß das Erwachsenenalter nicht erreicht wird, mit einer Ausnahme, dem Lutembacher-Syndrom (= MST und Vorhofseptumdefekt). – Ebenfalls sehr selten ist eine angeborene zusätzliche Septumbildung im linken Vorhof, oberhalb des Mitralostiums oder auch an anderer Stelle, das ein Foramen besitzt, das enger ist als das normale Mitralostium und so auch eine Art angeborener MST darstellt.

Häufigkeit: Die MST ist wohl auch heute noch der häufigste *rheumatische* Herzklappenfehler (isoliert oder in Kombination mit anderen Klappenfehlern). Vor Jahrzehnten war die MST der häufigste erworbene Herzklappenfehler, wurde jetzt aber von der meist degenerativen Aortenstenose übertroffen.

Die MST ist bei Frauen häufiger als bei Männern, ca. 3–4:1 (Wood 1968*).

Pathophysiologie

Das entscheidende Faktum bei der MST ist die Behinderung des Einflusses des Bluts in den linken Ventrikel. In erster Linie führt dies zu einer *Stauung = Druckerhöhung im linken Vorhof* und von dort aus weiter in den Lungenvenen und den Lungenkapillaren und ggf. sogar in den Pulmonalarterien. Das Ausmaß dieser Druckerhöhung ist abhängig von der Klappenöffnungsfläche, dem Herzzeitvolumen und der Diastolendauer. Durch die *Lungenstauung* wird das Blutvolumen in der Lunge erhöht, die Lungenkapazität verringert, die Atmung erschwert. Daraus resultiert die *Atemnot, das führende subjektive Symptom einer MST*. Im extremen Fall steigt der Lungenkapillardruck – parallel zum Vorhofdruck – auf über 25 mmHg, was dann zu einer Transsudation in die Alveolen führen kann und zum Lungenödem, wenn die Lymphgefäße das Transsudat nicht genügend abführen können. Diese schwere Komplikation kann sich selbst bei einer nicht allzu schweren MST plötzlich ereignen, wenn z. B. aus irgendwelchen Gründen eine Tachykardy entsteht, mit einer stark verkürzten Diastolendauer = zu kurzen Entleerungszeit, die zur Stauung führt.

Weitere Folgen einer Lungenstauung bei der MST sind eine *chronische Stauungsbronchitis und Hämoptysen*. Letztere sind bedingt durch eine Stauung und Rhexis der Bronchialvenen, nicht der Lungenvenen, die ihr Blut in die gestauten Lungenvenen drainieren müssen und so auch gestaut werden und wegen ihrer Dünnwandigkeit leicht platzen können. Nach allgemeiner Erfahrung treten diese Komplikationen bei einer MST erst dann auf, wenn die Klappenöffnungsfläche von normal 4–6 cm^2

auf unter 2,5 cm^2 zurückgegangen ist (s. unten Schweregrad).

Eine Folge mittelschwerer und schwerer MSTs ist der *pulmonale Hochdruck*. Er ist einerseits bis zu einem gewissen Grade passiv bedingt durch die Fortpflanzung des erhöhten Lungenkapillardrucks, andererseits aber auch reaktiv bedingt durch einen Spasmus der Lungenarteriolen (ab einem Lungenkapillardruck von ca. 20 mmHg und einer Klappenöffnungsfläche von ca. 1 cm^2 und weniger). Deshalb kann der Pulmonalarteriendruck bei den schweren Formen einer MST nicht nur auf einen Mitteldruck von 25–30 mmHg und einen systolischen Druck von 40–50 mmHG, sondern auf systolische Werte über 100 mmHg ansteigen, woraus eine erhebliche Rechtsbelastung und eine Rechtsinsuffizienz resultieren können.

Die Stauung im linken Vorhof verursacht dessen Vergrößerung und dadurch oft *Vorhofflimmern*. Dies aber bedingt den Verlust der Vorhoffunktion, eine zusätzliche Verschlechterung der Förderleistung des Herzens und erhöhte Neigung zur *Bildung von Thromben und Embolien*, besonders im großen Kreislauf.

Der *linke Ventrikel* und das *arterielle System* spielen für die Beurteilung einer MST keine Rolle. Eine nennenswerte MST führt allerdings zu einer Verminderung des Herzzeitvolumens, und so ist nicht selten der linke Ventrikel abnorm klein, und die Patienten leiden unter Müdigkeit und Leistungsinsuffizienz.

Betroffen ist dagegen das *rechte Herz* und das *Venensystem* bei einem pulmonalen Hochdruck: Es kommt zu einer Druckbelastung des rechten Ventrikels, wichtig für die Beurteilung des Schweregrads.

Der klinisch führende diagnostische Befund, der *Auskultationsbefund* , ist durch die Veränderung an der Mitralklappe bedingt: Der behinderte Einfluß des Bluts in den linken Ventrikel führt zu Wirbelbildung und einem mesodiastolischen und – bei Sinusrhythmus – einem präsystolischen Gräusch, einem Mitralöffnungston und betonten 1. Ton.

Beschwerden

Atemnot aller Schweregrade ist das führende subjektive Symptom einer MST. Nur wenige Patienten mit sehr leichten Veränderungen leiden nicht darunter. Müdigkeit und Leistungsinsuffizienz sind Folgen des verminderten Herzzeitvolumens und sind ebenso regelmäßige Begleiterscheinungen einer mittelschweren und schweren MST.

Andere, nicht regelmäßig zu beobachtende Beschwerden sind: Folgen einer chronischen **Stauungsbronchitis,** ferner **Hämoptysen** durch Rupturen der Bronchialvenen, die in der Regel nicht schwer sind und meist spontan sistieren.

Die früher bei der MST oft vorkommenden **Lungenembolien** und **peripheren Embolien** sind durch frühzeitige Operation und Antikoagulantienbehandlung heute viel seltener geworden.

Eine sehr selten gewordene Komplikation ist eine **Heiserkeit,** bedingt durch die Lähmung eines N. laryngealis, der als N. recurrens hinter dem linken Vorhof wie eine Schlinge in den Thoraxraum zieht. Dieser Nerv kann durch den vergrößerten linken Vorhof auf Dauer so komprimiert werden, daß er eine Druckatrophie erleidet und letztlich ein Stimmband gelähmt wird.

Eine heute ebenfalls durch die frühzeitige Operation selten gewordene Erscheinung sind die bei der MST früher gehäuft vorkommenden **epileptiformen Krämpfe.** Völlig aufgeklärt war dieser Zusammenhang mit der MST nie, aber man nahm an, daß diese Epilepsie auf einem Fokus im Gehirn beruhte, der durch Mikroembolien entstanden war.

Klinischer Befund

Charakteristische (primäre) Auskultationsbefunde
(Abb. **38, 65, 66, 69**)

Der Auskultationsbefund ist bei der MST durch *drei verschiedene Merkmale* gekennzeichnet: die diastolischen Geräusche (mesodiastolisch und präsystolisch), den Mitralöffnungston und den paukenden, sehr lauten 1. Ton. Ausführliche Darstellung (S. 94, 111 ff, 146, 148), so daß sie hier nur kurz besprochen werden.

Diastolische MST-Geräusche (S. 145 ff):

Ursache: Wirbel unterhalb der stenosierten Klappe.

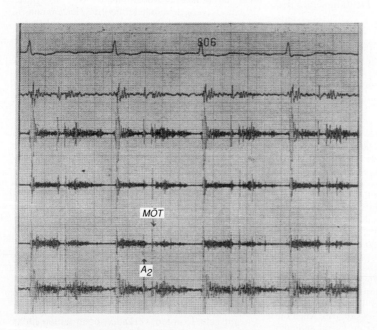

Abb. **65** Typische Mitralstenose bei Vorhofflimmern mit paukendem 1. Ton, MÖT und lautem, langdauerndem, niederfrequentem, mesodiastolischem Geräusch, das erst nach dem MÖT einsetzt (MÖZ 0,10 s) und crescendo-decrescendo verläuft. Außerdem: Pansystolisches MI-Geräusch, bandförmig in den hohen und decrescendo in den niederen Frequenzen verlaufend.

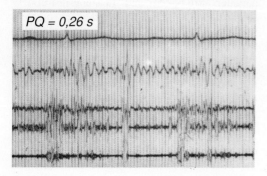

Abb. **66** Mitralstenose mit verlängerter PQ-Dauer (= 0,26 s) und dadurch spindelförmigem präsystolischen Geräusch. Außerdem: frühsystolisches MI-Geräusch.

Lokalisation: p. m. immer über der Herzspitze, manchmal nur dort und nur an ganz umschriebener Stelle.

Lautheit: Meist nicht eindrucksvoll, d. h. 2/6 oder leiser. Laute MST-Geräusche kommen bei idealen Auskultationsbedingungen vor und bei einem relativ großen Einflußvolumen, also bei relativ leichten Formen einer MST und auch bei kombinierten Mitralfehlern, bei denen das Einflußvolumen relativ groß ist und eine Lautstärke von 6/6 erreichen kann und als Schwirren fühlbar wird.

Zeitpunkt und Ablauf: Das mesodiastolische Geräusch beginnt nach dem Mitralöffnungston (MÖT). Es wird dann sofort oder nach einem kurzen Crescendo kontinuierlich leiser. Die Dauer des mesodiastolischen Geräusches hängt ab von der Diastolendauer, der Höhe des Vorhofdrucks = Schwere der MST bzw. dem diastolischen Druckgradienten und dem Einflußvolumen. Aus diesem Grunde kann das Geräusch sowohl bei einer sehr leichten MST kurz sein wie auch bei einer schweren MST, wenn es wegen des dabei geringen Einflußvolumens und der nach hinten abgedrehten Spitze des linken Ventrikels sehr leise wird.

Das präsystolische Geräusch kann den lautesten oder allein feststellbaren Teil des diastolischen Geräusches darstellen. Bei guter Vorhoffunktion besteht es nur aus einem Crescendo bis zum ersten Ton; bei einer Vorhofinsuffizienz kann es auch sehr leise und spindelförmig sein oder fehlen. Bei einer verlängerten PQ-Dauer ist es ebenfalls spindelförmig.

Klang: niederfrequent wie kein anderes Herzgeräusch. Bei lauten Geräuschen bekommt es einen rollenden oder rumpelnden Charakter und wird als Schwirren fühlbar. Ein tonaler Klang ist seltener als bei allen anderen Herzklappenfehlern.

Die diastolischen Geräusche in der Mitralregion bedeuten in der Regel eine organische Mitralstenose, nur ausnahmsweise eine relative. Beide Geräusche können bei einer hochgradigen Stenose nicht hörbar sein. Ursachen: Vorhofflimmern, kleines Einflußvolumen/Zeiteinheit, Lungenemphysem, großer rechter Ventrikel, der die Herzspitze bildet.

Mitralöffnungston (MÖT) (S. 111 ff):

Lokalisation: p. m. Herzspitze, aber oft auch zwischen Spitze und linkem Sternumrand, sogar Erb-Region, teilweise nur ganz umschrieben über der Mitralregion hörbar, z. T. aber auch hörbar bis infraklavikulär rechts und links vom Sternum.

Lautheit: meist 2–3/6, aber auch lauter und leiser, selten fehlend.

Zeitpunkt und Ablauf: Je kürzer die Dauer vom A_2 bis zum MÖT (= Mitralöffnungszeit = MÖZ), desto höher der Vorhofdruck, desto schwerer ist die aktuelle Mitralstenose. Die MÖZ läßt sich auskultatorisch bei einiger Übung (und Vergleich mit dem Phonokardiogramm) genügend genau abschätzen und damit auch die Schwere der MST.

Klang: Der MÖT ist hochfrequent, höher als der 1., 2., 3. und 4. Herzton, auch kürzer und prägnanter, was zu seiner guten Identifikation beiträgt.

Der MÖT fehlt nur selten bei einer MST. Er ist oft das auffallendste und gelegentlich sogar das einzige klinische Zeichen für eine MST. Er beweist – wenn gesichert – die Mitralklappenstenose und eine noch vorhandene Beweglichkeit der Mitralklappe, was eine Voraussetzung für eine eventuelle Kommissurotomie ist.

Betonter (paukender) 1. Herzton über der Herzspitze (S. 94):

Lokalisation: p. m. über der Herzspitze, evtl. bis zur Halsregion gut hörbar.

Lautheit: (s. auch Abb. **28**): oft 3/6 und lauter, nicht selten 6/6 und dann auch fühlbar. Die Lautheit des 1. Tons geht etwa parallel zur Lautheit des MÖT, weil beide Töne u. a. von der Beweglichkeit der Klappe abhängen. Dies bedeutet, daß ein normal lauter, also nicht paukender 1. Ton bei einer MST auf einer unbeweglichen, hochgradig verkalkten Klappe beruht, wenn nicht eine andere Erkrankung des Herzens dafür verantwortlich gemacht werden kann.

Der auffallend laute 1. Herzton bei der MST ist ein sehr konstantes und fast immer vorhandenes Kennzeichen einer MST, aber er ist nicht spezifisch. Immerhin verpflichtet seine Feststellung, nach einer MST zu suchen, da er das auffallendste und – sehr selten – auch das einzige klinische Zeichen einer MST sein kann, wenigstens beim ersten Hinhören oder bei schlechten Auskultationsbedingungen (Tachykardie, kleines Schlagvolumen, Emphysemthorax u. a.). Er ist auch ein Zeichen für die Beweglichkeit der Mitralklappe. – Ein paukender 1. Herzton bei einer MST kann das Ohr für einige Hundertstelsekunden so vertäuben, daß ein kurzes, leises Mitralinsuffizienzgeräusch nicht gehört werden kann.

Sekundäre Auskultationsphänomene

Diese treten nur dann auf, wenn ein pulmonaler Hochdruck sich entwickelt, sei er passiver oder aktiver Art (s. oben Pathophysiologie). Man findet dann mehr oder weniger viele **Zeichen der pulmo-**

nalen Hypertonie bzw. der Rechtshypertrophie und -insuffizienz, je nach Schweregrad: mesosystolisches Geräusch über der A. pulmonalis,
betonter P_2, der evtl. palpabel ist, enge fixierte
Spaltung oder fehlende Spaltung des 2. Tons, betonter 1. Ton in der Trikuspidalregion, pulmonaler
frühsystolischer Klick, pathologische Pulsation
des rechten Ventrikels als Ausdruck einer Rechtshypertrophie, evtl. mit einer Vorhofpulsation, 4.
Ton rechts, ein prominente a-Welle im Venenpuls,
evtl. Symptome einer Rechtsinsuffizienz (relative
Trikuspidalinsuffizienz, ein 3. Ton vom rechten
Ventrikel, erhöhter Halsvenendruck und andere
Zeichen einer Stauung im großen Kreislauf).
Ein 3. oder 4. Ton über dem linken Herzen kommt
bei einer reinen oder vorwiegenden MST niemals
vor, weil ein kräftiger, voluminöser Bluteinstrom
in den linken Ventrikel – Voraussetzung für die
Entstehung dieser Töne – nicht möglich ist.
Die Bedeutung des Nachweises einer pulmonalen Hypertonie liegt darin, daß diese ein Maß für
die Schwere der MST darstellt und damit auch für
die Prognose. Die MST führt zwangsläufig zu einer Erhöhung des Lungenkapillardrucks und so zu
einer Druckerhöhung in der A. pulmonalis. Deshalb gehört die genaue klinische Untersuchung
auf Zeichen einer pulmonalen Hypertonie und
Rechtshypertrophie zur Diagnose einer MST, wie
auch eine sorgfältige Lungenuntersuchung.
Bei einer leichten MST fehlen solche Befunde.

Sonstige klinische Befunde

Außer den Auskultationsbefunden und dem oft
vorhandenen Vorhofflimmern mit absoluter Arrhythmie spielt höchstens der Palpationsbefund
für die klinische Untersuchung eine Rolle: pathologische Pulsationen des rechten Ventrikels oder
der A. pulmonalis in der Pulmonalregion oder ein
fühlbarer P_2 sind Hinweise für eine pulmonale Hypertonie.
Eine Pulsation des linken Ventrikels dagegen gehört nicht zum Befund einer MST. Entweder handelt es sich um eine zusätzliche Herzkrankheit mit
einer Belastung des linken Ventrikels (Mitralinsuffizienz, Aorteninsuffizienz, Aortenstenose, Hypertonie) oder nur eine sehr leichte MST oder ein
hyperkinetisches Herz.

Diagnose

Die klinische Diagnose der MST wird durch
den Auskultationsbefund gestellt und sollte

nach Möglichkeit auf dem Nachweis aller
drei primären Auskultationszeichen beruhen: betonter 1. Ton über die Spitze, MÖT und
niederfrequentes mesodiastolisches und präsystolisches (bei Sinusrhythmus) Geräusch. Zur
Diagnose einer MST genügt aber auch allein
ein eindeutiger MÖT, womit gelegentlich gerechnet werden muß. Der laute 1. Ton ist unspezifisch, aber er ist bei einer MST doch oft ungewöhnlich laut. Die diastolischen Geräusche
isoliert – sprechen eher für eine relative MST.
Da bei vielen Patienten mit einer MST Vorhofflimmern besteht, fehlt das präsystolische Geräusch oft.

Auskultationstechnik: Linksseitenlage, Exspirium, evtl. nach einer leichten Belastung (mehrmals Aufrichten), zuerst mit der Membran,
dann evtl. noch mit dem Trichter, da die niederfrequenten Geräusche manchmal damit besser
gehört werden.

Verdacht auf eine MST besteht immer bei Vorhofflimmern, bei einem abnorm lauten 1. Ton, bei jedem diastolischen Zusatzton, bei jedem diastolischen Geräusch mit p. m. in der Mitralregion, bei
jeder Atemnot, die sonst nicht ohne weiteres er-
klärbar ist, bei jeder nicht erklärbaren Rechtshypertrophie bzw. pulmonalem Hochdruck, bei jeder peripheren Embolie.
Beweis für eine MST: beim Vorliegen aller drei
auskultatorischen Zeichen, aber auch schon bei einem sicher identifizierten MÖT, der allerdings
ähnlich klingen kann wie ein Tumor-Plop (Vorhofmyxom oder -thrombus) und ähnlich wie der 3.
Ton bei einer restriktiven Kardiomyopathie; objektiv durch das UKG.

Schweregrad

Objektiv und exakt durch Ermittlung des Druckgradienten zwischen linkem Vorhof und Ventrikel
und Berechnung der Mitralklappenöffnungsfläche und Messung des Pulmonalarteriendrucks mittels Doppler-UKG oder Herzkatheterung.

Klinische Parameter für eine schwere MST:
1. Atemnot in Ruhe oder bei leichter Belastung,
   Müdigkeit, ausgeprägte Leistungsinsuffizienz;
2. Rechtsinsuffizienz, die auf die MST bezogen
   werden muß;
3. Zeichen des ausgeprägten pulmonalen Hochdrucks (s. oben);

4. Mitralöffnungszeit unter 0,07 s;

5. leises oder fehlendes mesodiastlisches Geräusch oder/und leiser MÖT und kaum betonter 1. Ton bei *kurzer* MÖZ (Zeichen einer kaum beweglichen, stark verkalkten Klappe);

6. Vorhofflimmern bei einer schweren MST, fakultativ aber auch schon bei leichteren Formen;

7. periphere Embolien als Folge von Thromben im linken Vorhof, die zwar kein Beweis für eine hämodynamisch schwere MST sind, allerdings weniger bei leichten Formen vorkommen, aber jede MST zu einer gefährlichen, schweren und oft operationswürdigen Krankheit machen.

Klinische Parameter für eine leichte MST:

1. Beschwerdefreiheit bzw. Atemnot 1°,

2. fehlende Zeichen eines pulmonalen Hochdrucks,

3. Mitralöffnungszeit über 0,08 s,

4. normal palpabler Spitzenstoß vom linken Ventrikel ohne Anhalt für eine Linksbelastung,

5. Sinusrhythmus (keine Voraussetzung für eine leichte MST).

Differentialdiagnose

1. Die einzelnen **auskultatorischen Zeichen** sind eingehend S. 146 ff, 111 ff, 94 besprochen.

2. **Organische oder relative Stenose?** Für letztere spricht das Fehlen eines paukenden 1. Tons und eines MÖT sowie das späte Einsetzen des mesodiastolischen Geräusches (0,15 s nach A₂), das nie rumpelnd oder rollend ist. Vorkommen: große Mitralinsuffizienz, großer Links-rechts-Shunt, schwere Linksinsuffizienz jeder Ursache, restriktive Kardiomyopathie, totaler AV-Block, Flint-Geräusch bei der Aorteninsuffizienz.

3. **Ursachen einer organischen Stenose?** a) Trikuspidalstenose: Lokalisation in der Trikuspidalregion, inspiratorisch lauter, selten ein Trikuspidalöffnungston, präsystolisches Geräusch meist spindelförmig, nicht crescendo-artig wie bei der MST;
b) Vorhoftumor oder -thrombus links: letzterer meist bei gleichzeitiger MST, typisch ist der stark wechselnde Auskultationsbefund (S. 342 f).
4. **Cor triatriatum:** Hier findet sich eine horizontale, perforierte Membran im linken Vorhof – Lungenstauung mit pulmonalem Hochdruck ohne auskultatorische Zeichen der MST.

Besondere klinische Erscheinungsformen

1. Eine **„physiologische" MST** gibt es nur mit einem geringen Druckgradienten bei Klappenprothesen.

2. Eine **nichtvalvuläre bzw. eine relative MST** gibt es aus verschiedenen Ursachen, die oben bei der Differentialdiagnose (Punkt 2) besprochen wurden.

3. Die **akute MST** gibt es prinzipiell in 2 Formen:
a) bei einer akuten Verschlechterung einer an sich nicht allzu schweren MST, die bis dahin keine besonderen Beschwerden verursacht hatte, plötzlich aber zu schwerster Lungenstauung führt, was hervorgerufen werden kann durch eine Tachykardie jeder Ursache, durch eine körperliche Belastung, durch eine Infusion oder Transfusion oder abnorm große Flüssigkeitszufuhr, durch flaches Liegen in der Nacht, während der Schwangerschaft;
b) bei einem Vorhoftumor oder -thrombus, wenn sich dieser plötzlich vor das Mitralostium legt und die Klappenöffnung weitgehend verlegt, wobei es in schweren Fällen dabei nicht nur zu einer Lungenstauung bzw. zu einem Lungenödem, sondern auch – charakteristischerweise – zu einer zerebralen Ischämie mit Bewußtseinsstörung und evtl. auch zu einem Schock durch die akute Verminderung des Herzzeitvolumens kommen kann.
Bei jeder Ursache einer akuten MST kann es vorkommen, daß man die auskultatorischen Zeichen der MST nicht mehr feststellen kann wegen der starken Atemnot und dem geringen Durchfluß durch die Klappe. Mit dem UKG läßt sich aber in diesen Fällen die Diagnose problemlos stellen.

4. **MST mit Vorhofseptumdefekt** (S. 253) ist eine weitere klinische Erscheinungsform.

5. **Auskultatorisch stumme MST:** Es ist selten, daß eine MST keines ihrer drei auskultatorischen Zeichen aufweist, allgemein gesagt besonders bei sehr leichten oder sehr schweren Formen. Bei folgenden speziellen Konstellationen kann es der Fall sein:
1. *kein betonter 1. Ton und kein MÖT,* wenn die Klappe hochgradig verkalkt und unbeweglich ist, wobei in solchen Fällen aber immer eine pulmonale Hypertonie und damit eine Rechtshypertrophie besteht, die immer wenigstens den Verdacht auf eine MST erwecken muß;
2. *kein präsystolisches Geräusch,* wenn Vorhofflimmern besteht oder eine Vorhofinsuffizienz bei Sinusrhythmus;
3. *kein mesodiastolisches Geräusch* bei allen Ursachen, die zu einem geringen Durchfluß durch die Klappe führen, das sind: „low output" jeder Ursache, z.B. Kollaps, Schock, Tachykardie, hochgradige MST, trivalvuläres Vitium, hochgradige Herzinsuffizienz, ferner bei jeder Ursache einer starken Rechtshypertrophie, weil dadurch der

rechte Ventrikel links randbildend wird und die optimale Abhörstelle = Spitze des linken Ventrikels nach hinten wegschiebt.

Zudem kommt bei vielen schweren MST dazu, daß ein *Lungenemphysem* besteht, das aus externen Gründen die Herzgeräusche schwer hörbar macht.

Auch bei einer *gleichzeitig bestehenden Aortenstenose* kann eine MST stumm erscheinen, weil der 1. Ton nicht ausgesprochen paukend ist, weil das Gehör durch ein lautes AST-Geräusch über der Spitze für einen leisen MÖT und ein leises mesodiastolisches Geräusch vertäubt ist und das Schlagvolumen klein ist.

Hinweis

Wenn die MST heute auch längst nicht mehr die Bedeutung unter den Herzfehlern hat wie vor wenigen Jahrzehnten, so ist sie doch immer noch singulär und in Kombination mit anderen Herzfehlern von nicht geringer Wichtigkeit. Sie ist es deshalb,

1. weil durch die Atemnot die Lebensqualität erheblich beeinträchtigt wird,
2. weil sie durch eine Operation beseitigt werden kann,
3. weil sie zu Vorhofthromben und Embolien führen kann,
4. weil sie bei der klinischen Untersuchung übersehen werden kann.

Letzteres gilt besonders für die schwersten Formen mit starrer verkalkter Klappe, pulmonalem Hochdruck und Lungenemphysem. Auch sehr leichte Formen können gelegentlich überhört werden.

Aus diesen Gründen sollte man sich zur Regel machen, daß bei Atemnot, bei jedem betonten 1. Ton über der Herzspitze, bei jedem Vorhofflimmern, bei jedem diastolischen Extraton über der Herzspitze, bei jeder pulmonalen Hypertonie bzw. Rechtshypertrophie systematisch nach einer MST gesucht und diese gefunden oder ausgeschlossen werden muß, wobei im Zweifelsfalle das UKG entscheidet.

Mitralinsuffizienz

Definition und Ursachen

> Bei der Mitralinsuffizienz (MI) liegt eine Undichtigkeit der – während der Kammersystole geschlossenen – Mitralklappe vor, die zu einem Rückfluß von Blut in den linken Vorhof führt.

Dies kann aufgrund verschiedener Ursachen durch die Klappe selbst bedingt sein (valvuläre oder organische MI), aber auch durch eine Erweiterung des AV-Klappenrings infolge einer Überdehnung oder pathologischen Erschlaffung des linken Ventrikels oder durch die Schwäche eines Papillarmuskels, so daß der vollständige Klappenschluß während der Systole unmöglich wird (nichtvalvuläre = relative MI). Darüber hinaus weiß man aufgrund von Doppler-UKG-Studien, daß bei ca. 20% (nach Sahn u. Maciel 1988 bis 45%) gesunder Herzen eine minimale MI vorliegt (physiologische MI, klappenassoziierte MI); mit dem transösophagealen UKG läßt sich sogar bei fast 100% (Akamatsu u. Uematsu 1990) eine physiologische MI finden. Bei Angiographien hat man beobachtet, daß es am Ende einer sehr langen Diastole auch zu einem Rückfluß von Blut in den linken Vorhof kommen kann (diastolische MI), der jedoch auch minimal ist und praktisch bedeutungslos. Diese beiden letztgenannten Formen der MI sind klinisch nicht feststellbar.

Vorkommen und pathologische Anatomie

Eine **erworbene valvuläre (organische) MI** kommt bei folgenden Erkrankungen vor:

1. *Rheumatismus* (ca. 20–40%), wobei die Entzündung zu Fibrose, Verkalkung und meist mit einer Mitralstenose kombinierter Schrumpfung führt, so daß letztlich ein Klappendefekt entsteht, der eine MI hervorruft, die bei Männern häufiger ist als bei Frauen (3:2);
2. *bakterielle Endokarditis* (ca. 5%), in der Regel auf einer bereits bestehenden MI leichten Grads irgendeiner Ursache beruhend;
3. *Lupus erythematodes* (selten);
4. *Ruptur der Chordae tendineae* (wird häufiger) beim Mitralklappenprolaps und bei bakterieller Endokarditis, traumatisch und im Alter;
5. *Papillarmuskelabriß* im Rahmen eines Herzinfarkts.

Eine **angeborene MI (Mißbildung der Klappe)** kommt in erster Linie bei einem *Ostium-primum-Defekt* mit Spaltbildung der Mitralklappe vor.

Der *Mitralklappenprolaps* (ca. 20%), der unter den operierten reinen Mitralinsuffizienzen die häufigste Ursache darstellt, ist in den meisten Fällen eine angeborene Anomalie, kann aber auch durch eine Papillarmuskelinsuffizienz erworben sein (S. 340 f).

Nichtvalvuläre MI (relative MI):

1. bei einer *Dilatation des linken Ventrikels* bzw. des *Mitralklappenrings,* dessen Umfang normalerweise durch die Muskelkontraktion um 10–50% verkleinert wird (nach Constant 1985*), was durch eine Volumen- oder Druckbelastung, aber auch durch Ischämie, Infarkt oder Aneurysma bedingt sein kann;

2. bei einer *abnormen Dehnung bzw. Insuffizienz eines Papillarmuskels* (diese Formen der MI sind dann Ausdruck einer Linksinsuffizienz oder einer koronaren Herzkrankheit);

3. bei einer *Verkalkung des Mitralklappenrings,* der dann durch den muskulären Ring nicht mehr kontrahiert werden kann, vorkommend besonders bei alten Menschen, aber auch bei Hyperkalzämien jeder Genese und bei Morbus Paget;

4. bei einer *hypertrophen obstruktiven Kardiomyopathie* (das vordere Mitralsegel wird in der Systole an das Septum herangezogen; zusätzlich kann dabei durch die Verkleinerung des Kavums des linken Ventrikels ein Mitralklappenprolaps entstehen);

5. bei einem *Myxom oder Thrombus im linken Vorhof*, wobei es sich zwar in erster Linie um eine Mitralstenose handelt, doch meist auch eine kleine MI dabei ist, weil der Schluß der Klappensegel behindert wird (organische nichtvalvuläre MI);

6. bei sehr früh in der Diastole einfallenden *ventrikulären Extrasystolen,* so daß die Mitralklappe bei Beginn der Systole noch weit offen steht.

Häufigkeit: Es besteht kein Zweifel, daß die Zahl der nichtvalvulären bzw. relativen MIs durch Ischämie oder Linksinsuffizienz nicht gering ist, größer als die der valvulären MI, doch gibt es hierfür keine verläßlichen Zahlen. An Häufigkeit dürften dann die MIs durch Mitralklappenprolaps folgen (einschließlich der Chordae-tendineae-Rupturen) und dann erst die rheumatisch bedingten. Sicher ist nur, daß eine MI, die mit einer Mitralstenose kombiniert ist, immer rheumatisch bedingt ist, wenn man von den seltenen Fällen des Vorhofmyxoms und -thrombus absieht.

Pathophysiologie

Der Rückfluß von Blut in der Ventrikelsystole führt zu einem Pendelblut und somit zu einer *Volumenbelastung, Vergrößerung und Hypertrophie des linken Vorhofs und Ventrikels.* Wenn auch durch die Vergrößerung des Schlagvolumens das erhöhte Volumenarbeit des linken Ventrikels das Herzzeitvolumen im großen Kreislauf bei leichteren Fällen ausgeglichen werden kann, so ist dies bei schwereren Fällen (bis über 50% Regurgitationsvolumen) nicht mehr möglich. Die Vorhofdilatation hat oft *Vorhofflimmern* zur Folge. Die Druckerhöhung im linken Vorhof ist – wie die Volumenbelastung – in ihrem Ausmaß abhängig von der Größe des Klappendefekts und dem Druckgradienten, der bei einer MI sehr hoch ist (meist ca. 100 mmHg) und der praktisch vom systolischen Ventrikeldruck bestimmt wird, wenn keine Mitralstenose vorliegt. Außerdem spielt die Compliance des linken Vorhofs, d. h. seine Dehnungsfähigkeit, auch eine gewisse Rolle. Der systolische Druckanstieg im linken Vorhof und in den Lungenvenen durch die systolische Rückflußwelle ist nur von kurzer Dauer und um so geringer, je mehr sich der linke Vorhof erweitern kann. In der Diastole kann sich der linke Vorhof völlig entleeren, wenn keine Linksinsuffizienz besteht, so daß in dieser Phase keine Druckerhöhung vorliegt. Im Gegensatz zur Mitralstenose (mit ihrer in Systole *und* Diastole mehr oder weniger bestehenden Druckerhöhung) kommt es deshalb bei der MI in *milder und mäßiger Form* nicht zu Lungenstauung, Atemnot und pulmonalem Hochdruck (dies allerdings in schweren Fällen).

Die Volumenüberlastung führt zu einem *hyperkinetischen Verhalten des Herzens und Kreislaufs.* Dadurch wird u. a. der systolische Druckanstieg im linken Ventrikel beschleunigt, die Anspannungszeit verkürzt und die Regurgitation geringer als bei einem normalen Druckanstieg. Liegt eine schwere MI vor, mit einem relativ kleinen Schlagvolumen für die Peripherie, so läßt sich ein für die schwere MI *charakteristischer Puls* feststellen, ein Pulsus celer et parvus. Auch die Austreibungszeit wird verkürzt, da das Blut aus dem linken Ventrikel in zwei Richtungen abfließen kann. Daher rührt ein auskultatorisches Zeichen, der *vorzeitige A$_2$,* was zu einer *Spaltung des 2. Tons* bei der großen MI führt.

Der große Druckgradient zwischen linkem Ventrikel und Vorhof führt zu Wirbelbildungen im linken Vorhof und so zu einem systolischen Geräusch, das charakteristischerweise – bei leichten und mittelschweren Fällen – hochfrequent ist.

Zur Pathophysiologie der systolischen MI-Geräusche s. S. 133.

Beschwerden

Solange keine Linksinsuffizienz vorliegt, besteht keine nennenswerte Lungenstauung und auch keine Atemnot. *Atemnot* bedeutet bei einer MI: *Links-insuffizienz.*

Die Patienten mit einer MI sind im allgemeinen *lange Zeit beschwerdefrei* oder höchstens von Palpitationen belästigt, wie bei anderen Ursachen eines hyperkinetischen Ventrikels.

Klinischer Befund

Charakteristischer (primärer) Auskultations-befund: systolisches MI-Geräusch
(Abb. **65–69, 97**)

Ursache: Wirbel im linken Vorhof durch eine „umgekehrte Mitralstenose". Das dadurch entstandene Geräusch ist am Entstehungsort nicht hörbar, da der linke Vorhof in der Tiefe des Thoraxraums liegt, vor Speiseröhre und Wirbelsäule. Es wird aber relativ gut im linken Ventrikel bis zur Herzspitze fortgeleitet.

Lokalisation: p. m. der chronischen MI immer über der Spitze des linken Ventrikels, beim hebenden, hypertrophierten Ventrikel über dem Maximum der Pulsation. Wenn das Geräusch sehr leise ist, kann es u. U. nur an ganz umschriebener Stelle und nur nach sorgfältigem Abtasten mit der Stethoskopmembran („inchen") festzustellen sein. Wenn es laut ist, ist die Hauptausbreitungsrichtung verschieden, je nachdem welche Richtung der Jet einnimmt: So kann das Geräusch in der lin-ken Axilla, aber auch über dem Sternum, in Gegend der Erb-Region, ja sogar rechts vom Sternum in der Aortenregion und in den Supraklavikulargruben noch gut hörbar sein. Unter Umständen kann es am linken Sternumrand (Erb-Region) so laut sein, daß man nur in Linkslage feststellen kann, daß das p. m. über der Spitze ist (dies besonders bei schmalem, langem Thorax und einem nicht wesentlich verbreiterten linken Ventrikel).

Lautheit: Sehr verschieden, meist 2/6–3/6, aber auch 1/6 –6/6. Die Lautheit hängt entscheidend vom Regurgitationsvolumen und somit von der Größe des Defekts und vom Druckgradienten ab. Sieht man von äußeren Einflüssen ab (Thoraxtiefe, Emphysem, Fett, Muskulatur, Beziehung des linken Ventrikels zur Thoraxwand), so ist die Lautheit in der Regel ein Maß für die Größe des Rückflußvolumens, d. h. für die Schwere der MI.

Zeitpunkt und Ablauf:
a) pansystolisch und dabei bandförmig oder spindelförmig oder crescendo verlaufend,
b) frühsystolisch und dabei kurz oder lang,
c) endsystolisch und dabei kurz oder lang,
d) sehr selten – nur beim Mitralklappenprolaps –, kurz mesosystolisch (S. 245).
Die Dauer des Geräusches ist ein Maß für die Dauer der Regurgitation, d. h. für die Größe der Regurgitation und die Schwere der MI.

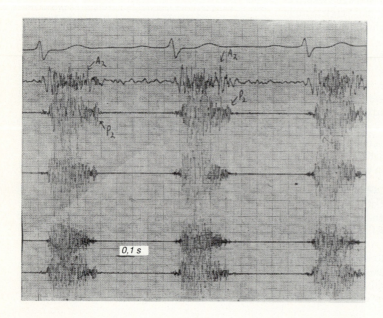

0,1 s

Abb. **67** Spindelförmiges pansystolisches Geräusch bei großer Mitralinsuffizienz durch Abriß der Chordae tendineae im Bereich des hinteren Papillarmuskels. Das Geräusch reicht über den A_2 hinaus; der 2. Ton ist typischerweise gespalten.

Klang: Das typische MI-Geräusch mit einer Lautstärke von 1/6–3/6 ist ausgesprochen hochfrequent wie kein anderes Geräusch. Es ist außerdem keine Spur rauh, sondern glatt und blasend. Erst beim Lautstärkegrad 3/6–4/6 oder mehr wird es zusätzlich durch größeren Anteil lauter hoher Frequenzen scharf und bei noch größerer Lautheit sogar scharf-rauh (durch den zunehmenden Anteil lauter niederer Frequenzen); es wird dann dem Aortenstenosegeräusch sehr ähnlich. Drückt man bei solchen Geräuschen die Membran fest auf, verschwindet die Rauhigkeit oft weitgehend, und das typische hochfrequente, scharfe Geräusch kommt zum Vorschein. Es ist eine große Ausnahme, wenn ein nicht besonders lautes MI-Geräusch (2/6) nicht hochfrequent ist, sondern mittel–niederfrequent. Wir haben dies nur einmal bei einem Emphysem beobachtet, wodurch wahrscheinlich eine schwere, rauhe MI mit großamplitudigen niederen Frequenzen einfach in der Lautheit insgesamt reduziert wurde, wobei die kleinamplitudigen hohen Frequenzen im Klang verschwanden.
Gelegentlich hat das MI-Geräusch einen tonalen Klang oder Beiklang, gelegentlich nur an einer umschriebenen Stelle – ähnlich dem Gallavardin-Phänomen der Aortenstenose. Kleine Mitralinsuffizienzen – besonders beim Mitralklappenprolaps – sind manchmal rein tonal und dabei in der Regel hochfrequent, selten heiser wie bei einer Aortenstenose. Selten ist das Geräusch auch harsch, d. h. fast hochfrequent-kratzend, ähnlich wie bei einer Perikarditis.

Sekundäre Auskultationsphänomene

1. Ton: Bei der valvulären, endokarditisch bedingten MI ist der 1. Ton (Mitralklappenschlußton) um so leiser, je schwerer die MI bzw. je länger und lauter das systolische Geräusch ist, ja er ist dabei oft nicht als solcher erkennbar. Dies kann mehrere Gründe haben:
a) Der 1. Ton verschmilzt mit dem sich sofort anschließenden lauten systolischen Geräusch.
b) Durch die Volumenüberlastung des linken Ventrikels ist die Mitralklappe früh in der Diastole geschlossen, und der linke Vorhof ist insuffizient und öffnet die Klappe nicht (Vorhofflimmern) oder ungenügend.
c) Bei einer rheumatisch bedingten MI ist nicht selten auch das Myokard durch einen früheren entzündlichen Prozeß geschädigt und so die Kontraktionsgeschwindigkeit und -kraft vermindert.
d) Vielleicht sind auch die Segel geschrumpft, ihre Fläche ist geringer und damit auch das „Material" für die Lautheit des 1. Tons.

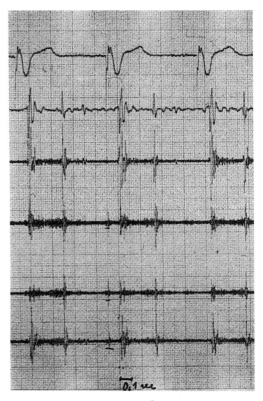

Abb. **68**   Mitralinsuffizienz II° mit leisem pansystolischen bandförmigen Geräusch und ungewöhnlich spät einfallendem 3. Ton (0,20 s). Weitere Beispiele für Mitralinsuffizienz Abb. **69** und bei Mitralstenose und Mitralklappenprolaps.

Bei einer großen MI durch einen Mitralklappenprolaps ist der 1. Ton oft sehr laut zu hören, neben einem pansystolischen Geräusch, was diese Ursache einer MI von der rheumatischen klinisch u. a. unterscheidet (kräftiger, nicht geschädigter Herzmuskel, große Klappensegel).

2. Ton: Der 2. Ton (A_2) wird bei einer hämodynamisch wirksamen MI charakteristisch verändert: Durch die verkürzte Austreibungszeit (s. oben Pathophysiologie) erscheint der A_2 früher, der 2. Ton wird gespalten, bleibt aber atemabhängig. Je größer die Spaltung, je schwerer die MI (Abb. **67**).

3. Ton vom linken Ventrikel: Der 3. Ton, sonst ein Zeichen einer Linksinsuffizienz bei Erwachsenen, ist oft ein Begleitsymptom einer mittelschweren und schweren MI. Ursache hierfür ist, daß das durch das Pendelblut vergrößerte diastolische Einflußvolumen mit großer Geschwindigkeit in der frühen Diastole in den linken Ventrikel hineinstürzt und so zu einer raschen und kräftigen Dehnung der Ventrikelwand führt, was diesen Ton verursacht. Er ist jedoch nicht unbedingt so dumpf wie bei einer Linksinsuffizienz und kann deshalb rein vom Klang bzw. vom Frequenzinhalt nicht immer leicht von einem Mitralöffnungston abgegrenzt werden, allerdings von der Zeitspanne zum A_2 (meist 0,15 s und mehr).

4. Ton vom linken Ventrikel: Ein 4. Ton kommt bei der chronischen MI nicht vor, weil auch der hypertrophierte linke Vorhof am Ende der Diastole dem überfüllten und dilatierten linken Ventrikel nicht mehr viel Blut mit großer Geschwindigkeit zuführen kann. Tritt er auf, so handelt es sich um eine akute MI (s. unten) oder beruht auf einer anderen Herzerkrankung wie z. B. hypertrophe Kardiomyopathie (HNCM oder HOCM) oder Hypertonie.

5. Herzton s. S. 209.

Mesodiastolisches Einstromgeräusch: Dieses Geräusch ist bei weitem nicht so häufig zu beobachten wie der 3. Ton und kommt nur bei den schweren Formen einer MI vor (relative Mitralstenose). Ursache und Erscheinungsform s. S. 145 ff. Es kann zusammen mit dem 3. Ton vorkommen, und zwar im Anschluß daran, oder ist von diesem nicht zu trennen. Eine sichere Differenzierung zwischen beiden ist manchmal sehr schwierig, aber nicht wichtig.

Auskultatorische Zeichen eines pulmonalen Hochdrucks (S. 168, 208): Diese finden sich nur bei den schwersten Formen bzw. bei einer MI mit Linksinsuffizienz und gehören deshalb nur ausnahmsweise zu den sekundären Auskultationsphänomenen einer MI, nach denen aber bei einer MI trotzdem zu suchen ist, weil sie für die Beurteilung des Schweregrads wichtig sind.

Sonstige klinische Befunde

Als Folge einer MI kommt es – je höher der Schweregrad – zu einer Vergrößerung des linken Ventrikels und zu einem hyperkinetischen, nach unten und außen verlagerten und verbreiterten *Spitzenstoß*, einem Gradmesser für die Schwere einer MI. Der arterielle Puls zeigt – ebenfalls je nach Schweregrad – einen schnellen Anstieg, der bei den schweren Formen mit einer kleinen Pulsamplitude verbunden und als *Pulsus celer et parvus* für die MI charakteristisch ist.

Diagnose der chronischen MI

Die Diagnose einer MI beruht auf dem ausgesprochen hochfrequenten, weichen bzw. blasenden (leisen) oder scharfen oder aber auch rauh-scharfen (lauten) **systolischen Geräusch** mit p. m. über der Herzspitze. Dieses Geräusch ist früh-, pan- oder endsystolisch, nur ausnahmsweise hochfrequent und kurzdauernd mesosystolisch. Ein MI-Geräusch kann auch einen rein tonalen Klang aufweisen oder einen tonalen Beiklang haben oder an bestimmten Stellen nur tonal sein. Wenn auch ein solches tonales Geräusch in verschiedenen Frequenzbereichen liegen kann, so ist es bei der MI doch meist hochfrequent und harmonisch (s. unten Differentialdiagnose und Tonale Geräusche, S. 130 ff), nicht heiser, disharmonisch wie meist bei einer Aortenstenose.

Auskultationstechnik: Am besten – oder ausschließlich – wird das MI-Geräusch in Linksseitenlage im Exspirium mit der Membran des Stethoskops gehört. Um es überhaupt zu hören oder den hochfrequenten Klang besser zur Darstellung zu bringen oder von anderen Geräuschen besser zu unterscheiden, ist manchmal ein fester Anpreßdruck notwendig.
Ein leises Geräusch, wie es besonders bei einer relativen MI vorkommt, kann leicht überhört werden, wenn nicht die Mitralregion sorgfältig, d. h. Punkt für Punkt, abgehört wird. Um keine leichte frühsystolische MI zu überhören, muß man bei einem lauten 1. Ton – wie z. B. bei einer Mitralstenose – besonders einen starken Druck mit der Membran ausüben, wodurch nicht nur das – sonst verdeckte – hochfrequente Geräusch besser gehört wird, sondern auch der 1. Ton abgeschwächt wird, was das Erkennen des Geräusches verbessert.

Ein **Verdacht** auf eine MI besteht bei jedem systolischen Geräusch mit dem p. m. über der Herzspitze.
Der klinische **Beweis** für eine MI ist durch ein hochfrequentes früh-, pan- oder endsystolisches Geräusch mit dem p. m. über der Spitze gegeben. Objektiver Beweis durch Farb-Doppler-UKG (besonders mit dem transösophagealen UKG), Ventrikulographie, Szintigraphie und Kernspintomographie.

Schweregrad der chronischen MI

Objektiv und meist genügend genau, aber nicht exakt, kann der Schweregrad der Regurgitation sowohl mit den Doppler-UKG-Methoden wie auch mittels Angiokardiographie (vom linken Ventrikel aus), oder auch kernspintomographisch ermittelt werden. Die Größe der v-Welle in der Druckkurve im linken Vorhof oder beim Lungenkapillardruck gibt objektive Anhaltspunkte, ebenso wenn man eine pulmonale Hypertonie als Folge einer MI mit einer dieser Methoden feststellen kann. Bereits das zweidimensionale UKG und auch das Röntgenbild des Herzens können durch Bestimmung der Größe des linken Ventrikels indirekt gute Anhaltspunkte für die Schwere einer MI geben.

Klinische Parameter für eine schwere MI:

1. lautes (3/6 oder mehr), pansystolisches, scharfes oder rauh-scharfes MI-Geräusch; 3. Ton links, mesodiastolisches Mitralgeräusch ohne Anhalt für eine Mitralstenose, 1. Ton fehlend, 2. Ton konstant gespalten, atemabhängig;

2. Atemnot in Ruhe oder bei Belastung, für die nur die MI verantwortlich gemacht werden kann;

3. Nachweis einer pulmonalen Hypertonie, für die kein anderer Grund besteht;

4. Vergrößerung des linken Ventrikels: Spitzenstoß nach links außen und unten verlagert, verbreitert, stark hebend, hyperkinetisch;

5. Pulsus celer et parvus;

6. Vorhofflimmern.

Klinische Parameter für eine leichte MI:

1. Beschwerdefreiheit;

2. linker Ventrikel höchstens leicht vergrößert, Herzspitzenstoß nur leicht verbreitert und hebend, evtl. nur in Linkslage feststellbar;

3. leises (2/6 oder weniger), mehr oder weniger umschriebenes, früh- oder spätsystolisches, hochfrequentes, nicht scharfes MI-Geräusch;

4. normaler 1. und 2. Ton, kein 3. Ton.

Die Befunde der *akuten* MI werden gesondert besprochen, s. unten.

Differentialdiagnose der chronischen MI

Vorbemerkung

Die Differentialdiagnose der chronischen MI betrifft die verschiedenen systolischen Geräusche mit dem p. m. über der Mitralregion. Strenggenommen kommt für die Differentialdiagnose der früh-, pan- und endsystolischen MI nur die Trikuspidalinsuffizienz in Frage, ausnahmsweise noch der Ventrikelseptumdefekt.

Tatsächlich aber muß man sich auch mit den mesosystolischen Geräuschen auseinandersetzen, die ihr p. m. über der Spitze haben können, weil sie auskultatorisch nicht immer eindeutig von den MI-Geräuschen unterscheidbar sind, sowohl bezüglich ihrer Dauer wie auch ihrer Beziehung zum 1. und 2. Ton.

Es erscheint aus praktischen Gründen angebracht, die Differentialdiagnose nach lauten und leisen Geräuschen (p. m. Spitze) zu besprechen, da sich in dieser Hinsicht sehr verschiedene Aspekte ergeben, auch wenn es eine Grauzone bezüglich der Lautstärke und der zugrundeliegenden Ursachen gibt. Sowohl für die lauten wie die leisen systolischen Geräusche mit dem p. m. über der Spitze kann als differentialdiagnostische Hilfe die dynamische Auskultation eingesetzt werden: Bei der MI wird die Lautstärke nach einer postextrasystolischen Pause oft nicht lauter (nicht absolut zuverlässig), durch Handgrip wird die MI lauter, nach dem Pressen im Rahmen eines Valsalva-Versuchs wird das MI-Geräusch frühestens nach 3–4 s lauter, durch Amylnitrit wird es leiser.

Differentialdiagnose bei einem lauten (3/6 und mehr) systolischen Geräusch mit p. m. über der Herzspitze

Die **Trikuspidalinsuffizienz (TI)** kann dieselben systolischen Geräusche verursachen, aber das p. m. ist verschieden. Eine Problematik tritt nur dann auf, wenn die TI ausnahmsweise bis zur Herzspitze sehr gut zu hören ist (großer rechter Ventrikel) – oder umgekehrt die MI gut bis zur Trikuspidalregion (bei relativ kleinem linken Ventrikel). Zur Unterscheidung können dienen: Linkslage, wodurch sich das Geräusch besser lokalisieren läßt; Verstärkung des TI-Geräusches durch Inspiration (bei 80%) sowie durch Anheben der Beine oder hepatojugulären Reflux und auch durch Amylnitrit, wodurch eine MI leiser wird. Bei einer sorgfältigen Palpation kann man das p. m. des Geräusches meist gut mit dem linken oder rechten Ventrikel in Verbindung bringen.

Etwas tückisch ist allerdings, daß es gelegentlich vorkommt, daß auch ein MI-Geräusch über der Spitze – selten – inspiratorisch lauter wird (durch Rotation?) (Constant 1985* und eigene Beobachtungen). – Das gleichzeitige Vorkommen einer MI und einer TI ist in erster Linie daran zu erkennen, daß das systolische Geräusch von der Spitze an nach medial zuerst leiser und dann in der Trikuspidalregion wieder lauter wird und daß an diesen beiden p. m. der Geräusche sich u. U. auch deren Dauer und Ablauf ändert. Man kann auch den Klangunterschied der Geräusche in diesen beiden Regionen differentialdiagnostisch berücksichtigen. Dies ist wegen des möglichen regionalen Klangwandels eines Geräusches nicht absolut zuverlässig, nur dann, wenn in der TI-Region das Geräusch hochfrequenter wird.

Die **Aortenstenose** (AST) ist deshalb in Betracht zu ziehen, weil bei der valvulären Form zwar selten, bei der hypertrophen obstruktiven Kardiomyopathie jedoch regelmäßig das p. m. des systolischen Geräusches über der Spitze oder etwas einwärts der Spitze lokalisiert ist und sich das Geräusch der membranösen, subvalvulären AST ähnlich verhält. Dazu kommt, daß das laute MI-Geräusch ähnlich rauh-scharf sein kann wie das einer AST und daß das mesosystolische AST-Geräusch so lang wie ein pansystolisches Geräusch erscheinen kann, weil bei beiden Fehlern der 1. Ton und der 2. Ton über der Spitze schlecht oder nicht hörbar sein können. Diese Differentialdiagnose wurde bei der AST besprochen (S. 192 f).

Der **Ventrikelseptumdefekt beim Erwachsenen** ist meist leicht oder mittelschwer und verursacht ein lautes, rauh-scharfes pansystolisches Geräusch. Dessen p. m. liegt nie über der Spitze, sondern im 3.–4. ICR am linken Sternumrand; es kann aber gelegentlich bei einem nicht vergrößerten Herzen fast gleich laut bis zur Herzspitze zu hören sein. Ein Ventrikelseptumdefekt mit diesem Geräusch ist hämodynamisch meist ohne große Bedeutung und weist keine Herzvergrößerung auf, ganz im Gegensatz zur MI mit einem solchen Geräusch. Die Hauptschwierigkeit in der Abgrenzung gegenüber einer MI besteht darin, daß bei einer lauten MI das Geräusch in diesem Bezirk ähnlich laut sein kann wie über der Spitze, wenn man nicht in Linksseitenlage auskultiert, wobei man das p. m. viel eindeutiger feststellen kann. Besonders bei einem frischen Herzinfarkt kann die Differentialdiagnose Papillarmuskel/Chordae-tendineae-Abriß mit MI oder Septumperforation Schwierigkeiten bereiten, weil das Herz relativ klein ist, trotz einer Herzinsuffizienz (S. 254 ff).

Differentialdiagnose bei einem leisen (2/6 und weniger) systolischen Geräusch über der Herzspitze

Funktionelles, harmloses mesosystolisches Austreibungsgeräusch von der Aorta: Dies entspricht vem valvulären AST-Geräusch bezüglich dem Entstehungsort und hat deshalb auch sein p. m. in der Regel über der Aortenregion oder – seltener – in der Erb-Region. Ausnahmsweise allerdings kann es sein p. m. auch in der Mitralregion haben, genauso wie dies bei der valvulären AST vorkommen kann. Man kann dieses Geräusch jedoch in der Regel unschwer daran erkennen, daß es gleich laut oder wenig leiser, aber doch definitiv auch in der Aortenregion hörbar ist und daß es mittel – niederfrequent (dumpf) ist im Gegensatz zu dem bei geringer Lautstärke immer hochfrequenten MI-Geräusch. Nicht selten läßt sich bei diesem Geräusch auch der mesosystolische Charakter, d. h. eine Lücke nach dem 1. und eine Lücke vor dem 2. Ton, erkennen, wogegen beim pansystolischen MI-Geräusch dies nicht erkennbar ist und beim frühsystolischen nur die Lücke vor dem 2. Ton. Im

Zweifelsfall hilft auch ein Druck mit der Membran, wodurch ein hochfrequentes MI-Geräusch eindeutiger hochfrequent wird, ein Aortengeräusch jedoch nicht eindeutig; umgekehrt wird das Aortengeräusch lauter oder eindeutiger niederfrequent, wenn es mit dem Trichter abgehört wird. Auch der postextrasystolische Schlag und die dynamische Auskultation können Entscheidungshilfen sein.

Das **frühe mesosystolische intraventrikuläre Austreibungsgeräusch** (S. 138, Abb. **70**) macht größere differentialdiagnostische Schwierigkeiten, da es sein p. m. auch über der Spitze hat und nicht in der Aortenregion zu hören ist. Es unterscheidet sich beim Hören vom leisen frühsystolischen MI-Geräusch nur durch seinen dumpfen Klang.

Unterscheidungshilfen, wie eben für das Aortengeräusch geschildert.

Das **kardiorespiratorische systolische Geräusch** über der Herzspitzenregion ist pansystolisch wie das MI-Geräusch, auch im Klang ähnlich, mittelhochfrequent, doch dem Bronchialatmen mehr verwandt. Die Unterscheidung ist jedoch in der Regel kein großes Problem, weil es nur inspiratorisch vorhanden ist und auch bei angehaltener Inspiration verschwindet. Zudem liegt es eher lateral der Herzspitze bzw. des linken Herzrands.

Differentialdiagnose bei feststehender Diagnose MI

Wenn die Diagnose einer MI gestellt ist und eine quantitative Beurteilung vorgenommen wurde, dann erhebt sich zuletzt die Frage nach der Art bzw. Ursache der MI (s. oben Definition und Ursachen, Vorkommen) mit folgenden Gesichtspunkten:

Valvuläre oder relative MI? Diese Frage ist aufgrund des Auskultationsbefunds nicht zu entscheiden, es sei denn durch den Verlauf, wenn bei einer Besserung des Herzens das MI-Geräusch verschwindet.

Aber: Im allgemeinen ist die relative MI leise und nur ausnahmsweise 3/6 laut oder lauter, so daß eine laute, rauh-scharfe MI gegen eine relative MI spricht. Und: Einen Anhaltspunkt, ob eine MI bei einer Linksinsuffizienz valvulär oder nichtvalvulär (= relativ) ist, kann der Vergleich der Lautstärke und Dauer des Geräusches mit der Größe des linken Ventrikels bieten: Je größer der Ventrikel und je kleiner dabei die MI ist, desto wahrscheinlicher (nicht absolut ausgeschlossen) ist die MI eine Folge der Linksinsuffizienz (relativ) und umgekehrt.

Mitralklappenprolaps bzw. Papillarmuskelinsuffizienz mit einer MI? Dafür spricht ein Geräusch mit endsystolischem Crescendo, mit oder ohne meso- bzw., endsystolischen Klick oder das sehr seltene mesosystolische MI-Geräusch. Auch bei einem bandförmigen Systolikum kann ein Prolaps vorliegen, auf den dann ein lauter 1. Ton hinweisen würde, der bei der üblichen valvulären MI abgeschwächt ist oder fehlt. Beweis: UKG.

Chordae-Ruptur: Jede rauhe, große MI ist daraufhin verdächtig.

Besondere klinische Erscheinungsformen

Physiologische MI: Darauf wurde bereits am Anfang dieses Abschnitts hingewiesen (Definition und Ursachen). Diese Form ist klinisch nicht feststellbar, praktisch belanglos (eine Doppler-UKG-Diagnose).

2. Die **relative MI** wurde oben bei der Differentialdiagnose besprochen. In diesem Zusammenhang soll noch besonders hingewiesen werden auf die MI bzw. das Bild eines kombinierten Mitralvitiums im Rahmen eines Tumors oder pendelnden Thrombus im linken Vorhof.

3. **Auskultatorisch stumme MI:** Strenggenommen gehören die physiologische MI und die diastolische MI zu den klinisch stummen Formen, doch spielen sie hämodynamisch keine Rolle und sind deshalb nicht relevant. Auch eine MI, die bei einer ventrikulären Extrasystole vorkommen kann und die man meistens nicht hört wegen des zu geringen Rückflusses, wird nur der Vollständigkeit halber hier erwähnt.

Sehr wichtig jedoch ist die auskultatorisch stumme MI im Rahmen einer akuten MI, bei der das Geräusch ausnahmsweise völlig fehlen kann oder nur rudimentär vorliegt und so einen geringfügigen Defekt vortäuscht (s. unten). Auch bei Klappenprothesen können MI-Geräusche durch ein paravalvuläres Leck unverhältnismäßig kurz und leise sein, selbst bei großen Defekten. Dies mag einmal daran liegen, daß es sich um eine akute bzw. subakute MI handelt, bei der die unten geschilderten besonderen hämodynamischen Verhältnisse zu einem leicht überhörbaren Geräusch führen. Andererseits könnte es auch sein, daß man bei einem lauten 1. Ton durch die Klappenprothese das MI-Geräusch nicht gut genug hört. – Auch äußere Faktoren wie z. B. Emphysem, Adipositas, Thoraxdeformierungen können eine kleine MI unhörbar machen.

Immer sollte man bei einem lauten 1. Ton – gleich welcher Ursache, besonders aber bei einer gleichzeitigen Mitralstenose – daran denken, daß ein frühsystolisches Geräusch okkult, verdeckt vorhanden sein könnte und deshalb nicht ohne weiteres hörbar ist. Manchmal wird es erst hörbar, wenn man in Linkslage und angehaltenem Exspirium die Mitralregion Punkt für Punkt abhört und wenn man die Membran dabei sehr stark andrückt.

4. **MI beim Vorhofseptumdefekt:** S. 253 bei 2. u. 3.

5. **Akute und subakute MI:**

Ursachen: Eine akut entstande MI ist meist durch einen Abriß der Chordae tendineae bedingt. Diese können rupturieren bei einer bakteriellen Endokarditis, bei einem Mitralklappenprolaps mit überlangen und dünnen Chordae, aber auch nach abgeheilter rheumatischer Endokarditis (vernarbte, geschrumpfte Chordae) und bei einem Brustkorbtrauma. Viel seltenere Ursachen sind ein Papillarmuskelabriß als Folge eines Herzinfarkts – was in der Regel als schlimmste Ursache einer akuten MI angesehen werden kann – und eine Zerstörung der Klappe bei einer bakteriellen Endokarditis.

Pathophysiologie: Das entscheidende pathophysiologische Ereignis bei einer subakuten und akuten MI ist die plötzliche Volumenüberlastung des linken Vorhofs und Ventrikels, die sich nicht sofort an diese Verhältnisse anpassen können. Daraus resultiert in jedem Falle eine Druckerhöhung im linken Ventrikel in der Diastole und eine Druckerhöhung im linken Vorhof – besonders in der Systole, aber auch in der Diastole –, in den Lungenvenen und -kapillaren, aber auch in den Lungenarterien, so daß es nicht nur zu einer akuten Rechtsbelastung, sondern auch zu einer Rechtsinsuffizienz kommen kann. Das Ausmaß dieser Veränderungen und deren subjektive (Atemnot) und objektive Folgen (klinischer Befund) hängen von der Größe des Defekts ab und dieser z. B. von der Zahl der rupturierten Chordae.

Klinischer Befund und Diagnose: Subjektiv steht die Atemnot ganz im Vordergrund. In den perakuten Fällen bedeutet dies: Lungenödem und (Prä-)Schock, mit sehr schlechter Prognose. Das MI-Geräusch kann zwar wie bei den mehr subakuten Formen sein (s. unten), aber gerade bei den schwersten Fällen ganz in den Hintergrund treten, d. h., es kann fehlen oder nur frühsystolisch und relativ leise vorhanden sein. Ursache hierfür ist sowohl die Kontraktionsschwäche des linken Ventrikels durch die plötzliche Überlastung, der hohe Druck im linken Vorhof und der relativ große Defekt (= „geringe retrograde Mitralstenose"). Solange der linke Vorhof noch einigermaßen leistungsfähig ist, kann es zu einem 4. Ton über dem linken Ventrikel kommen, der ein typisches Zeichen der akuten MI darstellt. Der 3. Ton, typisch für eine chronische MI, kann zusätzlich auch vorhanden sein. Typisch ist auch, daß der 2. Ton deutlich gespalten ist (wegen der kurzen Austreibungszeit), daß das Herz anfänglich nicht vergrößert ist und daß meist ein Sinusrhythmus besteht bei einer Tachykardie. – Bei den mehr subakuten Formen einer MI kann – je nach Defektgröße bzw. Zahl der rupturierten Chordae – ein ähnlicher Befund zu erheben sein, jedoch kann auch ein völlig anderer

Befund vorliegen: Durch das große Rückflußvolumen kann bei einem noch leistungsfähigen linken Ventrikel und nicht allzu hohem Druck im linken Vorhof das MI-Geräusch sehr laut sein und dann nicht glatt-hochfrequent wie bei einer leichten chronischen MI, sondern scharf-rauh. Die Dauer eines solchen MI-Geräusches kann zwar pansystolisch sein, aber häufiger frühsystolisch, weil es im Laufe der Systole zu einem Druckangleich in Vorhof und Ventrikel kommt und auch bei dem großen Rückflußvolumen an sich schon die Austreibungszeit sehr verkürzt wird – daher auch in diesen Fällen ein deutlich gespaltener 2. Ton. Bemerkenswert ist die Lokalisation des Geräusches in diesen Fällen: Bei einem (sub)akuten Defekt im Bereich des hinteren Segels kann das p. m. über der Erb-Region sein, ja sogar rechts vom Sternum in der Aortenregion. Aus vielen Einzelbeobachtungen weiß man deshalb, daß das Geräusch bei einer akuten MI durchaus eine Aortenstenose mimen kann. Bei einem Defekt im Bereich des vorderen Segels ist der Jet mehr nach hinten gerichtet, und das Geräusch wird relativ gut im Bereich der linken Axille und über dem Rücken zu hören sein. Der 1. Ton ist auch bei diesen Patienten oft normal laut, ja sogar betont, wie bei einem Mitralklappenprolaps. Dies hat noch zur Folge, daß man ein kurzes, leises frühsystolisches Geräusch leicht überhören kann und eine akute oder subakute MI nicht als Ursache einer akuten Linksinsuffizienz in Erwägung zieht.

Sowohl die weniger schwere bzw. subakute wie die schwere akute MI können klinisch-diagnostisch große Probleme machen, sind aber mit Hilfe des UKG und des Farb-Doppler-UKG leicht zu diagnostizieren und zu beweisen (systolisches Flattern des oder der Segel in den linken Vorhof hinein). Entscheidend ist, daß man bei einer akuten oder subakuten Linksinsuffizienz an diese Ursache denkt, vor allem bei der Kombination mit einem 4. Ton über dem linken Ventrikel und erst recht bei gleichzeitigem Nachweis einer MI.

Hinweis

Das MI-Geräusch spielt nicht nur wegen der rheumatischen Vitien, sondern mehr noch wegen des häufigen Vorkommens bei einem Mitralklappenprolaps und bei relativer MI (im Rahmen einer Linksinsuffizienz) eine bedeutende Rolle in der Herzdiagnostik. Sie ist klinisch gut feststellbar und wird – gemessen am Doppler-UKG – offenbar weniger überse-

hen als die anderen Herzfehler; auch quantitativ ist sie gut beurteilbar. Differentialdiagnostisch ist sie in der Regel durch ihr ausgesprochen hochfrequentes Geräusch – wenn es nicht sehr laut ist – von ähnlichen Geräuschen mit dem p. m. über der Herzspitze gut abgrenzbar.

Ein MI-Geräusch ist immer pathologisch, ob valvulär oder nichtvalvulär, ob wenig oder außerordentlich bedeutsam. Unabhängig von Ursache und hämodynamischer Belastung ist die Erkennung bzw. das Wissen um das Vorliegen einer MI insofern für einen Patienten von Bedeutung, als eine leichte und mittelschwere MI keine Beschwerden zu verursachen braucht, aber ohne körperliche Schonung viel rascher zu einer entscheidenden Verschlechterung führen wird. Außerdem ist bei der bekannten Neigung leichter MIs zur bakteriellen Endokarditis vor allen chirurgischen Eingriffen und Zahnextraktionen eine Antibiotikaprophylaxe erforderlich.

Eine ganz wichtige Rolle spielt die relative MI als objektives Zeichen einer Linksinsuffizienz und als Gradmesser ihrer Besserung oder Verschlechterung bei einer Verlaufsbeobachtung (Lautheit, Ablauf, Klang). Sie kann das einzige objektive Symptom einer Linksinsuffizienz sein, einfacher, schneller, leichter und sicherer nachweisbar als mit allen technischen Untersuchungen; ihr Fehlen schließt aber eine Linksinsuffizienz nicht aus.

Bei jeder akuten und subakuten Linksinsuffizienz ist nicht nur an Hypertonie, Aorteninsuffizienz und Herzinfarkt zu denken, sondern auch an eine akute MI. Diese kann auskultatorisch einerseits einer Aortenstenose ähneln, andererseits aber auch auskultatorisch fast stumm sein bzw. wie eine leichte MI erscheinen, trotz eines dramatischen klinischen Bilds.

Literatur

Akamatsu, S., H. Uematsu: Evaluation of physiological mitral regurgitant flow using transoesophageal Doppler echocardiography. J. Cardiol. 20 (1990) 341–348
Sahn, D. J., B. C. Maciel: Physiological valvular regurgitation. Circulation 78 (1988) 1075–1078

Kombiniertes Mitralvitium

(Abb. **65, 69**)

Auskultatorisch findet man beim kombinierten Mitralvitium die Symptome einer Mitralstenose und Mitralinsuffizienz. Man muß zwar jeweils entscheiden, welcher Fehler der bedeutsamere ist; man sollte hier aber auch nicht einfach von einem Überwiegen des einen oder anderen Vitiums sprechen, sondern besser den jeweiligen Schweregrad angeben, der die Frage des Überwiegens klarer beantwortet.

Einige Gesichtspunkte seien angemerkt:
Bei einem kombinierten Mitralvitium ist ein **3. Ton über dem linken Ventrikel** ein sicheres Zeichen dafür, daß keine MST besteht bzw. keine von hämodynamischer Bedeutung; dies ist sehr selten, wenn man die MST gut hört.
Ein **betonter 1. Ton** kann das Ohr so „betäuben", daß man ein frühsystolisches Geräusch nicht hört oder erst bei ganz besonderer Aufmerksamkeit, d. h. nur an einem ganz umschriebenen Ort und nur bei sehr festem Aufdruck der Membran und in Linksseitenlage des Patienten. – Ein betonter 1. Ton ist bei einer MI immer ein Hinweis, daß möglicherweise noch eine MST vorliegt, aber er ist kein Beweis dafür, da ein solcher vor allem auch bei einem Mitralklappenprolaps und einer akuten oder subakuten MI vorkommen kann, sogar zusammen mit einem pansystolischen Geräusch.
Ein **hebender Spitzenstoß** bei einem kombinierten Mitralvitium ist ein sicheres Zeichen dafür, daß die MI hämodynamisch bedeutsam ist, wenn nicht ein anderer Grund dafür vorliegt (Aortenfehler oder Hypertonie z. B.).
Das **mesodiastolische Geräusch** bei einem kombinierten Mitralvitium kann wegen des durch die MI bedingten großen Einflußvolumens maximal laut sein. Dabei ist die Lokalisation des p. m. dieser beiden Geräusche nicht immer identisch, so daß man jeweils nach dem p. m. eines jeden Geräusches suchen sollte, will man die quantitative Bedeutung eines jeden Fehlers auskultatorisch möglichst erfassen.
Ganz generell ist zu sagen, daß ein mesodiastolisches Geräusch neben einem MI-Geräusch noch kein Beweis für eine zusätzliche MST ist, da dieses auch im Rahmen einer großen MI als ein Sekundärphänomen vorkommen kann. Es müssen dann noch andere Zeichen einer MST gesucht und gefunden werden (Mitralöffnungston [MÖT], betonter 1. Ton); Entscheidung evtl. durch das UKG. Die Differentialdiagnose **3. Ton oder MÖT** ist zwar sehr oft durch den Abstand vom A_2 und durch den niederfrequenten 3. Ton bzw. den hochfrequenten, kurzen MÖT leicht zu stellen, aber in Einzelfällen – besonders bei einem leisen Zusatzton – kann sie doch Schwierigkeiten bereiten, so daß zusätzliche Kriterien (Lautheit des 1. Tons, Geräusche) weiterhelfen müssen. Entscheidung durch Phonokardiogramm bzw. UKG.
Bei einer sehr schweren MST mit pulmonalem Hochdruck und einer **großen Trikuspidalinsuffizienz** kann das Geräusch der letzteren bis zur Medioklavikularlinie reichen und so – zusammen mit den Zeichen einer MST – irrtümlicherweise an ein kombiniertes Mitralvitium denken lassen.
Bei der Diagnose eines kombinierten Mitralvitiums sollte immer auch ein **Vorhoftumor** bzw. **-thrombus** differentialdiagnostisch in Betracht gezogen werden. Entscheidung durch UKG.
Eine **restriktive Kardiomyopathie** kann das Bild eines kombinierten Mitralvitiums vortäuschen, da eine relative MI nicht selten dabei ist und der 3. Ton hier in einem kurzen Abstand auf den A_2 folgt und nicht ausgesprochen niederfrequent ist, sehr ähnlich einem MÖT.

Trikuspidalstenose

Definition und Ursachen

Bei der Trikuspidalstenose (TST) handelt es sich um eine Verengerung des Trikuspidalostiums, d. h. um eine für den Blutfluß zu kleine Trikuspidalklappenöffnungsfläche – analog zur MST.
Meist handelt es sich dabei um eine valvuläre TST (= organische TST), bedingt durch eine Verwachsung der Trikuspidalsegel, seltener um eine organische nichtvalvuläre TST, bei der die Klappenöffnung durch andere Prozesse eingeengt ist. – Wenn es sich um eine normale Klappenöffnung handelt, die aber im Verhältnis zum Blutvolumen oder/und zur Blutströmungsgeschwindigkeit zu klein ist, so spricht man von einer relativen TST – wie bei der Mitralstenose.

Vorkommen und pathologische Anatomie

Valvuläre TST: Meist handelt es sich um die Folge einer *rheumatischen Entzündung* der Klappen, die u. a. zu einer Verwachsung der Kommissuren führen kann. Die TST ist unter den rheumatischen Herzfehlern der seltenste (ca. 2–3%). Im Gegensatz zur Mitralstenose ist eine isolierte TST eine Rarität. Praktisch immer ist eine rheumatische TST mit einer Trikuspidalinsuffizienz vergesellschaftet und meist auch mit einem Vitium des linken Herzens, in erster Linie mit einer Mitralstenose, manchmal mit einer Aortenstenose dazu (trivalvuläres Vitium). Bei 3–5% der Mitralvitien findet sich eine TST. Im Vergleich mit der Mitralstenose besteht insofern auch noch ein wesentlicher Unterschied, als die TST meist leicht oder mittelgradig ist. Auch wenn es hochgradige Verengerungen gibt, so wird der Klappenapparat nur ausnahmsweise so derb-fibrös umgewandelt wie bei einer Mitralstenose, und Verkalkungen der Trikuspidalklappe und auch des -rings sind selten – ganz im Gegensatz zur Mitralstenose.

Eine valvuläre TST kann auch bei den seltenen Krankheiten *Dünndarmkarzinoid, Lupus erythematodes* und *angeborene Endokardfibroelastose* beobachtet werden.

Organische nichtvalvuläre Ursachen: Sie sind noch seltener als die schon seltenen valvulären. Sie kommen vor durch Myxom oder Thrombus im rechten Vorhof, durch Herzmetastasen, durch einen umschriebenen Perikarderguß hinter dem rechten Vorhof und bei einer Concretio perikardii, nach einer Trikuspidalklappenprothesenimplantation und nach einer Anuloplastik.

Eine **relative TST** ist selten, am häufigsten verursacht durch eine *große Trikuspidalinsuffizienz,* wenn das einströmende Blutvolumen bei einem normal großen Klappenring und vergrößerten rechten Vorhof und Ventrikel relativ zu eng ist – wie es auch bei einer Mitralinsuffizienz der Fall sein kann. Fast regelmäßig kann man klinisch bei einem großen *Vorhofseptumdefekt* eine relative TST finden. Ausnahmsweise kann diese relative TST auch bei einer *Rechtsinsuffizienz* ohne Trikuspidalinsuffizienz vorkommen, wenn der Druck und damit die Einflußgeschwindigkeit bzw. das Blutvolumen pro Zeiteinheit zu groß ist. Dies ist ausnahmsweise auch einmal bei jungen gesunden Erwachsenen der Fall, dann aber nur feststellbar unter optimalen Untersuchungsbedingungen und nur im Inspirium und während der Vorhofsystole (Constant 1985*, Zeh 1962). Diese *physiologische TST* hat keine hämodynamische Bedeutung.

Häufigkeit: Die TST ist bei Frauen viel häufiger als bei Männern; nach Wood (1968)* und nach Dalen u. Alpert (1982) soll das Verhältnis ca. 12 : 1–2 betragen.

Pathophysiologie

Prinzipiell handelt es sich dabei um *dieselben Mechanismen wie bei der Mitralstenose:* Je stärker die Einengung der Trikuspidalöffnungsfläche, je größer das Herzzeitvolumen und je kürzer die Diastolendauer, desto schwerer die TST. Die Folgen sind: Druckanstieg sowie Hypertrophie und Stauung im rechten Vorhof, letztere auch im angrenzenden Venensystem, Druckgradient in der Diastole zwischen Vorhof und Kammer, Verminderung des Herzzeitvolumens.

Hämodynamisch wirksam wird eine TST erst, wenn die Trikuspidalöffnungsfläche von normal ca. 6–8 auf 2,5 cm² verkleinert ist. Der diastolische Druckgradient liegt meist deutlich unter 10, nicht selten bei 4–6 mmHg. Der *Druckanstieg ist zentral,* d. h. im Vorhof und in den unmittelbar angrenzenden Venen, *am höchsten* – wie bei der Trikuspidalinsuffizienz und der Concretio pericardii – wie der Wasserpegel bei einem gestauten Fluß. Dadurch ist erklärt, daß eine leichte Einflußbehinderung sich nicht unbedingt sofort an einem erhöhten Halsnendruck ablesen lassen muß und daß bei einer stärkeren Druckerhöhung sich die Stauungszeichen im großen Kreislauf nicht zuerst in peripheren Ödemen, sondern in einem erhöhten Halsvenendruck, einer Leberschwellung, Aszites (Ascites praecox), Pleuraergüssen und Perikarderguß zeigen. Aus demselben Grunde und wenn keine ernste Schädigung des rechten oder linken Ventrikels vorliegt, ist es auch verständlich, daß es in erster Linie bei einer TST – aber auch bei einer organischen Trikuspidalinsuffizienz – zu einer so lange bestehenden Leberstauung kommen kann, daß sich eine Stauungszirrhose der Leber entwickelt, die allerdings heute kaum mehr vorkommt, weil diese Patienten doch meist rechtzeitig operiert werden.

Die Verminderung des Schlag- und Herzzeitvolumens kann bei einem oft bestehenden multivalvulären Vitium dazu führen, daß die *anderen Herzfehler* (besonders Mitralstenose und Aortenstenose) *maskiert* werden bzw. in ihrer Schwere vermindert erscheinen, was natürlich auch im umgekehrten Sinne für die Erkennung und Beurteilung der TST einmal gelten kann.

Im Hinblick auf die Diagnose einer TST und im Unterschied zur Mitralstenose ist folgendes bemerkenswert: Da inspiratorisch üblicherweise das zum rechten Herzen strömende Blut an Volumen und Geschwindigkeit zunimmt, wird die Schwere einer TST in dieser Atemphase verstärkt. Dies bedeutet, daß die entscheidenden klinischen Zeichen einer TST, die *diastolischen Geräusche* und der *Venenpuls* stärker oder – bei leichten Fällen – überhaupt *erst im Inspirium* oder im vertieften und angehaltenen Inspirium eindeutig erkennbar sind. Daraus folgt weiter, daß eine geringgradige TST ohne Untersuchung in vertiefter Inspiration oder angehaltenem maximalen Inspirium weder bei einer Druckmessung mit dem Herzkatheter noch bei einer Doppler-UKG-Untersuchung sicher ausgeschlossen werden kann, zumal die TST oft leicht und der Druckgradient sehr gering ist, d. h. im Bereich der normalen Fehlerbreite bei normaler Atmung liegen kann. Aus gleichem Grunde kann es auch vorkommen, daß der *Druckgradient selbst im Inspi-*

rium nur während der Vorhofkontraktion besteht und eine geringe TST nur in der Präsystole bei einer Herzkatheterung, im Doppler-UKG oder bei der Auskultation nachgewiesen werden kann und somit auch bei Vorhofflimmern schlechter oder überhaupt nicht. In solchen Fällen handelt es sich zwar immer um eine leichte TST, die man vernachlässigen könnte, wenn es sich nicht um ein bi- oder trivalvuläres Vitium handelt, bei dem eine Operation der anderen Klappen vorgesehen ist. Hierbei nämlich kann es vorkommen, daß nach der Operation das Herzzeitvolumen wesentlich größer wird und dann die TST hämodynamisch bedeutsam wird, wenn sie nicht gleichzeitig operiert wurde. Vor der UKG-Ära erlebte man nicht selten unangenehme Überraschungen aus diesem Grunde.

Beschwerden

Nur bei mittelschweren und schweren Formen der TST kommt es durch das verminderte Herzzeitvolumen zu Leistungsinsuffizienz, Schwäche, Müdigkeit, die allerdings dann sehr eindrucksvoll sein kann. Durch die prominenten a-Wellen im Venenpuls können störende Halsvenenpulsationen spürbar werden. Die Leberstauung kann zu einem sehr belästigenden Druckgefühl führen, und auch andere gastrointestinale (dyspeptische) Beschwerden können sich recht unangenehm bemerkbar machen. Da meist neben einer TST eine Mitralstenose besteht, ist allerdings das Hauptsymptom nicht selten Atemnot, d. h., oft werden bei einer TST die Beschwerden mehr von den anderen Vitien bestimmt.

Klinischer Befund

Charakteristischer (primärer) Auskultationsbefund
(Abb. **69, 70, 73, 74, 6, 36**)

Auch bei diesem Herzfehler ist der Auskultationsbefund das entscheidende, spezifische diagnostische Kriterium. Ganz im Gegensatz zur Mitralstenose (MST) spielen jedoch nicht drei, sondern nur *ein* Befund eine praktische diagnostische Rolle, nämlich die diastolischen Geräusche; der betonte 1. Ton und der Klappenöffnungston können vorkommen, spielen aber kaum eine diagnostische Rolle.

Diastolische TST-Geräusche:
Ursache: Durch die poststenotischen Wirbel im rechten Ventrikel entsteht ein mesodiastolisches und – bei Sinusrhythmus – dazu ein präsystolisches Geräusch – wie bei der MST.

Lokalisation: p. m. immer in der Trikuspidalregion; bei einem vergrößerten rechten Vorhof und Ventrikel und gleichzeitiger großer Trikuspidalinsuffizienz kann es auch weiter links lokalisiert sein. Das Ausbreitungsgebiet ist punktförmig bis handtellergroß.

Lautheit: Ebenso wird aber auch das präsystolische Geräusch der TST bei intakter Vorhofkontraktion in der Regel lauter sein als das mesodiastolische.

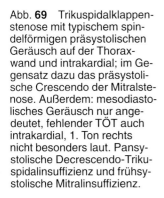

Abb. **69** Trikuspidalklappenstenose mit typischem spindelförmigen präsystolischen Geräusch auf der Thoraxwand und intrakardial; im Gegensatz dazu das präsystolische Crescendo der Mitralstenose. Außerdem: mesodiastolisches Geräusch nur angedeutet, fehlender TÖT auch intrakardial, 1. Ton rechts nicht besonders laut. Pansystolische Decrescendo-Trikuspidalinsuffizienz und frühsystolische Mitralinsuffizienz.

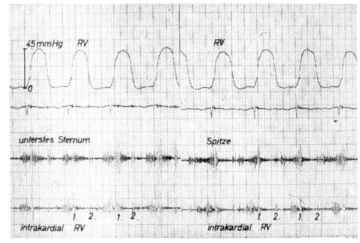

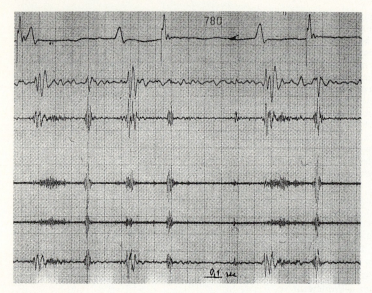

Abb. 70 Frühes mesosystolisches, intraventrikuläres Geräusch links (1. und 3. Systole). Im Vergleich zum frühsystolischen, decrescendo verlaufenden MI- oder TI-Geräusch (Abb. **66, 69**) weist es zuerst ein leichtes Crescendo auf, was allerdings nicht immer so deutlich ist. (EKG: Fehlfunktion des Schrittmachers).

Entsprechend dem meist nicht schweren Vitium ist das Geräusch typischerweise meist nicht auffallend laut und deshalb oft 2/6 oder leiser, selten 3/6. Es wird aber in Inspiration fast immer lauter, manchmal erst im vertieften Inspirium überhaupt erst erkennbar. Die Lautstärke ist ein gewisses Maß für die Schwere der TST.

Zeitpunkt und Ablauf: Das diastolische Geräusch beginnt – wie bei der MST – mesodiastolisch und verstärkt sich bei Sinusrhythmus in der Präsystole. Oft ist es nur präsystolisch vorhanden oder ganz vorherrschend (s. oben Pathophysiologie). Während es in der Mesodiastole eher decrescendo verläuft, zeigt es präsystolisch – im Gegensatz zur MST – fast immer eine Spindelform, d. h., es verläuft crescendo-decrescendo, wie das systolische Geräusch der Aortenstenose. Grund: Die Zeit vom Beginn der Kontraktion des rechten Vorhofs bis zum AV-Klappenschluß dauert länger als links. Die PQ-Dauer im EKG ist meist etwas länger als bei der MST. Vor allem aber ist die Stenose der AV-Klappe meist viel geringer als bei der MST, somit der Widerstand bei der Vorhofkontraktion geringer und die Kontraktionsdauer kürzer – wenn es sich nicht ausnahmsweise um eine schwere, der üblichen MST vergleichbare Stenose handelt.

Wenn Vorhofflimmern besteht, entfällt dieses sehr charakteristische Zeichen, und eine sehr leichte TST kann stumm bleiben. Die Dauer des mesodia-

stolischen Anteils ist in der Regel kurz, allerdings: Je länger, desto schwerer ist die TST.

Klang: Das präsystolische und mesodiastolische Geräusch der TST ist nicht so ausgesprochen niederfrequent, eher mittelniederfrequent; manchmal klingt es auch etwas harsch und ohrnah.
Erstaunlich oft ist es tonal oder hat einen tonalen Beiklang im Sinne von hochfrequent-tonal; wenn es ausnahmsweise laut ist, klingt es auch mehr niederfrequent, heiser.

Trikuspidalöffnungston (TÖT):
Ursache: wie der Mitralöffnungston (MÖT): plötzlicher Stopp bei der Öffnung der verwachsenen Trikuspidalklappensegel.

Lokalisation: p. m. immer in der Trikuspidalregion.

Lautheit: nicht eindrucksvoll, weit weniger als die bei der üblichen Mitralstenose, ja, meist ist ein TÖT *nicht zu hören.* Ursache: Der Druck bei der raschen Füllungsphase ist nicht hoch genug, um die Segel beim Stopp zum „Knallen" zu bringen. Die Segel sind auch nicht so fibrotisch, verkalkt und starr wie bei der Mitralstenose. Wenn der TÖT ausnahmsweise doch einmal vorhanden ist, wird er inspiratorisch lauter.

Zeitpunkt und Ablauf: Wenn ein TÖT nachweisbar ist, so ist er meist später als der MÖT (also meist mehr als 0,08 s nach dem 2. Ton); die Trikuspidalöffnungszeit (TÖZ) dauert also in der Regel länger als die Mitralöffnungszeit (MÖZ). Grund: diastolischer Druckgradient bei einer TST kleiner als bei MST.

Klang: hochfrequent, ähnlich wie der MÖT.

Bedeutung: Die Bedeutung des TÖT *tritt hinter der des Geräusches völlig zurück* und kann auch kaum einmal zur Beurteilung des Schweregrads benutzt werden – im Gegensatz zum MÖT bzw. zur MÖZ.

Dazu kommt, daß u. W. bei einer TST nie ein TÖT ohne diastolisches Geräusch nachgewiesen wurde, ganz im Gegensatz zur Mitralstenose mit dem MÖT.

Betonter 1. Herzton in der Trikuspidalregion (T_1):

Ursache: kräftiges Zuschlagen der Trikuspidalklappe notwendig infolge des erhöhten rechtsseitigen Vorhofdrucks – analog zum paukenden 1. Ton über der Spitze bei der Mitralstenose. Doch – wie beim TÖT – spielt dieses Zeichen diagnostisch eine *untergeordnete Rolle*, weil die Klappe infolge der niedrigeren Drücke im rechten Vorhof bei einer TST – im Gegensatz zum linken Vorhof bei einer Mitralstenose – nicht so kräftig zugeschlagen werden muß und auch nicht kann. Beachtenswert ist jedoch, daß bei einer TST u. U. der *1. Ton weit gespalten* ist, weil er infolge des verzögerten Schlusses der Trikuspidalklappe auch später nach einem normalen M_1 erfolgt (Abb. **36**).

Sekundäre Auskultationsmerkmale am Herzen

Sie gibt es bei der TST nicht, weil es bei einer reinen TST nur zu einer Hypertrophie und Vergrößerung des rechten Vorhofs kommt; ein 4. Ton kann wegen der Stenose nicht entstehen. Es ist aber bei einer nachgewiesenen TST sehr darauf zu achten, ob nicht eine *Trikuspidalinsuffizienz* vorliegt, weil eine reine TST kaum vorkommt, und auch ob Anhaltspunkte für eine *Mitral- oder Aortenstenose* bestehen. Diese Herzfehler sind u. U. wegen des verminderten Schlagvolumens nicht leicht zu erkennen, und deren Schweregrad kann deshalb leicht unterschätzt werden.

Sonstige klinische Befunde

Besondere klinische Befunde am Herzen kann es aus den eben genannten Gründen auch nicht geben. Eine Vergrößerung des rechten Vorhofs ist klinisch jedoch weder palpatorisch noch perkutorisch nachweisbar, da der rechte Vorhof nicht der vorderen Brustwand anliegt und der rechte Ventrikel und das linke Herz an dem Vitium unbeteiligt sind.

Stauungssymptome oder eine prominente a-Welle im Venenpuls (s. unten) und ein Herzgeräusch ohne sonstige Veränderungen am Herzen sind das einzig Besondere am klinischen Befund bei einer reinen TST – ohne Trikuspidalinsuffizienz und ohne pulmonalen Hochdruck.

Zum klinischen Bild einer TST gehören jedoch üblicherweise Veränderungen des Venenpulses und -drucks. Man sieht eine **prominente a-Welle** bei Sinusrhythmus (Abb. **6**, S. 41). Durch die Widerstandserhöhung an der Trikuspidalklappe wird die Vorhofkontraktion verstärkt, der Einstrom des Bluts in den rechten Vorhof behindert. Diese „hüpfende", manchmal auch fühlbare Welle kann allerdings manchmal im Liegen nicht in typischer Weise sichtbar sein, wenn die Venen am Halse prall gefüllt sind. Sie wird aber dann nachweisbar, wenn man den Patienten in eine etwas erhöhte Lage gebracht hat, und dies heißt den Oberkörper bzw. den Kopf so weit angehoben hat, daß der Pegel des Venendrucks gut sichtbar wird. Selbst dann kann bei einer leichten TST dieses Charakteristikum noch nicht eindeutig sichtbar sein, sondern erst, wenn der Venenpuls bei ruhiger, nicht angestrengter, aber vertiefter Inspiration beobachtet wird.

Das wichtige Kriterium der prominenten a-Welle im Venenpuls ist allerdings nicht spezifisch, sondern kommt auch bei einer Rechtshypertrophie vor. Wenn bei einer TST Vorhofflimmern besteht, entfällt dieses wichtige Kriterium. Einen verlangsamten Einstrom des Bluts in Form eines verlangsamten Abfalls der Venenpulskurve von v zu y festzustellen ist nicht möglich.

Auch der **Venendruck** ist bei einer TST von diagnostischer Bedeutung, doch nicht in qualitativer Hinsicht wie der Venenpuls, sondern nur in quantitativer, d. h. als Gradmesser für die Schwere der TST.

Jede TST führt durch die Einflußbehinderung zu einer Stauung und so zur Druckerhöhung im rechten Vorhof und in den Venen. Man muß sich allerdings darüber im klaren sein, daß bei einer geringgradigen TST diese Druckerhöhung sich praktisch nicht bis zu den Halsvenen auszuwirken braucht und sie sich deshalb klinisch nicht unbedingt nachweisen lassen muß. Sie braucht es deshalb nicht, weil die Widerstandserhöhung sich bei leichten Fällen fast nur in der Präsystole auswirkt und sogar dabei manchmal nur in der Inspirations-phase, so daß der Vorhofmitteldruck und der zentrale Venendruck bzw. Halsvenendruck nicht ansteigen und selbst bei einem kleinen Anstieg sich noch in der physiologischen Schwankungsbreite bewegen können. Eine leichte Einflußbehinderung wird aber ggf. durch eine Vorhofdruckkurve eher nachweisbar.

Wenn eine TST eine prominente a-Welle verursacht, so kann sich diese auch im **Leber(venen)puls** (Abb. **6**, S. 41) äußern, allerdings erst dann, wenn die a-Welle einen deutlichen Druckanstieg verursacht. Ihr Nachweis hat somit lediglich eine quantitative Bedeutung oder ist ein Ersatz für schlecht beurteilbare Halsvenen.

Die **Folgen der Stauung** im großen Kreislauf sind bereits bei der Pathophysiologie erwähnt und entsprechen denen, wie sie bei der Trikuspidalin-suffizienz vorkommen (S. 227, 231): Die zentralen Stauungserscheinungen stehen in der Regel im Vordergrund, wie z. B. ein Ascites praecox, Leberstauung, Pleuraergüsse – immer vorausgesetzt, daß es sich um eine mittelschwere bis schwere TST handelt.

Diagnose

Die klinische Diagnose einer TST aller Schweregrade ist, besonders bei einem Sinusrhythmus, meist leicht zu stellen. Sie beruht auf dem typischen **präsystolischen** oder/und **mesodia-stolischen Geräusch** in der Trikuspidalre-gion, das im Inspirium lauter wird. Die Diagnose kann dadurch noch unterstützt werden, daß man in diesem Bereich, der sehr umschrieben sein kann, einen betonten, evtl. weit gespaltenen T_1 hört. Ein Trikuspidalöffnungston ist selten, und sein Fehlen hat keinerlei Bedeutung. Auskultationstechnik: Die Bedingungen zur Erfassung der auskultatorischen Merkmale sind bei der TST insofern besonders günstig, als die Richtung des Blutstroms direkt auf die vordere Brustwand und damit auf das Stetho-skop zuläuft und die Wand des rechten Ventrikels unmittelbar der Brustwand anliegt. Auch die Verstärkung der TST durch die Inspiration erleichtert die Wahrnehmung der Symptome. Man kann zuerst die Membran benutzen, mit schwachem, dann mit starkem Druck, evtl. zusätzlich noch den Trichter mit schwacher Auflage. Man muß besonders auf die inspiratori-sche Phase achten, evtl. im angehaltenem, ma-

ximalen Inspirium. Manchmal läßt sich eine sehr leichte TST nur dadurch oder bei vertief-ter Atmung inspiratorisch und dann evtl. nur in der Präsystole nachweisen.

Die Diagnose wird unterstützt – wenn Sinus-rhythmus besteht – durch den charakteristi-schen **Venenpuls** (und Leberpuls) mit der pro-minenten a-Welle, die evtl. auch nur inspirato-risch eindeutig nachweisbar ist und evtl. nur bei entsprechender Haltung des Oberkörpers (s. oben). Die Diagnose einer TST wäre auch allein mit dem Nachweis einer prominenten a-Welle zu stellen, wenn man zugleich sicher sagen kann, daß keine Hypertrophie des rech-ten Ventrikels vorliegt.

Ein **Verdacht** auf eine TST besteht bei jeder pro-minenten a-Welle, jedem diastolischen Geräusch in der Trikuspidalregion, jedem lauten 1. Ton in der Trikuspidalregion und letztlich bei jeder Mi-tralstenose, vor allem wenn eine Mitralstenose und eine Aortenstenose gleichzeitig vorliegen.

Der **Beweis** für eine TST kann durch das Doppler-UKG und den Herzkatheter erbracht werden. Es bestehen aufgrund unserer persönlichen Erfah-rung jedoch gute Anhaltspunkte dafür, daß die leichtesten Formen einer TST besser und sicherer klinisch (!) erkannt werden können als mit diesen Techniken (s. oben Pathophysiologie), da der Druckgradient gering ist und in der Fehlerbreite der Methode liegen kann (Crawford 1991). Aller-dings wird man mit dem zweidimensionalen UKG oft wenigstens gewisse Veränderungen an der Tri-kuspidalklappe sehen, z. B. Verdickung der Segel.

Schweregrad

Der Schweregrad ist einerseits aufgrund der Laut-heit und Dauer des diastolischen Geräusches, an-dererseits aufgrund des Venenpulses und des Ve-nendrucks zufriedenstellend klinisch abzuschät-zen. Objektiv kann er durch den Druckgradienten bzw. durch die Berechnung der Trikuspidalöff-nungsfläche ermessen werden, sei es aufgrund der Herzkatheterung oder des Doppler-UKG.

Differentialdiagnose

Die Differentialdiagnose der TST betrifft den Aus-kultationsbefund und die prominente a-Welle des Venenpulses. Sie wird nicht in allen Einzelheiten besprochen, sondern es wird hier auf die Beurteilung der betreffenden Herzgeräusche (S. 145 ff) und des Venenpulses (S. 41 f) verwiesen. Zur **Differenzierung des Auskultationsbefunds** können dienen: Nachweis oder Fehlen einer Rechtshypertrophie, p. m. des Geräusches sowie dessen Ablauf und Klang, sein Verhalten im In- und Exspirium, beim Hochheben der Beine, beim Druck auf den Oberbauch und im Anschluß an einen Valsalva-Versuch (S. 84 ff).

1. *Mesodiastolisches Geräusch:* Mitralstenose, Aorteninsuffizienz bzw. Pulmonalinsuffizienz (beide Geräusche können hier ihr p. m. haben und – wenn leise – nicht immer von einem mesodiastolischen Geräusch auskultatorisch unterschieden werden), Perikarditis (außer der Mitralstenose können alle hier angegebenen Vitien u. U. in der Trikuspidalregion eine inspiratorische Verstärkung aufweisen);

2. *präsystolisches Geräusch:* Mitralstenose, Perikarditis, akute Rechtsinsuffizienz (wir sahen ein lautes präsystolisches Geräusch u. a. einmal bei einer akuten Rechtsinsuffizienz bei einem frischen Herzinfarkt mit Ventrikelseptumperforation);

3. *betonter 1. Ton in der Trikuspidalregion:* pulmonaler Hochdruck oder allgemeine Ursachen eines betonten 1. Tons (S. 94);

TÖT (sehr selten): MÖT, 3. Ton rechts bei Rechtsinsuffizienz, Trikuspidalinsuffizienz, Concretio pericardii, Morbus Ebstein, Tumor-Plop bei einem Tumor oder Thrombus im rechten Vorhof.

Venenpuls (prominente a-Welle): Eine prominente a-Welle im Venenpuls kann bei jeder Ursache einer Rechtshypertrophie vorkommen.

Differentialdiagnose bei feststehender TST: valvuläre TST oder nichtvalvuläre TST?
Für eine *valvuläre TST* spricht fast mit Sicherheit das Vorliegen anderer rheumatischer Herzfehler oder eines Lupus erythematodes generalisatus, eines Dünndarmkarzinoids.
Die Ursachen einer *nichtvalvulären TST* und einer *relativen TST* sind oben unter Vorkommen aufgeführt. Das mesodiastolische Geräusch der relativen TST ist meist niederfrequenter und weicher als das der valvulären TST.
Ein Vorhoftumor oder Thrombus im rechten Vorhof weist die Zeichen einer TST oder eines kombinierten Trikuspidalvitiums auf, und zwar intermittierend (Geräusche und Stauungszeichen) (Abb. **36**, S. 106).

Besondere klinische Erscheinungsformen

1. Eine **physiologische TST** kommt beim Erwachsenen nur extrem selten vor und ist dann auch nur bei optimalen Abhörbedingungen und meist nur bei einem hyperzirkulatorischen Kreislauf und im Inspirium präsystolisch nachzuweisen (s. oben Ursachen).

2. Eine **nichtvalvuläre oder relative TST** weist zwar meist ein etwas niederfrequenteres mesodiastolisches Geräusch auf als die valvuläre TST, ist aber ansonsten aufgrund des Geräuschbefunds nicht ohne weiteres von der valvulären TST abzugrenzen; ein relativ später Beginn des mesodiastolischen Geräusches spricht eher für eine relative TST (Abb. **72, 82**).

3. Eine **akute TST** kommt nur bei einem Tumor bzw. Thrombus im rechten Vorhof vor (evtl. bei einem Verschluß einer Klappenprothese) und dann in der Regel intermittierend. Hier stehen einerseits akute schwere Stauungssymptome im großen Kreislauf, besonders eine plötzliche Venendrucksteigerung, im Vordergrund, andererseits können die Zeichen eines Schocks oder Präschocks vorliegen, je nach dem Grad der Einengung des Trikuspidalostiums.

4. Eine **auskultatorisch stumme TST** kommt – bei den optimalen Abhörbedingungen für diesen Herzfehler und bei sorgfältiger Untersuchung – nur selten vor: in erster Linie bei leichten Fällen und vor allem dann, wenn die Vorhofsystole ganz oder weitgehend ausfällt (Vorhofflimmern, Vorhofinsuffizienz). Diese Formen sind dann klinisch meist ohne große Bedeutung, wenn nicht zusätzlich schwere Herzfehler vorliegen, die das Schlagvolumen so sehr vermindern, daß der TST-Druckgradient minimal wird.

Hinweis

Wenn die TST auch unter den Herzklappenfehler und erst recht unter den Herzkrankheiten insgesamt zahlenmäßig keine große Rolle spielt, so ist sie doch in therapeutischer, diagnostischer und differentialdiagnostischer Hinsicht von Interesse und Bedeutung.
Sie ist optimal zu auskultieren, und ihre leichten Formen sind u. E. wahrscheinlich sicherer zu diagnostizieren als mit allen technischen Untersuchungen. Bei schweren Fällen ist allerdings die Aussage über den Schweregrad mit den technischen Untersuchungen sicher exakter als die klinische Untersuchung, obwohl eine grobe Abschätzung auch hiermit gut möglich ist (Lautheit, Dauer und Klang des Geräusches, Venenpuls und Venendruck).
Der Nachweis einer TST verpflichtet – wie bei anderen Herzfehlern – nach deren spezieller Ursache zu fahnden und sich nicht mit der Annahme eines rheumatischen Klappenfehlers

zu begnügen. Man sollte auch bedenken, daß außer der valvulären TST eine Reihe von nichtvalvulären Ursachen möglich sind, die von wesentlicher Bedeutung sein können, angefangen vom Vorhofseptumdefekt bis zum Myxom und zur physiologischen TST.

Außerdem muß bei der Feststellung einer TST immer nach anderen Herzfehlern gesucht werden, besonders dann, wenn die TST isoliert vorzuliegen scheint, da sie isoliert eine Rarität darstellt.

Bei einem multivalvulären Vitium kann eine TST die Symptome der anderen Herzfehler verschleiern oder verniedlichen bzw. können die anderen Herzfehler eine TST verniedlichen oder verbergen, was besonders im Hinblick auf eine Operation von großer Bedeutung ist. Bei einer rheumatischen TST liegt fast immer auch eine Trikuspidalinsuffizienz vor. Beim Vorhandensein anderer Vitien und gleichzeitiger Stauungssymptome im großen Kreislauf werden diese Stauungssymptome fälschlicherweise auf eine Rechtsinsuffizienz bezogen, wenn eine hämodynamisch wirksame TST übersehen wird, die allein Ursache der Stauungssymptome sein kann; dies ist jedoch prognostisch und evtl. auch therapeutisch wichtig.

Literatur

Crawford, M. H.: Noninvasive testing in the diagnosis and management of suspected or overt heart disease. Circulation (Suppl.) 84 (1991) 1–332

Zeh, E.: Über ein funktionelles Trikuspidalklappengeräusch bei Herzgesunden. Verh. dtsch. Ges. Kreisl.-Forsch. 28 (1962) 383–385

Trikuspidalinsuffizienz

Definition und Ursachen

Unter einer Trikuspidalinsuffizienz (TI) versteht man – analog zur Mitralinsuffizienz – eine Undichtigkeit der Trikuspidalklappe während der Systole, die einen Blutrückfluß aus dem rechten Ventrikel in den rechten Vorhof zur Folge hat.

Es gibt eine physiologische und eine pathologische TI. Letztere kann organisch, d. h. valvulär, bedingt sein oder relativ wie bei der Mitralinsuffizienz (S. 210).

Vorkommen und pathologische Anatomie

Die **physiologische TI,** bedingt durch eine Strukturschwäche des Klappenapparats, wurde zwar schon 1906 von Mackenzie angenommen, aber erst jetzt durch die Doppler-Echokardiographie in ihrer ganzen Bedeutung und Häufigkeit erkannt und leicht diagnostizierbar. Ihre Häufigkeit wird verschieden angegeben (24–90% nach Douglas u. Mitarb. 1989), sie kommt aber bei einer pulmonalen Hypertonie mit systolischen Werten über 40 mmHg fast immer vor und in geringem Maße auch nicht selten bei einer Klappenprothese.

Eine **valvuläre TI** kommt bei folgenden Erkrankungen vor:

Rheumatismus: Man findet pathologisch-anatomisch bei rheumatischen Vitien eine Beteiligung der Trikuspidalklappe (makroskopisch) bei ca. 10–15%; doch nur bei ca. 3–5% ist eine TI klinisch relevant. Isoliert ist eine rheumatische TI höchst selten.

Verkalkungen der Trikuspidalklappe sind Ausnahmen.

Bakterielle Endokarditis: Sie kommt auch ohne vorausgegangene Klappenveränderungen vor, und zwar besonders bei Heroinsüchtigen, nach septischem Abort und bei länger liegenden Venenkathetern.

Traumatisch kommt eine valvuläre TI nach stumpfem Brustkorbtrauma durch Abriß eines Papillarmuskels oder von Chordae tendineae vor.

Ein *Schrittmacherkatheter* kann selten einmal so ungünstig liegen, daß ein Klappensegel so abgedrängt wird, daß eine TI entsteht. Weitere in Frage kommende Erkrankungen sind *Lupus erythematodes, Dünndarmkarzinoid* und *Löffler-Endokarditis.*

Angeboren ist eine valvuläre TI als einfache Mißbildung, beim Trikuspidalklappenprolaps, fast nur zusammen mit einem Mitralklappenprolaps, im Rahmen eines Ebstein-Syndroms, bei einem Ventrikelseptumdefekt (Verklebung eines Segels an dem Defekt), bei einem offenen AV-Kanal. Verhältnis Männer zu Frauen 2 : 1.

Eine **relative TI** ist viel häufiger als die valvuläre Form und kommt bei folgenden Ursachen vor:

1. bei *abnormer Druckbelastung* (bei pulmonaler Hypertonie fast regelmäßig, allerdings klinisch nicht immer nachweisbar; bei der Pulmonalstenose);

2. bei *abnormer Volumenbelastung,* wie z. B. beim Vorhofseptumdefekt;

3. bei *Erkrankungen des Myokards*, angefangen vom Infarkt des rechten Herzens bis zur dilatativen Kardiomyopathie und der arrhythmogenen rechtsventrikulären Dysplasie;

4. beim *Neugeborenen*;

5. beim *Altersherzen* u. E. nicht selten, ohne daß man einen speziellen Grund dafür erkennen kann;

6. beim *Tumor* oder *Thrombus* im rechten Vorhof, wenn dieser sich bis zur Trikuspidalklappe erstreckt und einen kompletten Klappenschluß unmöglich macht (organische, nichtvalvuläre TI).

Unter 269 operierten Trikuspidalinsuffizienzen waren 41% entzündlicher Genese, 32% angeboren, 21% relativ (durch pulmonalen Hochdruck) und 4% bakterielle Endokarditiden (Hauck u. Mitarb. 1988).

Pathophysiologie

Das Pendelblut bei der TI führt zu einer Volumenbelastung und *Vergrößerung des rechten Vorhofs und Ventrikels,* aber auch – je nach Größe des Rückflusses – zu einer *Verminderung des Herzzeitvolumens* im kleinen und großen Kreislauf und zu einer *Druckerhöhung im rechten Vorhof* (mit Hypertrophie) *und im venösen System,* vor allem den herznahen.

Der Mitteldruck im rechten Vorhof und in den zentralen Venen wird bei einer leichten TI nicht signifikant verändert. Dies ist dadurch zu erklären, daß der dünne Strahl aus dem Ventrikel mit seinem verhältnismäßig niedrigen Druck im Vergleich mit dem linken Herzen bei einer Mitralinsuffizienz und in Anbetracht des retrograd offenen Venensystems sich geradezu „verliert“. Erst eine mittelschwere oder schwere TI – vor allem bei einem erhöhten systolischen Ventrikeldruck – wird zu *sichtbaren Veränderungen des Venenpulses* und zu einer Druckerhöhung im rechten Vorhof und im Venensystem führen (Näheres unter Sonstige klinische Befunde).

Die *Schwere* einer TI hängt ab von der Größe des Defekts, dem Druckgradienten zwischen Vorhof und Ventrikel auf der Dauer des Rückflusses. Während der Inspiration ist die TI größer wegen des erhöhten venösen Zustroms zum rechten Herzen, ja sie kann sich u. U. erst und nur während einer *Inspirationsphase* entwickeln und evtl. auch nur dann klinisch manifestieren.

Der *Druckgradient* ist – im Gegensatz zur Mitralinsuffizienz – bei normalen Druckverhältnissen im rechten Ventrikel viel geringer und beträgt nur ca. $1/5$ im Vergleich zur Mitralinsuffizienz. Aus diesem Grunde wirkt sich eine TI in der Regel nicht so schlimm aus wie eine Mitralinsuffizienz mit einem entsprechenden Klappendefekt; dazu kommt, daß eine Stauung im Lungenkreislauf für den Patienten viel belastender ist (Atemnot und Sauerstoffmangel) als eine Stauung im großen Kreislauf, von

der in erster Linie die Leber betroffen ist. Wenn sich dabei auch eine sog. *Stauungsleber* mit Leberdruck und Stauungsikterus bilden kann – in extremen Fällen nach Jahren auch eine Stauungszirrhose –, so ist doch auch verständlich, daß man selbst ohne Trikuspidalklappe einigermaßen ordentlich leben kann, wenn kein pulmonaler Hochdruck vorliegt, wie die Fälle mit „*Ventrikulisation“ des Vorhofdrucks* (Druckkurve in Vorhof und Kammer identisch) und vor allem die Patienten beweisen, denen die Trikuspidalklappe wegen bakterieller Endokarditis total entfernt werden mußte (Dalen u. Alpert 1982*); seinerzeit stand eine Klappenprothese nicht zur Verfügung.

Ähnlich wie bei der Trikuspidalstenose sind die *Stauungssymptome zentral am stärksten* ausgebildet, wenn die TI die wesentliche Ursache der Stauung ist und nicht eine Rechtsinsuffizienz (Halsvenendruck, Lebervergrößerung, Ascites praecox, Pleuraergüsse, Perikarderguß). Bei jahrelang bestehender schwerer Stauung können sich nicht nur Stauungsikterus und Stauungszirrhose der Leber bilden, sondern auch das Bild der Malabsorption und der exsudativen Enteropathie.

Schließlich kann eine schwere TI auch zu einer *zentralen Zyanose* führen, wenn der Druck im rechten Vorhof den des linken übersteigt und ein fakultativ offenes Foramen ovale vorliegt. Andererseits jedoch kann eine TI durch Verminderung des effektiven Schlagvolumens eine evtl. vorhandene Lungenstauung – bei einem Mitralvitium – bessern und dadurch auch die Atemnot, allerdings auf Kosten der Mehrleistung (Volumenüberlastung) des rechten Ventrikels. – Der Rückfluß von Blut aus dem rechten Ventrikel in den rechten Vorhof führt dort zu Wirbelbildungen und einem *retrograden Stenosegeräusch* wie bei der Mitralinsuffizienz. Der Nachweis dieses Geräusches ist aber bei normalen Druckverhältnissen wesentlich schwerer zu führen als bei der Mitralinsuffizienz. Gründe hierfür sind: Es entstehen wesentlich weniger Wirbel und damit weniger Geräusche, weil der Druckgradient und damit Geschwindigkeit, Druck und Volumen viel geringer sind als bei der Mitralinsuffizienz. Außerdem liegt der rechte Vorhof der Thoraxwand nicht an, und die Wirbel entfernen sich vom Auskultationsort mehr nach dorsal im großen Vorhofvenensystem. So sind die Abhörbedingungen zum Nachweis des TI-Geräuschs ausgesprochen schlecht, zumindest dann, wenn kein wesentlicher pulmonaler Hochdruck vorliegt.

Beschwerden

Eine leichte oder mäßige TI macht keine oder nur wenig Beschwerden. Mit zunehmender Schwere stellen sich dann Müdigkeit und Leistungsinsuffizienz ein. Wenn auch bei einer Stauung im großen Kreislauf geradezu als typisch angesehen wird, daß keine Atemnot zu bestehen braucht, wenn die Ursache eine TI oder/und eine Trikuspidalstenose ist – weil ja keine Lungenstauung besteht oder, wenn eine solche durch ein Mitralvitium vorliegt, sich bessert –, so kommt doch auch bei einem reinen Trikuspidalfehler Atemnot vor, und zwar durch das verringerte Herzzeitvolumen. Bei einer langdauernden Stauung wird dann das Bild – auch subjektiv – von den Stauungsymptomen bestimmt: Leberdruck, Appetitlosigkeit, Abmagerung (das Körpergewicht wird durch Ödeme ausgeglichen, so daß die Patienten nach Ausscchwemmung von Ödemen und Ergüssen oft höchst erstaunt sind, was sie abgenommen haben) und störende Halsvenenpulsationen.

Klinischer Befund

Charakteristischer (primärer) Auskultationsbefund: systolisches TI-Geräusch
(Abb. **69, 71–74, 6–8**)

Lokalisation: Das p. m. befindet sich in der Trikuspidalregion, besonders am linken unteren Sternumrand. Bei einem sehr großen rechten Ventrikel wandert das p. m. weiter nach links lateral zwischen Sternumrand und Medioklavikularlinie; auch die Gegend des Processus xiphoideus kann einmal ganz umschrieben die Lokalisation des Geräusches sein. Je nach Lautstärke und Größe des rechten Ventrikels kann das Geräusch auch bis zum rechten Sternumrand, bis zur Herzspitze und kranial bis zum 3. ICR fortgeleitet werden.

Lautheit: 1/6–5/6; aber nicht jede TI ist hörbar: die leichte TI wegen der genannten Ursachen und Hörbedingungen und eine schwere TI manchmal nicht wegen der schlechten Kontraktion (niedriger Druck, langsame Kontraktion) des rechten Ventrikels und wegen eines großen Klappendefekts (der hämodynamisch einer *kleinen* retrograden Stenose entspricht), was zu einer Verminderung der Wirbel und damit zu einer Minderung der Lautheit führt, wozu letztlich auch noch der große venöse Pool beiträgt. Umgekehrt wird ein hoher systolischer Ventrikeldruck immer eine stärkere Wirbelbildung und Lautstärke hervorrufen, so daß ein TI-Geräusch bei einer pulmonalen Hypertonie oft gut zu hören ist. Die inspiratorische Verstärkung ist meist nur am linken unteren Sternumrand und in dessen unmittelbarer Nachbarschaft zu hören; weiter lateral verhindert die inspiratorische Größenzunahme des Lungenvolumens die Wahrnehmung einer Verstärkung des Geräusches, falls es überhaupt in diesem Bereich noch feststellbar ist.

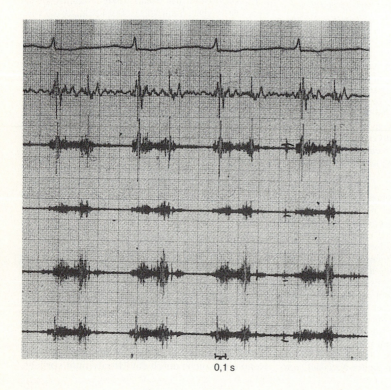

0,1 s

Abb. **71** Trikuspidalinsuffizienz mit pansystolischem „konkaven" Geräusch (s. auch Abb. **6–8**).

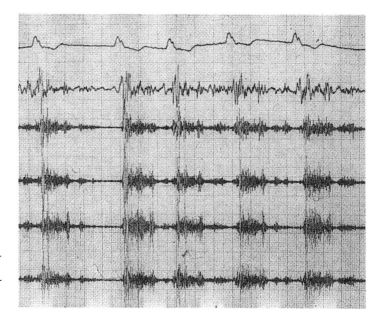

Abb. **72** Große, pansystolische Trikuspidalinsuffizienz. Außerdem: spätes (ca. 0,10–0,15 s nach dem 2. Ton) mesodiastolisches Geräusch einer „relativen" Trikuspidalklappenstenose – bei absoluter Arrhythmie.

Die inspiratorische Verstärkung des TI-Geräusches ist in einem hohen Prozentsatz (ca. 80%) nachweisbar. Dazu kommt noch, daß manche TI überhaupt nur bei vertiefter Inspiration oder maximalem Inspirium hörbar wird. Eine Verstärkung der Lautheit kann man u. U. auch durch Anheben der Beine oder Oberbauchkompression erreichen. Die inspiratorische Verstärkung des Geräusches kann entfallen, wenn – wie bei einer großen TI – der überdehnte rechte Ventrikel im Inspirium nicht *mehr* Blut aufnehmen kann; so kann dieses Symptom ein gewisses Maß für den Schweregrad einer TI darstellen.

Zeitpunkt und Ablauf: wie bei der Mitralinsuffizienz: Es gibt ein frühsystolisch kurzes oder langes Geräusch, ein pansystolisches Geräusch und selten, viel seltener als bei der Mitralinsuffizienz, ein endsystolisches Geräusch, letzteres beim Klappenprolaps. Ein kurzes mesosystolisches Geräusch, wie es extrem selten bei einem Mitralklappenprolaps bekannt ist, konnten wir nur ein einziges Mal bei einer TI beobachten (Abb. **81**). Die Dauer des Geräusches ist ein Maß für die Größe der Regurgitation.

Klang: Der Klang des Geräusches ist sehr verschieden, und zwar deshalb, weil der systolische Druck im rechten Ventrikel sehr verschieden sein kann. Wie immer spielt dabei auch das Rückfluß-

volumen und die Kontraktionsgeschwindigkeit noch eine Rolle. Grundsätzlich gilt auch hier – wie immer –, daß die Lautstärke für den Klang einen wichtigen Faktor darstellt: je lauter, desto rauher und evtl. auch schärfer.

Bei kleinen Defekten und normalem systolischem Druck ist das TI-Geräusch nicht so hochfrequent wie die Mitralinsuffizienz, sondern eher mittel–niederfrequent; auch bei den lauten TI-Geräuschen, die ja meist durch einen pulmonalen Hochdruck bedingt sind, ist der Klang etwas gedämpfter, d. h. etwas weniger hochfrequent und weniger scharf als bei der Mitralinsuffizienz. Nicht allzu selten ist das TI-Geräusch auch tonal, bei kleinen Defekten meist hochfrequent, aber auch gelegentlich niederfrequent, was jedoch u. E. keine besondere diagnostische Bedeutung hat. Bei einer großen TI mit schlechter Kontraktion ist das Geräusch, wenn es überhaupt zu hören ist, niederfrequent und leise, ähnlich einem dumpfen diastolischen Trikuspidaleinstromgeräusch, und kann der Aufmerksamkeit leicht entgehen.

Inspiratorisch ändert ein TI-Geräusch nicht nur oft seine Lautheit, sondern kann damit auch seinen Klang verändern. Man kann also Veränderungen in Richtung mehr hochfrequent bzw. mehr Rauhigkeit und Schärfe erwarten. Allerdings kann das Geräusch dabei auch tonal werden oder umgekehrt seinen tonalen Charakter verlieren. Interessant ist in diesem Zusammenhang, daß man u. E. gelegentlich bei der Inspiration nur die Klangänderung feststellen kann und nicht die größere Lautheit, wenn diese durch die inspiratorisch bedingte Überlagerung durch die Lunge und die dadurch bedingten schlechteren Auskultationsbedingungen „annuliert" wird.

Sekundäre Auskultationsphänomene

Der **1. und 2. Herzton** spielen für die Beurteilung der TI keine große Rolle. Der T_1 wird allerdings um so leiser, je schwerer die TI bzw. je lauter das systolische Geräusch ist – wie bei der Mitralinsuffizienz.

Der P_2 kommt bei einer schweren TI infolge der kürzeren Austreibungszeit manchmal verfrüht, und dies kann zu einer paradoxen Spaltung des 2. Tons führen, ein Zeichen einer großen TI.

Der **4. Ton rechts** kommt bei der üblichen chronischen TI nicht vor – analog wie bei der Mitralinsuffizienz –, nur bei der TI im Rahmen der Ebstein-Anomalie.

Der **3. Ton rechts** ist – wie bei der Mitralinsuffizienz – bei einer nennenswerten TI möglich und hat auch hier nicht in jedem Falle die Bedeutung einer Rechtsinsuffizienz.

Ein **mesodiastolisches Einstromgeräusch** als Folge einer schweren TI (= relative Trikuspidalstenose) ist nicht allzu selten; Ursache wie bei der Mitralinsuffizienz. Auch dieses verstärkt sich oder wird erst im Inspirium hörbar. Es ist bei Vorhofflimmern von dem Geräusch einer begleitenden Trikuspidalstenose kaum zu unterscheiden, auch wenn es vielleicht etwas später nach dem 2. Ton eintritt als bei dieser Trikuspidalstenose und etwas niederfrequenter ist und so mehr dem mesodiastolischen Mitralstenosegeräusch ähnelt als dem valvulären Trikuspidalstenosegeräusch, das eher mittelfrequent oder mittel–niederfrequent ist. Sollte allerdings ein Trikuspidalöffnungston (TÖT) dazu feststellbar sein, so wäre dies ein sicheres Zeichen einer Trikuspidalstenose; das Fehlen eines TÖT besagt jedoch nichts und hilft differentialdiagnostisch nicht weiter, da er bei einer Trikuspidalstenose meist fehlt.

Sonstige klinische Befunde

Bei einer **leichten TI** sind keine zusätzlichen Befunde zu erwarten – wie schon ausgeführt –; oft fehlt sogar das systolische Geräusch.

Der **Venenpuls** und der Leberpuls können für die Diagnose der TI von wesentlicher Bedeutung sein; sie sind es in *jedem Falle in quantitativer Hinsicht.* Eine leichte TI mit Sinusrhythmus, bei der nur ein dünnes Rinnsal in kurzer Zeit in den Vorhof zurückfließt, vor allem wenn kein wesentlich erhöhter systolischer Druck im rechten Ventrikel besteht, verursacht keine erkennbare Veränderung des Venenpulses, erst recht nicht bei Vorhofflimmern, da der dabei an sich schon bestehende positive Venenpuls höchstens etwas verstärkt wird. Bei *mittelschweren* Formen (und Sinusrhythmus) mit nennenswertem Rückfluß wird man zuerst die auch sonst bei einer Stauung im rechten Vorhof vorkommenden bekannten Zeichen finden: verfrühtes Ende des x-Tals bis zu dessen fast völligem Verschwinden (positiver Venenpuls) und eine zunehmend höhere v-Welle, die bei einer TI ihren Gipfelpunkt um so früher erreicht, je schwerer die TI ist. Bei den *schwersten* Formen einer TI liegt der Gipfel in der Systole, was eine TI beweist und dann als s-(= systolische)Welle bezeichnet werden kann. Nur diese s-Welle gestattet aufgrund der Venenpulskurve bzw. Vorhofdruckkurve allein schon die Diagnose einer TI (ohne Nachweis eines TI-Geräusches und wenn eine pseudosystolische Venenpulswelle ausgeschlossen ist [S. 42 ff]). Eine große v-Welle ist aber in jedem Falle verdächtig auf eine schwere TI. Diese zwei Formen des Venenpulses ohne graphische Darstellung zu unterscheiden, also nur mit dem Auge und einem Vergleich mit dem 2. Ton (v-Welle *nach*, s-Welle *vor* dem 2. Ton), ist nicht immer gut möglich. Wenn man sich nicht sicher ist, ob es sich um eine große v-Welle oder s-Welle handelt, so kann man durch die Palpation und Auskultation der Halsvenen in solchen Fällen einen guten Hinweis für eine TI finden: Ist diese Welle palpabel oder/und hört man ein Geräusch während des aufsteigenden (systolisch) oder auch des absteigenden Schenkels (diastolisch) dieser Welle, so handelt es sich praktisch immer um eine TI, was bei einer üblichen Stauung nicht vorkommt. Wenn eine TI mit einem solchen Venenpuls vorliegt, so ist dies nicht nur ein Beweis für eine TI, und zwar für eine sehr schwere, sondern ein solcher Venenpuls kann das *einzige* klinische Zeichen einer TI darstellen, besonders bei einer großen TI mit normalem oder kaum erhöhtem systolischen Druck eines sich langsam und schlecht kontrahierenden rechten Ventrikels.

Die Venenpulsation bei einem gleichzeitig bestehenden pulmonalen Hochdruck kann zusätzlich jeweils eine prominente a-Welle als Zeichen der Rechtshypertrophie aufweisen. Die Rückflußwelle kann bei einem sehr hohen systolischen Ventrikeldruck so stark und der Druck im Venensystem so groß werden, daß die abnorme v-bzw. s-Welle auch in Beinvarizen gesehen und gefühlt werden kann (Abb. **8**, S. 43) (bei einer Patientin mit einer solchen TI entwickelten sich unter unseren Augen an den Beinen kleine venöse Gefäßknäuel – ähnlich wie Angiome –, die immer wieder zu spontanen, spritzenden, pulsierenden starken Blutungen führten und jeweils nur durch Kompressionsverbände gestillt werden konnten).

Der **Leberpuls** entspricht dem Venenpuls. Er hat nur dann eine Bedeutung, wenn die Halsvenenpulsationen nicht genügend gut zu beurteilen sind (S. 50 f).

Der **Venendruck** kann bei einer leichten TI durchaus noch im Normbereich liegen. Er ist bei einer TI mit großer v- oder s-Welle klinisch nur ungenau zu bestimmen, da die Venenpulsation von der oder den prominenten Wellen bestimmt wird. Will man möglichst exakt sein, so empfiehlt es sich, die Höhe des Wellengipfels und -tals anzugeben. Mit der Höhe des Wellentals (niederster Pegelstand des Venendrucks) hat man einen Anhaltspunkt für die Schwere einer evtl. vorliegenden Rechtsinsuffizienz.

Durch Diuretika können *Ödeme und Ergüsse,* die vorwiegend durch ein Trikuspidalvitium bedingt sind, meist genau so gut ausgeschwemmt werden wie bei einer üblichen Rechtsinsuffizienz. Allerdings bleibt der Venendruck dann – im Gegensatz zur Rechtsinsuffizienz – meist in gleicher Höhe oder fällt nicht so deutlich ab, wie es dem Ausschwemmungserfolg nach zu erwarten wäre, weil es sich hier weniger um einen allgemeinen Hydrops handelt, sondern um einen Aufstau vor dem Herzen (was die Bedeutung von der Kenntnis des Venendrucks nur unterstreicht).

Pathologische Pulsationen des rechten Ventrikels gehören zum Bilde einer schweren TI: Die Hebung findet während der ganzen Systole statt, evtl. aber nur an deren Anfang, und geht dann in eine systolische Retraktion = Einziehung über (Tavel 1979*). Die Pulsation ist – entsprechend der Volumenüberlastung – hyperkinetisch und nach links verbreitert. Bei einem Sinusrhythmus kann ein Doppelpuls fühlbar werden. Bei schweren Formen kann man auch manchmal eine systolische Pulsation rechts vom Sternum wahrnehmen, bedingt durch einen sehr großen rechten Vorhof, in den das Blut in der Systole einfließt. Vielleicht ist diese rechtsternale systolische Pulsation z. T. auch dadurch bedingt, daß eine kräftige systolische Leberpulsation vorliegt, die zu einer Mitbewegung des Thorax rechts führt. Schließlich kann – wie bei jeder Rechtshypertrophie und -dilatation – der

rechte Ventrikel auch im Epigastrium pulsierend feststellbar sein, inspiratorisch stärker, wenn der Ventrikel überhaupt noch über zusätzliche Kapazität verfügt (s. oben).

Eine periphere **Zyanose** kann bei einer chronischen schweren TI Ausdruck eines verkleinerten Herzzeitvolumens sein. Sie kann aber auch zusätzlich oder wesentlich durch eine arterielle Sauerstoffuntersättigung bedingt oder verstärkt sein (kombinierte Zyanose). Letzteres und eine zentrale Zyanose kommen bei einer schweren TI deshalb vor (selten), weil es bei einem deutlich erhöhten rechtsseitigen Vorhofdruck zu einem Rechts-links-Shunt kommt, wenn zufällig ein fakultativ offenes Foramen ovale besteht.

Ein **Subikterus** oder **Ikterus** durch eine chronische Leberstauung ist bei einer chronischen schweren TI viel häufiger als bei einer üblichen Rechtsinsuffizienz, da bei letzterer die Leberstauung durch das Versagen des rechten Ventrikels bedingt ist und deshalb eine Stauung nie solange besteht, wie es bei einer valvulären TI mit leistungsfähigem rechten Ventrikel der Fall sein kann. Eine stauungsbedingte Leberzirrhose (cirrhose cardiaque) ist jetzt sehr selten.

Patienten mit einem **bläulich-gelblichen Hautkolorit** haben meist u. a. ein schweres valvuläres Trikuspidalvitium, insbesondere eine TI, und sind immer schon vom Aspekt her auf ein Trikuspidalvitium verdächtig.

Eine **Malabsorption mit Gewichtsverlust** und selten auch mit einer eiweißverlierenden exsudativen Enteropathie kann als Folge einer chronischen Stauung im großen Kreislauf bei einer großen TI bzw. einem schweren Trikuspidalvitium vorkommen.

Diagnose

Für die klinische Diagnose der TI steht die Auskultation und die Venenpulsanalyse zur Verfügung.

Das **TI-Geräusch** ist infolge schlechter Voraussetzungen und Abhörbedingungen oft vorhanden. Wenn es zu hören ist, liegt fast immer ein krankhafter Befund zugrunde, weil eine – sehr oft vorkommende – physiologische TI nach unserer Erfahrung nur extrem selten und dann nur im Inspirium hörbar ist (immerhin ist die TI der einzige Herzklappenfehler, bei dem wir zweimal eine physiologische Klappeninsuffizienz hören konnten). Es ist in der Trikuspidalregion lokalisiert – punktförmig oder ausgedehnt –, laut oder leise, früh-, pan- oder end-systolisch (kaum einmal mesosystolisch), wird bei ca. 80% der Patienten inspiratorisch lauter oder ist überhaupt nur in Inspiration – bei normaler oder vertiefter oder angehaltener maximaler Inspiration – zu hören bzw. bei einer Oberbauchkompression oder auch nur nach einer langen Diastole (Vorhofflimmern oder bei einem postextrasystolischen Schlag). Sein Klang ist sehr verschieden.

Auskultationstechnik: Rückenlage, fest ange-preßter Membranteil bei normaler und vertiefter Atmung, evtl. auch noch im angehaltenem maximalen Inspirium. Die ganze Trikuspidal-region sollte abgesucht werden, wenn man eine TI nachweisen oder ausschließen will, weil das Geräusch bei kleinen Defekten sehr umschrieben sein kann. In einigen Fällen ist das TI-Geräusch besser oder nur im Sitzen mit vornübergebeugtem Oberkörper zu hören.

Der **Venenpuls** ist nur dann als diagnostisch beweisend anzusehen, wenn eine s-Welle vor-handen ist oder aber eine abnorm große v-Wel-le mit fühlbarer Pulsation oder einem Venenge-räusch im auf- oder absteigenden Schenkel der v-Welle. Dies bedeutet, daß der Venenpuls nur bei den schwersten Formen einer TI (qualita-tiv) diagnostisch bedeutsam ist; aber gerade da-bei kann er auch das einzige klinische Zeichen einer TI sein, weil bei einem großen Defekt und einem nicht nennenswert erhöhten systoli-schen Druck im rechten Ventrikel bzw. einer Kontraktionsschwäche das Geräusch nicht hör-bar sein kann oder so leise und niederfrequent ist, daß es überhört oder als belangloses fortge-leitetes Austreibungsgeräusch angesehen wird. Bei jeder Form einer TI sind der Venenpuls und auch der Venendruck wichtige Maße für deren Schweregrad.

Verdacht auf eine TI besteht
1. bei einer auffallenden Venenpulswelle an den Halsvenen und erst recht bei einem sichtbaren oder palpablen Venenpuls an peripheren Venen;
2. bei einem Herzkranken mit bläulich-gelbli-chem Hautkolorit;
3. bei einem Ascites praecox bzw. bei Stauungs-zeichen im großen Kreislauf, die zentral stär-ker ausgebildet sind als peripher;
4. bei jedem systolischen Geräusch mit dem p. m. in der Trikuspidalregion, gleichgültig ob laut oder leise, hoch- oder niederfrequent, tonal oder nichttonal;

5. bei jeder chronischen Rechtsinsuffizienz, die einen relativ stationären Verlauf aufweist;
6. bei jeder Trikuspidalstenose.

Beweis für eine TI: Dazu genügt ein eindeutiges, typisches TI-Geräusch, erst recht, wenn dazu noch eine s- oder abnorm goße v-Welle im Venen-puls vorliegt. – Sogar ohne TI-Geräusch beweist eine s-Welle im Venenpuls eine TI, wenn eine (Vorhof-)Pfropfungswelle und ein Ventrikelsep-tumdefekt mit einem Shunt zum rechten Vorhof (extrem selten) ausgeschlossen sind (Übertragung des hohen Drucks vom linken Ventrikel auf den rechten Vorhof und die angrenzenden Venen).

Objektiv läßt sich die TI am einfachsten mit dem Farb-Doppler-UKG beweisen, wobei es aller-dings nicht immer ganz einfach ist, zwischen ei-ner physiologischen und einer pathologischen TI zu unterscheiden. – Ansonsten: Druckkurve im rechten Vorhof; Ventrikulographie, aber nur, wenn die TI erheblich ist (da der Katheter zur In-jektion des Kontrastmittels in den rechten Ventri-kel plaziert werden muß, läßt es sich nicht mit Si-cherheit vermeiden, daß dadurch die Trikuspidal-klappe an einem vollständigen Schluß gehindert wird); intrakardiales Phonokardiogramm, Kern-spintomographie.

Schweregrad (s. auch oben Sonstige klinische Befunde)

Allgemein ist zu sagen, daß sich der Schweregrad klinisch besser am **Venenpuls** und **Venendruck** abschätzen läßt als am TI-Geräusch. Eine TI kann so lange nicht als schwer bezeichnet werden, als keine Stauungszeichen irgendwelcher Art (s. oben, Sonstige klinische Befunde) vorliegen. Dementsprechend ist das beste objektive Maß für den Schweregrad der Druck im rechten Vorhof und die Vorhofdruckwelle.

Klinische Parameter für eine schwere TI:
1. deutliche Stauungszeichen im großen Kreis-lauf;
2. ein deutlich erhöhter zentraler Venendruck (Halsvenendruck), der auf keine andere Ursa-che zu beziehen ist (Trikuspidalstenose, Rechtsinsuffizienz);
3. eine s-Welle oder große v-Welle im Venen- oder Leberpuls;
4. ein deutlich vergrößerter rechter Ventrikel, wo-für keine anderen Gründe vorliegen;
5. ausgeprägte periphere oder zentrale Zyanose, Stauungsikterus bzw. bläulich-gelbes Hautko-lorit;

5. Bildung von kleinen oberflächlichen Venen-konglomeraten in der Haut der Beine, die spontan rupturieren und zu schweren, spritzenden Blutungen führen wegen des hohen venösen Drucks (zwei Fälle mit chronischer großer TI und schwerer pulmonaler Hypertonie)

Klinische Parameter für eine leichte TI: ein TI-Geräusch jeder Art und Dauer, aber ohne Stauungszeichen im großen Kreislauf, ohne deutliche Erhöhung des Halsvenendrucks und ohne s-Welle oder große v-Welle im Venenpuls (die klinischen Symptome einer akuten TI werden gesondert besprochen, s. unten Besondere klinische Erscheinungsformen).

Differentialdiagnose

Sie richtet sich nach dem Geräusch, nach dem TI-Venenpuls, nach den verschiedenen Ursachen einer TI.

Geräusch

Bei diesen differentialdiagnostischen Problemen ist ein evtl. vorkommender 3. Ton rechts insofern von Bedeutung, als dieser bei einer großen TI vorkommen kann, aber alle hier genannten Krankheiten sehr unwahrscheinlich macht oder ausschließt.

Mitralinsuffizienz: Aufgrund der völlig verschiedenen Lokalisation des p. m. ist die Differentialdiagnose in der Regel nicht schwierig. Auf die gelegentliche Problematik wurde bei der Differentialdiagnose der Mitralinsuffizienz bereits eingegangen (S. 215).
Eine **valvuläre Pulmonalstenose** oder ein **funktionelles Pulmonalisgeräusch** ist immer mesosystolisch und hat sein p. m. im 1./2. ICR links, kann allerdings bei großer Lautstärke auch bis in die Trikuspidalregion zu hören sein, läßt sich aber von der TI mit dem p. m. in der Trikuspidalregion gut abgrenzen.
Eine **infundibuläre Pulmonalstenose** ohne andere Mißbildungen kommt kaum vor. Ihr p. m. liegt allerdings im Bereich der Trikuspidalregion und ist deshalb lokalisatorisch nicht zu trennen. Dieses Geräusch ist aber mesosystolisch und dazu sehr rauh, wie es nur bei einer sehr schweren TI mit pulmonalem Hochdruck im Rahmen einer pansystolischen TI vorkommt; dabei würde man dann aber andere klinische Zeichen einer großen TI finden: großer rechter Ventrikel, pathologischer Venenpuls, deutlich erhöhter Venendruck. Außerdem setzt eine rauhe TI auch praktisch eine pulmonale Hypertonie voraus, die bei einer infundibulären Pulmonalstenose fehlt. Die Kombination beider Vitien ist klinisch höchstens am TI-Venenpuls – zusätzlich zum Pulmonalstenose-Geräusch – erkennbar.

Das **frühe mesosystolische intraventrikuläre Austreibungsgeräusch** ist bei Erwachsenen sehr selten und dann in der Regel nur bei Jugendlichen mit einer Hyperzirkulation zu finden. Es ist sehr kurz dauernd, meist leise, wird auch inspiratorisch in der Regel nicht oder höchstens geringgradig lauter und weist keinen pathologischen Venenpuls und keine Venendruckerhöhung auf.
Ein **kombiniertes Trikuspidalvitium** ist nur dann bei einer TI aktuell, wenn neben dem TI-Geräusch noch ein mesodiastolisches Trikuspidaleinstromgeräusch vorliegt. Kann man dabei einen Trikuspidalöffnungston nachweisen – üblicherweise bei einer Trikuspidalstenose (TST) nicht –, so ist die Lösung einfach im Sinne der TST. Fehlt dieser – wie meist –, so kann man nur sagen, daß ein leises, kurzes, niederfrequentes mesodiastolisches Geräusch eher für eine isolierte TI spricht. Eine TST bei einer gleichzeitigen großen TI sollte ein relativ lautes, langes mesodiastolisches Geräusch verursachen. Außerdem wird sich ein mesodiastolisches Geräusch einer relativen TST nur dann bei einer TI entwickeln, wenn diese sehr schwer ist und mit einem ausgesprochen typischen Venenpuls, einem hohen zentralen Venendruck und sehr ausgeprägten Stauungssymptomen im großen Kreislauf einhergeht.
Eine **Perikarditis** mit Vorhofflimmern kommt auch in Betracht (bei Sinusrhythmus ist bei der Perikarditis meist das präsystolische Reiben am lautesten), und zwar deshalb, weil hier – wie auch bei einer sehr schweren TI – ein systolisches und ein mesodiastolisches Geräusch vorkommen können, beide mit dem p. m. in der Trikuspidalregion, und dort auch inspiratorisch lauter werden. Eine Perikarditis hat aber in der Regel ein viel hochfrequenteres harsches, kratzendes oder reibendes Geräusch. Auch kann unter Umständen der Venenpuls weiterhelfen, der bei einer frischen Perikarditis mit deutlich hörbaren Geräuschen in der Regel noch keine Zeichen einer Einflußstauung aufweist – im Gegensatz zur TI mit einem mesodiastolischen Geräusch, das ja ein Zeichen einer großen TI darstellt.

Ventrikelseptumdefekt (VSD): Dieses pansystolische Geräusch ist immer rauh und laut, entspricht also differentialdiagnostisch nur einer *schweren* TI bei pulmonalem Hochdruck, wobei aber dann – ganz im Gegensatz zu dieser Form eines VSD – immer ein pathologischer Venenpuls, ein hoher Venendruck und Stauungssymptom vorliegen; auch die dazugehörige Rechtshypertrophie und -dilatation wird man bei dieser Form des VSD nicht finden. Im übrigen ist das p. m. des VSD-Geräusches im 3./4. ICR am linken Sternumrand und nicht am linken unteren Sternumrand wie bei der TI. Eine inspiratorische Verstärkung des Geräusches kann man manchmal im untersten Bereich des VSD-Geräusches hören, nicht im p. m. des Geräusches. Schwierig wird die Differentialdiagnose allerdings bei einem erworbenen VSD (Septuminfarkt und -perforation). Dabei ist nicht nur das Geräusch sehr ähnlich einer schweren TI, sondern auch der dabei und dadurch entstehende Stauungsvenenpuls mit einer großen v-Welle und auch die Symptome der Rechtsinsuffizienz.

Ein VSD mit einer Verbindung vom linken Ventrikel zum rechten Vorhof weist nicht nur ein ähnliches Geräusch wie eine schwere TI mit pulmonalem Hochdruck auf, sondern kann auch einen Venenpuls mit einer s-Welle haben. Diese Anomalie ist jedoch extrem selten.

TI-Venenpuls

Es handelt sich hier nur um den *typischen* Venenpuls, d. h. eine abnorm hohe v-Welle oder eine s-Welle. Differentialdiagnose s. S. 44

Ursachen einer feststehenden TI

Wenn die Diagnose einer TI feststeht, so ist zuletzt noch die Frage nach der Ursache zu beantworten. Die relative TI wird unten besprochen.
Im übrigen darf auf die Abschnitte Ursachen und Vorkommen verwiesen werden (s. oben).

Besondere klinische Erscheinungsformen

1. **Physiologische TI:** Sie ist zwar häufig im Doppler-UKG zu sehen, aber auskultatorisch nur ausnahmsweise erkennbar und nicht relevant (s. oben Vorkommen).

2. **Relative TI:** Sie ist nur durch Verlaufsbeobachtung als solche zu erkennen, nämlich dann, wenn bei Besserung der Stauungssymptome die TI vrschwindet. Umgekehrt spricht das gleichzeitige Vorliegen einer Trikuspidalstenose für eine valvuläre TI. Im übrigen kann man aber – wie bei der Mitralinsuffizienz – sagen, daß um so eher eine valvuläre TI vorliegt, je größer die TI ist und je kleiner dabei der rechte Ventrikel und je geringer die Rechtsinsuffizienz bzw. der Venendruck und die Stauungszeichen sind und umgekehrt. Außerdem spricht bei einer TI das Fehlen einer Druck- oder Volumenbelastung des rechten Herzens für eine valvuläre Form.

3. **Akute oder subakute valvuläre TI** (unter akuter TI wird nicht die akute Rechtsinsuffizienz mit einer begleitenden, sekundären und relativen, aber plötzlich entstandenen TI verstanden [z. B. bei einer Lungenembolie], sondern nur der primäre, akute Klappendefekt): Die akute TI ist sehr selten. Sie kommt in erster Linie traumatisch vor (s. oben Ursachen), aber auch durch bakterielle Zerstörung der Klappen oder Ruptur der Chordae und ist auch durch Abriß eines Papillarmuskels im Rahmen eines Herzinfarkts vorstellbar. Bei einem leichten Defekt wird sich nur wenig hämodynamisch verändern; bei einem großen Defekt ist vor allem mit der Ausbildung des typischen Venenpul-

ses zu rechnen, aber – ganz im Gegensatz zur akuten Mitralinsuffizienz – nicht mit dramatischen Zeichen eines akuten Rechtsversagens, wie man aus Beobachtungen nach traumatischer Entstehung weiß; diese können sich erst nach Tagen oder Wochen entwickeln. Das Geräusch soll dabei – wie bei der akuten Mitralinsuffizienz – nicht pansystolisch sein, sondern frühsystolisch, kurz, leise, niederfrequent – ohne pulmonalen Hochdruck. Außerdem gehört typischerweise auch ein 4. Ton (rechts) dazu – wie bei der akuten Mitralinsuffizienz –, der allerdings mit Einsetzen einer Rechtsinsuffizienz verschwindet (Rios u. Mitarb. 1969).

4. **Auskultatorisch stumme TI:** Da die Entstehungsbedingungen für ein TI-Geräusch ohne pulmonalen Hochdruck – wie beschrieben – ungünstig sind, wird man das Geräusch und einen charakteristischen Venenpuls bei leichten Formen meist vermissen und die TI nicht diagnostizieren können. Bei sehr großen Klappendefekten und bei einem niedrigen systolischen Ventrikeldruck kann zwar das TI-Geräusch weitgehend fehlen oder leicht überhört werden, aber dann ist der Venendruck erhöht und der Venenpuls typisch verändert (s. oben).

Hinweis

Wenn auch die TI als rheumatischer Herzfehler viel seltener ist als die Herzfehler des linken Herzens, so spielt sie doch in der klinischen Diagnostik eine wichtige Rolle bei einer Rechtsinsuffizienz bzw. einer Druck- oder Volumenüberlastung, im Sinne einer relativen, nichtvalvulären TI.
Die klinische Diagnose einer TI fußt auf dem TI-Geräusch und den unspezifischen und spezifischen Stauungszeichen im Venen- bzw. Leberpuls. Bei deren sorgfältiger Untersuchung kann man mit genügender Sicherheit zumindest eine klinisch relevante TI nachweisen oder ausschließen. Insofern kommt der klinischen Diagnostik dieses Herzfehlers eine hohe Bedeutung zu, obwohl die Erkennungsmöglichkeit bei kleinen Defekten nicht gut und den sehr empfindlichen Methoden der Doppler-UKG-Verfahren, die in einem hohen Prozentsatz gesunder Herzen eine TI nachweisen können, weit unterlegen ist; in einzelnen Fällen ist es aber nach unserer Erfahrung doch möglich, selbst bei einer physiologischen TI ein typisches Geräusch nachzuweisen.

Das klinisch feststellbare Auftreten und Verschwinden einer relativen TI und deren verschiedene Schweregrade bei einem rechtsbelasteten Herzen sind ein einfacher und manchmal der beste Maßstab für das Vorhandensein oder Nichtvorhandensein einer Rechtsinsuffizienz bzw. deren Besserung oder Verschlechterung.

Bei ausgeprägten Stauungssymptomen vor dem rechten Herzen ist es für die Prognose wesentlich, inwieweit daran eine TI beteiligt ist. Bei einer vorwiegenden Rechtsinsuffizienz ist die Prognose wesentlich schlechter als bei einer Verursachung durch eine TI.

Das Entstehen einer relativen TI im Rahmen eines pulmonalen Hochdrucks durch Mitral- oder Aortenfehler kann zu einer Verminderung der Lungenstauung und somit zu einer vorübergehenden Besserung der Atemnot führen, allerdings auf Kosten einer vermehrten Volumenbelastung des rechten Ventrikels. Eine isolierte TI darf nicht einfach als rheumatisch oder relativ bedingt aufgefaßt werden, sondern muß hinsichtlich ihrer Ursache (s. oben) und Bedeutung sorgfältig abgeklärt werden.

Literatur

Douglas, P., G. Berman, M. O'Toole, W. Douglas, B. Hiller, N. Reichek: Prevalence of multivalvular regurgitation in athletes. Amer. J. Cardiol. 64 (1989) 209

Hauck, A., D. Freeman, D. Ackermann, G. Danielson, W. Edwards: Surgical pathology of tricuspid valve: a study of 363 cases spanning 25 years. Mayo Clin. Proc. 63 (1988) 851

Rios, J. C., R. A. Massumi, W. T. Breesmen, R. K. Sarin: Auscultatory feature of acute tricuspid regurgitation. Amer. J. Cardiol. 23 (1969) 4 – 11

Kombiniertes Trikuspidalvitium

(Abb. **69, 73, 74, 6**)

Hier finden sich die subjektiven und objektiven Symptome beider Vitien, und es ergibt sich hier bezüglich Ursache und Vorkommen nur insofern ein zusätzlicher Gesichtspunkt, als ein kombiniertes Trikuspidalvitium auch iatrogen, durch Ballondilatation oder Valvulotomie einer Trikuspidalstenose (TST) zustande kommen kann.

Wie immer ist es erforderlich, den Schweregrad jedes einzelnen Fehlers zu bestimmen. Die Unterscheidung eines kombinierten Trikuspidalvitiums von einer schweren Trikuspidalinsuffizienz (TI) mit relativer TST ist bei Vorhofflimmern viel schwieriger als beim kombinierten Mitralvitium, weil für die Diagnose einer TST meistens nur das mesodiastolische Geräusch und nicht ein paukender 1. Ton und ein AV-Klappenöffnungston (TÖT) zur Verfügung stehen und zudem eine prominente a-Welle im Venenpuls – ein Hinweis für eine TST – auch entfällt.

Unproblematisch ist die Diagnose in folgenden Fällen:

1. Bei einem Sinusrhythmus muß das präsystolische Geräusch einer TST vorliegen – neben dem systolischen Geräusch der TI.

2. Wenn nur ein frühsystolisches Geräusch im Sinne einer TI zu hören ist, kann ein mesodiastolisches Geräusch nicht Ausdruck einer relativen TST sein, sondern nur einer organischen TST. Bei einer relativen TST müßte das TI-Geräusch pansystolisch sein, d. h., es müßte sich um eine schwere TI handeln.

3. Wenn man neben dem TI-Geräusch einen 3. Ton rechts findet, dann kann eine nennenswerte TST nicht vorliegen.

4. Je schwerer die Symptome einer TI sind (Venenpuls, Größe und Pulsation des rechten Ventrikels) und je geringer die Symptome einer TST sind (mesodiastolisches Geräusch leise und kurz), desto wahrscheinlicher ist eine relative TST bei einer großen TI.

Wie bei jedem dieser beiden Vitien gilt auch hier, daß ein isoliertes kombiniertes Trikuspidalvitium äußerst selten ist und in jedem Falle ein Tumor/Thrombus im rechten Vorhof und ein Vorhofseptumdefekt u. a. ausgeschlossen werden müssen.

Pulmonalstenose

Definition, Ursachen und Vorkommen

> Es handelt sich bei der Pulmonalklappenstenose (PST) um eine Einengung der Pulmonalklappenöffnungsfläche.

Die PST ist fast immer ein angeborener Herzfehler; sie kommt jedoch auch erworben vor, stellt aber dann eine Rarität dar.

Ursächlich kommen in Frage:

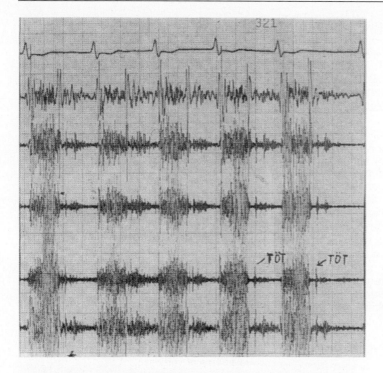

Abb. **73** Kombiniertes Trikuspidalvitium mit – ausnahmsweise – verkalkter Trikuspidalklappe: pansystolisches, spindelförmiges Geräusch, TÖT (ca. 0,06 s. nach dem 2. Ton), an den sich das mesodiastolische TST-Geräusch anschließt. Vorhofflimmern (Trikuspidalregion).

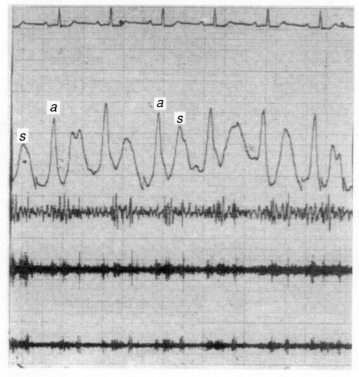

Abb. **74** Kombiniertes Trikuspidalvitium mit typischem Venenpuls: prominente a-Welle und s-Welle.

1. *Rheuma,* dann aber immer im Rahmen eines tetravalvulären Vitiums;

2. *Dünndarmkarzinoid,* verbunden mit einem Trikuspidalklappenvitium;

3. sehr selten *Kompression* von außen, sei es durch einen Tumor des Mediastinums oder ein Aortenaneurysma.

Pathophysiologie, Beschwerden, klinischer Befund, Diagnose und Differentialdiagnose

Siehe S. 266 ff.

Pulmonalinsuffizienz
(angeborene PI s. S. 271)

Definition und Ursachen

Eine Pulmonalklappeninsuffizienz (PI) bedeutet, daß eine Undichtigkeit der Pulmonalklappe vorliegt, so daß während der Diastole Blut aus der Pulmonalarterie in den rechten Ventrikel zurückfließen kann. Es gibt angeborene und erworbene, physiologische und pathologische PI, wobei letztere durch einen Klappendefekt (valvuläre, organische PI) oder durch eine Erweiterung des Klappenrings bedingt sein kann (relative PI) – wie bei der Aorteninsuffizienz.

Vorkommen und pathologische Anatomie

Die Pulmonalklappe ist offenbar nicht optimal konstruiert, denn man findet durch die Doppler-Untersuchungen bei ca. 88% der Herzgesunden eine Regurgitation, eine **physiologische PI** (Sahn u. Mitarb. 1988), so oft wie bei keiner anderen Klappe; sie ist aber klinisch nicht auskultierbar und deshalb nicht erkennbar und auch hämodynamisch bedeutungslos. Klinisch findet man in erster Linie eine **erworbene relative PI,** die auf der Grundlage eines pulmonalen Hochdrucks entstanden ist und zwar durch eine Erweiterung des Klappenrings (nichtvalvuläre, relative PI). Die **erworbene valvuläre PI** ist extrem selten, wenn man davon absieht, daß sie – am häufigsten – nach Sprengung einer Pulmonalstenose vorkommt. Sonst kommt sie bei einem rheumatischen kombinierten Pulmonalvitium vor und dabei meist zusammen mit anderen Herzfehlern im Sinne eines tetravalvu-

lären Vitiums. Beobachtet wurde sie – ebenfalls sehr selten – auch beim Karzinoid und bei bakteriellen Klappenläsionen (Gonokokken, Pneumokoken, Syphilis).

Auch **angeboren** kommt eine **valvuläre PI** (S. 271) nur sehr selten vor: Dabei gibt es die verschiedensten Arten, vom völligen Fehler der Taschenklappen über eine bikuspidale bis zur quadruspidalen Klappe. Eine **angeborene nichtvalvuläre PI** gibt es bei einer angeborenen idiopathischen Pulmonalisektasie.

Pathophysiologie

Der entscheidende pathophysiologische Vorgang ist der Rückfluß eines Teils des Bluts aus der A. pulmonalis in den rechten Ventrikel in der Diastole. Somit entsteht ein Pendelblut und eine Volumenbelastung des rechten Ventrikels. Diese richtet sich nach der Größe des Defekts und nach der Höhe des Drucks in der A. pulmonalis. Im allgemeinen ist der Rückfluß nicht gravierend, da der Klappendefekt bei einer relativen PI meist nicht erheblich ist, auch wenn ein pulmonaler Hochdruck vorliegt. Bei einer valvulären PI ist die Regurgitation auch nicht sehr bedeutsam, da der Pulmonalarteriendruck niedrig ist, selbst wenn der Klappendefekt groß ist, wie er z. B. bei angeborenem Fehlen der Taschenklappen sein kann. Eine erhebliche Volumenbelastung des rechten Ventrikels durch eine PI kommt deshalb nicht vor.

Beschwerden

Da die PI meist die Hämodynamik des rechten Ventrikels nur wenig beeinträchtigt, entstehen dadurch auch keine nennenswerten Beschwerden. Diese werden bestimmt durch das Grundleiden, also meist durch den pulmonalen Hochdruck und dessen Ursache. Bei einer größeren valvulären PI ohne pulmonalen Hochdruck kann es zu uncharakteristischen Beschwerden kommen, wenn die Volumenbelastung des rechten Ventrikels nicht ganz unbedeutend ist.

Klinischer Befund

Charakteristischer (primärer) Auskultationsbefund: frühdiastolisches PI-Geräusch
(s. auch S. 143 ff) (Abb. **75–77**)

Lokalisation: p. m. 2./3. ICR am linken Sternumrand, fortgeleitet bis zum 4. ICR und evtl. auch noch tiefer, oft jedoch nur umschrieben hörbar.

Lautheit: leise, in der Regel 1/6–2/6, nur selten lauter. Für die PI bei einem pulmonalen Hochdruck gilt: je lauter, desto schwerer der Defekt.

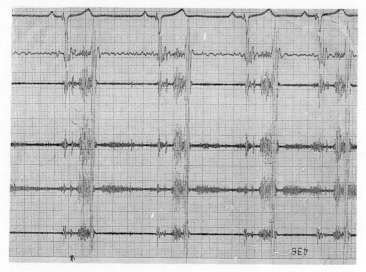

Abb. **75** Pulmonalklappeninsuffizienz bei schwerer pulmonaler Hypertonie (Eisenmenger-Syndrom bei offenem Ductus arteriosus und umgekehrtem Shunt): hochfrequentes, aber – ausnahmsweise – verspätet genügend laut werdendes frühdiastolisches Geräusch. Außerdem: spindelförmiges mesosystolisches Pulmonalisflußgeräusch, das atypischerweise erst am Ende der Systole erscheint (pseudoendsystolisch). Der 2. Ton ist betont (P$_2$) durch den pulmonalen Hochdruck; der A$_2$ ist davon nicht abgrenzbar. Frühsystolischer Pulmonalisdehnungsklick.

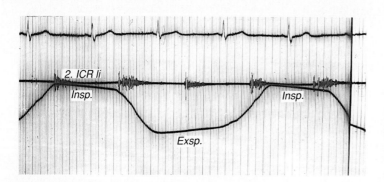

Abb. **76** Pulmonalklappeninsuffizienz ohne pulmonalen Hochdruck: Das frühdiastolische Geräusch schließt sich an den P$_2$ an, was erst bei der normalen Spaltung des 2. Tons in Inspiration deutlich zu erkennen ist.

Diese Regel gilt nicht für eine valvuläre PI ohne pulmonalen Hochdruck. Bei einem völligen oder weitgehenden Fehlen der Taschenklappen entstehen kaum Wirbel, weil die retrograde Stenose anatomisch und funktionell (Druck) gering und deshalb das Geräusch sehr leise ist.

Zeitpunkt und Ablauf: Wie bei der Aorteninsuffizienz handelt es sich um ein frühdiastolisches Decrescendo-Geräusch, das sich aber nicht an den A$_2$, sondern an den P$_2$ anschließt. Bei einem *pulmonalen Hochdruck* ist jedoch diese Unterscheidung praktisch ohne Konsequenz, da beim pulmonalen Hochdruck entweder A$_2$ und P$_2$ fast zu glei-

cher Zeit eintreffen oder so eng gespalten sind, daß weder mit dem Ohr noch mit dem Phonokardiogramm das diastolische Geräusch dem einen oder anderen Ton eindeutig zugeordnet werden kann. Je nach der Schwere des Defekts ist das Geräusch kurz oder lang; bei einer *valvulären PI ohne pulmonalen Hochdruck* ist es kurz. Bei dieser Form der PI ist auch die Zuordnung zum 2. Pulmonalton oft gut möglich, weil hier der 2. Ton im allgemeinen deutlich gespalten ist durch eine verlängerte Austreibungszeit oder durch einen (in)kompletten Rechtsschenkelblock, vor allem im Inspirium.

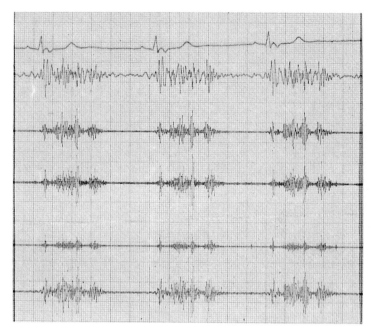

Abb. **77** Pulmonalklappeninsuffizienz bei operierter Pulmonalklappenstenose (normaler Pulmonalarteriendruck):
Das PI-Geräusch schließt
sich nicht an den 2. Ton an,
der hier nur durch den A_2 gebildet wird. Der Beginn des
Geräusches erfolgt später,
nach dem verspäteten Pulmonalklappenschluß, der üblicherweise durch den P_2 markiert wird, der aber bei der
operierten Pulmonalklappenstenose nicht in Erscheinung
tritt (so daß ein pseudomeso-
diastolisches Geräusch resultiert). Außerdem: mesosystolisches Pulmonalisgeräusch
durch Pulmonalklappenrest-
stenose.

Klang: Bei der PI durch pulmonalen Hochdruck
ist das Geräusch mit dem der AI identisch: Es ist
hoch- oder hoch–mittelfrequent, glatt, kann aber
bei ausnahmsweise größerer Lautstärke auch mittelfrequent und etwas rauh oder hoch und harsch
werden. – Bei der PI ohne pulmonalen Hochdruck
ist das Geräusch auch glatt, aber eher mittel–niederfrequent, da der hohe Druck fehlt und somit die
Zahl der hochfrequenten Wirbel gering ist (S.
142 ff).

Sekundäre Auskultationsbefunde und sonstige klinische Befunde

Bei der **PI durch pulmonale Hypertonie** ist nur
ein mesosystolisches Pulmonalisgeräusch verschiedener Lautstärke und Klangqualität als begleitendes Phänomen der PI erwähnenswert. Es
ist eine Folge des hohen Drucks und der meist vorhandenen Dilatation des Anfangsteils der A. pulmonalis (relative Stenose). Dieses mesosystolische Pulmonalisgeräusch ist manchmal so laut,
daß es rauh wird, öfters als das entsprechende systolische Geräusch bei der AI. Selten ist dieses Geräusch auch pseudoendsystolisch (Abb. **75**).

Man wird auch weitere Symptome eines pulmonalen Hochdrucks finden wie: pulsierende, palpable
A. pulmonalis im 2./3. ICR links, betonter P_2, der
evtl. auch fühlbar ist, eine enge oder aufgehobene
Spaltung des 2. Tons, ein pulmonaler frühsystolischer Dehnungsklick, Rechtshypertrophie, prominente a-Welle im Venenpuls.
Bei der **PI ohne pulmonalen Hochdruck** gibt es
ebenfalls zusätzlich ein mesosystolisches Geräusch, das aber nur die Kriterien des harmlos-
funktionellen Pulmonalisgeräusches besitzt und
kaum einmal die Lautstärke 2/6 überschreitet. Es
ist hier mit keinen besonderen zusätzlichen Befunden zu rechnen, es sei denn, daß eine gewisse
Rechtshypertrophie und/oder eine fühlbare Dilatation der A. pulmonalis im 1.–3. ICR vorliegt.
Der P_2 kann bei einem **angeborenen Klappendefekt** fehlen. Das diastolische Geräusch beginnt
dann nach einer Pause nach dem A_2 und erscheint
wie ein mesodiastolisches Geräusch (pseudomeso-
diastolisch), verlängert dann inspiratorisch seinen
Abstand vom A_2.
Bei einer **großen PI** soll auch ein präsystolisches
Geräusch vorkommen können, analog dem Flint-
Geräusch bei der AI.

Diagnose

Die PI wird klinisch durch das **frühdiastolische Geräusch** in der Pulmonalisregion und/oder der Erb-Region diagnostiziert. Wenn es sich um die Folge eines pulmonalen Hochdrucks (relative PI) handelt, so ist es hoch- oder mittelfrequent, glatt, wie das Geräusch einer Aorteninsuffizienz (AI). Es schließt sich an den P_2 an, was aber diagnostisch nur wenig Bedeutung hat, da bei einem pulmonalen Hochdruck A_2 und P_2 zu eng beieinanderliegen, es sei denn, es besteht ein Rechtsschenkelblock. Zu dieser Art des PI-Geräusches gehören unabdingbar die Symptome eines pulmonalen Hochdrucks. Sicher ausgeschlossen ist aber damit eine AI als Ursache des diastolischen Geräusches nicht, so daß man evtl. die dynamische Auskultation anwenden muß (s. unten Differentialdiagnose und S. 84 ff).

Wenn es sich um eine PI bei normalem Pulmonalisdruck handelt, so ist das PI-Geräusch immer sehr leise, kurz und eher nieder–mittelfrequent. Deshalb ist es von einer AI leicht zu unterscheiden, bei der ein so leises Geräusch hochfrequent ist. Im übrigen ist bei dieser PI nicht selten eine deutliche Spaltung des 2. Tons nachweisbar, und die zeitliche Beziehung zum P_2 beweist dann die PI. Sollte der P_2 fehlen – wie so manchmal bei einer operierten Pulmonalklappenstenose oder fast fehlender Pulmonalklappe –, so ist zwischen dem A_2 und dem Beginn des PI-Geräusches eine kleine Pause, die man wahrnehmen kann (pseudo-mesodiastolsich) und die sich inspiratorisch verlängert.

Bei jeder Art von PI hört man ein systolisches Geräusch in der Pulmonalisregion. Eine inspiratorische Verstärkung der Geräusche findet sich in der Regel nicht.

Auskultationstechnik: Die PI bei pulmonaler Hypertonie hört man am besten mit der Membran, zuerst sanft, dann fest aufgelegt, in Rükenlage und im Exspirium, evtl. auch einmal besser im Sitzen bei vornübergebeugtem Oberkörper. Die eher niederfrequente PI bei normalem pulmonalem Druck ist u. U. mit dem Trichter besser hörbar.

Verdacht auf eine PI besteht immer bei einem pulmonalen Hochdruck, ferner bei jedem diastolischen Geräusch mit p. m. in der Erb-Region. Der **Beweis** für eine PI ist klinisch eindeutig dann möglich, wenn das frühdiastolische Geräusch unzweifelhaft an den P_2 anschließt. Dies ist in der Regel nur bei einer PI ohne pulmonalen Hochdruck und weiter Spaltung auszumachen. Objektiv läßt sich die PI am einfachsten und sichersten durch die Farb-Doppler-Sonographie erbringen, doch sind die Probleme hier ähnlich wie bei Trikuspidal- und Mitralinsuffizienz: Da eine physiologische PI fast immer nachzuweisen ist, kann man nicht in jedem Falle schlüssig und exakt eine pathologische PI diagnostizieren, auch wenn es hierfür Kriterien gibt. Eine *hörbare* PI ist definitiv pathologisch, aber ob man jede pathologische PI wirklich hören kann, ist eine andere Frage.

Die Pulmonalisangiographie kann zwar auch eine PI beweisen, doch ist dieses Verfahren – wie bei der Trikuspidalinsuffizienz – für leichte Insuffizienzen ungeeignet (Katheterlage in der Pulmonalarterie).

Differentialdiagnose

1. **PI mit oder ohne pulmonale Hypertonie**: Eine Unterscheidung des mehr hochfrequenten PI-Geräusches bei pulmonalem Hochdruck von dem mehr niederfrequenten der valvulären PI mit normalem Druck ist durch die Klangqualität in der Regel einfach; es fehlen bei der letzteren auch die Zeichen der pulmonalen Hypertonie, und der 2. Ton ist meist deutlich gespalten, vor allem im Inspirium, was bei einer pulmonalen Hypertonie fast nie der Fall ist. Der P_2 kann hier auch fehlen, so daß das frühdiastolische Geräusch mit einem deutlichen Abstand nach dem A_2 erfolgt.

2. **PI bei pulmonalem Hochdruck oder Aorteninsuffizienz (AI)** (s. auch S. 142 ff): Ein AI-Geräusch kann dem PI-Geräusch bei pulmonalem Hochdruck völlig gleich sein in Lokalisation, Lautheit, Ablauf und Klang. Wenn das frühdiastolische Geräusch rechts vom Sternum gut oder besser hörbar ist als am linken Sternumrand oder bis zur Spitze fortgeleitet wird, so spricht dies für eine AI. Für eine PI spricht das Bestehen eines pulmonalen Hochdrucks, was eine AI aber nicht ausschließt. Auch die Untersuchung in der Inspiration hilft nicht, aber evtl. die dynamische Auskultation (S. 84 ff), wenn man den Valsalva-Versuch oder eine Oberbauchkompression durchführt, wonach das Geräusch der PI am Ende des Versuchs schon nach 3–4 Herzschlägen lauter wird, das der AI erst nach 6–10.

3. **PI mit systolischem Geräusch oder kontinuierliches Geräusch:** Bei einem rupturierten Sinus-aortae-Aneurysma oder bei einem offenen Ductus arteriosus (Botalli) kann diese Differentialdiagnose vielleicht einmal Schwierigkeiten bereiten, da bei einem frühdiastolischen PI-Geräusch auch zusätzlich ein sekundäres systolisches Geräusch vorkommt. Bei aufmerksamer Auskul-

tation sollte eine Unterscheidung jedoch in der Regel gut möglich sein.

Ein vom Hals fortgeleitetes diastolisches Venengeräusch ist leicht als solches zu erkennen, da es im 1. ICR und vor allem am Halse lauter ist als in den tiefer gelegenen Abschnitten.

4. **PI ohne pulmonalen Hochdruck durch Pulmonalisektasie oder durch Fehlen der Taschenklappen:** Das Geräusch ist dasselbe: leise, niedermittelfrequent. Bei der Ektasie ist aber der P_2 gut hörbar; bei einer fehlenden oder rudimentären Pulmonalklappe fehlt er eventuell.

5. **Erworbene valvuläre PI oder angeborene valvuläre PI** (s. oben Ursachen): Eine erworbene valvuläre PI gibt es kaum einmal isoliert, höchstens nur bei der extrem seltenen bakteriellen Endokarditis oder bei operierter Pulmonalklappenstenose (s. oben Vorkommen).

Hinweis

Wenn auch physiologisch fast immer eine geringgradige, klinisch nicht hörbare und hämodynamisch bedeutungslose (klappenassoziierte) PI besteht, so ist doch eine pathologische (valvuläre oder relative) PI selten. Aber selbst die pathologische, klinisch feststellbare PI, gleich welcher Art und Schwere, spielt als hämodynamische Belastung praktisch nie eine so große Rolle, daß man dadurch eine Rechtsinsuffizienz befürchten müßte. Die Bedeutung der PI liegt in erster Linie darin, daß sie als relative Klappeninsuffizienz ein Kennzeichen einer schweren pulmonalen Hypertonie ist und daß sie in diesen Fällen nicht als

Aorteninsuffizienz angesehen werden darf, von der sie auskultatorisch nicht immer einfach unterschieden werden kann.

Literatur

Sahn et al.: Physiological valvular regurgitation. Circulation 78 (1988) 1075–1077

Kombiniertes Pulmonalvitium

Bezüglich Ursache, Pathophysiologie, Beschwerden, Diagnose usw. gilt das, was bei der erworbenen Pulmonalklappenstenose (PST) und der erworbenen Pulmonalklappeninsuffizienz (PI) ausgeführt wurde. Das Vitium ist sehr selten, am ehesten nach der operativen Spaltung einer angeborenen PST. Die Differentialdiagnose macht kaum einmal Schwierigkeiten: Das kombinierte Aortenvitium unterscheidet sich durch die andere Lokalisation und das Vorliegen einer Linkshypertrophie, eine angeborene Pulmonalisektasie mit PI durch das weniger rauhe und weniger laute begleitende mesosystolische Geräusch; dies gilt auch für die Differentialdiagnose einer PI bei pulmonalem Hochdruck, bei der das diastolische Geräusch auch hochfrequent oder hochmittelfrequent ist und nicht niedermittelfrequent wie bei der PI mit normalem Pulmonalarteriendruck.

Klappenprolaps

Historisches und Formen

Es ist das Verdienst von Barlow u. Mitarb., im Jahre 1963 das Krankheitsbild des Mitralklappenprolapses (MKP) mit seinen charakteristischen subjektiven und objektiven Erscheinungen erkannt zu haben. Inzwischen weiß man auch, daß es – viel seltener – einen Prolaps an der Trikuspidal- und Aortenklappe geben kann. Wenn man vom Klappenprolaps spricht, meint man deshalb im allgemeinen den MKP. Der Klappenprolaps stellt jetzt ein wohldefiniertes Krankheitsbild dar, das in verschiedenen klinischen Bilden auftritt und das sowohl als harmlose wie auch als bedeutsame konstitutionelle Anomalie vorkommen und vererblich sein kann, aber auch erworben wird. Seine Identifizierung hat nicht nur dazu beigetragen, altbekannte objektive klinische Symptome richtig zu deuten, sondern auch die Beschwerden vieler Menschen, die als reine Herzneurose oder psychogene Beschwerden abgetan worden waren, auf eine pathologisch-anatomische Grundlage zurückzuführen.

Wenn auch die Aufdeckung dieses Krankheitsbilds durch Barlow u. Mitarb. mit Hilfe der angiographischen Darstellung und der klinischen Beobachtung gelang, so hat doch die Echokardiographie in den vergangenen Jahren ganz wesentlich zur vollständigen Kenntnis dieses Krankheitsbildes und zu seiner Integrierung in die Lehre von den Herzkrankheiten beigetragen.

Mitralklappenprolaps

Definition und Ursachen

> Eine abnorme Vorwölbung eines oder beider Mitralklappensegel – oder auch nur von Teilen eines Segels – in den linken Vorhof während der Ventrikelsystole (Synonyma: Barlow-Syndrom, Klicksyndrom, Floppy-valve-Syndrom u. a.), wobei eine Mitralinsuffizienz kleineren und größeren Grads entstehen kann, aber nicht in jedem Falle muß.

Barlow selbst unterscheidet auch heute noch begrifflich zwischen „mitral valve billowing" (= gesteigerte Vorwölbung der Segel in den linken Vorhof) und „mitral valve prolapse" (= Vorwölbung mit Verlust der Koaptation der Segelränder und einer daraus resultierenden Mitralinsuffizienz).

> Da der konstitutionelle MKP nicht selten mit anderen Anomalien, Krankheiten und Beschwerden einhergeht, spricht man auch vom Mitralklappensyndrom (s. unten Subjektive und objektive Krankheitserscheinungen).

Der MKP ist meist *angeboren, konstitutionell* bedingt, wobei er nicht bei jeder Untersuchung nachweisbar sein muß. Denn: Letztlich kommt immer dann ein konstitutioneller Klappenprolaps vor, wenn ein Mißverhältnis zwischen der Größe des linken Ventrikels und der Größe der Mitralklappe besteht, sei es, daß der Ventrikel zu klein ist im Verhältnis zur Größe der Klappe, sei es, daß die Klappensegel zu groß sind. Da sich zwar die Größe der Segel nicht ändert, aber die Größe des Ventrikels sich ändern kann, selbst unter physiologischen Umständen (z. B. in der Schwangerschaft größer oder im Stehen kleiner als im Liegen), so ist verständlich, daß der Prolaps z. B. im Alter seltener ist und manchmal nur im Stehen feststellbar ist, ja daß er nur zeitweise bei manchem Patienten nachgewiesen werden kann oder nur durch Provokationsmethoden (s. unten).
Andere Ursachen sind *erworben* (s. unten Vorkommen).

Vorkommen und pathologische Anatomie

Beim **konstitutionellen MKP**, der z. T. familiär gehäuft vorkommt, also vererblich ist und bei dem ein oder beide Segel oder Teile eines Segels (Segmente) relativ zu groß sind, besteht in der Regel auch eine myxomatöse Entartung des Klappengewebes, die oft kombiniert ist mit einem defekten endothelialen Überzug, so daß manchmal eine abnorme Neigung zu Thromboembolien vorkommt. Auch sind das Klappengewebe und der Klappenring mehr zu Verkalkungen disponiert als normalerweise. Die Chordae tendineae sind dabei nicht selten abnorm lang und dünn und rupturieren leicht (Dyskollagenose nach Barlow u. Pokock 1988).
Man findet den MKP in der Normalbevölkerung bei ca. 5%, aber es werden aufgrund echokardiographischer Untersuchungen bis zu 21% angegeben (Brandenburg u. Mitarb. 1987*). Unstreitig ist, daß man den MKP besonders häufig im Rahmen von Thoraxdeformierungen und Bindegewebserkrankungen findet und hier u. a. und vor allem bei Marfan-Syndrom, Straight-back-Syndrom, Willebrand-Syndrom, Ostium-secundum-Defekt, aber auch bei Asthenikern, sehr mageren Menschen (bei denen der MKP nach Gewichtszunahme wieder verschwinden kann) oder der hypertrophen obstruktiven Kardiomyopathie. Sicher ist auch, daß er bei Frauen häufiger vorkommt als bei Männern (7,6:2,5% in der Framingham-Studie nach Cheng 1989) und in jungen Jahren häufiger als im Alter.
Der **erworbene MKP** kann durch eine Abmagerung entstehen, d. h. durch Verkleinerung des linken Ventrikels als Folge eines erheblichen Gewichtsverlusts. Weitere Ursachen sind: Abriß einzelner Chordae oder eines Papillarmuskels, selten, aber mit z. T. großer Mitralinsuffizienz und in der Regel mit schwerwiegenden Folgen; Kontraktionsschwäche eines Papillarmuskels, was bei jeder myokardialen Erkrankung oder Dilatation des linken Ventrikels vorkommen kann, aber auch im Rahmen einer Ischämie oder eines Infarkts. Dabei ist die Mitralinsuffizienz in der Regel leicht.

Pathophysiologie

Im **einfachsten Falle,** d. h. bei einer Vergrößerung eines (meist des hinteren) Segels kommt es lediglich zu einer abnormen Vorwölbung in Richtung linker Vorhof ohne jede hämodynamische Konsequenz, aber klinisch meist erkennbar an einem meso- oder endsystolischen Klick (s. unten).
In **schwereren Fällen** können sich die in den Vorhof

durchhängenden Segel nicht mehr zum Klappenschluß treffen. Dadurch entsteht eine Mitralinsuffizienz (MI), die jedoch charakteristischerweise meist erst am Ende oder in der Mitte der Systole sich voll auswirkt und zu einem MI-Geräusch führt, und zwar mit einem Crescendo bis zum 2. Ton. In den **schwersten Fällen** kann der Prolaps und damit auch das MI-Geräusch vom Beginn bis zum Ende der Systole dauern, aber auch dann oft mit einem Crescendo bis zum 2. Ton.

Nur ausnahmsweise kann der Prolaps auch **rein mesosystolisch** sein und sich in einem kurzen mesosystolischen spindelförmigen Geräusch manifestieren (Abb. **78 g**).

Das **Spektrum** eines MKP reicht also vom kurzen, hämodynamisch bedeutungslosen endsystolischen Prolaps eines Segels – oder auch nur eines Teils = Segment eines Segels – ohne MI bis zum pansystolischen Prolaps beider Segel mit erheblicher, operationsbedürftiger MI. Fest steht auch, daß im Laufe des Lebens eine Vergrößerung einer MI = Verschlechterung eintreten kann.

Eine weitere charakteristische Eigenart des MKP sind **Rhythmusstörungen und uncharakteristische Herzbeschwerden.** Sie werden u. a. darauf bezogen, daß es zu einem abormen Zug des Papillarmuskels an seinem Ansatz und so zu Dyskinesien der Ventrikelmuskulatur und auch zu *uncharakteristischen EKG-Veränderungen* kommt. Diese Beschwerden oder auch diese Rhythmusstörungen können die Patienten sehr belästigen. Die Rhythmusstörungen können – allerdings nur extrem selten – sogar zu tödlichem Kammerflimmern führen.

Neben der schon besprochenen Neigung zu Thromben auf der Klappe und peripheren Embolien und der Rupturgefährdung der Chordae tendineae ist auch noch zu erwähnen, daß die *bakterielle Endokarditis* häufiger vorkommt als bei gesunden Herzen.

Beschwerden

Die meisten Menschen mit einem MKP haben nur einen geringfügigen MKP und sind Zeit ihres Lebens beschwerdefrei. Nicht wenige jedoch leiden unter uncharakteristischen Herzbeschwerden, Palpitationen, Atemnot, Schwindel. Die Herzbeschwerden können ausnahmsweise sehr stark sein und eine instabile Angina pectoris vortäuschen, ja sogar einen Infarkt. Manche Patienten suchen den Arzt wegen verschiedener supraventrikulärer und ventrikulärer Rhythmusstörungen auf, einschließlich parosxysmaler Tachykardien. Selten sind periphere Embolien von Thromben an der Mitralklappe die ersten Erscheinungen und Folgen eines MKP (s. oben).

Nicht wenige Patienten mit einem MKP leiden unter verschiedenen nichtkardialen Störungen, die als Folge einer Übererregbarkeit des Nervensystems bzw. Neurasthenie aufgefaßt werden können. Bei 50% der Patienten mit Panikattacken wurde ein MKP gefunden (Kantor u. Mitarb. 1987).

Klinischer Befund

Auskultationsbefund
(Abb. **78–80**)

Die Auskultation ist die entscheidende diagnostische Untersuchung zur Feststellung eines MKP

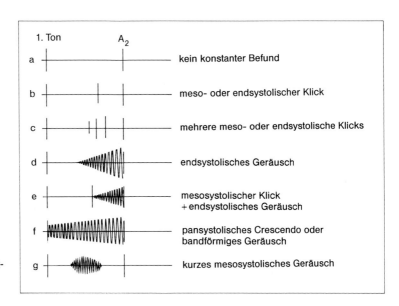

Abb. **78** Schematische Darstellung der Auskultationsphänomene beim Mitral (und Trikuspidal)klappenprolaps.

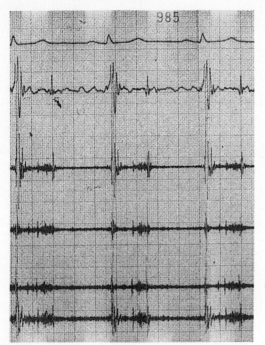

Abb. **79** Mesosystolischer Klick mit endsystolischem Crescendo (kleine Mitralinsuffizienz) (s. auch Abb. **40**).

und seiner Größe. Das p. m. des Auskultationsbefunds befindet sich immer in der Mitralregion. Folgende Befunde sind typisch für einen MKP:

1. Ein mesosystolischer oder endsystolischer Klick wird ursächlich auf die abrupte Aufblähung eines vergrößerten und prolabierten Segels zurückgeführt, die erst verspätet nach dem normalen Klappenschluß erfolgen kann. Der Klick ist typisch hochfrequent, sehr kurz (dünn) und manchmal sehr leise, so daß er leicht überhört werden kann.

2. Mehrere mesosystolische oder endsystolische Klicks klingen wie Knistern (Aufblähung mehrerer Teile des vergrößerten Segels nacheinander mit jeweils einem Klick?).

3. Ein kurzes endsystolisches Crescendo-Geräusch endigt mit dem 2. Ton und beginnt ohne oder mit einem Klick.

4. Ein langes (end)systolisches Crescendo-Geräusch beginnt schon mit oder kurz nach dem 1. Ton. Man hört bei einem solchen Geräusch den Anfang oft nicht, weil dieser zu leise ist und der vorausgehende 1. Ton meist laut ist.

5. Ein typisches pansystolisches, bandförmiges Mitralinsuffizienzgeräusch unterscheidet sich von einer MI anderer Ursache oft nur dadurch, daß der 1. Ton laut ist, im Gegensatz zur typischen chronischen rheumatischen MI, und kann sich endsystolisch verstärken. Man führt dies darauf zurück, daß das oder die Mitralsegel beim MKP ab-

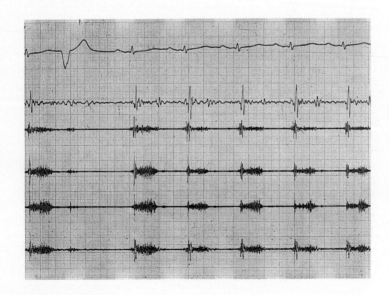

Abb. **80** Pansystolisches, crescendo verlaufendes MI-Geräusch bei großem Mitralklappenprolaps.

norm groß sind und daß die Kontraktionsgeschwindigkeit beim MKP primär nicht beeinträchtigt ist, während bei einer rheumatischen MI oft als Folge einer gleichzeitig abgelaufenen Myokarditis die Kontraktionsgeschwindigkeit und -kraft beeinträchtigt ist.

6. Eine Seltenheit stellt ein kurzes mesosystolisches oder auch frühsystolisches MI-Geräusch als Folge eines MKP dar (Ishimitsu u. Mitarb. 1989).

Nach Barron u. Mitarb. (1988) kann man bei 64% der Patienten mit einem MKP Klicks hören, bei 17% diese nur im Stehen oder in Hockstellung, bei 36% ein systolisches MI-Geräusch.

Alle systolischen Geräusche sind beim MKP hochfrequent, nicht selten harsch – auch wenn das Geräusch nicht sehr laut ist –, fast schon perikarditisähnlich und ebenfalls nicht selten tonal-hochfrequent. Ihre Lautstärke kann sehr leise sein, aber auch sehr laut, vom Patienten selbst hörbar, sogar als Distanzgeräusche; die Lautstärke kann extrem wechseln, so daß bekannte Klicks und Geräusche trotz sorgfältiger Suche zeitweise nicht gehört werden.

Sonstige klinische Befunde

Am Herzen selbst wird man nur dann zusätzliche Befunde feststellen können, wenn eine große Mitralinsuffizienz (MI) vorliegt, die zu Herzvergrößerung, einem verbreiterten, hebenden und hyperkinetischen Ventrikel, führen kann, wie üblich bei einer großen MI.

Beim MKP-Syndrom kommen sehr häufig Rhythmusstörungen aller Art vor: supraventrikuläre und ventrikuläre Extrasystolen und paroxysmale Tachykardien, Vorhofflimmern und -flattern, das R-auf-T-Phänomen und extrem selten auch Kammerflimmern (s. Pathophysiologie).

Nicht selten sind die Träger eines MKP asthenische Personen mit den Zeichen einer nervösen Übererregbarkeit und/oder weisen auch manchmal Thoraxdeformierungen (z. B. Trichterbrust oder sehr flachen Thorax), Wirbelsäulendeformitäten oder Symptome einer Bindegewebsschwäche auf (s. oben Vorkommen).

Diagnose

Die Diagnose eines MKP kann man dann stellen, wenn man in der Mitralregion die für einen MKP typischen und im vorherigen Abscnitt geschilderten Befunde erheben kann:

Am häufigsten findet man einen oder mehrere **meso- bzw. endsystolischen Klicks** allein oder ein **endsystolisches Crescendo-Geräusch** allein oder diese beiden Symptome zusammen.

Es besteht allerdings kein Zweifel, daß das Fehlen des typischen Befunds einen MKP nicht ausschließt. Leichte Veränderungen der Herzgröße und -form durch Änderungen des Schlagvolumens oder vielleicht auch nur Tonusänderungen der Herzmuskulatur bei verschiedenem Blutdruck könnten dazu beitragen, daß der MKP leichter Art einmal zu hören ist und ein andermal nicht.

Auskultationstechnik: in der Mitralregion, im Exspirium, in Rückenlage oder noch besser in Linkslage, mit der Membran, die fest aufgedrückt wird. Gelegentlich kann man den Befund nur im Sitzen, Stehen, in der Hockstellung oder nach einem Valsalva-Versuch erheben, was bei jedem Verdacht zu prüfen sich lohnt.

Ein **Verdacht** auf einen MKP besteht *immer* bei uncharakteristischen Herzbeschwerden, Rhythmusstörungen, peripheren Embolien (wenn dafür keine andere Ursache zu finden ist), Personen mit nervöser Übererregbarkeit, Asthenikern, Marfan-Syndrom, Thorax- und Wirbelsäulendeformierung, Zeichen von Bindegewebsschwäche oder -erkrankungen, Vorhofseptumdefekt (Ostium secundum). Ferner besteht ein Verdacht bei einem pansystolischen Mitralinsuffizienzgeräusch, wenn der 1. Ton betont ist.

Beweis eines MKP: Einer der *typischen klinischen Befunde* eines MKP ist als Beweis für die Diagnose anzusehen, wenn kein Anhalt für eine pleuroperikardiale Verwachsung (s. Differentialdiagnose) gegeben ist. Die einfachste Art, den MKP sichtbar zu beweisen, ermöglicht das *UKG*. Mit ihm kann man wohl den einen oder anderen klinisch im Augenblick stummen MKP nachweisen, doch kann das UKG nicht als „Goldstandard" angesehen werden. Man sollte bedenken, daß es mit dieser Methode auch nicht immer einfach ist, einen kleinen MKP zu beweisen oder sicher auszuschließen, vor allem dann nicht, wenn es sich nur um einen segmentalen Klappenanteil handelt. Es gibt mit dieser Methode falsch positive und falsch negative und auch „Borderline"-Ergebnisse, und so ist der klinische Befund durchaus dem UKG oft überlegen (bei ca. 10% klinisch eindeutiger Befunde bleibt das UKG stumm [Brandenburg u. Mitarb. 1987*]). Am sichersten ist der Beweis für einen MKP durch eine *Ventrikulographie* zu erbringen. Diese steht jedoch höchstens wegen einer Operation zur Debatte (schwere Mitralinsuffizienz oder therapierefraktäre Rhythmusstörungen).

Schweregrad

Anatomisch ist der Schweregrad abhängig von der Tiefe und der Dauer der Prolabierung und der dabei evtl. auftretenden Mitralinsuffizienz.

Der **klinische Schweregrad** eines MKP richtet sich nach dem Vorliegen und dem Schweregrad der Mitralinsuffizienz (Dauer und Lautstärke des MI-Geräusches und Größe des linken Ventrikels. Ein oder mehrere Klicks allein haben keine hämodynamische Bedeutung.

Weitere Parameter für Schweregrad und Bedeutung sind auch das Ausmaß von Rhythmusstörungen und evtl. EKG-Veränderungen der Endschwankung über dem linken Ventrikel.

Differentialdiagnose

Bei einem **mesosystolischen Klick** ohne oder mit anschließendem Geräusch muß sichergestellt sein, daß es sich nicht um einen *frühsystolischen Klick* handelt, wie er bei einer Aortenstenose (p. m. Spitze), oder einer Pulmonalklappenstenose bzw. Pulmonalisdilatation (p. m. Pulmonalisregion) vorkommt. Bei diesen Erkrankungen findet sich jedoch zusätzlich ein mesosystolisches Stenosegeräusch an typischer Stelle.

Außerdem ist daran zu denken, daß es sich um einen *abgelaufenen pleuroperikardialen Prozeß oder Pneumothorax links* handeln kann, bei welchen am linken Herzrand ein ähnlicher Befund vorliegen kann mit mesosystolischen Klicks, die sich aber meist mehr anhören wie „Klacks" und inspiratorisch lauter werden (S. 297), und einem eventuellen zusätzlichen systolischen knarrenden oder kratzenden pleuroperikardialen Geräusch. Diese beiden Auskultationsbefunde werden aber – im Gegensatz zum MKP – inspiratorisch lauter und sind sehr selten. Beim MKP kann man den Klick und den Beginn des systolischen Geräusches durch Belastung, Amylnitrit und Stehen zeitlich vorverlagern, bei perikardialer Ursache nicht. Sehr selten können auch *abgerissene verkalkte Chordae oder Klappenvegetationen Klicks durch Prolabieren* verursachen.

Ein **pansystolisches Geräusch** spricht dann für einen MKP, wenn der 1. Ton auffallend laut ist, wenn das Geräusch crescendo-artig verläuft und wenn es eine harsche Qualität aufweist. Ein beim MKP selten vorkommendes **isoliertes mesosystolisches Geräusch über der Spitze** spricht dann für einen MKP, wenn es nur in der Mitralregion zu hören ist und nicht bis zur Erb-Region fortgeleitet wird und wenn es kurz und hochfrequent oder tonal ist.

Wenn ein **Klappenprolaps angenommen** wird, muß entschieden werden, ob es sich wirklich um einen MKP handelt oder um einen *Trikuspidalklappenprolaps (TKP)*. Bei diesem können identische Symptome vorliegen, doch haben diese ihr p. m. in der Trikuspidalregion und werden nach unserer Erfahrung inspiratorisch lauter, auch wenn sich dabei das Volumen des rechten Ventrikels vergrößert, was beim TKP ja eher zu einem Verschwinden der Prolapssymptomatik führen sollte. Ein isolierter TKP ist sehr selten; wenn er vorliegt, besteht meistens auch ein MKP.

Außerdem ist dann noch zu entscheiden, ob es sich um einen *konstitutionellen MKP* handelt oder um einen *erworbenen* im Gefolge einer Herzerkrankung (= Papillarmuskelinsuffizienz), und das heißt in erster Linie, ob es sich um einen ischämisch bedingten MKP handelt oder evtl. auch um eine Kardiomyopathie. Dafür liefert die Anamnese schon gute Hinweise (Anhalt für koronare Herzkrankheit bzw. abgelaufenen Herzinfarkt), der übrige klinische Befund und evtl. das EKG. Beim EKG ist zu bedenken, daß beim konstitutionellen MKP auch EKG-Veränderungen vorkommen können und sogar ein pathologisches Belastungs-EKG wie bei einer koronaren Herzkrankheit. Eine Unterscheidungsmöglichkeit soll – nach Constant 1985* und nach Cheng – bei endsystolischen Geräuschen ohne Klick (bei einer Papillarmuskelinsuffizienz hörten wir bis jetzt nie einen Klick) darin bestehen, daß nur beim konstitutionellen Prolaps das Geräusch im Stehen oder Sitzen lauter wird und daß es nach Hockstellung oder nach Amylnitrit leiser wird; bei der Papillarmuskelinsuffizienz soll es bei den beiden letztgenannten Testen lauter werden. Ein gleichzeitig vorhandener 4. Ton spricht jedenfalls für eine Papillarmuskelinsuffizienz.

Selbst bei einem eindeutigen, konstitutionellen MKP, der mit unangenehmen Herzbeschwerden verbunden sein kann, sollte man nicht außer acht lassen, daß daneben evtl. doch auch noch eine koronare Herzkrankheit besteht.

Hinweis

Der konstitutionell bedingte MKP ist zwar die häufigste abnorme Veränderung am Herzen, aber in den meisten Fällen nur eine harmlose Anomalie und bei der klinischen Untersuchung oft ein Zufallsbefund. Nur sehr selten ist er eine schwere Herzerkrankung infolge einer großen Mitralinsuffizienz oder gefährlicher Rhythmusstörungen, die bis zum Kammerflimmern führen können, oder durch Thromben auf der Klappe mit peripheren Embolien oder einen Abriß der Chordae tendineae oder auch durch eine vermehrte Neigung zur bakteriellen Endokarditis an der Mitralklappe, die beim MKP bei Operationen und Unfällen eine antibiotische Prophylaxe rechtfertigt.

Eine schlechte Prognose haben insbesondere Patienten mit einer großen Mitralinsuffizienz, schweren EKG-Veränderungen der Endschwankung links präkordial sowie mit einer verlängerten QT-Dauer. Der erworbene MKP ist in der Regel durch eine Ischämie bedingt, sei es im Rahmen einer konstanten oder auch nur passageren Koronarinsuffizienz während eines Angina-pectoris-Anfalls, sei es als Folge einer Infarktnarbe.

Wenn man einen harmlosen MKP bei jemanden findet, der über uncharakteristische Herzbeschwerden klagt, so kann man diese darauf beziehen. Nicht wenige Menschen sind ausgesprochen dankbar, wenn man ihnen diese Ursache für ihre Beschwerden angeben kann, weil ihnen dann die Last genommen ist, nervöse, psychogene Beschwerden zu haben.

Auch bei Rhythmusstörungen kann der MKP die Ursache darstellen und damit zugleich einen wichtigen Hinweis für die Art der Behandlung geben, da bei dieser Ursache oft β-Rezeptorenblocker sich als besonders günstig erweisen.

Wenn Verdacht auf einen MKP besteht (uncharakteristische Herzbeschwerden, Rhythmusstörungen usw., s. oben), so ist ein solcher nicht als ausgeschlossen zu betrachten, wenn man ihn klinisch nicht sofort nachweisen kann. Er kann Monate, ja Jahre später erst bei manchen Patienten gefunden werden. In solchen Fällen, d. h. bei Verdacht, sollte man die verschiedenen Auskultationstechniken anwenden (s. oben Diagnose).

Eine schwere, operationsbedürftige isolierte Mitralinsuffizienz ist oft durch einen MKP verursacht. Beim MKP ist jedoch in diesen Fällen nicht immer ein Klappenersatz notwendig, sondern nicht selten kann man durch eine Klappenplastik den Fehler entscheidend bessern oder beheben. – Für die Diagnose kommt neben der klinischen Untersuchung, und diese heißt Auskultation, noch das UKG in Frage, das zwar nicht untrüglich ist, aber in manchen Fällen die Auskultation ergänzt. Die sicherste Nachweismethode ist die Ventrikulographie, die aber aus naheliegenden Gründen nur bei operationsbedürftigen Patienten angewandt werden kann. Auch nach unserer

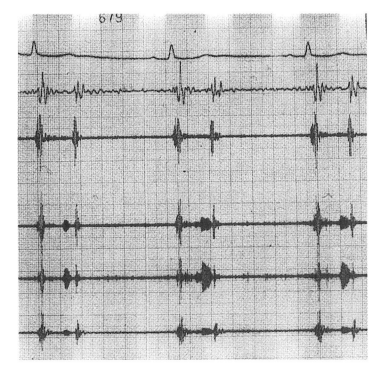

Abb. 81 Mesosystolisches und – atypischerweise – nicht crescendoartig verlaufendes endsystolisches tonales Geräusch bei einem Trikuspidalklappenprolaps, das sich je nach Atemphase in Intensität und zeitlichem Ablauf ändert.

Erfahrung kann man sagen, daß „die Auskultation die beste sensitive und spezifische Methode zum Nachweis eines MKP" darstellt (Cheng 1989). Die Bedeutung der klinischen Untersuchung wird wohl zur Zeit unterschätzt (Tofler u. Tofler 1990).

Trikuspidalklappenprolaps
(Abb. **81**)

Vorkommen: Der Trikuspidalklappenprolaps (TKP) spielt gegenüber dem Mitralklappenprolaps (MKP) klinisch eine nur sehr untergeordnete Rolle, da er nach allgemeiner Auffassung in der Regel *nur mit einem MKP zusammen* vorkommt. Nach klinischen Kriterien dürfte sein Anteil bei einem MKP u. E. kaum 10% betragen. Allerdings soll er nach ventrikulographischen Kriterien sogar häufiger sein als der MKP, nämlich 27:15 (Kasper u. Mitarb. 1991). Sehr selten ist ein isolierter TKP klinisch zu finden und dabei extrem selten einer mit einer schwerwiegenden Trikuspidalinsuffizienz, die aber – wie wir gesehen haben – ohne Operation zu einer schweren chronischen Rechtsinsuffizienz führen kann.

Beschwerden und klinischer Befund: Die subjektiven und objektiven Symptome sind identisch mit denen des MKP, nur findet sich das p. m. in der Trikuspidalregion, und die Symptome werden inspiratorisch lauter (s. oben Differentialdiagnose).
Einen **Verdacht** auf einen TKP sollte man bei einem MKP immer haben und nach ihm auch in Inspiration in der Trikuspidalregion fahnden. Ebenso besteht immer bei einem isolierten systolischen Geräusch in der Trikuspidalregion bzw. bei jeder isolierten Trikuspidalinsuffizienz Verdacht auf einen TKP.
Der **Beweis** ist in gleicher Weise möglich wie beim MKP.

Aortenklappenprolaps

Er äußert sich in Form einer leichten Aortenklappeninsuffizienz. Er ist der seltenste unter den Klappenprolapsen, und in der Regel braucht man nur dann an ihn zu denken, wenn ein Mitralklappenprolaps vorliegt und zugleich eine leichte Aorteninsuffizienz. Er ist als solcher klinisch von anderen Ursachen einer Aorteninsuffizienz nicht zu unterscheiden und nur echokardiographisch bzw. angiographisch sicher diagnostizierbar bzw. beweisbar. Klinisch diagnostizierbar ist er nur bei *der* Aorteninsuffizienz, die mit einem Ventrikelseptumdefekt kombiniert ist, wobei eine Aortenklappe durch den Septumdefekt kein festes Widerlager besitzt, sondern in den linken Ventrikel prolabiert bzw. herabhängt.

Literatur

Barlow, J. B., W. A. Pocock: Mitral valve billowing and prolapse: perspective at 25 years. Herz 13 (1988) 227–234
Barron, J. T., D. L. Manrose, P. R. Liebson: Comparison of auscultation with two-dimensional and Doppler echocardiography in patients with suspected mitral valve prolapse. Clin. Cardiol. 11 (1988) 401–406
Cheng, T. O.: J. Cardiol. 19, Suppl. 21 (1989) 3–20
Ishimitsu, T., Y. Hiranuma, Y. Sugishita, I. Ito: Is this mitral valve prolapse? A case of mitral regurgitation with early systolic murmur due to early systolic prolapse of the posterior leaflet. J. Cardiol. 19, Suppl. 21 (1989) 97–108
Kantor, J. S., C. M. Zitrin, S. M. Zeldis: Mitral valve prolapse syndrome in agoraphobic patients. Amer. J. Psychiatry 137 (1980) 467–469
Kasper, W., T. Meinertz, T. Weber, A. Geibel, H. Just: Untersuchungen zur Häufigkeit des Trikuspidalklappenprolapses. Z. Kardiol. 80 (1991) 333–337
Tofler, B. O., G. H. Tofler: Use of auscultation to follow patients with systolic clicks and murmurs. Amer. J. Cardiol. 66 (1990) 1355–1356

Wichtige angeborene Herzfehler (Vitien) beim Erwachsenen

Die angeborenen Herzfehler beim Erwachsenen sind in den letzten Dekaden immer seltener geworden, dank der Kinderkardiologie und Herzchirurgie. Außerhalb kardiologischer Zentren ist deshalb die Erfahrung mit diesen Herzkrankheiten sehr zurückgegangen, aber auch weniger notwendig. Trotzdem wird man den häufigsten angeborenen Vitien, vor allem den leichteren, aber auch den inoperablen und operierten, immer wieder begegnen, und deshalb sind gewisse Grundkenntnisse, auf die sich die folgende Darstellung beschränkt, unentbehrlich.

Vorhofseptumdefekt, transponierte Lungenvenen und offenes Foramen ovale

Definition und Ursachen

Ein Defekt in der Vorhofscheidewand mit einer offenen Verbindung zwischen beiden Vorhöfen wird als **Vorhofseptumdefekt (ASD)** bezeichnet, von dem es drei verschiedene Formen gibt (s. unten). Der ASD kann isoliert oder zusammen mit anderen Mißbildungen vorkommen. Hier wird nur der isolierte ASD besprochen, der evtl. noch mit transponierten Lungenvenen vergesellschaftet sein kann und der aufgrund eines Links-rechts-Shunts auf Vorhofebene pathophysiologisch und klinisch zu demselben Bilde führt.

Ein ASD kann ausnahmsweise auch einmal *erworben* sein, nämlich dann, wenn nach einer transseptalen Punktion mit einem großlumigen Katheter die Öffnung sich nicht mehr verschließt, was sehr selten ist, aber besonders dann vorkommt, wenn der Druck im linken Vorhof deutlich höher ist als im rechten.

Transponierte Lungenvenen münden in den rechten statt in den linken Vorhof. Dabei können nur eine einzige, aber auch alle Lungenvenen falsch münden. Transponierte Lungenvenen sind meist mit einem ASD kombiniert, kommen aber auch ohne ihn vor.

Von einem **offenen Foramen ovale** spricht man dann, wenn das Septum secundum sich zwar normal gebildet hat, aber mit der übrigen Vorhofscheidewand nicht verwachsen ist. Dies bedeutet, daß das Foramen ovale durch das Septum secundum, das auf der Wand des linken Teils der Vorhofscheidewand liegt, verschlossen ist, solange der Druck im linken Vorhof höher ist als rechts, was normal ist. Bei einem höheren Druck im rechten Vorhof klappt bei einem fakultativ offenen Foramen ovale das Septum secundum auf, und es kommt zu einem Rechts-links-Shunt auf Vorhofebene, u. U. auch zu „gekreuzten" peripheren Embolien, ausgehend von Thrombosen (meist der Beine).

Vorkommen

Der ASD ist der häufigste angeborene Herzfehler beim Erwachsenen. Sein Anteil unter allen angeborenen Vitien betrug z. B. in der Mayo-Klinik 22%, gefolgt von den verschiedenen Arten einer angeborenen Aortenstenose mit 14% (Brandenburg u. Mitarb. 1987*). Daß er beim Erwachsenen der häufigste angeborene Herzfehler ist, beruht darauf, daß er oft jahrelang keine Beschwerden verursacht und auch klinisch leicht übersehen werden kann. Er kommt bei Frauen doppelt so häufig vor wie bei Männern.

Pathologische Anatomie

Man unterscheidet drei Formen des ASD:

1. **Ostium-secundum-Defekt:** Diese Form ist mit 75% die häufigste Art des ASD. Sie ist bedingt durch ein unvollständiges Wachstum des Septum secundum.

2. **Ostium-primum-Defekt:** Dieser wird bei 20% des ASD gefunden, und er ist durch eine unvollständige Entwicklung des Septum primum entstanden. Dieser Defekt findet sich am unteren Rande des Spetums und ist meist mit zusätzlichen Mißbildungen im AV-Bereich verbunden, vor allem fast immer mit einer Spaltbildung in einem Mitralsegel, so daß daraus eine zusätzliche Mitralinsuffizienz resultiert; es können aber schwerere Mißbil-

dungen vorliegen bis zu einem gemeinsamen AV-Kanal. Typisch ist auch ein überdrehter Linkstyp im EKG und eine verlängerte PQ-Dauer.

3. **Sinus-venosus-Defekt:** Hier handelt es sich in der Regel um einen kleinen Defekt im oberen Bereich des Septums zwischen der Einmündung der V. cava superior und dem Foramen ovale. In über 90% ist dieser Defekt mit fehleinmündenden Lungenvenen von der rechten Lunge verknüpft.

Pathophysiologie

Da der Druck im linken Vorhof beim Erwachsenen höher ist als im rechten – bedingt durch die geringere Compliance des linken Ventrikels bzw. dessen kräftigere Muskulatur und höheren enddiastolischen Druck –, kommt es bei einem ASD üblicherweise zu einem Links-rechts-Shunt auf Vorhofebene. Daraus resultiert eine Volumenbelastung des rechten Vorhofs, des rechten Ventrikels, der Lungenarterien und -venen und des linken Vorhofs. Dies bedeutet, daß das Herzzeitvolumen im kleinen Kreislauf höher ist als im großen, wo es abnorm nieder sein kann, je nach Shuntgröße.

Die Lungengefäße, die u. U. sehr viel mehr Blut aufnehmen müssen als normal, sind so gut anpassungsfähig, daß daraus lange Zeit kein pulmonaler Hochdruck entsteht, selbst wenn das Kleinkreislaufherzzeitvolumen das Doppelte oder Dreifache des Großkreislaufherzzeitvolumens erreicht. Allerdings kann es nach Jahren doch zu einer Sklerose der Pulmonalarterien und Widerstandserhöhung kommen und dadurch zum pulmonalen Hochdruck. Dies führt zusätzlich zu einer vermehrten Druckbelastung des rechten Ventrikels, aber auch zu einer Verringerung des Links-rechts-Shunts, weil die Compliance des rechten Ventrikels mit zunehmender Rechtshypertrophie abnimmt. Bei vielen ASDs beträgt das Kleinkreislaufherzzeitvolumen das Doppelte des großen Kreislaufs. Dies gilt als mittelschwerer ASD. Darunter handelt es sich um kleine, nicht operationsbedürftige Formen, darüber um schwere ASDs, die in der Regel operiert werden müssen, da sie über kurz oder lang zu einer Rechtsinsuffizienz führen.

Beschwerden

Bei kleinen und mittelschweren Defekten bestehen oft keine Beschwerden. Bei größeren Defekten wird über Atemnot, Müdigkeit, Leistungsinsuffizienz geklagt, und anamnestisch werden oft Bronchitiden angegeben, die auf dem Boden einer erhöhten Infektanfälligkeit der Bronchen durch die Lungenüberfüllung entstehen. Auch Herzpalpitationen und Vorhofrhythmusstörungen sind nicht selten. Gelegentlich realisieren ältere Patienten erst beim Auftreten einer Rechtsinsuffizienz ihre ersten Beschwerden, da sie seit der Kindheit ihre eingeschränkte Leistungsfähigkeit als normal empfunden hatten.

Klinischer Befund

Charakteristischer Auskultationsbefund (Abb. **82**)

Der Defekt bzw. der Shunt verursacht selbst fast nie ein Geräusch (geringer Druckunterschied, deshalb wenig Turbulenz); man ist also bei der Auskultation, die für die Diagnose entscheidend ist, auf indirekte, sekundäre Symptome angewiesen. Nur extrem selten und praktisch nur bei einer großen Druckdifferenz kann ein kontinuierliches Geräusch vorkommen.

Der **weit gespaltene,** fixierte, d. h. atemunabhängige **2. Ton** ist das führende klinische Symptom des ASD. Allerdings kann bei den sehr kleinen Defekten die Spaltung normal, atemabhängig sein. Die abnorm weite Spaltung wird auf die verlänger-

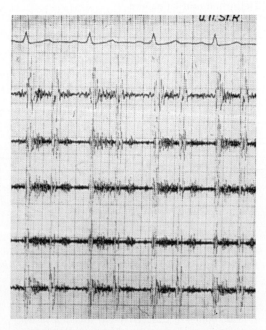

Abb. **82** Vorhofseptumdefekt: typische weite, konstante Spaltung des 2. Tons und mesodiastolisches trikuspidales Einstromgeräusch. Außerdem: relative, pansystolische Trikuspidalinsuffizienz. (Trikuspidalregion): St.R. = Sternalrand.

te Austreibungszeit zurückgeführt (verspäteter P₂), die atemunabhängige Spaltung auf die Überfüllung des rechten Ventrikels, der im Inspirium nicht vermehrt Blut aufnehmen kann. Außerdem wird angenommen, daß auch der dauernde Blutfluß vom linken zum rechten Vorhof eine inspiratorisch vermehrte Blutaufnahme aus den Venen an sich schon verhindert. In diesem Sinne soll die Beobachtung sprechen, daß man bei transportierten Lungenvenen ohne ASD zwar auch eine weite Spaltung des 2. Tons feststellen kann, da dies ja auch zu einer Überfüllung des rechten Ventrikels führt – wie beim ASD –, daß aber – im Gegensatz zum ASD – die Spaltung manchmal atemabhängig sein soll (Brandenburg u. Mitarb. 1987*), wie ausnahmsweise auch bei einem sehr kleinen Sinusvenosus-Defekt. – Der weit gespaltene, fixierte 2. Ton läßt sich übrigens nicht selten nach erfolgreichem operativen Verschluß eines ASD noch einige Wochen nachweisen.

Ein konstanter Befund ist das sehr unspezifische **mesosystolische Pulmonalisgeräusch** mit dem p. m. in der Pulmonalisregion. Dieses hat meist eine Lautstärke von 2/6 oder 3/6, bei jüngeren Personen auch ausnahmsweise 4/6; es ist mittellang, mittelfrequent und nicht rauh, sondern weich, es sei denn, es ist lauter als 3/6.

Dieses Geräusch entsteht dadurch, daß ein für den Pulmonalklappenring ungewöhnlich großes Schlagvolumen diese relative Enge passieren muß und so eine relative Pulmonalstenose erzeugt, die auch zu einem leichten systolischen Druckgradienten führen kann (bis ca. 20 mmHg). Gelegentlich kann man auch ein externes Pulmonalisgeräusch (S. 139, 151) hören, das durch eine dilatierte und an die vordere Brustwand anschlagende, reibende Pulmonalarterie bedingt ist und aus einem Reibegeräusch oder einer Reihe von Klicks besteht. Ein weiterer charakteristischer Auskultationsbefund ist ein **mesodiastolisches Trikuspidaleinstromgeräusch,** das aber nicht konstant vorkommt, sondern nur bei einem großen ASD (Abb. **80**). Es hat sein p. m. in der Trikuspidalregion, ist leise und nie lauter als 2/6, ist kurzdauernd und nieder – mittelfrequent, dumpf, weich. Es kann inspiratorisch lauter werden oder – wie wir wiederholt feststellen konnten –, nur im Inspirium hörbar sein (diese inspiratorische Verstärkung wird von manchen Autoren bezweifelt und als Unterschied zur Trikuspidalklappenstenose (TST) herausgestellt). Ein präsystolisches Geräusch als Ausdruck einer relativen TST durch Überfüllung des rechten Vorhofs ist seltener. Die Ursache dieser Geräusche beruht auf denselben Ursachen wie das Pulmonalis-

geräusch (pathologisch großes Schlagvolumen, relativ zu enges Trikuspidalostium), nur an einer anderen Klappe und zu einem anderen Zeitpunkt (relative TST).

Ein **Trikuspidalinsuffizienzgeräusch,** evtl. nur inspiratorisch, kommt gelegentlich als Folge der Überdehnung des rechten Ventrikels bei einem sehr großen ASD vor; meist handelt es sich aber dann bereits um den Ausdruck einer Rechtsinsuffizienz. (In der Literatur finden sich vereinzelt Angaben über einen Trikuspidalöffnungston beim ASD, was sicherlich extrem selten ist [Zuckermann 1965].)

Ein **weit gespaltener 1. Ton** kommt zwar häufig vor, ist aber wenig charakteristisch und diagnostisch kaum hilfreich. Seine Ursache ist darin zu suchen, daß die Anspannungszeit bei dem überdehnten rechten Ventrikel verlängert ist und so die Trikuspidalklappe verspätet schließt.

Sonstige klinische Befunde

Allgemein handelt es sich oft um asthenische Personen mit hohem Gaumen und Arachnodaktylie; auch Thorax- und Wirbelsäulenanomalien sind nicht selten.

Bei größerem ASD kann man oft eine **Voussure** (einen Herzbuckel), sehen, eine (evtl. pulsierende) Vorwölbung der Thoraxwand über dem rechten Herzen, bedingt durch einen von Kindheit an vergrößerten, hypertrophierten, *hyperkinetischen und deshalb gut palpablen rechten Ventrikel.* Diese Voussure ist deshalb manchmal so eindrucksvoll, weil sie einen Kontrast bildet zu einem oft sehr schmächtigen Thorax.

Der **Venenpuls** ist bei kleinen Defekten normal, bei größeren Defekten jedoch möglicherweise pathologisch, mit vergrößerter v-Welle, evtl. auch zusammen mit vergrößerter a-Welle, so daß – wie bei einer Rechtsinsuffizienz – ein Doppelpuls vorliegen kann, was einen Anhaltspunkt für die Größe des ASD darstellt.

Diagnose

Fixierte, weite Spaltung des 2. Tons, mesosystolisches Pulmonalisgeräusch (evtl. zusammen mit einem harschen externen Pulmonalisgeräusch) und ein dilatierter, hyperkinetischer rechter Ventrikel (evtl. mit einer Voussure). Hört man noch ein mesodiastolisches Trikuspidaleinstromgeräusch und einen gespaltenen 1. Ton und sieht man dazu noch einen ausgeprägten doppelten Venenpuls (große a- und v-Welle), so ist die Diagnose klinisch sicher.

Die Diagnose der isolierten, partiellen Lungenvenentransposition – ohne ASD – kann vielleicht dadurch einmal vermutet werden, daß dieselben Symptome vorliegen, aber die weite Spaltung des 2. Tons nicht fixiert ist (S. 250 f) – wie auch bei einem kleinen ASD.

Auskultationstechnik: In Rückenlage wird die weite, fixierte Spaltung des 2. Tons über der Erb-Region oder auch darunter mit der Membran oder oft noch eindeutiger mit dem Trichter – ohne fest aufzudrücken – am besten gehört, bei normaler oder leicht vertiefter Atmung. Sehr charakteristisch ist, daß man die Spaltung, d. h. nicht nur den A_2, sondern auch den P_2, oft bis zur Herzspitze hört, was bei einem normalen Herzen ohne Hypertrophie und Dilatation des rechten Ventrikels nicht üblich ist. Das systolische Pulmonalisgeräusch hört man am besten in Rückenlage mit der Membran, nicht fest aufgedrückt.

Das Trikuspidaleinstromgeräusch hört man mit der Membran oder manchmal besser mit dem Trichter – nicht fest aufgesetzt – in der Trikuspidalregion, besser oder nur im angehaltenen Inspirium oder bei vertiefter Atmung.

Ein **Verdacht** auf einen ASD oder transponierte Lungenvenen besteht

1. bei jeder auffälligen weiten Spaltung des 2. Tons, ob fixiert oder nicht;
2. bei einem Erwachsenen mit einem mesosystolischen Pulmonalisgeräusch, ganz besonders dann, wenn es sich um ein externes Pulmonalisgeräusch handelt;
3. bei jedem isolierten Trikuspidalinsuffizienzgeräusch;
4. bei jedem isolierten mesodiastolischen Trikuspidalgeräusch;
5. bei jedem pulmonalen Hochdruck unklarer Genese;
6. bei jedem Erwachsenen mit inkomplettem oder kompletten Rechtsschenkelblock;
7. bei jeder röntgenologisch festgestellten Überfüllung der Lungengefäße, die nicht selten zur Diagnose führt, weil der klinische Befund nicht spektakulär ist.

Der **Beweis für einen ASD** kann klinisch durch den kompletten Befund erbracht werden, objektiv durch den direkten Nachweis des Defekts im zweidimensionalen UKG, ferner durch die Herzkatheterung (Sauerstoffsprung in Vorhofhöhe, Sondierung des linken Vorhofs).

Der **Beweis für transponierte Lungenvenen** erfolgt durch Herzkatheterung mit Sondierung von transponierten Lungenvenen und Sauerstoffsprung in Höhe des rechten Vorhofs oder der V. cava superior.

Schweregrad

Klinische Parameter für einen großen ASD (Großkreislauf-Kleinkreislauf-Herzzeitvolumen über 1 : 2,5): oft rezidivierende Bronchitis, Vorhofrhythmusstörungen, Atemnot bei Belastung, Leistungsinsuffizienz, Voussure, mesodiastolisches Trikuspidaleinstromgeräusch, Trikuspidalinsuffizienzgeräusch, ausgesprochen doppelwelliger Venenpuls mit großer v-Welle und evtl. erhöhtem Halsvenendruck, lautes (3/6 oder mehr) mesosystolisches Pulmonalisgeräusch, pulmonaler Hochdruck, Rechtsinsuffizienz.

Klinische Parameter für einen kleinen ASD: weite Spaltung des 2. Tons, fixiert oder ausnahmsweise auch nicht fixiert, systolisches Pulmonalisgeräusch 2/6 oder leiser, keine Voussure, kein mesodiastolisches Trikuspidaleinstromgeräusch, keine Trikuspidalinsuffizienz, Rechtshypertrophie nur mäßig entwickelt ohne Vergrößerung des rechten Ventrikels, normaler Venenpuls und Venendruck.

Operationsbedürftig gilt in der Regel ein ASD dann, wenn das Verhältnis von Groß- zu Kleinkreislaufherzzeitvolumen mindestens 1 : 1,5 beträgt. Klinisch ist dies nicht genau genug zu ermitteln.

Differentialdiagnose

Weite, fixierte **Spaltung des 2. Tons** s. S. 98
Das **mesosystolische Pulmonalisgeräusch** kann bei **Jugendlichen** und jungen Erwachsenen durchaus in gleicher Art und Lautstärke physiologischerweise vorkommen. Verdächtig ist es allerdings dann, wenn es abnorm laut und/oder lang ist oder wenn es sich um ein externes Pulmonalisgeräusch handelt, wobei letzteres nur besagt, daß eine Dilatation des Anfangsteils der Pulmonalarterie vorliegt. Beim pulmonalen Hochdruck kann sich durchaus ein ähnliches, aber oft doch etwas schärferes und lauteres Geräusch finden, jedoch kein weit gespaltener 2.

Ton, aber die Zeichen des pulmonalen Hochdrucks (s. unten Besondere Formen).

Das Geräusch der Pulmonalstenose unterscheidet sich von einem **ASD** in der Regel durch seine Lautheit (meist 4/6 oder lauter) und durch seine ausgesprochene Rauhigkeit. Eine weite fixierte Spaltung kann auch hier vorkommen, doch ist der P_2 leise, beim ASD normal laut oder sogar etwas lauter als normal, selbst wenn keine pulmonale Hypertonie vorliegt. Außerdem hört man bei leichten und mittelschweren Formen einer valvulären Pulmonalstenose einen frühsystolischen Klick im Exspirium. Der rechte Ventrikel ist hier nicht verbreitert und hypokinetisch, im Gegensatz zum ASD.

Das **mesodiastolische Trikuspidaleinstromgeräusch** kommt in gleicher Weise (weich, kurz, dumpf) als relative Trikuspidalklappenstenose auch sonst vor (S. 220) und kann auch dem der Trikuspidalklappenstenose sehr ähnlich sein. Dazu gehört aber nicht die konstante weite Spaltung des 2. Tons und die anderen Merkmale des ASD.

Besondere Formen

Die klassische Form, die *Grundform* des ASD, ist der unkomplizierte Ostium-secundum-Defekt, wie er hier beschrieben wurde. Davon lassen sich folgende Formen unterscheiden:

1. Sinus-venosus-Defekt: Dieser ASD, meist mit transponierten Lungenvenen, hat in der Regel nur einen kleinen Links-rechts-Shunt (Kleinkreislauf- zu Großkreislaufherzzeitvolumen kleiner als 2:1 bzw. Shunt geringer als das Großkreislaufherzzeitvolumen). Es kann dabei durchaus vorkommen, daß der 2. Ton nicht weit gespalten und vor allem nicht fixiert ist. Klinisch kann man ihn nur dann vermuten, wenn ein auffälliges systolisches Pulmonalisgeräusch vorliegt oder ein externes Pulmonalisgeräusch oder eine auffällige Rechtshypertrophie. Das Röntgenbild des Thorax ist in diesen Fällen oft etwas eindrucksvoller als der klinische Befund und zeigt schon die typische Überfüllung der Lungen mit Erweiterung des Hauptstamms der A. pulmonalis. Diese Patienten bedürfen keiner Operation.

2. Septum-primum-Defekt: Ganz im Gegensatz zur eben genannten Form ist dieser Defekt in der Regel schwer, weil der Defekt groß ist. Es kommt dazu, daß er mit einer Mitralinsuffizienz kombiniert ist wegen einer Spaltbildung an einem Klappensegel. Die Mitralinsuffizienz weist dabei den typischen Auskultationsbefund auf mit einem früh- oder pansystolischen Geräusch. Im EKG findet man neben dem für den ASD typischen kompletten oder inkompletten Rechtsschenkelblock zusätzlich einen überdrehten Linkstyp und eine verlängerte PQ-Dauer.

3. Septum-secundum-Defekt mit Mitralklappenprolaps: Diesen findet man zusätzlich nicht selten bei einem Septum-secundum-Defekt (Angaben bis 50%). Die Häufigkeit dieser Form hängt wohl mit dem kleinen Schlagvolumen bzw. relativ kleinen Volumen des linken Ventrikels zusammen, denn sie verschwindet oft nach einer Korrektur des ASD. Ihre Charakteristika sind: Zeichen des ASD und Zeichen des Mitralklappenprolapses (meso- bzw. endsystolische Klicks oder/und endsystolisches Geräusch über der Herzspitze).

4. ASD mit angeborener Mitralstenose (Lutembacher-Syndrom): Eine Mitralstenose führt bei einem ASD zu einer Behinderung des Einflusses des Bluts in den linken Ventrikel, so daß der Links-rechts-Shunt noch zusätzlich vergrößert wird. Deshalb ist jeder sehr große ASD auf eine zusätzliche Mitralstenose verdächtig. Die direkten klinischen Zeichen der Mitralstenose können nur mit Mühe festgestellt werden oder überhaupt nicht. Der Grund hierfür liegt darin, daß durch den großen Links-rechts-Shunt wenig Blut durch die Mitralklappe fließt und deshalb die auskultatorischen Symptome der Mitralstenose nicht in Erscheinung treten können. Aus demselben Grunde kann man auch mit dem M-mode-UKG diagnostische Schwierigkeiten haben; allerdings läßt sich im 2-dimensionalen UKG die Mitralstenose leicht nachweisen. Ausnahmsweise kann einmal ein kontinuierliches Geräusch bei einem Lutembacher-Syndrom mit kleinem ASD gehört werden, bedingt durch den Blutfluß durch den ASD (Constant 1985*).

5. ASD mit pulmonalem Hochdruck: Ein pulmonaler Hochdruck gehört nicht zum Bild des typischen ASD, sondern ist eine Ausnahme, da das Lungenarteriensystem sich auch einem Mehrfachen des normalen Herzzeitvolumens anpassen kann. Trotzdem kann es bei einem großen Links-rechts-Shunt zu einem pulmonalen Hochdruck kommen in den verschiedenen Schweregraden bis zum Eisenmenger-Syndrom. Je höher der systolische Pulmonalarteriendruck ist, desto deutlicher sind dessen Zeichen vorhanden: betonter, evtl. sogar fühlbarer P_2, enge Spaltung des 2. Tons, frühsystolischer Klick über der A. pulmonalis, Pulmonalklappeninsuffizienz, prominente a-Welle im Venenpuls, ausgeprägte Pulsation des rechten Ventrikels. Wichtig ist: Je höher der Pulmonalarteriendruck, desto mehr dominieren dessen Symptome, desto weniger läßt sich ein ASD diagnostizieren. Dies gilt ganz besonders für den schwersten Grad, das Eisenmenger-Syndrom, bei dem es zusätzlich zu einer mehr oder weniger ausgebildeten Shunt-Umkehr kommt.

Hinweis

Der ASD ist beim Erwachsenen in mehrfacher Hinsicht besonders bedeutsam: Er ist der häufigste unter den angeborenen Herzfehlern; er ist leicht zu übersehen und macht subjektiv bei leichten und mittelschweren Fällen viele Jahre lang oft keine Beschwerden, führt aber im Alter dann doch noch manchmal zu einer Rechtsinsuffizienz. Er kann gut operiert werden mit totaler Beseitigung des Defekts.

Die Erkennung eines ASD bei der klinischen Untersuchung ist deshalb nicht einfach, weil seine wichtigsten Symptome, der weit gespaltene und fixierte 2. Ton und das systolische Pulmonalisgeräusch, sich nur wenig vom Normalbefund unterscheiden und weil beide Symptome unspezifisch sind. Es wundert deshalb nicht, daß nicht selten eine Thoraxaufnahme mit den Zeichen einer Lungengefäßüberfüllung oder ein Rechtsschenkelblock im EKG die ersten Hinweise auf einen ASD darstellen und zur Diagnose führen.

Jede weite Spaltung es 2. Tons, jedes systolische Pulmonalisgeräusch beim Erwachsenen, jedes systolische und jedes diastolische isolierte Trikuspidalgeräusch und auch jeder pulmonale Hochdruck ohne Erkrankung des linken Herzens oder der Lungen ist deshalb auf einen ASD verdächtig.

Isolierter Ventrikelseptumdefekt

Definition und Ursachen

> Jeder Defekt im Kammerseptum, der zu einer Verbindung zwischen linkem Ventrikel und rechtem Ventrikel – ausnahmsweise und extrem selten auch zum rechten Vorhof – führt, wird als Ventrikelseptumdefekt bezeichnet (VSD).

Ein VSD kommt angeboren nicht selten im Rahmen anderer schwerer Mißbildungen des Herzens vor, die hier nicht besprochen werden. Ein kleiner, hämodynamisch oft nur wenig oder nicht ins Gewicht fallender VSD, der ein lautes, eindrucksvol-

les pansystolisches Geräusch verursacht und in dieser Form beim Erwachsenen heute vorwiegend beobachtet wird, wird als Morbus Roger bezeichnet (nach dem Erstbeschreiber, 1861).

Selten kann ein VSD auch durch eine Septumperforation erworben sein (s. unten Vorkommen).

Vorkommen

Bei Erwachsenen kann man bei ca. 9% der angeborenen Herzfehler mit einem isolierten VSD rechnen (Mayo-Klinik, zit. nach Brandenburg 1987*); allerdings sind hier nur *die* VSDs einbezogen, bei denen die Diagnose durch Herzkatheterung gesichert wurde. Da der VSD beim Erwachsenen oft sehr klein ist und auch ohne invasive Untersuchungen die Diagnose gesichert und die hämodynamische Bedeutung genügend genau abgeklärt werden kann, ist die Zahl der VSDs bei Erwachsenen unter den angeborenen Herzfehlern wahrscheinlich etwas größer. – Die Häufigkeit des angeborenen VSD ist bei Frauen und Männern gleich.

Ein VSD kommt auch – selten – erworben vor, nämlich dann, wenn sich eine Perforation als Folge eines Septuminfarkts oder eines Septumabszesses bei einer bakteriellen Endokarditis bildet.

Pathologische Anatomie

Der angeborene isolierte VSD kann so klein sein, daß er sich beim wachsenden Kind in den ersten Lebensjahren spontan verschließt (nach Hurst [1990]* bei 75% bis zum 10. Lebensjahr) oder daß er in der späten Systole verschlossen wird. Ein VSD kann selten einmal im Laufe der Jahre durch das Segel einer Trikuspidalklappe verschlossen werden, das sich an das Septum anlagert und allmählich mit dem Septum „verlötet", was dann eine Trikuspidalinsuffizienz zur Folge hat. Ein VSD kann u. U. aber auch so groß sein, daß im extremen Falle nur ein einziger Ventrikel vorliegt (single ventricle); auch mehrfache Defekte kommen vor.

Beim Erwachsenen findet man heute meist nur noch die kleinen, hämodynamisch nicht oder nur wenig bedeutsamen Defekte (Morbus Roger), da die Kinder mit großen Defekten entweder operiert wurden oder gestorben sind. Die Mehrzahl dieser Defekte befinden sich in der Gegend der Pars membranacea (ca. 75%), der Rest im muskulären Teil. Wenn der Defekt nahe der Aortenklappe sich befindet, kann es zum Prolaps einer Aortaschenklappe und dadurch zu einer nicht unbedeutenden Aorteninsuffizienz kommen.

Pathophysiologie

Der Defekt in der Kammerscheidewand führt bei den üblichen Druckverhältnissen zu einem Links-rechts-Shunt, fast ausschließlich in der Systole. Dadurch entsteht das charakteristische systolische Geräusch, jedoch nie ein diastolisches Geräusch, d. h., in der Diastole führt die Druckdifferenz zu keinem nennenswerten Shunt. Die Shuntgröße hängt ab von der Größe des Defekts und der Druckdifferenz in der Systole. Je nach der Größe des Shunts kommt es dadurch zu einer entsprechenden Volumenbelastung des rechten Ventrikels, der Pulmonalarterien und -venen, des linken Vorhofs und des linken Ventrikels. Bei dem im Erwachsenenalter meist anzutreffenden Morbus Roger ist diese Volumenbelastung in der Regel gering – mit Ausnahmen. Nicht selten kann man bei der Herzkatheterung den zu erwartenden Sauerstoffsprung im Mischblut des rechten Ventrikels oder der Pulmonalarterie nicht eindeutig nachweisen. Bei den großen Defekten, wie sie im Kindesalter beobachtet werden können, kommt es früh zu einer Linksinsuffizienz, wenn sich nicht rasch ein pulmonaler Hochdruck – evtl. im Sinne des Eisenmenger-Syndroms – oder eine subvalvuläre (infundibuläre) Pulmonalstenose mit erhöhtem systolischen Druck im rechten Ventrikel ausbildet, der dann einen größeren Links-rechts-Shunt verhütet, aber dafür eine erhebliche Druckbelastung des rechten Ventrikels zur Folge hat.

Beschwerden

Die meisten Erwachsenen mit dem typischen kleinen VSD bzw. dem Morbus Roger haben keine Beschwerden. Verursacht ein VSD jedoch einen nennenswerten Links-rechts-Shunt, so tritt durch die Lungenüberfüllung in erster Linie Atemnot auf.

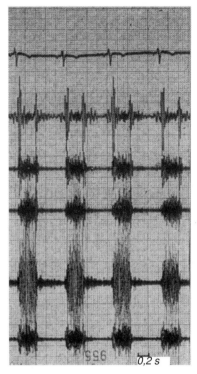

Abb. **83** Ventrikelseptumdefekt: pansystolisches, sehr lautes (6/6) Geräusch. Außerdem: Kombination mit großer Aorteninsuffizienz und klassischem AI-Geräusch (pseudokontinuierliches Geräusch).

Klinischer Befund

Charakteristischer (primärer) Auskultationsbefund: pansystolisches Geräusch
(Abb. **83**)

Ursache: Der hohe Druckunterschied während der Systole verursacht beim Durchtritt des Bluts durch den Defekt ein lautes systolisches „Stenose"-Geräusch, das oft wegen seiner lauten, rauhscharfen Qualität als Preßstrahlgeräusch bezeichnet wird.

Lokalisation: Das p. m. des Geräusches befindet sich in der Regel am linken Sternumrand zwischen dem 3.–4./5. ICR oder knapp darunter. Es wird wegen seiner großen Lautstärke meist über das ganze Herz und darüber hinaus fortgeleitet. Bei muskulären Defekten und bei einer infarktbedingten Septumruptur kann das Geräusch sein p. m. auch lateral vom linken unteren Sternumrand haben, also mehr in Richtung zur Herzspitze und auch etwas tiefer als üblich.

Lautheit: Diese beträgt mindestens 4/6, meist 6/6 und ist deshalb auch als Schwirren meist fühlbar. Wenn ausnahmsweise ein minimaler Defekt vorliegt, kann das Geräusch auch etwas leiser sein. Dies ist auch bei einem fast totalen Defekt möglich, wenn die Scheidewand ganz oder weitgehend fehlt, da dann auch die „Stenose" fehlt und die Wirbel; doch sieht man diese Form beim Erwachsenen fast kaum mehr.

Das Geräusch ändert seine Lautstärke und Qualität im Inspirium in der Regel nicht, wenn wir auch vereinzelt beobachtet haben, daß es inspiratorisch am unteren Sternumrande – nicht im höher gelegenen p. m. – inspiratorisch lauter werden kann. Eine diagnostische Bedeutung kommt der Inspiration nicht zu.

Zeitpunkt und Ablauf: Das Geräusch ist pansystolisch und bandförmig. Es kann auch – entsprechend dem Druckverlauf – pansystolisch und etwas spindelförmig sein, was sich jedoch nur im Phonokardiogramm erkennen läßt und in erster Linie bei muskulären Defekten vorkommen soll (Constant 1985*). Gelegentlich überschreitet es auch den A$_2$, weil der Druckunterschied zwischen dem linken und rechten Ventrikel auch nach dem Schluß der Aortenklappe noch weiterbesteht – wie bei einer großen Mitralinsuffizienz. Sollte – ausnahmsweise – der Defekt während der Systole durch die Muskelkontraktion geschlossen werden, so kann das Geräusch auch frühsystolisch sein und nach einem Decrescendo-Verlauf vor dem 2. Ton enden.

Klang: Das Geräusch ist rauh-scharf.

Sekundäre Auskultationsbefunde

Beim üblichen Morbus Roger mit seiner kaum gestörten Hämodynamik findet man keine sekundären Auskultationsphänomene. Bei etwas größeren Defekten kann es zu einem **3. Ton** über dem linken Ventrikel und zu einem niedermittelfrequenten **mesodiastolischen Mitraleinflußgeräusch** kommen, aber nur dann, wenn das Kleinkreislaufherzzeitvolumen ungefähr das Doppelte des Großkreislaufvolumens beträgt.

Der **1. Ton** ist nicht auffällig; er geht meist in dem lauten pansystolischen Geräusch unter.

Der **2. Ton** kann – aber nur bei einer nennenswerten Volumenbelastung (also bei einem mindestens mittelschweren Defekt) –, weit gespalten sein, aber auch dann nicht so eindrucksvoll wie bei einem Vorhofseptumdefekt und auch nicht unbedingt fixiert, da der Links-rechts-Shunt beim üblichen VSD geringer ist als beim üblichen Vorhofseptumdefekt.

Beim akuten VSD durch Septumruptur ist nicht selten ein dafür charakteristisches **mittelhochfrequentes präsystolisches Geräusch** im Bereich der Trikuspidalregion zu hören, bedingt durch die Behinderung des Einflusses des Bluts in den überfüllten rechten Ventrikel, im Sinne einer relativen TST.

Sonstige klinische Befunde

Diese wird man bei einem typischen Morbus Roger beim Erwachsenen oft vergeblich suchen. – Bei einem mindestens mittelschweren VSD läßt sich allerdings eine hyperkinetische und verbreiterte pathologische Pulsation des linken und auch des rechten Ventrikels nachweisen im Sinne einer pathologischen Volumenbelastung.

Bei einem VSD durch eine Septumruptur bestehen fast immer die Zeichen einer akuten Links- und Rechtsinsuffizienz mit schwerer Atemnot. Der Auskultationsbefund entspricht dem üblichen VSD mit dem lauten pansystolischen Geräusch, zu dem sich das eben geschilderte präsystolische Geräusch gesellen kann.

Diagnose

Die Diagnose ist beim üblichen VSD im Erwachsenenalter leicht zu stellen: lautes, rauhscharfes pansystolisches Geräusch am linken Sternumrand mit dem p. m. zwischen 3.–4./5. ICR. Atypischerweise kann das p. m. auch tiefer und mehr der Herzspitze zu lokalisiert sein, nämlich dann, wenn der Defekt nicht – wie üblich – in der Gegend der Pars membranacea des Septum interventriculare, sondern im muskulären Bereich lokalisiert ist; dies ist vor allem bei einer Septumruptur der Fall. Die Patienten sind meist völlig beschwerdefrei und klagen nur dann über Atemnot, wenn es sich um einen nennenswerten Links-rechts-Shunt handelt (mindestens die Hälfte des Großkreislaufherzzeitvolumens).

Beim erworbenen VSD besteht in der Regel eine akute, schwere Atemnot mit akuter Links- und Rechtsinsuffizienz und dem pansystolischen VSD-Geräusch, dessen p. m. etwas nach lateral verlagert und wobei auch eine relative, präsystolische Trikuspidalklappenstenose hörbar sein kann.

Auskultationstechnik: am besten in Rückenlage und mit der Membran.

Verdacht auf einen VSD besteht immer dann, wenn ein lautes, langes systolisches Geräusch vorliegt mit dem p. m. über dem unteren Bereich der Erb-Region oder tiefer.

Der **Beweis** für einen VSD ist beim Erwachsenen klinisch dann erbracht, wenn es sich um einen beschwerdefreien Patienten handelt, der ein lautes, rauh-scharfes pansystolisches Geräusch am linken Sternumrand in Höhe des 3.–5. ICR aufweist, ohne daß sich eine Vergrößerung oder pathologische Pulsation des rechten oder linken Ventrikels finden läßt. Objektiver Beweis: UKG, Farb-Doppler-UKG, Ventrikulographie. Der Nachweis eines Sauerstoffsprungs im rechten Ventrikel bei der

Herzkatheterung ist bei kleinen Defekten nicht immer zu erbringen.

Schweregrad

Klinische Parameter für einen großen Shunt beim VSD: Atemnot, hebender und verbreiterter Spitzenstoß, 3. Ton links und mesodiastolisches Mitraleinstromgeräusch links, im Röntgenbild deutliche Überfüllung der Lungengefäße.
Wenn zusätzlich die Zeichen eines pulmonalen Hochdrucks vorliegen (S. 168) und evtl. das VSD-Geräusch nur frühsystolisch ist, so spricht dies indirekt auch für einen großen Defekt, bei dem aber der Shunt verringert wurde durch den erhöhten systolischen Druck im rechten Ventrikel. Das gleiche gilt auch dann, wenn man zusätzlich ein infundibuläres Pulmonalklappenstenosegeräusch dabei identifizieren kann, was aber – neben einem pansystolischen VSD-Geräusch – nicht einfach ist.

Klinische Parameter für einen kleinen Shunt beim VSD: Beschwerdefreiheit und das übliche laute oder sogar etwas leisere (3/6) pan- oder frühsystolische Geräusch. Keine zusätzlichen klinischen Befunde, weder bei Palpation, Perkussion noch Auskultation; im Röntgenbild keine Überfüllung der Lungengefäße.

Differentialdiagnose

Diese betrifft praktisch nur das systolische Geräusch.

Mitralinsuffizienz (MI): Schwierigkeiten können nur auftreten bei einer großen MI mit einem lauten, rauhen pansystolischen Geräusch. Besonders bei einer Septumruptur durch Herzinfarkt können bei der Abgrenzung von der akuten MI durch Papillarmuskelabriß Probleme entstehen, weil hier der linke Ventrikel noch nicht vergrößert ist und weil hier das Geräusch des VSD sein p. m. mehr herzspitzenwärts hat (S. 216).

Trikuspidalinsuffizienz: Auch hier steht nur die *schwere* Form mit lautem, rauhem pansystolischen Geräusch zur Debatte. Diese hat ihr p. m. in der Regel tiefer als ein VSD, wird inspiratorisch meist lauter und weist einen pathologischen Venenpuls mit hoher v- oder s-Welle auf und einen erhöhten Venendruck (S. 233).

Valvuläre oder infundibuläre Pulmonalklappenstenose (PST): Beide Formen haben ein mesosystolisches Geräusch, das allerdings relativ lang sein und bei der Auskultation – weniger im Phonokardiogramm – ein pansystolisches Geräusch vortäuschen kann. Das p. m. der valvulären PST liegt deutlich höher als das des VSD, nämlich in der Pulmonalregion, das der infundibulären PST kann in der Lokalisation der eines VSD entspre-

chen, doch ist eine isolierte infundibuläre PST extrem selten, weist eine starke Rechtshypertrophie auf, einen fehlenden oder sehr verspäteten P_2 und – bei Sinusrhythmus – eine prominente a-Welle im Venenpuls (S. 266 ff).

Frühes mesosystolisches intraventrikuläres rechtsseitiges Austreibungsgeräusch: Bei Erwachsenen kommt dies kaum vor. Die Unterscheidung ist in der Regel einfach, wenn auch die Lokalisation gleich sein kann: Dieses Geräusch ist relativ kurz, frühsystolisch, nie sehr laut und rauh wie beim üblichen VSD im Sinne eines Morbus Roger. Ein minimaler VSD könnte u. U. ein ähnliches Geräusch verursachen, was jedoch dann keine klinischen Konsequenzen hätte.

Aortenstenosen: Diese Erkrankungen können ein Geräusch verursachen, das dem VSD sehr ähnlich ist, sowohl in seinem Klang, in seiner Lautheit, seiner Länge (obwohl mesosystolisch) und auch dem evtl. nicht hörbaren 1. und 2. Ton (S. 193). Die hypertrophe obstruktive Kardiomyopathie kann u. U. eine Lokalisation aufweisen (etwas medial der Herzspitze) wie der – allerdings seltene – muskuläre Defekt des VSD (S. 255). – Mit dem UKG ist die Entscheidung in allen Fällen leicht zu treffen.

Besondere Formen

1. Erworbener VSD durch eine Septumperforation bei einem Septuminfarkt oder einem Abszeß (bakterielle Endokarditis): Hier besteht in der Regel eine akute, meist dramatische Atemnot und Zeichen der akuten Rechts- und Linksinsuffizienz, evtl. ein präsystolisches Geräusch in der Trikuspidalregion. P. m. dieses Geräusches meist etwas weiter lateral als beim angeborenen VSD.

2. VSD mit Verbindung bzw. Shunt in den rechten Vorhof: Dies ist eine sehr seltene Form des angeborenen oder erworbenen VSD und kann nur dann auftreten, wenn der Defekt abnorm hoch liegt. Man muß dann an ihn denken, wenn das p. m. relativ hoch oder auch mehr zur Herzspitze zu gelegen ist, da der vergrößerte rechte Vorhof das übrige Herz nach links abdrängt. Die Ausbreitung des Geräusches erfolgt atypischerweise nach rechts oben, entsprechend der Richtung des Jets. Klinisch läßt sich die Diagnose dann relativ einfach und sicher stellen, wenn man die durch den kräftigen Jet in den rechten Vorhof bedingte systolische Venenpulswelle an den Halsvenen beachtet (wie bei einer schweren Trikuspidalinsuffizienz) bei dem sonst typischen VSD-Geräusch. Beweis durch den Sauerstoffsprung im rechten Vorhof im Zusammenhang mit einem VSD-Geräusch oder durch Ventrikulographie vom linken Ventrikel aus.

3. VSD mit Aorteninsuffizienz: Wie bereits unter Pathologischer Anatomie beschrieben, kann es bei einem VSD zu einem Prolaps einer Aortenta-schenklappe kommen und so eine ausgeprägte AI entstehen. Man hört in diesen Fällen die Geräu-sche beider Herzfehler. Da aber das pansystoli-sche Geräusch des VSD direkt in das frühdiastoli-sche der AI übergeht, kann man den Eindruck ei-nes kontinuierlichen Geräusches haben (Abb. **83**) oder auch eines Geräusches eines kombinierten Aortenvitiums. Bei letzterem wäre üblicherweise das systolische Geräusch mit seinem p. m. an ei-nem anderen Ort, bei ersterem wäre an einen offe-nen Ductus arteriosus (Botalli) zu denken, der aber sein p. m. viel höher hat und im diastolischen Anteil seines Geräusches nicht das Klangbild ei-ner AI hätte. – Eine Abgrenzung von einem perfo-rierten Sinus-aortae-Aneurysma ist klinisch sehr zu erwägen und ohne technische Untersuchung nicht einfach auszuschließen, auch wenn das cha-rakteristische systolische VSD-Geräusch vor Ver-wechslungen schützen sollte.

4. VSD mit pulmonalem Hochdruck: Dieser entwickelt sich nur bei größeren Defekten und führt dadurch zu einem kleineren Shuntvolumen (geringeres Druckgefälle zwischen linkem und rechten Ventrikel) und bewahrt das Herz so vor ei-ner übermäßigen Volumenbelastung und Herzin-suffizienz – allerdings auf Kosten einer Druckbela-stung des rechten Ventrikels. Immerhin können die Neugeborenen bzw. Kleinkinder dadurch am Leben bleiben. – Je höher der systolische Druck im Pulmonalkreislauf bzw. im rechten Ventrikel ist, desto geringer wird der Shunt, desto leiser und kürzer das systolische Geräusch, desto stärker die Rechtshypertrophie, desto ausgeprägter die Zei-chen des pulmonalen Hochdrucks (S. 168). Im Ex-tremfalle, was aber bei großen Defekten die Regel ist, kommt es zum Druckausgleich zwischen lin-kem und rechten Ventrikel, also zu einem weitge-hend aufgehobenen Shunt, ja zum Rechts-links-Shunt mit einer mehr oder weniger ausgeprägten zentralen oder peripheren bzw. kombinierten Zya-nose. Dabei fehlt das systolische Geräusch des VSD völlig, und man kann lediglich das Eisen-menger-Syndrom   diagnostizieren   (S. 279 ff), nicht aber den Eisenmenger-Komplex, wie der VSD mit pulmonalem Hochdruck und Rechts-links-Shunt genannt wird.

Hinweis

Beim Erwachsenen handelt es sich bei einem VSD meistens um eine hämodynamisch harmlose Form, den sog. Morbus Roger.

Wenn man diesen diagnostiziert (beschwer-defrei, keine Links- oder Rechtshypertrophie, keine Überfüllung der Lungengefäße im Rönt-genbild), dann ist eine weitergehende invasi-ve Diagnostik unnötig. Nur bei zusätzlichen Symptomen, die auf eine nennenswert ver-mehrte Volumenbelastung des linken und/ oder rechten Ventrikels hinweisen bzw. rönt-genologisch auf eine Überfüllung der Lungen, ist eine weiterführende Diagnostik angezeigt. Wichtig ist der VSD im Hinblick auf die Diffe-rentialdiagnose Mitralinsuffizienz, Trikuspidal-insuffizienz, hypertrophe obstruktive Kardio-myopathie, Pulmonalklappenstenose. Beson-deres Gewicht erhält die Diagnose bei der er-worbenen Form des VSD, der infarktbeding-ten (oder der noch selteneren abszeßbeding-ten) Septumruptur. Hier ist die Abgrenzung von der akuten Mitralinsuffizienz durch Papil-larmuskelabriß klinisch nicht immer einfach, aber durch sorgfältige Auskultation lösbar und durch das UKG leicht beweisbar. Bei un-klarem Fieber ist bei einem VSD immer an eine bakterielle Endokarditis zu denken, die sich am Defekt, einem Locus minoris resisten-tiae, ansiedeln kann. 10% aller Patienten mit einem isolierten VSD erleiden diese Krank-heit vor dem 30. Lebensjahre; deshalb ist auch vor allen operativen Eingriffen und nach Verletzungen eine Antibiotikaprophylaxe er-forderlich.

Offener Ductus arteriosus (Botalli)

Definition, Ursachen und pathologische Anatomie

Der im Fetalleben vorhandene offene Ductus arteriosus zwischen der Aorta (in Höhe des Isthmus) und der A. pulmonalis (in Höhe des Abgangs des linken Asts der A. pulmonalis) schließt sich normalerweise nach der Geburt bzw. in den ersten Lebenswochen. Bleibt er of-fen, so resultiert ein Krankheitsbild mit einem Shunt von der Aorta in die A. pulmonalis.

Diese Mißbildung kommt gehäuft im Rahmen ei-ner Rötelnembryopathie vor, wie der Ventikelsep-tumdefekt und die Pulmonalklappenstenose, zu-sammen u. a. mit Kataraktbildung und Taubheit. In einem kleinen Prozentsatz kommt der offene

Ductus arteriosus kombiniert mit anderen Mißbildungen vor. Hier wird nur das Bild des isolierten Ductus arteriosus besprochen.

Vorkommen

Bei Erwachsenen ist der offene Ductus arteriosus nur noch sehr selten zu finden (in der Mayo-Klinik 2% der angeborenen Herzfehler nach Brandenburg u. Mitarb. 1987*), da die Kinder mit diesem Fehler bei der klinischen Untersuchung meist auffallen und operiert werden.
Das Vorkommen beim weiblichen und männlichen Geschlecht wird verschieden angegeben: teils ca. 1:1, teils 2–3:1.

Pathophysiologie

Entsprechend dem Druckunterschied zwischen Aorta und A. pulmonalis fließt Blut aus der Aorta in die Lungenschlagader, und zwar sowohl während der Systole wie der Diastole. Insgesamt hängt die Größe des Shunts von der Weite des Duktus und von der Höhe des Druckgradienten ab. Von der erhöhten Volumenbelastung betroffen sind: Lungenarterien und -venen, linker Vorhof und Ventrikel, Pars ascendens aortae und Aortenbogen mit den von dort abgehenden Arterien. Daraus, d. h. durch das abnorm große Schlagvolumen, und aus der weiten Gefäßperipherie (großer + kleiner Kreislauf) resultiert die charakteristische große Blutdruckamplitude mit etwas erhöhtem systolischen Wert. Eine erhebliche Volumenbelastung des linken Ventrikels kann zu einer Linksinsuffizienz führen.
Die Neigung des offenen Ductus arteriosus zur bakteriellen Besiedlung, d. h. zur bakteriellen Endokarditis, ist größer als bei jedem anderen angeborenen Vitium.

Beschwerden

Wie bei den anderen angeborenen Herzfehlern mit Links-rechts-Shunt treten Beschwerden in erster Linie durch die Lungenüberfüllung in Form von Atemnot auf, was bei einem kleinen Shunt nicht der Fall zu sein braucht. Bei einem großen Shunt kann es im Laufe der Zeit zu einer Linksinsuffizienz und den dadurch bedingten Beschwerden kommen.

Klinischer Befund

Charakteristischer (primärer) Auskultationsbefund: kontinuierliches Geräusch
(Abb. **84**)
Ursache: Die Wirbel, die beim Eintritt des mit hohem Druck aus der weiten Aorta über den relativ

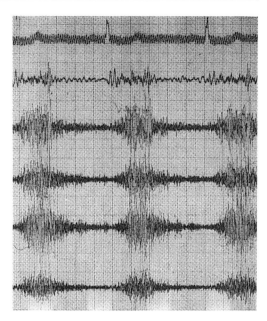

Abb. **84** Offener Ductus arteriosus (Botalli). Typisches kontinuierliches Geräusch, das sein p. m. manchmal – wie hier – schon vor dem 2. Ton erreicht (1. ICR linker Sternumrand).

engen Duktus (= Stenose) in die A. pulmonalis einströmenden Bluts entstehen, verursachen ein kontinuierliches Geräusch während des größten Teils der Systole und eines Teils der Diastole.

Lokalisation: Das p. m. des kontinuierlichen Geräusches befindet sich links infraklavikulär im 1.–2. ICR, in der Medioklavikularlinie oder medial davon in Gegend der oberen Pulmonalregion. Das Geräusch ist meist – je nach Lautstärke – in der Supraklavikulargrube links und bis zum linken Sternumrand vom 1. bis zum 4. ICR zu hören, evtl. auch über dem oberen Anteil des Rückens links. Eine Beschränkung auf ein punktförmiges Areal infraklavikulär ist eine Ausnahme.

Lautheit: Meist ist das Geräusch mittellaut, aber es kann auch sehr laut sein (4/6 und mehr) oder auch leise (2/6 oder weniger). Die Lautstärke ist ein Maß für die Shuntgröße – bei Berücksichtigung der äußeren für die Lautstärke wichtigen Faktoren. Im Inspirium kann das Geräusch lauter werden, weil der Druck in der A. pulmonalis sinkt, der Druckgradient größer wird und damit der Links-rechts-Shunt; dies ist aber nicht immer der Fall,

weil durch die Inspiration die Thoraxwand angehoben wird und von der Geräuschquelle abrückt.

Zeitpunkt und Ablauf: Das Geräusch beginnt
nach dem 1. Ton, wie ein mesosystolisches Geräusch. Der Verlauf des kontinuierlichen Geräusches weist eine Spindelform auf, wobei das Maximum oft beim 2. Ton erreicht wird – im Gegensatz
zu einem peripheren arteriovenösen Aneurysma
(hier in der Mitte der Systole). Die Dauer während
der Systole und während der Diastole hängt von
der Größe des Shunts ab und steht somit auch in
Beziehung zur Lautheit des Geräusches: je länger
das Geräusch in der Diastole, desto größer der
Shunt.

Klang: Beim üblichen, mittellauten Duktusge-
räusch ist der Klang relativ rauh, wenn auch keineswegs so niederfrequent-rauh wie bei einer Aortenstenose, sondern eher mittelfrequent und kaum
scharf. Das Geräusch wird oft als „Maschingen-
räusch" bezeichnet, wofür aber nicht nur der
Klang, sondern wohl mehr die Kontinuierlichkeit
und die relative Länge des Geräuschs maßgeblich
ist. Wenn es sehr laut ist, kann es als Schwirren gefühlt werden. Bei einem engen Duktus und relativ
kleinem Shunt ist das Geräusch fast hochfrequent
und nicht rauh, außerdem leise.

Sekundäre Auskultationsbefunde

Beim leichten offenen Ductus arteriosus gibt es
keine sekundären Befunde. Beim mittelschweren
und schweren kann es wegen der Volumenbelastung des linken Herzens zu einem mesodiastolischen Mitraleinstromgeräusch über der Spitze (=
relative Mitralstenose durch das Überangebot von
Blut bei normalem Mitralklappenring) und/oder
zu einem 3. Herzton über dem linken Ventrikel
(Spitze) kommen.
Dem 1. und 2. Ton kommt keine besondere Bedeutung zu, zumal der 2. Ton oft nicht zu hören ist,
weil er im kontinuierlichen Geräusch untergeht;
deshalb beansprucht auch die vereinzelt beschriebene paradoxe Spaltung des 2. Tons (durch die abnorme Volumenbelastung und verlängerte Austreibungszeit) kein besonderes Interesse.

Sonstige klinische Befunde

Nur beim mittelgroßen und großen Shunt ist der
linke Ventrikel vergrößert, hypertrophiert und hyperkinetisch. Der Blutdruck ist systolisch leicht erhöht, diastolisch erniedrigt und die Blutdruckam-

plitude vergrößert. Dies kann sich bereits bei der
Inspektion der Halsarterien in stark pulsierenden
Pulsationen äußern. Der Puls kann dementsprechend – wie bei der großen Aorteninsuffizienz –
celer et altus sein.

Diagnose

> Kontinuierliches **Geräusch** links mit dem
> p. m. infraklavikulär, in Höhe der Medioklavi-
> kularlinie oder etwas medial davon.
> Auskultationstechnik: Rückenlage, Exspiri-
> um, schwach oder fest aufgesetzte Membran.
> Nur ausnahmsweise kann das kontinuierliche
> Geräusch bei der Routineuntersuchung des
> Herzens überhört werden, selbst wenn man
> nur die Pulmonalisregion und nicht oberhalb
> und lateral davon abhört.

Ein **Verdacht** auf einen offenen Ductus arteriosus
besteht immer bei einer abnorm großen Blutdruckamplitude, bei jedem kontinuierlichen Geräusch
über der Basis des Herzens, bei jedem systolischen Geräusch links infraklavikulär in der Medioklavikularlinie, bei jeder hochfieberhaften Erkrankung, für die sonst keine Ursache zu finden ist
(bakterielle Endokarditis, Botallitis). Der **Beweis**
ist meist schon durch den klinischen Befund gegeben, wenn dieser typisch ist und erst recht, wenn
Puls- und Blutdruckamplitude eindeutig vergrößert sind. Objektiv kann der offene Ductus arteriosus durch das UKG, die Herzkatheterung (Sondierung des Duktus oder Sauerstoffsprung in der Pulmonalarterie) und die Angiographie von der Pars
ascendens aortae aus bewiesen werden.

Schweregrad

Der Schweregrad hängt ab von der Größe des
Shunts und/oder der Schwere einer dabei vorkommenden pulmonalen Hypertonie. Die *Größe des
Shunts* läßt sich abschätzen aufgrund der Lautheit, der Dauer und des Klangs des kontinuierlichen Geräusches; ein mesodiastolisches Mitraleinstromgeräusch und ein 3. Ton kommen nur bei großem Links-rechts-Shunt vor.
Weitere Parameter sind: Größe der Blutdruckamplitude, Hypertrophie und Vergrößerung des linken Ventrikels.
Für die Schwere des *pulmonalen Hochdrucks* sind
die entsprechenen klinischen Kriterien von Bedeutung, wie sie beim Vorhofseptumdefekt (S. 253)

und bei pulmonaler Hypertonie (S. 168) angegeben sind. Dazu kommen die Gesichtspunkte, wie sie für das Eisenmenger-Syndrom beim offenen Ductus arteriosus nachfolgend angegeben sind.

Besondere Formen

Neben dem geschilderten typischen offenen Ductus arteriosus, der zwar u. a. zu einer Volumenbelastung des kleinen Kreislaufs führt, aber nicht zwangsläufig zu einem pulmonalen Hochdruck (wie es auch bei anderen Ursachen eines Links-rechts-Shunts der Fall ist), gibt es noch diese *Erkrankung mit pulmonalem Hochdruck* verschiedener Schweregrade. Diese Formen findet man immer dann, wenn der Duktus sehr weit ist, was zu einer rasch tödlich verlaufenden Linksinsuffizienz führen würde, wenn nicht als hilfreiche Ausgleichsregulation der pulmonale Druck ansteigen würde, der den Druckgradienten und die Shuntgröße vermindert. So kann es dazu kommen, daß mit immer höherem Druck der Shunt immer kleiner, das kontinuierliche Geräusch immer kürzer und leiser wird und dann nur noch in der Systole vorhanden ist, ja ganz verschwindet. Bei einem gekreuzten Shunt kann u. U. nur noch ein diastolisches Geräusch vorhanden sein, und zwar in Crescendo-Art, wenn eine Pulmonalklappeninsuffizienz vorliegt: Dabei fällt der hohe diastolische Druck in der A. pulmonalis schneller als in der Aorta. In der Regel ist jedoch in solchen Fällen mit weitgehend gleichem Druck im großen und kleinen Kreislauf auskultatorisch die Diagnose nicht zu stellen, sondern nur durch den Nachweis einer pulmonalen Hypertonie mit einer dissoziierten Zyanose: In der unteren Körperhälfte und bei einem Teil der Patienten auch im linken Arm findet man eine zentrale Zyanose mit Uhrglasnägeln und Trommelschlegelfingern an der linken Hand bzw. Trommelschlegelzehen an beiden Füßen. Diese besondere Lokalisation der Zyanose unterscheidet den offenen Ductus arteriosus von den anderen Arten eines Eisenmenger-Syndroms (mit Vorhof- und Ventrikelseptumdefekt).

Differentialdiagnose

Diese betrifft ein kontinuierliches Geräusch links infraklavikulär bzw. der Herzbasis. Alle aufgeführten Krankheiten sind jeweils viel seltener als der offene Ductus arteriosus.

Aortopulmonaler Defekt: Im Prinzip handelt es sich hier um dieselbe Erkrankung wie beim offenen Ductus arteriosus, nur besteht die Verbindung zwischen Aorta und A. pulmonalis schon kurz nach dem Abgang der beiden großen Gefäße aus dem Herzen. Das kontinuierliche Geräusch findet sich deshalb mit dem p. m. nicht links infraklavikulär in der Medioklavikularlinie, sondern am linken Sternumrand, in Höhe des 3.–4. ICR.

Rupturiertes Sinus-aortae-Aneurysma: Kommt es bei einem solchen Aneurysma zu einer Ruptur, spontan oder im Rahmen einer bakteriellen Infektion, so entsteht eine Verbindung zwischen der Aorta und dem rechten Vorhof oder Ventrikel (meist). Da auch hier in Systole und Diastole Blut fließt, entsteht in der Regel ein kontinuierliches Geräusch – manchmal allerdings auch ein systolisches und diastolisches –, das aber sein p. m. nicht um den 2. Ton aufweist, sondern in der Systole oder in der Diastole; das p. m. des Geräusches liegt tiefer, im 3.–5. ICR, am linken Sternumrand (Abb. **91**).

Koronarfistel: Diese sehr seltene Mißbildung kann zu einer Verbindung von einer Koronararterie zum rechten Vorhof, zum rechten Ventrikel oder auch zur A. pulmonalis führen. Dabei kann bei genügend großer Verbindung bzw. Shunt auch ein kontinuierliches Geräusch entstehen, aber auch nur ein systolisches oder diastolisches. Das p. m. liegt oft im 4. ICR rechts oder links am Sternumrand, also in der Regel viel tiefer als das Ductus-arteriosus-Geräusch. Das Maximum der Lautstärke ist nicht um den 2. Ton, sondern in der Systole oder der Diastole.

Arteriovenöse Lungenfistel: Diese Mißbildung kommt in erster Linie beim Morbus Osler vor. Dieses kontinuierliche Geräusch findet sich im Bereich der Lungen, ist an jedem Ort möglich und wird inspiratorisch lauter.

Das **Geräusch der Halsvenen** (Nonnensausen), das kontinuierlich sein kann, ist gelegentlich infraklavikulär zu hören und kann so ein Ductus-arteriosus-Geräusch vortäuschen. Es ist jedoch immer supraklavikulär lauter, meist – aber nicht immer – diastolisch lauter als systolisch, hat nie seine größte Lautstärke zum Zeitpunkt des 2. Tons und wird leiser oder verschwindet bei Kopftieflage und beim Abdrücken der Halsvenen und im Exspirium bzw. bei Preßatmung.

Kontinuierliche Arteriengeräusche: In den Interkostalarterien können nicht nur systolische, sondern auch kontinuierliche Geräusche auftreten. Diese sind allerdings *hier* kaum einmal durch Stenosen bedingt, sondern kommen dann vor, wenn die Arterien pathologisch erweitert und geschlängelt sind und ein erhöhtes Durchflußvolumen besteht, wie es bei der Aortenisthmusstenose, aber auch bei der laktierenden Mamma der Fall sein kann.

Auch erweiterte, geschlängelte und verstärkt durchblutete *Bronchialarterien* bei schweren zyanotischen Herzfehlern mit verminderter Lungendurchblutung können solche Geräusche an verschiedenen Stellen des Thorax verursachen.

Bei *peripheren Pulmonalstenosen* (meist mit anderen Mißbildungen kombiniert) und manchmal auch bei Lungenembolien mit teilweise verschlossener Pulmonalarterie können kontinuierliche Geräusche (oder auch nur systolische) beobachtet werden.

Ein scheinbares oder auch echtes kontinuierliches Geräusch kann sich u. U. bei der *Aortenisthmusstenose* fortgeleitet bis links infraklavikulär finden. Es ist aber nicht zum Zeitpunkt des 2. Tons am lautesten, in der Diastole nur kurz und hat sein p. m. paravertebral medial der linken Skapula.

Nach einer *Blalock-Anastomose* (Verbindung einer A. subclavia mit einer Pulmonalarterie wegen eines schweren zyanotischen Herzfehlers) hört man immer ein kontinuierliches Geräusch infraklavikulär, allerdings – je nach Technik – links oder rechts.

Bei einer *totalen Lungenvenendrainage in den rechten Vorhof* mit Vorhofseptumdefekt und linksseitiger V. cava superior (Constant 1985*) kommt ebenfalls ein kontinuierliches Geräusch vor.

Hinweis

Weil der offene Ductus arteriosus im allgemeinen schon im Kindesalter entdeckt und operiert wird und deshalb beim Erwachsenen sehr selten geworden ist, wird kaum mehr speziell nach ihm gesucht. Sein Merkmal, das kontinuierliche Geräusch links infraklavikulär, ist allerdings meist so laut, daß man es beim routinemäßigen Abhören der Pulmonalisregion hören kann, auch wenn es dort nicht sein p. m. aufweist. Da ein kleiner Shunt durch den Duktus, besonders bei einer Kombination mit einer pulmonalen Hypertonie, ausnahmsweise ein leises und nur sehr umschriebenes Geräusch verursachen kann, sollte man diesen Auskultationspunkt des Herzens unterhalb der Mitte der linken Klavikula nicht ganz außer acht lassen, wenn jemand über Herzbeschwerden, besonders über Atemnot, klagt und dabei Zeichen einer pulmonalen Hypertonie aufweist. Auch sollte man immer bei einer vergrößerten Blutdruckamplitude, einem hyperkinetischen Herzen und bei jedem Verdacht auf eine bakterielle Endokarditis bzw. bei jeder hochfieberhaften Erkrankung unklarer Genese nach einem offenen Duktus suchen, da er nicht nur zu einer Herzinsuffizienz, sondern – häufiger als alle anderen kongenitalen Herzfehler – zu einer bakteriellen Endokarditis führen kann.

Auch bei einer Aortenisthmusstenose sollte sorgfältig nach einem Duktus gesucht werden – und umgekehrt –, da beide Fehler zusammen vorkommen können.

Aortenisthmusstenose

Definition und Ursache

> Als Isthmus der Aorta wird *die* Stelle am absteigenden Ast des Aortenbogens bezeichnet, an der sich das Ligamentum des Ductus arteriosus (Botalli) befindet bzw. der Abgang des Duktus. In diesem Bereich bildet sich im Fetalleben manchmal eine z. T. erhebliche Verengerung des Aortenlumens, die Aorotenisthmusstenose (AIST) (im angloamerikanischen Sprachraum: coarctation of the aorta).

Vorkommen

Bei den Erwachsenen wird heute nur noch bei 2% unter den angeborenen Vitien eine AIST gefunden, da sie meist im Kindesalter entdeckt und operiert wird (Brandenburg u. Mitarb. 1987*). Männer: Frauen = 2:1. Selten tritt dieses angeborene Vitium familiär gehäuft auf. Beim Morbus Turner wird die AIST unverhältnismäßig oft gefunden.

Pathologische Anatomie

Wenn die Einengung des Aortenlumens auch verschiedene Grade haben kann, so beträgt sie doch in der Regel weniger als 30% des übrigen normalen Lumens. Selten ist die Stenose total. Sie kann oberhalb, unterhalb oder am Ansatz des Ligaments vorkommen. Da die präduktale AIST meist mit anderen Mißbildungen des Herzens einhergeht, wird sie im Kindesalter heute regelmäßig entdeckt, während es sich bei einer Erstdiagnose im Erwachsenenalter deshalb meist um eine postduktale AIST handelt. Selten wird die A. subclavia links in die Stenose einbezogen, wodurch dann Puls und Blutdruck am linken Arm gegenüber rechts vermindert sind.

Eine sehr seltene Form der Koarctation der Aorta ist eine Verengerung im Bereich der Pars abdominalis aortae.

Pathophysiologie

Erst eine Aortenverengerung auf 30% oder weniger verursacht einen Druckgradienten an der Stenose mit erhöhtem Blutdruck oberhalb und erniedrigtem Blutdruck und verminderter Durchblutung der Organe unterhalb der Stenose. Die Minderdurchblutung der unteren Körperhälfte führt dort nicht nur zu einer verminderten Pulsfüllung der Arterien und einem verlangsamten Pulsanstieg, was die Palpationsmöglichkeit erheblich verschlechtert, sondern regt auch zur Bildung von Kollateralen der arteriellen Gefäße an, die vor allem von den Aa. subclaviae und axillares ausgeht und über die Aa. thoracicae und die Aa. intercostales in die Pars abdominalis aortae führen. Daraus resultieren die klinischen Symptome der AIST: Hochdruck in der oberen und erniedrigter Druck in der unteren Körperhälfte, Kollateralbildung bzw. vergrößerte und geschlängelte Interkostalarterien und ein Stenosegeräusch an der AIST. Der Schweregrad einer AIST hängt deshalb sowohl vom Grad der Verengerung ab als auch vom Ausmaß der Kollateralbildung.

Beschwerden

Die Beschwerden hängen vom Schweregrad und von der Sensibilität des Patienten ab. So sind nicht wenige Patienten viele Jahre völlig beschwerdefrei und voll leistungsfähig, andere dagegen leiden unter typischen Hochdruckbeschwerden (Kopfweh, Nasenbluten, Schwindel, uncharakteristische Herzbeschwerden) oder typischen AIST-Beschwerden, nämlich: kalte und müde Beine, Claudicatio intermittens, als lästig empfundene arterielle Pulsationen am Halse.

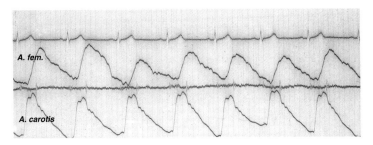

Abb. **85** Aortenisthmusstenose: langes (pseudoend-)systolisches Geräusch infraklavikulär in der Medioklavikularlinie links (Verzögerung des Geräuschbeginns durch Laufzeit vom Herzen bis zur Isthmusstenose).

Klinische Befunde
(Abb. **85, 86**)

Im Gegensatz zu allen anderen angeborenen und erworbenen Herzfehlern stehen nicht die Auskultationsbefunde am Herzen, sondern die *Veränderungen des arteriellen Systems diagnostisch im Vordergrund* und sind – qualitativ und quantitativ – aussagekräftiger als der – allerdings auch charakteristische – Auskultationsbefund.
Bei einer erheblichen Minderdurchblutung kann es zu einer gewissen Hypoplasie der unteren Körperhälfte kommen.

Arterielles System

1. Die gleichzeitige **Palpation der A. femoralis und radialis** ist die wichtigste klinische Untersuchungsmethode (Abb. **86**). Üblicherweise ist bei der AIST der Puls an der A. femoralis deutlich kleiner oder fehlend. Noch entscheidender, d. h. beweisender als ein kleiner Puls ist jedoch die Feststellung einer *Verspätung des Femoralispulses gegenüber dem Radialispuls;* er ist auch weicher im Vergleich zum großen, schnellen und harten (Hochdruck-)Radialispuls. Ursachen hierfür sind die Stenose im Verlaufe der Aorta, die Minder-

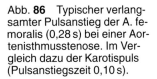

Abb. **86** Typischer verlangsamter Pulsanstieg der A. femoralis (0,28 s) bei einer Aortenisthmusstenose. Im Vergleich dazu der Karotispuls (Pulsanstiegszeit 0,10 s).

durchblutung der unteren Körperhälfte und die verlangsamte Blutzufuhr über die Kollateralen. Die Verzögerung des Femoralispulses gegenüber dem Radialispuls ist in jedem Falle vorhanden, auch bei den leichtesten Formen einer AIST bzw. guter Kollateralbildung mit relativ guter Füllung des Femoralispulses.

Palpationstechnik: Wenn es auch unproblematisch ist, einen deutlich abgeschwächten Puls der A. femoralis – im Vergleich mit der A. radialis – festzustellen, so ist eine gute, spezielle Palpationstechnik doch Voraussetzung, um die Verspätung des Femoralispulses mit Sicherheit zu erkennen. Sie ist deshalb wichtig, weil einerseits auch normale Femoralispulse gelegentlich einmal abgeschwächt erscheinen, aber völlig normal sind und andererseits bei einer leichten AIST der Femoralispuls relativ gut gefüllt ist, aber eben doch die diagnostisch entscheidende Verzögeurng der maximalen Pulswelle aufweisen kann. Der Arzt steht rechts vom Patienten und fühlt mit dem 2. und 3. Finger der rechten Hand den Puls der rechten A. femoralis, mit dem 2. und 3. Finger der linken Hand gleichzeitig die rechte A. radialis des Patienten. Wenn dabei kein eklatanter Unterschied auffällt, sollte man sich fragen: „Stimmt es, daß der Puls der A. radialis zuerst kommt?", und dann stellt man sich dieselbe Frage mit der Femoralarterie. Auf diese Weise entgeht man am ehesten einer Täuschung.

2. Bei einer **Blutdruckmessung an der oberen und unteren Extremität** findet man in der Regel eine Hypertonie in der oberen Körperhälfte, was den augenfälligsten Befund darstellt und immer u. a. an eine AIST denken lassen muß. Der Blutdruck am Oberschenkel (überbreite Blutdruckmanschette am Oberschenkel erforderlich, Auskultation der A. poplitea) ist bei einer typischen AIST entweder gleich hoch oder niedriger als am Oberarm oder nicht meßbar; normalerweise müßte er am Oberschenkel höher sein, weil die stärkere Beinmuskulatur bei der Messung nach Riva-Rocci einen höheren Druck erfordert, bis die Arterien komprimiert werden. – Diese etwas umständliche Blutdruckmessung ist bei eindeutigen Pulsunterschieden nicht erforderlich. – Ausnahmsweise kann der Blutdruck am Arm bei einer nicht allzu schweren und mit einer guten Kollateralbildung einhergehenden AIST normal oder nur leicht erhöht sein; aber auch in diesen Fällen ist die Pulsverspätung in der A. femoralis vorhanden.

3. Bei der **Palpation der Pars abdominalis aortae** kann diese bei einer AIST nicht gefühlt werden, was normalerweise bei nicht allzu dicken Bauchdecken vom mittleren Epigastrium bis unterhalb des Nabels möglich ist (Schlagvolumen in der Pars abdominalis zu gering und/oder Pulsanstiegsgeschwindigkeit zu langsam). Da aber die Voraussetzungen für eine gute und verläßliche Palpation der Aortae nicht bei jeder Person gut sind, ist dieses Zeichen nicht absolut verläßlich.

4. Die **Aa. carotides und die Aorta** im Jugulum weisen eine deutlich sichtbare **Pulsation** auf, wie sie bei Patienten mit stark erhöhtem Blutdruck auch sonst üblich ist, aber bei der AIST üblicherweise in besonderem Maße vorliegt.

5. Die **Aa. intercostales sind erweitert** und geschlängelt und werden dadurch vor allem am Rücken sichtbar und fühlbar. Meist hört man auch ein systolisches oder kontinuierliches Geräusch infolge der Schlängelung und des hohen Blutdruckflusses an verschiedenen Stellen, besonders über dem Rücken, aber auch vorne in Nähe des Herzens. Man muß ein solches Arteriengeräusch in Herznähe als solches erkennen und darf es nicht als Herzgeräusch ansehen.

Charakteristischer (primärer) Auskultationsbefund: systolisches oder kontinuierliches Geräusch
(Abb. **85**)

Vorausgesetzt, daß die Aorta am Isthmus nicht völlig verschlossen ist, hat das AIST-Geräusch sein *p. m. links paravertebral, medial des oberen Anteils der linken Skapula.* Es ist aber oft auch über dem vorderen oberen Anteil des Thorax zu hören. Es handelt sich dabei um ein mittellautes, langes systolisches oder kontinuierliches (im diastolischen Anteil aber relativ kurzes), mittelfrequentes und etwas rauhes Geräusch. Abgesehen von der Lokalisation hat es insofern noch eine besondere Eigenart, als es relativ spät nach dem 1. Ton einsetzt, bedingt durch die Laufzeit der Blutströmung vom Herzen bis zur Stenose. Entsprechend dieser Verzögerung endigt es auch spät, nämlich zum Zeitpunkt des 2. Tons (pseudoendsystolisch) oder erst in der Diastole. Es kann sich aber dabei auch um ein echtes kontinuierliches Geräusch handeln, wie bei hochgradigen arteriellen Stenosen.

Sekundäre Auskultationsbefunde

Meist hört man ein **systolisches Aortenaustreibungsgeräusch** im 1./2. ICR rechts als Folge eines raschen Durchflusses des Bluts durch den Aortenklappenring unter hohem Druck und bei einer Aortenerweiterung der Pars ascendens. Außerdem kann man nicht selten einen **frühsystolischen Aortenklick** feststellen, bedingt durch eine bikuspidale Aortenklappe, die bei fast der Hälfte der Patienten mit einer AIST vorhanden sein soll. Außerdem kann ein **systolischer Aorten- oder Arterienton** über der Aortenregion bzw. rechten Supraklavikulargrube gehört werden, Folge einer sehr raschen Dehnung der Arterienwand durch den raschen und erheblichen Druckanstieg im Anfangsteil der Aorta.

Weiter kann eine **Aorteninsuffizienz** vorkommen durch eine Erweiterung des Aortenklappenrings als Folge des Hochdrucks.

Auch ein **4. Ton** links kann zu hören sein, wie bei jeder schweren Hypertonie. **Arterielle Gefäßgeräusche** in den erweiterten und geschlängelten Interkostalarterien (Kollateralen) gehören ebenfalls zum Auskultationsbefund der AIST. Sie können sowohl systolisch wie auch kontinuierlich sein, kommen sowohl auf der Vorderseite wie Rückseite des Thorax vor und sind deshalb von einem AIST-Geräusch nicht immer sicher abzugrenzen.

Diagnose

Die Diagnose ist bei einer typischen und üblichen AIST leicht zu stellen: sichtbare, auffallende arterielle Pulsationen der Halsarterien und der Aorta im Jugulum, verspäteter und fast immer abgeschwächter oder fehlender Puls der A. femoralis und der Bauchaorta, sicht- und fühlbare Interkostalarterien mit einem systolischen oder kontinuierlichen Geräusch, systolisches oder kontinuierliches AIST-Geräusch links paravertebral neben der Skapula, fortgeleitet auf den linken vorderen Thorax. Nicht selten wird die Diagnose vom Röntgenologen gestellt, wenn man bei einem Hochdruck nicht an die Möglichkeit einer AIST denkt oder den Femoralispuls nicht untersucht. Ihm fallen bei einer Thoraxuntersuchung eine erweiterte A. subclavia links, Rippenusuren durch die vergrößerten Interkostalarterien und eine poststenotische Dilatation der Pars thoracica aortae auf.

Verdacht auf eine AIST besteht immer bei jedem Patienten mit Hochdruck, bei jedem Ductus arteriosus (weil er manchmal mit einer AIST kombiniert ist), bei deutlich sichtbaren pulsierenden Karotiden und bei doppelseitig abgeschwächten Femoralispulsen.

Bewiesen ist die AIST durch klinische Befunde allein, nämlich die genannten Symptome des arteriellen Systems und den Auskultationsbefund. Der objektive Nachweis erfolgt durch Aortographie, die immer erforderlich ist, nicht nur zum bildlichen Beweis, sondern auch, um dem Chirurgen die anatomischen Verhältnisse präoperativ darzustellen.

Schweregrade

Der Schweregrad einer AIST ist abhängig von dem Grad der Verengerung der Aorta und von der Kollateralbildung. Dies läßt sich klinisch ermessen einerseits an der Höhe des Blutdrucks an den Armen und den Folgen des Hochdrucks an Herz und Arterien und andererseits an der Minderdurchblutung der unteren Extremitäten (Hypoplasie und evtl. Claudicatio-intermittens-Beschwerden sowie Puls bzw. Blutdruck).

Der Grad der Verengerung selbst ist nur angiographisch einigermaßen genau erkennbar; klinisch ist nur eine sehr grobe Schätzung möglich, die sich aus der Lautstärke, Länge und Frequenz des AIST-Geräusches (hochfrequentes Geräusch, leise, relativ lang oder auch kurz und fehlend = hochgradige Stenose; rauhes, lautes, mittellanges Geräusch = relativ leichte Stenose) einerseits ergibt und andererseits aus der Höhe des Blutdrucks in Relation zum Ausmaß der Kollateralbildung (sehr hoher Blutdruck und sehr gute Kollateralbildung = hochgradige Stenose; gering erhöhter Blutdruck und geringe Kollateralbildung = leichte Stenose usw.).

Differentialdiagnose

Diese betrifft das arterielle System und das Geräusch.

Arterielles System

Dasselbe klinische Bild mit Hochdruck an den oberen Extremitäten und Niederdruck an den Beinarterien kann **bei jedem Hochdruckkranken** dann vorliegen, wenn durch *sklerotische, thrombotische oder dissezierende Prozesse* an der Bauchaorta oder den Beckengefäßen beiderseits die Strombahn eingeengt wird. Allerdings fehlt bei diesen Kranken das charakteristische AIST-Geräusch, und es treten evtl. arterielle Stenosegeräusche an verschiedenen Gefäßbezirken auf.

Bei dem sehr seltenen Krankheitsbild der angeborenen **Stenose der Bauchaorta** hört man in der Regel das Stenosegeräusch über den unteren 2–3 Rippen hinten, paravertebral.

Bei der sog. **Pseudokoarktation der Brustaorta** liegt meistens ein Hochdruck vor, der zu einer starken Schlängelung des Aortenbogens und oberen Anteils der Brustaorta führt, wobei es in der Gegend des Isthmus zu einer Knickbildung kommt. Dabei können die Femoralispulse auch etwas abgeschwächt sein, und es kann ein ähnliches Geräusch zwischen linker Skapula und Wirbelsäule und infraklavikulär auftreten. Entscheidung durch Aortographie.

Bei der **supravalvulären Aortenstenose (AST)** kann der Puls an den unteren Extremitäten gegenüber (nur) dem rechten Radialispuls verzögert sein, doch ist der Puls an der linken A. radialis gegenüber dem rechten Radialispuls schon verzögert. Alle anderen Zeichen der AIST fehlen, insbesondere der Hochdruck in den oberen und ein erniedrigter Druck in den unteren Extremitäten; außerdem besteht ein AST-Geräusch, das sich vom üblichen Aortendurchflußgeräusch bei einem Hochdruck – auch bei der AIST – deutlich durch seine Rauhigkeit und Lautheit unterscheidet.

Geräusch

Beim *offenen Ductus arteriosus* kann ein ähnliches kontinuierliches Geräusch links infraklavikulär zu hören sein, doch ist dessen p. m. weiter medial und meist viel eindrucksvoller und länger als das der AIST im diastolischen Teil, und es ist auf dem Rücken nicht lauter als bei der AIST; die arteriellen Zeichen der AIST fehlen. Allerdings: Beide Krankheiten kommen gelegentlich zusammen vor.

Hinweis

Eine AIST darf unter keinen Umständen übersehen werden. Ohne Operation sind die meisten Patienten im Alter von 50 Jahren verstorben. Die Haupttodesursachen sind Herzinsuffizienz, Gehirnblutung, Aneurysma dissecans oder bakterielle Endokarditis.

Eine AIST wird dann nicht übersehen, wenn jeder Patient mit einem Hochdruck – auch einer Grenzwerthypertonie – oder mit einem systolischen Aortengeräusch oder einer Aorteninsuffizienz oder einem offenen Ductus arteriosus im Hinblick auf eine AIST sorgfältig untersucht wird und wenn bei jedem dieser Patienten die Femoralispulse im Hinblick auf eine Verzögerung des Pulses im Vergleich zum Radialispuls geprüft werden.

Bei einem Teil der Patienten mit erfolgreich operativ beseitigter AIST normalisiert sich der Blutdruck nicht oder nicht vollständig.

Aortenstenosen

Wie bereits bei der erworbenen Aortenstenose (AST) beschrieben, kommt eine AST auch angeboren vor und zwar valvulär, viel seltener auch supravalvulär, subvalvulär (diskret) und auch als muskuläre subvalvuläre Form, die hypertrophe obstruktive Kardiomyopathie (S. 186 ff, 194 und 306 ff).

Isolierte Pulmonalstenosen

Definition und Ursachen

Es handelt sich dabei um eine Verengerung der Pulmonalklappe durch Verwachsungen oder Mißbildungen der Klappentaschen selbst (valvuläre Pulmonalstenose [PST]) oder durch eine Verengerung unterhalb der Klappe (subvalvuläre bzw. infundibuläre PST) oder – sehr selten – oberhalb der Pulmonalklappe (supravalvuläre PST) oder – auch sehr selten – in den peripheren Pulmonalarterienästen (periphere PST).

Gelegentlich tritt die PST im Gefolge einer Rötelninfektion der Mutter im ersten Trimenon der Schwangerschaft auf oder im Rahmen eines Turner- und Ullrich-Noonan-Syndroms.

Vorkommen

Da die operationsbedürftigen Formen der PST meist im Kindesalter operiert werden, ist auch dieser angeborene Herzfehler beim Erwachsenen selten geworden und dann meist nur in leichter, nicht operationsbedürftiger oder operierter Form vorhanden. Unter den angeborenen Vitien der Erwachsenen wurde die PST in 6% gefunden (Brandenburg u. Mitarb. 1987*).

Daß die PST sehr selten erworben ist und dann vor allem bei einem multivalvulären Vitium zu finden ist, wurde bei den erworbenen Herzfehlern bereits erwähnt.

Bei den zyanotischen Herzfehlern ist eine PST sehr häufig.

Pathologische Anatomie

Bei der valvulären PST handelt es sich in der Regel um eine im Fetalleben erworbene Verwachsung der Taschenklappen, bei der noch eine mehr oder weniger große Öffnung resultiert. Im schlimmsten Falle kann es zu einer völligen Atresie kommen, die mit dem Leben nicht vereinbar ist, wenn keine zusätzliche Mißbildung besteht, die einen Rechts-links-Shunt ermöglicht und evtl. über Bronchialarterien zu einem beschränkten Gasaustausch in der Lunge führt. In seltenen Fällen handelt es sich um eine Mißbildung der Pulmonalklappe, die dann meist mit anderen extrakardialen Mißbildungen einhergeht.

Die supravalvuläre PST ist meist peripher und nicht selten multipel. Die subvalvuläre PST, die bei uns meist als Infundibulumstenose bezeichnet wird, kommt isoliert kaum vor, meist bei der Fallot-Tetralogie.

Pathophysiologie

Wie bei der Aortenstenose kommt es durch die Verengerung der Strombahn zu einer Druckerhöhung im rechten Ventrikel, die abhängig ist vom Grad der Verengerung. Die Folge ist eine Hypertrophie des rechten Ventrikels und Vorhofs. Der Druck in der Pulmonalarterie ist bei den leichten Formen weitgehend normal, bei den schweren erniedrigt. – Da die Stenose von Geburt an besteht, paßt sich der rechte Ventrikel der Belastung relativ gut an, so daß die Patienten bei leichten und mittelschweren Stenosen bis zu einem systolischen Ventrikeldruck von ca. 70 mmHg nicht oder nur unwesentlich beeinträchtigt sind und auch meist nicht operiert werden müssen.

Bei einer hochgradigen PST, mit erhöhtem Druck auch im rechten Vorhof – zumindest während der Vorhofsystole –, kann es nicht nur zu einer relativen koronaren Durchblutungsminderung (= Unterversorgung) des hypertrophen rechten Ventrikels (und zu Angina pectoris) kommen, sondern auch zu einer zentralen Zyanose, wenn gleichzeitig ein offenes Foramen ovale oder ein Vorhofseptumdefekt vorliegen, die einen Rechts-links-Shunt ermöglichen.

Beschwerden

Eine leichte oder mäßige PST mit einem systolischen Druck unter 70 mmHg macht in der Regel kaum Beschwerden. Die schwere PST mit einem noch höheren Druck verursacht Müdigkeit, Atemnot, Angina pectoris, Synkopen und Rechtsinsuffizienz.

Klinischer Befund

Charakteristische (primäre) Auskultationsbefunde
(Abb. 87–89)

Mesosystolisches Pulmonalisgeräusch:

Ursache: Wirbel durch Verlust der laminaren Strömung und Aufprall eines Jets.

Lokalisation: p. m. meist im 2., seltener im 1. oder 3. ICR am linken Sternumrand oder etwas lateral davon. Die Ausbreitung des Geräusches hängt sehr von der Lautstärke ab, die meist nicht gering ist. so daß die PST in einem weiten Bereich gehört werden kann.

Lautheit: 3/6–6/6 und deshalb oft als Schwirren fühlbar. Das Geräusch wird inspiratorisch nur selten lauter, da sich bei der Inspiration in diesem Bereich (neben dem oberen Sternum) die Lunge in größerem Umfange zwischen dem Entstehungsort des Geräusches und der Brustwand ausdehnt. Wenn man auch keine direkte Beziehung zwischen Lautstärke und Schweregrad herstellen kann, so ist doch eine leichte Stenose eher etwas leiser als eine schwere, solange kein „low output"

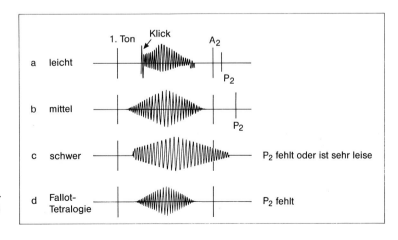

Abb. **87** Pulmonalklappenstenose: schematische Darstellung der Auskultationsbefunde bei den verschiedenen Formen.

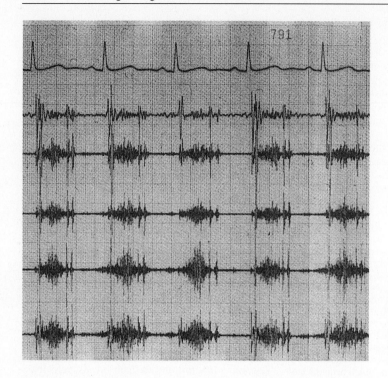

Abb. **88**   Leichte Pulmonalklappenstenose mit Stenosegeräusch, typischen frühsy-
stolischem Klick im Exspirium
und konstant gespaltenem 2.
Ton (Erb-Region)

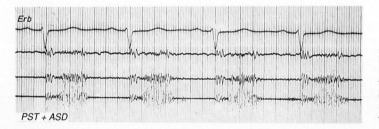

Abb. **89**   Pulmonalklappenstenose bei Fallot-Trilogie
(schwere Form mit Vorhofseptumdefekt) mit langdauerndem Stenosegeräusch, das
über den A_2 hinausgeht; P_2
fehlt, zu leise.

irgendwelcher Genese vorliegt, z. B. eine Rechtsinsuffizienz.

Zeitpunkt und Ablauf: Da es sich um ein Austreibungsgeräusch handelt, ist sein Verlauf im Phonokardiogramm mesosystolisch, spindelförmig (=
crescendo-decrescendo). Die Dauer hängt vom
Schweregrad ab: Je schwerer die PST, desto länger dauert die Austreibungszeit, und desto später
wird das Maximum der Lautstärke erreicht. Bei einer schweren PST kann deshalb das Geräusch
über den A_2 hinausreichen und ihn unhörbar machen.

Klang: Wie bei der Aortenstenose ist auch bei der
PST das Geräusch typischerweise rauh-dumpf
und um so rauher, je lauter das Geräusch ist. Je
schwerer die PST ist, desto eher wird man in dem
rauhen Geräusch auch eine gewisse Schärfe heraushören können, ähnlich wie bei der Aortenstenose, besonders, wenn man die Membran fest aufdrückt.

Zweiter Pulmonalton (P_2): Je schwerer die PST,
desto länger dauert die Austreibungszeit, desto
später kommt der P_2 nach dem normalen A_2, und
desto leiser ist er. Der 2. Ton ist also bei der PST

gespalten, zwar meist atemabhängig, doch wird die Spaltung des 2. Tons um so eher fixiert, je schwerer die PST ist. Außerdem muß man sagen, daß bei der meist weiten Spaltung die Atemabhängigkeit auskultatorisch nicht immer eindeutig feststellbar ist. Wenn auch bei einer PST typischerweise eine deutliche Spaltung des 2. Tons vorliegt, so ist sie doch bei einer schweren PST nicht immer feststellbar, weil das lange mesosystolische Geräusch über den A_2 hinaus andauert und ihn auskultatorisch verdeckt und weil der P_2 auch so leise werden kann, daß man ihn nicht mehr hört.

Frühsystolischer pulmonaler Klick: Er gehört zum Bild der leichten und auch noch manchmal der mittelschweren valvulären PST. Er ist bedingt durch den brüsken Halt der verwachsenen Taschenklappen bei ihrer Öffnung. Sein p. m. befindet sich im 2./3. ICR am linken Sternumrand oder etwas lateral davon. Je früher dieser Klick auftritt, desto schneller ist der Druckanstieg im rechten Ventrikel, desto schwerer die PST. Im Inspirium verschwindet der Klick, weil wahrscheinlich durch die vermehrte Füllung des rechten Ventrikels am Ende der Diastole die Pulmonalklappe bereits ausgebeult wird. Bei den schwersten Formen (unbewegliche Klappe) fehlt der Klick.

Sekundäre Auskultationsbefunde

Ein **4. Ton rechts** kann als sekundäres Auskultationsphänomen hörbar werden, konstant jedoch nur bei sehr schweren Formen (mit einem Druckgradienten zwischen Ventrikel und Pulmonalarterie von ca. 100 mmHg), als Ausdruck einer Hypertrophie des rechten Vorhofs; u. U. ist er nur inspiratorisch hörbar.
Ein **präsystolisches Geräusch rechts** ist selten. Es ist letztlich Ausdruck einer Hypertrophie des rechten Vorhofs. Seine Ursache besteht darin, daß eine relative Trikuspidalstenose vorhanden ist, weil der Trikuspidalklappenring für die hohe Geschwindigkeit des Blutstroms und damit für das Blutvolumen/Zeiteinheit zu eng ist.
Eine **Trikuspidalinsuffizienz** ist bereits Ausdruck einer zumindest geringfügigen Rechtsinsuffizienz, doch ist ein solches Geräusch nicht immer leicht von einem lauten fortgeleiteten PST-Geräusch zu differenzieren, es sei denn, daß es ausgesprochen frühsystolisch und kurz oder pansystolisch ist.

Eine **Pulmonalklappeninsuffizienz** ist bei der angeborenen valvulären PST nur sehr selten zu hören, am ehesten bei der Form, die durch eine Dysplasie und nicht durch eine Verwachsung der Kommissuren verursacht ist.

Sonstige klinische Befunde

Die sich von Geburt an ausbildende Rechtshypertrophie führt oft zu einem sichtbaren *Herzbuckel (Voussure)*.
Die *Hypertrophie des rechten Ventrikels* ist palpatorisch meist gut erfaßbar, abhängig von der Schwere der PST. Da sich auch eine Hypertrophie des rechten Vorhofs entwickelt, kann man nicht selten eine *Doppelpulsation* finden, die inspiratorisch noch deutlicher wird oder überhaupt erst faßbar wird. Wie bei der Aortenstenose ist auch bei der PST die Herz- und Ventrikelgröße so lange normal, solange keine Rechtsinsuffizienz vorliegt.
Eine *prominente a-Welle im Venenpuls* findet sich bei den schwereren Formen einer PST.

Diagnose

Lautes, rauhes mesosystolisches Geräusch im 1.–3. ICR am linken Sternumrand. Zusätzlich gehört zur Diagnose der leichten und mittelschweren PST ein frühsystolischer Klick (nur in Exspiration) und ein – nicht immer – abgeschwächter oder unhörbarer P_2 bei einer weiten Spaltung des 2. Tons. Eine Hypertrophie, d. h. eine pathologische Pulsation des rechten Ventrikels ohne ausgesprochene Vergrößerung, gehört ebenfalls zur Diagnose und – bei einer schwereren PST – auch eine prominente a-Welle im Venenpuls.

Auskultationstechnik: Rückenlage, normale Atmung (wegen des wechselnd lauten frühsystolischen Klicks), Membran.

Ein **Verdacht** auf eine PST besteht bei einem frühsystolischen pulmonalen Klick, vor allem aber immer bei einem lauten (3/6 oder mehr) mesosystolischen Geräusch an der Herzbasis links, aber auch bei einem leiseren Geräusch in diesem Bereich, wenn eine schwere Herzinsuffizienz vorliegt mit einem kleinen Schlagvolumen und einer starken Rechtshypertrophie.
Der **Beweis** für eine PST ist klinisch dadurch zu gewinnen, daß alle primären und sekundären Zei-

chen einer PST vorhanden sind. Objektiv: eindeutiger Druckgradient zur A. pulmonalis (Herzkatheter oder Doppler-UKG).

Schweregrade

Klinische Parameter für eine schwere PST
(Druckgradient über 70 mmHg):

1. Voussure (Herzbuckel);
2. Rechtsinsuffizienz;
3. relative (nichtvalvuläre) Trikuspidalinsuffizienz;
4. lautes, langes, scharfes mesosystolisches PST-Geräusch, das evtl. über den A_2 hinausgeht;
5. fehlender P_2 oder sehr weite atemunabhängige Spaltung des 2. Tons (Abstand des P_2 vom A_2 bis 0,05 s);
6. 4. Ton rechts oder präsystolisches Geräusch rechts (relative Trikuspidalklappenstenose);
7. palpatorischer Nachweis eines vergrößerten rechten Ventrikels oder eine Doppelpulsation (Vorhof und Kammer);
8. prominente a-Welle im Venenpuls.

Klinische Parameter für eine leichte PST
(Druckgradient unter 70 mmHg):

1. mesosystolisches PST-Geräusch nicht besonders lang, laut oder scharf;
2. P_2 hörbar bei nur mäßig ausgeprägter Spaltung des 2. Tons, evtl. sogar atemabhängig (Abstand des P_2 vom A_2 bis 0,05 s);
3. frühsystolischer Pulmonalisklick, kein 4. Ton;
4. Rechtshypertrophie palpatorisch nur in Inspiration deutlich (bei normaler Thoraxform);
5. a-Welle im Venenpuls nicht prominent.

Differentialdiagnose (PST ohne zentrale Zyanose)

Das **funktionelle,** harmlose **mesosystolische Pulmonalisgeräusch** bei Jugendlichen ist nur ausnahmsweise rauh und nur dann, wenn ein sehr flacher Brustkorb mit optimalen Auskultationsbedingungen und evtl. einer Hyperzirkulation vorliegt. Außerdem fehlt dann der frühsystolische Klick (den es allerdings ausnahmsweise gibt) und eine weite fixierte Spaltung des 2. Tons mit deutlich abgeschwächtem P_2.

Die **idiopathische Pulmonalisektasie** geht auch mit einem frühsystolischen Klick einher und mit einem mesosystolischen Pulmonalisgeräusch, ja sogar gelegentlich mit einem weit gespaltenen 2. Ton. Der wesentliche Unterschied besteht jedoch darin, daß das mesosystolische Geräusch nicht so laut und nicht so ausgeprägt rauh (mehr als 1/3) ist und daß keine Rechtshypertrophie vorliegt.

Vorhofseptumdefekt: S. 252 f.

Pulmonale Hypertonie: Bei einer pulmonalen Hypertonie jeder Schwere und Ursache kann ein lautes, rauhes mesosystolisches Pulmonalisgeräusch auftreten, das von dem einer PST u. U kaum unterschieden werden kann, wenn dies auch nicht die Regel ist. Es sind dann aber auch die Zeichen der pulmonalen Hypertonie vorhanden (S. 168), die eine leichte differentialdiagnostische Abgrenzung ermöglichen.

Ventrikelseptumdefekt: S. 257.

Aortenstenose: Hier findet sich ein ähnliches Geräusch, aber eine andere Lokalisation (S. 193).

Leichte oder mittelschwere PST mit Vorhofseptumdefekt: Wenn die Symptome einer leichten oder mittelschweren PST vorliegen, kann ein kleiner Vorhofseptumdefekt mit Links-rechts-Shunt dabei sein. Er läßt sich klinisch nicht feststellen bzw. ausschließen. – Eine sehr schwere PST führt bei einem Vorhofseptumdefekt zu einem Rechts-links-Shunt und damit zu einer zentralen Zyanose (s. unten Fallot-Trilogie).
Azyanotische Fallot-Tetralogie („weißer Fallot") S. 277, 278.

Besondere Formen

Subvalvuläre PST (Infundibulumstenose): Diese Form mit einer muskulären Verdickung des Septums in der subvalvulären Region ist als isolierte PST extrem selten. Sie unterscheidet sich von der valvulären PST durch das tiefere p. m. des Geräusches (4./5. ICR bzw. linker unterer Sternumrand) und das Fehlen eines frühsystolischen Klicks. Im Röntgenbild fehlt die bei der valvulären PST typische poststenotische Dilatation der A. pulmonalis. Die **supravalvuläre PST,** ebenfalls sehr selten und oft mit mehreren peripheren Stenosen der Pulmonalarterien kombiniert, hat das p. m. im 1./2. ICR am linken Sternumrand. Der P_2 ist nicht abnormal leise. Die **periphere PST** kann an verschiedenen Orten über beiden Lungen auftreten und ist an einem lokalisierten systolischen Stenosegeräusch, das nicht selten etwas in die Diastole hineinreicht (meist nicht so weit wie das kontinuierliche Geräusch der pulmonalen arteriovenösen Fistel) und der inspiratorischen Verstärkung zu erkennen. Sie kommt z. T. multipel vor, in Kombination mit einer supravalvulären PST oder auch mit anderen angeborenen Vitien, oder erworben (bei einer Lungenembolie). Der $A_2 - P_2$-Abstand ist hier normal.

Schwere PST mit Rechts-links-Shunt auf Vorhofebene (Fallot-Trilogie) (Abb. **89**): Hier liegen die Zeichen einer schweren PST vor, wie sie oben (Schweregrad) besprochen wurden, zusammen mit einer zentralen Zyanose. Dieses Krankheitsbild kann bei einer isolierten PST dadurch zustande kommen, daß ein offenes Foramen ovale vorliegt, das sich bei einer schweren PST öffnet, weil der Druck im rechten Vorhof bei der erheblichen rechtsseitigen Ventrikelhypertrophie den Druck im linken Vorhof übersteigt. Meist handelt es sich bei einer schweren PST mit zentraler Zyanose jedoch um einen Vorhofseptumdefekt, also eine Fallot-Trilogie.

Hinweis

Im Gegensatz zum Vorhofseptumdefekt wird eine valvuläre PST kaum übersehen wegen des lauten, rauhen, eindrucksvollen Geräusches. Deshalb werden diese Patienten auch in der Regel rechtzeitig einer Operation zugeführt. Wenn klinisch der Verdacht auf eine PST besteht, so ist das erste Problem die Differentialdiagnose (s. oben). Das nächste Problem besteht darin, den Schweregrad wegen der Frage einer eventuellen invasiven Diagnostik festzustellen; die leichten Formen einer PST brauchen nicht operiert zu werden. Das Röntgenbild und das EKG können dabei wesentlich zur Entscheidungshilfe dienen; gegebenenfalls entscheidet die Druckmessung.

Pulmonalinsuffizienz

(Abb. **76**)

Die angeborene Pulmonalinsuffizienz (PI) gibt es in zwei Formen:

1. Die **physiologische PI** ist klinisch stumm, verursacht kein hörbares Geräusch, wurde jedoch bei Doppleruntersuchungen in bis zu 88% nachgewiesen (Sahn u. Mitarb. 1988) und stellt nach allgemeiner Auffassung die häufigste klappenassoziierte Insuffizienz dar. Sie hat keine klinische Bedeutung, da die Regurgitation bei dem niederen Pulmonalarteriendruck unwesentlich ist.

2. Die **pathologische PI** ist sehr selten. Sie kommt in erster Linie als valvulärer Defekt infolge Mißbildungen vor, bis zum völligen Fehlen der Taschenklappen. Noch seltener ist eine relative (nichtvalvuläre) PI durch Erweiterung des Klappenrings im Rahmen einer idiopathischen Pulmo-

nalisektasie. – Selbst bei einem völligen Fehlen der Taschenklappen wirkt sich eine PI wegen des niederen Drucks und Druckgradienten hämodynamisch nicht erheblich aus. –
Die klinischen Erscheinungen der angeborenen PI wurden bereits unter den erworbenen Herzklappenfehlern besprochen (S. 237 ff). Hier nur kurz:

Die **Diagnose** wird durch das frühdiastolische Geräusch gestellt, das sich an den P_2 anschließt, bei einem meist weit gespaltenen, nicht fixierten 2. Ton (Abb. **75, 76**). Das Geräusch selbst ist in diesen Fällen nicht eindrucksvoll, sondern leise und niederfrequent oder mittel–niederfrequent, in der Regel auch kurz. P. m. im unteren Bereich der Pulmonalregion bzw. in der Erb-Region. Der P_2 kann bei fehlender oder nur rudimentär angelegter Pulmonalklappen auch fehlen, so daß das PI-Geräusch in einem gewissen Abstand auf den A_2 folgt, der sich allerdings dann in der Inspirationsphase charakteristischerweise vergrößert.

Unterschied zur PI durch pulmonalen Hochdruck s. S. 144 und 237 ff.

Literatur

Sahn et al.: Physiological valvular regurgitation. Circulation 78 (1988) 1075–1077

Ebstein-Anomalie

Definition, Ursachen und pathologische Anatomie

Es handelt sich um eine Mißbildung der Trikuspidalklappe derart, daß ein oder mehrere Segel, vor allem das septale, nicht in normaler Höhe des Klappenrings, sondern tiefer ansetzen. Dadurch wird ein Teil des rechten Ventrikels „atrialisiert" und so der rechte Vorhof vergrößert, der rechte Ventrikel verkleinert.

Dabei können verschiedene Variationen vorliegen: teils vergrößerte Segel, die z. T. mit der Wand des rechten Ventrikels verwachsen sind, teils verkleinerte Segel. Fast immer jedoch führen diese Veränderungen zu einer nicht vollständigen Schlußfähigkeit der Trikuspidalklappe mit oder ohne Segelprolaps, selten auch zu einer geringen Stenosierung oder zu beidem. Da der rechte, verkleinerte Ventrikel nicht genügend aufnahmefähig ist, entsteht eine Einflußbehinderung und Druckerhöhung im rechten Vorhof und atrialisierten Teil des rechten Ventrikels. Dies hat oft – je nach der Schwere der Veränderungen – eine deutliche Dilatation dieses Herzteils und damit der (röntgenologischen) Herzsilhouette zur Folge. Ein Vorhofseptumdefekt oder ein offenes Foramen ovale ist oft vorhanden, wodurch ein Rechts-links-Shunt möglich wird. Nicht selten findet sich ein Kent-Bündel rechts, das bei ca. 10% der Patienten im EKG ein WPW-Syndrom und supraventrikuläre paroxysmale Tachykardien verursacht.

Vorkommen

Bei ca. 1% der angeborenen Herzfehler beim Erwachsenen (Brandenburg u. Mitarb. 1987*).

Pathophysiologie

Durch die tiefe Lage der Trikuspidalklappe wird ein Teil des rechten Ventrikels zu einem funktionellen rechten Vorhof, und daduch kommt es in jedem Falle zu einer Verkleinerung des Volumens des rechten Ventrikels und so zu einem verkleinerten Schlagvolumen; außerdem führt dies in der Regel auch zur Schlußunfähigkeit der Trikuspidalklappe und so zu einer Trikuspidalinsuffizienz. Die Schwere der Veränderungen und das Ausmaß der Trikuspidalinsuffizienz und eventuellen Trikuspidalklappenstenose führen zu einer entsprechenden Druckerhöhung im rechten Vorhof und atrialisierten rechten Ventrikel. Dies wiederum ist entscheidend für die Vergrößerung dieser beiden Herzabschnitte und für das Ausmaß des meist vorhandenen Rechts-links-Shunts in Vorhofebene und die daraus evtl. resultierende zentrale Zyanose und weitere Folgen einer arteriellen Sauerstoffuntersättigung. Der erhöhte Druck im rechten Vorhof einerseits und der verkleinerte, wenig dehnungsfähige rechte Ventrikel andererseits bringen es mit sich, daß oft ein lauter 3. oder/und 4. Herzton in der Trikuspidalregion hörbar sind. Die an sich zu erwartende systolische Trikuspidalinsuffizienzwelle im Venenpuls kommt zwar vor, ist aber nicht immer vorhanden, denn: In dem vergrößerten rechten „Vorhof" verpufft die Rückflußwelle und kann sich nicht in die Halsvenen fortpflanzen. Bei Kindern ist das Spektrum des klinischen Bilds sehr breit. Bei Erwachsenen sind meit nur noch die leichten Formen der Ebstein-Anomalie zu finden, wobei nicht unbedingt ein Vorhofseptumdefekt und eine Zyanose vorhanden sind; deshalb ist auch die Leistungseinschränkung nicht unbedingt immer gravierend.

Beschwerden

Bei sehr leichten Formen sind die Patienten wenig beeinträchtigt. Die Beschwerden sind von der Verkleinerung des Schlagvolumens und der Größe eines Rechts-links-Shunts abhängig und führen zu Leistungsminderung, uncharakteristischen Herzbeschwerden, Atemnot.

Klinischer Befund

Der Auskultationsbefund ist in der Regel diagnostisch entscheidend.

Auskultationsbefund
(Abb. **90**)

Allein oder in Kombination können vorkommen:

1. ein auffallend weit **gespaltener 1. Ton,** verursacht durch verspäteten Schluß der Trikuspidalklappe infolge des erhöhten Vorhofdrucks und des Rechtsschenkelblocks;

2. weit **gespaltener 2. Ton,** verursacht durch Rechtsschenkelblock;

3. ein **3. Ton** rechts, der oft abnorm laut und weniger niederfrequent ist wie der übliche 3. Ton rechts, in seiner Qualität mehr einem Trikuspidalöffnungston gleichen kann (wohl in dieser Art bedingt durch den hohen Vorhofdruck einerseits und den kleinen, nicht oder kaum dehnungsfähigen Restventrikel andererseits) und so eindrucksvoll sein kann, daß er den beherrschenden Auskultationsbefund darstellt;

4. ein oft gleichzeitig vorhandener **4. Ton** rechts als Ausdruck einer Hypertrophie des rechten Vorhofs, was insofern etwas Besonderes darstellt, als man sonst kaum einmal einen 3. und 4. Ton im Bereich eines Ventrikels unter pathologischen Umständen gleichzeitig findet;

5. ein **Trikuspidalinsuffizienzgeräusch,** das in allen Lautstärken und Klangqualitäten vorkommen kann, u. a. fest fehlend oder so unauffällig leise und dumpf, daß es unbeachtet bleibt (besonders bei einem großen Defekt);

6. ein präsystolisches oder mesodiastolisches **Trikuspidaleinstromgeräusch,** das bei einer großen Trikuspidalinsuffizienz nur Ausdruck einer relativen, bei einer kleinen oder fehlenden Trikuspidalinsuffizienz Ausdruck einer echten, aber meist leichten Trikuspidalklappenstenose ist und manchmal einen harschen (kratzenden) Charakter aufweist;

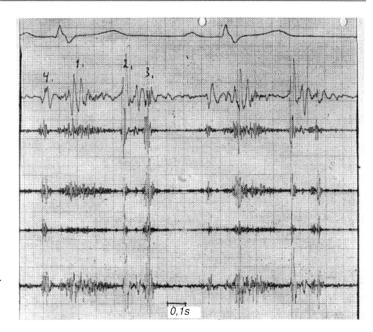

Abb. **90** Morbus Ebstein mit relativ hochfrequentem, lautem 3. und 4. (rechts) Ton, einem gespaltenen 2. Ton (Rechtsschenkelblock) und einem pansystolischen Decrescendo-TI-Geräusch (Trikuspidalregion).

7. gelegentlich ein **mesosystolischer Klick** rechts, Folge eines Trikuspidalklappenprolapses bei einem abnorm großen Segel.

Weitere klinische Befunde

Bei einem Ebstein-Syndrom mit Rechts-links-Shunt (der jedoch bei leichten Formen nicht vorhanden sein muß) besteht eine *zentrale Zyanose,* direkt erkennbar oder indirekt erkennbar an Uhrglasnägeln, Gingivahyperplasie und Trommelschlegelfingern.

Der *Venenpuls* zeigt, wie oben schon erwähnt, oft keine Abnormitäten, kann jedoch durchaus bei großen Defekten eine Form aufzeigen wie bei jeder Einflußstauung, bis zur typischen s-Welle.

Der *Halsvenendruck* kann, braucht bei leichteren Formen aber nicht erhöht zu sein, aber auch nicht bei schweren Formen, da bei diesen der Rechts-links-Shunt die Stauung vor dem rechten Herzen vermindert. Sehr bemerkenswert ist, daß die *Herzsilhouette im Röntgenbild* durch die Stauung im rechten Vorhof und im atrialisierten Teil des rechten Ventrikels sehr groß sein kann. Ganz im Gegensatz zu den großen Herzen bei anderen Herzerkrankungen findet man aber beim Ebstein-Syndrom keine auffallenden Herzpulsationen im Sinne einer Hypertrophie oder Dilatation eines Ventrikels, und auch die Zeichen eines großen Perikardergusses fehlen, besonders ein entsprechend hoher Venendruck (s. unten Differentialdiagnose). Bemerkenswert ist auch der Gegensatz zwischen der zentralen Zyanose – wenn sie vorhanden ist – und dem *Fehlen einer pulmonalen Hypertonie oder einer Pulmonalstenose.*

Diagnose

Das klinische Bild und der diagnostisch entscheidende Auskultationsbefund können sehr verschieden sein. Wichtige Hinweise sind:

1. eine isolierte Trikuspidalinsuffizienz oder eine Trikuspidalinsuffizienz mit Trikuspidalklappenstenosegeräusch oder/und

2. ein abnorm lauter 3. und/oder 4. Ton (3/6 oder mehr) rechts, deren Frequenzinhalt mehr einem Trikuspidalöffnungston entspricht als einem sonst üblichen niederfrequenten Muskelton, oder

3. eine relativ große Zahl von Herztönen in der Trikuspidalregion mit einem auffallend weit gespaltenen 1. und 2. Ton, 3. und 4.

Ton und evtl. mesosystolischem Klick (alle Befunde werden in der Inspirationsphase lauter) oder

4. ein auffallend großes Herz ohne pathologische Pulsationen oder Anhalt für einen großen Perikarderguß (kein Pulsus paradoxus, keine entsprechende Halsvenendruckerhöhung oder

5. die Zeichen einer zentralen Sauerstoffuntersättigung ohne Pulmonalklappenstenose und ohne pulmonalen Hochdruck.

Auskultationstechnik: Rückenlage, besonders in Inspiration, mit Membran und evtl. auch Trichter.

Ein **Verdacht** auf Morbus Ebstein besteht immer dann, wenn ein isolierter Auskultationsbefund über dem rechten Herzen vorliegt, besonders bei jeder isolierten Trikuspidalinsuffizienz, bei weit gespaltenem 1. Ton, bei einem 3. oder/und 4. Ton rechts, ohne daß sich ein Anhalt für eine pulmonale Hypertonie oder andere Erkrankung des Herzens findet, bei jedem Rechtsschenkelblock unklarer Genese, vor allem dann, wenn außerdem eine PQ-Verlängerung vorliegt und ein WPW-Syndorm bzw. supraventrikuläre Tachykardien. Im übrigen besteht auch bei allen anderen oben genannten Symptomen Verdacht auf einen Morbus Ebstein.

Der **Beweis** für einen Morbus Ebstein ist klinisch dann erbracht, wenn mehrere der oben genannten Einzelsymptome vorliegen. Je mehr, desto eindeutiger ist die Diagnose. Objektiv läßt sich der Beweis leicht durch das zweidimensionale UKG erbringen, wobei die Mißbildung zu sehen ist, außerdem durch die intrakardiale Druckmessung, die Ventrikulographie und auch durch das intrakardiale EKG (Ventrikelpotentiale im atrialisierten Teil des rechten Ventrikels).

Schweregrade

Für die quantitative Beurteilung spielen die Größe der Trikuspidalinsuffizienz, die Größe des Herzens, das Ausmaß einer Zyanose – neben den subjektiven Beschwerden – die größte Rolle.

Differentialdiagnose

Bei Nachweis einer **isolierten Trikuspidalinsuffizienz bzw. Trikuspidalinsuffizienz mit Trikuspidalklappenstenosegeräusch** ist jede andere Ursache dieses Vitiums in Erwägung zu ziehen (S. 226 f).

Bei einer **zentralen Zyanose** kommt jeder andere zyanotische angeborene Herzfehler in Betracht, sofern nicht eine Pulmonalklappenstenose oder eine pulmonale Hypertonie besteht. Insbesondere ist an eine in den linken Vorhof mündende V. cava inferior zu denken, bei der keine besonderen Auskultationsbefunde erhoben werden können und die auch bei einer leichten Form eines Morbus Ebstein diskret sein können.

Bei einem **großen Herzen** kommen zwar viele Herzfehler differentialdiagnostisch in Betracht und auch ein Perikarderguß, doch lassen sich erstere durch das Fehlen pathologischer Pulsationen beim Morbus Ebstein ausschließen und ein großer Perikarderguß durch das Vorliegen eines Trikuspidalinsuffizienzgeräusches und eines abnorm lauten 3. oder ganz besonders eines 4. Tons, wenn dieser beim Morbus Ebstein vorhanden ist, da er bei einem Perikarderguß nie vorkommt.

Arrhythmogene   rechtsventrikuläre   Dysplasie (ARVD): S. 316.

Hinweis

Da die sehr seltene Mißbildung des Morbus Ebstein durch eine Operation gebessert werden kann (Klappenersatz oder plastische Rekonstruktion), darf sie nicht übersehen werden. Dies ist nur dann gewährleistet, wenn bei jedem Patienten mit Herzbeschwerden die Trikuspidalregion sorgfältig und im Inspirium untersucht wird. Dabei darf aber nicht nur auf ein Trikuspidalinsuffizienzgeräusch geachtet werden, auch wenn dies den häufigsten Befund eines Morbus Ebstein darstellt und in 87% beobachtet wurde (Brielmaier u. Kußäther 1990), sondern auch auf jeden auffälligen Befund bei den Herztönen (1., 2., 3. und 4. Ton, mesosystolischer Klick) in der Trikuspidalregion, da diese durchaus wegweisend sein und am ehesten auffallen können. Jeder isolierte pathologische Befund in der Trikuspidalregion ist also u. a. immer auch auf eine Ebstein-Anomalie verdächtig, auch wenn keine Zyanose in voller oder rudimentärer Form (sekundäre Zeichen) vorliegt, was gerade bei Erwachsenen mit ihrem meist leichten Fehler nicht selten der Fall ist. Hinweise erhält man aber nicht nur durch den klinischen Befund, sondern auch durch das Röntgenbild mit dem großen, kugeligen, aber „ruhigen" Herzen oder auch durch das EKG, das typischerweise eine Niedervoltage von QRS mit einem Rechtsschenkelblock, oft eine Hypertrophie des rechten Vorhofs (62%) und nicht selten eine PQ-Verlängerung (25–34%) und supraventrikuläre Tachykardien (20–46%) aufweist.

Literatur

Brielmaier, M., E. Kussäther: Ebstein-Anomalie im Adoleszenten- und Erwachsenenalter. Med. Welt 41 (1990) 1087

Perforiertes Aneurysma eines Sinus aortae

Definition, Ursachen, Vorkommen, pathologische Anatomie und Pathophysiologie

> Es handelt sich hier um ein oder mehrere, meist angeborene aneurysmatische Erweiterungen der Sinus aortae (Valsalvae), die wegen ihrer dünnen Wand zur Perforation neigen (58% nach Cheng und Mitarb. 1988).

Die Aneurysmen können auch erst im Laufe des Lebens entstehen, und zwar durch Traumen, Syphilis, bakterielle Endokarditis, beim Marfan-Syndrom und auch durch Aortensklerose im Alter. – Häufigkeit unter den kongenitalen Herzfehlern: 0,1–3,5% (Goldberg u. Krasnow 1979).
Die Perforation erfolgt meistens in den rechten Ventrikel (53%) oder rechten Vorhof (38% nach Dammann u. Mitarb. 1979); Perforation in den linken Vorhof oder Ventrikel ist die Ausnahme. Die Ruptur kann von jedem Sinus ausgehen, doch meist vom rechten (73%).
Durch die Perforation in das rechte Herz kommt es zu einem Links-rechts-Shunt in Systole und Diastole mit Volumenüberlastung des rechten und linken Herzens und Überfüllung des Lungenkreislaufs.

Klinischer Befund und Diagnose

> Das entscheidende Kriterium ist das **Herzgeräusch,** das durch die Perforation entsteht (Abb. **91**). Es handelt sich dabei um ein kontinuierliches Geräusch, mit dem p. m. im 3./4. ICR am linken Sternumrand. Da das Geräusch nicht immer sehr eindrucksvoll laut ist – systolisch lauter als diastolisch –, kann es mehr den Eindruck eines systolisch-diastolischen Geräusches machen, wie bei einer Aorteninsuffizienz.

Die **Beschwerden** und die **übrigen klinischen Befunde** hängen von der Größe des Defekts bzw. des Shunts und der Akuität der Erkrankung ab: Bei einem großen Defekt bestehen eine Tachykardie,

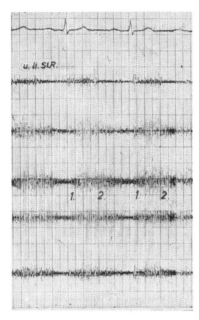

Abb. **91** In den rechten Ventrikel rupturierter Sinus aortae (4./5. ICR linker Sternumrand). Kontinuierliches Geräusch.

ein Pulsus celer et altus bzw. eine große Blutdruckamplitude sowie eine Vergrößerung des linken und rechten Ventrikels und eine Lungenüberfüllung. Bei einem kleinen Defekt können alle diese Symptome diskret sein oder fehlen. Je größer der Defekt und je akuter das Krankheitsbild entsteht, desto eher kommt es zu einer Herzinsuffizienz. Bei einem akuten großen Defekt tritt nicht nur sofort eine erhebliche Atemnot durch Lungenüberfüllung und Herzinsuffizienz auf, sondern auch ein akuter Schmerz. So kann das akute Krankheitsbild dem Aneurysma dissecans sehr ähnlich sein. Die Ruptur kann aber auch sehr blande verlaufen und erst allmählich Atemnot und eine fortschreitende Herzinsuffizienz verursachen, wenn der Defekt anfangs noch sehr klein ist.
Verdacht besteht bei jedem Links-rechts-Shunt und jedem kontinuierlichen Geräusch im Bereich des 3./4. ICR am linken Sternumrand. Der **Beweis** kann leicht durch ein Doppler-UKH und eine Aortographie erbracht werden. Auch klinisch kann dieses Vitium dann sicher diagnostiziert werden, wenn mit oder ohne akuten präkordialen Schmerz eine akute Atemnot durch Links- oder/und Rechts-

insuffizienz auftritt und wenn man dann zum erstenmal ein kontinuierliches Geräusch im 3./4. ICR am linken Sternumrand nachweisen kann.

Differentialdiagnose

Offener Ductus arteriosus: Das Geräusch hat eine andere Lokalisation (S. 261).

Aortopulmonaler Defekt: Das Geräusch hat eine andere Lokalisation (S. 261).

Aorteninsuffizienz: Das hierbei vorkommende systolisch-diastolische Geräusch kann in der Art und Lokalisation sehr ähnlich sein, ebenso die Folgen am Kreislauf. Aber das Geräusch beim rupturierten Valsalva-Aneurysma ist kontinuierlich.

Aorteninsuffizienz mit Ventrikelseptumdefekt: Sehr ähnlich, aber das systolische Geräusch (hier lauter und schärfer und pansystolisch) und das diastolische Geräusch bilden kein kontinuierliches Geräusch (S. 257).

Aneurysma dissecans der Pars ascendens aortae: Kein kontinuierliches Geräusch; ansonsten kann das Bild sehr ähnlich sein (evtl. akuter Schmerz, akute Linksinsuffizienz, systolisch-diastolisches Geräusch bei Aorteninsuffizienz) (S. 370 f).

Koronarfistel: Das Geräusch kann sehr ähnlich sein, auch kontinuierlich und am gleichen Ort, aber es fehlen in der Regel die Zeichen eines Links-rechts-Shunts (S. 261).

Perikarditis: Hier sind das systolische und das diastolische Geräusch in der Regel gut voneinander zu trennen, und bei Sinusrhythmus ist auch ein präsystolisches Geräusch vorhanden; auch der Klang ist harsch und nicht dumpf wie beim perforierten Valsalva-Aneurysma.

Hinweis

Das Aneurysma der Sinus aortae – klinisch nicht diagnostizierbar – ist meist angeboren und klinisch in der Regel belanglos, solange keine Perforation eintritt, was aber offenbar in der Mehrzahl der Fälle vorkommt. Das Krankheitsbild der Perforation ist sehr selten. Es wurde hier deshalb nur kurz besprochen, weniger weil es durch eine Operation behoben werden kann, sondern weil es oft differentialdiagnostisches Interesse beanspruchen sollte (s. oben), um nicht übersehen zu werden. Außerdem kann es u. U. unter dem Bild einer akut lebensbedrohlichen Erkrankung verlaufen, wo schnelle Hilfe nottut.

Literatur

Cheng-Wen Chiang, Fen-Chiang Lin, Ber-Ren Fang, Chi-Tai Kuo: Doppler and two-dimensional echocardiographic features of sinus of Valsalva aneurysm. Amer. Heart J. 116 (1988) 1283–1288

Dammann, H. G., M. Runge, T. Schmoller: Das perforierte Sinus-Valsalvae-Aneurysma. Med. Klin. 74 (1979) 209–214

Goldberg, N., N. Kasnow: Sinus of Valsalva aneurysm. Clin. Cardiol. 13 (1990) 831–836

Fallot-Tetralogie, -Trilogie und -Pentalogie

Definition und pathologische Anatomie

Es handelt sich bei der Fallot-Tetralogie um Pulmonalstenose, Ventrikelseptumdefekt, Dextroposition der Aorta, die über dem Septumdefekt entspringt (meist zu 2/3 über dem linken Ventrikel, aber sehr verschieden, vereinzelt auch fast ganz über dem rechten), und um eine Rechtshypertrophie.

Bei der Pentalogie ist noch zusätzlich ein Vorhofseptumdefekt dabei, der aber pathophysiologisch und klinisch keine zusätzliche Bedeutung hat (hier kein Shunt wegen der gleichen Drücke im rechten und linken Vorhof).

Bei der Trilogie handelt es sich um eine Pulmonalstenose mit Vorhofseptumdefekt (und Rechtshypertrophie); hier kommt es oft zu einem Rechts-links-Shunt auf Vorhofebene, da die Pulmonalstenose oft sehr schwer ist und dadurch letztlich der Druck im rechten Vorhof höher ist als im linken.

Die Pulmonalstenose ist bei der Tetralogie und Pentalogie – von wenigen Ausnahmen abgesehen – immer hochgradig und geht fast immer mit einer mehr oder weniger ausgeprägten Infundibulumstenose einher (durch die starke Rechtshypertrophie). Bei besonders schweren Fällen ist die Pulmonalarterie hypoplastisch.

Vorkommen

Unter den zyanotischen angeborenen Vitien spielt dieser Fehler – neben der Transposition der großen Gefäße – die größte Rolle (66% nach Wood 1968*), auch bei Erwachsenen (10% aller angeborenen Vitien in der Mayo-Klinik nach Brandenburg u. Mitarb. 1987*). Da dieser Herzfehler heute bereits in der Kindheit operiert werden muß, sieht man bei den Erwachsenen häufiger die operierte Fallot-Tetralogie als die nichtoperierte.

Pathophysiologie

Das Wesentliche dieses Vitiums ist die verminderte Lungendurchblutung mit dem Rechts-links-Shunt. Dies hat nicht nur eine Sauerstoffuntersättigung des arteriellen Bluts zur Folge, sondern auch eine Leistungsinsuffizienz und u. a. auch eine Polyglobulie, die erhebliche Ausmaße annehmen und zu Gehirnarterienthrombosen und weiter zu Gehirnabszessen führen kann.

Der Rechts-links-Shunt ist verschieden groß, je nach Schwere der Pulmonalstenose und dem Grad der Dextroposition der Aorta. Der Ventrikelseptumdefekt als solcher spielt dabei eine untergeordnete Rolle und verursacht auch kein Geräusch, weil der Druck in beiden Ventrikeln gleich ist und die „reitende" Aorta das Blut aus dem rechten Ventrikel abnimmt. Der Auskultationsbefund wird durch die Pulmonalklappenstenose verursacht. Bei dem seltenen „weißen Fallot" (angloamerikanisch: „pink Fallot") ist die Pulmonalstenose nicht hochgradig, sondern relativ leicht, so daß der Rechts-links-Shunt gering ist (bei einem meist vorhandenen „gekreuzten" Shunt = Rechts-links- und Links-rechts-Shunt). Klinisch tritt der Rechts-links-Shunt dann überhaupt nicht oder nur mit den sekundären Symptomen in Erscheinung (Uhrglasnägel usw.). – Ein „weißer Fallot" kann auch bei einer schweren Pulmonalklappenstenose vorliegen, wenn zusätzlich ein großer offener Ductus arteriosus mit einem Links-rechts-Shunt die Lungendurchblutung verbessert und dadurch die Sauerstoffuntersättigung vermindert, so daß keine ausgesprochene Zyanose in Erscheinung tritt (s. unten Differentialdiagnose).

Beschwerden

Ausgeprägte Leistungsschwäche, Atemnot bei Belastung, Bedürfnis, beim Gehen immer wieder in Hockstellung zu gehen („squatting"), weil dadurch der periphere Widerstand erhöht und so der Rechts-links-Shunt verringert wird und auch die untere Körperhälfte weniger mit Blut versorgt wird zugunsten der oberen, wichtigeren Körperhälfte. Es können bei schweren Fällen sog. hyperzyanotische Anfälle auftreten, bei denen ohne ersichtlichen Grund die Zyanose (d. h. der Rechts-links-Shunt) plötzlich erheblich wird, so daß manche Patienten dabei bewußtlos werden. Es besteht eine Neigung zu Schlaganfällen infolge von Thrombosen in den Zerebralarterien im Gefolge der Polyglobulie. Früher waren auch Gehirnabszesse relativ häufig. Im Laufe der Jahre kann sich eine Rechtsinsuffizienz entwickeln.

Klinischer Befund

Der Auskultationsbefund spielt diagnostisch zwar eine wesentliche Rolle, doch ist der übrige Herz- und Allgemeinbefund nicht zweitrangig.

1. Bei einem ausgeprägten Morbus Fallot besteht oft eine körperliche **Retardierung.**

2. Die zentrale **Zyanose** gehört zum Bilde des typischen Morbus Fallot und ist an der Zyanose der Haut und der Schleimhäute sowie den sekundären Zeichen (Polyglobulie, Uhrglasnägel, Trommelschlegelfinger, Gingivahyperplasie) zu erkennen.

3. Bei der **Palpation** des Herzens ist weder eine Herzvergrößerung noch eine nennenswerte pathologische Pulsation des rechten Ventrikels feststellbar. Ursache für diese bemerkenswerte Eigenschaft in Anbetracht der Pulmonalklappenstenose (PST) ist wohl der in beiden Ventrikeln gleich hohe systolische Druck von Geburt an.

4. Der **Venenpuls** zeigt keine prominente a-Welle trotz der Rechtshypertrophie – ganz im Gegensatz zur isolierten PST.

5. Der **Auskultationsbefund** (Abb. **87**), ist in erster Linie durch das systolische PST-Geräusch gekennzeichnet. Es unterscheidet sich aber von der isolierten PST durch folgende Merkmale: Es ist relativ kurz dauernd und endigt schon vor dem A_2, da der rechte Ventrikel ja an den linken angeschlossen ist. Das Geräusch ist auch nicht so laut wie das der üblichen isolierten PST, da der Blutdurchfluß gering ist wegen des Rechts-links-Shunts. Es hat sein p. m. auch meist nicht in der eigentlichen Pulmonalisregion, sondern befindet sich tiefer, im 3.–5. ICR am linken Sternumrand, da meist nicht nur eine valvuläre PST, sondern auch eine Infundibulumstenose vorliegt. Der P_2 ist praktisch nie hörbar, und zwar wegen des geringen Lungendurchflußvolumens und sehr niedrigen Drucks in der A. pulmonalis bzw. wegen der Infundibulumstenose. Ein frühsystolischer Klick kommt nie vor.

Diagnose

Die zentrale Zyanose mit einer PST in der speziellen, eben geschilderten Art (PST-Geräusch nicht besonders laut und rauh, nicht über den A_2 hinausgehend, meist etwas tiefer lokalisiertes p. m.) gestattet die Diagnose einer Fallot-Tetralogie. Sie wird weiter unterstützt durch den fehlenden Nachweis einer palpatorisch faßbaren Rechtshypertrophie, den fehlenden Pulmonalisklick und die fehlende a-Welle im Venenpuls, die man bei einer schweren PST üblicherweise erwarten kann. Ein zusätzlich vorhandener Vorhofseptumdefekt (= Fallot-Pentalogie) läßt sich klinisch nicht diagnostizieren und nicht ausschließen.

Ein **Verdacht** auf einen Morbus Fallot besteht bei jedem zyanotischen Vitium mit einer PST.

Der **Beweis** erfolgt klinisch durch den geschilderten charakteristischen Befund, wenn alle Symptome vorhanden sind. Objektiviert wird der Morbus Fallot durch Herzkatheterung und zweidimensionales UKG.

Schweregrad

Entscheidend hierfür sind: Ausmaß der Zyanose und Polyglobulie und Heftigkeit der Beschwerden (Atemnot, Zwang zur Hockstellung, hyperzyanotische Anfälle).

Differentialdiagnose

Jede **PST ohne Zyanose** (isolierte PST) unterscheidet sich von der Fallot-Tetralogie durch das Fehlen der Zyanose bzw. von deren sekundären Symptomen, außerdem durch den eindrucksvolleren Auskultationsbefund der PST, die nachweisbare Rechtshypertrophie, den hörbaren P_2 und den frühsystolischen Klick, der bei einer leichten PST hörbar ist, die man bei einem relativ kurzen systolischen Geräusch erwarten würde.

Alle komplizierten **zyanotischen Vitien mit einer PST und zusätzlichen Mißbildungen:** Diese Vitien (z.B. der „single ventricle" oder die Transposition der großen Gefäße) haben in der Regel außer der PST noch andere Symptome am Herzen und bedürfen – wie der Morbus Fallot selbst – weiterer technischer Untersuchungen.

Fallot-Trilogie (S. 271): Der Unterschied zur Fallot-Tetralogie ist evident: Das PST-Geräusch ist sehr laut, sehr rauh und sehr lang, überschreitet den A_2, und der P_2 fehlt oder kommt sehr verspätet und ist leise (Abb. **89**). Außerdem finden sich palpatorisch eine deutliche Rechtshypertrophie, evtl. auch des Vorhofs, eine prominente a-Welle im Venenpuls und evtl. ein 4. Ton rechts.

„Weißer (pink) Fallot": Diese Fallot-Tetralogie unterscheidet sich anatomisch – wie oben ausgeführt (Pathophysiologie) – nur dadurch, daß die PST weniger hochgradig ist und damit auch der Rechts-links-Shunt geringer (evtl. gekreuzter Shunt), somit auch die Lungendurchblutung besser, die Sauerstoffuntersättigung so gering, daß sie nicht als Zyanose erkennbar ist. Es kann dabei aber durchaus vorkommen, daß infolge des gekreuzten Shunts bei Belastung eine zentrale Zyanose auftritt und sich auch die sekundären Zeichen der Sauerstoffuntersättigung ausgebildet haben. Die Patienten sind wesentlich weniger beeinträchtigt und werden deshalb auch nicht immer in der Jugend schon operiert bzw. lassen sich nicht frühzeitig operieren. – Zusammengefaßt kann man sagen, daß der klinische Herzbefund der einer Fallot-Tetralogie entspricht, aber eben ohne manifeste Zyanose.

Hinweis

Die Fallot-Tetralogie ist beim Erwachsenen durch frühe Operation sehr selten geworden. Trotzdem ist bei einem zyanotischen Vitium mit einer PST immer in erster Linie an einen Morbus Fallot zu denken, weil er der häufigste zyanotische Herzfehler bei Erwachsenen ist. Jedes zyanotische Vitium – auch das mit einer PST – bedarf allerdings der genauen kardiologischen Abklärung mit allen technischen Untersuchungen. Die genaue Abklärung ist deshalb erforderlich, da in der Regel eine operative Korrektur – zumindest in einem gewissen Umfang – möglich ist.

Der Befund bei einem operierten Morbus Fallot ist nicht einheitlich. Man findet in der Regel eine rudimentäre (leicht) PST und bei Patienten, die in der Kindheit vor der Totalkorrektur eine Blalock-Anastomose erhalten hatten (Verbindung der A. subclavia mit der A. pulmonalis zur besseren Arterialisierung des Bluts), auch ein kontinuierliches Anastomosengeräusch rechts oder links infraklavikulär.

Eisenmenger-Syndrom und -Komplex

Definition und Ursachen

Beim **Eisenmenger-Syndrom** (EIS) handelt es sich um eine erhebliche pulmonale Hypertonie mit Werten, die denen des Großkreislaufs entsprechen, und um einen gekreuzten bzw. Rechts-links-Shunt durch einen Vorhof- oder Ventrikelseptumdefekt oder einen offenen Ductus arteriosus bzw. ein aortopulmonales Fenster.

Dieser Begriff (Wood 1968) ist nicht allgemein üblich, doch erscheint er uns durchaus gerechtfertigt, weil es sich um ein einheitliches Krankheitsbild handelt, bei verschiedenen anatomischen Defekten.

Eisenmenger-Komplex wird diese Krankheit in Kombination mit einem Ventrikelseptumdefekt genannt, wobei außerdem meist eine Dextroposition der Aorta zusätzlich besteht, d.h. die Aorta entspringt mehr oder weniger deutlich über dem rechten Ventrikel.

Vorkommen

Wood (1968)* fand unter seinen ersten 1000 Patienten mit einem angeborenen Vitium 8% mit einem EIS.

Pathologische Anatomie

Wood (1968)* zählte insgesamt 12 verschiedene Mißbildungen des Herzens auf, bei denen dieses Krankheitsbild vorkommen kann. Die wichtigsten sind: Vorhof- und Ventrikelseptumdefekt, offener Ductus arteriosus, aortopulmonales Fenster. Immer handelt es sich beim Eisenmenger-Syndrom um große Querverbindungen zwischen dem großen und dem kleinen Kreislauf.

Pathophysiologie

Die große Verbindung zwischen kleinem und großem Kreislauf würde schon bald nach der Geburt zu einem erheblichen und meist mit dem Leben nicht zu vereinbarenden Links-rechts-Shunt führen, wenn sich nicht eine Widerstandserhöhung im Pulmonalkreislauf entwickeln würde oder die fetalen Kreislaufverhältnisse bestehen bleiben würden. Die Widerstandserhöhung verhindert den Links-rechts-Shunt und führt üblicherweise – bei ca. gleichen Drücken in beiden Kreisläufen – zu einem gekreuzten Shunt, wobei der Rechts-links-Shunt, d. h. die arterielle Sauerstoffuntersättigung, sich in einer leichten zentralen oder auch nur peripheren oder in keiner Zyanose äußert, aber meistens doch in den sekundären Symptomen einer Sauerstoffuntersättigung, wie Uhrglasnägel, Trommelschlegelfinger, Gingivahyperplasie, Polyglobulie. Wenn durch den pulmonalen Hochdruck der große Links-rechts-Shunt verhütet und damit das Leben erhalten wird, so geht dies allerdings auf Kosten einer erheblichen Druckbelastung des rechten Herzens.
Da der Shunt bei diesen Verhältnissen in der Regel nicht groß ist – gleich in welcher Richtung –, ist der Defekt bzw. der Shunt als solcher nicht auskultierbar. Nur beim Ductus arteriosus ist er klinisch dadurch diagnostizierbar, daß die Zyanose, wenn sie sichtbar ist, nicht universell ist, sondern unterschiedlich („differential cyanosis"), nämlich nur in der unteren Körperhälfte, evtl. auch noch an der linken Hand – aber nicht im Kopfbereich und der rechten Hand, direkt oder/und indirekt an den Sekundärzeichen erkennbar.

Beschwerden

Die Patienten sind oft viele Jahre nur wenig beeinträchtigt; später stellen sich Atemnot, Leistungsschwäche, Müdigkeit, Angina pectoris, Rechtsinsuffizienz ein.

Klinischer Befund (Abb. **75**)

Er wird durch zwei Symptomengruppen bestimmt:

1. durch den Nachweis eines **schweren pulmonalen Hochdrucks,** der durch ein oder mehrere Symptome charakterisiert ist (ausführliche Darstellung S. 168);
2. durch den Nachweis einer meist leichten oder mäßigen zentralen **Sauerstoffuntersättigung,** die sich in einer typischen zentralen Zyanose äußern kann, aber auch nur indirekt in Form einer peripheren Zyanose und/oder der sekundären Zeichen der arteriellen Sauerstoffuntersättigung (s. oben Pathophysiologie).

Diagnose

Die Diagnose des EIS kann zwar klinisch prinzipiell nicht mit letzter Sicherheit gestellt werden, weil sie von einer schweren primären pulmonalen Hypertonie nicht unterschieden werden kann (s. unten Differentialdiagnose); nur beim Eisenmenger-Syndrom mit offenem Ductus arteriosus läßt sich die Diagnose klinisch sicher stellen, wenn man neben der pulmonalen Hypertonie auch die dissoziierte Zyanose findet (s. oben Pathophysiologie).

Ein **Verdacht** ist immer dann gerechtfertigt, wenn die Symptome einer schweren chronischen pulmonalen Hypertonie vorliegen (s. oben klinischer Befund und S. 168) – ohne eine erkennbare Ursache, aber mit einer Hypoxie.
Bewiesen ist das EIS aber erst dann, wenn auch noch eine Verbindung zwischen großem und kleinem Kreislauf nachgewiesen ist, sei es durch das UKG oder das Doppler-UKG, sei es bei der Herzkatheterung, der Angiokardiographie oder auch durch das Kontrast-UKG, durch Farbstoffverdünnungskurven oder durch den einfachen alten Ätherversuch (bei dem Äther in eine Vene injiziert wird, der bei einem Rechts-links-Shunt zum Teil direkt in den großen Kreislauf gelangt und dort ein Hautkribbeln verursacht und nicht nur durch die Lunge ausgeatmet wird und durch den Geruch wahrgenommen werden kann).
Nicht jedes EIS braucht eine arterielle Sauerstoffuntersättigung aufzuweisen, nämlich dann nicht, wenn eine Druckangleichung im rechten und linken Herzen zu einem nur minimalen gekreuzten bzw. Rechts-links-Shunt führt.

Schweregrad

Für die Beurteilung des Schweregrads eines EIS sind folgende Symptome maßgeblich:

1. die subjektiven Beschwerden;

2. der Schweregrad der pulmonalen Hypertonie, für den das Ausmaß der Rechtshypertrophie bzw. der relativen Trikuspidalinsuffizienz, die Größe des rechten Ventrikels und eine eventuelle Rechtsinsuffizienz mit 3. oder 4. Ton und die Höhe des Venendrucks entscheidend sind.

3. das Ausmaß der arteriellen Sauerstoffuntersättigung und von deren sekundären Zeichen (Uhrglasnägel usw.).

Differentialdiagnose

1. Primäre pulmonale Hypertonie schweren Grads: Diese Erkrankung weist zwar nicht immer einen Druck auf, der – wie beim EIS – dem des großen Kreislaufs entspricht (er kann höher und niedriger sein). Jedoch: Nicht selten entspricht der pulmonale Druck ungefähr dem Druck im großen Kreislauf, besonders bei jüngeren Personen. Deshalb bestehen dann dieselben ausgeprägten Zeichen des schweren pulmonalen Hochdrucks wie beim EIS. Auch eine leichte oder mäßige zentrale Zyanose kann vorliegen, da es einerseits zu einem Rechts-links-Shunt durch ein offenes Foramen ovale kommen kann, andererseits durch intrapulmonale Shunts und evtl. auch durch eine Diffusionsstörung in der Lunge eine zentrale Zyanose entstehen kann.
Entscheidung letztlich nur durch Nachweis oder Ausschluß einer Querverbindung zwischen den beiden Kreisläufen (Herzkatheter, Angiokardiographie, UKG).

2. Sekundäre schwere pulmonale Hypertonie: Wenn eine solche durch eine Linksinsuffizienz oder eine Lungenerkrankung auch nicht die Regel, sondern eher die Ausnahme darstellt, so können doch bei einer hochgradigen Mitralstenose, bei einem Vorhofmyxom links, bei einem septierten linken Vorhof (Cor triatriatum) und vor allem nach mehreren Lungenembolien extreme Werte erreicht werden. In allen diesen Fällen ist durch die Lungenstauung bzw. durch intrapulmonale Shunts und auch durch einen Rechts-links-Shunt durch ein offenes Foramen ovale eine Verminderung der Sauerstoffsättigung bzw. eine zentrale Zyanose ebenfalls möglich. Eine Entscheidung ist nur durch eine eingehende Anamnese, zusätzliche andere klinische Befunde und evtl. durch Einsatz aller technischen Mittel, d. h. bildgebenden Verfahren, möglich.

3. Jedes mesosystolische Pulmonalisgeräusch: Da dieses Geräusch das augenfälligste klinische Symptom eines pulmonalen Hochdrucks darstellen kann (neben einem Trikuspidalinsuffizienzgeräusch, einem sehr lauten P_2, einem 4. Ton rechts oder einer prominenten a-Welle des Venenpulses), muß ein harmloses funktionelles mesosystolisches Pulmonalisgeräusch bei Jugendlichen und ein pathologisches Geräusch bei einem Vorhofseptumdefekt, einer Pulmonalklappenstenose und einer leichten sekundären pulmonalen Hypertonie ausgeschlossen werden. Zur Unterscheidung gegenüber diesen Ursachen dienen der sehr betonte P_2 beim EIS und die dabei fehlende oder sehr enge Spaltung des 2. Tons, die oft vorhandene Pulmonalklappeninsuffizienz und vor allem die fehlenden Zeichen der arteriellen Hypoxie.

4. Cor triatriatum (S. 209): Hier besteht eine pulmonale Hypertonie und eine Lungenstauung bzw. erhöhter Lungenkapillardruck ohne Zeichen einer Erkrankung des linken Herzens, Zyanose, evtl. durch Lungenstauung.

Hinweis

Wenn bei einem EIS die Zyanose nicht auffallend ist und die evtl. vorhandenen sekundären Zeichen einer Sauerstoffuntersättigung und die og. klinischen Symptome einer schweren pulmonalen Hypertonie übersehen bzw. nicht beachtet werden, so kann eine schwere pulmonale Hypertonie und damit auch dann und wann ein EIS übersehen werden. Dies kann u. a. deshalb der Fall sein, weil sich diese Symptome nur über dem rechten Herzen manifestieren und weil diese Patienten viele Jahre eine gute Leistungsfähigkeit aufweisen und Frauen selbst mehrere Geburten gut überstehen können. Eine solche Fehldiagnose war bis vor wenigen Jahren insofern letztlich nicht von größter Tragweite, weil es keine kausale oder wirkungsvolle symptomatische Therapie gab. Jetzt jedoch muß man bei jüngeren Personen daran denken, ob nicht eine Herz-Lungen-Transplantation durchgeführt werden kann und soll. Ein Verschluß des Shunts allein ändert nichts an der fixierten Widerstandserhöhung im Lungenkreislauf, ja würde die Situation verschlechtern, weil der Rechts-links-Shunt wegfallen und die Druckbelastung des rechten Herzens evtl. noch größer würde.

Hochdruckherz

Siehe S. 160 ff.

Chronisches und akutes Cor pulmonale

Siehe S. 167 ff.

Perikarderkrankungen

Ursachen und klinische Erscheinungsformen

Ursachen

Entzündliche Perikarderkrankungen = Perikarditis (PKS): Sie spielen die mit Abstand größte Rolle unter den Erkrankungen des Herzbeutels. Für sie gibt es eine große Anzahl von Ursachen: Viren, Bakterien, Pilze, rheumatische Entzündung, Folge eines Herzinfarkts und danach rezidivierend mit einer Pleuroperikarditis (Dressler-Syndrom), fortgeleitet bei einer Pleuritis = Pleuroperikarditis (Pericarditis per continuitatem), immunologisch-allergische Prozesse, Trichterbrust (durch mechanische Reibung), Urämie, traumatisch durch offene und stumpfe Verletzungen, unspezifisch als Postkardiotomiesyndrom, Herzkatheterperforation, allen Kollagenkrankheiten, der primär-chronischen Polyarthritis (anatomisch bei $^1/_3$, klinisch bei 1–2%), Vorhofseptumdefekt (genaue Ursache unbekannt, vielleicht mechanischer Reiz durch Dilatation des rechten Herzens?), Röntgenbestrahlung, selten Medikamente, Magensaft (eigene Beobachtung: perforiertes Magenulkus bei Zwerchfellhernie).

Nichtentzündliche Ursachen:

1. Hydroperikard bei kardialer Einflußstauung und Myxödem,
2. hämorrhagischer Erguß (Hämoperikard) bei Einblutung (Antikoagulantien, Aneurysma dissecans der Pars ascendens aortae, Urämie, Tuberkulose, Tumoren und Hämoblastosen),
3. chylöse Stauung bei Erkrankung des Lymphsystems,

4. Lufteintritt in den Herzbeutel bei Mediastinalemphysem (Pneumo- und Hydropneumoperikard) und nach Herzoperationen,
5. Perikardtumoren,
6. kongenitale Perikarddefekte.

Klinische Erscheinungsformen

Bei Entzündungen:

1. Pericarditis sicca (ohne wesentliche Ergußbildung),
2. Pericarditis exsudativa (mit einem nennenswerten, aber nichteitrigen Erguß),
3. Pericarditis purulenta,
4. Herztamponade (Perikarderguß irgendeiner Ursache mit erheblicher akuter Einflußstauung),
5. konstriktive PKS (Concretio pericardii) = Panzerherz bzw. narbiger, fibrös-kalzifizierender Perikardmantel (s. Definition, S. 290).

Bei nichtentzündlichen erworbenen Perikarderkrankungen:

1. Hydroperikard: Ergußbildung im Herzbeutel ohne wesentliche hämodynamische Folgen,
2. Hämoperikard: in der Regel wesentliche Einflußbehinderung und kleines Schlag- und Herzzeitvolumen durch den hämorrhagischen Erguß,
3. tumoröse Prozesse.

Bei kongentalen Defekten: Fehlen eines Teils oder des ganzen Perikards.

Pericarditis sicca und benigne Perikarditis

Definition

Wenn eine entzündliche Perikarderkrankung ohne nennenswerte Ergußbildung verläuft, wird sie als trockene PKS bezeichnet. Man verwendet den Begriff der benignen PKS, wenn es sich um eine Pericarditis sicca handelt, evtl. auch mit einem kleinen hämodynamisch nicht wirksamen Erguß, für deren Genese man keine Ursache findet (idiopathische Perikarditis) oder die möglicherweise im Rahmen eines Virusinfekts – meist durch Coxsackieviren – entstanden ist und die ohne schwere allgemeine Krankheitssymptome verläuft und keine Folgen hinterläßt.

Ursachen und Vorkommen

Die Ursachen einer PKS und damit auch einer Pericarditis sicca sind bereits am Anfang dieses Kapitels aufgezählt. In 28–60% jedoch geht einer solchen PKS ein Infekt der oberen Luftwege voraus, der Tage bis 3 Wochen vorher stattgefunden haben kann; gelegentlich läßt sich aber auch keine Ursache eruieren. Diese Erkrankung tritt besonders bei Personen jüngeren und mittleren Alters auf, ist nicht allzu häufig, wird aber vielleicht zu wenig diagnostiziert, da sie nicht nur charakteristische, sondern auch uncharakteristische Beschwerden verursachen und in wenigen Tagen wieder verschwinden kann und dabei u. U. nur diagnostiziert wird, wenn man wiederholt und optimiert auskultiert und die Beschwerden genau differenziert (s. unten Beschwerden).

Pathologische Anatomie und Pathophysiologie

Bei der Entzündung der Perikardblätter kommt es zuerst zur Ausschwitzung von Fibrin und so zu einer abnormen Rauhigkeit. Diese verursacht das charakteristische und diagnostisch entscheidende PKS-Geräusch. Bei der trockenen PKS findet keine nennenswerte Ausschwitzung von Flüssigkeit statt, obwohl dies in minimalem Rahmen auch öfters vorkommt, wie man aus Untersuchungen mit dem UKG weiß. Die entzündliche Alteration der Perikardblätter verursacht auch den charakteristischen Schmerz, der wahrscheinlich in erster Linie vom parietalen Blatt ausgeht.

Das Myokard ist bei der typischen Perikarditis nicht wesentlich mitbetroffen, doch sind bei einer intensiven PKS zumindest die subepikardialen Muskelschichten auch entzündet, was den Grund für die manchmal nachweisbaren EKG-Veränderungen und für die gelegentlich leicht erhöhten Transaminasewerte darstellt. Hämodynamische Veränderungen treten bei dieser PKS nicht auf, es sei denn sekundär durch ein eventuelles begleitendes Fieber.

Beschwerden (s. auch S. 14 ff)

Die *typischen PKS-Schmerzen* sind unter dem Brustbein lokalisiert, nicht selten aber auch direkt über dem Herzen, und sie können in beide Schultern und in den Nacken ausstrahlen – wie bei einer Ischämie, nicht jedoch in die Arme und den Unterkiefer – im Gegensatz zur Myokardischämie.

Sie treten oft ziemlich plötzlich auf (im Gefolge eines Infekts oder im Rahmen einer bestimmten Grunderkrankung), und sie sind typischerweise und meistens sehr heftig, reißend, stechend und auch krampfartig. Da sie bei der Inspiration – beim Husten und bei jeder anderen Bewegung des Brustkorbs – stärker werden, sind die Atemexkursionen beeinträchtigt, was auf diese Weise zu Atemnot führt. Nicht selten ist der Schmerz im Liegen am schlimmsten und im Sitzen mit vornübergeneigtem Oberkörper leichter – auch dies ist sehr charakteristisch, wenn auch nicht regelmäßig –, vielleicht weil in dieser Haltung die Perikardblätter nicht so intensiv aufeinander reiben (durch bessere Verteilung des minimalen Ergusses). Der Schmerz kann stunden- und tagelang anhalten, aber auch – je nach seiner Ursache und Intensität nur Stunden. Er kann nicht nur das einzige subjektive Symptom, sondern überhaupt das *einzige Symptom* der PKS sein, da das Geräusch nicht immer zu hören ist und EKG-Veränderungen bei der PKS nicht immer zu finden sind.

Atypischerweise jedoch kann der Schmerz auch *völlig fehlen*, er kann, wenn vorhanden, von Bewegung und Atmung unabhängig sein, nicht reißend und stechend usw., sondern dumpf und anhaltend, nur als Beklemmungsgefühl in der Brust spürbar, alles in allem völlig uncharakteristisch, wie z. B. bei nervösen Herzbeschwerden, so daß man im gegebenen Falle bei der klinischen Untersuchung von einem PKS-Geräusch überrascht wird.

Klinischer Befund

Auskultationsbefund

Der Akulationsbefund mit dem PKS-Geräusch ist diagnostisch entscheidend (Abb. **92**).

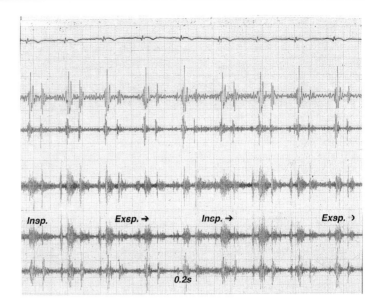

Abb. **92** Perikarditis: präsystolisches, systolisches und
diastolisches, hochfrequentes
Geräusch, p. m. über der linken unteren Sternumhälfte.
Im Inspirium alle Geräusche
lauter.

Lokalisation: Das Geräusch kann zwar manchmal über dem ganzen Herzen gehört werden und
auch rechts vom unteren Sternum, aber das p. m.
und sehr oft der einzige Ort der Hörbarkeit ist die
Trikuspidalregion bzw. die Gegend des rechten
Ventrikels, wo zwischen Herz und Thoraxwand
kein Lungengewebe liegt. Bei der Herzinfarkt-
PKS kann das Geräusch auch über dem Infarktbe-
zirk sein p. m. haben oder nur dort hörbar sein,
aber das sind Ausnahmen. Meist ist es entweder
nur in der Trikuspidalregion hörbar oder über dem
ganzen Herzen, selbst beim Hinterwandinfarkt.
Bei einer von einer Pleuritis per continuitatem fortgeleiteten PKS (Pleuroperikarditis) ist das PKS-
Geräusch allerdings am ehesten auf die peripheren Anteile des Herzens beschränkt.

Lautheit: Diese ist sehr verschieden, von $^1/_6-^3/_6$,
nur selten lauter. Das Geräusch wird fast immer in
der Inspiration lauter, was ein wichtiges diagnostisches und differentialdiagnostisches Zeichen ist
und nur bei ungenügender Inspiration vermißt
wird. Es kann durchaus vorkommen, daß das PKS-
Geräusch nur inspiratorisch und/oder nur sitzend,
bei vornübergebeugtem Oberkörper am linken unteren Sternumrande nachzuweisen ist, wie das Tri-
kuspidalinsuffizienz- oder Trikuspidalklappenstenosegeräusch.

Zeitpunkt und Ablauf: Das vollständige PKS-
Geräusch tritt in der Präsystole, Systole und frü-

hen Diastole auf, jeweils voneinander getrennt
und jeweils im Phonokardiogramm mehr oder weniger deutlich als Crescendo-Decrescendo-Verlauf sichtbar. Entgegen manchen Angaben in der
Literatur sind wir der Meinung, daß es beim Sinusrhythmus oft nicht dreiteilig ist, sondern häufig
nur präsystolisch oder präsystolisch und systolisch, sehr selten nur systolisch (bei einem Sinusrhythmus) oder nur diastolisch. Verursacht wird
diese Dreiteiligkeit durch die Kontraktion der Vorhöfe, der Kammersystole und des Beginns der
Kammerdiastole. Bei Vorhofflimmern entfällt das
präsystolische Geräusch.

Klang: Das Geräusch wirkt ausgesprochen ohrnah – und ist es ja auch an der Oberfläche des Herzens und in der Trikuspidalregion – und beein-
druckt durch seinen eigenartigen hochfrequent-
rauhen = harschen Charakter, was als kratzend, reibend, schabend, knisternd und auch als knarrend
(wie das Lederknarren beim Pleurareiben) empfunden wird.

Dauer der Nachweisbarkeit: Es ist eine Eigenart
dieses Geräusches, daß es nicht selten nur für wenige Stunden oder intermittierend jeweils sehr kurze Zeit zu hören ist, ohne daß dabei erkennbare Zu-
sammenhänge mit dem Krankheitsverlauf bestehen. Es ist auch sicher, daß das Geräusch in einigen Fällen überhaupt nie nachweisbar ist – trotz
sorgfältiger und wiederholter Untersuchungen

(Beweis in solchen Fällen durch charakteristische Beschwerden und vorübergehend im UKG nachweisbaren kleinen Erguß oder typische EKG-Veränderungen). Daß man das Geräusch nicht immer gut hören kann, ist vielleicht nicht ganz überraschend, wenn man bedenkt, daß es auf das Ausmaß der Rauhigkeit der Fibrinauflagerungen ankommt und darauf, ob sich ein kleiner Erguß bildet, der das Reiben der Perikardblätter und damit das Geräusch verhüten kann. Umgekehrt haben wir bei drei Patienten ein klassisches dreiteiliges PKS-Geräusch über Jahre, einmal bis zu 15 Jahren, beobachten können, ohne daß eine akute PKS katamnestisch eruierbar war, also auch keine entsprechenden charakteristischen Schmerzen.

Wenn ein Geräusch verschwindet, so kann es ein Zeichen der Besserung = Heilung der PKS sein. Es kann sich aber auch nur um eine vorübergehende Phase geringerer Aktivität der Entzündung handeln, wobei sich die rauhen Fibrinauflagerungen vorübergehend glätten, um bei neuen Fibrinbildungen wieder ein Geräusch zu verursachen. Letztlich kann das Verschwinden des Geräuches aber auch ein Zeichen der Verschlechterung sein, wenn sich ein größerer Erguß bildet.

Sonstige klinische Befunde

Am Herzen kommen bei einer Pericarditis sicca sonst keine klinischen Symptome vor. Leichtes, aber auch hohes Fieber kann auftreten und unspezifische Entzündungszeichen wie eine erhöhte BSG und eine Leukozytose. Die Transaminasen sind meist nicht erhöht, können aber Werte bis zu 80 mU aufweisen, da bei einer intensiven Entzündung die subepikardialen Muskelschichten von der Entzündung mitbetroffen sind.

Diagnose

Die Diagnose kann gestellt werden

1. aufgrund der typischen Beschwerden – mit oder ohne PKS-Geräusch – mit und ohne nennenswertes Fieber und die anderen o. g. unspezifischen Entzündungszeichen,

2. durch den charakteristischen Auskultationsbefund,

3. selten durch ein typisches EKG,

4. durch mehr oder weniger typische Beschwerden, entzündliche Allgemeinsymptome zusammen mit einem im UKG nachweisbaren kleinen Perikarderguß.

Auskultationstechnik: Rückenlage, Trikuspidalregion, fest angepreßte Membran bei vertiefter Atmung und/oder in angehaltener tiefster Inspiration. In einzelnen Fällen wird das Geräusch lauter und charakteristischer oder überhaupt erst hörbar, wenn man in der angegebenen Weise im Sitzen mit vornübergebeugtem Oberkörper abhört.

Ein **Verdacht** auf Perikarditis besteht immer dann, wenn ein Patient über typische Beschwerden (s. oben Beschwerden) klagt, aber auch schon bei uncharakteristischen Herzbeschwerden, wenn diese plötzlich neu aufgetreten sind und von Fieber begleitet sind und besonders dann, wenn eine Krankheit vorliegt, bei der eine PKS als Begleitkrankheit vorkommen kann (z. B. Virusinfekt, primär-chronische Polyarthritis u. a.).

Beweis: Das typische Geräusch genügt zum Beweis, auch das charakteristische EKG, das aber bei weitem nicht bei allen Fällen einer Pericarditis sicca typische oder überhaupt Veränderungen aufweist. Das UKG zeigt eine Pericarditis sicca nicht direkt an, es kann jedoch – öfters als das EKG – bei einem fehlenden Geräusch insofern hilfreich sein, als es einen kleinen passageren Erguß anzeigt, wie er bei einer klinisch eindeutigen Pericarditis sicca auftreten kann.

Differentialdiagnose

Schmerzen

Pleuritis sicca jeder Genese kann dieselben Schmerzen verursachen. Unterscheidung durch Lokalisation und evtl. das typische pleuritische und fehlende perikarditische Geräusch.

Uncharakteristische Herzbeschwerden , wie sie u. a. bei einem irritabeln Herzen bzw. bei allgemeiner Übererregbarkeit vorkommen können, werden merkwürdigerweise ausnahmsweise auch atemabhängig angegeben. Es bestehen dabei aber nie Entzündungszeichen und kein PKS-Geräusch.

Ein **Spontanpneumothorax** kann u. U. ähnliche Beschwerden verursachen, doch läßt sich dieser durch den klinischen Befund des Pneumothorax, evtl. durch eine Röntgenaufnahme sicher nachweisen oder ausschließen. Ein PKS-Geräusch kommt dabei nicht vor, aber evtl. Klicks und Klacks am linken Herzrand (Abb. **41**, S. 118) bei kleinem linksseitigen Pneumothorax.

Rippenfrakturen und Sternumfrakturen sind ebenfalls durch den klinischen Befund oder Röntgenbefund als solche zu erkennen und verursachen auskultatorisch höchstens ein Krepitieren, das mit einem PKS-Geräusch nicht verwechselt werden kann.

Ein Schmerz durch einen **Herzinfarkt** und eine **schwere Angina pectoris** in Ruhe (instabile Koronarinsuffizienz) sind gelegentlich nur schwer von einem Schmerz durch eine PKS zu unterscheiden: der Ort des Schmerzes, die Heftigkeit können gleich sein; die atemabhängige Verstärkung der Schmerzen ist für die PKS typisch und nicht für den koronaren Schmerz. Wenn die Schmerzen bis in die Arme oder den Unterkiefer reichen, so spricht dies für einen koronaren Schmerz. Es ist allerdings zu bedenken, daß einerseits die Atemabhängigkeit bei der PKS nicht immer vorhanden ist (s. oben Beschwerden) und andererseits beim Herzinfarkt zusätzlich eine PKS auftreten kann. Ein Herzinfarkt muß deshalb bei einer Pericarditis sicca immer mit besonderer Sorgfalt ausgeschlossen werden, unter Einsatz aller technischen Hilfsmittel (wiederholtes EKG, CK und Transaminasen, UKG), wenn ein solcher überhaupt differentialdiagnostisch zur Debatte steht.

Ein **Aneurysma dissecans der Pars ascendens aortae** verursacht typischerweise einen Schmerz, der sofort mit aller Heftigkeit einsetzt, und breitet sich oft in Richtung Hals aus. Auch hier kann es geschehen, daß durch eine Einblutung ins Perikard eine PKS mit entsprechenden Schmerzen ausnahmsweise zusätzlich einstellen kann, was von der eigentlichen Diagnose ablenken könnte.

Geräusch

Trikuspidalgeräusche:

1. die Trikuspidalstenose mit einem präsystolischen Geräusch,
2. die große Trikuspidalinsuffizienz mit sekundärem mesodiastolischem Geräusch,
3. das kombinierte Trikuspidalvitium.

Alle Trikuspidalgeräusche können wie das Geräusch der PKS inspiratorisch lauter werden. Gewiß ist das PKS-Geräusch hochfrequent-rauh = harsch, aber je leiser ein Geräusch ist, desto schwieriger ist es, aufgrund der Qualität allein zu differenzieren, und dies besonders bei einer Tachykardie.

Die **Aorteninsuffizienz** (AI) kann ihr p. m. ausnahmsweise über dem unteren Sternum und am linken unteren Sternumrand aufweisen und geht oft mit einem sekundären systolischen Aortengeräusch einher. Schwierigkeiten besonders dann, wenn die Geräusche nicht laut sind und bei einer Tachykardie. Das AI-Geräusch kann inspiratorisch am linken unteren Sternumrand lauter werden. Zudem ist das diastolische AI-Geräusch ähnlich hochfrequent, wenn auch nicht so hochfrequent-harsch wie das einer PKS.

Ursachen einer Perikarditis

Wenn die Diagnose der PKS sicher erscheint, ist noch die Frage nach der Ursache zu beantworten.
Diese kann aufgrund der Art des Geräusches und der Schmerzen nicht angegeben werden, sondern nur im Zu-

sammenhang mit der Anamnese und dem übrigen klinischen Befund bzw. dem Ergebnis der technischen Untersuchungen (s. oben Ursachen).

Hinweis (zur Bedeutung des Nachweises einer Pericarditis sicca)

1. Das Fehlen eines PKS-Geräusches schließt eine Pericarditis sicca nicht aus. Zur Diagnose genügt u. U. allein der charakteristische Schmerz. Die Diagnose ist aber sicherer, wenn dabei noch allgemeine entzündliche Erscheinungen (Fieber, BSG, Leukozytose) vorliegen und andere Krankheiten ausgeschlossen sind.

2. Der Nachweis einer PKS sagt nichts über Ursache und Bedeutung aus; diese muß durch Anamnese, klinische Befunde und technische Untersuchungen in jedem Falle geklärt werden, obwohl es vorkommen kann, daß sich eine spezielle Ursache nicht nachweisen läßt (benigne, idiopathische PKS, s. oben Ursache und Vorkommen).

3. Tritt eine PKS im Gefolge eines „Angina-pectoris"-Anfalls auf, so stellt sich die Frage: reine PKS oder PKS als Folge von und damit auch als Beweis für einen Herzinfarkt? Denn: Im Gefolge einer sicheren koronaren Herzattacke ist der Nachweis (Geräusch, nicht nur Schmerz) einer PKS ein Infarktbeweis, was klinisch dann besonders wichtig und interessant ist, wenn die Laborbefunde nicht eindeutig sind und durch frühere Infarkte das EKG bereits schwer verändert ist und keine spezifischen frischen Infarktmerkmale aufweist.

4. Hohe Temperaturen und ein nitrorefraktäres Verhalten nach einem Herzinfarkt erwekken immer den Verdacht auf eine begleitende Perikarditis nach Infarkt (Pericarditis epistenocardica), besonders wenn die Schmerzen sehr anhaltend sind – auch wenn man die PKS nicht hören kann. Ein mildes Antiphlogistikum bessert dann Schmerzen und Temperatur meist besser als Opiate.

5. Im Rahmen einer Niereninsuffizienz spielt der Nachweis einer PKS insofern eine besonders wichtige Rolle, weil das Auftreten einer Pericarditis sicca oder auch exsudativa ein Symptom einer beginnenden Urämie ist.

6. Da es bei einer PKS nicht nur typische Schmerzen gibt, sondern auch sehr uncharakteristische Herzbeschwerden, sollte man

auch bei letzteren immer u. a. auch an eine PKS denken und mit optimierter Auskultation nach ihr suchen (linker unterer Sternumrand, aufgepreßte Membran und während vertiefter und angehaltener tiefer Inspiration, und dies wiederholt, evtl. auch im Sitzen). Wenn das Übersehen einer Pericarditis sicca auch nicht unbedingt schwerwiegende Folgen für den Patienten haben muß, so ist doch ihre Feststellung nicht nur die Grundlage einer wirksamen und kausalen Behandlung, sondern man wird auch dem Kranken mehr gerecht, der dann die Ursache seiner Beschwerden kennt.

7. Der Nachweis eines PKS-Geräusches ist zwar in der Regel ein Beweis für eine frische oder rezidivierende Pericarditis sicca, schließt aber eine hämodynamisch wirksame Pericarditis exsudativa nicht aus.

8. Der Nachweis eines PKS-Geräusches ist nicht in jedem Falle ein Beweis für eine *frische* Entzündung. Genau dasselbe Geräusch in Art und Ort kann auch bei Trichterbrust und evtl. anderen Thoraxanomalien gefunden werden, wenn der Herzbeutel am Thorax reibt. Und es gibt nach unserer Erfahrung auch ein *chronisches* PKS-Reibegeräusch über Jahre, bei dem nie ein akutes Krankheitsstadium oder entsprechende Beschwerden katamnestisch zu eruieren sind.

9. Es ist eine besondere Eigenart der Pericarditis sicca, daß sie bei manchen Personen öfters rezidiviert, nach Wochen, Monaten oder Jahren.

10. Die Diagnose einer PKS wird u. E. zu selten gestellt,

a) weil die Krankheit zwar meist Beschwerden verursacht, aber gelegentlich relativ leicht und ohne große Allgemeinbeschwerden verlaufen kann;

b) weil das Geräusch manchmal nur intermittierend und nur kurzzeitig zu hören ist und deshalb der Beobachtung entgehen kann;

c) weil das Geräusch u. U. nur in sehr diskreter Form vorliegt (leise, umschrieben am linken unteren Sternumrand);

d) weil nicht immer mit optimaler Auskultation danach gesucht wird (sitzend, vornübergebeugt, maximale Inspiration und fest aufgedrückte Membran in der Trikuspidalregion);

e) weil technische Untersuchungen – außer selten das EKG und indirekt evtl. das UKG – meist diagnostisch wenig hilfreich sind.

11. Die klinische Untersuchung mit Anamnese und Auskultation ist in der Regel die einzige Möglichkeit, eine Pericarditis sicca zu diagnostizieren.

Perikarderguß, Pericarditis exsudativa, Herztamponade

Definition und Ursachen

Der Begriff **Perikarderguß** sagt lediglich aus, daß sich im Herzbeutel eine abnorme Ansammlung von Flüssigkeit befindet. Jede Art von Stauung im venösen System oder Lymphsystem (die den Herzbeutel betrifft), jede Art von Entzündung (s. Ursachen im vorhergehenden Kapitel), jede Ursache einer Einblutung kann zu einem Perikarderguß führen.

Es kann sich also um verschiedene Arten von Flüssigkeit handeln: *Transsudat* bei Rechtsinsuffizienz oder Myxödem (Hydroperikard), *chylöser Erguß* bei Tumoren mit Beteiligung des Lymphsystems oder bei seltenen Lymphgefäßerkrankungen, *fibrinöses Exsudat* bei nichtbakteriellen Entzündungen, *cholesterinhaltiger Erguß* bei chronischer Entzündung und Myxödem, *Eiter* bei bakteriellen Entzündungen, *Blut* bei Tumoren, beim Aneurysma dissecans, unter Antikoagulantientherapie, bei stumpfen und offenen Brustkorbtraumen und auch gelegentlich bei Urämie und tuberkulöser Entzündung.

Der Begriff **Pericarditis exsudativa** beinhaltet, daß es sich um einen Erguß handelt, der die Kriterien einer Entzündung aufweist (hoher Eiweißgehalt, spezifisches Gewicht über 1016, Leukozyten oder Lymphozyten) und verschiedene Ursachen haben kann (S. 281).

Von einer **Herztamponade** spricht man, wenn durch einen Perikarderguß eine so starke Beeinträchtigung der Herzfunktion im Sinne einer Behinderung des Einflusses Blut in das rechte und linke Herz eintritt, daß eine akute Lebensgefahr besteht (s. unten).

Gemeinsam ist allen drei Krankheiten eine Vergrößerung der perkutierbaren „Herz"-Größe bzw. der röntgenologischen Herzsilhouette.

Vorkommen

Ein Perikarderguß kann bei jeder Perikarditis vorkommen (S. 281); besteht dafür kein Anhalt, ist ein Perikardtumor (oder Metastasen) am wahrscheinlichsten. Beim Myxödem oder einer Herzinsuffizienz ist er meist nicht groß.

Pathophysiologie

Ein Perikarderguß kann durch die Erhöhung des Drucks im Perikardraum zu einer Behinderung der diastolischen Ausdehnung der Ventrikel führen und dadurch zu einer **diastolischen Behinderung des Einflusses** des Bluts in das rechte und linke Herz. Diese hat in der frühen Diastole einen steilen Druckanstieg in den Ventrikeln zur Folge, eine Druckerhöhung in den Vorhöfen und im Venensystem des großen und kleinen Kreislaufs und eine Verminderung des Schlag- und Herzzeitvolumens.
Das **Ausmaß der hämodynamischen Folgen** hängt von folgenden Faktoren ab:

1. Größe des Ergusses: Die Kompression des Herzens ist um so stärker, je größer der Erguß ist. Die Dehnungsfähigkeit des Perikards wird mit zunehmendem Erguß immer geringer, der intraperikardiale Druck immer größer, aber erst ab 200 ml hämodynamisch wirksam.

2. Geschwindigkeit der Ergußbildung: Je schneller sich ein Erguß bildet, desto weniger kann sich der Herzbeutel anfänglich an den erhöhten Druck anpassen, desto geringer ist die Dehnungsfähigkeit, desto höher der intraperikardiale Druck.

3. Dehnungsfähigkeit des Perikards: Wenn das Perikard durch frühere Entzündungen bereits fibrotisch verändert ist, so ist seine Dehnungsfähigkeit begrenzter als bei einem normalen Perikard.

4. Art der Flüssigkeit im Perikard: Ein „dünner" Erguß = Transsudat (Hydroperikard) – wie man es oft bei einer Rechtsinsuffizienz im UKG sehen kann – führt zu keiner Kompression des Herzens, während ein „dicker" Erguß (= Eiter oder reines Blut) viel rascher zu einer intraperikardialen Druckerhöhung führt.

Daraus folgt u. a.: Die *Größe eines Ergusses* bzw. die „Herz"-Größe, ist *nicht immer ein direktes Maß* für die Schwere der Erkrankung, d. h. der Einflußstauung: Mehrere Liter im Perikardbeutel durch ein langsam entstandenes Exsudat können harmloser sein als 150 ml Blut, die rasch in das Perikard eingeflossen sind und bereits zu einer Herztamponade führen können (Brandenburg u. Mitarb. 1987*).
Eine abnorme Herzgröße ist röntgenologisch erst dann feststellbar, wenn bereits ca. 250 ml Perikarderguß vorliegen (Wood 1968*); mit dem UKG können allerdings kleinere Mengen festgestellt werden. Weiterhin ist zu berücksichtigen, daß ein Erguß nicht immer gleichmäßig um das Herz verteilt ist; aus diesem Grunde kann man bei nicht wenigen entzündlichen Perikardergüssen auch noch perikarditisches Reiben hören oder anders ausgedrückt: Ein Perikardreiben schließt einen größeren Perikarderguß nicht aus.

Bei der **Herztamponade** sind die hämodynamischen Folgen (s. unten) durch die diastolische Behinderung des Herzens so ausgeprägt, daß der Patient nicht nur akut und erheblich unter der Stauung im großen und kleinen Kreislauf und vermindertem Herzzeitvolumen leidet, sondern daß er sich dabei oft schon im Präschock oder Schock befindet oder zumindest eine hochgradige kompensatorische Tachykardie und eine gewisse Hypotonie vorliegen.

Beschwerden

Typischerweise leiden diese Patienten unter Atemnot, Druck- und Engegefühl auf der Brust und im Halse, allgemeinem Krankheitsgefühl und Leistungsinsuffizienz und evtl. auch noch unter Perikarditisschmerzen, die allerdings geringer werden oder verschwinden, wenn der Perikarderguß größer und größer wird und die Perikardblätter nicht mehr aneinander reiben können.
Bei einem kleinen oder langsam entstandenen Perikarderguß, bei dem nur eine leichte Einflußstauung und keine wesentliche Verminderung des Herzzeitvolumens vorliegt, brauchen keine eindrucksvollen Beschwerden zu bestehen außer uncharakteristischen Allgemein- und Herzbeschwerden mit Belastungsdyspnoe und Herzklopfen.

Klinischer Befund

Die klinischen Befunde bei einem Perikarderguß mit hämodynamischen Folgen betreffen das Herz selbst, das venöse und arterielle System und die Organe, die durch eine Stauung im kleinen und großen Kreislauf betroffen sind. Zur Erkennung und Beurteilung der Befunde sind Inspektion, Palpation, Perkussion und Auskultation notwendig.
Im **Vordergrund** des klinischen Bilds stehen:

1. Tachypnoe bzw. Dyspnoe, je nach Größe der Einflußstauung;

2. Tachykardie;

3. „Herz"vergrößerung, wobei in der Regel keine pathologischen Pulsationen wegen des Ergusses vorliegen – ganz im Gegensatz zu den meisten Herzkrankheiten mit einem großen Herzen und mit einer Stauung im großen oder kleinen Kreislauf (fühlbare Herzpulsationen kommen jedoch bei kleinen Ergüssen vor, besonders bei schon bestehender Links- oder Rechtshypertrophie),

4. venöse Stauung (erhöhter Halsvenendruck) und Stauungsorgane;

5. im arteriellen System ein Pulsus paradoxus und evtl. eine Hypotonie, allerdings nur, sofern eine erhebliche Einflußbehinderung vorliegt.

Ergänzend dazu ist zu bemerken: Die **Herzvergrö-ßerung** ist klinisch bei einem Perikarderguß nicht immer einfach festzustellen, da die Palpation zur Feststellung der Herzgröße entfällt. Man muß sich hier auf die Perkussion verlassen und diese auch in Linksseitenlage durchführen, evtl. mit Hilfe des Stethoskops (S. 73). Außerdem braucht die Vergrößerung des Herzens bei einer leichten Einflußstauung oder auch bei einer erheblichen Stauung nicht erheblich zu sein, wenn der Perikarderguß purulent oder blutig ist und rasch entstanden ist.

Abnorm leise *Herztöne* wird man nur bei sehr großen Ergüssen finden; sie stellen praktisch kein diagnostisch entscheidendes Symptom dar. Viel wichtiger ist die Erfahrung, daß bei einer perikardialen Stauung im großen und kleinen Kreislauf durch einen Perikarderguß ein 4. Ton niemals vorkommt und auch nicht der 3. Ton bzw. der für die Concretio pericardii typische perikardiale, frühdiastolische Extraton. Anders ausgedrückt: Ein 3. oder 4. Ton schließt einen Perikarderguß aus. Man findet diese Töne evtl. mit einer relativen Mitral- oder Trikuspidalinsuffizienz nicht selten bei einer ähnlichen Herzvergrößerung und ähnlich schweren Stauungssymptomen, wenn es sich um ein myokardiales Versagen des Herzens handelt.

Daß ein *perikarditisches Geräusch* einen wesentlichen Perikarderguß mit Einflußstauung nicht ausschließt, wurde bereits erwähnt.

Die **venöse Stauung** vor dem rechten Herzen steht in der Regel klinisch viel mehr im Vordergrund als die in der Lunge vor dem linken Herzen, und zwar die Zeichen der zentralen Stauung: der *Halsvenendruck*, die Lebervergrößerung mit Leberschmerzen und evtl. Pleuraergüsse. Ödeme sind im Anfangsstadium einer solchen Stauung selten. Der genauen Beobachtung des Halsvenendrucks ist ganz besondere Aufmerksamkeit zu schenken, weil er bei einer akuten Stauung nicht einfach feststellbar ist: Zum einen kann der Druck so hoch sein, daß in halb sitzender Lage, ja sogar im Sitzen über den Unterkiefer reicht und deshalb die Pulsationen des Venenpegels nicht sichtbar sind. Zum anderen, und dies ist noch wichtiger, ist bei einer akut entstandenen Stauung der Venentonus erhöht, und dies bedeutet, daß die Halsvenen nicht erweitert sind, sondern schmal und unauffällig und daß man deshalb auch die Oszillationen des Venenpegels nicht gut sieht, geschweige denn Wandbewegungen – besonders bei jungen Personen.

Der *Halsvenenpuls* tritt in seiner Bedeutung hinter dem Halsvenendruck bei der perikardialen Einflußstauung zurück. Wohl kann es einen positiven Venenpuls mit einer erhöhten v-Welle geben oder bei einem Sinusrhythmus eine abnorm große a- und v-Welle und somit einen auffälligen Doppelpuls, doch ist der erhöhte Venendruck trotz aller eventuellen Schwierigkeiten immer noch besser zu beurteilen und *das* Maß für die Einflußstauung. Die *Lebervergrößerung* bei der perikardialen Stauung hat auch ihre diagnostischen Tücken: Der Leberrand, entscheidend wichtig für die Fühlbarkeit einer Lebervergrößerung, verschiebt sich zwar nach unten, ist hier aber oft schlecht zu fühlen, weil er nicht nur nach unten verschoben ist, sondern auch nach kaudal und dorsal abkippt. So ertastet die palpierende Hand die Leber nur an der glatten abgerundeten Oberfläche und kann daran abgleiten und die Lebervergrößerung nicht erfassen.

Das **arterielle System** kann eine *Tachykardie,* einen *Pulsus parvus* und eine *Hyptonie* aufweisen, vor allem aber einen *Pulsus paradoxus*, diesen allerdings nur bei schweren Fällen. Die Hypotonie kommt meist erst bei einer Herztamponade oder in deren Anfangsstadium vor. Der Pulsus paradoxus kann zweifellos bei schlecht feststellbaren Stauungssymptomen eine wesentliche diagnostische Bedeutung erhalten, doch ist er nicht spezifisch (S. 58).

Diagnose

1. Ein **Hydroperikard** oder eine geringgradige Pericarditis exsudativa ohne nennenswerte Einflußstauung ist klinisch nicht feststellbar, weil die Herzvergrößerung dabei in der Regel noch in den Rahmen der normalen Variationsbreite der Herzgröße fällt.

2. Ein **Perikarderguß** oder eine **Pericarditis exsudativa** kann unter folgender Symptomatologie vorkommen und klinisch erkennbar werden:

a) „Herz"vergrößerung (ohne andere Gründe und ohne 3. oder 4. Ton) + Perikardreiben,

b) „Herz"vergrößerung (ohne andere Gründe und ohne 3. und 4. Ton) + Perikardreiben + Einflußstauung,

c) „Herz"vergrößerung (ohne andere Gründe und ohne 3. und 4. Ton) + Einflußstauung,

d) „Herz"vergrößerung (ohne andere Gründe und ohne 3. und 4. Ton) mit Einflußstauung und mit Pulsus paradoxus.

3. Eine **Herz-Tamponade** ist dann zu diagnostizieren, wenn bei den o. g. Symptomen eine extreme Halsvenendruckerhöhung, ein Pulsus paradoxus, eine Hypotonie, schwere Atemnot oder bereits ein kardiogener Schock oder Präschock vorliegt.

Verdacht auf eine Pericarditis exsudativa besteht bei jeder Herzvergrößerung unklarer Genese (mit oder ohne Fieber bzw. allgemeinen Entzündungszeichen, mit oder ohne erkennbare Ursache), bei jedem Pulsus paradoxus, bei jeder venösen Einflußstauung.

Der **Beweis für einen Perikarderguß** ist *klinisch* durch die o. g. Konstellation erbracht, *apparativ* durch das UKG, (Methode der Wahl), durch *Computer- und Kernspintomogramm* (durch Dichtemessungen ist evtl. die Art der Flüssigkeit feststellbar), durch eine *Druckmessung* im rechten Ventrikel (typische Druckkurve, die aber auch bei der Concretio pericardii und einer restriktiven Kardiomyopathie vorkommen kann). Außerdem ist der erhöhte Druck ein quantitatives Maß. Auch durch Abtasten des rechten Vorhofrands mit dem Katheder kann man einen Erguß nachweisen. Durch das UKG sind aber alle diese invasiven Messungen weitgehend überholt, es sei denn, man will den Grad der Einflußstauung durch die Druckmessung genau erfassen.

Invasiv läßt sich ein Perikarderguß durch eine *Perikardpunktion* definitiv nachweisen. Dieser Eingriff dient jedoch nicht zum Nachweis eines Ergusses – dafür dient das UKG –, sondern der Art des Ergusses im Hinblick auf eine kausale Behandlung. Meist dient die Punktion zur Beseitigung einer Herztamponade. Das Handicap der Punktion ist der nicht ganz ungefährliche Eingriff als solcher und auch die Gefahr, daß der Erguß durch die Punktion hämorrhagisch wird und so für eine Analyse nicht mehr optimal geeignet ist.

Eine gewöhnliche *Thoraxröntgenaufnahme* kann zwar eine Herzvergrößerung leicht anzeigen, doch ist in der Regel – und trotz vieler Bemühungen und Empfehlungen – eine sichere Abgrenzung gegenüber myokardialen Ursachen kaum einmal definitiv möglich.

Das *EKG* ist u. U. sehr hilfreich: Ein elektrischer Alternans kommt bei einem großen Perikarderguß sehr oft vor; eine Niedervoltage ist eher selten und zu unspezifisch wie Veränderungen der Endschwankung. EKG-Veränderungen einer PKS sind nur dann als solche zu bewerten, wenn man über eine Verlaufsbeobachtung vom ersten Stadium an mit den typischen Veränderungen verfügt.

Schweregrad

Der entscheidende Parameter für den Schweregrad eines Ergusses im Herzbeutel bzw. einer Pericarditis exsudativa ist die Einflußstauung mit ihren subjektiven und objektiven Folgen, d. h. die Beeinflussung der Atmung bzw. die Höhe des Venendrucks und die Schwere der Stauung in den verschiedenen Organen, besonders in der Pleura und der Leber. Genauester Parameter: Druck im rechten Vorhof und diastolischer Druck im rechten Ventrikel.

Höchster Schweregrad: die Herztamponade.

Ein sehr wichtiger Faktor für den Schweregrad ist die Art des Ergusses und dessen Ursache: So hat z. B. ein hämorrhagischer Erguß bei einem Perikardtumor eine sehr schlechte Prognose. Auch ein purulenter Erguß ist weit schwieriger zu behandeln als ein seriöses Exsudat, und solche Ergüsse gehen auch eher in eine Concretio pericardii über, wie es vor allem für die heute allerdings seltene tuberkulöse PKS bekannt ist. Die Größe des Ergusses (klinisch, Thoraxaufnahme, UKG, CT) ist zwar ein Maß für die Flüssigkeitsansammlung, aber kein Maß für die Schwere der Folgen (s. oben Pathophysiologie).

Differentialdiagnose

Einflußstauung:

1. Concretio pericardii (Herz klein, 3. Ton = Concretio-pericardii-Ton).

2. dilatative und restriktive Kardiomyopathie (Herzgeräusche, Herzpulsationen),

3. Trikuspidalvitien einschließlich Ebstein-Anomalie (Geräusche),

4. Herzinfarkt mit Rechtsinsuffizienz (Koronarschmerzen, EKG, Transaminasen, CK),

5. dekompensiertes Cor pulmonale (Rechtshypertrophie),

6. arrhythmogene rechtsventrikuläre Dysplasie mit Rechtsinsuffizienz (3. Ton rechts, rechtsseitige EKG-Veränderungen, ventrikuläre paroxysmale Tachykardien),

7. schwerste Rechtsinsuffizienz – jeder Ursache – mit „low-output" bzw. im Schock oder Präschock (pathologische Pulsationen und Herzgeräusche, Anamnese),

8. V.-cava-superior-Syndrom bzw. Thrombose, Tumor oder Struma im Mediastinum

Pulsus paradoxus: bei jeder schweren Herzinsuffizienz und spastischen Bronchitis mit vertiefter Atmung (s. auch S. 58) kann auch ein Pulsus paradoxus vorkommen, doch sind dann noch andere klinische Symptome vorhanden.

Art des Perikardergusses bzw. dessen Ursache: Computer- oder Kernspintomographie, Untersuchung des punktierten Ergusses.

Hinweis

Im Gegensatz zu fast allen anderen Herzerkrankungen zeichnet sich der Befund am Herzen bei der Pericarditis exsudativa und auch bei der Concretio pericardii durch die Symptomenarmut am Herzen aus, wenn man von der nicht immer einfach festzustellenden Herzvergrößerung absieht. Deshalb kommt der Beachtung des Halsvenendrucks bei dieser Krankheit eine ganz besondere Bedeutung zu. Der Gegensatz zwischen einem „ruhigen Herzen" ohne pathologische Töne und Geräusche und den meist deutlichen Stauungssymptomen ist *das* Charakteristikum der perikardialen Einflußstauung, wozu auch die Concretio pericardii zu rechnen ist, bei der man allerdings in der Regel einen 3. Ton rechts hören kann, wenn die Einflußbehinderung nicht minmal ist.

Der Verlauf einer Pericarditis sicca oder exsudativa kann akut, subakut, chronisch und rezidivierend sein, und sie kann ohne Folgen, aber auch mit einer Fibrosierung = Schwartenbildung und sogar mit einer Verkalkung abheilen, und dies mit oder ohne Einflußstauung.

Es ist nicht allzu selten, daß ein Patient das akute Stadium der schmerzhaften Pericarditis sicca wenig realisiert, wenn es rasch in die exsudative Phase übergeht. So kann es durchaus vorkommen, daß ein Patient erst mit einer ausgeprägten Einflußstauung durch eine Pericarditis exsudativa den Arzt aufsucht. Zur Diagnose der Pericarditis exsudativa gehört – aus therapeutischen Gründen – nicht nur die Feststellung der Krankheit, sondern auch der Ursache, die aufgrund von Anamnese, begleitenden Krankheiten und evtl. Art des Ergusses erkannt werden kann und muß. Immer ist auch zu fragen, ob eine – sofortige – therapeutische Punktion oder eine chirurgische Fenestration, d. h. Entlastung des Ergusses und damit des Herzens, vorgenommen werden muß, die bei der Perikardtamponade lebensrettend ist.

Concretio pericardii (Panzerherz), Perikardobliteration

Definition

Bei der **Concretio pericardii** führen verwachsene, fibrotisch veränderte und zur Verkalkung neigende Perikardblätter zu einer diastolischen Bewegungseinschränkung des Herzens in gleicher Weise, wie es bei einem Erguß durch die Pericarditis exsudativa vorkommen kann.

Im angloamerikanischen Sprachgebrauch wird von der konstriktiven Perikarditis gesprochen, wohl deshalb, weil bei dieser Krankheit oft auch noch chronisch entzündliche Vorgänge feststellbar sind.

Von einer **Perikardobliteration** oder **Perikardfibrose** spricht man dann, wenn der o. g. anatomische Prozeß am Perikard besteht, aber ohne daß dies hämodynamische Folgen hat, d. h. wenn die Vernarbung elastisch bleibt; sogar bei im Röntgenbild sichtbaren Verkalkungen kommt dies vor. Die Concretio (= Verwachsung, Verklebung) pericardii ist also nicht nur ein anatomischer Befund, sondern schließt bestimmte hämodynamische Folgen ein und bezeichnet so ein wohldefiniertes Krankheitsbild.

Pathophysiologie

Die hämodynamischen Folgen sind bei einer Concretio pericardii dieselben wie bei einer Pericarditis exsudativa (S. 287) mit Einflußstauung.

Der Verlauf der Erkrankung weist in der Regel insofern einen wesentlichen Unterschied auf, als sich die Einflußstauung bei einer Concretio pericardii langsam entwickelt, während bei der Pericarditis exsudativa dies zwar auch der Fall sein kann, aber doch häufiger eine rasche Entwicklung stattfindet, u. U. sogar dramatisch schnell bis zur Herztamponade.

Ursachen

Jede PKS (S. 281) kann prinzipiell zu einer chronischen Entzündung und so zu einer konstriktiven PKS (= Concretio pericardii) führen. Es ist deshalb verständlich, daß man die chronische tuberkulöse PKS in erster Linie für diese Erkrankung verantwortlich machte und daß die Häufigkeit der

Concretio pericardii mit dem Rückgang der Tuberkulose selten geworden ist. Bei allen anderen Ursachen einer entzündlichen Perikarderkrankung ist die Neigung zur Chronizität eine Ausnahme und deshalb die Entstehung einer Concretio pericardii selten, insbesondere bei der häufigsten Form, der viralen, benignen PKS, obwohl auch hier vereinzelt die Entwicklung zu einer Concretio pericardii beschrieben bzw. angenommen wurde. Man kann allerdings vermuten, daß auch eine länger bestehende exsudative PKS – jeder Genese – sich eher zu einer Concretio pericardii entwickelt als eine Pericarditis sicca, daß dies aber bei dem – selteneren – eitrigen oder hämorrhagischen Erguß (urämisch bei Dialysepatienten und posttraumatisch) häufiger der Fall sein dürfte als bei einer einfachen exsudativen fibrinösen PKS. Merkwürdig ist die Tatsache, daß bei einer Concretio pericardii ein akutes Stadium der PKS oft nicht zu eruieren ist.

Das Vollbild einer Concretio pericardii kann bei einem malignen Tumor entstehen, einem primären (vor allem Sarkome) oder auch bei Metastasen.

Beschwerden

Müdigkeit, Leistungsinsuffizienz, Völlegefühl im Abdomen und Druckgefühl in der Leber, Belästigung durch den Aszites, Abmagerung. Meist besteht auch Atemnot, doch ist diese nicht so vordergründig wie bei der Pericarditis exsudativa bzw. wie bei der akuten perikardialen Einflußstauung. Das Ausmaß der Beschwerden hängt wie immer vom Schweregrad ab, und so können Beschwerden bei einer leichten Concretio pericardii fast fehlen.

Klinischer Befund
(Abb. 93)

Die klinischen Untersuchungstechniken am Herzen und am arteriellen und venösen System sind dieselben wie bei der PKS mit Einflußstauung, und auch die klinischen Erscheinungen entsprechen sich weitgehend, mit Ausnahme des Herzbefunds (S. 287 f). Bei einer längeren bestehenden ausgeprägten Concretio pericardii fehlt auch meist die Abmagerung nicht, die bis zur Kachexie führen kann.

Der Herzbefund ist durch folgende Merkmale ausgezeichnet:

1. Das Herz ist **normal groß.**

2. **Pathologische Pulsationen** sind bei der Concretio pericardii die Ausnahme. Es kann jedoch sein, daß über der Herzspitze eine Pulsation zu fühlen ist, aber keine systolische Hebung, sondern eine systolische Einziehung und eine Auswärtsbewegung in der Diastole durch die brüske und unter hohem Druck erfolgende, rasche Füllung des linken Ventrikels (man müßte eigentlich dasselbe Phänomen auch rechts erwarten, doch haben wir es bisher nie beobachtet). Ob die systolische Einziehung durch eine Accretio pericardii, d. h. eine Verwachsung des Herzbeutels mit der Thoraxwand, bedingt ist oder einfach eine sekundäre Folge der brüsken diastolischen Auswärtsbewegung, bleibt dahingestellt.

3. Man kann typischerweise bei mittelschweren und schweren Formen immer einen **3. Ton über dem rechten Herzen** (Trikuspidalregion) hören, im Inspirium deutlicher oder überhaupt erst (Abb. **93**). Er entsteht durch die hohe Geschwindigkeit des Einflusses des Blutes aus dem gestauten rechten Vorhof in den rechten Ventrikel einerseits und durch die mangelnde Dehnungsfähigkeit des rechten Ventrikels andererseits. Über dem linken Ventrikel ist der frühdiastolische Füllungston selten zu hören. Von vielen Autoren wird dieser Ton nicht als 3. Ton bezeichnet, sondern als „perikardial knock", weil er eine spezifische Genese hat und sich auch durch ein früheres Auftreten nach dem 2. Ton (0,08–0,12 s) und durch eine höhere Frequenz als beim üblichen 3. Ton unterscheidet, obwohl er nie die Frequenz eines Mitral- oder Trikuspidalöffnungstons erreicht.

Der 1. und der 2. Herzton sind oft normal, können aber auch abnorm leise sein. Ein 4. Ton kommt bei der Concretio pericardii nie vor, weil durch die Vorhofkontraktion keine nennenswerte Beförderung von Blut in die bereits überfüllten und hohen enddiastolischen Druck aufweisenden Ventrikel möglich ist.

4. Immer besteht eine **Tachykardie**, nicht selten Vorhofflimmern.

5. Ausnahmsweise kann bei einer Concretio pericardii ein **perikarditisches Geräusch** zu hören sein, wenn gerade ein entzündlicher Schub abläuft und gerade *den* Teil des Perikards befällt, der noch nicht völlig verwachsen ist. In diesen „Inseln" kann sich sogar ein umschriebener Erguß bilden. Dies kann zur Folge haben, daß bei dem sonst starren Panzer rasch eine zusätzliche Kompression des Herzens erfolgt und zu einer akuten Verschlimmerung der Erkrankung, d. h. der Einflußstauung vor dem rechten oder linken Herzen führt. Ande-

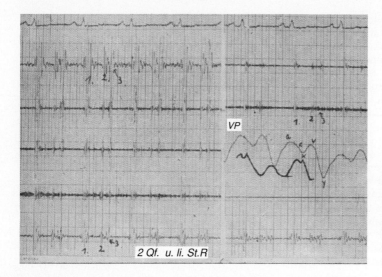

VP

2 Qf. u. li. St.R

Abb. **93** Concretio-pericardii-Ton im Abstand von 0,10 s vom A₂ (Trikuspidalregion). Typischer Venenpuls mit vorzeitigem systolischen Kollaps, Doppelwelligkeit und ausgeprägtem diastolischen Kollaps. Eingezeichnet: normaler Venenpuls.

rerseits ist auch beobachtet worden, daß sich Narbenstränge an umschriebener Stelle ausgebildet haben, so daß z. B. eine Trikuspidalstenose dadurch entstanden ist (was sicherlich extrem selten ist und nur der Vollständigkeit halber erwähnt wird).

6. Die **zentralen Stauungszeichen** im großen Kreislauf entsprechen denen der Pericarditis exsudativa mit Einflußstauung und der großen Trikuspidalfehler, wobei der Venendruck wiederum eine wesentliche diagnostische Rolle spielt, besonders bei den leichteren Formen der Concretio pericardii. Der Venenpuls weist die Zeichen einer kardialen Stauung auf, wie bei einer Herzinsuffizienz oder der Pericarditis exsudativa, und es findet sich auch eine inspiratorische Erhöhung des Halsvenendrucks (Kussmaul-Zeichen), was jedoch weder für die Concretio pericardii noch die PKS spezifisch ist, sondern bei jeder kardialen Stauung vorkommen kann, wenn auch nicht immer. Die Halsvenen sind – im Gegensatz zur frisch aufgetretenen Pericarditis exsudativa und zur Herztamponade – meist stark dilatiert, da sich die Venenstauung in der Regel langsam entwickelt.

7. Im **arteriellen System** entsprechen die Verhältnisse denen bei der Pericarditis exsudativa: Oft ist ein Pulsus paradoxus vorhanden, wenn auch vielleicht nicht so regelmäßig wie bei einer PKS mit erheblicher Einflußstauung.

Eine Hypotonie findet sich nur bei den schwersten Formen, wenn sowohl das Schlagvolumen stark verkleinert ist als auch der sympathikotone Ausgleichsmechanismus an den Arteriolen nicht mehr ausreicht.

Diagnose

Sie beruht in erster Linie auf der Diskrepanz zwischen einem erhöhten, kardial bedingten (= Venenpulsationen zeigenden) erhöhten Venendruck und einem normal großen Herzen, ohne pathologische valvuläre Herzgeräusche und ohne pathologische Pulsationen, es sei denn eine systolische Einziehung bzw. eine diastolische Auswärtsbewegung über der Herzspitze. Außerdem sind die normalen Herztöne manchmal abnorm leise, und es besteht eine Sinustachykardie oder Vorhofflimmern. Meist ist ein 3. Ton vom rechten Ventrikel (= frühdiastolischer Extraton oder „pericardial knock" hörbar – zumindest inspiratorisch –, und oft läßt sich ein Pulsus paradoxus nachweisen. Wenn die Stauung höhergradig ist, so sind auch zentrale Stauungszeichen an den Organen vorhanden mit Ascites praecox, Pleuraergüssen, Leberstauung und evtl. auch Ödemen, die sich aber erst relativ spät entwickeln.

Verdacht auf eine Concretio pericardii besteht immer bei einem kardial bedingten erhöhten Halsvenendruck und einem normal großen Herzen sowie bei jedem 3. Ton in der Trikuspidalregion und bei jedem Pulsus paradoxus.

Der **Beweis** für die Diagnose kann schon beim Vorliegen aller eben genannten klinischen Symptome als gegeben angesehen werden.

Eine weitere Sicherung ist durch ein Röntgenbild des Thorax möglich, wenn man *zusätzlich* eine Kalkspange um das Herz erkennen kann (nochmals: Die Kalkspange allein beweist nur alte perikardiale Narben bzw. eine Perikardobliteration, aber noch nicht das Krankheitsbild der Concretio pericardii bzw. eine Einflußstauung).

Die Concretio pericardii kann durch eine intrakardiale Druckmessung objektiviert und quantifiziert werden: Nachweis eines frühdiastolischen Dips, d. h. eines abnorm steil ansteigenden und deutlich erhöhten diastolischen Drucks, der dann auf einem Plateau verharrt und fast nicht mehr weiter ansteigt, bis die Systole beginnt. Dies ist allerdings nicht absolut spezifisch, sondern kann bei einer Perikardtamponade und einer restriktiven Kardiomyopathie mit nicht vergrößertem Herzen ebenfalls vorkommen. Außerdem sind – wie bei der Pericarditis exsudativa – die Drücke im linken Vorhof bzw. in den Lungenkapillaren gleich hoch wie im rechten Vorhof.

Mit dem UKG ist die direkte Diagnose nicht so ohne weiteres gut möglich wie bei der Pericarditis exsudativa, doch hilft u. U. die Kernspintomographie – im Gegensatz zum Computertomogramm – insofern weiter, als man bei diesen Bildern das Vorliegen oder Fehlen einer perikardialen Schwartenbildung erkennen kann, auch wenn keine Kalkeinlagerungen vorliegen.

Schweregrad

Der Schweregrad einer Concretio pericardii richtet sich ausschließlich nach dem Schweregrad der *Stauung im großen und – weniger – im kleinen Kreislauf.* Dabei zeigen die leichten Formen klinisch nur eine Erhöhung des kardial bedingten Halsvenendrucks – ohne eindeutige Stauungsorgane –; während die schwereren Formen auch erhebliche Stauungsorgane aufweisen, mit einem Ascites praecox.

Das einfachste objektive Maß für den Schweregrad ist der zentrale Venen- bzw. Vorhofdruck.

Ein weiteres Maß für die Schwere der Erkrankung bei chronischer Stauung (S. 336) ist der allgemeine Ernährungs- und Kräftezustand.

Differentialdiagnose

Einflußstauung

1. **Pericarditis exsudativa bzw. Herztamponade:** Hier können alle hämodynamischen Veränderungen in gleicher Weise beobachtet werden, doch ist das Herz wegen des Ergusses vergrößert, und es gibt keinen 3. Herzton rechts.

2. **Restriktive Kardiomyopathie:** S. 310.

3. **Myxom im rechten Vorhof:** Meist sind die Geräusche eines Trikuspidalvitiums vorhanden, zumindest zeitweise. UKG mit eindeutigem Befund. Es fehlt dann aber die linksseitige Einflußstauung.

4. **Herztumoren** (besonders Sarkome des Perikards oder Metastasen): Sie werden durch Thoraxröntgenaufnahme, CT oder Kernspintomographie unterschieden.

5. **V.-cava-superior-Syndrom** durch Thrombose, Struma bzw. Tumor im Mediastinum: Einflußstauung erfolgt nur in der oberen Körperhälfte, keine Venenpulsationen bei extrem hohem Halsvenendruck.

6. Manche Formen der **Rechtsinsuffizienz:** Besonders beim dekompensierten akuten oder chronischen Cor pulmonale und nach einem Herzinfarkt mit Rechtsinsuffizienz kann das Herz relativ klein sein bzw. nicht wesentlich vergrößert. Bei diesen Erkrankungen hört man in der Regel doch Herzgeräusche (relative Mitral- oder Trikuspidalinsuffizienz), außerdem sind zu berücksichtigen: Anamnese, Herzpulsationen, EKG.

7. **Trikuspidalklappenstenose einschließlich Ebstein-Anomalie:** Ohne ein Trikuspidalinsuffizienz- bzw. ein Trikuspidalklappenstenosegeräusch sind diese Erkrankungen extrem selten. Allerdings muß hier darauf hingewiesen werden, daß eine nichtvalvuläre Trikuspidalstenose – sehr selten – Folge einer Concretio pericardii sein kann (perikardiale Einschnürung in Höhe des AV-Rings).

8. **Intraventrikuläre große Thromben:** S. 343

9. Die **Leberzirrhose** ist differentialdiagnostisch ein nicht seltenes Problem, wenn bei ihr ein Aszites besteht, der ja bei einer Concretio pericardii relativ früh auftreten kann. Auch ist es möglich, daß bei einer Leberzirrhose Ödeme und Pleuraergüsse vorhanden sind und – nicht zuletzt – eine vergrößerte Leber (besonders bei der Fettzirrhose). Durch den Aszites werden auch die Zwerchfelle hochgedrängt und der intrapleurale Druck erhöht und damit auch der Halsvenendruck. Die Unterscheidung ist klinisch meist dadurch möglich, daß bei der Leberzirrhose kein 3. Ton vorkommt, der bei den meisten Fällen von Concretio pericardii mit deutlichem Aszites vorhanden ist. Auch die genaue Inspektion der Halsvenen erlaubt eine sichere Differentialdiagnose: Der Halsvenenpuls ist bei der Leberzirrhose normal; bei der Concretio pericardii sind Stauungszeichen vorhanden. Der Halsvenendruck ist bei einem hochgradigen Aszites durch eine Concretio pericardii massiv erhöht, d. h. z. B. reicht er im Stehen deutlich über Halsmitte, was bei einer Leberzirrhose nie der Fall ist. Bei einer Leberzirrhose mit kleinem Aszi-

tes ist der Halsvenendruck im Sitzen mit hängenden Beinen höchstens gering erhöht; bei einer Concretio pericardii muß er aber auch bei einem kleinen Aszites schon deutlich erhöht sein, also im Sitzen mindestens bis Halsmitte reichen (ca. 14 cm), und im Stehen ist er dann bei der Zirrhose nicht mehr über der Klavikula zu sehen, aber sicher noch bei der Concretio pericardii mit Aszites.

10. Herzinsuffizienz bei der arrhythmogenen rechtsventrikulären Dysplasie S. 314 ff.

Frühdiastolischer Extraton (3. Ton)

In Frage kommen hier: 3. Ton bei einer systolischen Rechtsinsuffizienz, Mitral- und Trikuspidalöffnungston und ein weit gespaltener 2. Ton.

Pulsus paradoxus

Siehe S. 58.

Hinweis

Die Ursache einer Concretio pericardii ist – wie die der anderen Formen der PKS – manchmal nicht eindeutig klärbar, nicht einmal immer pathologisch-anatomisch.
Die Diagnose ist klinisch meist leicht zu stellen, wenn man nur daran denkt und nicht jede venöse Einflußstauung als Rechtsinsuffizienz auffaßt oder gar als „Myodegeneratio cordis".
Ein kardial bedingter erhöhter Halsvenendruck – wie auch eine vorwiegend zentrale Stauung im großen Kreislauf – ist immer verdächtig auf eine perikardiale Ursache, entweder einen Perikarderguß (großes Herz) oder eine Concretio pericardii (kleines Herz), wenn keine auffälligen pathologischen Herzpulsationen und keine pathologischen Herzgeräusche vorhanden sind und vor allem dann, wenn bei einem erhöhten Halsvenendruck keine peripheren Stauungszeichen vorhanden sind. Dem Halsvenendruck, der in jedem Falle erhöht ist, kommt eine wesentliche diagnostische Bedeutung zu.
Differentialdiagnostisch spielt praktisch die Leberzirrhose die wichtigste Rolle, weil beide Erkrankungen sehr ähnliche oder gleiche Symptome aufweisen können, mit Ausnahme des Halsvenendrucks und -pulses, Angelpunkt der klinischen Differentialdiagnose bei diesen beiden Krankheiten.
Die rechtzeitige Erkennung der Concretio pericardii ist deshalb von wesentlicher Bedeu-

tung, weil durch eine Operation zur rechten Zeit die perikardiale Schwiele bzw. der Kalkpanzer entfernt werden kann und dann auch meist noch eine befriedigende Besserung der Einflußstauung erreicht wird. Wenn jedoch die Concretio pericardii schon sehr lange besteht, ist dies zwar technisch auch noch möglich, aber die Chancen für eine erfolgreiche Operation sind viel schlechter, weil das Myokard atrophisch geworden ist und auch durch das Einwachsen des entzündlichen Prozesses aus dem Perikard fibrotisch wurde. Nach Ablösung des Panzers dilatiert sich ein solcher Herzmuskel, und es kommt zur irreparablen Herzinsuffizienz. Dadurch ist auch erklärt, daß bei nur ca. $^2/_3$ der Patienten eine Operation von Erfolg gekrönt ist. Man sollte deshalb bei der Concretio pericardii nicht eo ipso in jedem Falle operieren, weder bei den leichten noch bei den schwersten Formen. Mit Diuretika läßt sich manchmal ein durchaus erträglicher Zustand über Jahre erhalten.

Pneumoperikard (Pneumoperikarditis)

Definition

> Ein Pneumoperikard (oder eine Pneumoperikarditis) liegt dann vor, wenn Luft in den Perikardbeutel eindringt.

Ursachen und Vorkommen

Ein Pneumoperikard entsteht dann, wenn durch eine Verletzung (Trauma oder Operation) eine direkte Verbindung zwischen dem Perikard und der Körperoberfläche hergestellt wird oder wenn im Brustraum eine Verbindung zwischen den Luftwegen oder dem Ösophagus und dem Perikardraum entsteht. Letzteres ist zwar in erster Linie bei Traumen der Fall, kommt aber – sehr selten – merkwürdigerweise auch spontan vor, ohne daß man in jedem Falle die Ursache finden kann. Ein Pneumoperikard ist eine sehr seltene Erkrankung.

Beschwerden

Die Beschwerden kann man nur als uncharakteristische Herzbeschwerden bezeichnen.

Klinischer Befund und Diagnose

Entscheidend für die Diagnose ist der Auskultationsbefund: Man hört ein eigentümliches, unverkennbares Geräusch im perikarditischen Zweier- oder Dreierrhythmus. Der Klang dieses Geräusches läßt sich am besten vergleichen mit dem knisternden Geräusch eines Hautemphysems, wie man es beim Aufsetzen des Stethoskops wahrnehmen kann.

Der objektive, dokumentarische Beweis für ein Pneumoperikard ist durch eine einfache Thoraxröntgenaufnahme zu erbringen: Man sieht einen Luftmantel um das Herz im Perikardraum.

Bei einem 15jährigen, sonst gesunden Patienten mit uncharakteristischen Herzbeschwerden sahen wir ein spontanes Pneumoperikard, ohne daß sich eine Ursache nachweisen ließ; nach 3 Tagen war alles wieder normal.

Hydropneumoperikarditis

Definition

Diese Erkrankung liegt dann vor, wenn bei einer Pericarditis exsudativa zusätzlich Luft in den Perikardraum gelangt.

Ursachen und Vorkommen

Die häufigste Ursache dieser Erkrankung ist artifiziell: eine Herzoperation mit Eröffnung des Herzbeutels. Hierbei gelangt zwangsläufig Luft in den Herzbeutel, und nicht allzu selten entsteht durch die operative Verletzung des Perikards eine aseptische Entzündungs-Perikarditis.

Andere Ursachen sind: absichtlicher (Luftinsufflation) oder unabsichtlicher Luftzutritt bei der Punktion eines Perikardergusses (eine Hydropneumoperikarditis beobachteten wir einmal bei der Perforation eines Magenulkus in den Perikardraum bei einer Zwerchfellhernie, wodurch Luft und Magensaft in den Herzbeutel gelangten).

Beschwerden

Wie bei einer Perikarditis, aber auch ohne Herzbeschwerden.

Klinischer Befund und Diagnose

Entscheidend ist auch hier der Auskultationsbefund: Man hört neben dem typischen perikarditischen Reibegeräusch zugleich und im gleichen Rhythmus ein Blubbern und Glucksen.

Pleuroperikarditis

Definition

Gleichzeitiges Vorkommen einer Pleuritis und einer Perikarditis, wobei diese beiden Entzündungsprozesse in einem ursächlichen Zusammenhang stehen, der durch ihre Nachbarschaft gegeben ist: Die Entzündung des einen Organs geht per continuitatem auf das andere über. Die Entzündung des betroffenen Zweitorgans bleibt dann meist lokalisiert, d. h., es entsteht *keine diffuse* Pleuritis oder Perikarditis dabei.

Eine diffuse Pleuritis *und* eine diffuse Perikarditis – wobei die eine der beiden Krankheiten nicht per continuitatem entstanden ist – sind in der Regel Ausdruck einer Polyserositis, wie es z. B. bei einer Kollagenkrankheit oder tuberkulösen Infektion der Fall sein kann.

Ursachen und Vorkommen

Grundsätzlich kann jede Entzündung des Perikards oder der Pleura auf die angrenzenden Teile des Nachbarorgans übergreifen, was jedoch nicht allzu oft der Fall ist.

Häufiger kommt eine Pleuroperikarditis vor bei einem *Postmyokardinfarktsyndrom* (Dressler-Syndrom), beim *Postkommissurotomiesyndrom* (= Postkardiotomiesyndrom) und bei der *traumatischen Perikarditis* nach stumpfen Brustkorbtraumen.

Bei den genannten drei Ursachen ist das Primäre immer die Perikarditis, aber eine Pleuritis kann durchaus einmal auch der Ausgangsherd sein, wie z. B. bei einer Pleuropneumonie mit umschriebener Pleuritis.

Beschwerden

Wie bei einer Perikarditis oder/und Pleuritis.

Klinischer Befund und Diagnose

Man hört sowohl das typische Pleurareiben wie das typische Perikardreiben. Eigentümlicherweise kommen diese beiden Geräusche und damit eine Pleuroperikarditis im o. g. Sinne fast nur am linken unteren Herzrand und der benachbarten Pleura vor, gleichgültig ob der Prozeß primär an der Pleura oder dem Perikard lokalisiert ist.

Inspiratorisch werden diese beiden Geräusche lauter. Es kann sich an beiden Orten ein Erguß bilden.

Anmerkungen zum Postmyokardinfarktsyndrom

Nach einem Herzinfarkt kann sich schon nach Stunden, aber auch erst nach Tagen eine Perikarditis einstellen. Ursächlich handelt es sich wahrscheinlich einfach um eine Verletzung des Perikards als Folge der Nekrose des Herzmuskels. Dabei ist jedoch bemerkenswert, daß es Fälle gibt, bei denen die Perikarditis erst 1–2 Wochen nach dem Infarkt auftritt und daß neben der Perikarditis auch noch eine umschriebene Nachbarpleuritis mit Erguß sich ausbilden kann. Diese Pleuroperikarditis kann sich im Laufe von Wochen und Monaten jeweils für einige Tage wiederholen (Dressler-Syndrom), was auch bei anderen Ursachen einer Perikarditis nicht ganz ungewöhnlich ist (wahrscheinlich Autoimmunreaktion). Das Krankheitsbild ist merkwürdigerweise im Laufe der letzten Jahre viel seltener geworden. Seine Kenntnis ist aber trotzdem wichtig, damit es nicht als neue Krankheit oder gar als Infarkt – bei diesen Rezidiven – aufgefaßt wird.

Anmerkungen zum Postkardiotomiesyndrom

Es ist verständlich, daß sich nach operativer Eröffnung des Herzbeutels und damit durch Verletzung des Perikards eine „traumatische", aseptische Entzündung bilden kann, die wie andere Perikarditiden zu Rezidiven neigt (selbst nach stumpfen Brustkorbtraumen sind rezidivierende Perikarditiden – fibrinös und hämorrhagisch – bekannt). Auch von dieser Perikarditis weiß man, daß sie auf die benachbarte Pleura übergreifen kann und daß sie zu Rezidiven neigt.

Pleuroperikardiale Verwachsungen

Definition, Ursachen und Vorkommen

Adhäsionen zwischen Pleura und Perikard, die mehr oder weniger umschrieben sind und aus mehr oder weniger breiten und langen Narbensträngen (Briden) bestehen.

Dies sind Folgen von Entzündungen, die meist primär von der Pleura ausgehen, aber nicht immer auf einer diffusen Pleuritis beruhen müssen, sondern oft nur auf kleinen umschriebenen Entzündungen der herznahen Pleura, wie sie nach Pneumonien oder sogar nur nach Peribronchitiden entstehen können.

Ausgedehnte Verwachsungen nach einer Pleuritis können zu erheblicher Schwartenbildung durch Verklebung, Fibrosierung oder sogar Verkalkung der beiden Pleurablätter führen. Dies beeinträchtigt dann die Lungenfunktion und kann ein Cor pulmonale verschiedenen Schweregrads zur Folge haben.

Es gibt aber auch kleine pleuroperikardiale Verwachsungen, die klinisch meist nicht diagnostizierbar sind und keine Bedeutung für Lunge und Herz haben. Sie können aber u. U. einen Auskultationsbefund verursachen. Dieser ist deshalb von Interesse, weil er dem bei einem Mitralklappenprolaps ähnlich ist und von diesem abgegrenzt werden muß (S. 117 ff) und weil man gelegentlich dadurch einen kleinen, sonst klinisch nicht nachweisbaren Spontanpneumothorax links erkennen kann (Abb. 41).

Entstehungsmechanismus des Auskultationsbefunds

Es erscheint höchst unwahrscheinlich, daß die pleuroperikardialen Adhäsionen selbst einen Auskultationsbefund verursachen. Es erscheint viel wahrscheinlicher, daß narbige Prozesse in der unmittelbaren Nachbarschaft der Adhäsionen, d. h. Rauhigkeiten der serösen Häute, für die Entstehung der Töne und Geräusche verantwortlich sind, sobald sich das pleurale und das perikardiale Epithel reiben. Nur so ist es u. E. verständlich, daß der pleuroperikardiale Auskultationsbefund nach Entstehung eines Spontanpneumothorax (Abb. 41) oder nach einer Pleurapunktion nach wenigen Stunden oder Tagen wieder verschwindet, ohne daß sich am objektiven Organbefund merklich etwas geändert hat und schon gar nicht an etwaigen röntgenologisch sichtbaren Adhäsionen. Man muß annehmen, daß Rauhigkeiten im pleuroperikardialen Grenzgebiet durch die Veränderung der Lage von Pleura und Perikard zueinander die Geräusche und Töne bei der Herzbewegung verursachen. Nach relativ kurzer Zeit können diese Rauhigkeiten abgeschliffen sein, und der Auskultationsbefund verschwindet. Diese Annahme widerspricht u. E. nicht der Tatsache, daß solche Geräusche auch permanent vorhanden sein können, eben dadurch, daß die Rauhigkeiten nicht immer abgeschliffen werden.

Beschwerden

Es sind keine spezifischen oder unspezifischen Beschwerden als Folge von pleuroperikardialen Verwachsungen bekannt. Man kann sich aber vorstellen, daß durchaus uncharakteristische Beschwerden im Bereich von solchen Narben auftreten können, wenn der Narbenzug unter bestimmten Umständen (Lageänderung, kräftiger Herzschlag) besonders stark ist.

Klinischer Befund und Diagnose

Pleuroperikardiale Vernarbungen bzw. Adhäsionen sind in erster Linie durch meso- und endsystolische Klicks charakterisiert, die in der Herzspitzengegend ihr p. m. haben. Diese Klicks können verschiedene Lautstärke haben. Bei akutem Entstehen (Pneumothorax oder postpunktionell) sind sie manchmal sehr laut und sogar auf Distanz hörbar. Sie werden zwar als hochfrequent bezeichnet wie die Klicks des Mitralklappenprolapses, machen aber nicht immer nur den Eindruck von Klicks, sondern – wenn sehr laut – mehr den Eindruck von „Klacks" (S. 114, 118). Es können dabei auch mehrere mesosystolische Klicks auftreten, sogar in der frühen Diastole (Abb. **41**).
Neben Klicks und Klacks kann auch ein endsystolisches Crescendogeräusch vorkommen – mit oder ohne gleichzeitigen Klick. Auch dieses Geräusch hat sein p. m. regelmäßig über der Herzspitzengegend. Charakteristischerweise – und im Gegensatz zu den gleichen Auskultationsphänomenen bei Mitralklappenprolaps – werden die durch pleuroperikardiale Prozesse verursachten Töne und Geräusche inspiratorisch in der Regel lauter. Nicht selten sind sie auch ganz entscheidend lageabhängig oder treten nur in einer ganz bestimmten Atemphase auf.

Differentialdiagnose

Meso- und endsystolische Klicks und das endsystolische Geräusch können auch beim Mitralklappenprolaps in ähnlicher Weise vorkommen. Die Unterscheidung ist dann möglich, wenn der Befund über der Herzspitzengegend inspiratorisch lauter wird, was für eine pleuroperikardiale Genese spricht, wenn er lageabhängig ist, wenn das p. m. eindeutig außerhalb des Herzens liegt oder wenn Anamnese bzw. Befund (Pneumothorax, Zustand nach Pleurapunktion) eine eindeutige Zuordnung gestatten.

Hinweis

Der Nachweis von pleuroperikardialen Narben, Rauhigkeiten bzw. Verwachsungen ist üblicherweise nur differentialdiagnostisch wichtig zur Abgrenzung gegenüber dem Mitralklappenprolaps. Bei beiden Krankheiten kann man u. U. Klicks und ein endsystolisches Crescendogeräusch hören. Der Mitralklappenprolaps ist fast immer die Ursache eines solchen Befundes; pleuroperikardiale Verwachsungen sind die Ausnahme (vor der Entdeckung des Mitralklappenprolapses nahm man immer pleuroperikardiale Verwachsungen als Ursache an). Die andere praktische Bedeutung ist, daß man in einigen Fällen an den genannten Symptomen einen kleinen linksseitigen Spontanpneumothorax diagnostizieren kann – bei großem Pneumothorax kommen diese Symptome nicht vor. In einem solchen Falle eines kleinen linksseitigen Pneumothorax kann es durchaus sein, daß er röntgenologisch übersehen wird, während der klinische Befund mit Klicks und/oder lauten Klacks auskultatorisch höchst eindrucksvoll sein kann, perkutorisch wegen seiner Kleinheit und umschriebenen Lokalisation allerdings auch nicht diagnostizierbar ist.

Kongenitale Defekte des Perikards

Definition, pathologische Anatomie und Vorkommen

> Es gibt sehr selten angeborene Defekte des Perikards, die sich vorwiegend über dem linken Herzen finden. Extrem selten kommt auch ein völliges Fehlen des Perikards vor.

Beschwerden

Nicht alle Patienten haben Beschwerden. Wenn solche vorkommen, so handelt es sich meist um uncharakteristische Herzbeschwerden und Palpitationen.

Pathophysiologie, klinischer Befund und Diagnose

Symptome: Wenn der Defekt nennenswert ist, dann findet sich ein hyperaktives Herz mit abnorm kräftiger Pulsation, eine Verlagerung des Herzens nach links und manchmal ein mesosystolisches Geräusch am linken Sternalrand, wohl Ausdruck einer hyperkinetischen Situation, d. h. beschleunigter Durchfluß des Bluts durch den Ausflußtrakt des (rechten? oder) linken Ventrikels.

Beweis: Im Röntgenbild des Thorax sieht man bei einem kompletten Fehlen des Perikards eine ausgeprägte Linksverlagerung des Herzens, einen prominenten Pulmonalbogen sowie Lungengewebe zwischen dem Pulmonalbogen und der Aorta und zwischen dem Zwerchfell und dem unteren Herzrand. Bei inkompletten Defekten sind diese Zeichen in rudimentärer Form auch vorhanden.

Akutes Pneumomediastinum (Mediastinalemphysem)

Definition, Ursachen und Vorkommen

Luftansammlung im Mediastinum, die fast nur nach Traumen auftritt zusammen mit Rippenfrakturen, durch Ruptur der Trachea oder des Ösophagus. Auch bei einem Asthma-bronchiale-Anfall wurde die Erkrankung beobachtet. Sie ist sehr selten; wir haben sie selbst nie gesehen.

Klinischer Befund und Diagnose

Das spezifische Zeichen ist ein im Herzrhythmus knirschendes und offenbar nicht zu verkennendes Geräusch über dem Herzen. Daneben findet sich fast immer ein Hautemphysem am Halse. Im Röntgenbild Luftansammlung im Mediastinum (Beweis).

Myokarderkrankungen (Kardiomyopathien)

Definition der WHO

Die WHO empfahl 1981, die Herzmuskelerkrankungen in zwei Gruppen einzuteilen (Brandenburg u. Mitarb. 1987*):

1. Herzmuskelerkrankungen, die auf eine *bekannte Ursache* zurückzuführen sind und die ursächlich mit Erkrankungen anderer Organe bzw. Systeme oder anderer Herzstrukturen (Klappen, Koronarien, Hochdruck im großen oder kleinen Kreislauf) in Zusammenhang stehen;

2. Herzmuskelerkrankungen *unbekannter Ursache*.

Nur bei letzteren soll der Begriff Kardiomyopathie (CM) verwendet werden. Diese Gruppe selbst manifestiert sich im wesentlichen in drei Formen,

1. der dilatativen (kongestiven),
2. der hypertrophen,
3. der restriktiven Kardiomyopathie.

Ohne die grundsätzliche Bedeutung dieser Einteilung in Abrede stellen zu wollen, scheint uns diese

Einteilung heute zu rigide und auch vom tatsächlichen allgemeinen Sprachgebrauch her überholt. So spricht man jetzt ganz allgemein von der alkoholischen Kardiomyopathie – gibt also eine Ursache an. Außerdem wird bei der restriktiven CM ganz klar von Ursachen gesprochen, z. B. beim Amyloidherz, was nach der WHO-Definition nicht richtig wäre. Schließlich meinen wir auch, daß das Spektrum der Kardiomyopathien ergänzt werden sollte durch den Begriff der latenten CM, wie es besonders von Kuhn (1980) herausgearbeitet wurde (s. unten).

Aus diesen Gründen benützen wir hier eine andere Klassifikation der Myokarderkrankungen, wie sie u. a. auch in ähnlicher Weise von Roskamm u. Reindell* (1990) angewandt wird.

Vorgeschlagene Definition und Klassifikation

1. Primäre (idiopathische) Kardiomyopathien: Dies sind Erkrankungen des Herzmuskels, ohne daß andere Strukturen des Herzens und ohne daß eine andere Erkrankung bzw. irgendein bekanntes Agens dafür verantwortlich ist.

2. Sekundäre (symptomatische) Kardiomyopathien: Herzmuskelerkrankungen können dann so bezeichnet werden, wenn ihre Ursache auf einer Organ- oder Systemerkrankung beruht, aber nicht auf einer Herz- oder Kreislauferkrankung (ein Amyloidherz oder eine alkoholische CM ist z. B. eine sekundäre Kardiomyopathie, ein Hypertonieherz dagegen nicht).

3. Die **Myokarditis** ist eine Herzmuskelerkrankung mit den Zeichen einer Entzündung, sei sie durch ein infektiöses Agens oder allergisch bedingt.

4. Arrythmogene rechtsventrikuläre Dysplasie siehe S. 314.

Myokardveränderungen **im Gefolge einer Herz- oder Kreislauferkrankung** (z. B. Herzklappenfehler, Hypertonie, Herzinfarkt usw.) sollte man u. E. nicht zu den Kardiomyopathien rechnen. Der Begriff „ischämische Kardiomyopathie" wird allerdings schon gelegentlich benützt, wenn eine Herzinsuffizienz durch Infarzierungen vorliegt („Schwielenherz").

Klinische Erscheinungsformen

Die klinischen Erscheinungsbilder der Kardiomyopathien manifestieren sich in folgenden Formen:

1. dilatative (kongestive) Kardiomyopathie (DCM oder COCM),

2. latente Kardiomyopathie (LCM),

3. hypertrophe nichtobstruktive Kardiomyopathie (HNCM),

4. hypertrophe obstruktive Kardiomyopathie (HOCM),

5. restriktive Kardiomyopathie (RCM).

Jede dieser Formen kann als primäre Kardiomyopathie (unbekannter Genese) vorkommen. Mit Ausnahme der beiden hypertrophen Kardiomyopathien (HCM) können aber auch alle als sekundäre Kardiomyopathien in Erscheinung treten (über die jeweiligen Ursachen bei den speziellen Abschnitten).

Insgesamt stellen die drei klinischen Grundformen der Kardiomyopathien (1, 3+4 und 5) jeweils das Extrem der pathologischen Reaktionsmöglichkeiten des Myokards dar.

Übergänge der 2.–5. Form in die DCM kommen vor, und manche stoffwechsel- und systembedingten Herzmuskelerkrankungen können sich bei verschiedenen Patienten jeweils in verschiedener Erscheinungsform präsentieren.

Dilatative (früher kongestive) Kardiomyopathie

Definition

Eine Kardiomyopathie bekannter (sekundäre DCM) oder unbekannter Ursache (= primäre oder idiopathische DCM) mit Dilatation der Ventrikel und auch der Vorhöfe, die zu einer Herzinsuffizienz führt, meist zu Linksschenkelblockbildern im EKG und oft auch zu schweren Herzrhythmusstörungen.

Da dieses Krankheitsbild mit und ohne bekannte Ursache vorkommt, hat es sich eingebürgert, mit dem Begriff der DCM auch die Ursache zugleich anzugeben (z. B. alkoholische DCM oder diabetische DCM) bzw. bei unbekannter Ursache von einer primären oder idiopathischen DCM zu sprechen.

Ursachen und Vorkommen

Die Ursache ist oft unbekannt (idiopathische DCM).

Unter den bekannten Ursachen (sekundäre Kardiomyopathie) spielt heute bei uns die alkoholische Genese die größte Rolle. Ansonsten kommen u. a. in Frage: familiäres Auftreten, Myokarditis der verschiedensten Genese (S. 311 ff), schwere Anämie bei älteren Menschen, Leukämie (leukämische Infiltration des Myokards), Diabetes und andere Stoffwechselerkrankungen, Beriberi, arteriovenöse Aneurysmen, Sarkoidose, Thyreotoxikose, Myxödem, pathologische und dabei langdauernde Bradykardie oder Tachykardie, Schwangerschaft (postpartale oder Schwangerschaftskardiomyopathie), Kollagenkrankheiten, Noxen (z. B. Daunorubicin, Kobalt als Bierzusatz), Selenmangel, neuromuskuläre Erkrankungen und dabei vor allem die Friedreich-Ataxie, Röntgenbestrahlung. – Die primäre und sekundäre DCM hat in den letzten Jahrzehnten bei uns erheblich zugenommen und ist keine seltene Erkrankung mehr.

Pathologische Anatomie

Bei der idiopathischen DCM sind meist alle Herzkammern und Vorhöfe mehr oder weniger dilatiert, und die Ventrikelwand ist verdünnt. Dabei ist aber das Herzgewicht fast immer deutlich erhöht infolge der Dilatation, d. h. der vergrößerten Masse, und auch weil in manchen Abschnitten eine Hypertrophie vorliegt. Histologisch und elektronenoptisch findet man eine unspezifische interstitielle Fibrosierung als Ersatz für zugrunde gegangene Herzmuskelfasern. Außerdem sind die Myozyten hypertrophiert, aber bei einem verminderten oder fehlenden Myofibrillengehalt („ghost cells", Manolio u. Mitarb. 1992). Daraus resultiert die Herzinsuffizienz, die zuerst und stärker den linken Ventrikel betrifft als den rechten. Spezifische Veränderungen im Sinne einer DCM finden sich nicht.

Wandständige intraventrikuläre Thromben sind häufig.

Bei bekannten Ursachen wie z. B. bei einer Myokarditis oder einem Sarkoid findet sich der jeweilige spezifische histologische Befund.

Pathophysiologie

Die Auswurffraktion ist durch die systolische Herzinsuffizienz vermindert, oft unter 45%; sie kann u. U. nur ca. 10–20% (statt normal ca. 55–60%) betragen. Vermindert sind demnach auch das Schlag- und Herzzeitvolumen, die Kontraktionsgeschwindigkeit und der systolische Blutdruck. Da der diastolische Blutdruck nicht selten erhöht ist, als Folge einer kompensatorischen peripheren Widerstandserhöhung, kann die Blutdruckamplitude klein sein.

Beschwerden

Je nach Schweregrad leiden die Patienten oft unter einer erheblichen, zunehmenden Leistungsschwäche und Atemnot. Nicht selten treten bei ihnen auch präkordiale Schmerzen auf, die z. T. identisch sind mit einer typischen und atypischen Angina pectoris, z. T. aber auch uncharakteristisch sein können. Außerdem sind sie oft durch schwere ventrikuläre Rhythmusstörungen (ventrikuläre paroxysmale Tachykardien) beeinträchtigt.

Klinischer Befund
(Abb. 21 d, 32)

Die Herzfrequenz ist beschleunigt. Das Herz ist dilatiert. Der Herzspitzenstoß ist verbreitert und nach außen und unten verlagert. Ganz im Gegensatz zu der oft deutlichen Verbreiterung der Herzpulsation ist aber die Hebung des Herzspitzenstoßes nur gering, eher nur gerade „anstoßend" (Abb. 21 d); auch pathologische Pulsationen des rechten Ventrikels sind in fortgeschrittenen Fällen zu finden.

Auskultatorisch ist der Befund in der Regel nicht eindrucksvoll, wiederum im Gegensatz zu der Schwere der Herzinsuffizienz. Dies hat seinen Grund in dem kleinen Schlagvolumen und der verminderten und verlangsamten Kontraktion. Deshalb muß bei Verdacht auf eine DCM immer besonders gründlich auskultiert werden (Maximalprogramm der Auskultation, S. 84). Meist läßt sich dann doch eines oder mehrere der folgenden Symptome finden:

ein leiser 1. und 2. Herzton, ein 3. oder 4. Ton vom linken, evtl. auch vom rechten Ventrikel (Abb. 32), ein Summationsgalopp, ein leises, kurzes Mitral- oder Trikuspidalinsuffizienzgeräusch (nie lauter als $^2/_6$, meist leiser). Ein Trikuspidalinsuffizienzgeräusch wird inspiratorisch in der Regel nicht lauter, weil der dilatierte rechte Ventrikel im Inspirium nicht mehr Blut aufnehmen kann. Kaum einmal findet sich ein mesodiastolisches Einflußgeräusch an der Mitral- oder Trikuspidalklappe (keine relative Klappenstenose wegen des geringen Einflußvolumens). Der periphere Puls ist klein, weich und der Blutdruck nieder, die Blutdruckamplitude klein. Je nach Schwere der Herzinsuffizienz finden sich Zeichen der Lungenstauung und der Rechtsinsuffizienz.

Manchmal sind Herzrhythmusstörungen die ersten Zeichen der Erkrankung, wobei die ventrikuläre paroxysmale Tachykardie nicht selten ist und Kammerflimmern den Tod herbeiführen kann.

Embolien aus den intraventrikulären, wandständigen Thromben komplizieren manchmal das Krankheitsbild, das bei den meisten Patienten in wenigen Jahren oder sogar Monaten zum Tode führt.

Diagnose

Dilatiertes Herz mit Links- oder Links-rechts-Insuffizienz
(Auswurffraktion unter 45%), wobei aber Herzklappenfehler, eine Hypertonie im großen oder kleinen Kreislauf, eine ischämische Herzerkrankung und eine Pericarditis exsudativa ausgeschlossen werden können. – Es handelt sich somit bei der Diagnose der DCM letztlich um eine Ausschlußdiagnose.

Es besteht ein auffallender Gegensatz zwischen der deutlichen Herzvergrößerung und der Herzinsuffizienz einerseits und dem mageren Auskultationsbefund andererseits. Eine evtl. hörbare Mitral- oder Trikuspidalinsuffizienz ist nie laut. Ein 3. oder 4. Herzton, vorwiegend über dem linken Herzen, ist häufig, aber ebenfalls oft nur sehr diskret, d. h. oft nur mit Mühe zu entdecken. Infolge des meist stark verminderten Herzzeitvolumens ist die periphere Blutversorgung schlecht, der Puls klein, die Extremitäten kühl, der systolische Blutdruck nieder, die Blutdruckamplitude klein, und oft ist eine periphere Zyanose vorhanden. Die Leistungsfähigkeit dieser Patienten ist schon im frühen Stadium der Krankheit stark reduziert, eine mehr oder weniger starke Atemnot immer vorhanden.

Verdacht auf eine DCM besteht bei jeder Herzvergrößerung, vor allem bei jeder Herzinsuffizienz, für die sich kein offensichtlicher Grund findet, ferner bei schweren ventrikulären Herzrhythmusstörungen, bei einem Linksschenkelblock im EKG.
Beweis für die Diagnose: Klinisch läßt sich die Diagnose bei typischen und ausgeprägten Symptomen zwar mit hoher Wahrscheinlichkeit stellen, aber nur schwerlich beweisen. Dasselbe gilt –

streng genommen – auch für das UKG, das zwar sehr typische Befunde erkennen läßt, aber der Beweis ist letztlich erst dann erbracht, wenn eine koronare Herzerkrankung durch eine Koronarographie als Ursache der Herzinsuffizienz ausgeschlossen ist. Die Myokardbiopsie dient höchstens in einzelnen Fällen zur Abklärung der Ursache einer DCM.

Schweregrad

Der Schweregrad richtet sich nach dem Ausmaß der Links-rechts-Insuffizienz, evtl. nach der durch technische Untersuchungen feststellbaren Auswurffraktion. Die Eingruppierung richtet sich jedoch auch prognostisch nach dem Schweregrad der Rhythmusstörungen und evtl. auch noch nach der Embolieneignung. – Eine beginnende, sehr leichte DCM ist klinisch kaum sicher zu diagnostizieren; sie gehört schon eher zum Bild der latenten Kardiomyopathie (s. unten).

Differentialdiagnose

Klinischer Befund

Herzinsuffizienz durch eine koronare Herzerkrankung: Diese Differentialdiagnose ist deshalb nicht selten von wesentlicher Bedeutung, weil einerseits bei der idiopathischen DCM (ohne erkennbare Ursache) echte Angina-pectoris-Anfälle vorkommen und andererseits bei manchen Patienten Herzinfarkte weitgehend symptomlos ablaufen können, aber durch die Schwielen im Myokard dann doch eine Herzinsuffizienz entstehen kann. Bei einer Herzinsuffizienz durch eine koronare Herzerkrankung richtet sich die Therapie (konservativ oder operativ) nicht nur nach der myokardialen Funktionseinschränkung, sondern ganz wesentlich auch nach dem Zustand der Koronararterien. Entscheidung durch EKG oder/und Koronarographie.

Herzinsuffizienz durch Myokarditis (S. 311 ff): Diese Erkrankung läßt sich üblicherweise nur durch eine Myokardbiopsie nachweisen bzw. ausschließen, wenn sich nicht allgemeine Entzündungszeichen finden, die zweifelsohne auf eine Myokarditis zu beziehen sind. Einen entsprechenden bioptischen histologischen Nachweis findet man bei dem klinischen Bild einer DCM bei höchstens 12% innerhalb von 6 Monaten nach Beginn einer Herzinsuffizienz (Manolio u. Mitarb. 1992). Bei immunhistologischen Untersuchungen der Myokardbiopsie finden sich jedoch viel häufiger Kriterien für eine lymphozytäre Myokarditis (29–93% bei verschiedenen Parametern; Kühl u. Mitarb. 1991).

Einflußstauung durch Perikarderguß: Hier ist – wie bei der DCM – das „Herz" vergrößert, der Auskultationsbefund nicht eindrucksvoll und die periphere Durchblutung vermindert. Entscheidung durch das UKG, wenn sich keine Mitral- oder Trikuspidalinsuffizienz und kein 4. Ton oder 3. Ton *links* nachweisen lassen, die eine perikardiale Einflußstauung praktisch ausschließen würden.

Herzinsuffizienz bei früherer Hypertonie: Es kann durchaus vorkommen, daß beim Eintreten einer Herzinsuffizienz durch eine Hypertonie diese nicht mehr vorhanden ist. Man wird aber bei einem insuffizierten Hypertonieherzen meist eine entsprechende Anamnese, eine erhebliche Hypertrophie des linken Ventrikels finden, auch typische Augenhintergrundveränderungen, ein typisches EKG (wenn kein Schenkelblock besteht) und ein typisches UKG.

Herzinsuffizienz bei Klappenfehlern mit low output: Die charakteristischen Herzgeräusche können in diesem Stadium sehr diskret sein oder verschwinden, sogar bei einer Aortenstenose, besonders dann, wenn auch noch eine Tachykardie besteht. Klinisch kann eine Unterscheidung gegenüber einer DCM bei dieser Konstellation mit einem sehr niederen Schlagvolumen unmöglich sein, es sei denn, daß man eine ausgeprägte Links- oder Rechtshypertrophie findet; ansonsten müssen UKG oder Herzkatheterung die Klärung erbringen.

Herzinsuffizienz bei restriktiver CM: Bei der restriktiven CM kann das Herz auch etwas vergrößert sein und eine Mitral- oder Trikuspidalinsuffizienz sowie ein 3. Ton über dem linken Herzen vorkommen. Die Unterscheidung ist hier praktisch nicht von entscheidender Bedeutung, da die Ursachensuche in gleicher Weise durchgeführt werden muß wie bei der DCM und sich für die symptomatische Therapie keine unterschiedlichen Gesichtspunkte ergeben. Wenn erforderlich, kann die Differentialdiagnose mit Hilfe der Herzkatheterung weiter abgeklärt werden (S. 309 ff).

Herzinsuffizienz bei der arrhythmogenen rechtsventrikulären Dysplasie: S. 316

Ursachen

Siehe oben Ursachen und Vorkommen.

Hinweis

Eine systolische Herzinsuffizienz mit Dilatation des linken (und rechten) Ventrikels und den dafür typischen klinischen Zeichen gestattet die Diagnose einer DCM, sofern sich keine andere Herzerkrankung als Ursache hierfür findet.
Die Prognose der Patienten mit einer DCM hängt jedoch nicht nur von der Schwere und Progredienz der Herzinsuffizienz ab, sondern auch von den Rhythmusstörungen und der Embolieneigung, die oft das Krankheitsbild

komplizieren und wenigstens in gewissem Umfange behandelbar sind.
Im übrigen sollte man sich mit der Diagnose DCM in keinem Falle von vornherein begnügen, da diese zwar idiopathisch sein, aber auch erkennbare und evtl. behandelbare Ursachen haben kann. Die Myokardbiopsie kann zwar manchmal hilfreich sein (z. B. bei einer Myokarditis oder Sarkoidose usw.), ist jedoch meist enttäuschend. Vorhofflimmern ist oft der Beginn einer entscheidenden Verschlechterung.
Wenn sich in einem bestimmten Falle auch keine Ursache nachweisen läßt, so ist trotzdem ursächlich an eine Myokarditis zu denken und evtl. probatorisch zu behandeln. In einem kleinen Prozentsatz liegt diese Krankheit tatsächlich einer DCM zugrunde und kann durch Cortison gebessert werden. Im übrigen ist bei einer DCM die Herztransplantation letztlich oft die einzige therapeutische Chance.

Literatur

Kühl, U., B. Daun, B. Seeberg, H. Schultheiß: High incidence of myocarditis by endomyocardial biopsy in patients with dilated cardiomyopathy. Circulation 84,Suppl. II-2 (1991) 0008

Manolio, T., K. Baughman, R. Rodeheffer, T. Pearson, J. Bristow, V. Michels, W. Abelmann, W. R. Harlan: Prevalence and etiology of idiopathic dilated cardiomyopathy (summary of a national heart, lung and blood institute workshop). Amer. J. Cardiol. 69 (1992) 1458–1466

Latente Kardiomyopathie

Definition

Man kann sie als eine rudimentäre Form der DCM betrachten, die allerdings praktisch nur bei Belastung zu einer Herzinsuffizienz leichter Art führt.
Diese Erkrankung wurde von Kuhn (1980, 1981) besonders untersucht und vertreten, hat aber bis jetzt keine allgemeine Anerkennung gefunden und wird auch üblicherweise nicht unter den Kardiomyopathien aufgeführt. Sie erscheint uns aber doch erwähnenswert, da sie uns nicht nur bewiesen erscheint, sondern aus theoretischen Überlegungen auch existieren muß: Da an dem Krankheitsbild der dilatativen Kardiomypathie kein Zweifel besteht und es sich dabei um das Vollbild einer Herzinsuffi-

zienz handelt, muß es auch ein Stadium des Beginns, der leichten oder der rudimentären Form geben.

Es ist allerdings bis heute nicht geklärt, ob die latente Kardiomyopathie (LCM) nur der Beginn einer DCM ist oder ob diese myokardiale Belastungsinsuffizienz eine selbständige Erkrankung darstellt und in dieser Form ein Dauerzustand ist.

Japanische Autoren haben ein weitgehend entsprechendes Krankheitsbild beobachtet und beschrieben und dieses „cardiomyopathy with mild dilatation" (Iida u. Mitarb. 1990) bzw. als „nondilated cardiomyopathy" (Korozumi u. Mitarb. 1992) genannt.

Beschwerden, Befund, Diagnose

Die Patienten leiden bei Belastung unter Atemnot, verminderter Leistungsfähigkeit und oft auch unter uncharakteristischen Herzbeschwerden. Objektiv findet sich bei der klinischen Untersuchung kein eindeutiger pathologischer Befund. Es bestehen aber deutliche EKG-Veränderungen als Ausdruck von Myokardveränderungen. Auch im UKG sieht man Veränderungen im Sinne einer leichten Dilatation des linken Ventrikels.

Der **Beweis** für die nicht volle Leistungskraft des Myokards wird durch die intrakardiale Druckmessung bei Belastung erbracht. Hierbei findet man erhöhte enddiastolische Druckwerte im linken bzw. rechten Ventrikel im Sinne einer Belastungsherzinsuffizienz. Außerdem soll ein weiterer Beweis noch dadurch möglich sein, daß das Lactat im Koronarsinus bei Belastung durch eine Vorhofstimulation höher wird als im arteriellen Blut (Kuhn 1980, 1981).

Literatur

Iida, K., Y. Sugishita, I. Ito: Clinical Characteristics of cardiomyopathy with mild dilatation. J. Cardiol. 20 (1990) 301–310

Korozumi, K., M. Hayakawa, T. Kaija: Clinical evaluation of observations in poorly contracting and nondilated left ventricles (nondilated cardiomyopathy). Amer. J. Cardiol. 69 (1992) 1367–1370.

Kuhn, H.: Die latente Kardiomyopathie. Intern. Welt 10 (1980) 373

Kuhn, H. F. Loogen: Erkrankungen des Myokards. In Krayenbühl, H. P., W. Kübler: Kardiologie in Klinik und Praxis. Thieme, Stuttgart 1981

Hypertrophe nichtobstruktive Kardiomyopathie (HNCM)

Definition

Die hypertrophe nichtobstruktive Kardiomyopathie (HNCM) ist eine ausgeprägte Hypertrophie der linken Kammer, besonders des Kammerseptums, ohne erkennbare Ursache.

Die Muskelhypertrophie geht ohne Obstruktion der Ausflußbahn des linken Ventrikels einher.

Pathologische Anatomie

Die Muskulatur des linken Ventrikels ist erheblich verdickt, wobei meistens das Septum noch unverhältnismäßig mehr verdickt ist als die freie Wand (die Muskeldicke des Septums verhält sich zur Dicke der freien Wand im UKG normalerweise wie 1:1, bei der typischen HNCM und auch der HOCM = hypertrophen obstruktiven Kardiomyopathie über 1,3:1). Man sprach bei dieser Erkrankung früher deshalb auch von der asymmetrischen Septumhypertrophie. Diese Asymmetrie ist allerdings unspezifisch und kommt auch nicht in jedem Falle einer HNCM und HOCM vor. Es gibt auch Varianten, bei denen vorwiegend die apikale Gegend oder nur Teile des Septums besonders stark hypertrophiert sind. Das Lumen des linken Ventrikels ist durch die erhebliche Muskeldicke eingeengt, verkleinert.

Histologisch fällt eine ausgeprägte Desorganisation der Anordnung der Herzmuskelfasern auf.

Pathophysiologie

Die abnorme Dicke der Muskulatur des linken Ventrikels führt zu einer abnormen Steifigkeit und so zu einer schlechteren diastolischen Compliance mit Erschwerung der diastolischen Füllung, was zu einer Erhöhung des enddiastolischen Ventrikeldrucks und zu einem erhöhten Druck im linken Vorhof, in den Lungenvenen und -kapillaren führen kann. Die koronare Durchblutung ist relativ vermindert wegen der Dicke der Muskulatur bzw. deren abnorm großem Sauerstoffbedarf. Die systolische Kontraktion dagegen ist normal oder supernormal, so daß das endsystolische Volumen verkleinert und die Austreibungsgeschwindigkeit erhöht ist. Oft ventrikuläre Rhythmusstörungen.

Ursachen und Vorkommen

Die Ursache dieser Erkrankung ist unklar. Sicher ist nur, daß sie familiär gehäuft vorkommt, also mindestens z. T. genetisch bedingt ist, wahrscheinlich in mehr als $1/3$ aller Fälle. Die Krankheit ist nicht häufig, aber auch nicht extrem selten. Ihr Anteil unter allen hypertrophen CM (HNCM + HOCM) beträgt ca. 40%.

Beschwerden

Atemnot bei Belastung haben fast alle Patienten, bedingt durch die mehr oder weniger ausgeprägte diastolische (Belastungs-)Herzinsuffizienz. Die meisten Patienten leiden auch an Herzbeschwerden, sei es an einer typischen oder atypischen Angina pectoris oder seien es uncharakteristische Herzbeschwerden. Bei einem kleineren Teil kommt es bei körperlicher Belastung zu Präsynkopen oder auch Synkopen (häufiger noch bei der HOCM).

Klinischer Befund

Entscheidendes Kriterium: der hypertrophierte linke Ventrikel, für dessen Hypertrophie sich keine Ursache finden läßt. Der Herzspitzenstoß ist abnorm stark hebend, nach links und unten etwas verbreitert und dabei nicht schnell, sondern eher langsam ablaufend und über die ganze Systole anhaltend. Es kann sich dabei auch einmal um einen Doppelpuls handeln, bedingt durch eine zusätzliche starke Vorhofkontraktion mit schnellem, kräftigen Einstrom von Blut in den linken Ventrikel. Dies ist auch die Ursache dafür, daß man bei vielen dieser Patienten einen 4. Ton links hört. Es kann ein leises meso-systolisches Aortengeräusch, funktionell bedingt durch den abnorm schnellen Blutdurchfluß, vorkommen. – Der Puls ist schnellend und kräftig, der Blutdruck merkwürdigerweise bei den meisten Patienten leicht erhöht im Sinne eines Borderline-Blutdrucks, dessen Wesen bei dieser Krankheit bis jetzt nicht klar ist. Jedenfalls stehen die Zeichen der Linkshypertrophie in keinem Verhältnis zur Geringfügigkeit des erhöhten Blutdrucks.

Diagnose

> Ausgeprägte Linkshypertrophie ohne Ursache, oft mit einem deutlichen 4. Ton über der Herzspitze. Das EKG zeigt eine Linkshypertrophie. Die klinische Diagnose ist nicht immer einfach, weil sie allein auf der Palpation mit der Feststellung des hypertrophierten linken Ventrikels beruhen kann, wenn kein 4. Ton vorliegt. Dieser Befund ist leicht zu verkennen, vor allem wenn die Thoraxform die Palpation erschwert. Es kommt dazu, daß ein hebender Spitzenstoß auch physiologisch sein kann oder bei einem erregten Herzen vorkommt, allerdings mit einer anderen Qualität (schnellend, kurzdauernd) und nicht langsam ablaufend, kräftig und anhaltend wie bei der HNCM.

Ein **Verdacht** auf eine HNCM besteht bei jeder Feststellung einer Linkshypertrophie und bei jedem 4. Ton über dem linken Herzen. **Beweis** durch das UKG, das die Hypertrophie und den verkleinerten linken Ventrikel eindeutig zeigt und evtl. auch die asymmetrische Septumhypertrophie. Auch mit der Ventrikulographie läßt sich die Diagnose eindeutig stellen (Muskeldicke und Hyperkontraktion mit kleinem systolischen Lumen). Eine **präklinische Diagnose** scheint jetzt auch möglich zu sein: In Lymphozyten kann man bei der hypertrophen CM durch Genanalyse eine Mutation im β-Myosin-Schwerketten-Gen nachweisen (Rosenzweig u. Mitarb. 1991). Auch findet man bei UKG-Untersuchungen naher Verwandter mit einer hypertrophen CM bis zu 46% eine asymmetrische Septumhypertrophie, bei 16% eine HOCM (Fowler 1992*)

Schweregrad

Dieser richtet sich nach dem Ausmaß der Beschwerden und der klinisch und im EKG und UKG feststellbaren Hypertrophie, dem Vorhandensein oder Fehlen eines 4. Tons sowie der Art und Häufigkeit ventrikulärer Rhythmusstörungen.

Differentialdiagnose

Hypertonieherz: Zwar kann der palpatorische und auskultatorische Herzbefund völlig gleich sein, aber man erwartet bei einer Hypertonie in der Regel auch eindeutig erhöhte Blutdruckwerte, die in geringer Weise auch bei der HNCM vorkommen können. Außerdem können diese bei einer Hypertonie *dann* normal sein, wenn sie durch ein Medikament oder durch eine schlechte Herzleistung gesenkt sind oder wenn es sich um einen vorwiegenden Belastungshochdruck handelt. Entscheidung durch Anamnese, Belastung, Augenhintergrund und vor allem durch das UKG, auch wenn bei einem Hochdruckherzen ausnahmsweise auch ein gewisses Dominieren der Hypertrophie des Kammerseptums vorliegen kann.

HOCM: Entscheidender Unterschied ist bei dieser Krankheit das Aortenstenosegeräusch (s. unten).

Hyperkinetisches Herz: Dieses weist zwar auch einen oft sehr deutlich hebenden Spitzenstoß auf, der sich aber qualitativ grundlegend von dem eines hypertrophierten linken Ventrikels durch seinen schnellenden, kurzdauernden Impuls unterscheidet. Außerdem findet man im EKG keine Hypertrophiezeichen und ein normales UKG.

Eine **restriktive oder latente CM** läßt sich evtl. nur durch das UKG und/oder eine Herzkatheterung sicher feststellen oder ausschließen. Der Herzspitzenstoß kann auch hier hebend und verbreitert sein, aber nicht so kräftig und nicht so anhaltend.

Hinweis

Die HNCM kann in jedem Lebensalter zum erstenmal manifest werden, meist aber erst im mittleren Lebensalter. Sie ist klinisch nicht immer einfach festzustellen bzw. zu vermuten, weil die Beschwerden uncharakteristisch sind, ihre einzigen diagnostischen Kriterien auf der Palpation beruhen und evtl. auf den Nachweis eines 4. Tons über dem linken Herzen. Der Beweis ist nur durch das UKG oder die Angiokardiographie zu erhalten.
Um diese Krankheit nicht zu übersehen, sollte man sich deshalb zur Regel machen, immer dann ein UKG durchzuführen,

1. wenn uncharakteristische Herzbeschwerden, Rhythmusstörungen – auch anfallsweise Vorhofflimmern – ohne jeden ersichtlichen Grund auftreten, womöglich noch bei einer Person, bei der keine Spur einer Übererregbarkeit besteht;

2. wenn über Belastungssynkopen oder -präsynkopen geklagt wird und wenn ein auffälliger Herzspitzenstoß vorhanden ist – gleich welcher Art –;

3. wenn im EKG Verdacht oder Zeichen einer sonst nicht erklärbaren Linkshypertrophie oder andere linksseitige Veränderungen vorliegen. Da die Erkrankung zweifellos genetisch bedingt ist, auch wenn sie singulär vorkommt, sollte man daran denken, auch nahe Verwandte, besonders die Kinder, von Betroffenen zu untersuchen, wobei das UKG unentbehrlich ist. In Zukunft kann vielleicht auch eine genetische Untersuchung in Frage kommen.

Literatur

Rosenzweig, A., H. Watkins, D. Hwang, M. Miri, W. McKenna, T. Traill, J. Seidman, Ch. Seidman: Preclinical diagnosis of familial hypertrophic cardiomyopathy by genetic analysis of blood lymphocytes. New Engl. J. Med. 325 (1991) 1753–1760

Hypertrophe obstruktive Kardiomyopathie (HOCM) (idiopathische hypertrophe Subaortenstenose)

Definition

> Die hypertrophe obstruktive Kardiomyopathie (HOCM) ist eine Erkrankung ohne erkennbare Ursache – wie die HNCM –, bei der aber die Hypertrophie zusätzlich subaortal zu einem besonders starken Muskelwulst geführt hat, der eine subvalvuläre Aortenstenose bedingt.

Pathologische Anatomie und Pathophysiologie

Die pathologische Anatomie ist identisch mit der bereits geschilderten HNCM mit der Ausnahme, daß zusätzlich eine Stenosierung der Ausflußbahn unterhalb der Aortenklappe vorliegt, bedingt durch die Hypertrophie. Diese führt zu einer Erschwerung des Blutauswurfs und so zu einer systolischen Druckerhöhung und zu einem Druckgradienten im linken Ventrikel, unterhalb der Aortenklappe. Es liegen ansonsten im linken Ventrikel hämodynamische Verhältnisse wie bei einer Aortenklappenstenose vor und deshalb auch weitgehend gleiche klinische Symptome. Allerdings – und dies ist von diagnostischem Interesse – ist die Schwere der subaortalen Obstruktion nicht allein von der anatomischen Ausbildung des stenosierenden Muskelwulstes abhängig, sondern auch von zusätzlichen funktionellen Gegebenheiten, d. h. von der Intensität der Kontraktion. Diese wiederum ist u. a. abhängig von der jeweiligen Füllung des linken Ventrikels (s. unten Brockenbrough-Effekt) und der sympathikotonen Innervation. Das bedeutet, daß der Druckgradient und das Aortenstenosegeräusch beim gleichen Patienten zu verschiedenen Zeiten sehr verschieden sein können, ja, daß eine Obstruktion nicht bei jeder Untersuchung vorliegen muß, aber ggf. provoziert oder verstärkt werden kann (s. unter Diagnose). Dies ist auch der Grund dafür, daß der einmal gemessene Druckgradient nicht immer das absolut exakte Maß für die Schwere der Erkrankung ist, obwohl bei den meisten Patienten relativ gleichmäßige Verhältnisse vorliegen.

Eine Vergrößerung des linken Ventrikels tritt auch bei der HOCM in der Regel nicht ein, weil die Hypertrophie als solche zu keiner Vergrößerung des Herzens führt. Auch eine systolische Herzinsuffizienz ist nicht die Regel, nicht dagegen die diastolische durch die verminderte diastolische Compliance (s. oben HNCM). Ventrikuläre Rhythmusstörungen sind für diese Krankheit charakteristisch (bei 20–40% kommt es zu ventrikulären paroxysmalen Tachykardien). Der Puls, sein Ablauf und seine Füllung sind bei der HOCM grundverschieden von der einer Aortenklappenstenose: Die Stenose vor der Aortenklappe entwickelt sich erst während der Systole, und deshalb hat man hier nie einen träg ansteigenden Puls, sondern eher einen Pulsus celer und noch andere Eigenheiten (s. unten Arterieller Puls).

Ursache und Vorkommen

Siehe oben HNCM. Die HOCM kommt häufiger vor als die HNCM.

Beschwerden

Sie sind mit denen der valvulären Aortenstenose praktisch identisch: lange Zeit evtl. keine Beschwerden, dann Atemnot (ca. 90%), Angina pectoris (70–80%), (Prä-)Kollaps bzw. Synkopen (20%) oder Präsynkopen (50%), die besonders *nach* einer Belastung auftreten, Leistungsinsuffizienz.

Klinischer Befund

Er ist gekennzeichnet durch eine starke Linkshypertrophie mit dem einer valvulären Aortenstenose an Lautheit, Ablauf und Klang gleichen Auskultationsbefund, der aber ein anderes p. m. aufweist (s. unten). Der arterielle Puls ist jedoch – wie bereits erwähnt – von dem der valvulären Aortenstenose grundverschieden (s. unten Arterieller Puls).

Charakteristischer (primärer) Auskultationsbefund: mesosystolisches subaortales Stenosegeräusch
(Abb. 16)

Lokalisation: in der Regel in der Herzspitzengegend, oft etwas einwärts davon, d. h. bis zur Mitte zwischen Herzspitze und Erb-Region. Die Ausbreitung über der Halsregion, wie sie bei der valvulären Aortenstenose oft sehr eindrucksvoll (laut) ist, entfällt bei der HOCM weitgehend (leises oder kaum hörbares Geräusch dort).

Lautheit: im Bereich des p. m. $^{3}/_{6}$ und meist noch lauter.

Zeitpunkt und Ablauf: Mesosystolisches Crescendo-Decrescendo-Geräusch

Klang: rauh-niederfrequent, aber doch auch mehr oder weniger scharf, z. T. auch mit tonalem Beiklang – wie bei der valvulären Aortenstenose.

Sekundäre Auskultationsbefunde

Oft ist ein 4. Ton links zu hören als Ausdruck einer starken Hypertrophie des linken Vorhofs. Der 1. und 2. Ton weisen keine Charakteristika auf, auch wenn der 1. Ton – wie bei der valvulären Aortenstenose – sehr leise sein kann und der 2. Ton nicht abnorm leise ist, da die Aortenklappe gut beweglich ist und deren Zuschlagen gut gehört werden kann, wenn genügend Blut in die Aorta strömt. Wenn bei einer sehr schweren HOCM die Austreibungszeit abnorm verlängert ist, kann eine paradoxe Spaltung des 2. Tons vorkommen – wie bei der valvulären Aortenstenose.

Ein mesosystolischer, niederfrequenter Austreibungston über der Ausflußbahn und der Herzbasis kommt bei ca. 40% der Patienten vor; an ihn schließt sich das Geräusch an (Abb. **16**, S. 58). Dieser Ton entspricht in seinen Charakteristika weitgehend dem entsprechenden Ton bei der großen Aorteninsuffizienz (6. Ton und Abb. **37**). Es ist jedoch möglich, daß sein Entstehungsmechanismus mit diesem Ton nicht absolut identisch ist.

Sonstige klinische Befunde

Palpation: Herzspitzenstoß stark hebend und während der ganzen Systole anhaltend, etwas verbreitert nach links unten und außen, manchmal Doppelpuls (Abb. **21 c**).

Arterieller Puls (Karotis): Ganz im Gegensatz zur valvulären Aortenstenose ist dieser niemals langsam ansteigend oder klein, sondern – im Gegenteil – schnell ansteigend wegen der Hyperkontraktilität, die erst im Laufe des ersten Teils der Systole durch die muskuläre Kontraktion im subaortalen Bereich ihre Dynamik verliert. Letzteres hat bei einem Teil der Patienten zur Folge, daß ein systolischer Doppelpuls (Pulsus bisphaeriens) entsteht, ein Charakteristikum der HOCM, das aber auch bei kombinierten Aortenvitien beobachtet werden kann (Abb. **16**). Schließlich zeigt der arterielle Puls bei ca. $^1/_3$ der Patienten noch ein spezifisches Zeichen, den Brockenbrough-Effekt: Hierbei ist der Puls nach einer Extrasystole gleich groß oder kleiner als bei einem Normalschlag, obwohl er normalerweise und auch bei einer valvulären Aortenstenose – infolge der länger dauernden Diastole – größer sein müßte. Dies rührt davon her, daß die postextrasystolische Überfüllung des linken Ventrikels (längere Diastole) bei der HOCM zu einer verstärkten Kontraktion und so zu einer stärkeren Verengerung der Ausflußbahn und deshalb zu einer höhergradigen Stenose und zu einem – zumindest relativ – kleineren Schlagvolumen führt.

Diagnose

> Typisches Aortenstenose-(AST-)Geräusch, das aber sein p. m. in der Herzspitzengegend aufweist oder etwas medial davon bzw. zwischen Spitze und Sternum und das supraklavikulär nicht oder nur sehr schlecht zu hören ist – alles im Gegensatz zur typischen valvulären AST. Außerdem weist ein Teil der Patienten einen mesosystolischen Austreibungston auf, der sonst nur bei einer großen Aorteninsuffizienz vorkommt, niemals bei einer valvulären AST. Auch aufgrund des Karotispulses läßt sich oft – bei einem AST-Geräusch – die Diagnose stellen: Dieser ist schnellend und kann systolisch doppelgipfelig (bisphaeriens) sein. Zusätzlich ist die Diagnose durch das Fehlen einer größeren Pulsfüllung bei einem postextrasystolischen Schlag (Brockenbrough-Effekt) klinisch noch weiter zu sichern, ja sogar zu beweisen.

Verdacht auf eine HOCM besteht bei jeder AST, deren p. m. in der Herzspitzengegend oder medial davon ist. Dies kommt zwar auch bei einer valvulären AST vor, aber nur sehr selten und dann meist bei einem Emphysemthorax. Verdacht besteht aber auch bei jedem lauten rauhen systolischen Geräuch mit dem p. m. über der Herzspitze, das nicht immer einfach von einer rauhen Mitralinsuffizienz unterschieden werden kann (s. Differentialdiagnose). – (Prä-)Synkopen nach Belastung.
Bewiesen ist die HOCM klinisch dann, wenn neben dem AST-Geräusch auch ein niederfrequenter Austreibungston über der Basis des Herzens gehört wird oder wenn der Brockenbrough-Effekt vorliegt.
Objektiv sicher und einfach ist die Diagnose durch das UKG zu stellen: Septum- und Wandhypertrophie, subaortaler Muskelwulst, Druckgradient beim Doppler-UKG, der sich durch Amylnitrit verstärkt oder überhaupt erst nachweisbar wird (bei leichten Formen der HOCM), systolische Vorwärtsbewegung der Mitralklappe. Beweis auch durch Druckmessung bei der Herzkatheterung, wobei der Drucksprung unterhalb der Aortenklappe nachgewiesen werden kann.
Präklinische Diagnose s. oben HNCM.

Schweregrad

Dieser wird bestimmt durch das Ausmaß der Obstruktion bzw. den Druckgradienten. Klinisch gibt es dafür eine Reihe Anhaltspunkte aufgrund der Beschwerden und der objektiven Symptome: Schwere der Atemnot und der Angina pectoris, Synkopen oder Präsynkopen, ventrikuläre Rhythmusstörungen. Objektiv: Dauer und Schärfe des Geräusches, Nachweis einer paradoxen Spaltung des 2. Tons (wenn kein Linksschenkelblock vorliegt) als Zeichen dafür, daß die Austreibungszeit pathologisch lang ist. Eine Links-Rechts-Insuffizienz ist immer prognostisch schlecht – wenn diese nicht gerade frisch aufgetreten ist durch Vorhofflimmern –, doch ist sie selten, und ihr Fehlen besagt nicht viel.

Differentialdiagnose

Valvuläre Aortenstenose (AST): Hier ist das p. m. des AST-Geräusches in der Regel über dem 1./2. ICR rechts, was eine HOCM ausschließt. Das p. m. über der Spitze ist zwar charakteristisch für die HOCM, schließt aber eine valvuläre Aortenstenose (AST) nicht aus. Das mesosystolische Geräusch wird bei der HOCM im Stehen und während des Valsalva-Preßversuchs lauter, weil der linke Ventrikel kleiner wird und der subaortale Wulst stärker wirksam werden kann; bei der valvulären AST wird das Geräusch leiser. Durch inotrope vasokonstriktorische Substanzen und durch Handgrip (30 s.) wird das Geräusch der HOCM leiser, das der valvulären AST lauter. Die Ergebnisse der dynamischen Auskultation sind jedoch nur dann sicher verwertbar, wenn mehrere Teste im gleichen Sinne ausfallen.
Ein mesosystolischer Extraton über der Basis, ein Pulsus bisphaeriens (wenn keine Aorteninsuffizienz dabei ist) und eine Verkleinerung der Puls- und Blutdruckamplitude eines postextrasystolischen Schlags sind typisch für die HOCM bzw. schließen eine valvuläre AST aus. Umgekehrt: Ein frühsystolischer Klick über der Spitze und

ein Pulsus parvus und tardus sind Beweise für die valvuläre AST. Eine begleitende Aorteninsuffizienz spricht
eher für eine valvuläre AST ebenso Verkalkungen der
Aortenklappe, die aber auch zusätzlich bei einer HOCM
dabei sein kann.

Durch das UKG ist die Differentialdiagnose leicht zu entscheiden, noch einfacher als durch die Herzkatheterung.
Wenn gleichzeitig eine valvuläre und eine subvalvuläre
AST (= HOCM) vorliegen, was gelegentlich vorkommt,
so stehen klinisch in der Regel die Zeichen der valvulären AST im Vordergrund, und eine HOCM zusätzlich zu
diagnostizieren, dürfte klinisch unmöglich sein. Nur mit
dem UKG und der Herzkatheterung ist dies möglich.
Daraus ergibt sich, daß bei einem entsprechenden
Schweregrad einer valvulären AST die apparative Untersuchung unabdingbar ist.

Subvalvuläre membranöse AST: Die Lokalisation und
die Art des Geräusches entspricht der HOCM, doch ist
oft dabei eine Aorteninsuffizienz vorhanden, so daß man
bei dieser Kombination an diese Art der AST denken
muß. Die oben geschilderten Eigenheiten des HOCM-
Pulses nach einer Extrasystole findet man aber hier
nicht, auch keinen Austreibungston. Das UKG macht
die Entscheidung leicht, weil man einerseits die subaortale Membran sehen kann und andererseits eine typische
Art der Klappenöffnung findet (die Taschenklappen öffnen sich zwar sofort und vollständig, aber nur kurzzeitig).
Eine **rauhe, laute Mitralinsuffizienz** kann große
Schwierigkeiten in der Differentialdiagnose machen.
Ort und Klang des Geräusches sind gleich. Allerdings ist
ein solches Geräusch nie mesosystolisch, sondern immer pansystolisch. Doch ist letzteres von einem langen
mesosystolischen Geräusch auskultatorisch kaum, phonokardiographisch allerdings leicht unterscheidbar (weitere Hinweise, S. 192 ff).

Ein **frühes, mesosystolisches intraventrikuläres Austreibungsgeräusch** mit dem p. m. über der Spitze ist im
allgemeinen gut unterscheidbar, da es kaum einmal die
Lautstärke von $^3/_6$ erreicht und vor allem nicht rauh und
schon gar nicht rauh-scharf ist, sondern weich und
dumpf (S. 138).

Es ist bezüglich seiner Entstehung u. E. sozusagen die
physiologische Variante des HOCM-Geräusches.

Funktionelles mesosystolisches Aortengeräusch: Es
kann durchaus sein p. m. nicht allzu selten über der Herzspitze haben (S. 216).

Hinweis

Die Diagnose einer HOCM und ihre Unterscheidung von einer valvulären AST, die nicht
selten klinisch zur Debatte steht, ist für den
Patienten von elementarer Bedeutung: Die
Art der konservativen und operativen Behandlung ist sehr verschieden. Die HOCM kann
mit Calciumantagonisten und β-Blockern oft

gut konservativ behandelt werden, nicht jedoch die valvuläre AST.

Diagnostisch tückisch, wenn auch klinisch
nicht unbedingt immer relevant ist die Tatsache, daß bei einer Untersuchung nur der Befund einer HNCM vorliegt, daß aber zu einem
anderen Zeitpunkt – nach einer Belastung
oder durch endogene vasopressorische Substanzen – die Kontraktilität so verstärkt ist,
daß der subaortale Muskelwulst hämodynamisch wirksam wird und dann auch das diagnostisch führende Symptom der HOCM, das
Geräusch, gehört werden kann. Ein pharma-
kodynamischer Test ist auch bei fraglichen
Fällen bei der UKG-Doppel-Untersuchung
empfehlenswert – am einfachsten mit Nitrokörpern bzw. Amylnitrit, wobei die Zeichen
der HOCM in der Regel deutlicher werden, bedingt durch die Hyperkontraktilität und Verstärkung des obstruierenden subaortalen
Muskelwulsts. Bei solchen Fällen, d. h., wenn
die Obstruktion nur zeitweise vorliegt, kann
man davon ausgehen, daß die Obstruktion
nicht schwer ist und deshalb die Unterlas-
sung der Behandlung nicht sofort schlimme
Konsequenzen haben muß.

Da die Erkrankung familiär gehäuft auftritt,
muß man sich – wie bei der HNCM – immer
die Frage vorlegen, ob nicht nahe Verwandte,
insbesondere die Kinder zumindest klinisch
und mit dem UKG untersucht werden sollen.

Restriktive (obliterative) Kardiomyopathie

Definition

Eine Erkrankung des Herzmuskels, deren Wesen darin besteht, daß durch verschiedenartige
Veränderungen des Myokards oder Endomyo-
kards eine abnorme Steifheit der Muskulatur
mit einer pathologischen Hämodynamik vorliegt, ähnlich wie bei einer Concretio pericardii.

Pathologische Anatomie

Bei der idiopathischen Form liegen der Erkrankung Narben- und Fibroseprozesse im Myokard
und oft zugleich auch im Endokard zugrunde. Bei
den restriktiven Kardiomyopathien (RCMs) mit

bekannten Ursachen handelt es sich um verschiedenartige Prozesse, je nach der Grunderkrankung. Das Wesentliche ist jedoch immer, daß die pathologischen Veränderungen wohl zu einer – vorwiegend – diastolischen Behinderung der Herzbewegung führen, aber nicht zu einer wesentlichen Dilatation der Muskulatur und also auch nicht zu einer erheblichen Vergrößerung der Ventrikel, obwohl dies nicht selten in gewissem Umfange doch vorkommen kann, wenn dabei noch eine Mitral- oder Trikuspidalinsuffizienz vorliegt, was nicht allzu selten der Fall ist, wenn die Chordae tendineae in den pathologisch-anatomischen Prozeß mit einbezogen sind.

Pathophysiologie

Durch die abnorme Steifheit der Ventrikel kommt es zu einer verminderten diastolischen Compliance und so zu einer Erschwerung und Verminderung der diastolischen Füllung der Ventrikel. Wie bei der konstriktiven Perikarditis (Concretio pericardii) hat dies eine Erhöhung des enddiastolischen Ventrikeldrucks, des Vorhofdrucks und des Drucks in dem entsprechenden Venensystem zur Folge. Dies bedeutet: Einflußstauung im großen und im kleinen Kreislauf. Im Gegensatz zur Concretio pericardii ist die RCM nicht selten auch von einer gewissen Verminderung der systolischen Herzleistung und von einer Mitral- oder Trikuspidalinsuffizienz begleitet, weil die oft vorhandenen endokardialen Prozesse auch auf die Chordae tendineae und die AV-Klappen übergreifen und weil die Papillarmuskeln durch den myokardialen Prozeß geschädigt sind. Ein weiterer Unterschied ergibt sich dadurch, daß der anatomische Prozeß sich meist im Bereich des linken Herzens stärker auswirkt als im rechten, so daß der diastolische Druck in den Abschnitten des linken Herzens meist um durchschnittlich 10 mmHg oder mehr höher ist als rechts und nicht praktisch identisch (unter 5 mmHg Unterschied) ist mit dem bei der Concretio pericardii). Bei der Druckmessung in den Ventrikeln findet man allerdings denselben diastolischen Druckverlauf, nämlich den charakteristischen Dip mit anschließendem diastolischen Plateau.

Ursachen und Vorkommen

Primäre CM (idiopathisch) kommt als endomyokardiale Fibrose in den Tropen sehr häufig vor und ist dort mit einer Eosinophilie verbunden, in unseren Zonen – sehr selten – als idiopathische Myokardfibrose und als Endo(myo)carditis parietalis fibroplastica mit Bluteosinophilie (Löffler) (S. 320).
Als **sekundäre CM (symptomatisch)** kann eine RCM vorkommen beim primären und auch beim

Altersamyloid des Herzens, bei der Hämochromatose, der Sklerodermie, dem Dünndarmkarzinoid, dem Pseudoxanthoma elasticum, nach Röntgenbestrahlung des Herzens und gelegentlich auch bei der koronaren Herzkrankheit, wenn sich größere und kleinere Narben bzw. Infarzierungen gebildet haben und – ausnahmsweise – dabei keine nennenswerte Dilatation eintritt. Vielleicht ist eine RCM auch sehr selten einmal durch eine abnorme Fetteinlagerung bei einer extremen Adipositas möglich.
Häufigkeit: Die RCM ist unter den Kardiomyopathien die seltenste Erkrankung.

Beschwerden

Wie bei allen anderen Herzerkrankungen mit Links-rechts-Insuffizienz: Atemnot, Leistungsschwäche, Appetitlosigkeit, Gewichtsabnahme; bei fortgeschrittener Erkrankung auch zusätzlich Druckgefühl im Oberbauch durch Leberschwellung, Beeinträchtigung durch Ödeme, Pleuraergüsse und Aszites.

Klinischer Befund

Im Vordergrund steht das Mißverhältnis zwischen Ausmaß der Links-rechts-Insuffizienz und normal großem oder nur wenig vergrößertem Herz und nicht entsprechend großer evtl. vorliegender Mitral- oder Trikuspidalinsuffizienz. Dazu kommt bei einer ausgeprägten Einflußstauung vor dem rechten Herzen die Bevorzugung der herznahen Stauung (Ascites praecox).
Der 1. Herzton kann auffallend laut sein wegen der guten Kontraktionsleistung einerseits und dem erhöhten Vorhofdruck andererseits. Wiederholt haben wir einen 3. Ton vom linken Herzen festgestellt, der jedoch nicht besonders niederfrequent und leise war wie bei einer üblichen systolischen Linksinsuffizienz mit einer dilatierten Ventrikelmuskulatur, sondern mehr die Eigenschaft eines hochfrequenten Mitralöffnungstons hatte und auch relativ früh in der Diastole in Erscheinung trat (unter $0,10$ s nach dem A_2). Wenn dieser Zusatzton bei einer RCM in der Literatur auch nicht erwähnt wird, so ist seine Ursache doch u. E. genauso zu verstehen wie bei einer Concretio pericardii – allerdings links –, nämlich durch den kräftigen und schnellen Bluteinstrom, der zu einer raschen Dehnung des Ventrikelmyokards führt, die aber durch die Steifheit der Muskulatur fast sogleich wieder beendet wird.

Der Venendruck ist erhöht, der Venenpuls im Sinne der Stauung verändert (hohe v-Welle, starker Abfall zum y-Tal, evtl. Fehlen oder verfrühtes Ende des systolischen Kollapses, hohe a-Welle).

Diagnose

> Links-rechts-Insuffizienz ohne wesentliche entsprechende Herzvergrößerung, wobei entweder keine pathologischen Geräusche oder eine – der Schwere der Herzinsuffizienz nicht entsprechende – eher leichte Trikuspidalinsuffizienz und/oder Mitralinsuffizienz vorliegen oder aber –allein oder zusätzlich – ein frühdiastolischer Füllungston, vorwiegend über dem linken Herzen (3. Ton); dieser weist oft mehr die Eigenschaften eines Mitralöffnungstons auf als die eines üblichen 3. Tons links.

Der **Verdacht** auf eine RCM ergibt sich immer bei einer zentralen Einflußstauung ohne wesentliche entsprechende Herzvergrößerung, d. h. einer Concretio pericardii ähnlich, wenn keine Geräusche vorhanden sind. Ein Verdacht ergibt sich aber auch dann, wenn man eine Mitralinsuffizienz oder/und Trikuspidalinsuffizienz feststellen kann, deren Schweregrad – nach dem Auskultationsbefund – im Verhältnis zu den Stauungssymptomen zu gering ist, wobei auch die Herzvergrößerung nicht ein entsprechendes Ausmaß aufweist. Ein Verdacht besteht auch dann, wenn man über dem linken Ventrikel eine Links-Rechts-Insuffizienz einen Pseudomitralöffnungston hört, wobei aber alle anderen Zeichen einer Mitralstenose fehlen (wobei es sich um einen atypischen 3. Ton handelt, wie er u. E. gerade bei einer RCM vorkommen kann).

Der **Beweis** ist klinisch nicht zu erbringen. Bei der Herzkatheterung erhält man die typische Druckkurve mit dem diastolischen Dip und dem hohen diastolischen Plateau, wobei sich die Höhe des enddiastolischen Drucks und des Vorhofdrucks im linken und rechten Herzen oft um 10 mmHg unterscheidet (links höher als rechts). Oft ist auch ein Beweis durch die Myokardbiopsie möglich, die sich gerade bei der RCM besonders nützlich erweist, zum Beweis für eine Myokardfibrose, aber auch zur Erkennung einer eventuellen spezifischen Ursache der RCM (s. oben).

Differentialdiagnose

Concretio pericardii: Für eine RCM sprechen: eine Mitralinsuffizienz oder/und eine Trikuspidalinsuffizienz sowie eine Betonung der Linksinsuffizienz gegenüber der bei der Concretio pericardii meist eindrucksvolleren Rechtsinsuffizienz. Vor allem aber spricht ein isolierter, inspiratorisch lauter werdender 3. Ton rechts für eine Concretio pericardii, ein abnorm (relativ) hochfrequenter und früher 3. Ton links für eine RCM. Bei der Concretio pericardii findet man auch häufig eine Perikardverkalkung im Röntgenbild oder eine Perikardverdickung im UKG, CT oder Kernspintomogramm. Deren Fehlen schließt eine Concretio pericardii nicht sicher aus, macht sie aber unwahrscheinlich. Die diastolischen Druckkurven im rechten oder linken Ventrikel sind bei beiden Erkrankungen in der Form gleich, aber die diastolischen Druckwerte in den Ventrikeln und in den Vorhöfen sind bei der RCM – im Gegensatz zur Concretio pericardii – links um mindestens 10–20 mmHg höher als rechts. Auch sollen im Doppler-UKG in der raschen Füllungsphase Unterschiede bestehen: Bei der Concretio pericardii ist im rechten Ventrikel die rasche Füllungszeit verkürzt, links normal; bei der RCM ist es im wesentlichen genau umgekehrt (Izumi u. Mitarb. 1990).

Mitralstenose (MST): Diese Differentialdiagnose steht deshalb zur Debatte, weil bei einer MST das Herz manchmal kaum vergrößert ist und weil bei ihr der Mitralöffnungston charakteristisch ist, der bei der RCM in seiner Qualität weitgehend dem 3. Ton links entsprechen kann. Dazu kommt, daß bei der RCM u. U. auch noch ein betonter 1. Ton über der Spritze vorkommt, wie bei der MST. Man sollte aber bei einer MST bei wiederholten sorgfältigen Untersuchungen doch auch noch ein diastolisches Geräusch finden. Eine Entscheidung ist durch das UKG einfach.

Vorhoftumor (Myxom oder Thrombus) links: Auch hier kann ein weitgehend normal großes Herz mit einer erheblichen Einflußstauung links oder – sekundär – auch beiderseits bestehen. Außerdem kann dabei immer oder wechselnd eine Mitralinsuffizienz oder – sekundär – eine Trikuspidalinsuffizienz leichteren Grads vorkommen. Außerdem kann dabei auch ein diastolischer Zusatzton, der Tumor-Plop zu hören sein, der allerdings niederfrequenter ist als der 3. Ton bei der RCM, aber doch nicht immer einfach unterschieden werden kann. Eine sichere Entscheidung ist nur durch das UKG oder eine Kontrastdarstellung möglich. – Ein Vorhoftumor rechts sollte differentialdiagnostisch keine Rolle spielen, da hier die Stauungszeichen nur rechts vorhanden sind, während bei der RCM eine isolierte rechtsseitige Erkrankung u. W. nicht bekannt ist.

Eine **HNCM** kann u. U. einen ähnlichen Herzbefund verursachen; allerdings fehlen bei ihr in der Regel große Stauungssymptome vor dem rechten und linken Herzen. Man findet hier die Zeichen einer ausgeprägten Linkshypertrophie, im UKG eine Septumhypertrophie.

Koronare Herzkrankheit mit „Schwielenherz" (Infarktnarben) und Links-rechts-Insuffizienz: Sie läßt sich im allgemeinen durch Anamnese und EKG leicht unterscheiden von den anderen in Frage kommenden Erkrankungen, doch kann zweifellos allein vom klinischen Befund aus die Unterscheidung sehr schwierig sein.

Große **intraventrikuläre Thromben:** Sie entwickeln sich aus kleinen wandständigen Thromben nach Herzinfarkten und vergrößern sich durch Apposition, so daß das Ventrikellumen erheblich eingeschränkt ist, eine Stauung und ein vermindertes Schlag- und Herzzeitvolumen resultieren. UKG, CT und Kontrastdarstellung können hier die Diagnose klären.

DCM: siehe S. 302.

Ursachen: Ein spezifischer klinischer Herzbefund ist bei den jeweiligen Krankheiten, die zu einer sekundären RCM führen können, bisher nicht bekannt. Klinisch kann die spezielle Ursache nur dadurch mehr oder weniger wahrscheinlich gemacht werden, daß man die übrigen nichtkardialen Krankheitserscheinungen berücksichtigt (s. oben Ursachen). Ansonsten ist die Myokardbiopsie das Mittel der Wahl zur spezifischen Diagnose.

Hinweis

Wenn Stauungssymptome vor dem rechten oder linken Herzen bei einem nicht oder nicht nennenswert vergrößerten Herzen auch immer u. a. an eine RCM denken lassen müssen, so ist dies doch bei uns – nicht in den Tropen – ein sehr seltenes Krankheitsbild, auch wenn man alle speziellen Ursachen einschließt. Die differentialdiagnostische Abgrenzung gegenüber einer Concretio pericardii ist dabei das Hauptproblem und hat schon manchmal zu einer unnötigen Thorakotomie geführt. Aber auch die Abgrenzung gegenüber einer Mitralstenose ist deshalb manchmal nicht einfach, weil eine Mitralstenose und eine RCM einen qualitativ sehr ähnlichen diastolischen Zusatzton aufweisen können.

Literatur

Izumi, S., K. Miyatake, S. Beppu: Doppler echocardiographic features of the atrial and ventricular filling modes and their significance in restrictive myocardial diseases. J. Cardiol. 20 (1990) 311–319

Myokarditis

Definition

> Jede entzündliche Veränderung im Myokard kann als Myokarditis bezeichnet werden.
> Wenn dabei das Endo- oder/und Perikard beteiligt sind, spricht man von Endomyokarditis, Perimyokarditis bzw. Pankarditis. Dabei ist zu berücksichtigen, daß klinisch oft nur die Beteiligung eines einzigen Gewebes erkennbar ist, pathologisch-anatomisch aber mehrere Gewebe des Herzens betroffen sein können.

Pathologische Anatomie und Pathophysiologie

In jedem Falle bestehen lymphozytäre oder leukozytäre Infiltrationen und Zerstörungen von Herzmuskelfasern. Die Funktion des Herzmuskels muß nicht beeinträchtigt sein, kann aber bei großen Veränderungen das Bild einer dilatativen Kardiomyopathie jeden Schweregrads hervorrufen, bis zur schweren Links-rechts-Insuffizienz bzw. zu tödlichen Reizbildungs- und Reizleitungsstörungen.

Ursachen und Vorkommen

1. Idiopathisch = unbekannte Ursache, wobei ein Großteil dieser Form durch Viren bedingt sein dürfte;

2. jedes infektiöse Agens oder dessen Toxine: Viren, Bakterien, Spirochäten (aktuell die Borreliose bei der Lyme-Myokarditis), Pilze, Protozoen (besonders die südamerikanische Chagas-Krankheit), Trichinen, d. h. mögliche Entstehung einer Myokarditis im Rahmen einer jeden Infektionskrankheit, wobei Häufigkeit und Schwere jedoch je nach Erreger sehr verschieden sind (besonders gefährlich ist die Myokarditis bei der Diphtherie);

3. entzündliche Erkrankungen nichtinfektiöser Art wie z. B. und vor allem bei rheumatischem Fieber, systemischem Lupus erythematodes, Sarkoidose, Polymyositis, möglicherweise auch virusinduzierten Immunmechanismen;

4. allergische Ursachen bei Arzneimitteln, im Rahmen einer Serumkrankheit, bei Insektenstichen (Eosinophilie).

Die **Häufigkeit** der Myokarditis ist kaum abzuschätzen, da leichte (fokale) Prozesse weder klinisch noch apparativ (EKG) zuverlässig erfaßbar sind; klinisch relevante Formen sind allerdings nicht allzu häufig. Autoptische Angaben schwanken zwischen 1,06 und 10%, je nach Kriterien (Gravannis u. Sternbyx 1991).

Beschwerden

Sie sind vielfältig, aber uncharakteristisch und können in folgenden Formen jeweils allein oder kombiniert vorkommen: völlige Symptomlosigkeit, Tachykardie, Rhythmusstörungen, uncharakteristische Herzbeschwerden, allgemeines Krankheitsgefühl und Unruhe, Atemnot durch eine Herzinsuffizienz, Hypotoniebeschwerden.

Klinischer Befund

Dieser hängt – wie auch die subjektive Symptomatik – vom Ausmaß der entzündlichen Veränderungen und den daraus entstehenden Folgen ab.
Leichte Myokarditiden können nicht nur subjektiv, sondern auch objektiv ohne jeglichen klinischen Befund verlaufen, mit oder ohne EKG-Veränderungen.
Bei **mittelschweren und schweren Myokarditiden** besteht in erster Linie eine Tachykardie, die im Verhältnis zur – oft nur leicht erhöhten –Temperatur bzw. zur Schwere des Gesamtkrankheitsbilds unverhältnismäßig hoch ist. Dann kann allein eine Rhythmusstörung auf die Myokarditis hinweisen, oder man findet eine Dilatation des Herzens bzw. eines Ventrikels mit einem 3. Ton. Der 1. Herzton kann leise werden durch eine Kontraktionsschwäche des linken Ventrikels oder durch einen AV-Block 1. Grads. Es können alle Zeichen einer Links- oder Links-rechts-Insuffizienz in Erscheinung treten, wie bei einer dilatativen Kardiomyopathie. Schließlich kann das erste Zeichen einer Myokarditis auch der plötzliche Tod durch Kammerflimmern oder Kammerstillstand sein, wie er besonders im Rahmen einer besonderen körperlichen Belastung (Sport) – bei einer nicht erkannten Myokarditis – immer wieder vorkommt.
Allgemeine Entzündungserscheinungen (Fieber, BSG-Erhöhung, Leukozytose) und eine Erhöhung der Herzmuskelenzyme (CK, SGOT) können beobachtet werden, können aber auch fehlen.
Der **Verlauf** einer Myokarditis kann akut, subakut und chronisch sein.

Diagnose

Es gibt keine für eine Myokarditis spezifischen Beschwerden oder Befunde. Die Diagnose ergibt sich aus der Kombination der oben geschilderten subjektiven und objektiven Krankheitserscheinungen. Die Diagnose ist leicht zu stellen, wenn eine entzündliche Grundkrankheit besteht und wenn dabei objektive Veränderungen am Herzen auftreten (Reizbildungs-, Reizleitungsstörungen, Herzvergrößerung, Herzinsuffizienz, EKG-Veränderungen u. a. (s. oben). – Die Diagnose ist auch dann leicht und mit großer Sicherheit zu stellen, wenn ohne eine Grundkrankheit die geschilderten objektiven Herzbefunde plötzlich neu auftreten und dabei allgemeine Entzündungszeichen (Fieber, BSG, LDH) gefunden werden oder Hinweise für eine Allergie (Eosinophilie?) gegeben sind, vielleicht sogar noch eine Erhöhung der Herzmuskelenzyme im Blut (CK, CK-MB, SGOT) beobachtet werden können und eine andere Ursache für die Entzündungszeichen nicht in Frage kommt, insbesondere eine koronare Herzkrankheit ausgeschlossen ist. Wichtig für die Diagnose kann der Nachweis von Antikörpern, Bakterien oder Viren sein.
Das *Fehlen objektiver und subjektiver Erscheinungen* schließt eine beginnende bzw. leichte Myokarditis nie aus.

Verdacht auf eine Myokarditis besteht in erster Linie dann, wenn bei einer entzündlichen Grundkrankheit uncharakteristische Herzbeschwerden oder Rhythmusstörungen auftreten, auch wenn das EKG und der klinische Herzbefund ansonsten normal sind; sie erfordern eine fortlaufende und sorgfältige klinische, laborchemische und elektrokardiographische Überwachung.
Ein Verdacht sollte auch immer dann auf eine Myokarditis bestehen – nicht nur auf eine koronare Herzkrankheit –, wenn bei einem Erwachsenen uncharakteristische Herzbeschwerden oder Rhythmusstörungen oder EKG-Veränderungen irgendwelcher Art neu aufgetreten sind, für die sich keine Ursache findet, insbesondere dann, wenn eine Tachykardie vorliegt. Auch hier sind eine Suche nach allgemeinen Entzündungserscheinungen, EKG-Kontrollen und chemischen Untersuchungen (s. oben) angezeigt, obwohl sicherlich der größte Teil dieser Patienten ohne klinischen Herz-

befund letztlich keine relevante Myokarditis aufweist.

Der **Beweis** für eine Myokarditis kann am sichersten durch eine Myokardbiopsie erbracht werden, entweder durch eine histologische oder evtl. auch durch eine immunhistologische Diagnose.

Das *EKG* ist für die Diagnose der Myokarditis zwar unentbehrlich, aber es ist nur unspezifisch und zeigt nicht jede Myokarditis an. Immerhin kann es einen klinischen Verdacht erhärten, wenn schwere Veränderungen, z. B. AV-Block oder Schenkelblock, plötzlich auftreten. Auch typische Herzinfarktzeichen sind beschrieben worden.

Ds *UKG* kann durch den Nachweis von Ventrikelvergrößerung und verminderter Kontraktionsleistung wesentlich zur Diagnose einer – allerdings nur hämodynamisch relevanten – Myokarditis beitragen, dies aber nur im Zusammenhang mit dem klinischen Befund, genauso wie das *Röntgenbild* durch den Nachweis einer zunehmenden Herzvergrößerung.

Nuklearmedizinisch lassen sich mit dem Galliumszintigramm angeblich gewisse Formen der Myokarditis (die durch Borrelien hervorgerufene Lyme-Myokarditis) nachweisen; experimentell und in einigen klinischen Fällen ließ sich auch eine diffuse Aufnahme von Technetium 99m finden, bei normaler Thallium-201-Aufnahme, doch sind diese Untersuchungen wohl nicht absolut zuverlässig und auch nicht allgemein üblich.

Bei Kindern soll die *Kernspintomographie* diagnostisch bedeutsam sein (Gagliardi u. Mitarb. 1991).

Differentialdiagnose

Wenn sich Herzbeschwerden und ein pathologischer klinischer Herzbefund oder elektrokardiographische Veränderungen im Rahmen einer entzündlichen Grundkrankheit entwickeln, braucht man keine großen differentialdiagnostischen Überlegungen anzustellen, sondern kann in der Regel eine Myokarditis annehmen, wenn eine koronare Herzkrankheit ausgeschlossen ist. Ansonsten stehen folgende Differentialdiagnosen zur Debatte:

Uncharakteristische (nervöse) Herzbeschwerden und Mitralklappenprolaps: Hier können sich durchaus auch EKG-Veränderungen finden, aber keine entzündlichen Erscheinungen und keine objektiven pathologischen Befunde am Herzen, wenn man von den Prolapssymptomen absieht.

Koronare Herzkrankheit einschließlich Herzinfarkt: In der Regel macht eine Myokarditis keine typischen ischämischen Beschwerden, wenn sie auch einmal denen einer instabilen Koronarinsuffizienz ähnlich sein können. Heftige Herzschmerzen gehören ebenfalls nicht zum Bilde einer Myokarditis; diese können allerdings dann vorkommen, wenn es sich um eine Perimyokarditis bzw. Pankarditis handelt, bei der Perikarditisschmerzen auftreten können.

Besondere differentialdiagnostische Probleme verursachen – im Rahmen einer Myokarditis – EKG-Veränderungen, die ganz umschrieben sind, wie sie ganz ähnlich oder gleich bei einer Infarzierung – ausnahmsweise sogar mit einer Q-Zacke – durch eine Ischämie vorkommen können.

Primäre dilatative oder **latente Kardiomyopathie:** Diese Krankheiten können dasselbe Bild verursachen wie eine Myokarditis, subjektiv und objektiv, klinisch und elektrokardiographisch, abgesehen von den allgemeinentzündlichen Veränderungen, die aber bei einer Myokarditis nicht immer vorhanden sein müssen. Eine Abgrenzung ist evtl. nur durch Anamnese, Myokardbiopsie und eine Therapie (Diagnose ex juvantibus mit Cortison) möglich (S. 301 ff).

Hinweis

Eine klinisch relevante Myokarditis mit Beschwerden durch eine Herzinsuffizienz oder Herzrhythmusstörungen ist nicht allzu häufig. Spezifische Symptome gibt es nicht, weder klinisch noch mit einer apparativen Technik erfaßbar. Eine sichere klinische Diagnose zu stellen ist nur durch eine synoptische Betrachtung möglich: neu aufgetretene, uncharakteristische Herzbeschwerden, ein neuer pathologischer Befund am Herzen wie Tachykardie, Rhythmusstörungen, Herzvergrößerung, Zeichen einer Herzinsuffizienz, unspezifische EKG-Veränderungen und allgemeine Entzündungszeichen (ohne andere Ursache). Am einfachsten ist die klinische Diagnose, wenn die genannte Erscheinungen im Rahmen einer Erkrankung auftreten, bei der eine entzündliche Mitbeteiligung des Herzens typisch ist (rheumatisches Fieber, Lupus erythematodes disseminatus u. a.). Besonders bei der subakuten, subchronischen und chronischen Verlaufsform der Myokarditis ist dieses Symptomenbündel unvollständig und es können vor allem die allgemeinen Entzündungszeichen fehlen, so daß man nicht selten nur den Verdacht auf eine Myokarditis aussprechen kann.

Daraus ergeben sich als Konsequenzen:

1. Bei einem der genannten subjektiven oder objektiven Symptome, vor allem wenn sie

neu aufgetreten sind, sollte man u. a. an eine Myokarditis denken und versuchen, sie durch eine genaue Verlaufsbeobachtung zu sichern oder auszuschließen (klinisch, EKG, UKG, Röntgen, laborchemisch).

2. Bei allen entzündlichen Allgemeinerkrankungen und bei allergischen Reaktionen – nicht nur beim rheumatischen Fieber – sind u. a. der klinische Herzbefund und das EKG im Hinblick auf eine mögliche Myokarditis wiederholt zu kontrollieren, und auch subjektive Herzbeschwerden, die durchaus harmlos (nervös) sein können, sind als myokarditisverdächtig zu betrachten.

3. Bei ernstem Verdacht auf eine Myokarditis (z. B. bei einem zum erstenmal festgestellten Bild einer dilatativen Kardiomyopathie, bei progredienten EKG-Veränderungen und Rhythmusstörungen oder bei Veränderungen des klinischen Herzbefunds ohne erkennbare Ursache), ja schon dann, wenn man sie nicht ausschließen kann, kann eine probatorische, antientzündliche Therapie gerechtfertigt sein (Cortison), um ggf. schlimme Komplikationen (Herzinsuffizienz, bedrohliche Herzrhythmusstörungen und einen plötzlichen Tod) zu verhüten oder um vielleicht wenigstens ex juvantibus zu einer Diagnose zu kommen. Zwar hat man dabei nicht oft Erfolg, aber es kommt eben doch vor, daß man die Progredienz einer dilatativen Kardiomyopathie aufhält, sogar eine entscheidende Besserung erzielt, so daß es sich nach unserer Erfahrung dann und wann lohnt, bei einer neu entdeckten dilatativen Kardiomyopathie einen (Myokarditis-)Behandlungsversuch zu starten, wenn keine Gegenindikation besteht; in jedem Falle ist man nach einem und durch einen solchen Behandlungsversuch diagnostisch weiter. Umgekehrt allerdings muß man sich sehr davor hüten, bei Patienten mit uncharakteristischen Herzbeschwerden und/oder irgendwelchen EKG-Veränderungen oder Extrasystolien eine Myokarditis anzunehmen und einen Gesunden zum Herzkranken zu machen.

Literatur

Gagliardi, M., M. Bevilacqua m., P. Di Rienzi: Usefulness of magnetic resonance imaging for diagnosis of acute myocarditis. Amer. J. Cardiol. 68 (1991) 1089–1091

Gravannis, B., N. Sternbyx: Incidence of myocarditis. Pathol. Lab. Med. 115 (1991) 390–392

Arrhythmogene rechtsventrikuläre Dysplasie

Definition

Man versteht unter arrhythmogener rechtsventrikulärer Dysplasie (ARVD) eine Erkrankung des rechtsventrikulären Myokards (primäre dilatative Kardiomyopathie?), das teilweise oder weitgehend durch Fett oder fibröses Gewebe ersetzt ist. Sie geht mit schweren, vorwiegend ventrikulären Rhythmusstörungen, besonders paroxysmalen Tachykardien einher.

Diese Erkrankung wurde früher als Uhl-Krankheit oder Pergament-Herz bezeichnet. Neuerdings wird sie auch als „arrhythmogenic right ventricular adiposis" oder „adipose dysplasia of the right ventricle" bezeichnet.

Pathologische Anatomie und Pathophysiologie

Die Erkrankung ist dadurch charakterisiert, daß die Muskulatur des rechten Ventrikels teils inselförmig, teils mehr oder weniger diffus durch Fett oder fibröses Gewebe ersetzt ist; wenn letzteres der Fall ist, sind nur Inseln von Muskulatur erhalten. In jedem Falle kommt es zu schweren ventrikulären Rhythmusstörungen dadurch, daß in der durch Fett oder Bindegewebe durchsetzten Muskulatur lokale Leitungsstörungen auftreten, die zu einem Reentry führen und dadurch ventrikuläre Extrasystolen und Tachykardien auslösen, die offenbar meist im Infundibulum lokalisiert sind. Es ist deshalb auch verständlich, daß nicht wenige Patienten in frühen Jahren plötzlich an Kammerflimmern sterben.

Bei diffusen Prozessen ist eine Dilatation des rechten Ventrikels unausbleiblich, damit auch eine verminderte systolische Druckentwicklung und eine Erhöhung des enddiastolischen Drucks, d. h. eine Rechtsinsuffizienz. Weiterhin kommt es in solchen Fällen zu einer maßgeblichen Hypertrophie des rechten Vorhofs, der sogar einen Teil der Ventrikelarbeit übernimmt, so daß sich die Pulmonalklappe schon während der Vorhofsystole öffnet. Durch die Rechtsinsuffizienz kann es zu einer Öffnung eines offenen Foramen ovale und dadurch zum Rechtslinks-Shunt kommen, mit einer zentralen Zyanose; ein verkleinertes Herzzeitvolumen kann – wie eine zentrale Zyanose – zu einer gesteigerten Erythropoese und so zur Polyglobulie führen.

Ursachen und Vorkommen

Die Ursache der Erkrankung ist unbekannt, doch ist sicher, daß genetische Faktoren zumindest bei einem Teil der Kranken entscheidend sind (familiäres Vorkommen), wie nicht nur aus der Literatur bekannt ist (Buja u. Mitarb. 1989), sondern wir auch aus eigener Erfahrung wissen.

Die Krankheit ist zweifellos selten: Unter 9000 konsekutiven Echokardiogrammen fand Kisslo (1989) nur 2 Fälle von ARVD. Es ist jedoch unverkennbar, daß die Literatur über diese Krankheit rasch wächst und die Häufigkeit der wenig bekannten und klinisch nicht einfach zu diagnostizierbaren Krankheit wohl größer ist, als man allgemein annimmt.

Die Krankheit kann in jedem Alter manifest werden, oft zwischen dem 20. –30. Lebensjahr bei Personen, die körperlich bis dahin voll belastbar waren, sogar als Leistungssportler.

Beschwerden

Im Vordergrund stehen oft die Beschwerden durch Rhythmusstörungen, besonders die Neigung zur anhaltenden ventrikulären paroxysmalen Tachykardie (Abb. **98**). Auch Störungen im Bereich des Sinusknotens kommen vor und können zu einer Sinusbradykardie oder -bradyarrhythmie führen und zu einer Leistungsinsuffizienz beitragen. Atemnot tritt bei einer Rechtsinsuffizienz auf infolge des verringerten Herzzeitvolumens. Bei den Tachykardien sind Präsynkopen und Synkopen nicht selten, und ein plötzlicher Herztod ist oft das Ende.

Befund und Diagnose

Mehr oder weniger schwere Rhythmusstörungen, besonders die ventrikulären paroxysmalen Tachykardien. Diese werden oft durch körperliche Belastung ausgelöst, können aber auch spontan auftreten. Auch Sinusbradykardie und -bradyarrhythmien kommen vor und stehen dann ganz im Gegensatz zur Rechtsinsuffizienz, bei der man eher eine Tachykardie erwarten würde.

Bei rudimentärem Krankheitsbild (nur mehrere Inseln von fehlendem Myokard) können Rhythmusstörungen die einzige Manifestation der ARVD sein. Im Belastungs-EKG treten bei 40% schwere ventrikuläre Rhythmusstörungen auf.

Bei mehr diffusen Prozessen ist trotz eines vergrößerten rechten Ventrikels die Brustwand in der Trikuspidalregion „ruhig", weist keine pathologische Pulsation auf.

Der 1. Herzton (T_1) ist leise oder fehlend oder auch weit gespalten (verspäteter T_1), der 2. Ton kann weit gespalten sein (wegen der verlangsamten Kontraktion = Austreibungszeit), und der P_2 ist sehr leise oder fehlend. Auch ein leiser 3. Ton kann vorkommen.

Eine Trikuspidalinsuffizienz liegt in der Regel bei allen schwereren Formen vor, verursacht aber nie ein eindrucksvolles Geräusch, entweder keines oder ein leises dumpfes, wegen der schwachen und verlangsamten Kontraktion. Der Venendruck ist mehr oder weniger deutlich erhöht, kann über Jahre maximale Werte aufweisen; der Venenpuls ist durch eine prominente a-Welle und eine hohe v- oder s-Welle gekennzeichnet.

Das EKG ist von großer Bedeutung, nicht so sehr wegen der uncharakteristischen Veränderungen über dem rechten Ventrikel, die dort nur niedrige Ausschläge aufweisen und oft im Sinne eines (in)kompletten Rechtsschenkelblocks ausgebildet sind, sondern weil die ventrikulären Extrasystolen und Tachykardien immer ein Linksschenkelblockbild aufweisen, das einen Hinweis auf die Entstehung im rechten Ventrikel darstellt.

Der **Verdacht** auf eine ARVD besteht immer bei einer ventrikulären paroxysmalen Tachykardie mit einem solchen Linksschenkelblockbild, vor allem wenn sonst keine Ursache für diese Rhythmusstörung oder für gehäufte Extrasystolen zu finden ist. Ein Verdacht besteht aber auch bei jeder ungeklärten isolierten Vergrößerung des rechten Ventrikels oder Rechtsinsuffizienz ohne erkennbare Ursache, aber mit Neigung zu ventrikulären Rhythmusstörungen.

Der objektive **Beweis** für eine ARVD ist am sichersten durch eine Myokardbiopsie zu erbringen, aber auch durch eine Angiokardiographie, wenn man im Bereich des rechten Ventrikels dabei hypo- und dyskinetische Zonen und Ausbuchtungen findet, evtl. sogar mit einer Dilatation und einer allgemeinen Hypokinese. Auch mit dem UKG lassen sich eine allgemeine oder lokale Hypokinesie und akinetische Zonen genügend genau feststellen und ebenso die Vergrößerung des rechten Ventrikels; mit der Kernspintomographie ist nicht nur die Dilatation des rechten Ventrikels, sondern evtl. auch die andere Struktur des fettig oder fibrös umgewandelten Myokards erkennbar.

Differentialdiagnose

In erster Linie ist die ARVD von einer **primären dilatativen Kardiomyopathie** (DCM) abzugrenzen. Sie unterscheidet sich zwar nicht unbedingt hinsichtlich der Neigung zu paroxysmalen Tachykardien, aber durch die Beteiligung eines anderen Ventrikels. Die DCM ist – im Gegensatz zur ARVD – durch eine vorwiegende Beteiligung des linken Ventrikels charakterisiert. Nur ausnahmsweise können insofern Schwierigkeiten auftreten, als einerseits bei der DCM durch eine Linksinsuffizienz auch der rechte Ventrikel in Mitleidenschaft gezogen wird und umgekehrt auch bei der ARVD – ausnahmsweise – der linke Ventrikel teilweise von demselben Myokardprozeß betroffen sein kann wie der rechte, allerdings nie in demselben Ausmaß. Ein ähnliches Krankheitsbild kann auch die **Ebstein-Anomalie** verursachen, wobei die Vergrößerung des Herzens allerdings weniger auf den rechten Ventrikel im funktionellen Sinne, sondern vielmehr auf die Vergrößerung des rechten Vorhofs bzw. des aurikularisierten rechten Ventrikels zurückgeht. Auch kann man hier meist die Trikuspidalinsuffizienz hören, weil die Kontraktion des rechten Ventrikels mit voller Kraft erfolgt, und außerdem hört man hier auch oft einen 3. oder/und 4. Ton. Der Beweis für die Ebstein-Anomalie ist durch das UKG leicht zu erbringen.

Die **Concretio pericardii** kann zwar eine ähnliche Einflußstauung verursachen, aber es ist hier ein markanter 3. Ton rechts an typischer Stelle und mit inspiratorischer Verstärkung zu hören, was bei der ARVD kaum einmal so ausgesprochen der Fall ist. Hier ist auch das Herz nicht vergrößert, und es besteht keine Neigung zu ventrikulären Rhythmusstörungen.

Hinweis

Die ARVD ist zwar eine seltene Krankheit und nicht einfach klinisch diagnostizierbar und auch nicht heilbar. Aber wenn man bei jeder unklaren Rechtsinsuffizienz und bei allen schwer beherrschbaren ventrikulären Rhythmusstörungen mit dem Bild des Linksschenkelblocks an diese Krankheit denkt, wird man sie vielleicht häufiger antreffen. Außerdem ist die Erkennung trotz fehlender kausalen Behandlung insofern von großer Bedeutung als man durch eine konsequente medikamentöse Behandlung die evtl. tödlichen Rhythmus-

störungen verhüten kann, die sich nach Jahren oft wieder verlieren, wenn die Reentry-Bahn vollends ausgefallen ist. Auch ist es in Zukunft vielleicht möglich, die Reentry-Gebiete durch eine elektrische oder chirurgische Ablation auszuschalten. Die nicht heilbare Rechtsinsuffizienz darf nicht zur Resignation veranlassen, da diese Patienten trotz aller Beschwerden und Einschränkungen der körperlichen Leistungsfähigkeit durch den insuffizienten rechten Ventrikel viele Jahre – erstaunlicherweise – gut damit leben können, wie wir selbst bei einem Manne gesehen haben (über 30 Jahre). Bei diesem Patienten haben auch jahrelang bestehende, schwere ventrikuläre paroxysmale Tachykardien völlig sistiert. – Heute ist ggf. eine Herztransplantation zu erwägen.

Literatur

Buja, G. F., A. Nava, B. Martini, B. Canciani, G. Thiene: Right ventricular dysplasia: a familial cardiomyopathy. Europ. Heart J. 10 (1989) Suppl. 13–15

Kisslo, J.: Two-dimensional eschocardiography in arrhythmogenic right ventricular dysplasia. Europ. Heart J. 10 (1989) Suppl. 22–26

Myokardschaden

Dies ist ein unspezifischer, allgemeiner Ausdruck für angenommene pathologische Veränderungen im Myokard, wenn man noch keine Leistungseinbuße des Herzens erkennen kann. Der Ausdruck wurde bei EKG-Veränderungen benutzt, die man auf einen pathologischen Prozeß im Herzmuskel bezog – oft zu Unrecht.

Der Ausdruck ist heute nicht mehr so gebräuchlich wie vor Jahren und sollte völlig verlassen werden. EKG-Veränderungen sind nicht unbedingt auf eine organische Ursache zu beziehen, d. h. auf eine Schädigung des Myokards. Außerdem ist es unabdingbar, die Bedeutung und Ursache solcher Veränderungen in jedem Falle mit allen klinischen und technischen Mitteln zu erforschen und nicht mit einem allgemeinen, unverbindlichen und für den Patienten psychologisch schädigenden Ausdruck abzutun.

Endokarditis

Bakterielle Endokarditis

Definition

Entzündung des Endokards – besonders der Herzklappen und angeborener Mißbildungen – durch Mikroorganismen.

Ursachen und Vorkommen

Die *Verursacher* sind vor allem Bakterien, bei der subakuten Form oft der Streptococcus viridans (Endocarditis lenta), aber auch alle anderen Keime und Pilze können Verursacher einer bakteriellen Endokarditis (BE) sein. Besonders häufig und gefürchtet sind bei der akuten Form die Staphylokokken.

Eine Disposition zur BE besteht bei jedem angeborenen und erworbenen Herzfehler (Locus minoris resistentiae). In erster Linie sind die Mitral- und die Aortenklappe betroffen und diese vor allem dann, wenn eine bikuspidale Aortenklappe oder eine Mitralklappenprolaps vorliegt. Ein Befall der Trikuspidal- oder Pulmonalklappe ist äußerst selten und kommt fast nur bei Heroinsüchtigen, infizierten Venenkathetern oder septischen Aborten vor. Bei den angeborenen Herzfehlern kommt eine BE beim offenen Ductus arteriosus und beim Ventrikelseptumdefekt am häufigsten vor; beim Vorhofseptumdefekt ist eine BE kaum einmal zu befürchten. Sehr zu fürchten sind Infektionen an Klappenprothesen, weil diese fast nie konservativ zu beherrschen sind, sondern entfernt werden müssen.

Außerdem spielt eine aktuelle Disposition bzw. Immunitätslage auch für die Entstehung einer BE eine Rolle, so daß z. B. eine an sich ungefährliche Bakteriämie nach Zahnextraktion, Verletzung oder Operation u. U. einmal zu einer Keimbesiedlung führen kann. Auch sind Personen mit abgeschwächter Immunlage mehr gefährdet, wie z. B. alte Menschen oder wie das berühmte Beispiel der Kriegsgefangenen nach dem 2. Weltkrieg gezeigt hat, bei denen die subakute BE geradezu seuchenhaft aufgetreten war.

Pathologische Anatomie und Pathophysiologie

Die Bakterien haften am Endokard, wandern dort in das Gewebe ein und vermehren sich. Besonders wird dieser Prozeß begünstigt, wenn sich bereits ein Mikrothrombus z. B. an einer rheumatisch bedingten Klappenveränderung findet. Regelmäßig führt die Infektion am Eintrittsort nicht nur zu einer lokalen Entzündung mit Leukozytenanhäufung, sondern auch zu vermehrter Fibrinablagerung, Einwanderung von Bindegewebszellen und Appositionsthromben, so daß Gebilde entstehen können, die man als Vegetationen bezeichnet. Diese sind klinisch von ganz besonderer Bedeutung: Zum einen sind sie diagnostisch von höchstem Interesse, da sie sich im UKG nachweisen lassen, wodurch die Diagnose gesichert werden kann, und zum anderen können sich davon Thromben ablösen und zu peripheren septischen Embolien in allen Organen führen. Letztlich kann ein solcher Prozeß auch zur langsamen oder auch akuten Zerstörung der Klappe führen, eine Klappeninsuffizienz verstärken bzw. eine akute schwere Klappen- und damit auch Herzinsuffizienz hervorrufen. Eine schwere und anhaltende Infektion des Endokards geht meist auch mit einer Myokarditis einher – sehr selten mit einer Perikarditis –, die evtl. durch Abschwemmung kleiner septischer Thromben in die Koronarien zustande kommt und oft eine Herzinsuffizienz herbeiführt. Ebenso sind in solchen Fällen in ähnlicher Weise vor allem auch die Nieren (Glomerulonephritis ohne und mit Niereninsuffizienz) und die Augen betroffen (Exsudate und Einblutungen im Augenhintergrund), nicht selten auch die Haut in Form einer lokalisierten Purpura (bei einer Exzision kann man u. U. die Keime nachweisen) und vor allem in Form der sehr charakteristischen Mikroembolien in den Fingerbeeren (Osler-Flecken).

Klinischer Befund

Die klinischen Erscheinungen werden bestimmt durch

1. den Herzbefund,
2. das akute oder subakute (Endocarditis lenta) septische Krankheitsbild mit seinen speziellen und allgemeinen Symptomen,
3. eventuelle Komplikationen

Herzbefund: In erster Linie findet man bei der BE eine Mitral- oder Aorteninsuffizienz, nur sehr selten eine reine Mitralstenose, eine Trikuspidal-

oder Pulmonalinsuffizienz oder einen angeborenen Herzfehler (s. oben Pathologische Anatomie). Ein fehlender klinischer Herzbefund ist ungewöhnlich, kommt aber vor, besonders bei einer leichten, nicht hörbaren Aorteninsuffizienz. Vorwiegend bei älteren Personen kann die BE sich an einer Herzklappe manifestieren, die keine Vorschädigung aufweist und so im Anfangsstadium kein Geräusch verursacht. Auch *scheint* manchmal kein Vitium vorzuliegen, wenn infolge hohen Fiebers eine hochgradige Tachykardie besteht, evtl. bereits eine Herzinsuffizienz, so daß die pathologischen Geräusche nicht hörbar sind bzw. leicht überhört werden können.

Septisches Krankheitsbild: Bei einer akuten BE besteht hohes Fieber und ein schweres Krankheitsbild, bei der subakuten Form subfebrile Temperaturen und ein deutlich beeinträchtigtes Allgemeinbefinden, das über das hinausgeht, was man bei subfebrilen Temperaturen an sich sonst üblicherweise erwarten würde. Folgen des septischen Prozesses sind meist: Anämie, Glomerulonephritis (Erythrozyturie, Proteinurie, evtl. Erhöhung der harnpflichtigen Substanzen), Uhrglasnägel, Trommelschlegelfinger, schmerzhafte Osler-Knötchen an den Fingerbeeren, Petechien, Milzvergrößerung, Veränderungen des Augenhintergrunds (Exsudate, Hämorrhagien). Nachweis der Bakterien im Blut, der allerdings bei ca. 5–15% nicht gelingt.

Komplikationen: Typische Komplikationen sind septische Embolien, angefangen von Petechien der Haut und Osler-Knötchen bis zur Hirnembolie, die manchmal die erste Manifestation der BE ist. Aus der Nephritis kann sich eine Niereninsuffizienz entwickeln, eine Herzinsuffizienz durch die septische Myokarditis oder eine akute Zerstörung einer Herzklappe, ein mykotisches Aneurysma in irgendeinem arteriellen Gefäßgebiet. Auch polyarthritische Beschwerden, evtl. mit Gelenkschwellungen, können vorkommen, sind aber sehr selten. Zur subakuten Form gehört eine Vermehrung der γ-Globuline in der Elektrophorese.

Diagnose

Die klinische Diagnose ist einfach beim Vorliegen eines Herzfehlers und einer Reihe der genannten septischen Symptome, die allerdings nicht immer in einer Vielzahl vorliegen; außerdem muß eine andere Ursache des Fiebers usw. ausgeschlossen werden. Unter den septi-

schen Symptomen spielen diagnostisch die speziellen eine besonders wichtige Rolle, nämlich die Osler-Knötchen an den Fingerbeeren (ein spezifisches Symptom), die Exsudate und Hämorrhagien der Netzhaut, Uhrglasnägel, Trommelschlegelfinger, lokalisierte Bezirke von Petechien in der Haut, Zeichen einer Nephritis und die Vermehrung der γ-Globuline.

Verdacht auf eine BE besteht bei jeder fieberhaften über Tage anhaltenden Erkrankung, bei der keine Ursache ersichtlich ist. Ein dringender Verdacht besteht bei anhaltendem Fieber erst recht, wenn keine Ursache erkennbar ist, aber ein erworbener oder angeborener Herzfehler vorliegt, besonders eine Mitral- oder Aorteninsuffizienz.

Der **Beweis** für eine BE ist durchaus klinisch als gegeben anzusehen, wenn neben einem entsprechenden Herzbefund und Fieber auch Osler-Knötchen zu finden sind oder die Mehrzahl der extrakardialen Erscheinungen und eine positive Blutkultur vorliegen. Die positive Blutkultur allein kann allerdings nicht als Beweis für eine BE betrachtet werden, da es vorkommt, daß gerade eine harmlose Bakteriämie mit einem Streptococcus viridans stattgefunden hat, die nicht zu einer Infektion führen muß.

Von den technischen Untersuchungen kommt dem UKG eine überragende Rolle zu, wenn Vegetationen an einer Klappe nachgewiesen werden können, was in ca. 80% möglich ist.

Differentialdiagnoge

In erster Linie ist an eine **rheumatische Endokarditis** zu denken. Diese kann neben dem Herzbefund auch von Allgemeinsymptomen wie Fieber und einer Anämie begleitet werden. Allerdings ist das Allgemeinbefinden dieser Patienten – in der Regel – bei weitem nicht so beeinträchtigt wie bei der BE; man wundert sich dabei öfters über die relativ geringe Beeinträchtigung im Verhältnis zu hohem Fieber. Gelenkbeschwerden können bei beiden Krankheiten vorhanden sein, aber auch fehlen, sind bei der BE meist gering, können bei der rheumatischen Endokarditis aber erheblich sein (Polyarthritis). Weitere Hinweise s. S. 320.

Weiterhin kommt **jede bakterielle Erkrankung** in Betracht, die ähnliche Allgemeinsymptome verursachen kann, da bei der BE deren spezielle Symptome nicht vorhanden sein müssen und ein Herzfehler zufällig vorliegen kann.

Hinweis

Jede unklare akute oder subakut bis chronisch verlaufende fieberhafte Erkrankung ist

u. a. auf eine BE verdächtig, dies besonders dann, wenn ein angeborener oder erworbener Herzklappenfehler besteht. Aber auch wenn ein solcher nicht nachzuweisen ist, ist eine BE möglich (wie oben ausgeführt).

Bei jedem Verdacht auf eine BE ist nicht nur nach der speziellen Läsion des Herzens zu suchen, sondern auch nach den allgemeinen und speziellen extrakardialen Symptomen. Mehrere Blutkulturen sind anzulegen, eine Elektrophorese ist anzufertigen und mit dem UKG nach Klappenvegetationen zu fahnden. Die Diagnose duldet keinen Aufschub, da die Behandlung so früh wie möglich einzusetzen hat, um einen größeren Klappendefekt, eine irreparable Herzinsuffizienz oder andere schwere Komplikationen zu verhüten. In einigen Fällen ist der septische Prozeß mit Antibiotika nicht zu beherrschen, was besonders für die Infektion von Klappenprothesen gilt – aber nicht nur für diese –, so daß eine erfolgreiche Therapie nur durch eine operative Entfernung der infizierten Klappe möglich ist.

Rheumatische (Endo-)Karditis und rheumatisches Fieber

Definition

> Bei der rheumatischen (Endo-)Karditis bzw. dem rheumatischen Fieber handelt es sich um eine abakterielle Entzündung, die sich an verschiedenen Organen manifestieren kann (s. unten), u. a. am Herzen und hier besonders am Endokard bzw. an den Herzklappen, aber auch am Myokard und Perikard.

Ursache, Vorkommen und Pathophysiologie

Die Ursache der akuten rheumatischen Erkrankung bzw. des rheumatischen Fiebers ist ein Infekt mit β-hämolysierenden A-Streptokokken, der bei einer – manchmal familiär nachweisbaren – bestimmten Immunitätslage zu einer Antigen-Antikörper-Reaktion führt, die in Endokard, Myokard, Perikard, Gelenkhäuten, Haut, Nieren und auch im Gehirn zu typischen entzündlichen Veränderungen führen kann. Nur bei ca. 3% oder weniger kommt es ca. 2 Wochen nach einem solchen Infekt zu einer derartigen Reaktion und fieberhaften

Erkrankung, wobei aber kaum bei der Hälfte der von einem rheumatischen Fieber Betroffenen eine manifeste Herzbeteiligung feststellbar ist. Das rheumatische Fieber war bei den ärmeren Bevölkerungsschichten früher häufiger und ist jetzt durch die bessere Hygiene und Bekämpfung der Infekte in den westlichen Ländern sehr zurückgegangen. Das rheumatische Fieber ist auch charakteristischerweise eine Erkrankung der Kinder und Jugendlichen und kommt vor allem zwischen 5 und 25 Jahren vor.

Pathologische Anatomie

Wenn auch bei einem hochakuten Verlauf exsudative entzündliche Prozesse histologisch im Vordergrund stehen können, so ist doch das typische histologische Bild durch das rheumatische (Aschoff-)Knötchen charakterisiert: Um ein nekrotisches Zentrum sind große polynukleäre retikuloendotheliale Zellen gruppiert, zusammen mit Lymphozyten, Plasmazellen und Fibroblasten.

Klinischer Befund

Fieber jeder Höhe und u. U. langer Dauer, wenn es nicht spezifisch behandelt wird. *Gelenkschmerzen*, oft mit sehr schmerzhafter Schwellung und Rötung der großen Gelenke – mit wechselnder Lokalisation und Intensität. Dazu gehört eine besondere Schweißneigung, wobei der Schweiß einen sehr eigenartigen säuerlichen Geruch aufweist, der unverkennbar ist und schon beim Betreten des Krankenzimmers die Diagnose gestattet.

Fieber und Gelenkschmerzen, evtl. mit Schwellungen, können die einzige Manifestation des rheumatischen Fiebers sein. Es kann aber auch zu einem Befall der inneren Organe kommen: Neben Hautmanifestationen (Erytheme verschiedener Art) kann eine Nierenbeteiligung (Glomerulonephritis und Nephrose), eine Gehirnbeteiligung (Chorea minor), eine Pleurabeteiligung (Pleuritis) und vor allem eine Herzerkrankung (besonders eine Endokarditis mit Klappenerkrankung, aber – viel seltener – auch Myokarditis und Perikarditis) als Komplikation auftreten. Die Endokarditis ist an der Entstehung bzw. Entwicklung eines Klappenfehlers erkennbar, wobei ein rheumatisches Fieber in erster Linie zu einem Mitral- oder Aortenfehler führt. Die Myokarditis ist am ehesten an unspezifischen EKG-Veränderungen erkennbar, manchmal nur an einer PQ-Verlängerung, die Perikarditis am Geräusch.

Diagnose

Die Diagnose des rheumatischen Fiebers wird klinisch durch das Fieber und die begleitenden Gelenkbeschwerden gestellt, wenn andere Ursachen ausgeschlossen sind (s. unten Differentialdiagnose). Unterstützt wird die Diagnose durch Laboruntersuchungen: hohe BSG, Leukoyztose, ansteigender Antistreptolysintiter. Wesentlich unterstützt bzw. bewiesen wird die Diagnose durch den Nachweis rheumatischer Manifestationen an bestimmten Organen, wie der Haut usw. (s. oben).

Eine Endokarditis kann nur dann festgestellt werden, wenn ein Herzklappenfehler entsteht; als charakteristisch wurde bei Kindern auch ein leises dumpfes diastolisches Mitraleinstromgeräusch betrachtet, das sich später merkwürdigerweise verlor und früher bei Kindern in England in einem hohen Maße beobachtet worden war.

Die akute rheumatische Myokarditis macht in der Regel keine schweren klinischen Symptome, keine Herzinsuffizienz – wäre aber an ihr wie auch an einer Herzvergrößerung klinisch erkennbar –, sondern ist meistens nur im EKG an uncharakteristischen ST- und T-Veränderungen, manchmal nur als PQ-Verlängerung nachweisbar.

Differentialdiagnose

Beim rheumatischen Fieber kommen **alle fieberhaften Erkrankungen** in Betracht, die keinen speziellen Organbefund aufweisen, angefangen vom Typhus bis zur Arteriitis temporalis. Je mehr jedoch die Gelenkerscheinungen, d. h. Schwellung und Rötung und wechselnde Intensität des Befalls der verschiedenen Gelenke in den Vordergrund treten, desto sicherer ist das rheumatische Fieber, das dann durch den Nachweis eines ansteigenden Antistreptolysintiters bewiesen wird.

Ganz besonders schwierig ist klinisch die Abgrenzung gegenüber akuten Schüben einer **primär-chronischen Polyarthritis.**

Sobald neben der fieberhaften Erkrankung ein Befund an den Herzklappen erhoben werden kann, ist die erste Differentialdiagnose die **bakterielle Endokarditis** (BE). Für letztere spricht das Fehlen von nennenswerten Gelenkentzündungen, obwohl diese auch bei der BE in gewissem Umfang vorkommen können, weiterhin die dafür spezifischen Osler-Knötchen, Exsudate und Hämorrhagien auf der Netzhaut, auch eine stärkere Anämie, ein relativ schweres Krankheitsbild, Embolien und evtl. der Nachweis von Bakterien im Blut oder in den petechialen Blutungen der Haut, das Fehlen eines ho-

hen oder ansteigenden Antistreptolysintiters und im UKG die typischen Vegetationen an den Klappen. Aber wenn sekundäre Krankheitszeichen der BE im Anfangsstadium fehlen, kann es unmöglich sein, eine sichere Unterscheidung zu treffen. Man ist dann evtl. auf die Diagnose ex juvantibus angewiesen und behandelt zuerst mit einem hochwirksamen Antibiotikum mit breitem Wirkungsspektrum, auf das nur eine BE bzw. bakterielle Entzündung anspricht. Auf Cortison bessert sich das rheumatische Fieber sofort.

Rheumatische Herzklappenfehler

Die erworbenen Herzfehler mit organischen Klappenläsionen werden als rheumatische Herzklappenfehler bezeichnet, wenn man von der degenerativ entstandenen Aortenstenose und den Prolapsen absieht. Diese weisen histologisch die Kriterien der rheumatischen Entzündung auf und können – wie eben dargelegt – im Rahmen eines rheumatischen Fiebers entstehen. Bei weitaus den meisten dieser Herzfehler jedoch läßt sich eine rheumatische Erkrankung bzw. ein rheumatisches Fieber anamnestisch nicht eruieren. Sie entstehen offenbar nicht akut, sondern chronisch. Viele Beobachtungen sprechen jedoch dafür, daß sie vorwiegend im gleichen Alter entstehen wie das rheumatische Fieber, also im Kindes- und Jugendalter. Meist sind keinerlei allgemeine entzündliche Reaktionen wie Fieber, BSG-Erhöhung, Leukozytose eruierbar – auch kein erhöhter Antistreptolysintiter –, und trotzdem sprechen die pathologisch-anatomischen Befunde an bei Operationen exzidierten Herzklappen dafür, daß ein chronischer, vielleicht sogar über viele Jahre fortdauernder entzündlicher Prozeß sich an diesen Klappen abspielt.

Hinweis

Das rheumatische Fieber, die akute rheumatische Endokarditis bzw. Karditis und die rheumatischen Herzklappenfehler sind bei uns selten geworden, wohl ein Erfolg besserer Hygiene und Behandlung der Streptokokkeninfekte. Trotzdem: Diese Krankheiten sind bei uns nicht ausgerottet, und durch den Zuzug vieler Menschen aus anderen Ländern bleiben wir mit diesen Krankheiten konfrontiert.

Seltene Endokarditiden

Endo(myo)carditis parietalis fibroplastica (Löffler) mit Hypereosinophilie, intrakardialen Thromben, Embolien, Links-rechts-Insuffizienz bzw. restriktiver Kardiomyopathie; Endocarditis verrucosa (Libman-Sacks) im Rahmen eines Lupus erythematodes generalisatus, vorwiegend parietal, mit Mitralinsuffizienz bei ca. 10%, viel häufiger mit Perikarditis und seltener mit Myokarditis.

Koronare Herzkrankheit

Hinweis zum Thema

Die klinische Diagnose der koronaren Herzkrankheit (KHK) beruht oft nur auf den subjektiven Erscheinungen, den Beschwerden, d. h. der Anamnese. Aus diesem Grunde wurden die subjektiven Erscheinungen der KHK S. 8 ff besprochen. Hier wird nur vom objektiven klinischen Befund und dessen Bedeutung die Rede sein, als eine Ergänzung zu den dort gemachten Ausführungen.

Definition

> Der Begriff der KHK beinhaltet alle angeborenen und erworbenen Erkrankungen der Herzkranzgefäße. Da die klinischen Erscheinungen auf einer Minderdurchblutung des Myokards beruhen, wird auch der Begriff ischämische Herzerkrankung im ähnlichen Sinne benutzt. Dabei muß allerdings bedacht werden, daß eine Ischämie des Herzens = Koronarinsuffizienz auch ohne Koronarerkrankung vorkommen kann, nämlich bei einer abnorm großen Anforderung des Myokards im Rahmen einer erheblichen Links- oder Rechtshypertrophie oder bei einer Minderperfusion durch vermindertes Angebot (Anämie, Hypotonie, Aortenstenose, akuter oder chronischer pulmonaler Hochdruck und auch gelegentlich bei der dilatativen Kardiomyopathie).
>
> Und es muß weiter bedacht werden, daß der Begriff KHK letztlich auch den anatomischen Begriff der Koronarsklerose einschließt, die klinisch als solche nicht diagnostiziert werden kann (s. unten) und – wenn vorhanden – nicht immer zu Ischämien führt.

Pathologische Anatomie, Pathophysiologie, Ursachen und Vorkommen

Die Arteriosklerose der Herzkranzgefäße = **Koronarsklerose** ist die Hauptursache einer KHK; andere Ursachen (s. unten) spielen eine untergeordnete Rolle.

Die Arteriosklerose kann – mit oder ohne Verkalkung – sowohl zu einer Dilatation und Schlängelung der Koronararterien führen wie auch zu Stenosierungen. Erst bei einer Lumeneinengung von mindestens 50–75% (je nach Belastung des Herzens) wird die Blutversorgung des Myokards unzureichend. Erst dann treten ischämische Beschwerden oder beweisende EKG-Veränderungen auf (dieser Grad der Stenosierung dürfte auch für die vasospastische Angina gelten). Die Ischämie hat immer eine gewisse Steifigkeit des Myokards zur Folge und diese eine diastolische Verminderung der Compliance mit erhöhtem enddiastolischen Ventrikeldruck und Vorhofdruck, in seinem Schweregrad abhängig von der Schwere der Ischämie. Darauf führt man die Entstehung eines gelegentlich hörbaren 4. Tons während eines Angina-pectoris-Anfalls zurück. Dabei kann sich u. U. das klinische Bild einer Linksinsuffizienz entwickeln, und es können bedrohliche ventrikuläre Rhythmusstörungen entstehen.

Wenn es zu einer kompletten Stenosierung durch eine arteriosklerotische Einengung, durch Ruptur einer arteriosklerotischen Plaque oder – wie meist – durch eine zusätzliche Thrombose an einer verengten Stelle einer Koronararterie kommt, so ist in der Regel eine Myokardnekrose in dem betreffenden Gefäßversorgungsbezirk die Folge, d. h. ein Herzinfarkt.

Seltene Ursachen einer KHK s. S. 9.
Häufigkeit: Die KHK ist nicht nur die häufigste Herzkrankheit, sondern auch eine der häufigsten Krankheiten überhaupt und wohl die häufigste zum Tode führende Krankheit. Sie ist im Alter bis zu 60–65 Jahren bei Männern mehr als doppelt so häufig wie bei Frauen und hat in den letzten Dekaden in den Industrieländern seuchenhaft zugenommen.

Koronarsklerose

Die Koronarsklerose ist meistens die Grundlage einer Koronarinsuffizienz und eines Infarkts, führt aber nicht zwangsläufig zu Stenosierungen und Thrombosen, sondern kann auch als dilatative Koronaropathie sogar zu Erweiterungen des Lumens der Koronararterien führen. Sie kann nur durch den Nachweis von Koronarverkalkungen mit der

Röntgendurchleuchtung, einem CT des Herzens oder einer Koronarographie festgestellt werden. Der Kalknachweis bei einer Durchleuchtung oder beim CT, das besonders sensitiv in dieser Hinsicht ist, sagt über ihren Krankheitswert (Koronarinsuffizienz) nicht unbedingt etwas aus, weil es sich um Mediaverkalkungen ohne Intimaauflagerungen und ohne Stenose handeln kann. Vor allem besagt er nicht viel bei Personen über 65 Jahre, doch bedeutet er bei jüngeren Personen, daß eher mit einer Koronarstenose bzw. einer Koronarinsuffizienz oder einem Herzinfarkt zu rechnen ist (Masuda u. Mitarb. 1990). Der Nachweis von Verkalkungen der Koronarien (und auch anderer Gefäße) macht deshalb bei jüngeren Personen die Suche nach Risikofaktoren und einer manifesten oder latenten Koronarinsuffizienz (Anamnese, Belastungs- und Langzeit-EKG, Myokardszintigramm, Streß-UKG) sowie eine laufende Überwachung erforderlich (s. auch S. 367 ff).

Ursächlich kommen dieselben *Risikofaktoren* in Frage wie bei der Arteriosklerose anderer Gefäßregionen: Alter, männliches Geschlecht, familiäre Belastung, Nikotinabusus, Hypercholesterinämie (über 5–6 mmol/l = 200–240 mg%), niedrige HDL (unter 35 mg%), LDL über 190 mg%, Diabetes, Hypertonie, Hyperfibrinogenämie, Erhöhung des Lipoproteins a, hoher Insulinspiegel, Hyperurikämie, Adipositas, besonders androgener Typ (Umfang Bauch: Hüfte bei Männern über 1,0:1,0, bei Frauen über 0,8:1,0), Bewegungsmangel.

Koronarinsuffizienz

Beschwerden

Sie ist durch Beschwerden charakterisiert (S. 8 ff), die in Form der typischen und atypischen Angina pectoris oder der stabilen und instabilen Koronarinsuffizienz in Erscheinung treten, aber auch als stumme Myokardischämie (s. unten) vorkommen und selten als stumme Koronarinsuffizienz (s. unten) vorhanden sein können.

Klinischer Befund und Diagnose

Der klinische Befund an Herz und Kreislauf ist meist unauffällig, wenn keine andere Herzkrankheit vorliegt, und kann zum Beweis oder Ausschluß dieser Krankheit nichts beitragen. Sehr selten kann man einen unspezifischen 4. Ton über dem linken Ventrikel hören und einen entsprechenden präsystolischen Puls über der Herzspitze fühlen, als Ausdruck einer vermehrten Steifigkeit und verminderten Compliance des linken Ventrikels – durch die Ischämie bedingt.

Während eines **Angina-pectoris-Anfalls** kann dieser 4. Ton gelegentlich über dem linken Herzen oder auch einmal ein passageres systolisches Mitralinsuffizienzgeräusch zu hören sein (Ausdruck einer Papillarmuskel- oder Klappeninsuffizienz = Linksinsuffizienz). Ein Leiserwerden des 1. Tons ist nur dann feststellbar, wenn die Linksinsuffizienz auch zu einem Blutdruckabfall führt, was bei besonders schweren Anfällen und einem schon erheblich vorgeschädigten Myokard vorkommt; viel häufiger ist der Blutdruck im Angina-pectoris-Anfall erhöht (= Folge des Schmerzes). Eine akute heftige Ischämie bei einer hochgradigen Stenose des linken Hauptstamms kann sogar einmal eine paradoxe Spaltung des 2. Tons bedingen (verlängerte Austreibungszeit).

In extrem seltenen Fällen wurde auch ein diastolisches Geräusch durch eine stenosierte Koronararterien gehört – übrigens auch bei einem koronaren Bypass, doch danach braucht man nicht zu suchen.

Eine **stumme Myokardischämie** nachzuweisen ist die absolute Domäne des Langzeit-EKG (mit ST-Auswertung), evtl. auch des Belastungs-EKG, wenn sich eindeutige Veränderungen im Sinne einer passageren Ischämie zeigen und dabei keine Beschwerden auftreten (üblicherweise wechseln diese stummen ischämischen Episoden mit manifesten, d. h. schmerzhaften ischämischen Episoden ab). Klinisch ist nach unserer Erfahrung diese Diagnose in Ausnahmefällen auch möglich: wenn nämlich bei einem Patienten mit bekannter Koronarinsuffizienz während einer Herzuntersuchung ein 4. Ton links oder eine Mitralinsuffizienz passager feststellbar ist (wie man es bei einer Angina pectoris kennt), ohne daß in diesem Augenblick Herzbeschwerden bestehen. Dies gilt erst recht, wenn dabei sogar etwas Atemnot auftritt oder der Blutdruck abfällt.

Bei einer **stummen Koronarinsuffizienz** treten nie ischämische Beschwerden auf, aber durch ein Langzeit-EKG und durch Belastungsteste läßt sich im EKG, UKG oder Myokardszintigramm eine Ischämie beweisen, die sich ggf. auch noch durch eine entsprechende kritische Stenose im Koronarogramm bestätigen läßt (Cohz u. Kannel 1987). Diese Form der Koronarinsuffizienz kommt vor allem bei älteren Personen vor, die sich körperlich nicht stark belasten und an sich schon wenig schmerzempfindlich sind, ferner bei Diabetikern mit einer autonomen Neuropathie, aber auch bei Patienten mit einer Arteriosclerosis obliterans oder bei einer Syphilis. Unseres Erachtens kann dies auch bei gut trainierten Personen vorkommen. Durch die klinische Untersuchung allein ist eine stumme Koronarinsuffizienz nicht erkennbar, höchstens vermutbar, wenn ein 4. Ton links oder eine passagere Mitralinsuffizienz nachgewiesen werden kann und wenn sich dafür keine andere Ursache findet – was aber sehr selten der Fall sein dürfte. Im übrigen jedoch ist besonders bei dem eben genannten Personenkreis und auch immer dann an die Möglichkeit einer stummen Koronarinsuffizienz zu denken, wenn mehrere Risikofaktoren (s. oben Koronarsklerose) oder extrakardiale Befunde vorliegen, wie sie unten bei Verdacht aufgeführt sind. Die Konsequenzen sind: Belastungs-EKG, Langzeit-EKG und ST-Auswertung, evtl. Myokardszintigramm und – wenn unumgänglich aufgrund dieser Untersuchungen – eine Koronarographie.

Eine Koronarinsuffizienz kann dann auch als stumm erscheinen, was die typischen Beschwerden anlangt, und sich nur in Atemnot oder in neu aufgetretenen oder bei Belastung nachweisbaren höhergradigen ventrikulären Rhythmusstörungen äußern. Schließlich ist auch noch daran zu erinnern, daß mache Personen in gutem Glauben oder in falsch verstandener Tapferkeit leichte Beschwerden negieren.

Der **Verdacht** auf eine Koronarinsuffizienz besteht bei jeder Art von neu aufgetretenen Herzbeschwerden älterer Personen oder Angehöriger einer mit KHK belasteten Familien oder bei den bekannten Risikofaktoren (s. oben Koronarsklerose). Auch bei einer Polyglobulie, bei Xanthomen und Xanthelasmen oder bei Vorliegen einer Arteriosklerosis obliterans der Beinarterien, einer röntgenologisch nachgewiesenen Koronarverkalkung oder bei einem Arcus corneae in einem Alter unter 50 Jahren (vor allem dann, wenn der Ring nicht weißlich-gallertig ist, sondern weiß) sollte bei noch so uncharakteristischen Herzbeschwerden an eine Koronarinsuffizienz gedacht und diese sicher ausgeschlossen oder nachgewiesen werden.

Sowohl der **Beweis** für eine Koronarinsuffizienz wie die **Lokalisation** der Stenosen und der **Schweregrad** können durch den klinischen Befund nicht erbracht werden, sondern nur durch die Koronarographie. Wenn diese nicht möglich ist oder nicht dringlich erscheint, so ist das Belastungs-EKG oder ein Langzeit-EKG mit Auswertung der ST-Strecke das Mittel der Wahl oder auch ein Belastungsmyokardszintigramm, dessen Aussagekraft wahrscheinlich größer ist als die des Belastungs-EKG, aber mit wesentlich größerem Auf-

wand verbunden ist und nicht überall zur Verfügung steht. Man muß sich im klaren darüber sein, daß das Belastungs-EKG sowohl ca. 25% falsch positive (besonders bei Frauen) als auch ca. 10% falsch negative Resultate liefern kann und daß auch ein normales Langzeit-EKG oder ein normales Myokardszintigramm eine Koronarinsuffizienz nicht absolut sicher ausschließen.

Das Streß-UKG hat sich ebenfalls als eine nichtinvasive Nachweismethode für eine Koronarinsuffizienz erwiesen, die vielleicht noch zuverlässiger sein könnte als das Belastungs-EKG (S. 375).

Differentialdiagnose

Diese betrifft in erster Linie die Beschwerden (S. 12).

Was die hier genannten Befunde bei der Koronarinsuffizienz betrifft, so sind diese in den betreffenden Kapiteln (4. Ton, S. 107, MI, S. 216) besprochen.

Hinweis
(s. auch Hinweis S. 12)

Die Koronarinsuffizienz (mit dem Herzinfarkt) ist heute die häufigste und wichtigste Herzerkrankung. Ihre Diagnose erfordert vor allem eine genaue Kenntnis der verschiedenen Arten von Herzbeschwerden und ihre Differenzierung, was Erfahrung und eine sorgfältige Anamneseerhebung voraussetzt. Der klinische Herzbefund tritt bei der Koronarinsuffizienz ganz in den Hintergrund, ist aber nicht ganz bedeutungslos, da er u. U. in einigen Fällen doch etwas über den Schweregrad aussagen kann.

Wichtig ist die behutsame Stellung der Indikation zu den technischen Untersuchungen, wobei zahlenmäßig das Belastungs-EKG die größte Bedeutung hat, die Koronarographie aber am wichtigsten ist, das Streß-UKG an Bedeutung gewinnt.

Eine gesicherte Diagnose mit Kenntnis des Schweregrads ist bei Verdacht bzw. Annahme einer Koronarinsuffizienz unter allen Umständen anzustreben. Davon hängt nicht nur die Art und Intensität der Therapie (Arznei, Dilatation der Koronarstenosen, Operation) ab, sondern u. U. das Leben, das bei dieser Erkrankung nicht selten durch einen Herzinfarkt oder Rhythmusstörungen unvorhersehbar plötzlich zu Ende gehen kann.

Literatur

Cohz, P. F., W. D. Kannel: Recognition, pathogenesis and management options in silent coronary artery disease: introduction. Circulation 75 (1987); Suppl. II, 1

Masuda, Y., S. Naito, Y. Aoyagi: Coronary artery calcification detected by CT: clinical significance and angiographic correlates. Angiology 41 (1990) 1037–1047

Herzinfarkt

(s. auch S. 13)

Manifester Herzinfarkt

Klinischer Befund

Wie bei der Koronarinsuffizienz, spielt auch beim Herzinfarkt die Anamnese, d. h. die Art der Beschwerden, für die klinische Diagnose die wesentliche Rolle (S. 13). Der klinische Befund an Herz und Kreislauf beim Herzinfarkt ist häufig normal oder unspezifisch – wenn überhaupt vorhanden – jedoch öfters pathologisch und wichtiger als bei der Koronarinsuffizienz. Unter anderem kann er eine differentialdiagnostische Hilfe zur Abgrenzung gegen die Angina pectoris darstellen (z. B. 4. Ton *rechts*, Perikarditis, unten), und er ist unentbehrlich zur Beurteilung des Schweregrads eines Herzinfarkts. Auch sind beim Herzinfarkt **allgemeine Krankheitssymptome** wie Fieber, Leukozytose, BSG und Enzymreaktionen (CK bzw. CK-MB, SGOT und LDH) für die objektive qualitative und quantitative Diagnose von großer Bedeutung.

Folgende klinischen Befunde können an Herz und Kreislauf bei einem Herzinfarkt vorkommen:

Herz und Kreislauf können **unauffällig** sein.

Ein **4. Ton vom rechten Herzen:** Dieser Ton in der Trikuspidalregion ist – merkwürdigerweise – nicht selten und wird auch inspiratorisch typischerweise lauter, so daß er im rechten Herzen entstehen muß. Dabei handelt es sich keineswegs vorwiegend um Rechtsherzinfarkte oder besonders schwere Infarkte (Ursache: akute pulmonale Hypertonie durch Linksinsuffizienz, erhöhte Steifigkeit rechts im Gefolge des Infarkts bzw. einer Ischämie?). Dieser 4. Ton rechts ist nach einem „Angina-pectoris-Anfall" ein starker Hinweis für einen Herzinfarkt, da wir ihn *nach* oder *bei* einer einfachen Angina pectoris nie beobachten konnten (nur den 4. Ton links). Er verschwindet bei unkomplizierten Infarkten in wenigen Tagen und ist kein ernstes Symptom.

Ein konstanter **4. Ton links** dagegen ist nach unseren Beobachtungen bei einem gesicherten Herzinfarkt eher einem schwerwiegenden Infarkt zuzuordnen, aber er ist viel seltener bei einem Infarkt zu hören als der vom rechten Herzen. Er ist ein Hinweis auf eine Starre des linken Ventrikels (durch Ischämie) und damit Ursache einer verminderten diastolischen Compliance mit diastolischer Linksinsuffizienz.

Ein **3. Ton links** ist selten; er ist aber immer Ausdruck einer schweren systolischen Linksinsuffizienz infolge der Kontraktionsschwäche bzw. Dilatation des linken Ventrikels. Wenn er nur zu Beginn des Infarkts zu hören ist und in einigen Tagen wieder verschwindet, muß er nicht unbedingt ein prognostisch ernstes Zeichen sein, allerdings immer dann, wenn er fortbesteht.

Eine endsystolische **Mitralinsuffizienz** (Papillarmuskelinsuffizienz) ist im Zusammenhang mit einem Hinterwandinfarkt besonders häufig und kann als ein Hinweis für diese Infarktlokalisation angesehen werden. – Auch andere Arten eines Mitralinsuffizienzgeräusches kommen vor und weisen dann auf die Linksinsuffizienz hin (relative Mitralinsuffizienz).

Dem **1. Ton** und **2. Ton** kommt keine besondere diagnostische Bedeutung zu. Beide Töne können – wir schon bestehende Herzgeräusche – bei einer Hypotonie abnorm leise werden. Der 2. Ton ist gelegentlich bei einer schweren Linksinsuffizienz paradox gespalten durch eine verlängerte Austreibungszeit des linken Ventrikels.

Ein neu aufgetretenes **Trikuspidalinsuffizienzgeräusch** mit oder ohne eine Erhöhung des Halsvenendrucks ist – wenn keine schwere Linksinsuffizienz bzw. pulmonale Hypertonie und keine Septumperforation vorliegen – ein Hinweis für einen Rechtsherzinfarkt.

Rhythmusstörungen: Eine anhaltende Sinustachykardie über 90/min ohne besondere Ursache kann ein indirektes Zeichen einer Linksinsuffizienz darstellen und prognostisch ungünstig sein. Reizbildungs- und Reizleitungsstörungen kommen bei mindestens 90% der Infarkte vor. Sie gehören eigentlich zum Krankheitsbild eines Infarkts. In erster Linie handelt es sich dabei um ventrikuläre Extrasystolen, Salven und ventrikuläre paroxysmale Tachykardien oder Tachyarrhythmien, die in Kammerflimmern und damit in einen Kreislaufstillstand übergehen können. Beim Hinterwandinfarkt ist auch mit AV-Blockierungen aller Art zu rechnen bis zum totalen AV-Block mit oder ohne Kammerstillstand. Prognostisch besonders schlecht ist ein totaler AV-Block (den man leicht klinisch diagnostizieren kann) beim Vorderwandinfarkt, da es sich hierbei auch immer um einen sehr ausgedehnten Vorderwand-Septum-Infarkt handelt.

Der **Linksschenkelblock** (paradoxe Spaltung des 2. Tons) ist bei einem Vorderwandinfarkt Ausdruck eines großen Vorderwandseptum-Infarkts und hat eine schlechte Prognose.

Infarktperikarditis: Durch die Herzmuskelnekrose kann es zu einer unspezifischen Perikarditis kommen, die man bei ca. 10% aller Infarkte beobachten kann, die aber wahrscheinlich viel häufiger anatomisch vorliegt. Sie ist meistens nicht nur auf die Infarktgegend beschränkt, sondern breitet sich auf das ganze Perikard aus, so daß man sie – wie auch bei anderen Perikarditiden – meistens – nicht immer – am besten über der Triuspidalgegend und im Inspirium hören kann. – Abgesehen davon, daß die Differentialdiagnose Infarkt oder Perikarditis (S. 285) und Infarktperikarditis oder Perikarditis anderer Ursache problematisch sein kann, kann eine Infarktperikarditis folgende Bedeutung haben:

Der Nachweis einer Perikarditis beweist klinisch dann einen Infarkt, wenn eine sichere Angina pectoris vorliegt und nur die Differentialdiagnose zwischen Angina pectoris und Herzinfarkt zur Debatte steht. – Anhaltende Schmerzen nach einem Infarkt sind sehr verdächtig auf eine Perikarditis, auch wenn man sie nicht hört (aber man sollte dann nach den typischen Beschwerden fragen und sehr genau nach ihr suchen, besonders wenn diese Schmerzen auf Nitrokörper nicht ansprechen, aber gut auf Antiphlogistika). – Eine Infarktperikarditis kann zwar subjektiv und objektiv ohne zusätzliche Krankheitssymptome verlaufen; sie kann aber auch Ursache einer anhaltend leicht oder stark erhöhten Temperatur sein und nicht nur der Infarkt selbst. – Bei der Differentialdiagnose Herzinfarkt oder Lungeninfarkt spricht eine Perikarditis mehr für einen Herzinfarkt, eine Pleuroperikarditis mehr für einen Lungeninfarkt.

Initiale Hypotonie (Kollaps): Zu Beginn eines Infarkts kann es zu einem vorübergehenden Blutdruckabfall mit allen subjektiven (Übelkeit, Erbrechen, Schwarzwerden vor den Augen, Frieren, Schwindel) und objektiven Symptomen (systolischer Blutdruck unter 100 mmHg, Blässe, kühle Extremitäten, leichte Bewußtseinsstörung) kommen, wahrscheinlich durch reflektorische Einflüsse. In der Regel bessern sich diese Symptome wieder im Laufe von wenigen Minuten bis zu $^1/_2$ Stunde. Allerdings kann dies auch das erste Anzeichen eines Präschocks oder Schocks sein, was man in den ersten Minuten nicht sicher entscheiden kann.

Herzinsuffizienz: Wenn sie auftritt, handelt es sich meist um eine systolische Linksinsuffizienz verschiedener Schweregrade, von der leichten Lungenstauung bis zum tödlichen kardiogenen Schock; auch eine Links-rechts-Insuffizienz kann auftreten – besonders nach mehreren Infarkten (ischämische Kardiomyopathie, Schwielenherz) – und selten auch eine isolierte Rechtsinsuffizienz, bei einem ausgedehnten vorwiegend rechts lokalisierten Infarkt oder einer Septumruptur.

Kardiogener Präschock und Schock: Ursache hierfür ist ein ausgedehnter Herzinfarkt, durch den in der Regel mindestens 40% der kontraktilen Muskulatur des linken Ventrikels ausgefallen sind, was zu einer akuten systolischen Herzinsuffizienz mit einem erheblich verminderten Herzzeitvolumen geführt hat (S. 178 ff). Der Herzinfarktschock hat eine Letalität von 90% und mehr. Aus diesem Grunde ist es sehr wichtig, den beginnenden Schock zu erkennen und Gegenmaßnahmen zu ergreifen. Sehr zu bedenken ist dabei, daß der Blutdruck nicht das einzige Maß für den Schock und dessen Schwere darstellt, da eine starke Ausschüttung von Catecholaminen beim frischen Herzinfarkt den durch das verminderte Herzzeitvolumen erniedrigten Blutdruck ausgleichen kann. Auch ist zu bedenken, daß ein pathologischer Auskultationsbefund im Schock – wegen des kleinen Schlagvolumens – völlig verschwinden kann.

Herzruptur: Diese kann an einer Außenwand, im Septum und an einem Papillarmuskel auftreten. An der Außenwand führt sie zur Blutung in die Perikardhöhle und so zur tödlichen Herztamponade, wenn nicht rechtzeitig operiert werden kann, was die Regel ist. Sie ist klinisch dadurch gekennzeichnet, daß es zum plötzlichen Herz-Kreislauf-Stillstand kommt, wobei aber das EKG in der Regel ohne große Veränderungen noch einige Minuten weiterläuft.

Eine **Septumruptur** führt zur Septumperforation, zum erworbenen Ventrikelseptumdefekt. Dadurch kommt es einerseits zu dem typischen lauten pansystolischen rauhen Geräusch mit dem p. m. am linken Sternumrand oder etwas links davon zwischen dem 3.–5. ICR. Andererseits bedingt dieser akute Links-rechts-Shunt fast immer eine Rechtsinsuffizienz. Der objektive Beweis wird durch das UKG, evtl. mit dem Doppler-UKG erbracht oder durch den Nachweis eines Sauerstoffsprungs zwischen rechtem Vorhof und Ventrikel bei einer Rechtsherzkatheterung.

Ein **Papillarmuskelabriß** führt zu einer akuten Mitralinsuffizienz. Das dabei entstehende systolische Geräusch kann sehr einer Aortenstenose oder einer Septumperforation ähneln (Lokalisierung am besten in Linkslage). Beweis am einfachsten mit dem UKG, das ein flottierendes Mitralsegel zeigt (sonst durch eine Herzkatheterung bzw. Druckkurven oder Ventrikulographie).

Herzwandaneurysma: Als Folge eines kleinen oder großen transmuralen Infarkts kann sich ein Herzwandaneurysma entwickeln, das am besten mittels der Ventrikulographie nachgewiesen werden kann; auch mit dem UKG sind Aneurysmen feststellbar. Klinisch ist es nur dann erfaßbar, wenn es die Vorderwand des linken Ventrikels betrifft und groß ist. Man fühlt dann das p. m. einer systolischen Pulsation meist an einer Stelle, die nicht dem üblichen Herzspitzenstoß entspricht, sondern die kranial, kaudal oder medial der Spitze liegt.

Herzwandaneurysmen durch einen Infarkt sind exquisite Orte für die Entstehung wandständiger **Thromben** und dadurch von **Embolien** mehr als nach einem Infarkt ohne Aneurysma.

Diagnose

> Die klinische Diagnose kann oft allein durch Anamnese, d. h. durch die Art der Schmerzen gestellt werden (S. 13). Mehr oder weniger hilfreich ist dazu dann noch die Beurteilung des Allgemeinbefindens des Patienten und/oder eines oder mehrerer der eben genannten, meist unspezifischen Symptome, wie sie im vorhergehenden Abschnitt geschildert wurden (4. Ton rechts, Perikarditis usw.).

Rein katamnestisch darf man u. E. den **Verdacht** auf einen abgelaufenen Infarkt äußern, wenn nach einem schweren „Angina-pectoris"-Anfall vorher bestehende laufende Anfälle aufgehört haben; dies kann dadurch geschehen, daß eine Koronarstenose, die für die Anfälle verantwortlich war, durch einen Verschluß (Thrombus) beseitigt wurde und dadurch auch die Ischämien – allerdings auf Kosten eines Infarkts, d. h. Ausfall eines Herzmuskelsegments.

Der Verdacht auf einen Herzinfarkt besteht immer dann, wenn

1. eine typische oder atypische, *sehr heftige* Angina pectoris besteht;

2. eine Angina pectoris über $\frac{1}{2}$ Stunde dauert;

3. eine Angina pectoris auf Nitrokörper nicht anspricht;

4. eine Angina pectoris mit Schweißausbruch oder Erbrechen einhergeht;

5. nach einer Angina pectoris oder auch nach und bei uncharakteristischen Herzbeschwerden Fieber, Leukozytose und eine BSG-Erhöhung auftreten (auch ohne Infarktenzyme);

6. sich nach einer Angina pectoris anhaltende Hypotonie bzw. Präschock/Schock oder eine Links- oder Rechtsinsuffizienz einstellt;

7. nach akuten Herzbeschwerden die Herztöne oder früher vorhandene Herzgeräusche sich in ihrer Lautstärke deutlich vermindern (schlechtere Kontraktion, kleineres Schlagvolumen) und sich dafür kein anderer Grund findet.

Der Verdacht auf einen Herzinfarkt erfordert in jedem Falle eine Untersuchung mit dem *EKG* (sofort und in den nächsten Tagen), der entsprechenden *Enzymdiagnostik* und evtl. auch mit dem *UKG*.

Bewiesen ist der Herzinfarkt *klinisch* dann, wenn sich im Anschluß an entsprechende Schmerzen Temperaturen, eine Perikarditis, eine Ruptur oder ein Aneurysma entwickeln. Dies ist jedoch bei weitem nicht immer der Fall. Der *objektive* Beweis für einen Herzinfarkt wird üblicherweise durch das EKG und Laboruntersuchungen (SGOT, CK-MB, LDH; BSG, Leukozytose und vielleicht der noch nicht allgemein erprobte Troponintest) bei einer entsprechenden Anamnese erbracht. Mit dem EKG kann man nicht alle Infarkte erfassen, besonders nicht die kleinen, die auf der Hinterwand lokalisierten und die rezidivierenden Infarkte. Die beste Methode zum Beweis ist sicherlich die Koronarographie mit Ventrikulographie, mit der man den Gefäßverschluß und meist auch eine segmentale Hypo- oder Akinesie nachweisen kann. Allerdings sind bei einem kleinen nichttransmuralen Infarkt segmentale Hypo- oder Akinesien nicht immer zu erwarten, und der Gefäßverschluß kann sich wenige Stunden oder Tage nach einem Infarkt bereits von selbst aufgelöst haben. Eine Myokardszintigraphie ist eine weitere Möglichkeit, den Ausfall eines Bezirks durch einen Infarkt festzustellen. Das UKG hat – *zusammen* mit den Beschwerden – u. U. eine entscheidende Bedeutung, da man sofort nichtinvasiv eine umschriebene, segmentale Kontraktionsschwäche sehen kann – entsprechend der Infarktlokalisation – und auch evtl. eine charkteristische globale Verminderung der Kontraktion. Außerdem lassen sich damit eine Dilatation eines Ventrikels, ein Aneurysma und Thromben nachweisen.

Schweregrad

Der Schweregrad eines Herzinfarkts wird bestimmt durch die *Größe des Infarktbezirks*, d. h. durch die Masse der ausgefallenen Muskulatur und deren eventuelle Neigung zur Ruptur. Weiterhin wird sie bestimmt durch den *Zustand der nicht infarzierten Anteile des Herzens* und die dadurch letztlich resultierende Auswurffraktion. Der dritte Faktor für die Prognose und damit für den Schweregrad ist die Neigung zu *ventrikulären Rhythmusstörungen und AV-Überleitungsstörungen* mit der Gefahr eines plötzlichen Herzstillstands durch Kammerflimmern oder Kammerstillstand.

Fur einen schweren Infarkt sprechen:

1. anhaltende, kaum beeinflußbare Schmerzen oder hohe Temperaturen, die nicht durch eine Perikarditis bedingt sind;

2. Schock oder Präschock;

3. eine Links- oder/und Rechtsinsuffizienz (Atemnot, Lungenstauung, 3. Ton, Pulsus alternans, Ausbildung einer Herzvergrößerung oder/und eine relative Mitral- oder Trikuspidalinsuffizienz);

4. eine anhaltende Tachykardie über 90/min ohne andere Gründe, eine „starre Herzfrequenz" (ungenügende Frequenzvariabilität);

5. eine paradoxe Spaltung des 2. Herztons;

6. eine Septumruptur;

7. ein Papillarmuskelabriß;

8. Ausbildung eines Herzwandaneurysmas, das nicht nur die Kontraktionsleistung beeinflussen kann, sondern auch zu Thromboembolien führt und nicht selten Ursache schwer zu beherrschender ventrikulärer paroxysmaler Tachykardien ist;

9. hohes Alter;

10. vorausgegangene Herzinfarkte in anderen Gefäßbezirken;

11. ventrikuläre paroxysmale Tachykardien oder passageres Kammerflimmern;

12. im EKG: ausgedehnter Infarkt mit Q-Zacken, Vorderwandinfarkt mit totalem AV-Block oder Linksschenkelblock, während ein Hinterwandinfarkt mit totalem AV-Block viel günstiger ist;

13. im UKG: ausgedehnte Hypo- oder Dyskinesien;

14. laborchemisch: sehr hohe Enzymwerte, besonders hohe CK-Werte.

Differentialdiagnose

Diese ist für die einzelnen **Befunde,** die man bei einem Herzinfarkt erheben kann, bereits in dem jeweiligen Kapitel besprochen.

Für die **Beschwerden** werden die wichtigsten differentialdiagnostisch in Frage kommenden **Krankheiten** summarisch aufgezählt:

Angina pectoris im Rahmen einer Koronarinsuffizienz, Aneurysma dissecans der Pars ascendens aortae, Perikarditis, Lungeninfarkt, akute Perforation eines Sinus-aortae-Aneurysmas, Pleuritis, Gallenkolik, Pankreatitis und andere akute Oberbauchbeschwerden, skelettomuskuläre Thoraxschmerzen, uncharakteristische Herzbeschwerden bei organischer Grundlage (z. B. bei Mitralklappenprolaps, Myokarditis, Hochdruck, dilatativer Kardiomyopathie u. a.) oder ohne Herzerkrankung („nervös").

Eine **sichere Entscheidung** ist nur durch technische Untersuchungen möglich: EKG, UKG, Thoraxröntgenaufnahme, Myokardszintigramm, Laboruntersuchungen, Koronarographie.

Stummer Herzinfarkt

Definition

Ein Herzinfarkt wird dann als stumm bezeichnet, wenn die charakteristischen Herzschmerzen fehlen, aber der Herzinfarkt mit technischen Untersuchungen nachgewiesen werden kann.

Es gibt aber auch mit technischen Untersuchungen gelegentlich stumme Infarkte, besonders beim EKG.

Ursachen und Vorkommen

Die Hauptursache eines stummen Herzinfarkts beruht darauf, daß die **Schmerzempfindlichkeit herabgesetzt** ist. Dies kann konstitutionell bedingt sein (Indolenz), doch handelt es sich dabei in erster Linie um Patienten, deren Schmerzunempfindlichkeit sich erst herausgebildet hat. Vor allem findet man stumme Herzinfarkte dieser Art bei alten Menschen, bei Diabetikern (autonome Neuropathie) und auch bei Patienten mit einer Arteriosclerosis obliterans der Beine und einer Syphilis. Zweifellos spielt dabei die Größe des Infarkts auch eine gewisse Rolle: Je kleiner er ist, desto eher kann die Schmerzsymptomatik vermindert sein.

Eine andere Form des stummen Infarkts ist eine **atypische Lokalisation der Beschwerden** und deren Fehldeutung (s. unten Diagnose).
Die **Häufigkeit** der stummen Herzinfarkte wird mit 10%, ja bis zu 25% angegeben (Kannel 1987).

Klinischer Befund und Diagnose

Stumme Herzinfarkte können zwar ohne die typischen Herzschmerzen und ohne irgendwelche anderen subjektiven Erscheinungen verlaufen, aber in der Hälfte aller Fälle treten doch gewisse uncharakteristische, atypische Symptome auf (Kannel 1987). Zum Teil sind diese Beschwerden geringfügig, zum Teil werden sie vom Patienten falsch gedeutet, z. B. als Zahnschmerzen, wenn die Schmerzen in den Unterkiefer und die Zahngegend ausstrahlen, oder als Schulter-Arm-Syndrom bei entsprechender Lokalisation. Die Hauptlokalisation der Schmerzen kann auch im Oberbauch sein und hat schon manchmal zu einer Probelaparotomie geführt. Auch Schmerzen im Nacken oder Rücken können Patient und Arzt fehlleiten. Nicht selten jedoch steht bei einem stummen Herzinfarkt eine akute Linksinsuffizienz oder ein Kollaps oder – seltener – eine schwere ventrikuläre Rhythmusstörung oder Beschwerden durch eine plötzliche Bradykardie durch einen totalen AV-Block im Vordergrund und lassen eventuelle leichte typische Herzbeschwerden als belanglos erscheinen. Die Diagnose läßt sich in den meisten Fällen durch das EKG stellen oder – im akuten Stadium – durch das UKG und Laboruntersuchungen, wie üblich bei einem Herzinfarkt. Man muß sich allerdings zum Gebot machen, bei den genannten Erscheinungen, insbesondere einer akuten Linksinsuffizienz, einem ungeklärten Kollaps und plötzlichen schweren ventrikulären Rhythmusstörungen und Reizleitungsstörungen, immer an die Möglichkeit eines Herzinfarkts zu denken und entsprechende Untersuchungen durchzuführen.

Hinweis
(s. auch S. 14)

Die Diagnose eines Herzinfarkts und sein Schweregrad sollten wegen der sofort notwendigen Therapie und der ungewissen Prognose möglichst rasch gesichert werden. Wenn auch die Art der Beschwerden oft schon eine weitgehend sichere Diagnose gestattet, so ist dies doch nicht immer der Fall, und der klinische Befund bietet sehr oft dafür keine oder keine speziellen Symptome. Diese sind vor allem nur im Zusammenhang mit den Beschwerden von diagnostischem Wert, aber doch dann im Hinblick auf Schweregrad und Komplikationen von elementarer Bedeutung. EKG und Laborteste sind grundsätzlich unentbehrlich und manchmal auch das UKG (lokale Hypo- und Dyskinesien), da die thrombolytische Therapie (innerhalb der ersten 4–6 Stunden besitzt sie die beste Wirksamkeit) keinen Aufschub duldet und auch nicht die Einweisung auf eine Intensivstation wegen der Gefahr eines Sekundenherztods, der auch bei kleineren Infarkten in den ersten Stunden vorkommen kann. In Zweifelsfällen, d. h. bei Verdacht auf einen Herzinfarkt, sollte ein Patient lieber einmal zuviel als zuwenig auf die Intensivstation bzw. ins Krankenhaus verlegt werden. Es muß auch davon ausgegangen werden, daß ein klarer Infarkt u. U. erst nach Stunden oder Tagen eindeutig nachgewiesen werden kann. Die klinischen Symptome und der daraus resultierende Infarktverdacht haben deshalb nach wie vor eine wesentliche Bedeutung.
10–25% der Herzinfarkte sind stumme Infarkte, die es bei bestimmten Personengruppen gehäuft gibt (s. oben). Da sie aber auch unter dem Bild eines Kollaps, Schocks oder einer akuten Linksinsuffizienz auftreten können, besteht bei diesen Erkrankungen immer u. a. auch ein Infarktverdacht.

Literatur

Kannel, W. D.: Prevalence and clinical aspects of unrecognized myocardial infarction and sudden unexpected death. Circulation 95 (1987) Suppl. II, 4

Koronargefäßanomalien

Angeborene Mißbildungen der Koronargefäße von klinischer Bedeutung sind sehr selten. Die wichtigsten sind sog. Koronarfisteln, die von einer der Koronararterien direkt in eine Koronarvene, den Sinus coronarius, die Pulmonalarterie, den rechten und linken Vorhof oder den rechten Ventrikel münden. Der Verdacht auf eine solche Fistel, die fadenförmig dünn, aber auch über 1 cm breit sein kann und die sich nur durch eine Koronarographie beweisen läßt, besteht immer dann, wenn man ein diastolisches oder kontinuierliches leises Geräusch über dem Herzen hört, dessen Lokalisation nicht zu einem der üblichen Herzfehler paßt und das durch Amylnitritinhalation zuerst leiser, dann lauter wird (Sasaki u. Homma 1981). Die Lokalisation ist sehr verschieden. Nach der Literatur (Huhn u. Mitarb. 1989, Unterberg u. Mitarb. 1990) kann man höchstens bei einem Viertel der Patienten mit einer Koronarfistel mit einem Geräusch rechnen.

Eine völlig neue Art der Koronarfisteln sind erworbene Fisteln bei transplantierten Herzen, die wohl zumindest teilweise auf die häufigen Myokardbiopsien zurückgeführt werden. Nach Sauer u. Mitarb. (1991) sollen bei 7,7% große und mittelgroße Koronarfisteln vorkommen, allerdings ohne erkennbare hämodynamische Veränderungen. –

Die meisten Personen mit angeborenen Koronarfisteln sind subjektiv und objektiv asymptomatisch, doch kann bei – ausnahmsweise – großen Fisteln sogar ein Links-rechts-Shunt mit Atemnot vorkommen, wobei auch typische Koronarschmerzen denkbar sind.

Bei einer aus der Pulmonalarterie abgehenden linken Koronararterie kommt es meist im frühen Kindesalter zum Vorderwandinfarkt oder/und zur Herzinsuffizienz – da der Druck in diesem „pulmonalen" Koronargefäß zu nieder ist und das übrige, arterialisierte Koronarblut zum Teil über Kollateralen in dieses Gefäß und die Pulmonalarterie abfließt (Bland-White-Garland-Syndrom).

Literatur

Huhn, G., D. Faßbender, U. Gleichmann: Kongenitale arterio-venöse Fisteln der Koronararterien bei Erwachsenen; 12 Fälle, Literaturübersicht, Diskussion der Behandlungsmöglichkeiten. Kardiol. 78 (1989) 435–440

Sasaki, Y., T. Homma: Phonocardiographic and ultrasocardiographic cases of cononary artery fistula. J. Cardiogr. findings in seven 11 (1981) 1303–1318

Sauer, H. U., V. Regitz, T. Thierstein, S. Schüler, W. Warnecke, R. Hetzer, E. Fleck: Koronarfisteln – hohe Prävalenz bei herztransplantierten Patienten. Herz 16 (1991) 46–54

Unterberg U., A. Buchwald, U. Tebbe, V. Wiegand: Koronarfisteln: hämodynamische und klinische Bedeutung. 4 (1990) 35–41

Herzinsuffizienz (dekompensiertes Herz)

Definition, allgemeine Pathophysiologie und Vorkommen

Eine Herzinsuffizienz (HI) liegt dann vor, wenn das Herz bzw. einer oder beide Ventrikel das für die volle Funktion der Organe in der jeweiligen Situation notwendige Herzzeitvolumen nicht fördert. Gleichzeitig besteht eine vermehrte Wandspannung, und es treten mehr oder weniger deutliche Stauungssymptome auf, beginnend mit einer Erhöhung des enddiastolischen (Füllungs-)Drucks im insuffizienten Ventrikel. Diese Druckerhöhung überträgt sich auf den betreffenden Vorhof und das dazugehörige Venen- und Organsystem; bei einer AV-Klappenstenose beginnt sie im Vorhof.

Neben der *Insuffizienz der Ventrikel* gibt es u. E. noch eine *isolierte Papillarmuskelinsuffizienz* und eine *Vorhofinsuffizienz,* die weniger ins Gewicht fallen als die (Ventrikel-)HI.

Eine HI liegt bei einer Druckmessung dann vor, wenn der enddiastolische Druck links über ca. 12 mmHg, rechts über 7 mmHg beträgt. Die Folgen der HI sind zum Teil aber auch zugleich Kompensationsmechanismen zur Aufrechterhaltung der Leistungsfähigkeit des Herzens. So führt z. B. die verminderte Nierendurchblutung zur Salz-Wasser-Retention, damit zu einem erhöhten Füllungsdruck in den Ventrikeln, der nach dem Frank-Starling-Gesetz mindestens bis zu einem gewissen Grade die Kontraktionsleistung der Ventrikel bessert. Außerdem kommt es zu einer Erhöhung des Aldosterons, Renins, Angiotensins bzw. einer Aktivierung des sympathikoadrenergen Systems, was zu einer gewissen Erhöhung des Blutdrucks führen soll und kann und so zu einer besseren Durchblutung der Peripherie. Auch Norepinephrin und Vasopressin sowie das natriuretische atriale Hormon und das antidiuretische Hormon (ADH) werden vermehrt produziert (diese Darstellung gilt in erster Linie für die chronische HI. – Weitere Hinweise zur Pathophysiologie s. unten Klinische Erscheinungsbilder.

Der Begriff Dekompensation ist prinzipiell gleichbedeutend, wird aber mehr adjektivisch benutzt, auf eine bestimmte Herzkrankheit mit Stauungszeichen im großen Kreislauf bezogen, z. B. dekompensierte Hypertonie. Deshalb wird gelegentlich auch der Begriff dekompensierte Herzinsuffizienz verwendet, der uns aber unnötig erscheint: Entweder besteht eine manifeste oder eine latente HI (s. unten), oder aber es besteht keine.

Die HI ist das Endstadium vieler Herzerkrankungen, vor allem der Hypertonie, der koronaren Herzerkrankung, der Vitien, des Cor pulmonale und der dilatativen Kardiomyopathie. Sie hat einen eigenen, bedeutsamen Krankheitswert, weil sie eigene Symptome aufweist und einer speziellen Behandlung bedarf, gleich welcher Ursache. Sie ist neben der KHK die häufigste Herzerkrankung.

Allgemeine Ursachen

1. Drucküberlastung: z. B. Hochdruck;
2. Volumenüberlastung: z. B. große Mitralinsuffizienz;
3. erschwerte diastolische Füllung: z. B. Concretio pericardii;
4. verminderte Inotropie (= systolische HI, z. B. dilatative Kardiomyopathie);
5. extreme Bradykardie und Tachykardie, bei denen die unter 2., 3. und 4. genannten Faktoren zur Geltung kommen können. Oft besteht eine Kombination dieser Faktoren.

Auslösende Ursachen

Bei den eben genannten Pathomechanismen einer HI kann die Erkrankung *allmählich* eintreten; nicht selten wird aber eine HI bei diesen Erkrankungen durch zusätzliche Faktoren *akut* ausgelöst, deren Kenntnis für Prognose, Rezidivverhütung und Behandlung wichtig ist. Dazu zählen u. a.:

1. Tachykardien, Arrythmien und Bradykardien irgendwelcher Genese,
2. Herzinfarkt oder schwere Angina pectoris,
3. Lungenembolie,
4. Vorhofmyxom oder -thrombus,
5. Pericarditis exsudativa, vor allem wenn sie rasch entsteht,
6. Chordae- oder Papillarmuskelabriß,
7. Septuminfarkt mit Perforation (erworbener Ventrikelseptumdefekt),
8. Ruptur eines Sinus-aortae-Aneurysmas,
9. Klappenruptur oder Perforation (bei bakterieller Endokarditis),
10. Thrombosierung einer Klappenprothese,
11. Aneurysma dissecans,
12. körperliche oder starke seelische Belastung,
13. Fieber,
14. Anämie,
15. Operationen,
16. Niereninsuffizienz,
17. Schwangerschaft,
18. wasserretinierende Medikamente und Infusionen,
19. Absetzen von Arzneien für die Behandlung einer HI.

Klinische Erscheinungsbilder und ihre pathophysiologischen Grundlagen

Im Hinblick auf Dauer und Verlauf

Bei der **chronischen HI** kommt es zu einem relativ – und oft, aber nicht immer – und auch absolut verminderten Herzzeitvolumen mit einer Minderperfusion der Organe. Dazu treten *die* Mechanismen auf, wie sie ausführlich unter allgemeiner Pathophysiologie oben geschildert wurden.

Bei der **akuten HI** ist in der Regel die abrupte und starke Verminderung des Herzzeitvolumens der entscheidende Vorgang. Die Stauungssymptome treten anfänglich ganz in den Hintergrund; die Sekundärerscheinungen und die Regulationsmechanismen brauchen eine Anlaufzeit. So erscheint die akute HI in ihren schwersten Formen mehr unter dem Bild eines kardiogenen Präschocks oder Schocks und weniger unter dem Bild der üblichen, chronischen HI (Ursachen s. oben).

Im Hinblick auf die Lokalisation

Linksinsuffizienz, Rechtsinsuffizienz, Links-rechts-Insuffizienz, Papillarmuskelinsuffizienz, Vorhofinsuffizienz.

Im Hinblick auf den Schweregrad

Leichte, mäßige, schwere und finale HI; Ruhe- und Belastungs-HI.
Schweregrade nach NYHA:

I: Herzkrankheit ohne Insuffizienzerscheinungen bzw. keine grobe Einschränkung der Leistungsfähigkeit;

II: Insuffizienzerscheinungen nur bei starker Belastung bzw. Einschränkung der Leistungsfähigkeit bei starker körperlicher Belastung;

III: Insuffizienzerscheinungen bei leichter Belastung bzw. deutlich eingeschränkte Leistung;

IV: Insuffizienzerscheinungen bei geringster Belastung bzw. schon in Ruhe.

Im Hinblick auf die Kontraktionskraft der Ventrikel

Diese Beurteilung ist im Hinblick auf die Therapie und Prognose besonders wichtig.

1. HI mit Kontraktionsschwäche = **systolische HI:** Die Myofibrillen sind hierbei nicht mehr imstande, sich so stark zu kontrahieren, wie es notwendig wäre, um das notwendige Schlagvolumen zu fördern, das deshalb absolut oder gegenüber der Norm bei der betreffenden Person vermindert ist. Die Auswurffraktion ist vermindert (unter 55%, evtl. nur 10%), der systolische Druck ist relativ vermindert, der Ventrikel dilatiert, enddiastolischer Druck und enddiastolisches Volumen erhöht.
Klinisch ist eine systolische Herzinsuffizienz charakterisiert durch Atemnot und auch durch mangelnde Leistungsfähigkeit. Es finden sich Stauungssymptome, ein vergrößerter Ventrikel und evtl. ein leiser 1. Ton, eine relative Mitral- oder Trikuspidalinsuffizienz oder/und ein 3. Ton. *Objektiver Beweis* durch UKG (Ventrikelgröße, zirkumferentielle Verkürzungszeit unter 25%, Auswurffraktion unter 55%) oder Herzkatheterung (enddiastolischer Druck, Auswurffraktion).
Typisches Beispiel: dilatative Kardiomyopathie.
Es gibt auch gelegentlich eine systolische Herzinsuffizienz, charakterisiert durch eine deutlich verminderte Auswurffraktion, bei der die üblichen Stauungszeichen fehlen.

2. HI ohne Kontraktionsschwäche, aber mit verminderter diastolischer Compliance = **diastolische HI** (lusitrope Dysfunktion): Hier ist entweder die Aufnahmekapazität eines Ventrikels pathologisch verringert (= verminderte diastolische Dehnbarkeit = Compliance), was *endokardial* bedingt sein kann (z. B. Fibroelastose, große Thromben in einem Ventrikel), *myokardial* (z. B. hypertrophe obstruktive oder nichtobstruktive Kardiomyopathie, restriktive Kardiomyopathie, Aortenstenose, Thesaurosen, Amyloid, aber auch bei und während einer Ischämie) oder *perikardial* (Concretio pericardii und Perikardtamponade).
Es kann aber auch eine Behinderung des Einflusses in einen Ventrikel durch eine *AV-Klappenstenose* vorliegen (Mitral- und Trikuspidalstenose, bei Vorhofthromben und -tumoren). Die Kontraktionskraft und die Auswurffraktion sind bei der diastolischen HI nicht vermindert, die Ventrikel nicht dilatiert, aber der enddiastolische Ventrikeldruck (ohne AV-Klappenstenose) bzw. der Vorhofdruck ist erhöht und die koronare Mikrozirkulation gestört.
Klinisch ist eine diastolische, *myokardial* bedingte Herzinsuffizienz charakterisiert durch Schwächegefühl, Müdigkeit, evtl. sogar Angina pectoris, weniger deutlich, aber doch auch durch Stauungssymptome. Der Ventrikel ist normal groß. Evtl. findet sich ein betonter 1. Ton und ein 4. Ton. Eine diastolische HI bei einer *AV-Klappenstenose* weist neben einem normal großen Ventrikel den Auskultationsbefund einer Mitral- oder Trikuspidalstenose auf. Die diastolische HI bei einer *Concretio pericardii* bedingt einen Concretio-pericardii-Ton (eine besondere Art des 3. Tons rechts) und eine *Perikardtamponade* außer leisen Herztönen keinen Herzbefund, aber in der Regel einen ausgeprägten Pulsus paradoxus.
Objektiver Beweis durch UKG mit Doppler-UKG (wobei man bei Sinusrhythmus eine abnorm hohe A-Welle sieht und eine Umkehr des Verhältnisses von E-Welle zu A-Welle [die Einflußbehinderung wird präsystolisch größer als frühdiastolisch], ferner durch die Druckmessung mit Ventrikulographie (normale Ventrikelgröße und erhöhter Füllungsdruck).

3. Unseres Erachtens gibt es außer diesen beiden allgemein anerkannten Formen noch eine dritte Form bzw. eine Unterform der diastolischen HI, die **relative diastolische HI.** Sie wird bedingt durch eine hochgradige Regurgitation (Mitral-, Trikuspidal-, Aorteninsuffizienz), ohne anfängliche Kontraktionsschwäche, vor allem bei einer akuten Klappeninsuffizienz: Hier besteht eine akute Volumenüberlastung, wobei die diastolische Compliance nicht ausreicht. Die Auswurffraktion (= Vorwärts- *und* Rückwärtsvolumen) ist normal

oder sogar erhöht, das Vorwärtsvolumen aber zu gering, das Rückwärtsvolumen zu groß. Daraus entwickelt sich eine systolische HI.

Die **Häufigkeit** von systolischer und diastolischer HI beträgt ca. 2:1.

Im Hinblick auf das Vorherrschen einer Stauung oder einer peripheren Minderdurchblutung

Forward failure (Vorwärtsversagen, Vorherrschen einer peripheren Minderdurchblutung): Das Herzzeitvolumen ist deutlich vermindert, die Organe vermindert durchblutet, die allgemeine Leistungsfähigkeit erheblich herabgesetzt. Die Stauungszeichen sind nicht sehr eindrucksvoll, aber im Gegensatz dazu stehen vielmehr eine starke Müdigkeit und schwere Beine, und bei älteren Personen kann im Vordergrund die zerebrale Minderdurchblutung mit Somnolenz, Verwirrtheit, Schwindel stehen und eine Minderdurchblutung der Nieren mit Niereninsuffizienz.

Backward failure (Rückwärtsversagen, Vorherrschen einer Stauung): Durch die systolische oder diastolische HI erhöht sich der enddiastolische Druck im Ventrikel oder (bei einer AV-Klappenstenose) im Vorhof. Sie führt zur Stauung im großen oder kleinen Kreislauf, besonders dann, wenn die Regulations- bzw. Kompensationsmechanismen (besonders die Wasserretention) dazukommen. Man kann dann auch von einer Stauungsinsuffizienz (congestive heart failure) sprechen. Subjektiv steht bei der Linksinsuffizienz ganz die Atemnot im Vordergrund oder auch ein quälender Hustenreiz beim Hinliegen.

Meistens besteht bei einer HI sowohl ein Forward wie ein Backward failure, doch nicht immer weitgehend parallel im gleichen Umfang. Es kann durchaus vorkommen, daß das eine oder andere ganz wesentlich überwiegt und ganz im Vordergrund des klinischen Bilds steht, wie z. B. das Forward failure bei einer akuten HI.

Im Hinblick auf die Größe des Herz-Kreislauf-Minutenvolumens

High output failure: Üblicherweise ist das Herzzeitvolumen bei einer HI absolut und relativ vermindert. Es gibt aber Herzinsuffizienzen, bei denen das Herzzeitvolumen – absolut gesehen – erhöht, ja sogar stark erhöht ist. Dies ist immer dann der Fall, wenn eine Krankheit zugrunde liegt, bei der das Herzzeitvolumen sehr stark erhöht ist und wobei dann im Stadium der HI dieses zwar gegenüber dem sonstigen Zustand bei dem betreffenden Patienten vermindert ist, aber immer noch – im Vergleich zum Durchschnittswert von Normalpersonen – erhöht ist, z. B. bei Hyperthyreose, Anämie, Beriberi, AV-Fistel. Bei diesem High output failure findet man neben den Zeichen der HI (s. unten) eine erhebliche Tachykardie, eine relativ große Blutdruckamplitude, einen gut gefüllten Puls, warme Haut an den Akren, starke Ödemneigung wegen der weitgestellten Arteriolen und dem dadurch erhöhten Kapillardruck.

Das **Low output failure** ist dadurch charakterisiert, daß das Herzzeitvolumen nicht nur in üblicher Weise, sondern erheblich vermindert ist, so daß das klinische Bild dadurch geprägt wird: hochgradige Schwäche, kühle, zyanotische Haut, wenig Ödeme und wenig oder kaum erhöhter Venendruck trotz Rechtsinsuffizienz, leise Herztöne, kleiner Puls und niederer Blutdruck bzw. evtl. auch Präschock oder Schock, Somnolenz, Oligurie und Anurie.

Typischerweise kann diese Art der HI u. a. vorkommen bei Patienten mit akuter HI jeder Ursache, besonders beim großen Herzinfarkt, aber auch bei kardialer Kachexie.

Im Hinblick auf die Manifestation

Manifeste HI: objektive oder/und subjektive Zeichen einer HI.

Latente HI: objektiv und subjektiv im Augenblick nicht erkennbar (z. B. nur bei Belastung oder unter diuretischer Therapie).

Im Hinblick auf den Erfolg der Therapie

Von einer reversiblen HI spricht man, wenn sie durch therapeutische Maßnahmen beseitigt werden konnte, von einer therapierefraktären HI, wenn sie trotz intensvier Therapie bestehen bleibt bzw. nur ungenügend gebessert ist.

Für die *Gesamtbeurteilung,* für Prognose und Therapie einer HI sind alle diese genannten *Erscheinungsbilder wesentliche Faktoren* und sollten im Einzelfall berücksichtigt werden.

Linksinsuffizienz

Zur Diagnosefindung können folgende klinische Untersuchungen dienen: Beschwerden, Herzbefund, arterieller Puls, Lungenbefund.
Zur Objektivierung und genauen Festlegung des Schweregrads einer Linksinsuffizienz (LIS) s. unten Beweis.

Ursachen und Vorkommen

Allgemeine Ursachen s. S. 330.
Vorkommen: Bei jeder Erkrankung des linken Ventrikels, d.h. bei Hypertonie, Aortenfehlern, Mitralfehler, koronarer Herzerkrankung und Kardiomyopathien und den Ursachen einer akuten LIS (s. unten).

Beschwerden

Im Vordergrund steht immer die Atemnot. Dazu können sich auch Leistungsinsuffizienz und Müdigkeit einstellen, bei älteren Menschen zerebrale Störungen.

Befund und Diagnose

Die LIS kann als *sicher angenommen* werden bei folgenden klinischen Symptomen und wenn eine entsprechende Ursache vorliegt:

1. *Asthma cardiale,* wenn ein Asthma bronchiale ausgeschlossen ist, was dann leicht möglich ist, wenn während der Atemnot oder später keine bronchitischen Geräusche nachweisbar sind, die allerdings im Rahmen einer LIS auch einmal reaktiv vorkommen können, also nicht in jedem Falle das Asthma bronchiale beweisen;

2. *Cheyne-Stokes-Atmen,* wenn eine Schlafapnoe ausgeschlossen ist und keine starken Schlaf- oder Betäubungsmittel eingenommen wurden;

3. *Lungenödem,* wenn keine andere Ursache dafür in Frage kommt (toxisch, Überwässerung);

4. ein *3. Ton links (wichtig, nicht selten)* wenn eine Mitralinsuffizienz ausgeschlossen ist (bei der auch ohne LIS ein 3. Ton vorkommen kann);

5. ein *4. Ton links,* wenn keine PQ-Verlängerung besteht, nicht selten und immer ein Zei-

chen einer diastolischen HI (evtl. zusammen mit einem präsystolischen Impuls über dem linken Ventrikel oder einem Doppelpuls);

6. *paradoxe Spaltung des 2. Tons,* wenn ein Linksschenkelblock und eine Aortenstenose ausgeschlossen sind (selten, schwer feststellbar);

7. *Pulsus alternans,* wenn es sich nicht um einen Pseudoalternans durch einen Bigeminus handelt, ein spezifisches Zeichen einer LIS, aber selten und dann vor allem bei der Aortenstenose zu beobachten;

8. *relative Mitralinsuffizienz (MI),* wenn durch Verlaufsbeobachtung gesichert ist, daß es sich wirklich um eine relative MI handelt und wenn eine valvuläre MI oder nichtvalvuläre MI durch Vorhofthrombus bzw. -tumor ausgeschlossen ist, ein sehr häufiges objektives Zeichen einer LIS und wichtig im Verlauf als sehr empfindliches Maß für Besserung oder Verschlechterung einer LIS;

9. *mesodiastolisches mitrales Einstromgeräusch* (relative Mitralstenose), wenn weder Mitralstenose noch Thrombus bzw. Tumor vorliegt, selten und nur bei hochgradiger Vergrößerung des linken Vorhofs und Ventrikels;

10. *klein-mittel-grobblasige Rasselgeräusche* in den Mittel- und Oberfeldern der Lungen – oder selten auch typische bronchitische Geräusche –, wenn eine primär bronchiale bzw. pulmonale Ursache ausgeschlossen oder unwahrscheinlich ist und ein entsprechender Herzbefund besteht, wobei die Atemnot dabei erheblich sein muß;

11. Blutdruckabfall bei Belastung.

Verdacht auf eine LIS liegt bei folgenden Symptomen vor:

1. *Atemnot bei Belastung* und erst recht in Ruhe, besonders beim Hinliegen, wobei auch allein ein Reizhusten vorkommen kann, was aber auch bei intrapulmonalen Prozessen anderer Ursache möglich ist;

2. *Erkrankung des linken Herzens* und wenn dabei zusätzlich eine neu aufgetretene *Tachykardie* vorliegt (wichtig!) – sofern dafür keine andere Ursache in Frage kommt, wie z. B. Lungen-, Bronchial- oder Pleuraerkrankung, Altersemphysem, Anämie, Erregung, hyperkinetischer Kreislauf (eine Atemnot ist viel häufiger pulmonal als kardial be-

dingt, wenn keine ausgesprochene Herzerkrankung nachweisbar ist);

3. jede *leichte Mitralinsuffizienz* und wenn dabei der linke Ventrikel unverhältnismäßig groß ist, d. h., wenn die Mitralinsuffizienz wahrscheinlich die Folge und nicht die Ursache der Herzvergrößerung ist (relative Mitralinsuffizienz);

4. jede *Vergrößerung des linken Ventrikels* und wenn dabei der Herzspitzenstoß verbreitert ist und keine Herzerkrankung mit Volumenüberlastung dafür verantwortlich gemacht werden kann;

5. ein *Pleuraerguß,* wobei es sich allerdings um ein Transsudat handeln muß. Die meisten Pleuratranssudate kommen bei einer Kombination von LIS und RIS (Rechtsinsuffizienz) vor, seltener bei einer reinen LIS.

Das **Fehlen** aller genannten objektiven Symptome **schließt eine leichte LIS nicht aus,** insbesondere nicht eine diastolische LIS, also besonders nicht eine LIS bei einer Aortenstenose, einer Hypertonie und einem Schwielenherz nach Herzinfarkten. – Ein Belastungstest kann u. U. weiterhelfen (S. 380, Punkt 5).

Objektiver Beweis für LIS bzw. Lungenstauung durch Druckmessung und Nachweis eines erhöhten enddiastolischen Drucks im linken Ventrikel oder des Mitteldrucks im linken Vorhof oder den Lungenkapillaren, wenn kein Mitralfehler vorliegt. Pathologische Vergrößerung des linken Ventrikels, die keine andere Ursache aufweist, pathologische zirkumferentielle Faserverkürzungszeit und/oder Nachweis einer verminderten Auswurffraktion in UKG oder bei einer Ventrikulographie. Lungenstauung im Thoraxröntgenbild. Bei sehr leichten Fällen einer LIS ist eine Belastungsprüfung mit intrakardialer Druckmessung nicht zu umgehen, wenn man eine beginnende Linksinsuffizienz unbedingt nachweisen oder ausschließen will. Dabei gibt es wohl gelegentlich auch eine Grauzone, bei der auch mit technischen Untersuchungen nicht in jedem Falle eine eindeutige Klärung erreichbar ist, was dann allerdings klinisch wohl nur selten von aktuellem Belang sein dürfte.

Schweregrad

Für die klinische Beurteilung des Schweregrads dienen folgende Symptome: Atemnot, Leistungsinsuffizienz, Herzgröße, Größe der relativen Mitralinsuffizienz, 3. Ton, Pulsus alternans, Lungenbefund, Ansprechen auf die Therapie. Objektive Kriterien s. oben Objektiver Beweis.

Differentialdiagnose

1. Atemnot durch Lungen-Pleura-Bronchialkrankheiten: Lungenemphysem, Asthma bronchiale, Lungenembolie, Pleuraerguß, Schocklunge (acute respiratory distress syndrome),

2. Niereninsuffizienz mit Wasserretention (Wasserlunge),

3. Anämie,

4. Adipositas.

Akute Linksinsuffizienz

Ursachen: Akute Mitral- oder Aorteninsuffizienz, Herzinfarkt, Aneurysma dissecans, Tachykardien jedweder Genese (Fieber), insbesondere paroxysmale Tachykardien/Tachyarrhythmien, akute hochgradige Bradykardie (z. B. beim totalen AV-Block), jede Erkrankung des linken Ventrikels mit akuter Verschlechterung durch körperliche Anstrengung oder seelisch-geistige Belastung (Fieber usw.), Schwangerschaft, Überwässerung, flottierender Thrombus/Tumor im linken Vorhof.

Klinischer Befund und Diagnose: Im Vordergrund stehen eine hochgradige Atemnot und meist auch ein Präschock oder Schock. Der klinische Herzbefund tritt meist ganz in den Hintergrund, weil durch die noch normale Herzgröße und die erhebliche Tachykardie mit dem kleinen Schlagvolumen pathologische Auskultationsphänomene nur rudimentär ausgebildet sind, ja sogar fehlen können. Zudem sind diese schwer feststellbar wegen der hochgradigen Atemnot und der Erregung des Patienten. Die akute LIS kann auch sehr rasch zu einer zusätzlichen RIS führen über den erhöhten Kapillar- und Pulmonalarteriendruck und dadurch auch zu einer Venendruckerhöhung, die bei der reinen LIS fehlt – im Gegensatz zur RIS.

Rechtsinsuffizienz

Zur Diagnosefindung können folgende klinische Untersuchungen dienen: Beschwerden, Halsvenendruck und -puls, Herzbefund, Stauungsorgane (Pleuraergüsse, Aszites, Lebervergrößerung und Leberpuls, Ödeme und Anasarka).
Zur Objektivierung und genauen Festlegung des Schweregrads einer Rechtsinsuffizienz (RIS) s. unten Beweis.

Ursachen und Vorkommen

Allgemeine Ursachen s. S. 330.

Vorkommen: Die häufigste Ursache einer RIS ist eine systolische oder diastolische Linksinsuffizienz, außerdem das chronische und akute Cor pulmonale. Wenn kein pulmonaler Hochdruck vorliegt, ist an ein Trikuspidalvitium oder einen angeborenen Herzfehler (Vorhofseptumdefekt, Pulmonalklappenstenose, Ebstein-Anomalie) sowie – viel seltener – an die arrhythmogene rechtsventrikuläre Dysplasie zu denken; ischämische Ursachen sind ausgesprochen selten, wenn eine RIS auch durch einen vorwiegend rechtsseitigen Herzinfarkt oder eine Septuminfarzierung mit Ventrikelseptuminfarkt vorkommen kann.

Beschwerden

Auch bei einer RIS steht praktisch die Atemnot im Vordergrund der Beschwerden, weil es sich meistens um die Folgen einer Lungenstauung (mit sekundärem pulmonalem Hochdruck) durch eine Erkrankung des linken Herzens oder um ein Cor pulmonale handelt; außerdem können auch ein deutlich vermindertes Herzzeitvolumen bei einer reinen RIS und ganz besonders Pleuraergüsse sekundär zu einer Atemnot führen. An sich jedoch hat eine leichte oder mäßige reine RIS nicht direkt eine Atemnot zur Folge, sondern Leistungsinsuffizienz, Müdigkeit, Druckgefühl im Oberbauch (Leberstauung) und Appetitlosigkeit. Auch Beschwernisse durch eine starke Halsvenenstauung und -pulsation sowie durch Beinödeme oder Aszites können vorkommen.

Klinischer Befund und Diagnose

Die RIS kann als *sicher angenommen* werden bei folgenden Symptomen und wenn dabei noch eine entsprechende Ursache vorliegt:

1. *Deutlich erhöhter Halsvenendruck,* d. h. von über ca. 10 cm über dem Angulus sterni (im Sitzen bei hängenden Beinen), wenn kein lokales Einflußhindernis vorliegt (Struma, Cava-superior-Thrombose, Mediastinaltumor) und keine intrathorakale Druckerhöhung (Pleuraergüsse, hochstehendes Zwerchfell u. a.), kein Vorhofflimmern, kein hyperkinetischer Kreislauf;

2. *pathologischer „Stauungsvenenpuls"* (pathologisch große v-Welle oder vorzeitiger sy-

stolischer Kollaps, wenn nicht Vorhofflimmern oder eine Trikuspidalinsuffizienz dafür die Ursache darstellt;

3. ein *3. Ton rechts,* wenn keine isolierte valvuläre Trikuspidalinsuffizienz vorliegt und ein Mitral- oder Trikuspidalöffnungston und Tumor-Plop als Ursache für den diastolischen Extraton sicher ausgeschlossen sind;

4. ein *4. Ton rechts* bei einer diastolischen RIS, wenn eine PQ-Verlängerung ausgeschlossen ist;

5. *relative Trikuspidalinsuffizienz,* wenn eine valvuläre (durch Verlaufsbeobachtung) oder nichtvalvuläre Trikuspidalinsuffizienz durch Tumor bzw. Thrombus im rechten Vorhof ausgeschlossen ist, ein sehr häufiges objektives Zeichen einer RIS und wichtig im Verlauf als sehr empfindliches Maß für Besserung oder Verschlechterung einer RIS;

6. *mesodiastolisches Trikuspidaleinstromgeräusch* (relative Trikuspidalklappenstenose), wenn eine valvuläre Trikuspidalklappenstenose, ein Vorhofseptumdefekt und ein Vorhofthrombus bzw. -tumor ausgeschlossen sind;

7. *Ödeme der Beine,* aber nur dann, wenn auch andere Anhaltspunkte für eine RIS bestehen, zumindest ein entsprechender Herzbefund. Ohne erhöhten Venendruck können Beinödeme und andere Stauungssymptome durch eine RIS nur ausnahmsweise vorkommen, eigentlich nur bei alten oder sehr abgemagerten Menschen, bei denen man dann nicht selten aber doch eine vergrößerte, druckschmerzhafte Stauungsleber mit Leberpulsation und – selten – Splenomegalie findet. Kardial bedingte Ödeme sind viel seltener als lokal bedingte;

8. *verstärkte Diurese und Gewichtsabnahme auf eine probatorische Digitalistherapie* bei entsprechendem Befund am rechten Herzen (Diagnose ex juvantibus), wobei aber Nichtansprechen eine RIS nicht ausschließt.

Verdacht auf eine RIS liegt bei folgenden Symptomen vor:

1. jede Erhöhung des Halsvenendrucks, auch wenn diese nur bei Beginn der Untersuchung bzw. nach einer leichten Belastung vorliegt und in Ruhe sich normalisiert;

2. alle Ödeme, Anasarka, Pleuraergüsse und Aszites;

3. jede vergrößerte und druckschmerzhafte Lebervenenpulsation;

4. jede isolierte Trikuspidalinsuffizienz (relative TI);

5. jede starke Pulsation und/oder Vergrößerung des rechten Ventrikels;

6. jede plötzlich eintretende verstärkte nächtliche Diurese (Ausschwemmung von eingelagertem Wasser im Liegen), wenn dafür kein anderer Grund vorliegt (kommt auch bei anderer Ursache von Ödemen vor);

7. plötzliche Gewichtszunahme (Wassereinlagerung) bei Vorliegen einer entsprechenden Herzerkrankung.

Das **Fehlen** der genannten objektiven Symptome einer RIS **schließt eine leichte Rechtsinsuffizienz nicht** mit Sicherheit **aus**, macht sie aber unwahrscheinlich. Ein Belastungstest kann u. U. weiterhelfen (S. 380, Punkt 5). Ein *harmloses Begleitsymptom* einer RIS kann eine leichte Temperaturerhöhung sein, die zwar immer auf eine Thrombose verdächtig ist, aber auch durch einen Wärmestau (periphere Vasokonstriktion) bedingt sein kann. Ferner kommt es bei einer chronischen RIS auch u. U. zu einer Proteinurie und leichten Erhöhung der harnpflichtigen Substanzen.

Ein **objektiver Beweis** für eine RIS ist am sichersten zu gewinnen durch eine invasive Druckmessung im rechten Vorhof (Mitteldruck) oder Ventrikel (enddiastolischser Druck). Es kann durchaus einmal sein, daß sich eine leichte Rechtsinsuffizienz nur in einer Druckerhöhung geringen Grads im rechten Ventrikel oder Vorhof zeigt und daß sich diese Stauung nicht bis zum Halse fortsetzt. Evtl. ist in Grenzfällen eine Druckmessung unter Belastung erforderlich. Wie bei der LIS kann es aber auch da noch Grauzonen geben.

Mit dem UKG und einer Ventrikulographie läßt sich u. U. einmal eine verminderte Auswurffraktion feststellen, aber nicht so sicher wie beim linken Ventrikel. Ein Zeichen der Rechtsinsuffizienz im UKG ist die Verbreiterung der V. cava inferior und das Fehlen ihres normalen inspiratorischen Kollapses um mindestens 40–50%. Die klinischen Zeichen dürften aber einigermaßen gleichwertig sein.

Schweregrad

Folgende klinische Parameter sind dazu vor allem von Nutzen: die Höhe des Halsvenendrucks, das Ausmaß der Stauungszeichen im großen Kreislauf (Ergüsse, Leberstauung mit und ohne Bilirubinerhöhung, Splenomegalie, kardiale Leberzirrhose, exsudative Enteropathie, Malabsorption,

Ödeme), die Schwere einer eventuellen relativen Trikuspidalinsuffizienz, Zyanose.

Im Gegensatz zur LIS spielen subjektive Beschwerden nicht eine so entscheidende Rolle wie dort die Atemnot. Trotzdem sollten sie bei der Beurteilung des Schweregrads nicht außer acht gelassen werden: Leistungsschwäche, Müdigkeit, Atemnot (s. oben Beschwerden), Druck im Oberbauch (Leberschwellung), Gefühl der pulsierenden Halsvenen, Appetitlosigkeit, Gewichtsabnahme bis zur Kachexie, auch eine anfängliche Gewichtszunahme durch Wassereinlagerung mit und ohne entsprechende Ödeme.

Differentialdiagnose

1. Alle Ursachen für Ödeme (S. 27),

2. alle Ursachen für einen erhöhten Halsvenendruck (S. 38),

3. Pleuraergüsse durch eine Pleuritis irgendwelcher Ursache,

4. Aszites durch Leberzirrhose oder Tumor.

Ohne entsprechenden Befund am rechten Herzen selbst sollte man aufgrund peripherer verdächtiger Befunde eine Rechtsinsuffizienz (zu der hier im weiteren Sinne auch die Perikarderkrankungen gezählt werden [= diastolische RIS]) nicht ohne weiteres annehmen. Im Zweifelsfalle ist eine Druckmessung mit Belastung erforderlich.

Akute isolierte Rechtsinsuffizienz

Ursachen: Meistens handelt es sich um ein akutes Cor pulmonale durch eine Lungenembolie, seltener durch ein Asthma bronchiale oder einen Spontanpneumothorax mit Ventilmechanismus. In Frage kommen weiter eine akute Trikuspidalinsuffizienz, ein Rechtsherzinfarkt, eine Septumperforation durch einen Septuminfarkt, ein flottierender Thrombus bzw. Tumor im rechten Vorhof (s. im jeweiligen Kapitel).

Klinischer Befund und Diagnose: Die akute isolierte RIS führt wie die akute LIS in der Regel zu einem Schock oder Präschock, aber zusätzlich zur Venendruckerhöhung, die sie von einer primären Kreislaufinsuffizienz unterscheidet, aber nicht unbedingt von einer akuten LIS, bei der es sekundär zu einer RIS kommen kann. Je stärker der Schock ist, desto weniger wird man am Herzen selbst einen nennenswerten Befund erheben können. Wenn ein solcher zu finden ist, so handelt es sich am ehesten um eine Trikuspidalinsuffizienz, evtl. auch um einen 4. Ton bzw. Summationsgalopp.

Kombinierte Links-rechts-Insuffizienz

Wenn es auch zweifelsfrei eine isolierte LIS oder RIS gibt, so steht ebenso fest, daß bei vielen Patienten mit einer LIS gleichzeitig eine RIS vorhanden ist. Dies dürfte in erster Linie darauf beruhen, daß es durch die LIS zu einem erhöhten Druck in den Lungenkapillaren, dadurch auch in den Pulmonalarterien kommt, woraus eine erhöhte Druckbelastung des rechten Herzens resultiert. Andererseits jedoch ist zu bedenken, daß es durch die Minderdurchblutung der Nieren bei einer LIS u. a. zu einer vermehrten Salz-Wasser-Retention, Ödembildung und Venendruckerhöhung kommen kann, dadurch auch zu einer erhöhten Preload und nicht nur zu einer Afterload des rechten Ventrikels und so auch zum Bilde einer RIS, ohne daß die Kontraktionsleistung des rechten Ventrikels erheblich eingeschränkt sein müßte.

Im übrigen besteht kein Zweifel, daß bei manchen linksinsuffizienten Patienten sich deren Atemnot bessert, wenn eine RIS dazukommt oder sich verschlimmert, da das Schlagvolumen dadurch zurückgeht und damit auch die Belastung des linken Herzens. Man erlebt deshalb auch bei einer kombinierten Herzinsuffizienz kaum einmal Cheyne-Stokes-Atmen oder ein Lungenödem. Eine Verminderung der Lungenstauung ist auch im Röntgenbild dann gelegentlich feststellbar.

Hinweis

Feststellung oder Ausschluß einer Herzinsuffizienz ist eine häufige und wichtige Aufgabe eines Arztes. Klinisch ist dies in den meisten Fällen bei den Graden II, III und IV ohne große Probleme möglich und sicher und rasch zu entscheiden. Allerdings ist es notwendig, die Diagnose oft synoptisch zu stellen. Es ist nicht uninteressant, daß bei der HI die Symptome außerhalb des Herzens sowohl für die LIS wie die RIS entscheidend wichtig sind. Nur selten ist es möglich, aufgrund eines einzigen Symptoms allein schon die Diagnose einer LIS oder RIS zu stellen, wie z. B. bei einem 3. Ton rechts oder links, bei einem Pulsus alternans oder einem deutlich erhöhten Halsvenendruck.

Eine leichte LIS ist klinisch meistens schwerer definitiv zu erkennen als eine leichte RIS. Aber jede leichte HI (Grad I) zu erkennen kann nicht nur *klinisch* Schwierigkeiten berei-

ten, sondern auch mit allen technischen Untersuchungsmethoden, da es keine exakte Grenze zwischen normal und insuffizient für jede Person gibt.

Man ist deshalb gelegentlich u. U. darauf angewiesen, eine HI probatorisch zu behandeln und erst ex juvantibus die Diagnose endgültig zu stellen. Trotz dieser Einschränkungen und Schwierigkeiten bei der klinischen Diagnose einer LIS odr RIS bleibt festzuhalten: Es gibt einige wichtige und im gegebenen Fall auch klinisch beweisende Zeichen (relative Mitral- und Trikuspidalinsuffizienz, 3. Ton usw., s. oben). Diese sind dann nicht nur einfachere, sondern u. E. auch manchmal empfindlichere Gradmesser einer sich bessernden oder verschlechternden HI als alle technischen Untersuchungen einschließlich Röntgen, UKG, Szintigramm und intrakardialer Druckmessung. Sie sind deshalb bei der Verlaufsbeobachtung und -beurteilung u. E. absolut unentbehrlich. Wie bei jeder Erkrankung ist es auch bei der HI unabdingbar, sich nicht nur über die Diagnose und Differentialdiagnose und den Schweregrad im klaren zu sein, sondern auch über die Ursache und die evtl. auslösenden Faktoren der HI, da diese für die Therapie und Prognose mitentscheidend sein können.

Vorhofinsuffizienz
(Abb. **94**)

Definition

> Ein völliges Fehlen oder eine ungenügende Vorhofkontraktion im Hinblick auf den diastolischen Ventrikeldruck (links oder rechts) bzw. eine AV-Klappenstenose (Mitral-, Trikuspidalklappenstenose) (s. auch bei Befund und Diagnose).

Physiologie und Pathophysiologie

Der Begriff und die Diagnose einer Vorhofinsuffizienz ist bis heute in der klinischen Medizin nicht üblich. Der Ausfall der Vorhofaktion spielt beim *gesunden* Ventrikel keine entscheidende Rolle, auch wenn diese zum Schlagvolumen maximal ca. 15–20% beiträgt. Nur bei Tachykardien und großer Leistungsanforderung kann der Ausfall der Vorhofaktion wirklich die körperliche Leistungsfähigkeit beeinträchtigen. Deshalb verspüren auch Patienten mit einem gesunden Herzen kaum eine Leistungs-

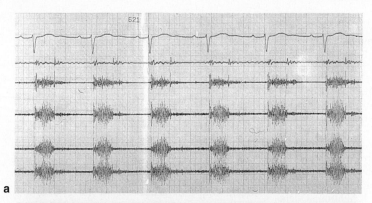

a

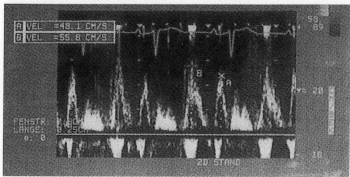

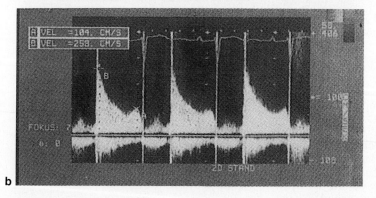

b

Abb. **94**   Linksseitige Vorhof-insuffizienz bei großer Mitral-insuffizienz und -stenose (durchschnittlicher diastoli-scher AV-Druckgradient 10 mmHg). Im Phonokardio-gramm (**a**) sieht man neben einer pansystolischen Mitralin-suffizienz ein mesodiastoli-sches, niederfrequentes, kur-zes MST-Geräusch ohne MÖT. Das Präsystolikum fehlt. Im Doppler-UKG (**b**) sieht man (oben) ein norma-les Verhältnis von E-Welle zu A-Welle von ca. 1,0 über der Trikuspidalklappe; unten (über der Mitralklappe) ist die a-Welle erheblich vermindert, und das Verhältnis von E : A beträgt ca. 2,5 : 1, obwohl bei der Mitralstenose E : A eher kleiner als 1 sein sollte (E-Welle hier als B markiert).

einbuße, wenn bei ihnen Vorhofflimmern (= mechani-scher Vorhofstillstand) besteht, vorausgesetzt, daß eine normale – wenn auch irreguläre – Frequenz vorliegt und keine maximale Leistung gefordert wird.

Bei einer HI und manchen Herzfehlern ist dies jedoch an-ders: Hier kann der Vorhofaktion eine wichtige hämody-namische Funktion zukommen, wie sich beim Auftreten von Vorhofflimmern mit deutlicher Leistungseinbuße – im Gegensatz zum ansonsten gesunden Herzen – ein-drucksvoll zeigen kann. Auch weiß man aus Untersu-chungen bei Schrittmacherpatienten, daß deren Herzzeit-volumen sich entscheidend bessern kann, wenn sie mit einem sequentiellen Schrittmacher (DDD mode) ausge-stattet sind anstatt mit einem nur ventrikelgesteuerten (VVI).

Interessant ist, daß bei manchen Patienten, deren schon länger vorhandenes Vorhofflimmern medikamentös oder elektrisch beseitigt wurde, unmittelbar nach Be-ginn des normalen Sinus-Vorhof-Rhythmus zwar P-Zak-ken vorhanden sind, aber eine mechanische Aktion fehlt, die erst in Tagen allmählich zurückkehrt (Shapiro u. Mitarb. 1988, Macieira-Coelho 1989). Anzunehmen ist – was bis jetzt aber nicht bewiesen und auch u. W. nicht systematisch untersucht wurde –, daß bei einem druck- oder volumenüberlasteten Vorhof – wie z. B. bei einem Mitralvitium – nicht unbeschränkte Zeit eine volle Vorhofleistung besteht bis zum eventuellen Auftreten von Vorhofflimmern.

Vorkommen

1. Sinusknotenstillstand mit Vorhofstillstand,
2. Vorhofflimmern und Vorhofflattern,
3. Vorhofpumpversagen durch Druck- oder Volumenüberlastung oder Myokarderkrankung bei Sinusrhythmus,
4. Vorhofpfropfung: Vorhofkontraktion während der Kammersystole bei Extrasystolen, Knotenrhythmus, totalem AV-Block, paroxysmalen Tachykardien.

Hier führt die – evtl. kräftige – Vorhofkontraktion nicht nur zu einem Ausfall der Vorhofleistung bei dem betreffenden Herzschlag, sondern sogar zu einer retrograden Blutwelle, die bei einer nachfolgenden kurzen Diastolendauer den Ventrikeln nicht zur Verfügung steht.

Befund und Diagnose

Objektiv bewiesen ist eine Vorhofinsuffizienz beim Fehlen einer P-Zacke im EKG oder einem Sinusrhythmus dann, wenn trotz einer nachweisbaren P-Zacke eine Vorhofbewegung im UKG fehlt bzw. eine A-Welle im Doppler-UKG oder wenn bei einer Druckmessung im rechten oder linken Vorhof eine a-Welle vermißt wird. Eine mehr oder weniger verminderte A-Welle beim Einstrom in einen Ventrikel (mit evtl. rudimentärem präsystolischen Geräusch bei der Mitral- oder Trikuspidalklappenstenose) kann auch nur Ausdruck einer relativen Vorhofinsuffizienz sein. Dies ist dann der Fall, wenn man im Doppler-UKG präsystolisch in den Lungenvenen einen normalen retrograden Fluß registriert. Klinisch scheint uns eine Vorhofinsuffizienz vor allem dann bewiesen, wenn bei einer Mitralstenose oder Trikuspidalklappenstenose trotz eines mesodiastolischen Geräusches das präsystolische Geräusch fehlt. Dasselbe darf wohl auch dann angenommen werden, wenn ein 4. Ton verschwindet, ohne daß sich der Herzbefund bessert oder wenn die a-Welle im Venenpuls oder im Apexkardiogramm fehlt.

Verdacht auf eine Vorhofinsuffizienz besteht dann, wenn beim Doppler-UKG die Flußgeschwindigkeit (A-Welle) während der Vorhofkontraktion im Vergleich zum üblichen Verhältnis zur E-Welle eindeutig vermindert ist oder wenn bei der Druckmessung der Vorhofdruck im Vergleich zum üblichen Verhalten zu niedrig ist. Klinisch besteht ein Verdacht bei einer Mitral- oder Trikuspidalklappenstenose, wenn – nach Ausschluß äußerer Faktoren – das präsystolische Geräusch nur rudimentär entwickelt ist (zu leise und zu kurz, bei einer Mitralstenose ohne das typische Crescendo bis zum 1. Ton). Ein gewisser klinischer Verdacht scheint auch immer dann gerechtfertigt, wenn bei einer Herzerkrankung der 1. Ton fehlt oder auffallend leise ist – wofür es allerdings auch andere Gründe gibt (die Abhängigkeit der Lautheit des 1. Tons von der PQ-Dauer bzw. von der Stellung der AV-Klappe bei Beginn der Ventrikelkontraktion ist hinlänglich bekannt) (S. 94, Abb. **29, 99**). Beim Ausfall der Vorhofsystole ist die AV-Klappe bei Beginn der Ventrikelsystole bereits weitgehend geschlossen.

Mögliche Bedeutung der Diagnose einer Vorhofinsuffizienz: Bei ca. $1/3$ der Patienten, bei denen Vorhofflimmern länger als 1 Woche bestand und die *regularisiert werden konnten,* läßt sich ein mechanischer Vorhofstillstand – bei Sinusrhythmus! – für 1–4 Wochen mit dem Doppler-UKG nachweisen. Eine weitere Markumarisierung ist noch in dieser Phase angezeigt, jedoch nicht mehr von dem Zeitpunkt der vollen mechanischen Vorhofaktion an, es sei denn, man gibt aus anderen Gründen Antikoagulantien.

Eine *Regularisierung von Vorhofflimmern* wäre wahrscheinlich dann nicht angezeigt, wenn man vor Beginn des Vorhofflimmerns bereits einen mechanischen Vorhofstillstand links und rechts feststellen könnte.

Eine Feststellung nachlassender Kontraktion des linken Vorhofs bei einer Mitralstenose oder sonstigen Krankheit könnte ein Zeichen *drohenden Vorhofflimmerns* sein und evtl. eine Indikation darstellen, schon dann mit einer Markumarisierung zu beginnen und mit Digitalis zu versuchen, ob die Vorhofsystole verbessert werden kann.

Bei einem Sinusrhythmus mit ausgeprägter Vorhofinsuffizienz wäre bei einer *Schrittmacherindikation* evtl. kein Modell angezeigt, das zur Stimulierung der Vorhöfe geeignet wäre.

Literatur

Macieira-Coelho, E.: Atrial transport function after conversion of atria fibrillation to sinus rhythm. Amer. J. Cardiol. 64 (1989) 1085

Shapiro, E. P., M. B. Effron, S. Lima, P. Ozyang, C. O. Sinn, D. Bush: Transient atrial dysfunction after conversion of chronic atrial fibrillation to sinus rhythm. Amer. J. Cardiol. 62 (1988) 1202–1207

Papillarmuskelinsuffizienz (Papillarmuskeldyskinesie)

Definition

Eine Papillarmuskelinsuffizienz (PMI) liegt dann vor, wenn die Kontraktion eines Papillarmuskels während der Ventrikelsystole zu schwach ist, um die Segel der AV-Klappen in der Ventilebene zu halten, so daß es zu einer Klappenundichtigkeit kommt, d. h. zu einer Mitral- bzw. Trikuspidalinsuffizienz im Sinne eines erworbenen, sekundären Mitral- oder Trikuspidalklappenprolapses. Nur ausnahmsweise kann auch ein zu starker Zug eines Papillarmuskels zu einer Klappenundichtigkeit führen.

Ursachen und Vorkommen, pathologische Anatomie und Pathophysiologie

Ursache einer Schwäche eines Papillarmuskels ist meist eine Ischämie oder Folge einer Ischämie, d. h. eines Infarkts, wobei aber in der Regel nicht der Papillarmuskel ganz isoliert befallen ist, sondern auch die benachbarte Wand des linken Ventrikels. Eine weitere Ursache ist die Dilatation des linken oder rechten Ventrikels, die zu einer Überdehnung des Papillarmuskels führt. Prinzipiell kann eine PMI bei allen Myokarderkrankungen vorkommen. Bei der hypertrophen obstruktiven oder nichtobstruktiven Kardiomyopathie kann auch eine zu starke und in falscher Zugrichtung wirkende Kontraktion eines Papillarmuskels zu einer Klappeninsuffizienz führen. Nicht selten kommt eine PMI nur vorübergehend vor. Dies ist z. B. beim frischen Herzinfarkt der Fall (wenige Tage lang) oder aber auch im Angina-pectoris-Anfall. Im Rahmen eines Hinterwand- oder inferioren Herzinfarkts tritt eine PMI 2,5mal häufiger auf als bei den anderen Infarkten. Dabei ist der posteromediale Papillarmuskel betroffen, der nur von der rechten Kranzarterie versorgt wird. Der anterolaterale Papillarmuskel wird dage-

gen vorwiegend von der A. circumflexa versorgt, aber z. T. auch vom R. descendens, so daß eine ischämische PMI hier nicht so oft vorkommt.

Die schwerste Form der PMI ist der Papillarmuskelabriß, wie er selten bei einem Herzinfarkt vorkommen kann und dann das Bild einer akuten, schweren Mitral- bzw. Trikuspidalinsuffizienz (extrem selten bei einem Rechtsherzinfarkt) hervorruft.

Die hämodynamische Auswirkung einer durch eine PMI bedingte Klappeninsuffizienz ist praktisch immer leicht – abgesehen vom Papillarmuskelabriß.

Klinischer Befund und Diagnose

Die PMI äußert sich in einem Mitralinsuffizienz- (oder Trikuspidalinsuffizienz-)Geräusch jeder Art, allerdings meist – entsprechend der leichten Klappeninsuffizienz – in einem leisen (kaum einmal 3/6) endsystolischen oder kurzen früh- oder auch mesosystolischen Geräusch; ein pansystolisches Geräusch dürfte höchst selten sein. Außerdem soll auch ein meso- oder spätsystolischer Klick vorkommen, wie bei einem konstitutionellen Mitralklappenprolaps, was wir selbst bisher allerdings nicht finden konnten.

Differentialdiagnose

Die Differentialdiagnose ist beim Mitralklappenprolaps besprochen (S. 246), da der Befund und der hämodynamische Effekt der PMI einem konstitutionellen Klappenprolaps weitgehend entsprechen, wenn dieser eine MI zur Folge hat. Die anatomische Ursache ist allerdings verschieden (abnorm große Klappensegel und überlange Chordae tendineae).

Hinweis

Die hämodynamische Bedeutung des PMI ist in der Regel zu vernachlässigen, wenn es sich nicht um den seltenen Papillarmuskelabriß handelt. Bedeutsam ist der Nachweis in diagnostischer Hinsicht, weil er meist ein Zeichen einer Ischämie oder eines abgelaufenen Infarktes darstellt, in der Regel im Bereich der Hinterwand bzw. als Folge einer Durchblutungsstörung im Bereich der rechten Kranzarterie. Wenn man im Laufe eines Infarkts feststellen kann, daß die PMI verschwindet, so hat man ein sicheres Zeichen für die Besserung der Myokardfunktion. Nicht einfach und wohl manchmal unmöglich ist die klinische Unterscheidung der PMI, d. h. des erworbenen vom konstitutionellen Mitralklappenprolaps, da die Symptome bei der Auskultation dieselben sein können. Durch Anamnese, EKG und UKG dürfte jedoch meist eine Differenzierung möglich sein.

Herztumoren und -thromben

Allgemeiner Überblick

Primäre Herztumoren und Metastasen am und im Herzen sind sehr selten. 75% der primären Herztumoren sind benigne, und davon sind mindestens die Hälfte Vorhofmyxome, die nicht nur zahlenmäßig, sondern auch diagnostisch und therapeutisch mit Abstand die größte Rolle spielen und als einzige Gruppe klinisch direkt diagnostizierbar sind. Außer den Vorhofmyxomen kommen auch die verschiedensten gut- und bösartigen Tumoren im Bereich des Herzens vor, perikardial und myokardial und hier zum Teil intrakavitär wachsend. An perikardiale Tumoren ist zu denken bei Perikardschmerzen und perikardialer Einflußstauung, an myokardiale Tumoren bei Rhythmus- und Leitungsstörungen, bei einer Herzinsuffizienz oder neu aufgetretenen Herzgeräuschen unklarer Genese. Die entscheidende Diagnose ist durch technische Untersuchungen (Röntgen, UKG) möglich, die genaue Differenzierung nur durch eine Biopsie, intrakardial oder durch eine Thorakotomie.

Vorhofmyxom und Vorhofthrombus

Vorbemerkung

Ein Vorhofmyxom kann klinisch dieselben subjektiven und objektiven Symptome verursachen wie ein Vorhofthrombus. Klinisch bedeutsam werden diese Gebilde erst dann, wenn sie durch ihre Größe oder durch einen langen Stiel zur Obstruktion einer AV-Klappe oder – ausnahmsweise – der Einmündung der Venen führen.

Definition, pathologische Anatomie und Vorkommen

Das Myxom ist ein Tumor aus mukoiden Zellen von gallertiger Beschaffenheit, der früher nicht selten als regressiver Thrombus angesehen wurde und auch jetzt bei makroskopischer Betrachtung nicht immer einwandfrei von einem Thrombus unterschieden werden kann. Er geht – linksseitig – oft mit einem Stiel von der Fossa ovalis aus.

Unter allen Herztumoren ist er der häufigste und findet sich zu ca. 75% im linken Vorhof; er kommt bei Frauen häufiger vor als bei Männern und kann auch bei älteren Menschen auftreten. Insgesamt sind Myxome selten, aber im kardiologischen Krankengut keineswegs eine Rarität. Jedenfalls ist mit Vorhoftumoren immer zu rechnen. Vorhofthromben, die so groß sind, daß sie lokale klinische Erscheinungen machen – ähnlich wie ein Vorhoftumor – und nicht nur zu Embolien führen, sind viel seltener. Ein rechts- oder linksseitiger Vorhofthrombus kommt fast nur bei Vorhofflimmern oder/und einer Stauung im Vorhof vor, d. h. bei einer Herzinsuffizienz oder einem AV-Klappenvitium, besonders bei einer Mitralstenose; wir haben nur einmal eine Ausnahme gesehen (s. unten).

Pathophysiologie

Ein gestielter Thrombus oder Tumor kann – wenn groß genug – das Mitral- oder Trikuspidalostium zeitweilig oder auch fortlaufend mehr oder weniger stark verlegen und so zu denselben hämodynamischen und klinischen Folgen führen wie eine Mitral- oder Trikuspidalklappenstenose (bzw. deren Symptome verschlechtern). Eine inkomplette Verlegung kann dauernd oder intermittierend sein. Es besteht dabei das Bild einer chronischen oder akut rezidivierenden Mitral- oder Trikuspidalklappenstenose. Da meist auch dann der Klappenschluß nicht mehr vollständig ist – durch den im Ostium befindlichen Tumor –, findet man auch eine entsprechende Klappeninsuffizienz. Sehr charakteristisch ist, daß durch eine bestimmte körperliche Bewegung, aber auch spontan eine plötzliche Verschlechterung oder Besserung der subjektiven und objektiven Erscheinungen eintreten kann, bedingt durch eine Lageänderung des Tumors im Ostium und damit eine Änderung der Klappenöffnungsfläche.

Beschwerden

Die Beschwerden entsprechen bei einer Ostiumstenosierung einer Mitral-bzw. Trikuspidalklappenstenose, allerdings meist mit dem charakteristischen wesentlichen Unterschied, daß die Stauungserscheinungen sich spontan oder durch Lageänderungen erheblich bessern oder verschlechtern und dann u. U. bis zur Synkope oder/und zum Lungenödem führen können. Auch die eben genannten Allgemeinerscheinungen (s. unten Klinischer Befund) können sich beim Myxom bemerkbar machen und es können periphere Embolien (Tumorembolien) auftreten.

Klinischer Befund und Diagnose
(Abb. 36)

In der Regel findet man in der Phase der Obstruktion auskultatorisch die Zeichen eines kombinierten Mitral- bzw. Trikuspidalvitiums, wobei meistens die Stenose im Vordergrund steht. Ein Wechsel der Intensität des Befunds – besonders wenn lageabhängig – ist für die klinische Diagnose sehr bedeutsam und typisch, besonders dann, wenn man zeitweise überhaupt keinen pathologischen Auskultationsbefund erheben kann. Allerdings, auch bei einem üblichen Klappenvitium ohne Thrombus bzw. Myxom kann eine Intensitätsänderung vorkommen, je nach der Kreislaufsituation. Andererseits muß bei einem Myxom bzw. Thrombus dieser typische Wechsel des Auskultationsbefunds und der Beschwerden nicht bei jedem Patienten vorkommen. Einen Mitral- oder Trikuspidalöffnungston gibt es beim Thrombus bzw. Tumor zwar nicht, aber man hört bei einigen Fällen doch einen ähnlichen diastolischen Zusatzton, den Tumor-Plop. Dieser wird hervorgerufen durch das brüske Herabplumpsen bzw. Anschlagen des Tumors in der frühen diastolischen Füllungsphase, evtl. auch präsystolisch durch die Vor-

hofsystole. Er kann ohne zusätzliches Geräusch vorkommen und klingt etwas dumpfer und voller als der Mitralöffnungston; der zeitliche Abstand vom 2. Ton ist eher etwas länger als beim üblichen Mitralöffnungston.

Bei einigen Fällen von Myxom können anhaltendes Fieber, Arthralgien, Anämie, Gewichtsabnahme, Tumorembolien, Leukozytose, BSG-Erhöhung und Hypergammaglobulinämie bestehen.

Bei einem rechtsseitigen Myxom kann es zu einem Rechts-links-Shunt kommen durch ein fakultativ offenes Foramen ovale, dadurch zu Hypoxämie, zentraler Zyanose und Polyzythämie.

Wir fanden einmal bei einem jungen Mann mit einem rechtsseitigen Vorhofthrombus – ohne Vitium, ohne Vorhofflimmern und ohne jegliche Herzerkrankung – eine Thrombopenie (70000) als Zeichen des vermehrten Thrombozytenverbrauchs; nach operativer Beseitigung des Thrombus verlor sich die Thrombopenie.

Der **Verdacht** auf ein Vorhofmyxom oder einen -thrombus ergibt sich bei verschiedenen Konstellationen, die unten im Hinweis zusammengefaßt sind.

Der **Beweis** für diese Krankheiten läßt sich klinisch nicht ohne weiteres erbringen, relativ leicht und einfach aber durch das UKG, wenn es auch ausnahmsweise vorkommen kann, daß ein rechtsseitiger Tumor endgültig erst durch ein transösophageales UKG zu erkennen ist. Beweis ansonsten durch CT, Kernspintomographie und auch durch Koronarographie, bei der sich beim Myxom dessen Tumorgefäße erkennen lassen. Bei Myxomembolien kann bei der Entfernung des Embolus aus einer peripheren Arterie die Diagnose histologisch gestellt werden.

Differentialdiagnose

1. Frage: **Myxom/Thrombus oder anderes Krankheitsbild?**

a) *Mitral- bzw. Trikuspidalvitium* ohne oder mit bakterieller oder rheumatischer Endokarditis,

b) *Concretio pericardii* (wegen des Tumorplops bzw. des Concretio-pericardii-Tons und einer Einflußstauung bei einem rechtsseitigen Tumor- bzw. Thrombus und ohen Herzvergrößerung),

c) *restriktive Kardiomyopathie* (Einflußstauung und evtl. Mitral- oder Trikuspidalinsuffizienz bei normal großem Herzen).

Zur sicheren Entscheidung benötigt man immer technische Untersuchungen, vor allem das UKG.

2. Frage: **Myxom oder Thrombus?** Wenn Vorhofflimmern und ein sicheres Vitium bestehen oder eine Herzinsuffizienz, so ist die Wahrscheinlichkeit eines Thrombus viel größer als die eines Myxoms – und umgekehrt. Das Vitium läßt sich durch die Anamnese oder durch ein UKG nachweisen oder auschließen. Intratumorale Gefäße (bei der Koronarographie nachgewiesen) und die o. g. Allgemeinsymptome sprechen für ein Myxom. Für den letzten Beweis benötigt man manchmal die Histologie, da selbst der makroskopische Befund bei der Operation nicht eindeutig ist.

Hinweis

Bei einer nicht geringen Zahl von Vorhofmyxomen und -thromben vermißt man das Charakteristikum des abrupten Wechsels von leichten und schweren Stauungssymptomen und des jeweiligen Auskultationsbefunds, auch wenn dies zum typischen klinischen Bild gehört. Klinisch lassen solche Fälle nicht ohne weiteres eine Abgrenzung von den entsprechenden Vitien zu, d. h. einer Mitralstenose oder einem kombinierten Mitralvitium bzw. Trikuspidalvitium, bzw. die Besonderheiten sind nicht gerade sehr augenfällig.
Deshalb besteht u. E. eine *absolute Indikation mit dem UKG* (evtl. transösophagealen UKG) nach einem Myxom oder einem Thrombus zu fahnden,

1. wenn in der Anamnese Anfälle von Atemnot oder Stauungssymptome oder Synkopen oder Präsynkopen angegeben werden, gleichgültig ob die Befunde eines Vitiums vorliegen oder nicht;

2. bei einem auffallend starken Wechsel des Auskultationsbefunds, der einem Mitral- oder Trikuspidalvitium entspricht;

3. wenn bei Mitralstenosegeräuschen kein Mitralöffnungston zu hören ist oder der diastolische Zusatzton relativ dumpf erscheint;

4. bei einer isolierten Trikuspidalklappenstenose oder einem isolierten kombinierten Trikuspidalvitium, das ja nur sehr selten rein valvulär bedingt ist;

5. wenn bei einem Mitral- oder Trikuspidalvitium Allgemeinsymptome bestehen, wie sie bei einer rheumatischen oder bakteriellen Endokarditis zwar auch vorkommen können, aber auch bei einem Myxom;

6. bei Fieber, Gewichtsabnahme, hoher BSG, Anämie, Hypergammaglobulinämie unklarer Genese – auch ohne Herzbefund;

7. bei einer Thrombopenie unklarer Genese.

Da das Myxom mit dem UKG leicht und eindeutig feststellbar ist, darf ein Myxom heute nicht mehr übersehen werden. Eine operative Behandlung führt zur Restitutio ad integrum.
Man sollte bei kombinierten Mitralvitien, einer Mitralstenose und einem isolierten Trikuspidalvitium lieber ein UKG zuviel als zuwenig durchführen. Dies gilt auch bei unklarer Gewichtsabnahme, unklarer Genese von Embolien und unklarem Fieber.

Thromben in den Ventrikeln
(Abb. s. auch S. 375 ff)

Während Thromben in den Vorhöfen nicht selten sind, bedingt durch Vorhofflimmern und Stauung (Mitralstenose, Herzinsuffizienz), sind Thromben in den Ventrikeln seltener und kommen vorwiegend im Gefolge eines Herzinfarkts vor, bei dem die Innenwand des Ventrikels verletzt wurde oder durch den ein Herzwandaneurysma entstand. Auch diese Thromben sind klinisch nicht direkt diagnostizierbar, sondern werden – wie die Vorhofthromben – durch periphere Embolien erkannt bzw. vermutet. Direkt lassen sie sich leicht im UKG nachweisen, auch durch CT, Kernspintomographie oder Ventrikulographie. Sie machen meist auch keine direkten klinischen Erscheinungen, können aber bei ungewöhnlicher Größe den (linken) Ventrikel einmal so erheblich ausfüllen, daß das Bild einer restriktiven Kardiomyopathie bzw. einer Concretio pericardii entsteht.

Rhythmusstörungen (Erregungsbildungs- und -leitungsstörungen)

Möglichkeiten und Bedeutung der EKG-Untersuchung

Die Objektivierung, Dokumentierung und Differenzierung von Rhythmusstörungen ist eine *absolute Domäne* des EKGs.

Folgende elektrokardiographische Möglichkeiten zur Erkennung und Differenzierung von Rhythmusstörungen stehen zur Verfügung: EKG in Ruhe, bei Belastung, Langzeit-EKG und elektrophysiologische Stimulierung verschiedener Art; evtl. ist auch die Registrierung von Spätpotentialen mittels eines hochverstärkten EKG mit Signalmittelung hilfreich, wenn es sich um die Frage der Gefahr durch ventrikuläre Tachykardien und Kammerflimmern handelt.

Indikationen zum EKG bei Rhythmusstörungen

1. Bei Verdacht auf Rhythmusstörungen,
2. bei neu aufgetretenen Rhythmusstörungen,
3. zur Dokumentierung von Rhythmusstörungen,
4. zur Differenzierung von Rhythmusstörungen,
5. bei Bradykardien und Tachykardien.

Bedeutung der klinischen Diagnose von Rhythmusstörungen

1. Durch Anamnese und/oder zufälligen Befund bei der Untersuchung erhält man überhaupt erst einen Hinweis auf eine Rhythmusstörung.
2. Gelegentlich kann man während der klinischen Untersuchung vorübergehend eine wichtige Rhythmusstörung feststellen, die sich später nicht mehr oder nur mit großem Aufwand (mehrmals Langzeit-EKG oder elektrophysiologische Untersuchung) wieder reproduzieren läßt.

Klinische Untersuchungsmöglichkeiten zur Erkennung und Differenzierung von Rhythmusstörungen

1. Anamnese (s. unten Beschwerden),
2. Palpation des arteriellen Pulses,
3. Auskultation des Herzens. (Sie muß bei jeder Rhythmusstörung angewandt werden, auch wenn die Rhythmusstörung bei der Palpation des arteriellen Pulses oder beim Blutdruckmessen festgestellt wird. Am zweckmäßigsten ist es dann, gleichzeitig mit der Auskultation auch den arteriellen Puls an der A. carotis oder radialis zu fühlen und den Venenpuls am Halse zu betrachten und zu analysieren),
3. Beachtung der evtl. von Schlag zu Schlag wechselnden Lautstärke der Korotkoff-Töne bei der Blutdruckmessung,
4. Inspektion der Halsvenenpulsation mit Analyse des Venenpulses.
5. Man kann diese Untersuchungen am ruhenden Patienten, *nach* und *bei* Belastung, in Linkslage oder im Stehen, bei vertiefter In- und Exspiration durchführen. Bei bestimmten Indikationen ist der Karotissinusdruckversuch angezeigt.

Beschwerden bei Rhythmusstörungen

1. Bei leichten wie auch bei schweren Rhythmusstörungen können bei manchen Menschen jegliche Beschwerden fehlen.
2. Umgekehrt können manche Personen unter harmlosen Rhythmusstörungen erheblich leiden und völlig verängstigt sein.
3. Am Herzen selbst kann verspürt werden: Stolpern, Jagen, Aussetzen bzw. vorübergehend Stillstehen, Überschlagen, Hochsteigen eines beklemmenden Gefühls in Brustmitte, Palpationen, atypische Herzschmerzen, Druck- und Engegefühl.

4. Allgemeinbeschwerden aufgrund von Rhythmusstörungen können mit oder ohne Herzbeschwerden vorkommen, vorübergehend oder auch langdauernd: Unpäßlichkeit und anfallartige Übelkeit (besonders bei paroxysmalen Bradykardien jeder Genese), anfallartiges Schwächegefühl bzw. Leistungsabfall, vorübergehende Atemnot, Hustenreiz (bei Vorhofextrasystolen), Schwindel, Präsynkope und Synkope. Diese allgemeinen Beschwerden sind besonders dann auf eine Rhythmusstörung verdächtig, wenn sie anfallweise auftreten und ohne ersichtlichen äußeren Grund.

Erregungsbildungsstörungen

Art (Formen) und Ursachen (Differentialdiagnose)

Regelmäßiger normofrequenter Rhythmus

Bei einem regelmäßigen Rhythmus von 55–80/ min handelt es sich in der Regel um einen *normalen Sinusrhythmus*. Dieser kann klinisch dadurch als sicher betrachtet werden,

1. wenn ein normaler Venenpuls mit einer a-Welle besteht und/oder

2. wenn bei einem Karotissinusdruckversuch eine wenige Sekunden dauernde kontinuierliche *Frequenzsenkung* mit anschließendem *kontinuierlichem Frequenzanstieg* bis zur Ausgangsfrequenz erfolgt.

Ausgeschlossen sind in diesem Frequenzbereich bei regelmäßigem Rhythmus jedoch keineswegs *Vorhofflattern* mit regelmäßiger 3:1- oder 4:1-Überleitung, *Vorhofflimmern,* das in Ruhe selten einmal pseudoregulär sein kann – allerdings meist nicht in diesem, sondern in einem niedrigeren oder wesentlich höheren Frequenzbereich –, ein *Knotenrhythmus,* eine *AV-Dissoziation* und auch – selten – ein *2:1-AV- oder SA-Block mit schneller Sinusfrequenz* oder ein *totaler AV-Block* mit relativ hoher Eigenfrequenz, wie es besonders bei einem angeborenen totalen AV-Block oder bei einem frischen Herzinfarkt u. a. der Fall ist (diagnostische Kriterien dieser Rhythmusstörungen siehe in den betreffenden nachfolgenden Abschnitten dieses Kapitels).

Unregelmäßiger normofrequenter Rhythmus

Respiratorische Sinusarrhythmie: Diese kommt besonders bei jungen und vegetativ labilen Personen vor und ist dadurch gekennzeichnet, daß die Frequenz bei der Einatmung *kontinuierlich steigt* und bei der Ausatmung *kontinuierlich fällt* und bei angehaltener Ausatmung relativ langsam und weitgehend regelmäßig ist. Ausnahmsweise kann eine respiratorische Sinusarrhythmie abrupte Frequenzänderungen zur Folge haben.

Regellose Sinusarrhythmie: Besonders bei älteren Menschen und unter Digitaliseinfluß kommt diese Störung vor, bei der allerdings nicht immer sicher eine wechselnde SA Leitungsstörung 1.–2. Grads ausgeschlossen werden kann. – Sowohl diese Störung wie die abnorm ausgeprägte respiratorische Sinusarrhythmie lassen sich meist durch eine Belastung mit Frequenzanstieg rasch zum Verschwinden bringen, was die Diagnose sichert.

Sinusrhythmus oder AV-Rhythmus mit intermittierenden AV- oder SA-Blockierungen treten evtl. mit zusätzlichen Reizbildungsstörungen im Sinne von Extrasystolen und Ersatzsystolen auf.

Sinusrhythmus (oder anderer regelmäßiger Rhythmus) **mit supraventrikulären oder/und ventrikulären Extrasystolen,** einzelnen, gehäuften (regelmäßig oder unregelmäßig einfallenden) und in Salven (= mehrere nacheinander bis zu 6; mehr als 6 können dann schon als paroxysmale Tachykardie bezeichnet werden): Dies ist die häufigste Ursache einer Rhythmusstörung überhaupt. Bei der üblichen Extrasystolie ist meistens noch eine gewisse Konstanz in der Irregularität insofern vorhanden, als die unregelmäßigen Schläge in einem bestimmten Abstand vom regulären Schlag auftreten.

Vorhofflimmern mit absoluter Arrhythmie: Dies ist die häufigste Ursache einer normofrequenten absoluten (= völlig regellosen) Arrhythmie, da eine völlig unregelmäßig einfallende Extrasystolie viel seltener ist, am ehesten allerdings noch bei der supraventrikulären Extrasystolie vorkommt.

Tachykardie und Tachyarrhythmie

Definition: Von einer Tachykardie spricht man bei einer Frequenz von über 100 min, von einer Tachyarrhythmie, wenn der Rhythmus dabei völlig irregulär ist, wobei es sich meist um Vorhofflimmern handelt.

Ursachen einer regelmäßigen Tachykardie können sein:
1. Sinustachykardie,
2. paroxysmale Vorhof- oder Kammertachykardien,
3. Vorhofflattern mit 2:1- oder 1:1-Überleitung,
4. Vorhofflimmern mit relativ regelmäßiger Überleitung (selten),
5. permanente Vorhoftachykardie (sehr selten).

Ursachen einer Tachyarrhythmie können sein:
1. Vorhofflimmern (fast immer),
2. Vorhofflattern,
3. eine regellose Vorhofextrasystolie,
4. jede Tachykardie, die mit zahlreichen Extrasystolen oder AV-Leitungsstörungen kombiniert ist.

Alle Ursachen bzw. Formen einer Tachykardie können konstant oder passager vorkommen.

Klinischer Befund und Diagnose: Bei jeder zum erstenmal festgestellten Tachykardie empfiehlt es sich, ein EKG aufzunehmen, einmal um die Ursache sicher zu erkennen und zum anderen deshalb, um bei einem scheinbar regelmäßigen Rhythmus Extrasystolen, ja sogar Salven von Extrasystolen nicht zu übersehen. (Bei einer hohen Frequenz ändert sich der Abstand vom Normalschlag zur Extrasystole wenig im Vergleich zum Abstand zweier Normalschläge, und deshalb kann die Rhythmusstörung, d. h. die Extrasystolie, nicht nur beim Zählen des Pulses, sondern auch bei der Auskultation unerkannt bleiben.)

Bradykardie und Bradyarrhythmie

Definition: Von einer Bradykardie spricht man bei einer Frequenz unter 60/min, von einer Bradyarrhythmie, wenn dabei der Rhythmus völlig irregulär ist.

Ursachen einer regelmäßigen Bradykardie:
1. Sinusbradykardie (evtl. im Wechsel mit anfallsweisem Vorhofflimmern = Sick-sinus-Syndrom),
2. Knotenrhythmus mit oder ohne AV-Dissoziation,
3. SA-Block 2. oder 3. Grads,
4. AV-Block 2. oder 3. Grads,
5. Extrasystolie in Form eines Bigeminus, bei dem die Extrasystolen klinisch nicht feststellbar sind (s. unten Extrasystolen).

Ursachen einer Bradyarrhythmie:
1. Vorhofflimmern,
2. wechselnde, d. h. unregelmäßig auftretende AV- oder SA-Leitungsstörungen 2. oder 3. Grads mit oder ohne Extrasystolen,
3. Sinusbradyarrhythmie.

Alle Ursachen einer Bradykardie und -arrhythmie können passager vorkommen, spontan oder im Rahmen eines Karotissinussyndroms (Kardioinhibitorische Form des hyperaktiven Karotissinusreflexes).

Diagnose: Wie bei einer Tachykardie empfiehlt es sich, auch bei einer bis dato unbekannten Bradykardie ein EKG aufzunehmen. Nur dann hat man Gewißheit über die Ursache.

Klinische Kriterien der wichtigsten Erregungsbildungsstörungen

Extrasystolen

Definition, Ursachen, Vorkommen und Pathophysiologie

> Von einer Extrasystole (ES) spricht man dann, wenn die Schlagfolge durch eine vorzeitige Vorhof- oder Kammeraktivierung (= Vorhof- oder Kammer-ES) unterbrochen wird, die nicht aus dem Reizbildungszentrum des Grundrhythmus entstanden ist.

Die Extrasystolie ist mit Abstand die häufigste aller Rhythmusstörungen, da die meisten Menschen zu irgendeiner Zeit ihres Lebens Extrasystolen haben, bemerkt oder unbemerkt. Sie kommt bei Herzgesunden wie bei Herzkranken vor. ES können vereinzelt (weniger als 30/min), häufig (mehr als 30/min), immer in gleicher (nomotop) oder in verschiedener Form (polytop) im EKG, in unregelmäßigen oder auch regelmäßigen Abständen (1:1 = Normalschlag: ES [wenn regelmäßig = Bigeminus], 2:1 oder 3:1 oder auch 1:2 [wenn regelmäßig = Trigeminus] usw.) auftreten. Sie können mehrfach nacheinander auftreten: Wenn zwei ES aufeinanderfolgen, spricht man von gepaarten ES, bei mehreren nacheinander von repetitiven ES oder auch von Salven (mehr als 6 ES nacheinander gelten meist schon als paroxysmale Tachykardien).

Das Schlagvolumen einer ES ist in der Regel bei einer ventrikulären kleiner als bei einer supraventrikulären und immer um so kleiner, je geringer der Abstand zum vorausgehenden Normalschlag ist (Abb. **97 a**).

Beschwerden

Subjektiv werden sie oft nicht empfunden. Typische Beschwerden s. S. 345. Merkwürdig ist, daß manche Menschen bei supraventrikulären ES jeweils einen Hustenreiz verspüren, was diagnostisch bezüglich des Entstehungsorts verwertbar ist.

Klinischer Befund und Diagnose
(Abb. **95–97**)

Eine ES ist daran erkennbar, daß der regelmäßige Rhythmus durch einen **vorzeitigen Schlag** unterbrochen wird. Außerdem: Je früher eine ES nach dem regulären Schlag auftritt, desto kürzer ist deren diastolische Füllung, desto kleiner das Schlagvolumen, desto eher führt sie zu einem **abnorm kleinen oder keinem fühlbaren Puls.** Und: Je schlechter die Kontraktion des Herzens an sich schon ist, desto eher wird dies der Fall sein. Je nach der Größe des Schlagvolumens ändert sich auch der **Auskultationsbefund** (Abb. **95**): Die Herztöne bei einer ES können in normaler Lautstärke

vorhanden sein, sie können aber auch teilweise oder ganz fehlen. Es kann u. a. nur der 1. Ton hörbar sein; wenn dies der Fall ist, dann kann ein Auskultationsbefund resultieren wie bei einer Bradykardie mit einem späten 3. Ton, der in Wirklichkeit dem 1. und einzigen Ton einer ES entspricht und der auf den 1. und 2. Ton des vorausgehenden Normalschlags folgt (Abb. **96**).

Bei einem Bigeminus mit fehlendem 1. und 2. Ton bei einer ES (= sehr kleinem Schlagvolumen) und fehlendem Puls resultiert klinisch das Bild einer erheblichen pathologischen Bradykardie, bei der die Frequenz in Wirklichkeit doppelt so hoch ist, allerdings mit der Hälfte kaum hämodynamisch wirksamer ES. Aus der Füllung des Pulses bzw. der Höhe des Blutdrucks bei einer ES und auch aus dem Auskultationsbefund – bei Würdigung des Vorliegens oder Fehlens des 1. bzw. 2. Tons – kann auf die effektive Wirkung der ES geschlossen werden (Abb. **97a**).

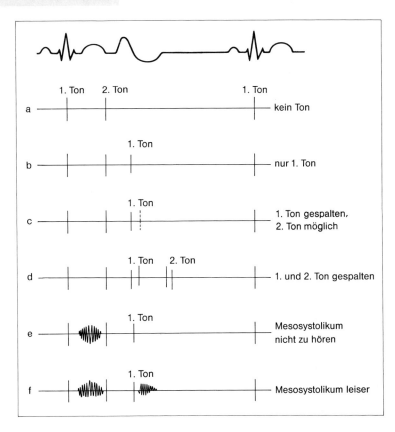

Abb. **95** Schematische Darstellung der Auskultationsbefunde bei ventrikulären Extrasystolen.

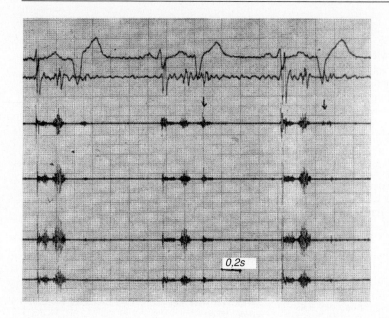

0,2s

Abb. 96 Auskultationsbefund bei einem ventrikulären Bigeminus: Da man von der Extrasystole jeweils nur den 1. Ton hört und dieser im Abstand von jeweils 0,20 s. auf den 2. Ton des regulären Herzschlags folgt, kann man bei der Auskultation den Eindruck haben, daß es sich um einen 3. Ton bei einer Bradykardie handeln könnte.

Ähnliches gilt auch für den Auskultationsbefund bei einer ES, wenn ein Herzgeräusch besteht: Ein Austreibungsgeräusch (systolisches Aorten- oder Pulmonalisgeräusch) wird um so leiser, je geringer das Schlagvolumen ist (Abb. **16**). Ein Mitralinsuffizienzgeräusch bleibt oft gleich laut, auch bei dem verringerten Schlagvolumen einer ES, da der Rückfluß in den Vorhof weniger Widerstand bietet als die Aorta und deshalb der große Druckgradient zwischen Kammer und Vorhof nicht wesentlich verringert wird (Abb. **97b**). Das Geräusch kann aber auch leiser werden (Abb. **97a**), ja selten sogar lauter. Letzteres bedeutet, daß der Rückstrom in den Vorhof größer wurde, was aber dann wohl nur damit zusammenhängt, daß der Kontraktionsablauf bei einer ventrikulären ES derart ist, daß die Mitralklappe besonders schlecht schließt, so daß – trotz kleineren Schlagvolumens bei der ES – eine größere Regurgitation erfolgt. Wir haben bei ein und demselben Patienten mit einer Mitralinsuffizienz sowohl eine geringere (leisere) wie eine größere (lautstärkere) Form derselben im Wechsel feststellen können, je nach der Art der Erregungsausbreitung bzw. dem Kontraktionsablauf bei der ventrikulären ES.

Vorhof- oder Kammer-ES können klinisch in der Regel nicht differenziert werden. Ventrikuläre ES sind allerdings dann als solche erkennbar, wenn sie einen deutlich gespaltenen 1. oder/und 2. Ton erkennen lassen (wenn beim Normalschlag kein

Schenkelblock besteht). Dies ist das Zeichen eines Schenkelblocks, wie er – abgesehen von Ausnahmen – in der Regel bei ventrikulären ES effektiv besteht und eine Erregungsverspätung vom einen zum anderen Ventrikel verursacht. Diese weite Spaltung des 1. und/oder 2. Tons ist bei ventrikulären ES sehr oft nicht zu hören, so daß das Fehlen der Spaltung nicht als Zeichen einer supraventrikulären ES gedeutet werden kann. Eine frühe Vorhof-ES kann zu einer Vorhofpfropfung (pseudosystolischer Venenpuls) führen.

Hinweis

Die Bewertung, d. h. auch die Behandlungsbedürftigkeit von ES, hängt in erster Linie vom Herzbefund ab, d. h. von der Ursache und von der Kontraktionsleistung des Herzens (Schlagvolumen bzw. Auswurffraktion). Je schlechter die Herzleistung, desto bedeutsamer werden ES, da sie dann um so mehr die Herzleistung zusätzlich vermindern und eine um so größere Gefahr darstellen, in eine ventrikuläre paroxysmale Tachykardie oder Kammerflimmern überzugehen. Grundsätzlich ist jedoch bei der Behandlung Zurückhaltung geboten, da Antiarrhythmika selbst Rhythmusstörungen auslösen können.

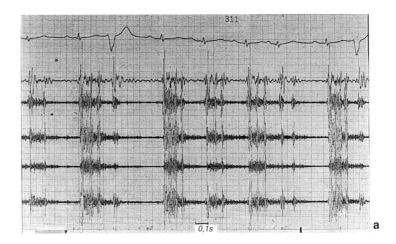

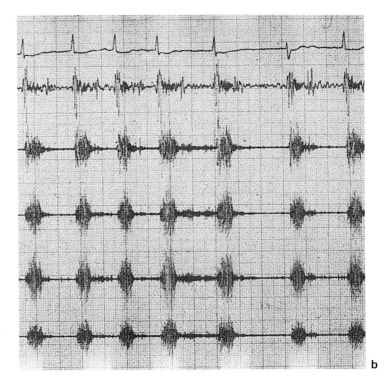

Abb. **97** Verschieden lautes Geräusch einer pansystolischen Mitralinsuffizienz (**a**): leiser beim ersten Normalschlag nach der Postextrasystole („kleiner Alternans"), viel leiser bei einer supraventrikulären Extrasystole, bei der aber noch der 1. und 2. Herzton hörbar sind. Fehlen des MI-Geräuschs und des 2. Herztons bei einer ventrikulären ES – trotz gleich langer vorangehender Diastole wie bei der supraventrikulären ES. – Pansystolische Mitralinsuffizienz bleibt immer gleich laut – trotz verschieden langer Diastolendauer (**b**).

Ersatzsystolen

Ersatzsystolen sind auch Extraschläge – wie ES –, die aber *nicht vorzeitig,* sondern *nach abnorm langen Pausen* irgendeiner Ursache auftreten können, wenn der normale Schlag nicht rechtzeitig eintrifft. Sie sind klinisch nur vermutbar, weil eine vereinzelt abnorm lange Pause auch bei einer nicht hörbaren ES vorkommen kann. Ein so schwacher Herzschlag bei einer ES führt auch zu keinem arteriellen Puls, höchstens zu einem sichtbaren Venenpuls während der langen Pause.

AV-Interferenzdissoziation

Definition und Pathophysiologie

Es handelt sich – bei der einfachsten Form – um eine Sinusbradykardie (physiologisch oder pathologisch), bei der es allerdings intermittierend zu einem AV-Knotenrhythmus kommt, jedoch nicht im abrupten Wechsel: Der Sinusrhythmus mit P-Zacke im EKG bleibt erhalten, wird aber kontinuierlich langsamer und wird dabei von einem schnelleren Knotenrhythmus abgelöst. So kommt es, daß im EKG ein normaler Sinus-Vorhof-Rhythmus abwechselt mit einem kontinuierlich kürzeren PQ-Abstand, wobei sogar die normale P-Zacke im und nach dem QRS-Komplex erscheinen kann. Dieser Wechsel verläuft dann in umgekehrter Richtung und wiederholt sich.

Klinischer Befund und Diagnose
(Abb. 29)

1. Bradykardie mit geringer Frequenzänderung,
2. intermittierende Lautheit des 1. Tons durch den verschiedenen Abstand der Vorhofsystole von der Ventrikelsystole (laut bei sehr kurzem Abstand, dabei manchmal Palpitationen),
3. intermittierende prominente a-Welle im Venenpuls, wenn Vorhof- und Ventrikelsystole zusammenfallen (Vorhofpfropfung).

Vorhofflimmern

Definition, Ursache, Vorkommen und Pathophysiologie

Von Vorhofflimmern (VHF) spricht man dann, wenn die Vorhöfe eine unregelmäßige Frequenz von über 350/min, meist ca. 600/min, aufweisen. Dadurch fällt jegliche wirksame mechanische Funktion der Vorhöfe aus, und es ist – fast immer – eine regelmäßige Überleitung auf die Kammern nicht mehr gewährleistet, so daß eine absolute Arrhythmie resultiert. VHF kann als paroxysmale Tachykardie in Erscheinung treten oder permanent bestehen.

Es kommt bei Herzkranken sehr oft vor, und hier vor allem bei einer Vergrößerung des linken Vorhofs (bei Mitralfehlern), typischerweise auch bei der Hyperthyreose, beim Sick-sinus-Syndrom, bei älteren Menschen ohne ersichtlichen Grund, bei einer koronaren Herzkrankheit und auch bei Herzgesunden, besonders bei Personen mit erhöhter Erregbarkeit.

Beschwerden

Ob Beschwerden vorhanden sind oder nicht, hängt in erster Linie von der Frequenz und der zugrundeliegenden Herzkrankheit ab. Beim paroxysmalen VHF und auch beim ersten Auftreten eines permanenten VHF ist die Frequenz üblicherweise sehr schnell, weit über 100/min, was immer zumindest das Gefühl des Herzrasens mit unregelmäßigem Herzklopfen hervorruft und auch oft mit Beklemmungen, Atemnot und Angstgefühl einhergeht; es kann in dieser Situation durchaus auch einmal zu einem (Prä-)Kollaps kommen. Wenn bei Beginn des VHF eine normale Durchschnittsfrequenz besteht, wie es besonders bei älteren Leuten der Fall ist, dann wird der unregelmäßige Rhythmus manchmal nicht realisiert. Aber wenn eine Herzkrankheit besteht mit einer Druckerhöhung im kleinen oder großen Kreislauf, so kann es zu einer dramatischen Verschlimmerung, d. h. Atemnot oder Zunahme der Stauungserscheinungen, kommen, da die diastolische Entleerung der Vorhöfe bei der hohen Frequenz nicht mehr in ausreichendem Maße möglich ist und das Schlag- und auch Herzzeitvolumen abfällt (Vorhofinsuffizienz und unökonomische Herzarbeit).

Klinischer Befund und Diagnose

Die Diagnose kann oft nach der Anamnese allein gestellt werden, wenn die Patienten die Frage nach der völligen Unregelmäßigkeit eindeutig bejahen können. Wenn VHF noch bei der Untersuchung besteht, ist die Diagnose aufgrund der absoluten Arrhythmie einerseits und des Fehlens einer a-Welle im Venenpuls andererseits sowie des Fehlens eines systolischen Kollapses im Venenpuls (= positiver Venenpuls) zu stellen. Nicht selten ist der Halsvenendruck leicht erhöht, woraus nicht unbedingt auf eine Rechtsinsuffizienz geschlossen werden darf, weil die Schöpfkraft des Herzens durch den Ausfall der Vorhofsystole vermindert ist. Außerdem ist sehr typisch, daß die Lautstärke des 1. Tons sehr unterschiedlich ist: nach kurzer Diastole laut, nach langer Diastole leise (abhängig von der Stellung der AV-Klappen bei Beginn der Kammersystole; S. 94). Zum klinischen Befund und zur Beurteilung des VHF gehört immer auch die Feststellung des Pulsdefizits: Zusammen mit einer 2. Person werden gleichzeitig der periphere Puls durch Palpation und auskultatorisch die Herzaktionen gezählt. Bei einer schnellen Arrhythmie sind immer eine Reihe Herzschläge frustran, d. h. führen zu keiner Pulsfüllung. So ist das Pulsdefizit immer ein Maß für die Effizienz der Herzarbeit bei VHF.

Hinweis

VHF kann fast immer klinisch genügend sicher diagnostiziert werden, weil es meist Ursache einer absoluten Arrythmie ist. Seine jeweilige Bedeutung hängt von der Frequenz und der evtl. zugrundeliegenden Herzkrankheit ab. Wenn es auch bei nicht wenigen Menschen über viele Jahre belanglos sein kann, wobei der Ausfall der Vorhoffunktion im täglichen Leben überhaupt nicht ins Gewicht fällt, so kann es andererseits zu Beginn auch zu einer entscheidenden Verschlechterung einer Herzkrankheit führen, aber auch von Dauer sein, so daß eine Rhythmisierung angezeigt ist, was aber bei weitem nicht immer erforderlich ist. Neben der Auslösung einer Herzinsuffizienz kann VHF auch insofern eine ernste Komplikation darstellen, als durch den Vorhofstillstand die Thromboseneigung im Vorhof und damit die Embolieneigung im großen und kleinen Kreislauf gefördert wird; dies spielt zwar in erster Linie für Patienten mit einem Mitralfehler oder Linksinsuffizienz eine Rolle, kommt aber auch bei Herzgesunden vor, so daß jedenfalls während des Anfangstadiums einer schnellen absoluten Arrhythmie u. a., d. h. neben Mitteln zur Verminderung der Herzfrequenz, auch eine Antikoagulantienbehandlung angezeigt sein kann.

Im übrigen ist es immer notwendig, nach der Ursache zu forschen, insbesondere nach einer Mitralstenose und einer Hyperthyreose.

Schließlich ist auch zu bedenken, daß bei einer Tachyarrhythmie Herzgeräusche und damit Herzfehler nicht gehört werden können wegen des kleinen Schlagvolumens, so daß man nach Besserung der Tachyarrhythmie das Herz nochmals gründlich untersuchen muß. Auch an die Bedeutung der Vorhofinsuffizienz nach Regularisierung sei hier erinnert (S. 338).

Vorhofflattern

Definition, Ursachen, Vorkommen und Pathophysiologie

Die Zahl der Vorhofaktionen beträgt hier ca. 240–320/min, und die Vorhöfe schlagen regelmäßig. Deshalb ist auch die Überleitung auf die Kammern meist – nicht immer – regelmäßig; allerdings ist eine 1:1-Überleitung eine Ausnahme, da der AV-Knoten diese hohe Frequenz meist nicht so oft überleiten kann – glücklicherweise. Am häufigsten besteht eine 2:1-Überleitung, nicht selten auch eine 3:1- oder noch schlechtere Überleitung und damit eine noch langsamere Kammerfrequenz. Je seltener eine Überleitung zustande kommt – ein Hinweis für eine AV-Leitungsqualität –, desto eher wird die Überleitung absolut unregelmäßig.

Ursächlich liegt dem Vorhofflattern nicht selten eine besondere Belastung des rechten Vorhofs (Cor pulmonale), aber auch des linken Vorhofs (Mitralvitien) zugrunde; nicht immer findet man eine Ursache.

Vorhofflattern tritt anfallweise oder permanent auf, wie Vorhofflimmern, doch ist es seltener.

Beschwerden

Typische Beschwerden gibt es nicht. Sie sind in erster Linie von der Frequenz und dem zugrundeliegenden Herzleiden abhängig, üblicherweise nur durch die Tachykardie bedingt.

Klinischer Befund und Diagnose

Die Diagnose des Vorhofflatterns ist klinisch nicht einfach zu stellen. Ein wichtiger diagnostischer Hinweis ist, daß jede **regelmäßige Tachykardie von 120–140/min** immer auf Vorhofflattern verdächtig ist (= 2:1-Überleitung). Da das Vorhofflattern nicht immer zu kräftigen Vorhofkontraktionen führt, sind a-Wellen im Venenpuls nur ausnahmsweise zu sehen, allerdings ein **positiver Venenpuls wie bei Vorhofflimmern**, von dem es sich durch die regelmäßige Kammerfrequenz unterscheidet.

Auch **Vorhoftöne** kommen merkwürdigerweise vor – allerdings selten – und sind dann in der Trikuspidalregion zu hören, was die Diagnose einfach macht. Am ehesten ist die klinische Diagnose durch einen **Karotissinusdruckversuch** zu stellen: Beim Druck wird die regelmäßige Tachykardie plötzlich langsamer, aber nicht kontinuierlich, sondern abrupt (statt 2:1- eine 3:1- oder 4:1-Überleitung, aber oft nicht ganz konstant). Wird dann der Rhythmus – wegen der unregelmäßigen Überleitung – absolut irregulär für wenige Sekunden, um dann wieder in die regelmäßige Ausgangstachykardie zurückzukehren, dann spricht dies fast immer für Vorhofflattern. Bei der supraventrikulären paroxysmalen Tachykardie (im engeren Sinne) kann dies allerdings auch vorkommen, aber nur extrem selten.

Eine 1:1-Überleitung ist selten und führt unweigerlich – auch bei einem gesunden Herzen – in Stunden oder wenigen Tagen zur Herzinsuffizienz, da eine **Kammerfrequenz von über 240/min** auf Dauer nicht ertragen wird. Wenn aber eine so hohe Tachykardie besteht, dann kann man bei Erwachsenen ebenfalls fast sicher sein, daß es sich um Vorhofflattern handelt, da bei anderen paroxysmalen Tachykardien Erwachsener die Frequenz nicht so hoch ist.

Hinweis

Auch Vorhofflattern führt zu einer Vorhofinsuffizienz, wenn auch die Flatterwellen (= Vorhoftachykardie) zu kleinen meßbaren Druckänderungen in den Vorhöfen führen. Hämodynamisch ist jedoch wie bei Vorhofflimmern eine wesentliche Einbuße an Leistungskraft in der Regel nur dann zu erwarten, wenn die Kammerfrequenz sehr hoch ist oder eine Herzkrankheit vorliegt, die auf eine gute Vorhoffunktion zur Erhaltung eines ausreichenden Schlagvolumens angewiesen ist. Ein größeres Problem ist die Therapie des Vorhofflatterns, die schwieriger zu handhaben ist als die des Vorhofflimmerns.

Paroxysmale Tachykardien

Definition, Pathophysiologie und Beschwerden

Das Wesen einer paroxysmalen Tachykardie (PT) besteht darin, daß unvermittelt, d. h. von einem Herzschlag zum andern, eine Tachykardie auftritt, die auch ebenso endet. Dabei ist deren Ausgangspunkt nicht der normale Grundrhythmus. Manchmal gehen einer solchen PT einige Extrasystolen voraus. Üblicherweise spricht man dann von einer PT, wenn *mehr als 6 Herzschläge* in dem o. g. Sinne *nacheinander* erfolgen. Ihre Frequenz liegt meist zwischen 120 und 160/min; sie kann auch langsamer oder schneller sein. Die *Dauer* der PTs ist sehr verschieden; sie können Sekunden, aber auch Stunden und Tage dauern. Ihr *Entstehungsort* kann sowohl in den Vorhöfen, dem Überleitungsgewebe wie auch in den Ventrikeln sein. Sie kommen bei Herzkranken und -gesunden vor. In der kardiologischen Praxis sind sie keineswegs selten.

Die hämodynamischen Folgen, die Beschwerden und ihre klinische Bedeutung hängen von folgenden Faktoren ab: Grundkrankheit, Herzfrequenz, Dauer, Häufigkeit und Entstehungsort (ventrikuläre PTs sind grundsätzlich maligner, s. unten). Die Beschwerden sind demnach auch grundverschieden: Sie können für einen Patienten fast belanglos sein, d. h. kaum als Störung – in erster Linie als schnelles Herzklopfen (Palpitationen) – empfunden werden, ja sie werden manchmal überhaupt nicht bemerkt, wenn sie kurz dauern, oder sie werden nur als anfallartige uncharakteristische Beschwerden empfunden (Unpäßlichkeit, Abgeschlagenheit, Leistungsinsuffizienz, Engegefühl, Atemnot, Beklemmung usw.). Eine PT kann aber auch mit einem Kollaps beginnen oder einer (Prä-)Synkope, wovon sich manche Patienten jedoch nach Minuten wieder erholen können, auch bei fortlaufender Tachykardie. Jede Art einer PT kann bei einem vorgeschädigten Herzen zu einer schweren Herzinsuffizienz führen und eine ventrikuläre PT zu Kammerflimmern.

Diagnose und Differentialdiagnose

Die Diagnose und die Differenzierung nach Art bzw. Entstehung (s. unten) können am einfachsten mit dem EKG erfolgen, jedoch ist die klinische Diagnose oft möglich und oft einfach, ja nicht selten sogar die einzige diagnostische Möglichkeit, wenn man den Anfall nicht direkt beobachten und aufzeichnen kann, d. h., wenn man nur auf die Anamnese angewiesen ist, was in der täglichen Praxis die Regel ist. Entscheidend bei der Anamneseerhebung ist die Frage, ob das *schnelle Herzklopfen* – über das die Patienten meist klagen – *abrupt*, von einem Augenblick zum anderen begonnen hat und ob es genauso unvermittelt endete. Die Diagnose einer PT ist sicher, wenn nur das erstere – der plötzliche Beginn – mit „Ja" beantwortet werden kann. In der Regel muß man sich damit begnügen, da das plötzliche Ende einer PT meist nicht empfunden wird, und zwar deshalb nicht, weil auf das Ende einer PT meist eine Sinustachykardie folgt, also kein abrupter Übergang von einer schnellen in eine langsame, normale Frequenz. Oft ist es jedoch auch nicht möglich, daß die Patienten die Frage nach dem plötzlichen Beginn schon eindeutig ohne weiteres beantworten können, so daß die Gegenfrage notwendig ist: „Ist der schnelle Herzschlag *kontinuierlich schneller* geworden?", wie es für eine rasch entstandene Sinustachykardie typisch ist, die viel häufiger Ursache von geklagtem schnellen Herzklopfen ist und die in der Beurteilung und Behandlung sich fundamental von einer PT unterscheidet. Eine typische, wenn auch keineswegs spezifische Erscheinung als Folge einer (supraventrikulären) PT ist eine verstärkte Diurese nach einem Anfall, Folge eines erhöhten Herzzeitvolumens und vielleicht auch einer erhöhten Bildung des natriuretischen Peptids. Diese „Wasserflut" ist für manche Patienten manchmal so eindrucksvoll, daß sie spontan darüber berichten.

Eine Differenzierung der PTs aufgrund der Anamnese bzw. der Art der Beschwerden ist nur bezüglich des anfallweisen Vorhofflimmerns möglich, und dazu ist die weitere Frage unerläßlich, ob es sich bei dem anfallweisen Herzjagen um einen *regelmäßigen oder unregelmäßigen Herzschlag* gehandelt hat. Im letzteren Falle darf fast mit Sicherheit ein anfallweises Vorhofflimmern angenommen werden. Bei einer regelmäßigen PT kann man höchstens sagen: *Je stärker die Beschwerden* dabei sind – und darauf zielt die dritte Frage bei Verdacht auf eine PT –, desto eher handelt es sich um eine ventrikuläre PT, die auch bei einer koronaren Herzerkrankung wahrscheinlicher ist. Bei einem Herzgesunden handelt es sich am ehesten um eine supraventrikuläre PT – im engeren Sinne (s. unten). Nach Möglichkeit sollte man mit der vierten Fragen versuchen, in Erfahrung zu bringen, *wie schnell die Frequenz* bei dem Herzjagen war, weil dies nicht nur ein Hinweis für die hämodynamische Bedeutung der PT ist, sondern überhaupt ein Hinweis auf eine PT (und nicht nur Sinustachykardie) und sogar evtl. ein Hinweis, ob es sich um anfallweise Vorhofflattern handelt, weil hierbei die Frequenz meist bei 120–140/min liegt (durch die 2:1-AV-Blockierung).

Wenn anamnestisch die Diagnose nicht sicher ist, sollte man versuchen, mit einem Langzeit-EKG evtl. die Diagnose zu sichern, da manche dieser Patienten kurzdauernde Tachykardien haben, die sie nicht realisieren (besonders im Schlaf).

Grundformen der paroxysmalen Tachykardien

1. **Supraventrikuläre Entstehung:**

    a) Anfallweises Vorhofflimmern (s. oben),

    b) anfallweises Vorhofflattern (s. oben),

    c) supraventrikuläre paroxysmale Tachykardie im engeren Sinne (s. unten).

2. **Ventrikuläre Entstehung:**

    a) Ventrikuläre Tachykardie,

    b) Kammerflattern,

    c) Kammerflimmern.

(Auf noch stärkere elektrokardiographisch mögliche Differenzierungen muß hier verzichtet werden, da sie klinisch nicht diagnostiziert werden können).

Supraventrikuläre paroxysmale Tachykardie

Ursachen

Hier liegt in der Regel keine Herzkrakheit vor, auch wenn dies einmal vorkommen kann. In nicht wenigen Fällen handelt es sich dabei um Personen, die ein manifestes oder latentes WPW- oder ein LGL-Syndrom aufweisen, nach denen gegebenenfalls elektrophysiologisch zu suchen ist. Nicht selten handelt es sich um Personen mit erhöhter nervöser Erregbarkeit.

Bechwerden

Siehe oben Paroxysmale Tachykardien, S. 352 f.

Klinischer Befund und Diagnose

Die Frequenz liegt meist zwischen 140 und 160/min, und der Rhythmus ist regelmäßig, das Allgemeinbefinden meist nicht wesentlich gestört, auch wenn Kollapse und atpyische Herzbeschwerden vorkommen können und nach dem Anfall – der Minuten, aber auch Stunden dauern kann – eine mächtige Diurese eintritt. Man kann bei manchen dieser Patienten bei jeder Herzaktion eine prominente a-Welle im Venenpuls sehen, da die Vorhofkontraktion meist in die Zeit der Ventrikelsystole fällt und es so zur Vorhofpropfung kommt; man sieht sie aber nicht immer, vielleicht weil die Vorhofsystole bei dieser Tachykardie zu schwach ist (Vorhofinsuffizienz infolge der Tachykardie?). Es lohnt sich aber in jedem Falle, die Halsvenen an der Basis des Halses zu inspizieren und abzuhören, weil durch die kräftige Rückflußwelle ein Venenton entstehen kann (diese Vorhofpropfung mit einer prominenten a-Welle kann – sehr selten – auch bei einer ventrikulären PT vorkommen, wenn bei ihr eine 1:1-Rückleitung von der Kammer auf die Vorhöfe erfolgt; weitere Einzelheiten s. unten).

Der klinische **Beweis** für die Diagnose ist nicht selten durch den Karotisdruckversuch möglich: Eine nicht geringe Zahl der Patienten reagiert darauf

mit einem prompten Verschwinden des Anfalls, was bei der ventrikulären PT die große Ausnahme darstellt, beim Vorhofflimmern und Vorhofflattern nie geschieht, beim Sinusrhythmus ebensowenig (typischerweise verlangsamt sich bei ihm die Frequenz kontinuierlich und steigt dann kontinuierlich wieder an, oder sie ändert sich nicht). Extrem selten kommt es allerdings vor, daß für wenige Sekunden eine absolute Arrhythmie auftritt, wie es für das paroxysmale Vorhofflattern charakteristisch ist. Dies ist bei der paroxysmalen Vorhoftachykardie dadurch bedingt, daß die Überleitung auf die Kammern kurzzeitig vereinzelt ausfällt.

Ventrikuläre paroxysmale Tachykardie

Ursachen

Fast immer liegt eine organische Erkrankung zugrunde. Von dieser Meinung sollte man auch nicht abgehen, wenn man nicht sofort eine Erkrankung findet. Besonders kommt hier die koronare Herzkrankheit in Frage und hier vor allem der frische Herzinfarkt. Außerdem muß die dilatative Kariomyopathie genannt werden, aber auch die seltene arrhythmogene rechtsventrikuläre Dysplasie, die fast immer mit ventrikulären PTs einhergeht und klinisch nicht immer einfach zu diagnostizieren ist, vor allem nicht die rudimentären Formen (S. 315).

Beschwerden

In der Regel leiden diese Patienten sehr an Hypotonie und Herzinsuffizienz mit (Prä-)Kollaps, Atemnot und allgemein schwerem Krankheitsgefühl, wenn es auch Ausnahmen gibt.

Klinischer Befund und Diagnose
(Abb. **98**)

Die Frequenz unterscheidet sich generell zwar nicht von der einer supraventrikulären PT, doch kommen eher auch relativ niedrige Frequenzen um 100/min vor, ja sogar unter 100/min, wo der Begriff Tachykardie eigentlich nicht mehr ganz korrekt ist. Da diese Rhythmusstörung in *einem* der beiden Ventrikel ihren Ursprung hat, so besteht im EKG immer ein Schenkelblockbild, wie bei einer ventrikulären Extrasystole. Dies bedeutet aber auch, daß die *Kontraktion der Ventrikel nicht*

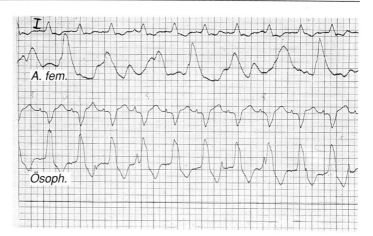

Abb. **98** Paroxysmale ventrikuläre Tachykardie: Der wichtigste klinische Befund ist der inäquale, scheinbar irreguläre arterielle Puls (2. Linie). In der 1. und 3. Linie sieht man das Oberflächen-EKG mit den schenkelblockähnlichen Kammerkomplexen, in der 4. Linie eine EKG-Ableitung vom Ösophagus aus, wobei man die langsameren Vorhofkomplexe neben den Kammerkomplexen z. T. gut erkennen kann.

normal abläuft und daß deshalb auch die Kontraktionsleistung der Ventrikel vermindert ist, was neben dem meist bestehenden *Grundleiden* und der *Tachykardie* die Hämodynamik, d. h. die Auswurfleistung, einschränkt (wie bei einer ventrikulären Extrasystole) – ganz im Gegensatz zu jeder Art einer supraventrikulären PT, selbst der, die mit einem Ermüdungsschenkelblock einhergeht, bei dem die Kontraktion des *einzelnen* Ventrikels immer noch normal ist. Dazu kommt noch ein vierter Faktor für die Verminderung des Herzzeitvolumens, der auch diagnostisch wichtig ist, was zwar nicht alle, aber doch die meisten ventrikulären PTs betrifft: Da die Tachykardie vom Ventrikel ausgeht, kommt es zu einer retrograden AV-Leitung. Diese ist jedoch in der Regel nicht imstande, den Impuls auf die Vorhöfe zurückzuleiten. Somit schlagen die Ventrikel schnell, die Vorhöfe aber werden vom wesentlich langsameren Sinusknoten aus erregt und schlagen wie gewohnt, deshalb langsamer als die Ventrikel. Durch diese Dissoziation von Vorhof- und Kammeraktion kommt es immer wieder in unregelmäßigen Abständen zu *Vorhofpfropfungen,* d. h.: Es kommt immer wieder zum Rückfluß von Blut in die großen Venen, und dadurch wird die nächste Ventrikeldiastole, die an sich schon wegen der Tachykardie sehr kurz ist, noch schlechter gefüllt, und die nachfolgende Ventrikelsystole ist höchst ineffektiv. Für die klinische Diagnose heißt dies: Die Herzfrequenz ist regelmäßig und schnell, der periphe-

re Puls dagegen so ausgesprochen inäqual, daß in der Peripherie das Bild einer absoluten Arrhythmie resultiert (die regelmäßige zentrale Herzfrequenz kann allerdings gelegentlich durch einzelne Extrasystolen oder AV-Überleitungen auch unterbrochen werden). Dies ist nicht nur ein wirklich markantes klinisches Kennzeichen der ventrikulären PT, sondern ist auch manchmal dem üblichen EKG deshalb überlegen, weil die Schenkelblockform allein bei einer PT eine ventrikuläre PT als solche noch nicht beweist, da es sich auch um eine supraventrikuläre PT mit einem Schenkelblock handeln könnte, wenn man die P-Zacken nicht sieht, was bei diesen rasch aufeinanderfolgenden Schenkelblockbildern oft der Fall ist (der Nachweis der selbständig und langsamer schlagenden Vorhöfe kann im EKG manchmal nur mit Hilfe eines Ösophagus-EKG oder intrakardialen Vorhof-EKG geführt werden.) Die Erkennung dieses *inäqualen Pulses und der pseudoabsoluten Arrhythmie bei regelmäßigem Herzschlag* ist in praxi nicht immer ganz einfach, weil meist eine Hypotonie mit einem sehr schlecht gefüllten kleinen Puls vorliegt. Es ist aber ein sichereres Symptom als der üblicherweise empfohlene Hinweis auf eine unterschiedlich große a-Welle im Venenpuls und einen wechselnd lauten 1. Ton über dem Herzen, beides bedingt durch die im Verhältnis zur Kammersystole und -diastole zeitlich verschieden einfallenden Vorhofsystolen. Am besten fühlt man den peripheren Puls an der A. femoralis, wobei der Patient einen Augenblick den Atem anhalten sollte. Bei der Blutdruckmessung, was u. E. die empfindlichste Methode darstellt, sollte man beim Ablassen des Manschettendrucks diesen bei gut hörbaren Korotkoff-Tönen anhalten. Dabei sind bei einem inäqualen Puls die Töne deutlich verschieden laut, wie bei der echten absoluten Arrhythmie. Und noch ein diagnostischer Hinweis: Bei der seltenen ventrikulären PT mit regelmäßiger Rückleitung auf die Vorhöfe entsteht ein Bild, das von einer supraventrikulären PT mit Schenkelblock nicht unterschieden werden kann, weder elektrokardiographisch noch klinisch, es sei denn, man macht ein His-Bündel-EKG (ventrikuläre PT: Reihenfolge V[entrikelkomplex], H[isbündel], P[-Zacke]; supraventrikuläre PT: Reihenfolge P, H, V). Klinisch läßt sich dies meist dadurch leicht klären (wenn man nicht von einem früheren EKG mit Sinusrhythmus schon weiß, daß derselbe Schenkelblock bestanden hatte), daß man mit einem Karotisdruckversuch oder notfalls auch mit Digitalis i. V. (wenn nicht kontraindiziert) und dann mit dem Karotisdruckversuch oder mit $^1/_2$ Ampulle Verapamil i. v. das Überleitungsgewebe verlangsamt und so die VA-Leitung bei einer ventrikulären PT blockiert und einen unabhängigen Sinus-Vorhof-Rhythmus erzeugt, was leicht gelingt. Dann hat man das typische Bild der ventrikulären PT mit dem typischen inäqualen Puls bei regelmäßiger Herzaktion. Geschieht dies nicht, so ist eine ventrikuläre PT zumindest unwahrscheinlich; eine supraventrikuläre PT normalisiert sich meist bei diesen Maßnahmen.

Differentialdiagnose
(s. auch S. 353)

Paroxysmale Tachykardie oder Sinustachykardie? Die Sinustachykardie hat meist keine Frequenz von über 120/min, wenn nicht ein offensichtlicher Grund vorliegt (z. B. Fieber). Sie beginnt auch nicht von einem Schlag zum andern, sondern entwickelt sich kontinuierlich, wenn auch manchmal schnell, so daß mancher Patient den Übergang als plötzlich empfindet.
Durch tiefe Atmung läßt sich oft – nicht immer bei hoher Frequenz – eine respiratorische Arrhythmie nachweisen oder durch eine leichte Anstrengung eine erhöhte Frequenz – nie bei einer PT. Durch den Karotissinusdruckversuch wird – nicht immer – eine zumindest kurz dauernde kontinuierliche Frequenzverlangsamung erreicht – bei einer PT nie in dieser kontinuierlichen Art.

Bei einem Sinusrhythmus sieht man im Venenpuls eine a-Welle vor dem systolischen Kollaps – bei den PTs nicht.

Hinweis
Trotz der prinzipiellen Unentbehrlichkeit des EKG für die Diagnose, die Objektivierung und vor allem für die differenzierte Diagnose bei den PTs kommt doch der klinischen Diagnose immer noch eine wichtige Rolle zu. Dies deshalb, weil das anfallweise Herzjagen sich oft nur anamnestisch eruieren läßt, weil es manchmal nur für wenige Sekunden bei einer Untersuchung zufällig festzustellen ist, aber auch deshalb, weil Differenzierungen klinisch oft leicht möglich sind, ja bei einer ventrikulären PT oft manchmal sogar einfacher und sicherer als mit einem Oberflächen-EKG. Praktisch wichtig und nicht immer einfach ist die anamnestische Differenzierung gegenüber einer Sinustachykardie.

Bei Verdacht auf eine PT ist ein Langzeit-EKG indiziert, da die PT nicht selten in rudimentärer Form dadurch nachgewiesen werden kann.

Kammerflimmern und Kammerflattern
(s. auch S. 183 f)

> **Definition:** Klinisch bedeuten diese Arten von ventrikulären PTs: Herz- und Kreislaufstillstand.

Ursachen für Kammerflimmern sind:
1. Jede schwere Herzkrankheit, besonders die KHK (frischer Herzinfarkt) und die dilatative Kardiomyopathie, wenn die Auswurffraktion stark erniedrigt ist;
2. ventrikuläre PTs;
3. KHK und Spätpotentiale;
4. KHK und „starre" Herzfrequenz, die auch bei tiefer In- und Exspiration oder einem Valsalva-Preßversuch sich nicht wesentlich ändert;
5. verlängerte QT-Dauer;
6. vorzeitig einfallende Extrasystolen (R auf T im EKG).

Klinischer Befund und Diagnose: Sie sind klinisch nicht von Kammerstillständen zu unterscheiden, was nur mit dem EKG möglich ist. An sich wäre dies jedoch wichtig, weil die Behandlung verschieden ist: Kammerflimmern und -flattern erfordern eine Defibrillation und sind durch die Reanimation und Präkordialschläge nicht direkt zu beseitigen, während der Kammerstillstand evtl. auf Präkordialschläge reagiert, sogar viele Minuten lang (als „manueller Schrittmacher" in Notfällen), jedenfalls auf einen elektrischen Herzschrittmacher. Kammerflimmern ist häufiger die Ursache eines plötzlichen Herzstillstands als ein Kammerstillstand.

Erregungsleitungsstörungen

Sinuaurikuläre Leitungsstörungen

Diese lassen sich praktisch nur mit dem EKG feststellen und differenzieren; sie können Ursache einer jeden Bradykardie und Bradyarrhythmie sein.

Atrioventrikuläre Leitungsstörungen

Diese sind viel häufiger und deshalb auch praktisch wichtiger als die sinuaurikulären Reizleitungsstörungen.

AV-Block 1. Grads (PQ-Verlängerung)

Bei sehr sorgfältiger klinischer Untersuchung läßt sich in manchen Fällen der Verdacht auf einen AV-Block 1. Grads aussprechen, gelegentlich sogar die Diagnose stellen. Sie beruht auf folgenden Kriterien:

1. **Abgeschwächter bzw. leiser 1. Ton:** Bei einem verlängerten Abstand zwischen der Vorhof- und der Kammersystole werden durch den praktisch beendeten Einstrom von Blut in die Ventrikel – nach der vorzeitigen Vorhofsystole, vor Beginn der Kammersystole – die Mitral- und die Trikuspidalklappe wieder vorhofwärts bewegt und kommen in Ruhestellung in der Klappenringebene. Damit entfällt bei Beginn der Kammersystole ein kräftiges Zuschlagen der AV-Klappe und damit auch ein lauter 1. Klappenschlußton.

2. **Hörbarer Vorhofton:** Dieser tritt nur bei einem Teil der Patienten mit verlängerter PQ-Dauer auf, wenn der PQ-Abstand 0,22 bis 0,30 s beträgt. Ein überzeugender Grund hierfür ist unseres Wissens dafür bis jetzt nicht bekannt.

3. **Die a-Welle des Venenpulses** erscheint bei einer normalen PQ-Dauer praktisch gleichzeitig mit dem 1. Ton über dem Herzen, weil die Venenpulswelle eine gewisse Laufzeit vom Vorhof bis zur V. jugularis benötigt. Bei einer verlängerten PQ-Dauer ist die a-Welle *vor dem 1. Ton* zu sehen.

Hinweis Die Bedeutung des klinischen Nachweises eines AV-Blocks 1. Grads liegt u.a. darin, daß sich daraus eine höhergradige Blockierung mit Ausfällen der Überleitung und damit eine pathologische Bradykardie oder auch ein Kammerstillstand entwickeln kann – nicht muß. Ein AV-Block 1. Grads kann auch Ausdruck einer frischen oder abgelaufenen (rheumatischen) Myokarditis oder einer anderen Myokarderkrankung sein und im EKG deren einziges Symptom. Immer ist auch u.a. an einen Digitaliseffekt und damit eine (zumindest relative) Digitalisüberdosierung zu denken. Bei Vagotonikern kann eine leichte Verlängerung der PQ-Dauer bis ca. 0,25 s noch normal sein.

AV-Block 2. Grads

Beim **Typ Wenckebach** – oft durch Digitalis bedingt – mit kontinuierlich sich verlängernder AV-Zeit bis zum Ausfall einer Überleitung handelt es sich meist um eine 3:2-Überleitung (3 Vorhof-, 2 Kammeraktionen). Dabei entsteht folgender Befund:

1. Es besteht das Bild eines *Bigeminus* = Pseudobigeminus (meist mit relativ langsamer Frequenz), wobei die jeweils zwei aufeinanderfolgenden Schläge in der Regel viel weiter auseinanderliegen als üblicherweise bei einem Bigeminus durch eine 1:1-Extrasystolie.

2. Bei den zwei aufeinanderfolgenden Kammeraktionen kann der *1. Ton verschieden laut* sein, der 1. Ton des zweiten Schlags dabei leiser, weil hier die P-Zacke weiter vom Kammerschlußton (= 1. Ton) entfernt ist als beim ersten Schlag (s. oben AV-Block 1. Grads).

3. In der längeren Phase zwischen zwei Kammeraktionen (= Ausfall der Überleitung) kann man eine *isolierte a-Welle* im Venenpuls erkennen (von der nicht übergeleiteten Vorhofaktion).

Ein AV-Block 2. Grads vom Wenckebach-Typ mit *längeren Episoden* (als 3:2) einer kontinuierlich sich verlängernden *Überleitungszeit* bis zu einem Ausfall der Überleitung, z.B. 6:5-Überleitung usw., ist selten. Er ist auskultatorisch dadurch charakterisiert, daß der 1. Ton allmählich leiser wird (wegen der kontinuierlich länger werdenden AV-Zeit) und immer wieder ein Ausfall einer Kammeraktion erfolgt. Differentialdiagnostisch könnte es sich dabei u. a. vor allem um eine gelegentliche Extrasystole mit völlig frustraner Kontraktion handeln oder um einen Ausfall der Überleitung ohne Wenckebach-Periodik (ohne konstante Verlängerung der AV-Zeit, Überleitungsstörung 2. Grads Typ Mobitz).

Bei einem AV-Block 2. Grads **Typ Mobitz** mit regelmäßigem oder gelegentlichem Ausfall einer Überleitung fällt immer wieder ein Herzschlag aus. Dies führt bei einem 2:1-AV-Block üblicherweise zu einer pathologsichen Bradykardie mit einer a-Welle im Venenpuls zwischen den Kammeraktionen.

AV-Block 3. Grads (totaler AV-Block)
(Abb. **99, 100**)

Bei einem (meist) typischen totalen AV-Block bestehen folgende Befunde bzw. Kriterien, die oft klinisch schon die Diagnose leicht ermöglichen:

1. Es findet sich eine pathologische regelmäßige **Kammerbradykardie.** Beim angeborenen totalen AV-Block 3. Grads und gelegentlich beim frischen Infarkt kann die Kammerfrequenz weitgehend normal sein.

2. Die **Lautstärke des 1. Tons** wechselt je nach Stellung der Klappe bzw. je nach Dauer des Ab-

stands der P-Zacke vom QRS-Komplex: laut bei abnorm kurzer PQ-Strecke, leise, wenn die Vorhofaktion vor dem 1. Ton längst abgeschlossen ist; bei Vorhofflimmern immer gleich laut.

3. Die **a-Wellen des Venenpulses** haben eine schnellere und deshalb auch von der Kammerfrequenz unabhängige Frequenz und sind verschieden hoch; d. h., wenn sie zufällig mit einer Kammersystole zusammentreffen, kommt es zu einer großen (pseudosystolischen) Pfropfungswelle, die bei Vorhofflimmern entfällt.

4. Es besteht fast immer ein **systolisches Aortengeräusch,** das oft bis zur Herzspitze fortgeleitet wird, oder/und auch eine kleine relative Mitralinsuffizienz. Diese beiden Symptome kommen zwar oft vor, sind aber ganz unspezifisch und wenig diagnostisch hilfreich.

5. Selten hört man **Vorhoftöne** (Abb. **99**).

Hinweis

Ein AV-Block 2. Grads (Typ Mobitz) oder 3. Grads ist immer organisch bedingt. Beide haben insofern klinisch eine eigenständige Bedeutung – über die zugrundeliegende Ursache hinaus –, als durch die pathologische Bradykardie eine Kreislaufinsuffizienz entstehen kann und außerdem die Gefahr einer (evtl. vorübergehenden) Kammerasystolie bzw. eines plötzlichen Todes besteht (vielleicht mit Ausnahme eines angeborenen totalen AV-

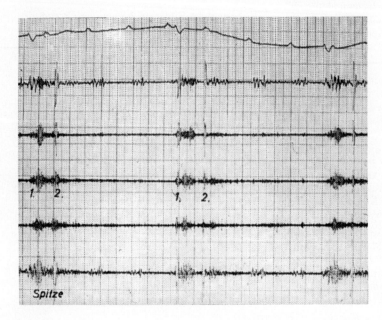

Abb. **99**   Totaler AV-Block: Verschiedene Lautheit des 1. Tons (abhängig von der PQ-Dauer) und niederfrequente Vorhoftöne, die jedoch bei einem totalen AV-Block nur ausnahmsweise zu hören sind.

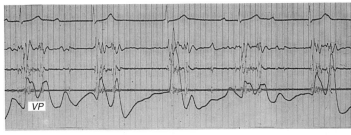

Abb. **100** Totaler AV-Block: Vorhofpfropfungswellen im Venenpuls bei zufälligem Zusammentreffen von Vorhof- und Kammersystole.

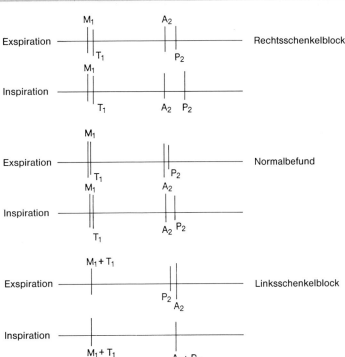

Abb. **101** Schematische Darstellung des Auskultationsbefunds beim Rechts- und Linksschenkelblock in Ex- und Inspiration (Rechts- und Linksschenkelblock, Abb. **29, 31, 90**).

Blocks mit normaler Kammerfrequenz). Als Ursachen kommen in Frage: 1. toxisch, besonders Digitalis und andere Arzneimittel mit Neigung zu Reizleitungsstörungen; 2. entzündlich, im Rahmen einer Myokarditis; 3. ischämisch (Hauptursache), besonders beim Hinterwandinfarkt, aber auch beim Vorderwandinfarkt mit großem Septuminfarkt (schlechte Prognose); 4. alle Kardiomyopathien, besonders die Sarkoidose und neuromuskuläre Erkrankungen, wo der AV-Block u. U. die Erstmanifestation sein kann. – Dem Langzeit-EKG kommt zur Aufdeckung passagerer Überleitungsstörungen eine sehr große Bedeutung zu.

Rechtsschenkelblock
(Abb. **101, 90, 30**)

Beim Rechtsschenkelblock kommt es zu einer Spaltung des 1. und 2. Tons, da die beiden Ventrikel und somit die beiden AV-Klappen nacheinander schließen. Beim 2. Ton ist dies meist auffälliger als beim 1. Ton. Wegen des weiten Abstands von A_2 und P_2 ist meist eine inspiratorische Vergrößerung der Spaltung mit dem Ohr nicht mehr nachweisbar. Eine abnorm weite Spaltung des 2. Tons ist deshalb immer auf einen Rechtsschenkelblock verdächtig, besonders dann, wenn auch der 1. Ton weit gespalten ist und sonst keine pathologischen Verhältnisse vorliegen.

Die abnorm weite Spaltung des 2. Tons mit oder ohne erkennbare inspiratorische Verstärkung der Spaltung ist für den Rechtsschenkelblock nicht spezifisch (S. 98).

Linksschenkelblock
(Abb. **101, 31**)

Da hier der A$_2$ nach dem P$_2$ im Exspirium eintrifft, ist die paradoxe Spaltung typisch für den Links-

schenkelblock: Spaltung des 2. Tons im Exspirium und Aufhebung bzw. Verkleinerung der Spaltung im Inspirium. In der Praxis ist der Linksschenkelblock aber meist nicht so leicht feststellbar wie der Rechtsschenkelblock, selbst wenn man sorgfältig auskultiert; er wird deshalb eher überhört. Der Auskultationsbefund ist jedoch auch nicht spezifisch; er kommt in gleicher Weise auch bei einer pathologischen Verlängerung der Austreibungszeit des linken Ventrikels vor (S. 99).

Nervöses (erregbares, irritables) Herz

(s. auch S. 6 ff und 157 ff)

Definition

> **Im eigentlichen, engeren Sinne:** ein in jeder Hinsicht normales, gesundes Herz, das zeitweise oder langdauernd Beschwerden verursacht. Synonyma sind u. a.: vegetative oder funktionelle Herzbeschwerden, Herzneurose, Psychasthenie, Neurasthenie, Da-Costa-Syndrom, neurozirkulatorische Asthenie.
>
> **Im weiteren Sinne:** ein Herz, das zwar nicht normal ist, das aber seine normale Leistungsfähigkeit weitgehend besitzt, sich aber dabei in einem Zustand erhöhter Erregbarkeit befindet und Beschwerden verursacht wie ein gesundes nervöses Herz und bei dem u. a. oft ein Mitralklappenprolaps oder eine hyperkinetische Herz-Kreislauf-Situation vorliegt.

Ursachen und Vorkommen

Das eigentliche Substrat der Beschwerden bzw. die Ursache der erhöhten Erregbarkeit des Herzens ist bis jetzt nicht bekannt. Denkbar ist, daß eine erhöhte β-Rezeptoren-Antwort vorliegt oder eine relativ oder absolut erhöhte Catecholaminproduktion (Gaffray u. Mitarb. in Hurst 1990*). Man findet das irritable Herz – *ohne pathologischen Herzbefund* – zum Teil ohne jeden ersichtlichen Grund, d. h. konstitutionell, mit oder ohne andere Zeichen erhöhter Erregbarkeit, oft aber auch erworben in Zusammenhang mit larvierten Depressionen, Angstneurosen, Streß, Emotionen und gelegentlich auch als eine iatrogene „Erkrankung",

wenn zu Unrecht eine Herzerkrankung diagnostiziert und mit allen möglichen Konsequenzen unnötigerweise fortlaufend behandelt wird.

Bei nicht völlig normalen Verhältnissen findet man das irritable Herz relativ oft bei Personen mit einem Mitralklappenprolaps oder allen Zuständen, die ein hyperkinetisches Herz-Kreislauf-Syndrom verursachen (S. 157), also durchaus auch im Gefolge von Erkrankungen (Fieber, Hyperthyreose usw.) oder in Zusammenhang mit einem volumenbelasteten Herzen (Aorten-, Mitralinsuffizienz), ja auch bei Hypertonikern. –

Das irritable Herz bei Gesunden kommt besonders bei Jüngeren vor, wird bei Älteren über 40 Jahre immer seltener. Bei Frauen ist es häufiger als bei Männern (nach Wood [1968]* 3:2).

In einer kardiologischen Praxis sind Herzgesunde mit einem irritablen Herzen – ohne Herzbefund – nicht selten (ca. 15%, nach Wood 1968*), in der Praxis des Nichtkardiologen wohl noch häufiger.

Beschwerden

In erster Linie leiden diese Personen unter Palpitationen und uncharakteristischen Herzbeschwerden, wie sie in dem entsprechenden Kapitel dargestellt sind (S. 6 ff). Kurz zusammengefaßt heißt dies: Schmerzen in der Herzgegend, oft in der Herzspitzengegend (submammarian pain), aber auch außerhalb und oberhalb des Herzens. Der Schmerz kann einerseits Sekunden, andererseits auch Stunden und Tage anhalten und ist von körperlicher Bewegung unabhängig, aber nicht von Emotionen. Die Qualität des Schmerzes ist stichartig, punktförmig, aber auch dumpf und diffus, z. T. sogar krampfartig, sehr selten brennend und manchmal sogar atemabhängig. Angaben, nicht auf die linke Seite liegen zu können, sind nicht selten, ebenso Störungen durch Extrasystolen.

Wesentlich und sehr charakteristisch für das erregbare Herz ist die Tatsache, daß diese Personen meist nicht nur an diesen Herzbeschwerden leiden, sondern meist eine oder mehrere andere Beschwerden dazu haben: allgemeine Empfindsamkeit und Erregbarkeit, Schlafstörungen, Leistungsinsuffizienz, Schweißneigung, grundlose Atemnot schon in Ruhe oder Seufzeratmung (93%), Müdigkeit (88%), Schwindel (78%), Synkope (35%), Kopfweh (72%) (nach Wood 1968*). Dies ist vielleicht ein Hinweis darauf, daß diese Art von Herzbeschwerden bei den Gesunden oft nur ein Symptom einer allgemein erhöhten Erregbarkeit darstellt, die sich auch am Herzen manifestiert.

Klinischer Befund und Diagnose

Das entscheidende Kriterium ist, daß man bei den **völlig Herzgesunden** – trotz z. T. heftiger Bechwerden – keinen pathologischen Befund erheben kann, weder klinisch noch mit technischen Untersuchungen, und daß die Art der Beschwerden weder für eine koronare Herzkrankheit, noch für eine Perikarditis typisch ist. Es fällt jedoch vielfach auf, daß eine leichte Tachykardie besteht oder – seltener – auch eine ausgesprochene Sinusbradykardie, ein betonter 1. Ton, ein hebender, aber nicht verbreiteter, während der ganzen Systole nicht anhaltender, sondern kurzer, schnellender Spitzenstoß, wie es für das hyperkinetische Herz charakteristisch ist. Oft bestehen auch einzelne Vorhof- oder Kammerextrasystolen. Nicht selten findet man einen sehr empfindlichen Druckpunkt der Brustwand in der Herzspitzengegend.

Die Diagnose ist eine Diagnose per exclusionem. Diese wäre – zum sicheren Beweise – nur durch großen technischen Aufwand möglich, nämlich: Koronarographie, Langzeit-EKG (Ausschluß von stillen Myokardischämien), Belastungs-EKG, UKG, was aber oft nicht erforderlich ist. Mit großer Wahrscheinlichkeit läßt sich die Diagnose allein durch die klinische Untersuchung und das EKG, evtl. auch noch mit dem UKG stellen. Sie ist um so sicherer, je jünger die betreffende Person ist, je weniger Risikofaktoren vorhanden sind, wenn sich eine entsprechende familiäre Belastung nachweisen läßt (nervöse Personen, psychiatrische Erkrankungen), und je mehr typische Begleit-

symptome einer allgemein erhöhten Erregbarkeit vorliegen. Bei den Personen mit einem **irritablen Herzen und einem Herzbefund** handelt es sich meist um ein hyperkinetisches Herz irgendeiner Ursache (S. 157), um einen Mitralklappenprolaps oder eine Hypertonie und nur höchst selten um eine ernstere Herzerkrankung wie z. B. eine Myokarditis im Anfangsstadium.

Differentialdiagnose

Erste Frage: **Gesundes irritables Herz** oder irritables Herz bei einer Herz- oder Kreislauferkrankung?

Zweite Frage: Wenn kein Befund für eine Grunderkrankung festgestellt werden kann, dann stehen folgende **Erkrankungen** zur Debatte:

1. Die *instabile Angina pectoris* kann u. U. ähnliche Beschwerden verursachen. Sie ist nur durch technische Untersuchungen absolut sicher auszuschließen, aber selbst dann können noch Fragen offenbleiben, da eine vasospastische Angina pectoris ohne Koronarveränderungen vorkommen kann – wenn auch sehr selten. Man kann bei Verdacht (besonders beim Vorliegen von Risikofaktoren oder/und EKG-Veränderungen) evtl. bei der Koronarographie auch noch einen Ergonovintest durchführen, um evtl. Spasmen zu erzeugen, die sich bei dieser Angina pectoris eher einstellen als bei einem irritablen Herzen.

2. *Mitralklappenprolaps,* der zum Zeitpunkt der Untersuchung gerade nicht feststellbar ist: Eine einmalige Untersuchung schließt diese Ursache nicht sicher aus.

3. *Supraventrikuläre paroxysmale Tachykardien:* Daran ist deshalb zu denken, weil nicht wenige Patienten mit einem erregbaren, ansonsten gesunden Herzen über plötzliches Herzjagen klagen, wobei es sich aber meist um Sinustachykardien handelt, die zwar rasch entstehen, aber nicht von einem Schlag zum anderen wie die paroxysmale Tachykardie.

5. *Hypertrophe nicht obstruktive Kardiomyopathie* (HNCM): Auch hier können uncharakteristische Herzbeschwerden vorkommen, und der klinische Befund ist auch hier u. U. so dezent, daß man die Diagnose nur mit dem UKG sicher stellen bzw. ausschließen kann.

Hinweis

Wenn es auch nicht möglich ist, das nervöse Herz als solches klinisch direkt zu beweisen, so ist es doch in den meisten Fällen möglich, die Diagnose mit genügend großer Sicherheit klinisch ohne eingreifende technische Untersuchungen zu stellen (s. oben Diagnose). Vor allem aber gilt, daß die Diagnose um so mehr

Absicherung und Aufwand erfordert, je älter ein Patient ist, je mehr Risikofaktoren vorhanden sind und je frischer die Beschwerden sind. Bei einem Patienten über 50 Jahre sollte man sich bei erstmaligen Beschwerden im Sinne eines erregbaren Herzens nie mit dieser Diagnose aufgrund eines einmaligen Untersuchungsbefunds zufriedengeben.

Bei der Häufigkeit nervöser Herzbeschwerden im Rahmen des nicht seltenen Mitralklappenprolapses sollte immer nach diesem gefahndet werden, wenn bei einem Patienten ein irritables Herz angenommen wird. Auch sollte man gewissen Patienten gegenüber den Mut haben, dann und wann die Beschwerden als nervös oder funktionell anzusprechen, wenn man von dieser Genese überzeugt ist, auch wenn kein absolut gesundes Herz bzw. keine normalen Kreislaufverhältnisse vorliegen, wie es u. a. bei einer leichten Hypertonie in ihrem Anfangsstadium der Fall sein kann. –

Es ist nicht uninteressant, daß Personen mit einem gesunden irritablen Herzen sich nicht selten eines außergewöhnlich langen Lebens erfreuen. Trotzdem können auch bei einem Patienten mit einem irritablen Herzen eine Koronarinsuffizienz und ein Herzinfarkt auftreten, und man muß sich deshalb älteren Patienten mit einer langen Herzanamnese immer wieder besonders annehmen, um nicht eine schwere neue Herzerkrankung zu übersehen.

Herz und Kreislauf in der Schwangerschaft

Physiologie

Der wachsende Uterus und der Embryo benötigen zusätzlich Blut. Der Kreislauf der Schwangeren paßt sich dem an, indem Blutmenge und Herzzeitvolumen um 20–50% steigen. Das Maximum der Veränderungen ist jedoch bereits am Ende des 2. Trimenons erreicht. Da die Plazenta wie ein arteriovenöses Aneurysma wirkt und auch der periphere Widerstand fällt, kommt es zu einer Verminderung der arteriovenösen Sauerstoffdifferenz, einem leichten Abfall des systolischen und diastolischen Blutdrucks und einer hyperzirkulatorischen Kreislaufsituation mit einer leichten Tachykardie.

Der große Uterus führt zu einer Erhöhung des intraabdominellen Drucks, was eine gewisse Kompression der V. cava inferior und Beinödeme verursachen kann, gelegentlich sogar im Liegen eine akute Hypotonie mit Kollaps (durch die Kompression der V. cava inferior). Durch den Zwerchfellhochstand wird die Lunge etwas komprimiert und die Atmung bei Belastung beeinträchtigt.

Beschwerden

Atemnot bei Belastung, Palpitationen, schwere Beine.
Ein Kollaps im Liegen in Rückenlage (V. cava-inferior-Syndrom, s. oben) ist selten und kann durch Seitenlage rasch beseitigt werden.

Klinischer Befund

Beschleunigter Herzschlag. Verlagerung der Herzspitze nach lateral durch den Zwerchfellhochstand, was eine Vergrößerung des Herzens vortäuschen kann. Hyperkinetischser Herzspitzenstoß, 1. Ton betont, evtl. physiologischer 3. Ton, seltener auch 4. Ton links.

Systolisches Durchflußgeräusch über der Basis (Aorta und/oder A. pulmonalis), das aber meist die Lautstärke 3/6 nicht überschreitet. Oft hört man Nonnensausen über den Halsvenen, manchmal auch ein systolisches oder kontinuierliches Geräusch über der Mamma als Folge eines abnorm hohen Durchflußvolumens der Mammaarterien, selten auch ein entsprechendes Geräusch der Uterusarterien über dem Abdomen. Der systolische und der diastolische Blutdruck können leicht erniedrigt sein. Beinödeme und stärkere Ausbildung von Varizen sind häufig. Die Haut der Akren ist gut durchblutet und warm.

Schwangerschaft und krankes Herz

Herzkranke Frauen bedürfen in dieser Zeit einer besonderen Betreuung. Die größte Gefahr durch eine vermehrte Herzarbeit droht ihnen in der Regel nach 3–4 Monaten, wenn die Hypervolämie deutlich zugenommen hat, und dann wieder während der Geburt, wenn das Liegen und die Anstrengung bei der Geburt eine Lungenstauung provoziert.

Leichte und mittelschwere angeborene und erworbene Herzfehler sind heute in der Regel kein Grund für eine Interruptio, besonders dann nicht, wenn evtl. die Geburtsarbeit durch einen Kaiserschnitt abgenommen wird. Die medizinische Indikation zur Interruptio hat sich durch die moderne medikamentöse und operative Therapie sehr vermindert.

Peripartale (postpartale) Kardiomyopathie

Sehr selten ist die Entstehung einer peripartalen (postpartalen) Kardiomyopathie. Sie entwickelt sich entweder kurz vor der Geburt oder nach der Geburt.

Ihre Ursache ist bis heute unbekannt, doch hat man bei 78% dieser kranken Frauen bioptisch eine Myokarditis festgestellt (Midei u. Mitarb. 1990). Das klinische Bild der Erkrankung entspricht einer dilatativen Kardiomyopathie mit einer Links-rechts-Insuffizienz, und es besteht eine ausgesprochene Embolieneigung. Die Erkrankung kann sich innerhalb eines Monats mit symptomatischer Behandlung wieder beheben, doch ist in einer kleinen Zahl der Fälle die Herzinsuffizienz so progredient, daß u. U. nur eine Herztransplantation als einzige Therapie möglich ist.

Hinweis

Die Beschwerden und Befunde an Herz und Kreislauf, die durch eine normale Schwangerschaft hervorgerufen werden, sind meist leicht als solche zu erkennen und von krankhaften Befunden zu unterscheiden. Wichtig ist, daß man einen erhöhten Blutdruck nicht als normal ansehen darf (essentielle Hypertonie, Präeklampsie?), ebenso ein systolisches Geräusch des Herzens, das eine Lautstärke von $^3/_6$ überschreitet, und jedes diastolische Geräusch.

Es wäre auch falsch, Herzbeschwerden einer Schwangeren immer von vornherein als normal anzusehen, da es durchaus vorkommt, daß eine Herzkrankheit zum erstenmal während der Schwangerschaft Beschwerden verursacht, d. h. subjektiv manifest wird.

Literatur

Midei, M. G., S. H. DeMent, A. M. Feldman, G. M. Hutchins, K. Baugham: Peripartum myocarditis and cardiomyopathy. Circulation 81 (1990) 922–928

Herz und Kreislauf im Alter

Definition

Bei aller individuellen Verschiedenheit und trotz des langsamen Übergangs vom voll leistungsfähigen Herzen zum Altersherzen mit eingeschränkter Leistungs- und Anpassungsfähigkeit kann man in der Regel annehmen, daß spätestens ab dem 65. Lebensjahr mit den Eigenheiten des Altersherzens zunehmend gerechnet werden muß.

Pathologische Anatomie

Mit zunehmendem Alter gehen im Herzmuskel Myozyten verloren (wie bei der Niere die Glomeruli), doch kommt es andererseits zu einer Zunahme des Zellvolumens der verbliebenen Myozyten und des interstitiellen Bindegewebes (Olivetti u. Mitarb. 1991). Bei der Aorta, den Koronararterien

und den peripheren Arterien kommt es zu einem Elastizitätsverlust mit Sklerose und Verkalkung der Media und auch zu stenosierenden Prozessen. Letztere sind nicht altersspezifisch; eher kann man dies von der dilatativen Arteriopathie sagen. Ein spezifischer Alterungsprozeß liegt beim Herzen des alten Menschen insofern vor, als sich bereits bei 55% der über 60jährigen Amyloidablagerungen finden, meist lokalisiert, in höherem Alter zunehmend auch diffus. Dieses Altersamyloid ist in seiner Beschaffenheit und Auswirkung nicht mit dem primären Amyloid zu vergleichen und führt nur in den seltensten Fällen zu einer Herzinsuffizienz (Brandenburg u. Mitarb. 1987*).

Pathophysiologie

Die genannten anatomischen Prozesse führen letztlich an Herz und Arterien zu einer vermehrten Steifigkeit des Gewebes mit verminderter Leistungsfähigkeit und zu einer verminderten Fähigkeit der Anpassung an alle Belastungen, einschließlich der Arzneimittelwirkungen. Sehr deutlich ist die vermehrte Steifigkeit in der Diastole zu erkennen, wobei die frühdiastolische Füllung verlangsamt und die Relaxation in der isovolumetrischen Phase verlängert ist (im Doppler-UKG kehrt sich das Verhältnis E-Welle:A-Welle um, von >1 unter 40 Jahren zu <1 mit 70 Jahren nach Benjamin). Dies hat u. a. zur Folge, daß bei einer Tachykardie die Füllung ungenügend, der enddiastolische Druck erhöht und die subendokardiale Durchblutung vermindert wird. Schließlich hat das Herz auch bei den weniger anpassungsfähigen Arterien und dem oft leicht erhöhten systolischen Blutdruck (s. unten) gegen einen höheren Widerstand zu arbeiten, was zu einer gewissen Linkshypertrophie führen kann.

Klinischer Befund

Herzfrequenz und -rhythmus: Die Sinusfrequenz ist langsamer, auch die eventuellen Ersatzrhythmen. Mit allen Arzneien, die Bradykardie induzieren, ist größte Vorsicht am Platze, insbesondere β-Blocker, da sich sehr rasch eine pathologische bedrohliche Bradykardie einstellen kann. – Reizleitungsstörungen sind häufig, was auch den hohen Anteil der Schrittmacherpatienten im Alter erklärt. – Auch Extrasystolen findet man viel mehr bei älteren Patienten, und es ist keine Seltenheit, daß man Vorhofflimmern antrifft ohne daß eine Herzerkrankung vorliegt. Bei der Durchführung eines Karotissinusdruckversuchs muß man sehr vorsichtig sein, da sich bei älteren Personen oft Überleitungsstörungen 3. Grads finden mit sekundenlangem Kammerstillstand, was jedoch nicht als Zeichen einer behandlungsbedürftigen (latenten) Leitungs- oder Reizbildungsstörung gewertet werden darf.

Herzgröße: Die Herzgröße ist normal, d. h., ein vergrößertes Herz spricht für eine Erkrankung irgendwelcher Ursache. Nicht selten läßt sich eine leichte Linkshypertrophie nachweisen (s. oben Pathophysiologie), wenn das Altersemphysem nicht zu ausgeprägt ist.

Herzklappenfehler: *Der* Herzklappenfehler des Alters ist die verkalkte Aortenklappenstenose, beruhend auf dem degenerativen Alterungsprozeß. Die Abgrenzung gegenüber dem fast immer hörbaren Aortenklerosegeräusch kann Schwierigkeiten bereiten, da bei einer dilatierten Pars ascendens aortae und einem erhöhten systolischen Druck das Sklerosegeräusch etwas rauh sein kann, was ansonsten die Aortenklappenstenose am besten charakterisiert. Eine differentialdiagnostische Schwierigkeit kann darauf beruhen, daß bei Älte-

ren mit einem Lungenemphysem das p. m. des Aortenstenose-(AST-)Geräusches über der Spitze lokalisiert ist. Eine leichte, die AST begleitende Aorteninsuffizienz ist oft nicht hörbar. Wichtig ist noch die Erfahrung, daß gerade diese altersbedingte AST gelegentlich zu einer raschen Verschlechterung neigt, so daß in 1–2 Jahren aus einer leichten AST eine schwere, operationsbedürftige wird. Auch in hohem Alter ist die Operation noch angezeigt und mit Erfolg durchführbar. –
Eine leichte Mitralinsuffizienz kann altersbedingt darauf beruhen, daß der Mitralklappenring verkalkt und so die Kontraktion eingeschränkt ist. Immer ist allerdings auch an eine ischämische Ursache zu denken, wie sie besonders nach einem Hinterwandinfarkt vorkommt und auf einer Papillarmuskelinsuffizienz beruht. –
Auch eine leichte Trikuspidalinsuffizienz ist dann und wann schon klinisch nachweisbar, ohne daß man dafür eine spezielle Ursache verantwortlich machen könnte.

Herzbeschwerden: Wenn bei älteren Personen zum erstenmal Herzbeschwerden auftreten, so sind diese kaum einmal rein nervöser Natur. Wenn sich kein spezieller Grund für die neuen Beschwerden findet, so handelt es sich bis zum Beweis des Gegenteils um eine koronare Herzkrankheit, auch wenn keine typische Angina pectoris vorliegt. Ein negatives Belastungs-EKG hilft dabei nicht unbedingt weiter, weil sich ältere Personen oft nicht voll belasten können.
Im übrigen: Bei älteren Personen ist die Schmerzempfindlichkeit herabgesetzt und die körperliche Belastbarkeit allgemein reduziert, so daß nicht selten eine stumme Koronarinsuffizienz vorliegt.

Herzinsuffizienz: Wegen der geringeren Leistungsbreite des Herzens wird eine Belastung irgendwelcher Art eher zu einer Herzinsuffizienz führen, sei es eine Anämie, eine Ischämie durch koronare Herzkrankheit, eine anhaltende Tachykardie, ein Hochdruck, eine Überwässerung durch Infusionen oder durch wasserretinierende Substanzen usw. Dabei ist es oft sehr schwierig, eine leichte Linksinsuffizienz festzustellen, da das wichtigste subjektive Symptom, die Atemnot, gerade im Alter wegen des Lungenemphysems und der eingeschränkten pulmonalen Leistung kein verläßlicher Parameter ist. Umgekehrt ist die stärkere Neigung zu Ödemen im Alter ein unzuverlässiges Symptom für eine Rechtsinsuffizienz. Dabei kann auch der Venendruck im Stiche lassen, weil im Alter die Normalwerte niedriger sind. Neben technischen Untersuchungen kann gelegentlich eine

Therapie ex juvantibus mit Digitalis oder/und Diuretika vielleicht eine diagnostische Hilfe sein. **Herzmedikamente** jeder Art sind mit Vorsicht zu verwenden wegen der größeren Empfindlichkeit des Herzens. Dazu zählen nicht nur die β-Blocker (s. oben), die Calciumantagonisten mit bradykardem Effekt oder Ödemneigung und evtl. leicht negativer Inotropie, die Diuretika (Exsikkose, Hypokaliämie, Hypovolämie), sondern auch Antiarrhythmika (rhythmogener Effekt) und sogar Digitalis, letzteres nicht nur wegen einer erhöhten Neigung zu Rhythmusstörungen, sondern auch wegen erhöhter Toxizität (verminderte Ausscheidung durch die Nieren bei Digitalis lanata).

Blutdruck: Da der systolische Wert mit zunehmendem Alter steigt, wenn auch normalerweise nur bis 165/90 mmHg, so werden nicht selten auch etwas höhere Werte gemessen. Dazu kommt die eingeschränkte Windkesselfunktion der Aorta, wodurch der systolische Blutdruck erhöht, der diastolische erniedrigt wird. Deshalb ist oft eine große Blutdruckamplitude zu finden. Bei höheren systolischen Werten als 180 mmHg ist eine Therapie zu überlegen. Doch auch hier ist größte Vorsicht am Platze, da eine brüske Blutdrucksenkung nie ausgeschlossen werden kann und ein Kollaps mit zerebralen Durchblutungsstörungen vermieden werden muß. Im übrigen haben alte Patienten mit einem leicht erhöhten Blutdruck anscheinend eine bessere Prognose als solche mit einem niederen Blutdruck. – Bei der Blutdruckmessung ist zu beachten, daß es eine auskultatorische Lücke geben kann. –

Die Hypotonie kann im Alter große Probleme aufwerfen, nicht nur in ihrer schwersten Form, der primären oder der durch einen Diabetes bedingten Positionshypotonie (autonome Neuropathie). Das Entscheidende dabei ist, daß bei einer Hypotonie im Alter die Durchblutung des Gehirns nicht mehr ausreichen kann, so daß vor allem eine Unsicherheit im Gehen (Basilarisinsuffizienz) das Leben oft sehr beschwerlich macht.

Arterien und Aorta: (S. 367 ff, 372, 322).

Venendruck: s. oben Herzinsuffizienz.

Literatur

Benjamin, E. J., D. Levy, K. Anderson, J. Plehn, J. Evans, M. Sutton: Determinants of Doppler indexes of left ventricular diastolic function in normal subjects (the Framingham Study) Amer. Cardiol. 80 (1992) 508–515

Olivetti, G., M. Melissari, J. Capasso, P. Anversa: Cardiomyopathy of the aging human heart. Circulat. Res. 68 (1991) 1560–1568

Erkrankungen der Aorta und der Arterien

Ursachen und Vorkommen der Aortenerkrankungen

Angeboren: Aortenisthmusstenose, Koarktation der Pars abdominalis aortae, offener Ductus arteriosus, aortopulmonaler Defekt, Aneurysmen der Sinus aortae ohne und mit Perforation. Der doppelte und der rechtsseitige Aortenbogen sind Anomalien, die nur röntgenologisch festgestellt werden können und meist keine Symptome verursachen.

Erworben: Aortensklerose mit und ohne Aneurysma (= umschriebene Erweiterung), Aortitis, Aneurysma dissecans.

Aortensklerose mit und ohne Aortenaneurysma

Definition, Ursachen, Vorkommen und Komplikationen

Sie ist zwar die häufigste, aber klinisch meist nicht bedeutsame Erkrankung der Aorta, solange sie keine Komplikationen verursacht. Sie ist in erster Linie altersabhängig und eigentlich zu einem gewissen Grade eine normale Alterserscheinung. Sie hat allerdings einen gewissen Krankheitswert, wenn sie vorzeitig, d. h. vor dem 50.–60. Lebensjahr, nachweisbar wird, weil sie dann ein Hinweis auf das Wirksamwerden von Risikofaktoren ist und oft Ausdruck einer allgemeinen Arteriosklerose. Es besteht dann immer der Verdacht auf eine Arteriosklerose anderer Gefäßbezirke, besonders des Herzens und Gehirns. Man muß bei einer frühen Entstehung der Aortensklerose (ASKL) auch mit der Gefahr der Entwicklung eines Aortenaneurysmas rechnen, weil die ASKL dann lange bestehen kann. Man hat bei einer vorzeitigen ASKL die Aufgabe, intensiv nach Risikofaktoren (S. 322) und auch nach symptomlosen Stenosen in den Arterien (Herz, Gehirn) zu suchen.

Pathologische Anatomie und Pathophysiologie

Die ASKL bzw. die Arteriosklerose spielt sich im wesentlichen in der Media ab, wo es durch Degeneration und Verkalkung der glatten Muskulatur und des Bindegewebes zum Elastizitätsverlust, d. h. zu Starre und Brüchigkeit, Erweiterung und Elongation des Gefäßrohrs, kommt. Solange sich dadurch kein Aneurysma bildet, hat dies klinisch keine große Bedeutung, auch wenn die normale Windkesselfunktion dadurch beeinträchtigt wird und so ein höherer systolischer und niedriger diastolischer Blutdruck (größere Blutdruck- und Pulsamplitude) und eine vermehrte Herzarbeit die Folge ist.
Die ASKL kann sich aber auch in der Intima und subintimal abspielen, durch Einlagerungen von Lipiden und später von Kalk, Infiltration von Makrophagen und glatten Muskelzellen und durch primäre Anlagerung von Thrombozyten, so daß das Risiko von Thromben und Embolien und auch von pathologischen Verengerungen (durch die Thrombenbildung) und einer Ruptur entsteht.

Klinischer und röntgenologischer Befund und Diagnose

Die **einfache ASKL** – ohne Dilatation und Elongation – kann klinisch nicht direkt nachgewiesen werden. Man ist auf das Röntgenbild angewiesen, wo sich bei einer Thoraxaufnahme eine Verdichtung des Aortenschattens feststellen läßt, später dann eine Verkalkung des Aortenknopfs. Die frühesten Veränderungen im Sinne einer Verkalkung finden sich oft im Bereich der Pars abdominalis aortae. Diese lassen sich am einfachsten in einer seitlichen Röntgenaufnahme nachweisen. Der empfindlichste Nachweis von Verkalkungen ist – abdominell wie thorakal – mittels des CT möglich, wobei noch der Vorteil besteht, daß man neben einer Mediaverkalkung und Intimaläsionen auch u. U. Thromben erkennen kann. Auch durch die Sonographie lassen sich Verkalkung, Erweiterung und Thrombenbildung in der abdominellen Aorta nachweisen, wenn auch nicht so differenziert wie mit dem CT, doch ohne großen Aufwand. Der röntgenologische Nachweis einer Aortenverkalkung im Thorax oder Abdomen ist besonders bei jüngeren Personen von Bedeutung: In der Framingham-Studie (mit normalen Thoraxaufnahmen) wurde u. a. festgestellt (Witteman u. Mitarb. 1990), daß beim Nachweis von Aortenverkalkungen im Thorax bei 35jährigen die Gefahr eines plötzlichen Herztodes 7mal größer ist, aber bei 70jährigen prognostisch keine Rolle mehr spielt. Bei allen Personen unter 65 Jahren mit Aortenverkalkungen ist das Risiko einer koronaren, zerebralen und peripheren Arterienerkrankung ca. doppelt so hoch wie bei Personen ohne Aortenverkalkung.

Ein *klinischer, indirekter Hinweis* auf eine einfache ASKL ist durch den Nachweis einer erhöhten Blutdruckamplitude möglich – vorausgesetzt, daß die Herzfrequenz nicht abnorm langsam ist und daß keine andere Ursache dafür vorliegt.

Ein weiterer Hinweis ist ein mesosystolisches, nicht lautes, kurzes, dumpfes und nicht rauhes Geräusch über der Aortenregion (Ursache: erweiterte Aorta und/oder Aortenklappensklerose).

Eine **ASKL der Pars ascendens aortae mit Elongation und meist auch gewisser Dilatation** läßt sich klinisch manchmal daran erkennen, daß man eine isolierte Stauung der linken Vv. jugulares mit mitgeteilter arterieller Pulsation sehen kann, die im tiefen Inspirium verschwindet (Zeh u. Manz) (S. 44, Abb. **4** und **9**).

Auch eine deutliche Pulsation der Aorta im Jugulum zeigt eine elongierte oder/und erweiterte Aorta an, wenn keine hyperkinetische Kreislaufsituation und keine Hypertonie vorliegen.

Ein weiterer indirekter Hinweis auf eine elongierte, sklerosierte Aorta ist die sichtbare „kinked" (geschlängelte) A. carotis communis rechts.

Eine **ASKL mit deutlicher Dilatation bzw. aneurysmatischer Erweiterung im Anfangsteil der Pars ascendens aortae (AI)** führt nicht nur zu den eben genannten Symptomen, sondern meist auch zu einer Aorteninsuffizienz – durch Dilatation des Klappenrings –, die in der Regel leicht ist, aber auch erheblich werden kann und sich von einer valvulären AI auskultatorisch nicht unterscheidet, mit dem Farb-Doppler-UKG aber viel öfters nachweisbar ist als durch die Auskultation. Das dabei auch vorhandene sekundäre mesosystolische Geräusch kann in solchen Fällen laut und sogar etwas rauh sein und läßt sich deshalb von einer leichten Aortenstenose nicht immer sicher differenzieren.

Wenn das p. m. einer AI atypischerweise *rechts* vom Sternum ist, kann ein Aneurysma angenommen werden; allerdings kann dies auch *Folge* einer Dilatation durch eine große AI sein und nicht nur Ursache einer AI. Große Aneurysmen der Pars ascendens aortae können Beschwerden verursachen: Rückenschmerzen, Dyspnoe, Dysphagie, Husten, Stridor und Heiserkeit (Stimmbandlähmung durch Lähmung des N. laryngealis recurrens). Bei einem solchen großen Aneurysma der Pars ascendens aortae kann neben den genannten Befunden ausnahmsweise auch das Reiben der Aortenwand gehört werden in Form eines harschen systolischen Geräusches (Knarren, Knistern) über der Sternummitte und unterhalb (= externes Aortengeräusch, Abb. **55**); auch die rechte Klavikula kann dann pulsieren. In solchen Fällen ist immer an ein Aneurysma dissecans und auch an eine Syphilis als Ursache zu denken.

Eine **aneurysmatische Erweiterung der Pars abdominalis aortae** (75% aller Aortenaneurysmen finden sich hier) ist aufgrund der Palpation der Aorta in der Nabelregion dann vermutbar, wenn man eine deutliche Verbreiterung und Pulsation der Aorta findet (eine Verwechslung mit einer normalen Aorta ist bei einer Lendenlordose und dünnem Abdomen leicht möglich). In solchen Fällen ist dort über der Aorta meist auch ein mesosystolisches Geräusch zu hören, was aber auch bei einer ausgeprägten Lendenlordose vorkommen kann (hier aber in Knie-Ellbogen-Lage verschwindet). Das Fehlen einer pathologischen Pulsation oder eines Geräusches schließt aber ein Aneurysma nicht aus. Beschwerden bestehen meist nicht; sie können sich aber u. U. in Pulsationen und in Rückenschmerzen äußern, evtl. auch in vorübergehenden Schmerzen wie bei einer gedeckten Ruptur bzw. wie bei einem akuten bzw. subakuten Abdomen. Sicherung der Diagnose am einfachsten durch die

Sonographie. Mit der Sonographie lassen sich weit mehr und sicherer die abdominellen Aneurysmen aufdecken als mit Palpation und Auskultation, die diagnostisch nur eine sehr untergeordnete Rolle spielen. Bei Wandverkalkungen ist auch durch eine einfache Röntgenaufnahme – seitlich – bei einem Aneurysma dessen Nachweis möglich, besser aber durch ein CT oder eine Aortographie. Mit den genannten Methoden läßt sich der Durchmesser des Aneurysmas bestimmen, der für die Operationsindikation entscheidend ist (pathologisch erweitert ab 3 cm, was für manche Autoren bereits eine Indikation zur Operation darstellt, Gefahr der Ruptur sehr groß ab 5–6 cm Durchmesser). Ferner ist damit der Nachweis von Thromben möglich, eine wichtige Komplikation der Aneurysmen: Verengerung des Lumens, Gefahr von Embolien. Die klinische und sonographische Untersuchung der Pars abdominalis aortae gehört deshalb zum festen Bestandteil einer gründlichen Vorsorgeuntersuchung älterer Menschen, besonders der Hypertoniker, der Adipösen und Raucher, bei denen ein abdominelles arteriosklerotisches Aneurysma häufiger vorkommt. Auch eine familiäre Häufung ist bekannt (Lancet 1993). Ansonsten sind die Risikofaktoren für ein abdominelles Aortenaneurysma dieselben wie für die Koronarsklerose (S. 322). Bei Oberschenkelamputierten ist das Aneurysma häufiger als bei der vergleichbaren Normalbevölkerung (5,8%:1,1% nach Vollmar, 1989), wahrscheinlich durch die Asymmetrie des Fließmusters in der Pars abdominalis aortae. – Bei Männern kommt das abdominelle Aneurysma 7mal häufiger vor als bei Frauen (Dörrler u. Hoffmann 1989), und es wird insgesamt immer häufiger.

ASKL mit Aneurysmaruptur: Eine Ruptur kann bei Aneurysmen jeder Größe auftreten, auch wenn eine statistische Beziehung zu den größeren Aneurysmen besteht und man deshalb spätestens bei einem Durchmesser der Aorta von 5–6 cm eine absolute Operationsindikation sieht. Die Ruptur kann komplett sein und zu einer foudroyanten tödlichen Blutung führen, aber sie kann auch inkomplett (gedeckt) sein und in Schüben verlaufen, weil kleine Öffnungen sich durch das entstehende periaortale Hämatom im Retroperitoneum vorübergehend wieder schließen können. Im Bereich der Pars abdominalis aortae kann die Ruptur in die freie Bauchhöhle erfolgen, aber auch ins Retroperitoneum (mit dem Bilde eines akuten oder subakuten Abdomens+Schock+Anämie), ins Duodenum (mit Blutabgängen im Stuhl) und auch in

die V. cava inferior, wobei man dann neben der Schock- oder Präschocksymptomatik ein kontinuierliches Geräusch im Abdomen hören kann.

ASKL mit Thromben/Embolien und Verengerung der Strombahn. Wenn Veränderungen der Intima auftreten und damit Rauhigkeiten, so ist mit kleinen oder größeren Thrombenbildungen zu rechnen, was besonders oft bei Aneurysmen der Fall ist. Jede arterielle Embolie, vor allem in den Beinen, ist immer u. a. auf eine Thrombose in der Aorta verdächtig und daraufhin zu untersuchen. Eine stärkere lokale Thrombenbildung kann zu einer Verengerung der Strombahn führen und dadurch zur doppelseitigen Minderdurchblutung der Beine. Besonders ist eine solche Verengerung im untersten Abschnitt der Aorta vor der Bifurkation möglich, wenn auch selten, wodurch dann das sog. Leriche-Syndrom entsteht (= Claudicatio intermittens mit Beschwerden in beiden Gesäßhälften, Ober- und Unterschenkeln). Ein plötzlicher Verschluß der Aorta vor der Bifurkation durch eine Thrombose oder Embolie führt zu einem akuten schweren Krankheitsbild mit Verlust der Leisten- und Beinpulse, kühlen Beinen, Lähmung beider Beine (komplett oder inkomplett durch mangelnde Blutversorgung der Nerven) und Schock (Letalität 30–40%).

Differentialdiagnose

Aortenaneurysmen nichtsklerotischer Genese sind verhältnismäßig selten: Im Bereich der Pars ascendens aortae kommen sie im Rahmen des Marfan-Syndroms (zystische Medianekrose) vor, durch eine große Aorteninsuffizienz und auch bei der sehr selten gewordenen Syphilis. Im Bereich des Aortenbogens und der Pars descendens aortae sind sie am ehesten traumatischer Genese, und sonst können Aneurysmen auch im Rahmen einer Aortitis (S. 372 f) und septischer Erkrankungen entstehen durch bakterielle Entzündung der Aortenwand (merkwürdigerweise als „mykotisches" = „pilzbedingtes" Aneurysma bezeichnet).

Literatur

Abdominal aortic aneurysma. Report of a meeting. Lancet 341 (1993) 215–220
Dörrler, J., G. Hoffmann: Das infrarenale abdominelle Aortenaneurysma. Dtsch. Ärztebl. 86 (1989) 902–906
Vollmar, J. F.: Lancet 8667 (1989) 834–835
Witteman, J. C. M., W. B. Kannel, P. A. Wolf, D. E. Grobbee, A. Hofman, R. B. d'Agostino, J. C. Cobb: Aortic calcified plaques and cardiovascular disease (the Framingham Study). Amer. J. Cardiol. 66 (1990) 1060–1064
Zeh, E., G. Manz: Arterielle Pulsationen in der linken V. subclavia. Verh. dtsch. Ges. f. Kreisl.-Forsch. 29 (1963) 302–304

Aneurysma dissecans der Aorta

(s. auch S. 16)

Definition, pathologische Anatomie und Pathophysiologie

> Einriß der Intima mit longitudinaler (Teil-)Aufspaltung der Media, so daß über eine mehr oder weniger lange Strecke der Aorta ein Doppellumen entsteht, das als Blindsack endigt, aber auch durch eine neue Ruptur am Ende der Aufspaltung wieder Anschluß an die normale Blutströmung in der Aorta finden kann (wobei dann also zwei Aortenlumina vorliegen).

Durch die Ablösung des inneren Teils der Aortenwand kann es zu Stenosen der von der Aorta abgehenden Arterien kommen. Da das Aneurysma dissecans der Pars ascendens aortae typischerweise wenige Zentimeter oberhalb der Aortenklappe beginnt – andere Stellen sind sehr selten –, sind von der Stenosierung vor allem die Koronarien und die Aortenbogenarterien betroffen, was nicht nur zu ernsten Komplikationen führen kann, sondern auch diagnostisch wichtig ist. Die Dissezierung kann u. U. von der Aortenklappe bis zur Femoralarterie reichen. Nur sehr selten kommt der Einriß der Aortenwand ohne weitere Folgen zum Stehen, und die Erkrankung konsolidiert sich. Meistens erfolgt letztlich doch eine Ruptur der äußeren Aortenwand, was dann zur tödlichen Blutung führt, wenn nicht vorher schon der Schock oder eine akute Herzinsuffizienz tödlich waren. Letztere wird in der Regel durch eine sehr typische, akute Aorteninsuffizienz bedingt, die durch den Einriß der Aortenwand nach proximal hervorgerufen wird, wobei die Klappentaschen ihre normale Lage einbüßen und der komplette Klappenschluß unmöglich wird.
Für die klinische Diagnose ist auch die Tatsache nicht unwichtig, daß es durch inkomplette Rupturen zu Einblutungen ins Perikard oder in die Pleuren kommen kann.
Der histologische Befund ist nicht einheitlich: z. T. findet man eine angeborene zystische Medianekrose – wie bei einem Teil der Patienten mit Marfan-Syndrom –, öfter findet man aber außer einer Aortensklerose keine Ursache.

Ursachen und Vorkommen

70% aller Patienten mit einem Aneurysma dissecans haben in der Anamnese einen Hochdruck. Ansonsten spielt das Marfan-Syndrom eine wichtige Rolle, auch die Aortenisthmusstenose – wegen des Hochdrucks.

Beschwerden
(s. auch S. 16)

Typisch ist der Beginn mit einem vernichtenden Schmerz, der sofort seine maximale Intensität erreicht. Lokalisiert wird der Schmerz oft in Brustmitte, aber auch zwischen den Schulterblättern; sehr charakteristisch kann auch sein, daß der Schmerz mit einem weiteren Aufreißen der Media weiterwandert. Zusätzliche Beschwerden können durch die Stenosierung von Arterien eintreten, besonders im Sinne der Angina pectoris (Koronarstenose) oder zerebraler Symptome (Karotisstenose). Meist befinden sich die Patienten im Schock oder Präschock mit Übelkeit, Erbrechen, kaltem Schweiß. Die oft dabei entstandene akute, hämodynamisch bedeutsame AI kann Atemnot hervorrufen (Linksinsuffizienz) und evtl. sogar in den Vordergrund des klinischen Bilds treten (atypische Beschwerden s. Diagnose).

Klinischer Befund und Diagnose

> Typischerweise ist der Patient von heftigsten Schmerzen gequält und befindet sich im Schock/Präschock; dabei ist nicht selten noch ein Hochdruck vorhanden. Fast immer hört man eine AI, die neu aufgetreten ist, mit dem typischen AI-Geräusch und einem mesosystolischen, gelegentlich sogar rauhen Aortengeräusch, evtl. mit akuter z. T. sehr schwerer Linksinsuffizienz. Bei sorgfältiger Palpation und Auskultation der Aortenbogengefäße lassen sich manchmal Gefäßgeräusche (durch die Stenosen) am Halse hören oder Puls- und Blutdruckdifferenzen zwischen links und rechts nachweisen. Seltener sind kleine blutige Pleuraergüsse oder eine Perikarditis (durch Blutaustritte), die allesamt eine besonders schlechte Prognose haben, weil sie Ausdruck einer inkompletten Ruptur sind.
> Atypischerweise und selten ist jedoch der Beginn der Erkrankung nicht so dramatisch: Die Schmerzen entsprechen nur einer Angina pectoris und gehen mit einem blanden Kollaps oder mit einer Synkope einher.

Verdacht auf ein Aneurysma dissecans besteht bei jedem Verdacht auf Herzinfarkt oder Angina pectoris, wenn entsprechende EKG-Veränderungen und Laborparameter fehlen und

1. Hochdruck oder Marfan-Syndrom bestehen;
2. eine AI neu entstanden ist;
3. kleine hämorrhagische Pleuraergüsse vorhanden sind;
4. Kollaps- oder (Prä-)Synkope eintritt;
5. der Schmerz dem Aortenverlauf nach wandert;
6. außer den Schmerzen auch noch Anzeichen von Gefäßstenosen der Aortenbogenarterien vorliegen.

Der **Beweis** ist klinisch möglich, wenn das komplette Bild vorliegt: vernichtender Brustschmerz von Anfang an, Herzinfarkt ausgeschlossen, (Prä-)Schock, sicher neu aufgetretene AI.
Objektivierter Beweis am sichersten durch Kernspintomographie, aber auch oft durch UKG, CT oder Aortographie.

Differentialdiagnose

Der **Herzinfarkt** kann fast dieselben Beschwerden und Allgemeinerscheinungen hervorrufen. Unterschied: Beim typischen Aneurysma dissecans ist der Schmerz sofort maximal, er wandert höchstens; kein Infarkt-EKG und keine entsprechenden Laborbefunde, oft neue AI, evtl. Pulsdifferenzen am Halse und an den Armen, evtl. (doppelseitiger) kleiner blutiger Pleuraerguß. Beweis s. oben.
Eine neu aufgetretene **akute AI mit einer Linksinsuffizienz** – wie beim Aneurysma dissecans der Pars ascendens aortae – kann selten einmal auch durch eine Ruptur der Aortenklappe hervorgerufen werden, vor allem bei einer bakteriellen Endokarditis, die u. U. bis dahin evtl. relativ blande verlaufen ist.
Eine **akute Linksinsuffizienz** anderer Genese ist deshalb zu erwähnen, weil sie beim Aneurysma dissecans durch die neu entstandene AI vorkommen und sogar dann und wann in den Vordergrund des klinischen Bilds treten kann und weil wegen der dabei vorhandenen Tachydardie und der Atemnot die AI evtl. nicht gehört wird. Außerdem haben diese Patienten oft einen Hypertonus in der Anamnese, den man fälschlicherweise für die Linksinsuffizienz verantwortlich machen kann.
Ein **zerebraler Insult** kann einmal zur Debatte stehen, wenn beim Aneurysma dissecans sofort eine Okklusion einer A. carotis eintritt, was jedoch selten ist. Die AI und die anderen Symptome, vor allem die Schmerzen, weisen aber dann in solchen Fällen auf das Aneurysma dissecans hin.
In gleicher Weise kann auch in einem **anderen Gefäßbezirk** eine akute Durchblutungsstörung von der eigentlichen Ursache ablenken, wenn die Schmerzen nicht dramatisch sind.
Das Bild eines **akuten Abdomens** kann bei einem Aneurysma dissecans der Abdominalaorta entstehen und die eigentliche Ursache verschleiern. Nur die sorgfältige Untersuchung der Beinarterien (Minderdurchblutung) bewahrt dann vor einem Irrtum; doch ist es bei dieser Lokalisation viel schwerer, klinisch eine sichere Diagnose zu stellen.
Eine **Perikarditis** irgendwelcher Genese kann sowohl wegen der u. U. heftigen Schmerzen differentialdiagnostische Schwierigkeiten bereiten, eigentlich aber nur dann, wenn das Aneurysma dissecans auch zu einer Perikarditis führt, was nicht oft der Fall ist. Die Allgemeinerscheinungen sind jedoch bei einer gewöhnlichen Perikarditis ungleich geringer.
Eine **Perforation eines Sinus aortae** kann ähnliche Beschwerden verursachen, aber: kontinuierliches Geräusch in der Erb-Region (S. 275) und nicht ein systolisch-diastolisches.

Hinweis

Wenn ein Aneurysma dissecans auch viel seltener ist als ein Herzinfarkt, so sollte man doch bei jedem Verdacht auf Herzinfarkt – die wichtigste und evtl. schwierigste Differentialdiagnose – auch an ein Aneurysma dissecans denken und dies gegebenenfalls ausschließen, am einfachsten durch EKG und UKG (s. oben). Dies ist deshalb erforderlich, weil beim Aneurysma dissecans eine Antikoagulantien- oder Lysebehandlung eine tödliche Katastrophe herbeiführen kann und die notwendige sofortige Operation und eventuelle Heilung unterlassen wird.

Arteriosklerose und nichtarteriosklerotische Arterien- und Aortenerkrankungen

1. **Arteriosklerose:** eine unentrinnbare Veränderung im Alter, wenn auch zu ihrer Entwicklung die Risikofaktoren (S. 322) – unabhängig vom Alter – Entscheidendes beitragen können. Sie kann gutartig sein, weitgehend symptomlos bleiben, wenn es nur zur Sklerose oder Verkalkung von Media und Adventitia kommt. Sie kann aber auch sehr maligne sein, wenn Stenosen und Thromben in den Arterien entstehen (S. 367). Je früher sie nachweisbar ist, desto eher ist mit Komplikationen zu rechnen. Die Arteriosklerose kann in den verschiedenen Gefäßbezirken (Gehirn, Herz, Peripherie) sich völlig verschieden entwickeln und ausgebildet sein; es ist aber ratsam, bei ihrem Nachweis in *einem* Gebiet oder einer Aortensklerose nach weiteren Vorkommen zu suchen. Das Fehlen klinischer Zeichen einer peripheren Arteriosklerose schließt eine solche nicht aus. Sie kann u. U. röntgenologisch (Verkalkungen der Arm-, Becken-, Beingefäße) oder auch durch Doppler-Methoden bei stenosierenden Prozessen nachgewiesen werden, auch wenn diese noch asymptomatisch sind.

Folgende klinische Symptome können ein Hinweis für eine periphere Arteriosklerose sein:

a) Anamnese: S. 52.

b) Inspektion: Verbreiterung und Pulsation einer A. temporalis oder cubitalis. „Kinked" (geschlängelte) A. carotis rechts.

c) Palpation: A. radialis als „Gänsegurgelarterie" oder nur abnorm verhärtet (Palpation der pulslosen Arterie bei mit dem Daumen zugedrückter A. cubitalis). Feststellung einer fehlenden oder abgeschwächten Pulsation. Dabei ist zu beachten: Beidseitig fehlende Fußpulse brauchen bei schwerer Arteriosklerose älterer Menschen kein Zeichen von Stenosen sein, sondern nur Ausdruck einer erheblichen Gefäßstarre.

d) Auskultation: Jedes Gefäßgeräusch zeigt eine Turbulenz an. Es kann Ausdruck einer Stenose sein, aber auch nur ein Zeichen einer Rauhigkeit = Plaque (Differenzierung S. 61 ff). Die auskultatorische Lücke ist ein sicheres Sklerosezeichen (S. 65).

2. **Arteriitis cranialis (Temporalarteriitis, Polymyalgia rheumatica oder arteriitica)** Diese Vaskulitis ist nicht nur durch den typischen histologischen Befund einer Riesenzellarteriitis an den betroffenen großen und mittelgroßen Arterien, evtl. auch der Aorta charakterisiert, sondern ebenso dadurch, daß es sich ausschließlich um eine Erkrankung alter Menschen handelt und daß sie sich meist und vorwiegend im Kopfbereich abspielt, auch wenn sie überall manifest werden kann.

Die Erkrankung beginnt schleichend, teils mit Kopfschmerzen, teils mit Schmerzen im Bereich des Schultergürtels, evtl. auch in den Schultergelenken. Dazu gehört eine leicht erhöhte Körpertemperatur, allgemeines Krankheitsgefühl mit Anorexie und Gewichtsabnahme. Auffallend ist eine immer extrem beschleunigte Blutsenkung. Zum typischen Bild gehört auch eine Entzündung der Temporalarterie, die – wenn vorhanden – sichtbar verdickt und pulslos ist. Sicherung der Diagnose durch deren Biopsie. Die unangenehmste Komplikation dieser Krankheit ist eine plötzliche Blindheit, bedingt durch einen Verschluß der A. ophthalmica. Die Krankheit läßt sich gut mit Cortison behandeln.

3. **Thrombangiitis obliterans (Buerger-Erkrankung):** Von dieser Erkrankung sind besonders junge Männer befallen, die starke Raucher sind. Es handelt sich dabei in erster Linie um eine multilokuläre, segmentale Entzündung der kleinen Arterien an Armen und Beinen, so daß die Pulse – oft symmetrisch – an den Füßen und Händen fehlen, aber nicht die der größeren Arterien. Die Extremitäten sind auch oft außerordentlich kälteempfindlich, so daß sich raynaud-ähnliche Symptome unter Kälteeinfluß einstellen. Wesentlich ist auch, daß die Erkrankung oft die Venen in gleicher Weise betrifft, dabei unter dem Bilde einer Thrombophlebitis migrans abläuft und so sogar oft beginnt, bevor sie sich an den Arterien manifestiert. Häufiger als bei der Arteriosclerosis obliterans ist ein Ruheschmerz. Angiographisch sind die proximalen Gefäße frei, und in der Peripherie sieht man oft segmentale thrombotische Verschlüsse.

Wenn die Patienten das Rauchen nicht aufgeben, ist eine Amputation eines Glieds manchmal nicht zu umgehen.

4. **Periarteriitis nodosa:** Das Wesen dieser seltenen Krankheit besteht darin, daß sich in den Arterien entzündlich-nekrotische Prozesse abspielen, die einerseits zu Gefäßverschlüssen führen, ande-

rerseits zu kleinen Aneurysmen, die makroskopisch als Knötchen in der Arterienwand imponieren und rupturieren können; auch Venen sind oft betroffen. Diese entzündlichen Gefäßveränderungen treten fast in allen Organen auf, auch in der Skelettmuskulatur, nicht jedoch in den Lungen. Regelmäßig sind die Koronararterien befallen, so daß es zu Herzinfarkten kommt und nicht selten auch zu SA- und AV-Leitungsstörungen. Die Erkrankung beginnt meist mit myalgischen und arthralgischen Beschwerden sowie einem unspezifischen Krankheitsgefühl. Das weitere Erscheinungsbild richtet sich nach der Lokalisation der Gefäßläsionen, die in erster Linie zu ischämischen Beschwerden der betroffenen Organe führen, ansonsten auch zu lokalen Blutungen. Charakteristisch und diagnostisch wegweisend sind folgende Erscheinungen: heftige Bauchschmerzen (Periarteriitis der Mesenterialarterien), Angina pectoris, Mononeuritiden durch Befall der Vasa vasorum, Hochdruck und Niereninsuffizienz (bei ca. 90%, durch Prozesse an den Nierenarterien), Leukozytose mit Eosinophilie (bei ca. 25%!), Herzinsuffizienz (bei ca. 60%), Perikarditis und Pleuritis, Fieber, Abmagerung, Senkungsbeschleunigung.

Es gibt keinen spezifischen Test. Der Beweis kann durch eine Muskelbiopsie mit Nachweis der speziellen Vaskulitis erbracht werden, wenn man gerade eine typische Stelle entnommen hat. Angiographisch lassen sich die kleinen Aneurysmen nachweisen.

5. **Wegener-Granulomatose:** Granulomatöse Prozesse mit Riesenzellen, Fibrose und Nekrose sind die pathologisch-anatomische Grundlage dieser Erkrankung. Man findet diese Erscheinungen im Gewebe der Atemwege, in Arterien und Venen aller Organe, und außerdem liegt immer eine nekrotisierende Glomerulitis vor. Typischerweise beginnt die Erkrankung mit unspezifischen entzündlichen Erscheinungen in der Nase und den Nasennebenhöhlen, wobei sich jedoch nicht selten eine Perforation der Nasenscheidewand entwickelt; Nasenbluten ist nicht selten, auch Heiserkeit und Schwerhörigkeit. In der Lunge kommt es zu umschriebenen Infiltrationen, aus denen sich dünnwandige Kavernen bilden können, was subjektiv zu Husten, Auswurf (evtl. blutig) und Atemnot führt. Als Ausdruck der Nierenbeteiligung lassen sich Hämaturie, Proteinurie und eine progressive Niereninsuffizienz nachweisen.

Außerdem können verschiedenartige Krankheitssymptome an anderen Organen vorkommen, je nachdem sie von der Arteriitis befallen sind.

6. **Syphilis:** Diese Krankheit spielte früher eine große Rolle, ist aber heute in *dem* Stadium, in dem es zur Aortitis kommt, kaum noch zu sehen. Entscheidender Befund ist hier die Aortitis in der Pars ascendens aortae, die zu einer Dilatation der Aorta bis zum Aneurysma führen kann und regelmäßig auch eine Aorteninsuffizienz bedingt. Spezifische klinische Symptome gibt es nicht, doch haben diese Patienten durch die Verlegung der Koronarien fast alle eine Koronarinsuffizienz, und es fällt bei der Auskultation außer der Aorteninsuffizienz und einem mesosystolischen sekundären Strömungsgeräusch noch ein auffallend klingender, d. h. relativ hochfrequenter 2. Ton auf. Röntgenologisch ist eine Verkalkung der ganzen Pars ascendens aortae (als strichförmige Zeichnung der Aortenbegrenzung) sehr charakteristisch (eine verkalkende Aortensklerose mit einer Kalkspange im Aortenknopf manifestiert sich ganz anders). Sicherung der Diagnose durch Luesreaktionen.

7. **Takayasu-Erkrankung (Pulseless disease, Aortenbogensyndrom):** Diese Vaskulitis weist histologisch eine unspezifische lymphozytäre Infiltration der Media und der Adventitia auf, evtl. mit Riesenzellen, aber die Lokalisation des Gefäßbefalls ist typisch und ebenso das Vorkommen der Erkrankung: Sie tritt nur bei jungen orientalischen Frauen auf und befällt in erster Linie den Aortenbogen und die davon abgehenden großen Arterien, kommt aber auch in allen übrigen Gefäßbezirken vor. Der Entzündungsprozeß führt zu Stenosierungen und zu entsprechenden ischämischen Erscheinungen der betreffenden Versorgungsgebiete. So kann es zu Durchblutungsstörungen der Arme kommen mit fehlenden Pulsen der Aa. subclaviae und der Armarterien. Schlimmer sind die zerebralen Ausfälle beim Befall der Aa. carotides: Bewußtseinsstörungen, Schwindel, Synkopen und Sehstörungen. Wenn die Nierenarterien betroffen sind, kann ein Hochdruck entstehen und – bei gleichzeitig stenosierten Armarterien – das Bild der „umgekehrten Aortenisthmusstenose". Selten sind Herzinfarkte als Folge von Koronarverschlüssen, Ulzerationen in Nase und Gaumen, Haarverlust und Optikusatrophie. Die Krankheit ist nicht behandelbar und hat deshalb eine sehr schlechte Prognose.

8. Außer den hier aufgeführten Aortitiden (2, 6, 7) gibt es noch **extrem seltene Ursachen** wie: mykotisches Aneurysma (bakteriell), rheumatoide Arthritis, Morbus Bechterew, rezidivierende Polychondritis.

9. **Thoracic outlet syndrome:** Dazu zählen verschiedene Erkrankungen, die dadurch bedingt sind, daß Arterien und evtl. auch Nerven beim Verlassen des Thorax durch Knochen oder Muskeln eingeengt werden. Dadurch können nicht nur Abschwächungen der Armpulse, sondern auch entsprechende Schmerzen, Parästhesien und Kältegefühl, im schlimmsten Falle auch Thrombosen mit allen Folgen eines arteriellen Verschlusses verursacht werden.

Zu diesen Ursachen zählt in erster Linie das Scalenus-anterior-Syndrom, wobei die A. subclavia eingeengt sein kann durch eine Halsrippe oder durch einen abnormen Ansatz des M. scalenus anterior. Passagere Durchblutungsstörungen können u. U. nur bei bestimmten Haltungen bzw. Bewegungen der Arme oder Schultern vorkommen, wenn z. B. die Schultern rückwärts und abwärts bewegt werden oder auch wenn die Arme hyperabduziert werden.

10. **Allergische Vaskulitis:** Wesentlich bei dieser Erkrankung ist, daß sie sich nicht an den großen und mittelgroßen Arterien, sondern an den Arteriolen, den Venolen und den Kapillaren abspielt und daß die histologischen Veränderungen keine spezifischen Merkmale aufweisen. Deshalb ist die Krankheit im allgemeinen auch gutartig, von seltenen Ausnahmen abgesehen. Sie spielt sich in den meisten Fällen vorwiegend in der Haut der Unterschenkel ab, kann aber prinzipiell in allen Organen vorkommen und dort zu mehr oder weniger diffusen Erscheinungen führen in Form von Rötung, Schwellung, Ekchymosen, Purpura, kleinen Nekrosen. Subjektiv äußern sich diese Vorgänge in Jucken, Schmerzen, Brennen, Stechen in der Haut. Arthralgien, Perikarditis, Myokarditis und Pleuritis sind bei dieser Erkrankung seltene Erscheinungen. Die Ursache dieser allergischen Vaskulitis ist offensichtlich ein immunologischer Mechanismus. Oft kann man irgendein Arzneimittel dafür verantwortlich machen, doch läßt sich manchmal nichts anderes als ein Infekt der oberen Luftwege eruieren. Nicht selten tritt diese Krankheit im Gefolge einer primär-chronischen Polyarthritis, eines systemischen Lupus Erythematodes und einer Kryoglobulinämie auf. Ein besonderes Krankheitsbild dieser Vakulitis kommt bei jungen Menschen als Schönlein-Henoch-Erkrankung vor, wobei eine Purpura, Bauchschmerzen, Darmblutungen und eine Nierenbeteiligung im Vordergrund stehen, neben Gelenkbeschwerden und Fieber (diese Krankheit wird auch zum rheumatischen Formenkreis gerechnet).

11. **Morbus Raynaud und Raynaud-Syndrom:** Der *Morbus Raynaud* ist dadurch charakterisiert, daß es spontan, aber besonders durch Kälte oder Erregung symmetrisch an beiden Händen zu einer Durchblutungsstörung kommt. Dabei treten zuerst Schmerzen und Parästhesien auf, vor allem in den Fingern, die zuerst weiß, dann blau und zuletzt rot (reaktive Hyperämie) werden. Ausnahmsweise können diese Gefäßspasmen so erheblich sein, daß es zu Nekrosen der Fingerendglieder kommt und daß die normalerweise fühlbaren Pulse fehlen. – Die Erkrankung wird besonders bei Mädchen und jungen Frauen beobachtet.

Beim *Raynaud-Syndrom* spielen sich dieselben Vorgänge ab, können allerdings asymmetrisch auftreten. Der wesentliche Unterschied zur Raynaud-Erkrankung besteht aber darin, daß hier eine Krankheit zugrunde liegt, wofür die Gefäßspasmen nur ein Symptom darstellen, allerdings das erste Symptom sein können, bevor die typischen Krankheitserscheinungen auftreten. Wichtige Grundkrankheiten dieses Raynaud-Syndroms sind: alle Kollagenkrankheiten, besonders häufig die progressive Sklerodermie, dann die Thrombangiitis obliterans, Erkrankungen, die mit Kälteagglutininen oder Kryoglobulinen einhergehen, sowie übermäßiger Gebrauch von Ergotaminpräparaten, Vergiftung mit Arsen, langjähriger Umgang mit stark vibrierenden Arbeitsgeräten, die primäre pulmonale Hypertonie, das bilaterale Thoracic outlet syndrome (s. oben).

Bei jedem neu aufgetretenen Raynaud-Phänomen muß u. a. an diese Ursachen gedacht werden, und dies ganz besonders dann, wenn die Erscheinungen bei einem Manne auftreten oder wenn sie sich erst nach dem 40. Lebensjahr entwickeln.

12. **Erythromelalgie:** Bei dieser seltenen Krankheit treten brennende Schmerzen in den Zehen und den Vorderfüßen auf zusammen mit einer Rotfärbung, wenn die Hauttemperatur bis zu einem bestimmten Grad erhöht ist. Die Patienten können sich dann Erleichterung verschaffen, wenn sie die Schuhe und Strümpfe ausziehen und auf kaltem Boden gehen oder sie in kaltes Wasser tauchen. Die Pulse sind dabei gut tastbar.

13. Die sehr seltenen **Sarkome** an Aorta, Arterien und Venen sind klinisch nicht diagnostizierbar.

Thrombosen, Embolien, Infarkte im großen Kreislauf

(s. auch S. 51 ff)

Definition

> Thrombose (griechisch) = Blutgerinnsel, das in den Venen, den Arterien und im Herzen entstehen kann.
> Embolie (griechisch) und Infarkt (lateinisch) bedeuten – als Verb – in der Übersetzung dasselbe: hineinwerfen, hineinstopfen. Im klinischen Sprachgebrauch bedeuten diese beiden Begriffe aber Verschiedenes: Embolie bedeutet: Verstopfung eines arteriellen Gefäßes im großen oder kleinen Kreislauf durch einen abgelösten Thrombus oder einen Teil davon (selten auch durch ein anderes Material, z. B. Fett, Kalk, Myxom). Infarkt dagegen heißt: Ausfall und Absterben von Gewebe durch Verschluß eines Gefäßes, sei es durch Thrombose, Embolie, arteriosklerotischen Verschluß oder Tumor.

Pathologische Anatomie, Pathophysiologie, Ursachen und Vorkommen

Entstehung von Thromben: Bei einem Thrombus handelt es sich um geronnenes Blut, das letztlich dadurch zustande kommt, daß sich aus Fibrinogen Fibrin bildet, wodurch die festen Bestandteile des Bluts eingeschlossen werden. Die Entstehung von Thromben wird gefördert durch eine verlangsamte Blutströmung bzw. Stauung in einem Gefäß, durch eine Hyperkoagulabilität des Bluts (Eindickung, Polyglobulie, Thrombozytose, Hyperfibrinogenämie und andere Faktoren) und durch eine Verletzung der Intima, wodurch es zur Aggregation und Zerstörung von Thrombozyten kommen kann, die Thromboplastin freisetzen und so lokal den Gerinnungsprozeß auslösen.

Thrombosen und Embolien spielen zahlenmäßig, als Krankheitsursache, als Krankheitsfolge und als lebensentscheidende Komplikation beim Herzkranken eine entscheidende Rolle. Am häufigsten sind **venöse Thrombosen** der Beine, durch die Herzkranke besonders betroffen sind: einerseits durch Immobilität, Venenstauung bei Rechtsinsuffizienz, aber manchmal auch durch eine übermäßige diuretische Therapie, andererseits durch Lungenembolien aus abgelösten Venenthromben, die nicht selten das Leben von Herzkranken beenden.

Thrombosen im arteriellen System entstehen bei arteriosklerotischen Prozessen, wenn es zu Defekten des Endothels kommt und dann zu Stenosen mit Verlangsamung der Blutströmung vor oder hinter der Stenose. Dies gilt für alle Gefäßbezirke, peripher, im Herzen und im Gehirn.

Thromben im Herzen entstehen in erster Linie im linken Vorhof bzw. linken Herzohr bei Vorhofflimmern und Mitralvitien. Sie kommen aber auch beim *Herzinfarkt* vor durch Zerstörung des Endokards im infarzierten Bereich, wodurch sich wandständige Thromben bilden, vor allem in aneurysmatischen Bezirken. Selbst bei einem sonst harmlosen *Mitralklappenprolaps* können sich auf einem myxomatösen Klappengewebe Thromben bilden, die zu peripheren Embolien führen und dann besonders tragisch sind, wenn es sich um eine Hirnembolie bei einem jungen Menschen handelt. In ähnlicher Weise entstehen Klappenthromben bei einer *Endokarditis* im Rahmen des Lupus erythematodes generalisatus, bei der bakteriellen Endokarditis und bei der Endo(myo)carditis parietalis fibroplastica (Löffler). Ganz verheerend sind Thromben an *Klappenprothesen* bei ungenügender Antikoagulation, die zur Unbeweglichkeit der Klappen, zur Stauung vor dem Herzen und zum Kreislaufstillstand führen. –

Alle genannten Ursachen können Ausgangsorte von **Embolien** im großen Kreislauf sein; außer Plaques und Thromben in der Aorta und den großen Gefäßen (auch in der A. carotis communis) kommen auch Venenthrombosen bei einem offenen Foramen ovale in Betracht. Dies ist allerdings nur dann möglich, wenn der Druck im linken Vorhof höher ist als links, was bei allen Rechtsbelastungen des Herzens möglich ist; es kann aber auch interkurrent durch Husten bzw. Pressen und bei einem Aneurysma des Vorhofseptums erfolgen. Nach letzterem ist mit dem transösophagealen UKG zu suchen, wenn sonst keine Thrombosequelle nachweisbar ist.

Klinischer Befund und Diagnose

Es werden hier nur einige wichtige Krankheitsbilder kurz erwähnt.

Venenthrombose: Sie spielt sich meist in den Beinvenen, Unterschenkeln, aber auch Oberschenkel- und Beckenvenen ab. Seltener kommt sie auch in den oberen Extremitäten vor (hier ohne große Embolieneigung), vor allem nach Dauerinfusionen, spontan als Paget-von-Schroetter-Syndrom (Thrombose der V. axillaris und/oder der V. subclavia). In den Beinen kann sie sehr verschieden verlaufen: einmal ohne jegliche Beschwerden, wo ihr erstes Zeichen eine Lungenembolie ist, ein andermal mit leichtem Ziehen oder auch mit starken Schmerzen entlang der Venen, die das Gehen erheblich erschweren können. Typischerweise bestehen leichte Venenschmerzen mit Anschwellung des Beins, mit oder ohne zyanotische Verfärbung. Es läßt sich dann auch eine deutliche Druckschmerzhaftigkeit der Venen nachweisen oder ein Schmerz beim Druck auf die Fußsohle, oder es wird ein Schmerz beim Überstrecken des Fußes angegeben. Bei einer Thrombose im Gefolge einer Thrombophlebitis sieht man zusätzlich einen geröteten Venenstrang, wenn es sich um eine oberflächliche Vene handelt. Komplikationen als Folge einer Beinvenenthrombose brauchen nicht einzutreten, können aber in einer lokalen chronischen Schwellung, einem Ekzem oder Ulkus bestehen, schlimmstenfalls in einer Lungenembolie oder in einer Embolie im großen Kreislauf (gekreuzte Embolie), bei einem offenen Foramen ovale (S. 375). Die schwerste Art einer Venenthrombose ist die Phlegmasia coerulea dolens, bei der nicht nur eine massive Thrombose einer großen Beinvene mit erheblicher Schwellung des Beins besteht (am Arm ist sie sehr selten), sondern bei der es auch noch zu einem Verschluß der zuführenden Beinarterie kommt, sei es als Ödemfolge (Druck auf die Arterie), sei es durch eine spontane gleichzeitige Arterienthrombose. Neben der akuten massiven Schwellung des Beins fehlen hierbei auch die arteriellen Pulse. Man sieht eine ausgeprägte Zyanose, und der Patient leidet unter heftigsten Schmerzen und in der Regel auch unter einem Volumenmangelschock, der eine schlechte Prognose hat.

Der *Beweis* für eine venöse Thrombose läßt sich am sichersten durch eine Venographie erbringen, bei größeren Venen evtl. auch durch Sonographie bzw. Duplexsonographie.

Arterielle Thrombosen oder Embolien in den Extremitäten: Ob ein arterieller Verschluß embolisch oder thrombotisch zustande gekommen ist, läßt sich klinisch weder durch die Anamnese noch durch den lokalen Befund immer sicher entscheiden. Eine vorhandene Emboliequelle (z. B. Mitralstenose und Vorhofflimmern, S. 375) und ansonsten normale Arterien sprechen mehr für Embolien, eine vorher bestehende Arteriosklerosis obliterans eher für eine Thrombose. –
Ein plötzlicher arterieller Verschluß kann die 6 P-Symptome in mehr oder weniger vollständigem Ausmaße verursachen: pain, pulselessness, pallor, paresthesia, paralysis (Lähmung) und prostration (Schock). Außerdem kann eine Gangrän entstehen. Beweis durch Doppler-Sonographie oder Arteriographie bzw. auch Oszillogram.

Thromben in der Aorta: Sie kommen in erster Linie in der Bauchaorta bei einer fortgeschrittenen Aortensklerose oder einem Aortenaneurysma vor, sind selbst meist klinisch symptomlos, auch wenn sie eine gewisse Lumeneinengung bedingen können. Sie verursachen evtl. ein systolisches Gefäßgeräusch, sind aber nicht selten Ausgangspunkt rezidivierender Embolien. Eine Abschwemmung eines großen Thrombus kann einen „reitenden" Embolus an der Stelle der Aufteilung in die beiden Aa. iliacae mit akuter Ischämie beider Beine zur Folge haben, die mit einer doppelseitigen Parese einhergehen kann und ein schweres Krankheitsbild darstellt (Leriche-Syndrom, S. 369). Ein solcher Thrombus zerbricht dann manchmal, woraus periphere Embolien verschiedenen Grads in den Beinen resultieren.
Nachweis: durch Sonographie, Aortographie, Computer- oder Kernspintomographie.

Thromben im Herzen (S. 375): Sie machen keine direkten Symptome, es sei denn intermittierend bei einem gestielten Thrombus im linken oder rechten Vorhof (S. 204 ff, 219, 341 ff). Sie sind zu vermuten bei peripheren Embolien, den perakuten Erscheinungen bei der Thrombosierung einer Klappenprothese oder einer endokardialen Koncretio durch einen großen intraventrikulären Thrombus (S. 375). Gleichgültig an welchem Ort (s. oben Vorkommen), sie sind mit dem UKG in der Regel leicht nachweisbar.
Die **Thrombose oder Embolie in den Koronar-**

gefäßen (Herzinfarkt) **und in den Lungenarterien** (Lungenembolie und -infarkt) ist in den betreffenden Kapiteln besprochen (S. 13 ff und 170 ff).

Thrombose oder Embolie in den Nierenarterien: Diese verursachen in der Regel einen akuten heftigen Schmerz in der betreffenden Niere, blutigen Urin, verminderte Urinausscheidung, Erhöhung der harnpflichtigen Substanzen (wenigstens vorübergehend); auch ein beidseitiger arterieller Verschluß der Nierenarterien kommt vor. Beweis durch Arteriographie.

Nierenvenenthrombose: Bei akuter vollständiger Thrombose ist das klinische Bild dem Nierenarterienverschluß sehr ähnlich. Bei einem allmählichen Verschluß kommt es meist zu einem ausgesprochen nephrotischen Syndrom.

Thrombose oder Embolie der A. und V. mesenterica: heftige Schmerzen im Abdomen, wobei anfänglich – ganz im Gegensatz zum schweren Krankheitsbild und den heftigen Bauchschmerzen – der Leib weich ist und erst später eine Abwehrspannung auftritt. Blutige Darmentleerung im weiteren Verlauf. Beweis durch Arteriographie. Ein kleiner Thrombus oder Embolus oder auch nur arterieller Spasmus kann einen Mikroinfarkt des Darms verursachen. Symptome: akuter lokalisierter Schmerz im Abdomen – ohne diffuse Abwehrspannung-, der sich nach Stunden oder Tagen verliert. Etwas Blut im Stuhl oder auch nur eine umschriebene Rötung im Darm bei einer Koloskopie.

Thrombose, Embolie oder arteriosklerotischer Verschluß von Hirngefäßen: Die Symptomatik richtet sich hier ganz nach dem Ort und dem Ausmaß des Gefäßverschlusses, so daß die Folgen leicht und ganz passager, aber auch katastrophal und tödlich sein können, angefangen von einer vorübergehenden Amaurose auf einem Auge oder einer leichten Sprachstörung, einer transitorischen ischämischen Attacke (TIA) in Form einer Schwäche oder/und Parästhesien in einer Extremität oder einer Gangunsicherheit bis zu kompletter, irreparabler Hemiplegie oder gar einem Atemstillstand. Die Folgen sind bei einer kleinen Embolie oft relativ leicht. Es ist bei passageren Störungen auch möglich, daß es sich ursächlich nur um ein Sludge-Phänomen handelt, d. h. um eine vorübergehende Ansammlung von Thrombozyten mit stark verlangsamter Blutströmung (Vorstadium einer Thrombose an einer Stenose).

Hinweis

Thromben und Embolien spielen eine außerordentlich bedeutsame Rolle als Ursache und Folge von Erkrankungen von Herz und Gefäßen. An sie gilt es nicht nur besonders dann zu denken, und sie in die Differentialdiagnose einzubeziehen, wenn irgendwelche neue subjektive oder objektive Symptome bei Herzkranken oder älteren Menschen auftreten, sondern es gilt sie auch bei diesen Personengruppen systematisch zu verhüten.

Anhang

Untersuchung mit Belastung (Ergometrie) für Herz, Kreislauf und Gefäße

Allgemeine Bedeutung

Die klinische Untersuchung von Herz, Kreislauf und Gefäßen erfordert meist keine zusätzliche Belastung. Trotzdem ist sie grundsätzlich unentbehrlich, weil sie doch manchmal Informationen liefern kann, die unter Ruhebedingungen nicht möglich sind.

Kriterien zur Beurteilung

Beschwerden des Patienten, Herzfrequenz und -rhythmus, systolischer und diastolischer Blutdruck, Auskultationsbefund an Herz und Arterien, Veränderungen im EKG, UKG und Myokardszintigramm.

Belastungsmethoden

Dynamische (isotonische) Belastung

Technik und Ergebnisse

Die Belastung kann erfolgen durch *mehrmaliges Aufrichten* aus liegender Stellung oder durch *Kniebeugen* oder am besten durch eine *standardisierte Ergometerbelastung,* wie sie beim Belastungs-EKG hier meist üblich ist: am besten halbsitzend-liegend oder auch im Sitzen, beginnend mit 25 oder 50 Watt und Steigerung der Leistung um jeweils 25 Watt nach 2 Min. bis zur Erreichung einer Pulsfrequenz von 180/min minus Lebensal-

ter bzw. bis zum Auftreten von subjektiven oder objektiven Herz-(EKG) oder Allgemeinsymptomen bzw. ventrikulären Rhythmusstörungen, die einen Abbruch der Belastung notwendig oder ratsam erscheinen lassen.

Bei der dynamischen Belastung handelt es sich im wesentlichen um eine Volumenbelastung und weniger um eine Druckbelastung: Die Frequenz und Kontraktilität des Herzens wird erhöht, dadurch das Schlag- und Herzzeitvolumen, in extremen Fällen bis um das 5fache.

Da durch das größere Herzzeitvolumen pro Zeiteinheit mehr Blut durch Herz und Gefäße fließt und außerdem die Blutströmungsgeschwindigkeit zunimmt, werden die Geräusche im Herzen und in den Arterien in der Regel lauter, wenn die Herzfrequenz nicht so hoch wird, daß das Schlagvolumen wieder abnimmt. Die erhöhte Herzarbeit hat einen erhöhten Sauerstoffverbrauch zur Folge, wodurch eine stumme oder manifeste Ischämie hervorgerufen werden kann, die sich in Beschwerden, in entsprechenden EKG-Veränderungen (= $>0,1$ mV vertiefte und waagrecht oder abwärts verlaufende ST-Strecke), einer segmentalen Bewegungsstörung im Streß-UKG, das meist mit elektrischer Stimulation durchgeführt wird (Feigenbaum) oder einem pathologischen Myokardszintigramm äußern kann, selten auch durch einen pathologischen Auskultationsbefund (s. unten) oder Herzrhythmusstörungen. – Schließlich kann auch das Verhalten des Blutdrucks, der systolisch um mindestens 20–30 mmHg ansteigen, aber nicht mehr als 210–230 mmHg übersteigen soll, u. U. wichtige Informationen liefern (s. unten Indikationen, Punkt 5). Der diastolische Blutdruck steigt normalerweise nur um ca. 10 mmHg an. Ein Anstieg auf über 15 mmHg soll ein Hinweis auf eine Koronarinsuffizienz sein (Akhras u. Jackson 1991), Folge einer peripheren Vasokonstriktion als Reaktion auf einen drohenden systolischen Blutdruckabfall.

Indikationen

1. **Verdacht auf Koronarinsuffizienz** (evtl. auch nach einem Herzinfarkt zum Ausschluß einer stummen Koronarinsuffizienz): Klinische Symptome, die bei der Belastung auftreten können im Sinne einer Koronarinsuffizienz, sind: Angina pectoris, evtl. systolischer Blutdruckabfall (s. unten bei 4), 4. Ton links, paradoxe Spaltung des 2. Tons, Papillarmuskeldyskinesie mit (end)systolischem Geräusch. EKG oder UKG oder Myokardszintigramm sind dabei unentbehrlich, da diese mehr eindeutige pathologische Ergebnisse erbringen als die klinische Untersuchung. Allerdings kann auch das Belastungs-EKG falsch positiv (ca. 10%) und falsch negativ (ca. 25%) sein.

2. Nachweis oder Ausschluß einer **stummen Koronarinsuffizienz** bei Patienten mit bedeutsamen Risikofaktoren: Dies gilt ganz besonders für Diabetiker, bei denen die Schmerzschwelle oft erhöht ist.

3. **Verdacht auf pathologische Herztöne und -geräusche:** Die Belastung wird zu deren besseren Hörbarkeit und sichereren Beurteilung eingesetzt.

4. **Prüfung der Bedeutung von Rhythmusstörungen:** Eine inadäquate hochgradige Sinustachykardie kann zwar pathologisch sein, z. B. bei einer Herzinsuffizienz, aber sie kann auch bei einem hyperkinetischen oder untrainierten Herzen ohne Herzkrankheit vorkommen.
Ein ungenügender Frequenzanstieg braucht nicht in jedem Falle pathologisch zu sein, sondern kann auf einer Vagotonie bzw. einem ausgeprägten Trainingseffekt beruhen. Ein ungenügender Frequenzanstieg kann jedoch Ausdruck eines kranken Sinusknotens sein oder auf einer Überleitungsstörung beruhen (SA-Block, AV-Block). Bei Extrasystolen interessiert besonders, ob sich ventrikuläre Extrasystolen wesentlich häufen oder gar in Salven oder in ventrikuläre paroxysmale Tachykardien übergehen. Eine gewisse Vermehrung ventrikulärer Extrasystolen braucht nicht viel zu bedeuten, wenn das Myokard noch gut leistungsfähig ist. Die Prognose von ventrikulären Rhythmusstörungen durch Belastung ist allerdings um so schlechter, je geringer die Auswurffraktion ist. –

Es ist nicht wesentlich, ob die Extrasystolen durch Überstimulation, d. h. durch eine höhere Sinusfrequenz, verschwinden; gewiß ist dies kein prognostisch schlechtes Zeichen, aber es kann auch nicht in jedem Falle als Beweis dafür angesehen werden, daß sie absolut harmlos sind. – Bei einem AV-Block 1. oder 2. Grads kann eine Verschlechterung durch eine Belastung als prognostisch ungünstig angesehen werden, doch eine Besserung der Überleitung durch Belastung kann nicht unbedingt als ein verläßlich prognostisch gutes Zeichen betrachtet werden, da starke sympathikotone Reize bei der dynamischen Belastung eine Rolle spielen.

5. **Verdacht auf eine Herzinsuffizienz:** Hierbei ist zu achten auf Atemnot, Zyanose, 3. oder 4. Herzton rechts oder links, das Auftreten einer relativen Mitral- oder Trikuspidal- bzw. Papillarmuskelinsuffizienz, ungenügendes Ansteigen des Blutdrucks oder Blutdruckabfall unter den Ausgangswert (besonders bei schwerer Aortenstenose und koronarer Herzkrankheit, sehr gefährlich!), Anstieg des Venendrucks.

6. **Verdacht auf einen Belastungshochdruck** bzw. Entscheidung für oder gegen eine antihypertonische Behandlung bei einer Grenzwerthypertonie oder labilem Blutdruck: Der systolische Blutdruck sollte bei angemessener Belastung (Herzfrequenz 180 – Alter, s. oben) Werte von 210–230 mmHg nicht überschreiten. Nach Fletcher u. Mitarb. (1988) soll der Blutdruck bei 50–60jährigen bei 100 W 210/105, bei über 60jährigen 220/110 mmHg nicht überschreiten; nach 5 Min. Ruhe soll normalerweise ein Wert von 150/90 mmHg mindestens erreicht oder unterschritten sein.

7. Quantifizierung der **Belastungsfähigkeit** von Herzkranken und

8. Beurteilung der **Trainingsfähigkeit** von Herzkranken sind weitere Indikationen.

9. **Hörbarkeit** (überhaupt) bzw. bessere Hörbarkeit und **Beurteilung von arteriellen Gefäßgeräuschen:** Durch den höheren arteriellen Druck und größere Blutflußgeschwindigkeit werden die Geräusche lauter oder an geringen Stenosen erst hörbar.

10. Bei asymptomatischen Personen über 40 Jahre mit **bestimmten Berufen** wie Pilot, Busfahrer, Lokführer (Chaitman 1992) wird die dynamische Belastung ebenfalls angewandt.
Um eine dynamische Belastung voll zu nutzen, sollte deshalb nicht nur das EKG benutzt, sondern bei der klinischen Untersuchung auf folgende Kri-

terien geachtet werden: *Allgemeinbefinden, Atemnot, Schmerzen, kalter Schweiß, Zyanose, Herzfrequenz und Rhythmus (fortlaufend), Blutdruck (alle 1–2 Min.), Herztöne und -geräusche* (am Ende).

Kontraindikation und Komplikationen

Eine Kontraindikation gegen eine dynamische Belastung besteht bei Schwerkranken jeder Art, schweren Rhythmusstörungen, instabiler Angina pectoris, akuter entzündlicher Herzerkrankung, kritischer Aortenstenose, ausgeprägter Hypertonie.

Es müssen immer alle Vorbereitungen zur Behandlung von Komplikationen getroffen sein, d. h. in erster Linie für eine Herzinsuffizienz und einen Herzstillstand jeder Art (Beatmungsbeutel, Intubationsbesteck, Defibrillator, Schrittmacher).

Zu beachten und zu bewerten ist eine vorausgegangene medikamentöse Behandlung, da z. B. β-Rezeptorenblocker einen Anstieg der Herzfrequenz und des Blutdrucks verhindern oder reduzieren und Digitalis zu Überleitungsstörungen und ventrikulären Extrasystolen bei einer Belastung führen kann.

Literatur

Akhras, F., G. Jackson: Lancet 337 (1991) 899

Chaitman, B.: Exercise stress testing. In: Braunwald 1992*

Feigenbaum, H.: Evolution of stress testing. Circulation 85 (1992) 1217–1218

Fletcher, G. F., V. F. Froelicher, L. H. Howard Hartley, W. L. Haskell, I.-W. Franz: Ergometrische Diagnostik bei Koronar- und Hochdruckpatienten. Med. Welt 39 (1988) 230–240

Pollok, M. L.: Exercise standards (a statement of health professionals form the American Heart Association). Circulation 82 (1990) 2280–2322

Statische (isometrische) Belastung durch Handgrip

Hierbei handelt es sich um eine Druckbelastung. Diese Methode spielt im Rahmen der dynamischen Auskultation für die Differentialdiagnose von Herzgeräuschen eine Rolle (S. 86).

Pharmakodynamische Belastung

Für die Praxis spielt praktisch nur Amylnirit bzw. Nitroglycerin eine Rolle, und zwar ausschließlich zur Differentialdiagnose von Herzgeräuschen.

Deshalb wird diese Methode auch bei der Auskultation (S. 88) besprochen. Phenylephrin als blutdrucksteigerndes Medikament dient auch zur isometrischen Belastung, ist aber fast nur von theoretischem Interesse zur Differentialdiagnose von Herzgeräuschen und ist nur dann indiziert, wenn andere Belastungen nicht durchgeführt werden können, aber diagnostisch erforderlich sind.

Psychometrische Tests (psychische Belastungen)

Sie können zwar auch aufschlußreich sein, werden aber nur an wissenschaftlichen Instituten durchgeführt, da es für die Praxis keine brauchbaren Methoden gibt.

Elektrische Stimulation

Die Methoden der elektrischen Stimulation des Herzens gehören auch zu den Belastungsprüfungen des Herzens. Sie sind invasiv und u. a. an einen Elektrodenkatheter gebunden. Sie können z. B. anstelle einer Ergometrie durchgeführt werden mit einem EKG (aber weniger ergiebig) oder mit dem UKG. Ansonsten läßt sich damit die Belastbarkeit der AV-Überleitung und die Neigung zu ventrikulären paroxysmalen Tachykardien und zum Kammerflimmern bzw. die Wirkung einer antiarrythmischen Therapie überprüfen.

Belastungsprüfungen zur Beurteilung von Durchblutungsstörungen der Beine

Hier stehen mehrere Möglichkeiten der Belastung und der Untersuchung zur Verfügung:

1. Man sucht nach Gefäßgeräuschen und untersucht sie durch eine dynamische Belastung (S. 379 f).

2. Mehrere Kniebeugen oder Zehenstand (ca. 10mal): Vor und nach dieser Belastung wird der Blutdruck durch Doppler-Sonographie an dem zu untersuchenden Gefäß gemessen. – Auch oszillographisch läßt sich vor und nach Belastung eine Durchblutungsstörung so besser beweisen, allerdings nur global und nicht an einem bestimmten Gefäß.

3. Ratschow-Lagerungsprobe: Beide Beine werden in Rückenlage weitgehend senkrecht nach

oben gestreckt. Die Füße führen 20–40 kreisende Bewegungen durch. Der Patient setzt sich dann rasch und läßt die Beine hängen. Es kommt normalerweise zu einer gut sichtbaren diffusen reaktiven Hyperämie im Laufe von ca. 5–6 s. Wenn nicht alle Teile des Unterschenkels in dieser Zeit diffus gerötet sind, dann besteht eine Durchblutungsstörung, die sich auch im seitenverschiedenen Verhalten oder in einer mehr fleckigen Rötung zeigen kann. Auch die Wiederauffüllung der Venen ist ein weiterer Anhaltspunkt für eine arterielle Durchblutungsstörung; die Venen sollten normalerweise nach ca. 20 s wieder gefüllt sein. Für die Hände läßt sich eine ähnliche Untersuchung durchführen: Arme senkrecht nach oben strecken, 10mal Faustschluß, dann Arme herabhängen, wobei die Handinnenflächen und Finger sich normalerweise sofort röten.

4. Gehtest: Der Patient geht stramm und mißt die Zeit oder die Wegstrecke, nach welcher die ersten Beschwerden auftreten und wenn er stehenbleiben muß, und auch wie lange es dauert, bis er wieder schmerzfrei gehen kann.

Kurzgefaßte Untersuchung von Lunge, Bronchien und Pleura

Vorbemerkung

Die Untersuchung dieser Organe ist im Rahmen einer gründlichen Herzuntersuchung unabdingbar. Sie ist es deshalb, weil ein Teil der Herzerkrankungen ursächlich auf die Atmungsorgane zurückzuführen ist und weil umgekehrt bei Herzerkrankungen Veränderungen an diesen Organen auftreten und einen wichtigen Maßstab für die Schwere der Herzerkrankung darstellen können. Schließlich sind manche Beschwerden, vor allem die Atemnot, sowohl Ausdruck einer Herz- wie einer Lungen-, Bronchial- oder Pleuraerkrankung.

Untersuchungsmethoden

Anamnese

1. Familienanamnese: Asthma, Heuschnupfen, Lungenentzündungen oder andere Lungenkrankheiten?
2. Atemnot: S. 16 ff.
3. Husten: seit wann, bei welcher Gelegenheit, trocken oder feucht, anfallartig?
4. Auswurf: seit wann, Menge und Häufigkeit, Tageszeit, Farbe (weiß, grün, gelb, braun, rötlich), blutig, schaumig, wäßrig, Geruch?
5. Atemgeräusch bzw. Nebengeräusche selbst gehört: Pfeifen, Brummen, Giemen, Rasselgeräusche? Wo?

Inspektion der Atmung

Atemfrequenz, Atemtiefe, Dauer der Inspiration und Exspiration, Atemgeräusch bzw. Stridor in In- oder Exspiration auf Distanz hörbar? Betätigung der Hilfsmuskulatur? Periphere oder zentrale Zyanose (S. 29 ff), Uhrglasnägel bzw. Trommelschlegelfinger und -zehen?

Inspektion des Thorax

Pathologische Form (Emphysem, Trichter- oder Hühnerbrust, Anomalien, seitenungleiche Brustkorbhälften), Skoliose der Wirbelsäule, abnorm weite oder enge Interkostalräume ein- oder doppelseitig, verminderte Beweglichkeit ein- oder doppelseitig?

Perkussion der Lungen

Feststellung der Lungengrenzen und deren Verschieblichkeit, abnormer Klopfschall (emphysematischer Schachtelton oder Schallverkürzung): Pleuraerguß oder -schwarte, Lungeninfiltration, Pneumonie, Infarzierung, Atelektase?

Auskultation

Atemgeräusch: abnorm leise, bronchial über Bronchen und Trachea, über Infiltrationen und bei manchen Ergüssen (Kompressionsatmung)?

Nebengeräusche: trockene bronchitische Geräusche (Giemen, Brummen, Pfeifen) im Rahmen einer spastischen Bronchitis, aber – selten – auch bei einer Linksinsuffizienz.

Feine oder grobe feuchte Rasselgeräusche, die im Rahmen einer Lungenstauung, aber auch bei einer chronischen Bronchitis und Bronchiektasen auftreten können und die auch manchmal ganz basal über dem Zwerchfell gehört werden, ohne daß man eine Lungenerkrankung annehmen kann. Ihr Nachweis in den Oberfeldern ist allerdings ein wichtiger Hinweis auf eine Lungenstauung.

Knistern, das als Entfaltungsknistern bei Beginn einer vertieften Atmung normal ist, das aber auch bei einer Lungenstauung auftreten kann und auch in ganz ähnlicher Weise als Folge einer Pleuritis.

Pleurageräusch: Knarren, Reiben, Knistern, pleuroperikardiale Geräusche.

Bronchophonie (Prüfung der Leitfähigkeit der Stimme): Diese Untersuchungstechnik erscheint uns wesentlich besser als die Prüfung des Stimmfremitus. Sie wird folgendermaßen durchgeführt: Der Untersuchte spricht laut und anhaltend „iiiii ..", dabei wird währenddessen mit dem Stethoskop an verschiedenen Stellen die Lunge abgehört; vor allem müssen die seitengleichen Stellen rechts und links verglichen werden. Ein abgeschwächtes „ii .." auf einer Seite spricht für eine schlechtere Leitfähigkeit des Schalls in diesem Bezirk, und dies ist ein Hinweis für Pleuraerguß oder -schwarte, Atelektase, Pneumothorax. Eine verstärkte Bronchophonie spricht für eine Infiltration im Sinne einer Pneumonie oder eines Infarkts.

Gefäßgeräusche über der Lunge: Diese sind sehr selten. Am ehesten kann man ein systolisches arterielles Geräusch nach einer Lungenembolie als Ausdruck einer inkompletten Stenose einer Pulmonalarterie hören, und zwar besonders dann, wenn es sich um ein Gefäß im Oberlappen handelt, das infraklavikulär ein Geräusch verursacht. Es wird – wie alle Lungenarteriengeräusche – im Inspirium lauter oder überhaupt erst hörbar.

Auch bei angeborenen peripheren Pulmonalstenosen kann man ein systolisches Geräusch hören. – Ein systolisches oder kontinuierliches Geräusch kommt bei arteriovenösen Aneurysmen der Pulmonalgefäße vor, wie sie im Rahmen eines Morbus Osler beobachtet werden können; auch dieses wird inspiratorisch lauter, bedingt durch den vermehrten Blutzustrom ins rechte Herz und die Pulmonalgefäße. – Systolische oder kontinuierliche Geräusche von vergrößerten und geschlängelten

Bronchialarterien findet man bei hochgradigen Pulmonalklappenstenosen oder bei einer Pulmonalatresie mit Rechts-links-Shunt. – Systolische oder kontinuierliche Geräusche durch vergrößerte und geschlängelte Interkostalarterien kommen oft bei der Aortenisthmusstenose vor.

Atemstoß

Dabei steht der Patient, holt tief Luft und stößt sie mit einem kräftigen schnellen Atemstoß heraus. Der Untersucher hält dabei seinen Handrücken vor den Mund des Patienten und prüft die Intensität des Luftstroms. Als Vergleich dient ihm sein eigener Atemstoß – wenn keine Lungen- oder Bronchialerkrankung vorliegt – bzw. seine Erfahrung bei vielen Gesunden. Bei der Linksinsuffizienz ist dieser Atemstoß kaum abgeschwächt, sondern in erster Linie bei verschiedenen Lungen- und Bronchialerkrankungen. Man kann in seinem Protokoll angeben, um wieviel Prozent der Atemstoß schätzungsweise abgeschwächt ist, aber man kann auch mit kleinen Geräten den Atemstoß objektiv und genau messen und jeweils vergleichen. Die Prüfung des Atemstoßes ist ein höchst einfaches, aber außerordentlich hilfreiches, allerdings globales Verfahren zur Feststellung einer gestörten Lungenfunktion. Man kann durch ihn manche Atemnot objektivieren und grob messen.

Hinweis

Ein völlig normaler klinischer Befund über den Lungen schließt weder eine Lungenkrankheit noch einen kleinen Pleuraerguß, noch eine Lungenstauung aus. Zur vollständigen Untersuchung der Lungen gehört das Röntgenbild, evtl. auch das Lungenventilations- und -perfusionszintigramm. Zur differenzierten und genauen objektiven Beurteilung der Lungenfunktion sind apparative Lungenfunktionsprüfungen erforderlich. Sie spielen jedoch für die Diagnostik im Rahmen einer Herzerkrankung keine Rolle, es sei denn bei einem Cor pulmonale.

Diese Aussagen sollen die Bedeutung der klinischen Untersuchung der Atmungsorgane nicht einschränken. Sie kann oft genug entscheidende Befunde oder Hinweise geben, auch in quantitativer Hinsicht. Man denke nur z. B., daß sich aus der Beobachtung von Atmung und Sputum einfach und sicher ein Lungenödem diagnostizieren läßt. Auch läßt sich eine Bronchialerkrankung oder ein ex- oder in-spiratorischer Stridor u. a. allein aus der Beob-achtung der verlängerten Exspiration leicht feststellen. Es sei auch daran erinnert, daß Atemnot das erste und feinste Merkmal einer Linksinsuffizienz sein kann.

Zu warnen ist allerdings vor einer Überschät-zung von feinen oder groben Rasselgeräu-schen in den basalen Lungenabschnitten. Sie werden nicht selten bei einer Herzerkrankung als Ausdruck einer Lungenstauung angese-hen, was sie wohl sein können, aber meist nicht sind. Viel häufiger stammen sie von klei-nen Schleimmengen bei einer chronischen und klinisch oft kaum ins Gewicht fallenden Bronchitis.

Pleuraergüsse sind zwar in der Mehrzahl dann vorhanden, wenn eine schwere Links- und Rechtsinsuffizienz gleichzeitig vorliegen, aber sie kommen auch – entgegen mancher Meinung – bei einer isolierten Links- oder Rechtsinsuffizienz vor. Sie führen nie zu Pleu-rareiben, das immer ein Zeichen einer Pleuri-tis ist. Bei einem Stauungserguß weist das Transsudat auch bestimmte Charakteristika auf, die es von der Pleuritis unterscheiden (Ei-weißgehalt unter 3,5%, spezifisches Gewicht nicht höher als 1016, und es finden sich nur sehr wenige Zellen im Punktat).

Weiterführende Literatur

Wenn die Autoren im Text genannt wurden, sind sie mit * gekennzeichnet.

Bleifeld, W., Ch. W. Hamm: Herz und Kreislauf. Klinische Pathophysiologie. Springer, Berlin 1987

Blömer, H.: Auskultation des Herzens und ihre hämodyna-mischen Grundlagen. Urban & Schwarzenberg, München 1967

Brandenburg, R. O., V. Fuster, E. R. Giuliani, D. C. McGoon: Cardiology: Fundamentals and Practice. Year Book Medical Publishers, Chicago 1987; 2. Aufl. 1991 (hrsg. von Guilani, E. R., V. Fuster, M. D. McGoon, D. C. McGoon)

Braunwald, E.: Heart Disease. A Textbook of Cardiovascu-lar Medicine, 4. Aufl. B. Saunders, Philadelphia 1992

Caceres, C. A., L. W. Perry: The Innocent Murmur. Little, Brown, Boston 1967

Cohen, M. V.: Correlative Atlas of Adult Diagnostic Tech-niques. Futura, New York 1980

Constant, J.: Bedside Cardiology, 3. Aufl. Little, Brown, Boston 1985

Dalen, J. E., J. S. Alpert: Valvular Heart Disease. Little, Brown, Boston 1982

Eagle, K. A., E. Haber, R. W. DeSanctis, W. G. Austen: The Practice of Cardiology. Little, Brown, Boston 1989

Fehske, W.: Praxis der konventionellen und farbkodierten Doppler-Echokardiographie. Huber, Bern 1988

Feigenbaum, H.: Echokardiographie, 3. Aufl. Perimed, Er-langen 1986

Fowler, N. O.: Diagnosis of Heart Disease. Springer, Berlin 1992

Frank, M. J., S. C. Alvarez-Mena, A. M. Abdulla: Cardiovas-cular Physical Diagnosis, 2. Aufl. Year Book Medical Pub-lishers, Chicago 1983

Franke, P.: Allgemeine und spezielle Auskultation des Her-zens. Bergmann, München 1984

Friedberg, Ch. F.: Diseases of the Heart, 2. Aufl. Saunders, Philadelphia 1956

Gazes, P. C.: Clinical Cardiology, 2. Aufl. Year Book Medi-cal Publishers, Chicago 1983

Hall, R. J. C., D. G. Julian: Diseases of the Cardiac Valves. Churchill-Livingstone, London 1989

Holldack, K., H.-W. Rautenburg: Phonokardiographie – Ein-führung in die Mechanokardiographie unter Einbezie-hung der Echokardiographie. Thieme, Stuttgart 1979

Hornbostel, H., W. Kaufmann, W. Siegenthaler: Innere Me-dizin in Praxis und Klinik, 4. Aufl., Bd. I: Herz, Gefäße, Atmungsorgane, endokrines System. Thieme, Stuttgart 1992

Horstkotte, D., F. Loogen, W. Birks: Erworbene Herzklap-penfehler. Urban & Schwarzenberg, München 1987

Horwitz, L. D., B. M. Groves: Signs and Symptoms in Car-diology. Lippincott, Philadelphia 1985

Hurst, J. W., R. C. Schlant: The Heart, 7. Aufl. McGraw-Hill, New York, 1990

Köhler, E.: Ein- und zweidimensionale Echokardiographie mit Dopplertechnik, 5. Aufl. Enke, Stuttgart 1992

Krayenbühl, H. P., W. Kübler: Kardiologie in Klinik und Pra-xis. Thieme, Stuttgart 1981

Leatham, A.: Auscultation of the Heart and Phonocardiogra-phy, 2. Aufl. Churchill-Livingstone, London 1975

McKusick, V. A.: Cardiovascular Sound in Health and Dis-ease. Williams & Wilkins, Baltimore 1958

Mörl, H.: Arterielle Verschlußkrankheit der Beine. Springer, Berlin 1979

Ongley, P. A., H. B. Sprague, M. B. Rappaport, A. S. Nadas: Heart Sounds and Murmurs, a Clinical and Phonocardio-graphic Study. Grune & Stratton, New York 1960

Perloff, J. K.: Physical Examination of the Heart and Circula-tion. Saunders, Philadelphia 1982

Reindell, H., P. Bubenheimer, H. H. Dickhuth, L. Görnandt: Funktionsdiagnostik des gesunden und kranken Herzens. Thieme, Stuttgart 1988

Rieker, G.: Klinische Kardiologie, 3. Aufl. Springer, Berlin 1992

Roskamm, H., H. Reindell: Herzkrankheiten, 3. Aufl. Sprin-ger, Berlin 1990

Schoop, W.: Praktische Angiologie, 4. Aufl. Thieme, Stutt-gart 1988

Tavel, M. E.: Clinical Phonocardiography and External Re-cording, 3. Aufl. Year Book Medical Publishers, Chicago-London 1979

Wood, P.: Diseases of the Heart and Circulation, 3. Aufl. Eyre and Spottiswoode, London 1968

Zuckermann, R.: Herzauskultation, 2. Aufl. Edition Leipzig, Leipzig 1965

Sachverzeichnis